全国高等学校中药资源与开发、中草药栽培与鉴定、中药制药等专业

国家卫生健康委员会"十三五"规划教材

中药资源化学

主　审　段金廒

主　编　唐于平　宿树兰

副主编　殷　军　吴德玲　沈志滨　李会军

编　者（以姓氏笔画为序）

邓雁如（天津中医药大学）	陈艳琰（陕西中医药大学）
史　辑（辽宁中医药大学）	欧阳文（湖南中医药大学）
代丽萍（河南中医药大学）	周桂芬（浙江中医药大学）
刘玉红（山东中医药大学）	周媛媛（黑龙江中医药大学）
闫　婕（成都中医药大学）	赵　明（南京中医药大学）
李　军（北京中医药大学）	赵钟祥（广州中医药大学）
李　娜（澳门科技大学）	殷　军（沈阳药科大学）
李会军（中国药科大学）	唐于平（陕西中医药大学）
吴德玲（安徽中医药大学）	麻兵继（河南农业大学）
沈志滨（广东药科大学）	宿树兰（南京中医药大学）
陈　杰（江西中医药大学）	

编写秘书　周桂生（南京中医药大学）

人民卫生出版社

·北　京·

图书在版编目（CIP）数据

中药资源化学 / 唐于平，宿树兰主编. —北京：
人民卫生出版社，2022.11
ISBN 978-7-117-32664-3

Ⅰ. ①中… Ⅱ. ①唐…②宿… Ⅲ. ①中药化学－医
学院校－教材 Ⅳ. ①R284

中国版本图书馆 CIP 数据核字（2021）第 272313 号

人卫智网	www.ipmph.com	医学教育、学术、考试、健康，
		购书智慧智能综合服务平台
人卫官网	www.pmph.com	人卫官方资讯发布平台

中药资源化学
Zhongyao Ziyuan Huaxue

主　　编：唐于平　宿树兰
出版发行：人民卫生出版社（中继线 010-59780011）
地　　址：北京市朝阳区潘家园南里 19 号
邮　　编：100021
E - mail：pmph @ pmph.com
购书热线：010-59787592　010-59787584　010-65264830
印　　刷：三河市国英印务有限公司
经　　销：新华书店
开　　本：850×1168　1/16　印张：30
字　　数：728 千字
版　　次：2022 年 11 月第 1 版
印　　次：2022 年 11 月第 1 次印刷
标准书号：ISBN 978-7-117-32664-3
定　　价：95.00 元

打击盗版举报电话：010-59787491　E-mail：WQ @ pmph.com
质量问题联系电话：010-59787234　E-mail：zhiliang @ pmph.com

出版说明

　　高等教育发展水平是一个国家发展水平和发展潜力的重要标志。办好高等教育,事关国家发展,事关民族未来。党的十九大报告明确提出,要"加快一流大学和一流学科建设,实现高等教育内涵式发展",这是党和国家在中国特色社会主义进入新时代的关键时期对高等教育提出的新要求。近年来,《关于加快建设高水平本科教育全面提高人才培养能力的意见》《普通高等学校本科专业类教学质量国家标准》《关于高等学校加快"双一流"建设的指导意见》等一系列重要指导性文件相继出台,明确了我国高等教育应深入坚持"以本为本",推进"四个回归",建设中国特色、世界水平的一流本科教育的发展方向。中医药高等教育在党和政府的高度重视和正确指导下,已经完成了从传统教育方式向现代教育方式的转变,中药学类专业从当初的一个专业分化为中药学专业、中药资源与开发专业、中草药栽培与鉴定专业、中药制药专业等多个专业,这些专业共同成为我国高等教育体系的重要组成部分。

　　随着经济全球化发展,国际医药市场竞争日趋激烈,中医药产业发展迅速,社会对中药学类专业人才的需求与日俱增。《中华人民共和国中医药法》的颁布,"健康中国 2030"战略中"坚持中西医并重,传承发展中医药事业"的布局,以及《中医药发展战略规划纲要(2016—2030 年)》《中医药健康服务发展规划(2015—2020 年)》《中药材保护和发展规划(2015—2020 年)》等系列文件的出台,都系统地筹划并推进了中医药的发展。

　　为全面贯彻国家教育方针,跟上行业发展的步伐,实施人才强国战略,引导学生求真学问、练真本领,培养高质量、高素质、创新型人才,将现代高等教育发展理念融入教材建设全过程,人民卫生出版社组建了全国高等学校中药资源与开发、中草药栽培与鉴定、中药制药专业规划教材建设指导委员会。在指导委员会的直接指导下,经过广泛调研论证,我们全面启动了全国高等学校中药资源与开发、中草药栽培与鉴定、中药制药等专业国家卫生健康委员会"十三五"规划教材的编写出版工作。本套规划教材是"十三五"时期人民卫生出版社的重点教材建设项目,教材编写将秉承"夯实基础理论、强化专业知识、深化中医药思维、锻炼实践能力、坚定文化自信、树立创新意识"的教学理念,结合国内中药学类专业教育教学的发展趋势,紧跟行业发展的方向与需求,并充分融合新媒体技术,重点突出如下特点:

　　1. 适应发展需求,体现专业特色　　本套教材定位于中药资源与开发专业、中草药栽培与鉴定专业、中药制药专业,教材的顶层设计在坚持中医药理论、保持和发挥中医药特色优势的前提下,重视现代科学技术、方法论的融入,以促进中医药理论和实践的整体发展,满足培养特色中医药人才的需求。同时,我们充分考虑中医药人才的成长规律,在教材定位、体系建设、内容设计上,注重理论学习、生产实践及学术研究之间的平衡。

2. 深化中医药思维,坚定文化自信 中医药学根植于中国博大精深的传统文化,其学科具有文化和科学双重属性,这就决定了中药学类专业知识的学习,要在对中医药学深厚的人文内涵的发掘中去理解、去还原,而非简单套用照搬今天其他学科的概念内涵。本套教材在编写的相关内容中注重中医药思维的培养,尽量使学生具备用传统中医药理论和方法进行学习和研究的能力。

3. 理论联系实际,提升实践技能 本套教材遵循"三基、五性、三特定"教材建设的总体要求,做到理论知识深入浅出,难度适宜,确保学生掌握基本理论、基本知识和基本技能,满足教学的要求,同时注重理论与实践的结合,使学生在获取知识的过程中能与未来的职业实践相结合,帮助学生培养创新能力,引导学生独立思考,理清理论知识与实际工作之间的关系,并帮助学生逐渐建立分析问题、解决问题的能力,提高实践技能。

4. 优化编写形式,拓宽学生视野 本套教材在内容设计上,突出中药学类相关专业的特色,在保证学生对学习脉络系统把握的同时,针对学有余力的学生设置"学术前沿""产业聚焦"等体现专业特色的栏目,重点提示学生的科研思路,引导学生思考学科关键问题,拓宽学生的知识面,了解所学知识与行业、产业之间的关系。书后列出供查阅的相关参考书籍,兼顾学生课外拓展需求。

5. 推进纸数融合,提升学习兴趣 为了适应新教学模式的需要,本套教材同步建设了以纸质教材内容为核心的多样化的数字教学资源,从广度、深度上拓展了纸质教材的内容。通过在纸质教材中增加二维码的方式"无缝隙"地链接视频、动画、图片、PPT、音频、文档等富媒体资源,丰富纸质教材的表现形式,补充拓展性的知识内容,为多元化的人才培养提供更多的信息知识支撑,提升学生的学习兴趣。

本套教材在编写过程中,众多学术水平一流和教学经验丰富的专家教授以高度负责、严谨认真的态度为教材的编写付出了诸多心血,各参编院校对编写工作的顺利开展给予了大力支持,在此对相关单位和各位专家表示诚挚的感谢!教材出版后,各位教师、学生在使用过程中,如发现问题请反馈给我们(renweiyaoxue@163.com),以便及时更正和修订完善。

人民卫生出版社

2019 年 2 月

教材书目

序号	教材名称	主编	单位
1	无机化学	闫 静 张师愚	黑龙江中医药大学 天津中医药大学
2	物理化学	孙 波 魏泽英	长春中医药大学 云南中医药大学
3	有机化学	刘 华 杨武德	江西中医药大学 贵州中医药大学
4	生物化学与分子生物学	李 荷	广东药科大学
5	分析化学	池玉梅 范卓文	南京中医药大学 黑龙江中医药大学
6	中药拉丁语	刘 勇	北京中医药大学
7	中医学基础	战丽彬	南京中医药大学
8	中药学	崔 瑛 张一昕	河南中医药大学 河北中医学院
9	中药资源学概论	黄璐琦 段金廒	中国中医科学院中药资源中心 南京中医药大学
10	药用植物学	董诚明 马 琳	河南中医药大学 天津中医药大学
11	药用菌物学	王淑敏 郭顺星	长春中医药大学 中国医学科学院药用植物研究所
12	药用动物学	张 辉 李 峰	长春中医药大学 辽宁中医药大学
13	中药生物技术	贾景明 余伯阳	沈阳药科大学 中国药科大学
14	中药药理学	陆 茵 戴 敏	南京中医药大学 安徽中医药大学
15	中药分析学	李 萍 张振秋	中国药科大学 辽宁中医药大学
16	中药化学	孔令义 冯卫生	中国药科大学 河南中医药大学
17	波谱解析	邱 峰 冯 锋	天津中医药大学 中国药科大学

序号	教材名称	主编	单位
18	制药设备与工艺设计	周长征 王宝华	山东中医药大学 北京中医药大学
19	中药制药工艺学	杜守颖 唐志书	北京中医药大学 陕西中医药大学
20	中药新产品开发概论	甄汉深 孟宪生	广西中医药大学 辽宁中医药大学
21	现代中药创制关键技术与方法	李范珠	浙江中医药大学
22	中药资源化学	唐于平 宿树兰	陕西中医药大学 南京中医药大学
23	中药制剂分析	刘　斌 刘丽芳	北京中医药大学 中国药科大学
24	土壤与肥料学	王光志	成都中医药大学
25	中药资源生态学	郭兰萍 谷　巍	中国中医科学院中药资源中心 南京中医药大学
26	中药材加工与养护	陈随清 李向日	河南中医药大学 北京中医药大学
27	药用植物保护学	孙海峰	黑龙江中医药大学
28	药用植物栽培学	巢建国 张永清	南京中医药大学 山东中医药大学
29	药用植物遗传育种学	俞年军 魏建和	安徽中医药大学 中国医学科学院药用植物研究所
30	中药鉴定学	吴啟南 张丽娟	南京中医药大学 天津中医药大学
31	中药药剂学	傅超美 刘　文	成都中医药大学 贵州中医药大学
32	中药材商品学	周小江 郑玉光	湖南中医药大学 河北中医学院
33	中药炮制学	李　飞 陆兔林	北京中医药大学 南京中医药大学
34	中药资源开发与利用	段金廒 曾建国	南京中医药大学 湖南农业大学
35	药事管理与法规	谢　明 田　侃	辽宁中医药大学 南京中医药大学
36	中药资源经济学	申俊龙 马云桐	南京中医药大学 成都中医药大学
37	药用植物保育学	缪剑华 黄璐琦	广西壮族自治区药用植物园 中国中医科学院中药资源中心
38	分子生药学	袁　媛 刘春生	中国中医科学院中药资源中心 北京中医药大学

全国高等学校中药资源与开发、中草药栽培与鉴定、中药制药专业
规划教材建设指导委员会

成员名单

主任委员　黄璐琦　中国中医科学院中药资源中心
　　　　　段金廒　南京中医药大学

副主任委员（以姓氏笔画为序）

王喜军　黑龙江中医药大学
牛　阳　宁夏医科大学
孔令义　中国药科大学
石　岩　辽宁中医药大学
史正刚　甘肃中医药大学
冯卫生　河南中医药大学
毕开顺　沈阳药科大学
乔延江　北京中医药大学
刘　文　贵州中医药大学
刘红宁　江西中医药大学
杨　明　江西中医药大学
吴啟南　南京中医药大学
邱　勇　云南中医药大学
何清湖　湖南中医药大学
谷晓红　北京中医药大学
张陆勇　广东药科大学
张俊清　海南医学院
陈　勃　江西中医药大学
林文雄　福建农林大学
罗伟生　广西中医药大学
庞宇舟　广西中医药大学
宫　平　沈阳药科大学
高树中　山东中医药大学
郭兰萍　中国中医科学院中药资源中心

唐志书　陕西中医药大学
黄必胜　湖北中医药大学
梁沛华　广州中医药大学
彭　成　成都中医药大学
彭代银　安徽中医药大学
简　晖　江西中医药大学

委　　员（以姓氏笔画为序）

马　琳	马云桐	王文全	王光志	王宝华	王振月	王淑敏
申俊龙	田　侃	冯　锋	刘　华	刘　勇	刘　斌	刘合刚
刘丽芳	刘春生	闫　静	池玉梅	孙　波	孙海峰	严玉平
杜守颖	李　飞	李　荷	李　峰	李　萍	李向日	李范珠
杨武德	吴　卫	邱　峰	余伯阳	谷　巍	张　辉	张一昕
张永清	张师愚	张丽娟	张振秋	陆　茵	陆兔林	陈随清
范卓文	林　励	罗光明	周小江	周日宝	周长征	郑玉光
孟宪生	战丽彬	钟国跃	俞年军	秦民坚	袁　媛	贾景明
郭顺星	唐于平	崔　瑛	宿树兰	巢建国	董诚明	傅超美
曾建国	谢　明	甄汉深	裴妙荣	缪剑华	魏泽英	魏建和

秘 书 长　吴啟南　郭兰萍

秘　　书　宿树兰　李有白

前　言

中药资源化学是一门专业基础课程,也是中药资源学学科体系的重要组成部分和分支学科。近年来,随着中药资源产业的快速发展,中药资源化学的理论与方法体系日益完善,其研究的不断深入对于实现中药资源的科学生产与合理利用具有重要意义,对于资源的可持续发展具有较高的科学与应用价值。

本教材为中药资源与开发、中草药栽培与鉴定、中药制药等相关专业的专业基础课,内容包括三大部分。第一部分即第一章绪论,阐述了中药资源化学的概念与范畴、形成与发展、研究任务与内容以及研究思路,使学生对本学科的整体概念、主要内容有基本认识与了解。第二部分包括第二章到第四章,以中药资源化学成分为主线,揭示中药资源化学成分的生物合成规律及分布特征、中药资源化学成分研究方法及主要类型。第三部分包括第五章到第七章,分别从植物药、动物药、矿物药不同类别,选择具有代表性的中药品种,阐明其资源性化学成分的动态积累与分布规律、生产与加工过程中资源性化学成分的生物转化与化学转化特征,进而揭示中药资源中各类化学物质的可利用价值,为经济有效、科学合理、全面综合地利用中药资源化学成分,提升资源的利用效率提供重要参考。本教材融入最新现代科学技术与方法,并结合典型案例分析,体现了理论与实践的有机结合。

本教材可供高等中医药院校、农林院校等的中药资源与开发、中草药栽培与鉴定、中药制药等相关专业的本科生使用,同时亦可供相关领域的研究人员和科技工作者参考。

本教材主要由全国中医药高等院校从事中药资源化学教学与研究的人员参与编写,由唐于平、宿树兰主编。第一章由唐于平、宿树兰编写,第二章由殷军编写,第三章由李会军、沈志滨编写,第四章由邓雁如、李娜、吴德玲、陈艳琰、赵明、唐于平、宿树兰编写,第五章由邓雁如、史辑、代丽萍、刘玉红、闫婕、李军、李娜、李会军、吴德玲、陈杰、陈艳琰、欧阳文、周桂芬、周媛媛、赵明、殷军、唐于平、麻兵继、宿树兰编写,第六章由邓雁如编写,第七章由赵钟祥编写(各章以姓氏笔画为序)。全书由段金廒主审,唐于平、宿树兰统一审改定稿。本教材的主要编写人员在其相关领域具有较好的代表性,从而确保了各章节的先进性和科学性。

本教材的编写得到了人民卫生出版社,全国高等学校中药资源与开发、中草药栽培与鉴定、中药制药等专业规划教材建设指导委员会专家,编委所在单位的大力支持。特别感谢在编写过程中黄璐琦院士和段金廒教授对教材的结构和内容提出了宝贵意见和建议。由于中药资源化学是一门新兴学科,涉及内容广泛,而且发展迅速,有些理论和技术目前尚不完全成熟,缺点和错误在所难免,恳请广大读者提出宝贵意见,以利于本教材的修订和完善。

编委会

2022 年 2 月

目　录

第一章 绪论

人类社会的形成与发展都离不开自然资源的开发与利用，离不开新资源的发现和替代资源的有效补偿。资源不仅是人类生存的物质基础，也是发展生产力的基本条件，更是决定着地区间关系和国家安全的重要因素。随着人类社会的发展和科学技术的进步，资源的内涵与外延不断拓展与深入。

随着人们崇尚自然、回归自然理念的提升，国内外市场对中药及天然药物资源性产品的需求不断增加，利用资源与节约资源、保护资源之间的矛盾日益突出。为了实现中药资源的有效利用，必然要求人们对赖以生存的资源性化学物质的生产与利用等科学问题开展深入系统的研究，以寻求可持续发展的策略与方法。

第一节 中药资源化学的概念与范畴

中药资源化学作为中药资源学学科体系的重要组成部分和分支学科，近年来随着中药和天然药物资源经济产业的快速发展日益受到重视并取得了长足进步。本节从中药资源化学的学科概念与性质、内涵与外延，以及学科建立的背景、学科体系框架、研究技术体系、目标与任务、学科特色及其发展趋势等方面进行系统阐述。

一、中药资源化学的概念与性质

中药资源化学（resource chemistry of Chinese materia medica，RCCMM）是一门应用多学科知识与方法，以药用植物、药用动物和药用矿物等再生和非再生资源为研究对象，揭示其资源性化学成分的性质、分布、积累与消长规律，并通过适宜技术集成以实现中药资源的科学生产与合理利用的综合性应用基础学科。

依学科属性，中药资源化学可看作是以天然产物化学为代表的化学学科与药用生物资源学为代表的资源学科交叉融合而形成的一门交叉学科，具有资源学与化学两类学科的双重属性。从资源学角度出发，研究资源性化学成分在生物体内的动态积累过程及其与环境诸因素的关系，重视各类型代谢产物生物合成过程中关键酶的特性与表达水平对其积累的影响和动态变化规律。从化学角度出发，研究药用资源中可利用物质的结构类型、理化性质、含量变化、分布规律以及利用途径等。

依研究对象和所涉及的资源类型,可划分为植物药资源化学(resource chemistry of phytomedicine)、动物药资源化学(resource chemistry of animal medicine)、矿物药资源化学(resource chemistry of mineral medicine)等。

依学缘关系和发展目标定位来看,中药资源化学是在天然产物化学、中药化学、植物化学、天然药物化学、中草药成分化学等相关学科的基础上与药用生物资源学等资源学科相结合衍化发展而来,其建设发展的目标是以资源性化学物质的研究发现、开发利用及循环经济发展为核心,服务于中药资源产业化全过程。

依据社会关注和行业需求,形成了化学与药用生物学相结合以阐明药材生产与加工过程的品质形成及其影响因素;化学与中药资源深加工产业相结合以提高资源利用效率、延伸资源经济产业链等两大结合优势与学科特色。

二、中药资源化学的内涵与外延

中药资源化学是中药资源学的分支学科,是药用生物学、生理生态学、药材生产与加工学、中药化学与分析学、生物工程学、生物效应与功能评价、综合利用与产品开发、信息科学等多学科相互渗透、交叉融合形成的一门综合性新兴学科。

中药资源化学的基本内涵是围绕中药及天然药物资源领域资源性产品的生产与利用、资源经济产业链的形成与发展等社会需求构建学科体系,进行人才培养和科学研究,主要涉及:①基于药用生物生长发育过程研究资源生物体化学成分的种类与分布、合成途径、积累动态与生理生态的关系及其调控机制;②基于药材生产与加工过程研究资源性化学成分的生物转化、化学转化及其变化规律;③基于资源开发与综合利用研究药用资源中各类资源性化学成分的可利用价值及资源化;④基于中药资源产业化过程提升资源性化学成分的利用效率和效益。本学科立足于培养兼具中药资源学与资源化学等相关学科知识和技能的专门人才。

中药资源化学学科的外延涉及以药用或健康需求为目的的开发利用自然资源的不同资源门类,如海洋生物资源、森林生物资源、菌藻生物资源等。因此,从广义上讲,中药资源化学是一门揭示自然资源中对人类健康及其相关领域具有应用价值或潜在价值的资源性化学成分的性质、分布、积累与消长规律,并通过适宜技术集成以实现中药资源的科学生产与合理利用的综合性与应用性特色突出的应用基础学科。

第二节　中药资源化学学科的形成与发展

为了实现自然资源的有效利用与可持续发展,20世纪中后叶,国内外科技工作者对人类赖以生存的有限资源中可利用化学物质的生产与利用等科学问题开展了深入系统的研究,从而形成了以资源的合理、高效、节约利用为主要研究方向的新兴交叉学科——资源化学,并先后应用于石油资源、植物资源、海洋资源等的科学利用研究,分别形成了石油资源化学、植物资源化学、海洋资源化学等新兴交叉学科或研究领域。中药资源化学学科的建立有其社会背景、行业背景和学科背景，相较于其他领域研究起步较晚。

一、中药资源化学学科的形成

（一）社会背景

中药资源是国家战略资源，随着中药资源经济产业链的不断延伸和发展，国内外市场对中药及天然药物资源的需求量与日俱增，利用资源与节约资源、保护资源之间的矛盾日益突出。为了实现中药资源的有效利用与可持续发展，必然要求人们对赖以生存的有限资源中可利用物质的生产与利用等科学问题展开深入系统研究，以寻求可持续发展的策略与方法。同时，从"物尽其用"的观点出发，必须对中药资源中资源性化学成分进行多途径、多层次的开发与利用，创新资源价值，提升资源利用效率和效益，以实现节约资源、环境友好、循环经济、绿色发展的中药资源产业健康可持续发展。

（二）行业背景

以消耗中药及天然药物资源为特征的资源经济产业链不断延伸、产业集群快速扩张，已成为我国生物医药独具特色的产业力量，为民众的健康和相关行业产业的发展作出了重要贡献。然而，由于该行业受制于传统生产方式、传统应用习惯和传统产业现代化程度等诸因素，目前尚处于生产力水平不高，科学研究相对滞后的状态。因此，中药资源的生产、加工、开发利用及其产业化过程需要更加科学合理与有效，不断提升产品的品质，提高资源化利用效率，实现物尽其用、绿色发展、循环经济产业的目的。中药资源化学学科的建立与发展必将为中医药产业的发展提供有力的科技支撑，行业发展与社会需求也为中药资源化学的学科进步提供不竭动力。

（三）学科背景

中药资源化学的形成与发展与中医药事业的发展密切相关，得益于自然资源学学科体系的建立和不断完善，尤其是资源生态学、资源地理学、植物资源学、动物资源学、资源经济学等多学科的有力支撑；得益于科学技术进步，尤其是天然产物化学与分析化学等相关学科的发展及其适宜技术的有效利用，资源性产物的代谢规律及其生物与化学转化机制的不断揭示；得益于独具特色的中医药事业伴随着国家政治经济的持续快速发展迎来了大发展的历史机遇；得益于以消耗中药及天然药物资源为特征的资源经济产业的不断延伸和中药大健康产业的强劲增长；得益于政府倡导、行业及企业联动推进中药资源生产、流通和消费等过程中实施的减量化、再利用、资源化的循环经济发展驱动等。

中药资源学作为中药学的二级学科，近年来得到了快速发展，学科体系不断完善。中药资源化学作为中药资源学的重要分支学科，不断开拓创新，形成了独具特色的中药资源化学科学研究与技术发展体系，为中药资源的科学生产与合理利用提供了有力支撑，为中药资源学科体系、学科内涵和外延的丰富与完善作出了重要贡献。

二、中药资源化学学科的发展

中药资源化学学科的建立虽然起步较晚，但对于中药资源产业的发展至关重要。它集成了现代科学体系中的资源学、生物学、化学与分析学、工程技术、信息技术等理论与方法，服务于中药资源的科学生产与合理利用，为我国中药资源经济产业链的延伸、资源利用效率的提升、资源性产品的品质提高等起到重要引导和推动作用。

中药资源化学学科的建设和发展紧紧围绕我国丰富的药用资源，借助于化学与分析、资源生物学、生物工程等技术，以及生物活性评价和潜在利用价值的发现等现代多学科知识与技术，开展中药资源化学应用基础和资源综合利用研究与开发。应用基础研究的目标是围绕资源可利用物质的研究和发展多元化资源利用途径，探讨资源生物体内可利用化学成分的结构与性质、形成与分布、积累动态与时空变化规律等，以充分挖掘和发现资源种类或类群的可用性和多宜性价值；基于植物化学分类学原理开展替代资源的寻找及发现，以解决濒危稀缺等资源问题。综合利用研究是依据基础研究积累对其各类可利用化学物质进行多途径、多层次的综合开发利用研究，努力实现物尽其用，形成"中药资源 - 可利用化学物质 - 多途径开发 - 功能产品群"集成的资源化学研究与循环利用模式，充分发挥资源整体可用性价值。

因此，中药资源化学学科的建立与发展对于中医药事业的发展尤为重要。作为中药资源学的分支学科，其"人才培养 - 学科建设 - 科学研究"贯穿于中药资源生产与利用全过程，也是中药资源学学科体系进一步完善和发展的重要内容。

第三节　中药资源化学的研究任务与内容

中药资源化学研究服务于中药资源生产与利用全过程，通过科学、合理、有效的开发利用资源、提高资源利用效率与效益，使有限的资源能够不断地满足当代及后代人类发展的需求，以实现人类赖以生存的资源可持续利用和永续发展。

一、研究任务

中药资源化学作为中药资源学的分支学科，其研究目标任务是以药用植物、药用动物、药用矿物再生和非再生资源为研究对象，注重从中药资源的生产和利用目的出发，研究药用资源生物体不同生长阶段、不同组织器官中次生与初生代谢产物的生物合成规律及其分布特征；研究生态环境诸因子对资源性化学成分的积累动态与消长规律；研究稀缺资源的替代和补偿；挖掘中药资源的资源使用价值（use value of natural resouces）和资源潜在价值（potential value of natural resources），提升中药资源利用效率等。中药资源化学的研究目的是科学合理的生产和利用中药资源，经济有效的延伸和发展资源经济产业链。中药资源化学学科主要包括以下研究任务：

1. 基于近缘生物具有相似的化学组成及其生物活性的观点，寻找和发现新资源及替代补偿资源等,为紧缺、珍稀濒危资源提供发展策略和支持,进而形成可替代性资源产业和新资源的补充及其产业化。

2．基于资源生物体化学物质动态积累与代谢消长的观点,揭示药材或可利用组织器官合理采收期、适宜生产区、适宜加工方法及其合理贮存期和适宜条件等,为有效生产和收获资源、科学发展生产资源提供决策依据。

3．基于精细化利用中药资源的策略,通过拆分和解析传统药材多元功效及其物质组分(成分),以有效提升资源利用效率,形成由复杂混合物—组分(群)—成分(群)各具特色的中药资源产业结构及其资源经济产业链。

4．基于多元技术集成提升优化工艺工程化方法,针对中药提取、富集、分离工艺落后和转化率低、资源性化学成分浪费严重等问题,形成工艺与材料多学科技术交融,提升资源利用效率,延伸资源经济产业链。

5．通过生物转化、化学转化等转化方式或资源性化学成分结构修饰策略,提高资源性化学物质的转化效率、提升资源性化学物质的利用价值或潜在利用价值。

6．基于节约资源、循环经济、环境保护的理念,围绕中药资源产业化过程产生的非药用部位、加工下脚料、深加工产业化过程产生的废渣、废水、废气中资源性化学物质进行回收利用,以实现资源的有效利用,延伸资源经济产业链,提升资源利用效率。

7．基于"化害为利"的资源化利用策略,对外来入侵我国的药用生物资源类群开展系统的应用性基础研究,揭示其资源性化学物质的质与量,并进行科学合理的开发利用和产业化发展。

二、研究内容

中药资源化学学科是一门具有资源学与化学双重性质的新兴交叉学科,其主要研究内容是应用多学科知识与方法,围绕药用植物、药用动物、药用矿物等再生和非再生资源的生产与利用全过程,以资源性化学物质的科学生产与合理利用为主要目的的研究与实践。

1．阐明药用资源生物体中资源性化学成分的动态积累与分布规律　药用资源生物体中的代谢产物是生物在生长发育和对环境的适应过程中代谢产生的结构多样、种类丰富的化学物质,研究这些化学成分在资源生物体内的合成积累与生态环境诸因子的关系,揭示其生理生态调控机制,对于药材适宜采收期的确定十分重要。

(1)药用资源生物代谢产物与资源性化学成分动态积累与调控:中药资源化学强调资源性化学成分在药用生物体内的动态积累过程与环境诸因素的关系,其实质是源于自然的资源性化学成分的积累分布与其生物合成途径以及酶系统调控密切相关,而酶系统的调控及其相关基因表达又受到环境诸因子的影响。围绕生物体代谢产物与环境的关系、次生代谢产物积累的消长规律等科学问题,国内外学者进行了系统的探索研究,形成了植物次生代谢等理论。

药用资源生物体内代谢产物的合成与积累需要环境条件的诱导,体现在细胞、分子水平上。生物细胞内调控代谢产物生物合成过程相关酶的基因,在特定的环境因子刺激和诱导下进行表达。例如,丹参中丹参酮类成分的积累随着 $SmCPS$ mRNA、$SmKSL$ mRNA 表达水平的提高而增加,提示丹参酮类化合物的生物合成途径不同于植物赤霉素途径,可能成为二萜类次生代谢牻牛儿基牻牛儿基二磷酸(GGPP)下游生物合成途径中新的分支。应用植物生理学的研究方法和生态学的宏观系统思维,从生理机制上探讨植物与环境的关系、物质代谢和能量传递规律以及植物对不同环境条件的适应性等,从而通过环境与遗传交互作用认识中药资源种质、生长繁育过程、药材品质形成的影响。

在环境胁迫条件下,植株生长会变慢,次生代谢产物数量增加;而在良好环境条件下,植株生长快,次生代谢产物累积量减少。当受到昆虫、病原微生物攻击或生境严重胁迫时,植株生长和次生代谢都受到遏制,植物体内信号分子明显增加。在中医药的形成发展过程中,古代医家们在不断实践过程中逐渐认识到环境因素与药材品质的形成密切相关,即药材的道地性特点。现代生物学研究认为,道地药材的生物学本质为:表型变异 = 遗传变异 + 环境饰变,道地药材的表型可塑性与自然环境关系密切。环境胁迫因素(干旱、严寒、伤害、高温、重金属等)能刺激植物次生代谢产物的积累和释放,因此逆境有利于药材道地性的形成。

因此,学习和运用植物次生代谢理论对探究药用植物中资源性化学成分的合成、转化、积累、消长与环境诱导的关联规律具有重要价值。

(2)资源性代谢产物动态积累与药材适宜采收期:植物从发芽、展叶、开花、结实到根系的膨大和地上部分的凋萎等均是生物适应季节性环境周期变化而形成的生长发育节律,其实质是植物生长发育与环境条件的关系表征。物候的变化反映了植物生命现象对外部环境变化的响应,体现了植物体内初生和次生代谢产物对环境变化的适应,展现出了生物资源与化学物质间的时空关系与特点。因此,处于不同物候期的资源生物其药用部位的生长发育与化学物质的积累是动态的、有节律的。从药用生物的生长发育过程,探究资源性代谢产物动态积累规律与生态诸因子的关系,以客观评价和确定药材适宜采收期。

药材适宜采收期确立的基本原则是质量最优和产量最大化。药材品质优劣的核心评价指标是能够客观表征临床功效的药用化学物质组成和含量。然而,药用物质的形成与积累过程直接受到生态环境、气候条件和人为活动等复合因素的影响。通过揭示同一资源生物种类在不同物候期特征性多指标代谢产物的动态积累和消长变化规律,并结合其药用部位生物产量,建立客观表征植物生长发育与环境条件的物候关系,以及影响药材品质形成与药用部位生物产量相关联的多指标综合评价模式,建立科学合理的药材适宜采收期确定的方法学对于药材科学生产与品质保障具有重要意义。

2. 揭示药用资源生物体中资源性化学成分的生物转化与化学转化　采收药用部位并经产地加工形成药材的过程,既是去除非药用部位的净制环节,又是依据药用需求分门别类采用适宜方法技术进行干燥等产地加工处理的重要步骤,其过程中发生着一系列复杂的生物转化与化学转化等动态变化。

(1)药材生产与加工过程中资源性化学成分的生物转化及其变化规律:在药材生产与加工过程中,资源生物体内的化学成分在酶系统的作用下发生着一系列具有一定规律性的消长变化。例如丹参 *Salivia militiorrhiza* 的根及根茎经采挖和切割离开土壤和母体后其植物体内的一系列酶系被激活,尤其是在干燥"发汗"过程中,根中的酪氨酸、苯丙氨酸等氨基酸类成分在相关酶作用下转化形成丹酚酸类成分使其积累急剧增加,而该类成分在丹参新鲜根中含量极低,可以说该类成分是经干燥加工的产物。地黄 *Rehmannia glutinosa* 新鲜块根中所含梓醇(catalpol)等环烯醚萜类

成分在 β- 葡糖苷酶的作用下发生酶解,使其分子结构中具有的烯醚和缩醛活泼基团被打开失去糖基并进行重排,或继续与亲核性化学成分反应生产稳定的呈色物质,从而使生地黄呈现出断面灰黑色、棕黑色或乌黑色的外观性状。玄参 *Scrophularia ningponesis* 块根在产地干燥加工的"发汗"环节中促使其含有的哈巴俄苷(harpagoside)结构中的肉桂酰基水解,产生哈巴苷(harpagide)和肉桂酸。黄芩药材加工过程中采用的"杀酶保苷"措施,其目的是通过加工使生物组织中的酶系失活而抑制资源性化学成分被酶转化而影响其品质。

(2)药材生产与加工过程中资源性化学成分的化学转化及其变化规律:在药材生产与加工过程中,资源性化学成分在一定温度、湿度等条件作用下发生着一系列具有规律性的化学反应和消长变化。例如丹参药材中含有的丹酚酸类成分具热不稳定性,在加热干燥过程中随着温度的逐渐升高其含量不断下降。研究表明,以丹酚酸 B 为代表的缩合酚酸含量不断下降,而以丹参素、原儿茶醛为代表的小分子含量则不断上升,并有新的小分子成分生成,其内在机制是加热导致了丹酚酸 B 的酯基水解和苯并呋喃环开环降解。芍药 *Paeonia lactiflora* 鲜根经修剪 - 擦白(刮皮)- 煮芍 - 干燥等步骤形成白芍药材,在此过程中芍药根中所含主要活性成分芍药苷(paeoniflorin)被水解释放出具挥发性的蒎烷类化合物,并使药效降低。当归 *Angelica sinensis* 药用部位根在甘肃岷县产地加工过程中,通过以豆秸等为燃料进行熏制,不仅有利于干燥,还使其挥发油组成及相对含量发生了有利于向功效发挥的方向转化,苯酞类、有机酸类活性成分含量明显提高,表明传统产地加工方法在药性形成中的重要作用。

我国幅员辽阔,同一药材品种在不同产地形成了各具特色的药材采收与产地加工、饮片炮制加工方法技术,这在一定程度上影响着中药的品质与产量。因此,揭示药材生产与加工过程中资源性化学物质的消长规律对建立科学合理的药材加工技术规范、保障药材品质、提高资源利用效益均有重要意义。

3. 揭示药用生物资源中各类化学物质的可利用价值,提升资源的利用效率

(1)多途径多层次开发与拓展,有效提升资源利用效率:资源的利用价值在于其可利用物质的多用性与多宜性特点。因此,发现和拓展其利用途径以及多层次利用价值是实现中药资源有效利用的重要任务。迄今,在药用生物资源的生产和利用方式上仍在沿袭千百年来的经验,或是仅仅利用了资源生物的根、茎、叶、花、果实、种子等某一组织器官,或是仅仅限于药用的单一用途,导致中药资源利用效率低下,尚未形成有效的资源经济产业链。因此,通过对非药用部位进行多途径、多层次资源价值创新,揭示非药用部位中可利用的资源性化学物质的质与量,进而与其药用部位进行比较,以探讨其作为资源性化学物质的可替代性,或发现新用途、拓展新功效、发展新药材资源等,以充分挖掘传统非药用部位的多途径、多层次利用价值,既可开发为药品、保健食品原料或中间体,也可开发为饲料、兽药原料以及生物农药等资源性产品或原料,实现其资源化利用,提升资源利用效率和效益。

例如,银杏 *Ginkgo biloba* 的分布中心在中国,以江苏、山东及其周边地区的资源集聚度和药用资源最为丰富。经过数十年的多途径多层次开发利用研究,基本形成以银杏叶为(主要)原料的药品系列、功能性产品系列、保健饮品系列等不同利用途径的资源产品群和中药饮片 - 标准提取物系列 - 黄酮 / 内酯化学组分系列 - 银杏内酯系列成分 / 聚戊烯醇成分等多层次梯级深度利用的资源产品群。以银杏种子(种仁)为原料的白果药用、食用系列产品群和以银杏外种皮为原料

的生物农药、多糖活性部位等产品群，构成了较为系统的银杏资源经济产业链。丹参药材的水提醇沉物中含有丰富的水苏糖（stachyose）是重要的制药原料，具有促进肠道功能等作用，又可作为制药、食品工业中优良的赋形剂和填充剂原料；丹参地上部分中富含的迷迭香酸（rosmarinic acid）等有机酸类成分尚可作为抗氧化、保护血管、延缓衰老等功能性产品，进一步开发利用。

再如，近年来，我国菊种植面积约 30 万亩（1 亩 ≈667m²），每年在采收菊花药用部位的同时，产生 4 倍于花序生物量的茎叶资源未被利用而废。通过对其系统的研究发现，菊茎叶富含黄酮类、酚酸类和多糖类资源性化学成分，具有抑菌、抗病毒、抗炎、调节胃肠功能、抗肿瘤等多种活性，可从中获得菊茎叶精油、黄酮类、倍半萜类、多糖类物质，用于制备空气清新剂、化妆品、畜禽肠道微生态平衡调理剂等资源性产品，其残草经热解炭化、产酶发酵复合生产纤维素酶和生物炭，形成含纤维素酶炭基复合肥产品，还田施用有效改善土壤物化特性和连作障碍，实现良好的经济、社会和生态效益。

（2）珍稀濒危药用生物资源的替代性研究，保障中药资源的持续发展和供给：资源的有限性和稀缺性决定了人类在利用资源过程中需要不断寻找替代资源以补偿之，这样既可保障资源的有效供给，又可保护珍稀濒危资源的持续发展。近年来，运用中药资源化学与植物化学分类学的思路和手段，通过对近缘药用生物类群资源性化学成分直接或潜在利用价值的发现，获得替代和补偿性资源。探索构建形成资源 - 化学 - 品质 - 功效 - 替代性 - 产品创制等研究技术体系和创新研究模式。

例如，以石杉碱甲为目标化合物，开展石杉属近缘植物资源化学研究与开发。千层塔（蛇足石杉 *Huperzia serrata*）作为抗痴呆药物石杉碱甲（huperzin A）的原料资源，面临资源短缺的严峻现状。通过对近缘植物类群石杉属植物的系统分析评价，从石杉属植物资源中发现了高含量的资源植物 *H. lolckyeri*、*H. squarrosa* 等可替代和补偿资源，有高含量的石杉碱甲和低含量的石杉碱乙；并提出人工栽培和体外繁殖 *Huperzia serrata* 的研究思路。

近年来，以金丝桃素为目标化合物，成功从近缘植物资源中寻找和发现了新资源或前体物质。金丝桃素（hypericin）首次从藤黄科金丝桃属植物贯叶连翘 *Hypericum perforatum* 中分离得到，由两分子大黄素缩合而成的一种萘骈二蒽酮类化合物。分布于金丝桃属多种植物中，其中以贯叶连翘中含量最高。此外，从山地金丝桃 *Hypericum montanum* 中发现了 protohypericin 和 hypericodehydrodianthrone；从贯叶金丝桃中发现了 protopseudohypericin 和 pseudohypericodehydrodianthrone 等资源性化学成分，它们被认为是金丝桃素和假金丝桃素生物合成中的前体化合物。金丝桃素资源性物质的分布类群涉及咖喱金丝桃属（*Campylosporus*）、糙枝金丝桃组（Sect. Hirtella）、毛金丝桃组（Sect. Taeniocarpium）、贯叶连翘组（Sect. Hypericum）、希腊金丝桃属（*Olympia*）、卷耳金丝桃属（*Campylopelma*）、高山金丝桃组（Sect. Drosocarpium）、三腺金丝桃属（*Triadenum*）、遍地金组（Sect. Adenosepalum）等，这对于寻找和发现富含金丝桃素的新资源具有重要意义。

4. 通过工艺优化与技术集成促进资源性化学成分的转化与转移，提升资源利用效率　资源是人类社会发展的基础，资源利用效率低下是导致当今社会面临的资源日益短缺、生态环境加剧恶化的重要原因之一，已影响和危及人类的生活、生存条件和社会可持续发展。随着科学技术的进步，有效提升资源的利用效率已成为当前资源学科领域高效利用资源 - 维持生态平衡 - 促进循环经济发展的必然趋势与要求。中药资源产业化过程中通过适宜技术集成和工艺条件优化，促进原料中资源性化学物质的有效转移和得率提高；通过对药用生物资源中各类资源性化学物质的利用价值不断发现，以逐步实现有限资源的多元化、精细化利用，已成为减少资源消耗、推进低碳经济发展模式，降低原料成本以提升产品竞争力，实现资源节约型和环境友好型行业、领域和社会的重大课题。因此，通过工程技术集成及技术革新，提升资源性化学成分的转化与转移率为目的的中药资源化学研究方向越来越受到重视。

近年来，生物医药领域产业化制造水平快速发展，有效带动了中药深加工制造产业的良性发展，围绕中药资源经济产业链各环节适宜技术的集成创新，促使传统中药制造行业的转型升级。诸如超临界流体萃取技术、高压萃取技术、超声辅助提取技术、微波辅助提取技术、酶工程技术、膜分离技术、超微粉碎技术、复合多元溶剂萃取技术、自动化制备纯化与高效剂型制备关键技术、在线质量监控技术等的集成创新，为中药资源产业发展提供了有效手段，形成了一批中药资源产业化关键技术群，有效提升了中药资源深加工产业的行业技术水平。

例如，沙棘 *Hippophae rhamnoides* 鲜果榨汁后的废渣中含有较为丰富的天然抗氧化剂——原花青素，通过提取工艺优化与大孔吸附树脂类型筛选，确定最佳生产工艺条件，显著提高了产物得率及其产品纯度（>85%）。甘草 *Glycyrrhiza* spps. 植物根中含有丰富的三萜皂苷类、黄酮类、香豆素类、多糖类及具有挥发性的资源性化学成分，过水提/蒸馏-醇提液合并-大孔树脂吸附富集/梯度洗脱/分级纯化等多元技术集成和工艺优化，使各类型化学成分有效拆分，大大缩短了生产过程，提高了生产力水平，实现了节能增效的目的。

从资源利用角度考虑，甾体皂苷元降解过程按照理论收率计算，也仅仅利用了其原料的75%，还有25%的降解产物应该作为宝贵的手性化合物资源，但实际上在长达半个世纪以来，这些降解产物一直作为废弃物投放至环境，不但未能被利用，而且加重了环境负荷。通过回收氧化降解产生的手性试剂得以变废为宝，进一步减少了废弃物产生，提高了甾体皂苷元的利用率，实现甾体皂苷元资源百分之百利用的目标。

第四节　中药资源化学研究思路

中药资源是保障国民健康、发展民族医药产业的物质基础。中药资源化学研究的目的是促进中药及天然药物资源的有效生产、合理利用和产业的提质增效。因此，中药资源化学的研究思路将从资源学角度出发，研究中药资源可利用物质的时间、空间基本属性以及它们的变化规律等，以保证资源产品的品质；从化学物质角度研究中药资源可利用物质的类型、结构、性质、质量、数量、存在与分布以及利用途径等，以寻找发现或人工生产可替代性资源，更加科学合理地利用中药资源；从资源产业化角度，针对药材生产和深加工产业化过程资源利用效率和效益低下等制约行业发展的关键瓶颈问题，从多途径、多层次挖掘资源价值，拓展资源经济产业链，从而提升中药资源的利用效率和产业化效益，推动中药资源产业化过程的提质增效和绿色发展。中药资源化学研究思路框架见图 1-1。

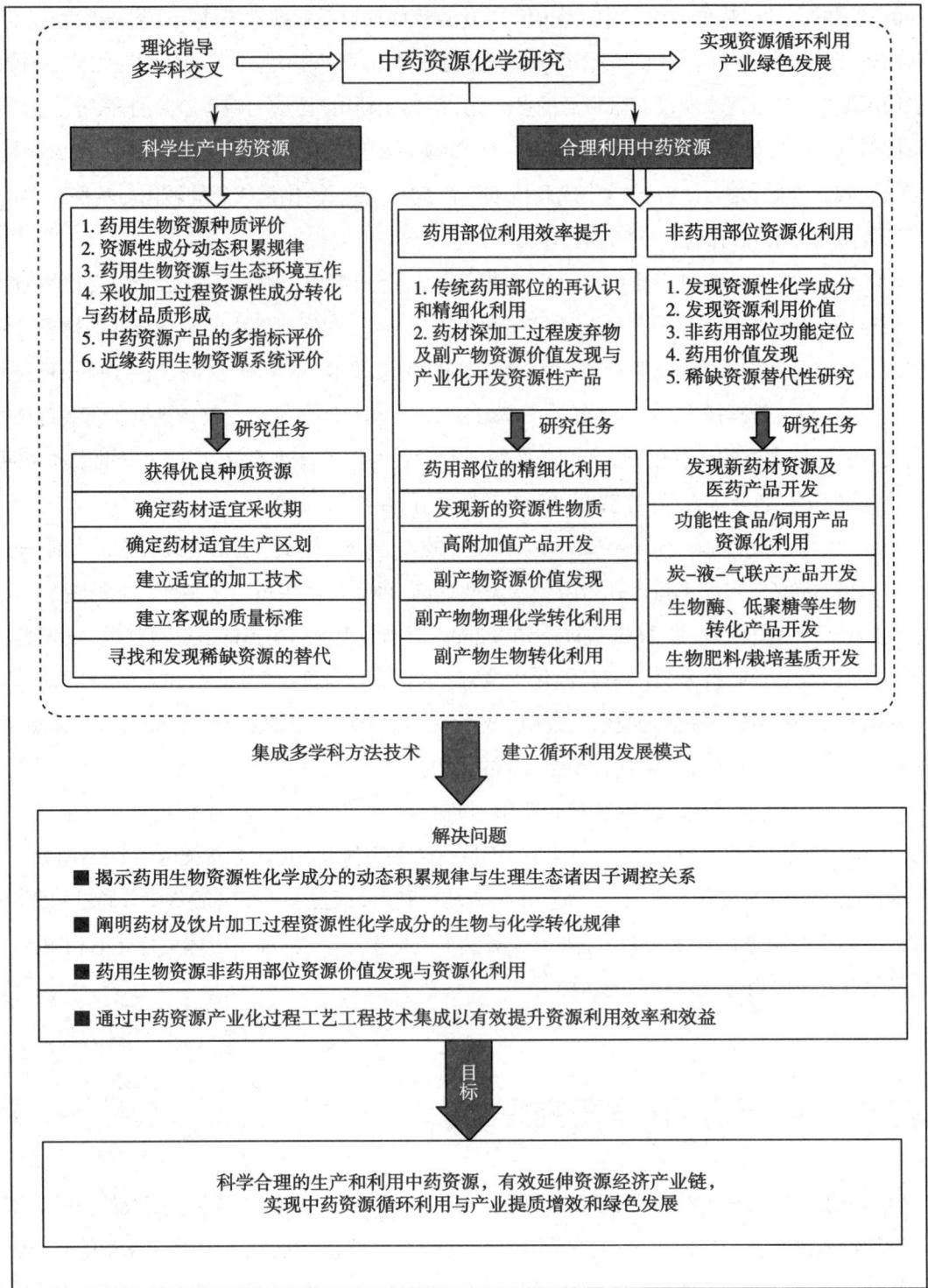

中药资源化学研究

理论指导
多学科交叉 → 中药资源化学研究 → 实现资源循环利用
产业绿色发展

科学生产中药资源

合理利用中药资源

1. 药用生物资源种质评价
2. 资源性成分动态积累规律
3. 药用生物资源与生态环境互作
4. 采收加工过程资源性成分转化与药材品质形成
5. 中药资源产品的多指标评价
6. 近缘药用生物资源系统评价

药用部位利用效率提升

非药用部位资源化利用

1. 传统药用部位的再认识和精细化利用
2. 药材深加工过程废弃物及副产物资源价值发现与产业化开发资源性产品

1. 发现资源性化学成分
2. 发现资源利用价值
3. 非药用部位功能定位
4. 药用价值发现
5. 稀缺资源替代性研究

研究任务

研究任务

研究任务

获得优良种质资源

药用部位的精细化利用

发现新药材资源及医药产品开发

确定药材适宜采收期

发现新的资源性物质

功能性食品/饲用产品资源化利用

确定药材适宜生产区划

高附加值产品开发

炭–液–气联产产品开发

建立适宜的加工技术

副产物资源价值发现

生物酶、低聚糖等生物转化产品开发

建立客观的质量标准

副产物物理化学转化利用

生物肥料/栽培基质开发

寻找和发现稀缺资源的替代

副产物生物转化利用

集成多学科方法技术　建立循环利用发展模式

解决问题

■ 揭示药用生物资源性化学成分的动态积累规律与生理生态诸因子调控关系

■ 阐明药材及饮片加工过程资源性化学成分的生物与化学转化规律

■ 药用生物资源非药用部位资源价值发现与资源化利用

■ 通过中药资源产业化过程工艺工程技术集成以有效提升资源利用效率和效益

目标

科学合理的生产和利用中药资源，有效延伸资源经济产业链，
实现中药资源循环利用与产业提质增效和绿色发展

● 图 1-1　中药资源化学研究思路框架示意图

一、遵循自然资源基本规律，科学合理地生产中药资源

药材生产过程涉及优良的种质资源（种子、种苗）、适宜的生态环境（土地及其光、热、水等生态诸因子）、规范的栽培生产技术（不同物候期适时的水肥施用、病虫害防治等）与药材产地加工（初加工）

技术等多个环节和多学科知识,反映出药材生产过程的复杂性和系统性。因此,基于中药资源化学的研究范畴与任务,其服务于中药材生产及中药饮片加工过程具有丰富的科学内涵和社会经济意义。

中药资源属于自然资源的门类,因此应遵循自然资源学的基本规律,从资源的可用性和多用性角度出发,服务于中药资源生产与利用全过程。中药资源生产主要涉及以中药资源生物体为研究对象,从资源学角度揭示其资源性化学成分的分布、积累、时空关系、消长规律等,强调资源性化学成分在生物体内的动态积累过程及其与环境因素的关系,重视各类型代谢产物生物合成过程中关键酶的特性与表达水平对其积累的影响和动态变化。从化学角度出发,研究中药资源中可利用物质的类型、结构、性质、质量、数量、存在与分布以及利用途径等。从药用生物的生长发育过程,研究资源生物体内化学成分的种类与分布,合成途径、积累动态与生理生态的关系及其调控机制;从药材生产与加工过程,研究资源性成分的生物转化、化学转化及其变化规律。通过优良种质资源选育、药材适宜采收期的确定、适宜生产区划布局、适宜加工技术建立以及多指标成分的质量标准体系建立等,实现中药资源的优质足量的规范化生产。因此,科学合理地生产中药资源主要涉及:

1.基于近缘生物具有相似的化学组成及其生物活性的观点,寻找和发现新资源及替代补偿资源等,为紧缺、珍稀濒危资源提供发展策略和支持,进而形成可替代性资源产业和新资源的补充及其产业化。

2.基于资源生物体化学物质动态积累与代谢消长的观点,揭示药材或可利用组织器官合理采收期、适宜生产区、适宜加工方法及其合理贮存期和适宜条件等,为有效生产和收获资源、科学发展生产提供决策依据。

二、集成多元适宜技术,提升中药资源利用效率和效益

中药资源是国家战略资源,是中医药事业发展的物质基础。资源可持续利用是社会经济可持续发展的基础和前提。因此,中药资源化学科学研究应以服务于资源经济产业链,以实现中药及天然药物资源的有效利用和可持续发展为出发点和落脚点。有效的资源产业化可促使资源价值得到充分释放,资源利用效率和效益得到同步提升,形成较为系统的资源经济产业链。

因此,中药资源化学研究应紧扣社会与行业需求,围绕中药资源产业化过程与资源经济产业链展开。通过多学科交融互补、适宜技术的集成创新,实现药材原料中资源性化学成分的有效转移和收率提高;通过对药用生物资源各类物质利用价值的深入系统研究,不断挖掘和发现其资源利用价值或潜在利用价值,逐步实现有限资源的多元化、精细化利用。高效合理地利用中药资源主要涉及:

1.多学科交融互补、多元技术集成,提升资源利用效率和效益。针对中药多元功效和复杂物质组成的特点,在中医药理论指导下,集成药用生物学、化学与分析学、制药及生物工程技术、生物-化学信息技术,以及生物活性评价和潜在利用价值的发现等现代多学科知识与技术,开展中药资源化学应用基础和资源有效利用研究及多元化资源产业发展,解决中药提取、富集、分离工艺落后和转化率低、资源性化学成分浪费严重等问题,提升资源利用效率和效益。

2.基于精细化利用中药资源的策略,通过对传统中药多元功效的再评价和再认识,有效关联

和揭示其表征各单元功效的物质基础,并通过对中药复杂化学组分(成分)的有效拆分和客观生物模型的建立,以及高通量、高内涵活性筛选技术体系的应用,药用生物资源各类物质的利用价值将不断被发现,也将逐步推进中药和天然药物资源性化学成分的多元化和精细化利用。

3.通过生物转化、化学转化等转化方式或资源性化学成分结构修饰策略提高资源性物质的转化效率、提升资源性物质的利用价值和利用效率。

三、中药资源可持续发展与资源循环利用

资源的有限性和稀缺性决定了人类在利用资源过程中需要不断寻找替代和补偿资源、发现新资源、提高资源利用效率等以维持中药资源的可持续发展。运用中药资源化学与植物化学分类学的方法和手段,基于近缘生物类群蕴含着相似的化学物质组成和类同的生物活性的基本原理,开展珍稀、濒危药用生物资源的可替代性资源的寻找和发现,研究开发其类效品或替代品,构建"资源 - 化学 - 品质 - 功效 - 替代性 - 产品创制"等技术平台和创新研究模式,是寻找替代资源和发现新资源的重要途径。

随着科学技术的迅猛发展,有效提高资源的利用效率已是当前资源学科领域高效利用资源、维持生态平衡、发展循环经济的必然趋势。通过集成现代高效的提取分离、富集方法和技术,采用高压萃取技术、微波萃取技术、酶解技术、超微粉碎技术、复合多元溶剂萃取技术等,改革已有传统中药制药工业经典的工艺技术,有效提高资源性化学成分的转移率,从而提高资源的利用效率,逐步实现资源密集型向技术密集型的转变。同时,延伸资源经济产业链、提高资源综合利用价值,也是中药资源健康可持续发展的重要方面。

基于循环经济的发展理念,围绕中药资源产业化过程产生的非药用部位、加工下脚料、深加工产业化过程产生的废渣、废水、废气中资源性化学物质进行回收利用,以实现节约资源、减少排放,建立有效的中药资源循环经济产业模式和生产方式。

总之,中药资源化学研究体系是将生物资源 - 生产技术 - 化学物质 - 分析技术 - 信息处理等多学科研究技术方法融合集成,应用于中药资源生产及其产业化过程。围绕我国丰富的生物资源,借助化学、生物学、生物工程等技术以及功能评价方法等现代多学科交叉技术和手段开展中药资源化学应用基础和资源综合利用研究,揭示资源性化学成分在资源生物体中的分布、动态积累规律以及与生理生态诸因子的调控关系、资源性产品加工生产过程中可利用物质的生物与化学转化规律等,为人工资源生产和有效利用提供重要依据和技术支撑;依据基础研究积累与成果发现资源性化学成分的多途径、多层次利用价值,通过中药资源产业化过程工艺工程技术集成以有效提升资源利用效率,实现物尽其用的价值,形成中药资源 - 资源性化学物质 - 多途径开发 - 功能产品群集成的资源化学研究与利用模式,从而科学、合理地生产和利用中药资源,有效地延伸和发展资源经济产业链,实现中药资源产业的可持续发展。

第一章 同步练习

参考文献

[1] 段金廒. 中药资源化学——理论基础与资源循环利用[M]. 北京: 科学出版社, 2015.

[2] 段金廒, 陈士林. 中药资源化学[M]. 北京: 中国中医药出版社, 2013.

[3] 段金廒, 周荣汉. 中药资源学[M]. 北京: 中国中医药出版社, 2013.

[4] 周荣汉, 段金廒. 植物化学分类学[M]. 北京: 中国中医药出版社, 2012.

[5] 段金廒, 宿树兰, 钱大玮, 等. 中药资源化学研究思路方法与进展[J]. 中国天然药物, 2009, 7(3): 333-340.

[6] 段金廒, 吴启南, 宿树兰, 等. 中药资源化学学科建立与发展[J]. 中草药, 2012, 43(7): 1-8.

[7] 段金廒, 周荣汉, 宿树兰, 等. 我国中药资源学科发展现状及展望[J]. 自然资源学报, 2009, 24(3): 378-386.

[8] 姚新生. 天然药物化学[M]. 北京: 人民卫生出版社, 1994.

[9] 段金廒. 中药资源化学研究技术体系的建立及其应用[J]. 北京: 中国药科大学学报, 2012, 43(4): 289-292.

[10] 高伟. 丹参酮类化合物生物合成相关酶基因克隆及功能研究[D]. 北京: 中国中医科学院, 2008.

[11] 郭兰萍, 黄璐琦. 中药资源生态学研究的理论框架[J]. 资源科学, 2008, 30(2): 296-304.

[12] 黄璐琦, 郭兰萍. 环境胁迫下次生代谢产物的积累及道地药材的形成[J]. 中国中药杂志, 2007, 32(4): 277-280.

[13] 黄璐琦, 陈美兰, 肖培根. 中药材道地性研究的现代生物学基础及模式假说[J]. 中国中药杂志, 2004, 29(6): 494-496, 610.

[14] 段金廒, 严辉, 宿树兰, 等. 药材适宜采收期综合评价模式的建立与实践[J]. 中草药, 2010, 41(11): 1755-1760.

[15] 段金廒, 宿树兰, 吕洁丽, 等. 药材产地加工传统经验与现代科学认识[J]. 中国中药杂志, 2009, 34(24): 3151-3157.

[16] 段金廒, 吴启南, 宿树兰, 等. 药材初加工"发汗"过程的生物转化与化学转化机理[J]. 中草药, 2012, 43(9): 1-6.

[17] 段金廒, 宿树兰, 郭盛, 等. 中药资源产业化过程废弃物的产生及其利用策略与资源化模式[J]. 中草药, 2013, 44(20): 1-9.

[18] 段金廒, 宿树兰, 郭盛, 等. 中药废弃物的转化增效资源化模式及其研究与实践[J]. 中国中药杂志, 2013, 38(24): 1-7.

[19] 陈士林, 肖培根. 中药资源可持续利用导论[M]. 北京: 中国医药科技出版社, 2006.

第二章　中药资源化学成分类型及其生物合成途径

生物合成（biosynthesis）是指生物体内进行的同化反应的总称，包括生物体代谢产物的生源（biogenesis）和合成途径（synthetic pathway）。药用资源生物体在不同生长阶段、不同组织器官中次生代谢产物与初生代谢产物的生物合成规律及其分布特征是中药资源化学研究的重要内容之一。

第一节　药用植物资源化学成分类型及其生物合成途径

分布于植物中的化学成分，包括植物初生代谢产物和次生代谢产物两大类型。前者主要包括糖类、蛋白质类、脂类、核酸类等；后者主要包括脂肪酸及其酯类、酚酸类、苯丙素类、香豆素类、醌类、黄酮类、萜类、生物碱类、甾体类等。植物次生代谢产物被广泛应用于药物、香料、化妆品、染料等领域，但它在植物中的含量一般较低。通过对植物次生代谢产物合成途径的解析，在体外可通过化学合成法或半合成法对其有效成分进行合成；在体内可以通过干预合成途径提高某种有效成分的含量。

一、药用植物资源化学成分类型

1. 生物碱类　生物碱类是一类存在于生物体内的含氮有机化合物的总称，氮原子多结合在环内，具有碱的性质，能与酸结合成盐，具有多种显著的生理活性。游离生物碱具亲脂性；生物碱盐具亲水性。生物碱一般在酸性溶液中可与某些沉淀试剂反应，生成难溶性的盐类络合物，可用于鉴别中药中生物碱的存在。

2. 糖类　糖类是中药中普遍存在的化学成分，是植物光合作用的初生产物，也是天然产物生物合成的原料。根据含有单糖基的个数可分为单糖、低聚糖、多聚糖及其衍生物。单糖是多羟基醛或酮类化合物，是糖的基本单位。低聚糖通常是由 2～9 个分子的单糖通过糖苷键聚合而成的化合物。多糖通常是由 10 个以上至上千个单糖脱水而形成的高聚物，水解后能生成相应数目的单糖。

3. 苷类　苷又被称为配糖体，苷类是糖或糖的衍生物与非糖物质（称为苷元或配基）通过糖的半缩醛或半缩酮羟基与苷元脱水形成的一类化合物。几乎所有的天然产物均可与糖或糖的衍生物形成苷。苷类可被酸水解或酶解，生成配基和糖。

4. 苯丙素类　苯丙素类化合物是分子中以苯丙基为基本骨架单位（C_6—C_3）构成的化合物，通常将苯丙素分为简单苯丙素、香豆素和木脂素三大类。

5. 醌类　醌类化合物是分子中具有不饱和环二酮结构（醌式结构）或容易转变成这样结构的

天然化合物。包括苯醌、萘醌、菲醌和蒽醌四种类型。

6. 黄酮类　黄酮类化合物是一类重要的含氧杂环天然有机化合物,泛指具有两个苯环(A-环与B-环)通过中间3个碳原子相互连接、具有 $C_6—C_3—C_6$ 结构的一系列化合物。黄酮类化合物因分子中多有酚羟基,故显酸性。

7. 萜类　凡是由甲戊二羟酸衍生的,且其基本母核的分子式符合 $(C_5H_8)_n$ 通式的衍生物为萜类化合物。包括单萜、倍半萜、二萜、二倍半萜、三萜、四萜类化合物。

8. 甾体类　甾体类化合物是结构中具有环戊烷骈多氢菲母核的化合物。

9. 鞣质　又称单宁或鞣酸,是一类结构比较复杂的多元酚类化合物的总称,为亲水性物质。可与蛋白质结合形成致密、柔韧、不易腐败又难透水的化合物,一直是制革业的重要原料。

10. 有机酸类　广义的有机酸泛指分子中含有羧基的化合物,但不包括氨基酸。有机酸分为脂肪族有机酸、芳香族有机酸和萜类有机酸。有机酸在植物中多以与金属离子或生物碱成盐的形式存在。

11. 蛋白质类

(1)蛋白质和多肽类:蛋白质和多肽均为 α-氨基酸通过肽键首尾相连形成的高分子化合物。多肽是由10～100个氨基酸组成,蛋白质是由100个以上的氨基酸组成,因此二者分子量不同。

(2)氨基酸类:是羧酸碳原子上的氢原子被氨基取代后的化合物。氨基酸是构成蛋白质的基本单位。

12. 树脂类　树脂为植物组织中树脂道的分泌物,为多种物质的混合物,包括树脂酸(主要为二萜酸、三萜酸及其衍生物)、树脂醇(分子中具羟基)、树脂酯和树脂烃(一类结构复杂的含氧中性化合物)以及它们的聚合物。树脂通常为无定形固体,性脆、受热时先软化而后变为液体,燃烧时发生浓烟并有明火。

13. 植物色素类　植物色素为植物中具有颜色成分的总称。依据溶解性又分为水溶性色素和脂溶性色素,水溶性色素存在于植物细胞的液泡中,特别与花朵的颜色有关,如花青素;脂溶性色素存在于叶绿体中,与光合作用有关,主要包括叶绿素、胡萝卜素等。

14. 油脂和蜡　油脂和蜡均为亲脂性成分。油脂为一分子甘油和三分子脂肪酸脱水结合形成的酯,在室温下呈液态者称为油,呈固态者称为脂肪。从植物种子中得到的大多为油,而来自动物的大多为脂肪。蜡为高级不饱和脂肪酸和一元醇生成的酯,常温下为固体。多存在于植物的叶、茎和果实的表皮部分。

二、各类药用植物资源化学成分的主要生物合成途径

中药资源化学成分大多属于天然有机化合物,类型众多,结构复杂,数目庞大,然而其结构间却存在着一定的关联,许多化合物在分子结构中都包含着一些基本组成单位。如苯丙素类化合物都具有 $C_6—C_3$ 单位,萜类化合物具有重复的 C_5H_8 单位,生物碱类化合物具有氮原子单位,黄酮类化合物具有 $C_6—C_3—C_6$ 单位等。因而,虽然植物在体内物质代谢过程中发生着不同的生物合成反应,但是类似的成分有着相近的生物合成途径。植物成分的生物合成途径可分为初生和次生代谢途径,如图2-1所示。

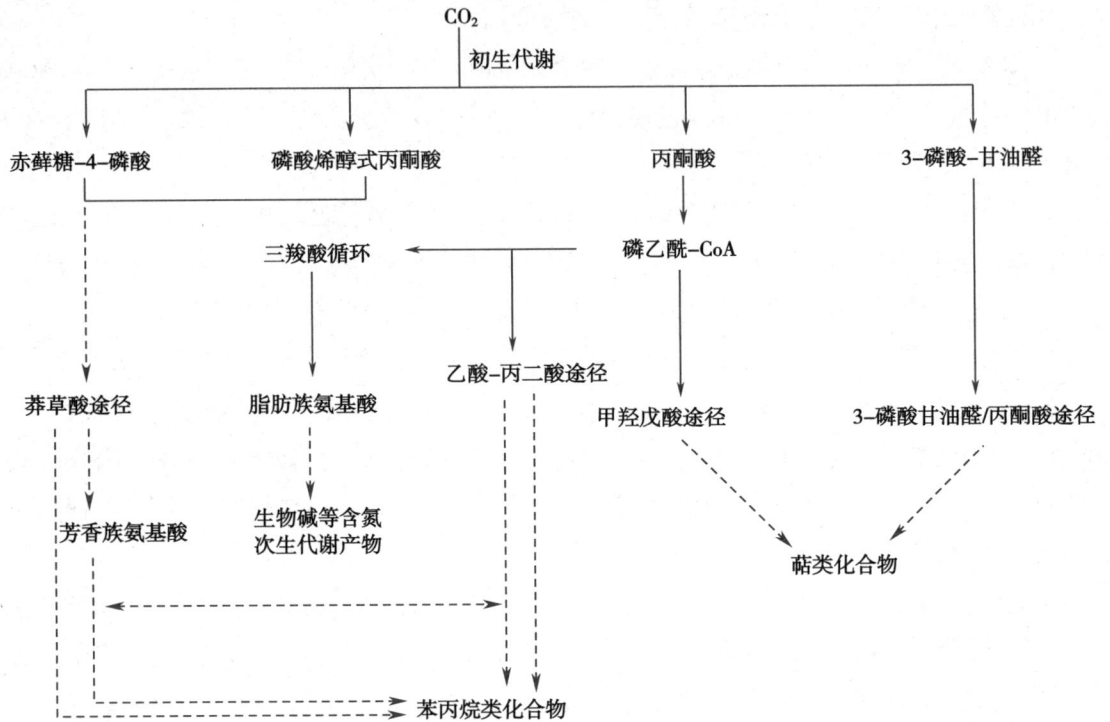

● 图 2-1　植物初生代谢与次生代谢示意图

注：实线部分为初生代谢，虚线部分为次生代谢。

（一）初生代谢产物生物合成途径

初生代谢与植物的生长发育和繁衍直接相关，为植物的生存、生长、发育、繁殖提供能源和中间产物。在代谢过程中，首先由绿色植物中的叶绿体通过光合作用将水和二氧化碳合成为糖类，并放出氧气。生成的糖进一步通过不同的途径（五碳糖磷酸途径及糖酵解途径）代谢，产生三磷酸腺苷（ATP）与辅酶 A（CoA）等维持植物体生命必需的物质，以及丙酮酸（pyruvic acid）、磷酸烯醇式丙酮酸（PEP）、4- 磷酸赤藓糖、核糖等。核糖为合成核酸的重要原料；PEP 与 4- 磷酸赤藓糖可进一步合成莽草酸（shikimic acid）；而丙酮酸经过氧化、脱羧后生成乙酰辅酶 A，再进入三羧酸循环（TAC），生成一系列的有机酸及丙二酸单酰辅酶 A（合成脂质的重要原料）等，并通过固氮反应得到一系列的氨基酸，氨基酸为合成含氮类化合物的重要原料。上述过程几乎存在于所有的绿色植物中，习惯称其为初生代谢过程或一次代谢过程。

（二）次生代谢产物生物合成途径

次生代谢（二次代谢）过程虽然不是在所有的植物中都能发生，对维持植物的生命也不起决定性作用，但却是维系植物形态特征的重要代谢过程。植物次生代谢产物的种类繁多，化学结构也是千变万化，非常复杂。从生物合成途径看，次生代谢是从几个主要分支点与初生代谢相承接，初生代谢的一些关键产物是次生代谢的起始物。在次生代谢产物生物合成中，乙酰辅酶 A、莽草酸及一些氨基酸等作为前体物，在特定条件下又进一步经不同的代谢途径生成生物碱类、黄酮类、萜类等化合物。

1. 乙酸 - 丙二酸途径　　饱和、不饱和脂肪酸以及多聚酮类化合物均由乙酸 - 丙二酸途径（cetate-malonate pathway，AA-MA 途径）合成而来。

（1）脂肪酸类：天然饱和脂肪酸类均由 AA-MA 途径生成，其合成前体为乙酰辅酶 A，其首先在乙酰辅酶 A 羧化酶的作用下合成丙二酰辅酶 A，然后脂肪酸合酶以丙二酰辅酶 A 为底物进行连续的聚合反应，以每次循环增加两个碳的频率合成酰基碳链，进一步合成十六碳至十八碳的饱和脂肪酸。碳链为奇数的脂肪酸，起始物质不是乙酰辅酶 A（acetyl-CoA），而是丙酰辅酶 A。不饱和脂肪酸是以饱和脂肪酸为原料经环氧化、羟基化后脱水形成。acetyl-CoA 和丙二酸单酰辅酶 A 自身并不能缩合，而是以硫酯键与酶结合形成复合物后参加反应。

丙二酸单酰辅酶 A 与酰基载体蛋白（ACP）结合产生丙二酸单酰 -ACP 复合物，acetyl-CoA 生成乙酰 -ACP 复合物，二者经缩合生成乙酰乙酸 -ACP，然后经还原、缩合等反应，获得适宜长度的脂肪酰 -ACP。最后，硫酯酶催化分解脂肪酰 -ACP 复合物，释放出脂肪酰辅酶 A 或游离脂肪酸。其碳链长度由硫酯酶的特异性决定。饱和脂肪酸类化合物生物合成途径见图 2-2。

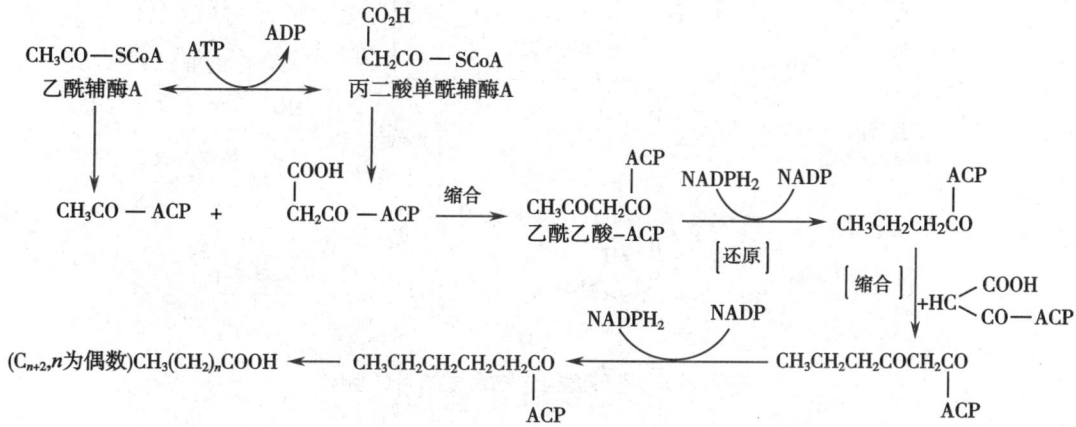

● 图 2-2　饱和脂肪酸类化合物生物合成途径

（2）聚酮类：通过缩合反应经多聚 -β- 酮链中间体生物合成获得，其结构多样，主要包括脂肪酸、酚类、蒽醌及萘类化合物。两分子的 acetyl-CoA 经一次 Claisen 缩合反应后的产物为乙酰乙酰辅酶 A（acetoacetyl-CoA），然后与 acetyl-CoA 重复 Claisen 缩合反应可得到多聚 -β- 酮酯。多聚酮还可通过羟醛缩合、羟基化反应、芳环的氧化开环等反应合成芳香族化合物，如酚类、蒽醌、萘类等化合物。乙酸 - 丙二酸途径见图 2-3。

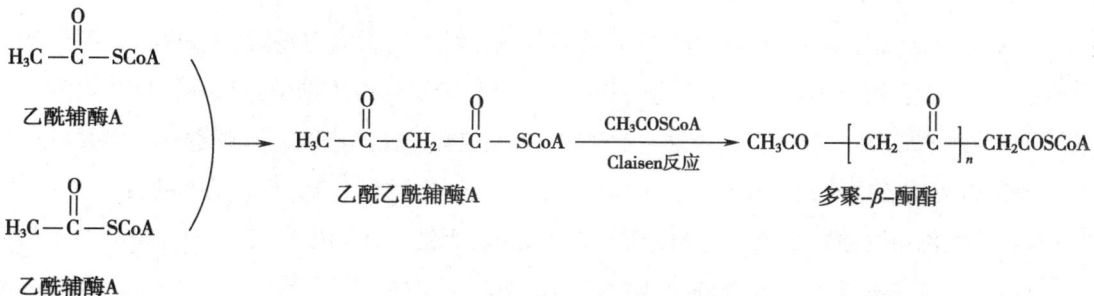

● 图 2-3　乙酸 - 丙二酸途径

（3）酚类：天然酚类化合物主要由 acetyl-CoA 和不同比例的丙二酸单酰辅酶 A 缩合形成聚酮，再环合形成酚类。其生物合成与脂肪酸的不同之处在于碳链延伸过程中只有缩合反应，没有还原反应。由一个乙酸酯为起始单位和三个丙二酸酯延伸单位缩合生成的多聚 -β- 酮酯，能通过 A、B 两种方式折叠，见图 2-4。A 方式：α- 亚甲基离子化后与相隔四个碳原子的羰基发生羟醛缩合反应，羰基转化为季碳羟基并形成六元环，随后经脱水、烯醇化生成苔藓酸；B 方式：经分子内 Claisen 缩合反应，断裂硫酯键并释放酶，生成环己三酮，烯醇化生成 2,4,6- 三羟基苯乙酮。

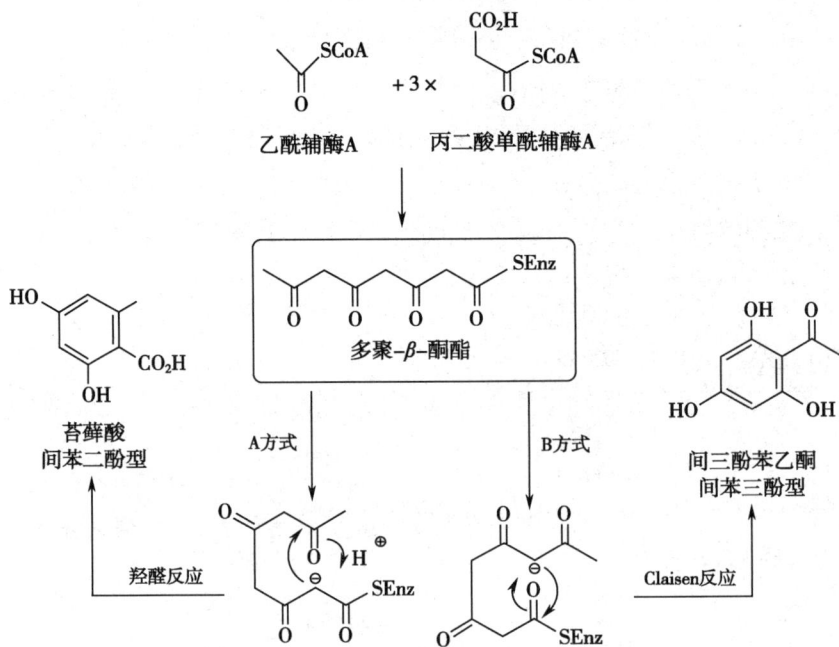

● 图 2-4　乙酸途径生物合成的芳环系统

（4）蒽醌类：许多天然蒽醌类化合物也是由乙酸途径生物合成获得。聚酮链折叠后首先环合形成链中间环，然后分别构建另外两个环。在中间体中生成的蒽酮类化合物经氧化形成羟基蒽醌。羟基蒽醌进一步氧化、聚合生成番泻苷（图 2-5）。

2. 莽草酸途径　莽草酸途径（shikimic acid pathway）是一条初生代谢与次生代谢的共同途径，在植物体内芳香氨基酸类、苯甲酸类和苯乙酸类化合物都是由该途径合成的，并且通过该途径可进一步合成得到木脂素、苯丙素和香豆素等化合物。

莽草酸途径是由赤藓糖 -4- 磷酸经环合、还原形成莽草酸，进一步转化成苯丙氨酸、色氨酸、酪氨酸等化合物的生物合成途径。

（1）芳香族氨基酸和简单苯甲酸类：莽草酸代谢途径是芳香族氨基酸（色氨酸、酪氨酸和苯丙氨酸）合成过程中的一段共同代谢途径，广泛存在于植物和微生物中。高等植物将烯醇式丙酮酸（葡萄糖经糖酵解产物）和 4- 磷酸 - 赤藓糖（磷酸戊糖途径的产物）生成莽草酸，莽草酸转化为分支酸，分支酸经预苯酸生成 L- 苯丙氨酸（L-Phe）、L- 酪氨酸（L-Tyr）和 L- 色氨酸（L-Trp），它们是苯丙烷类化合物生物合成的起始分子，见图 2-6。天然化合物中具有 C_6—C_3 骨架的苯丙素类、香豆素类、木脂素类及一些黄酮类化合物均是由苯丙氨酸经苯丙氨酸解氨酶（phenylalanine ammonialyase，PAL）脱氨后生成的反式肉桂酸得来的。

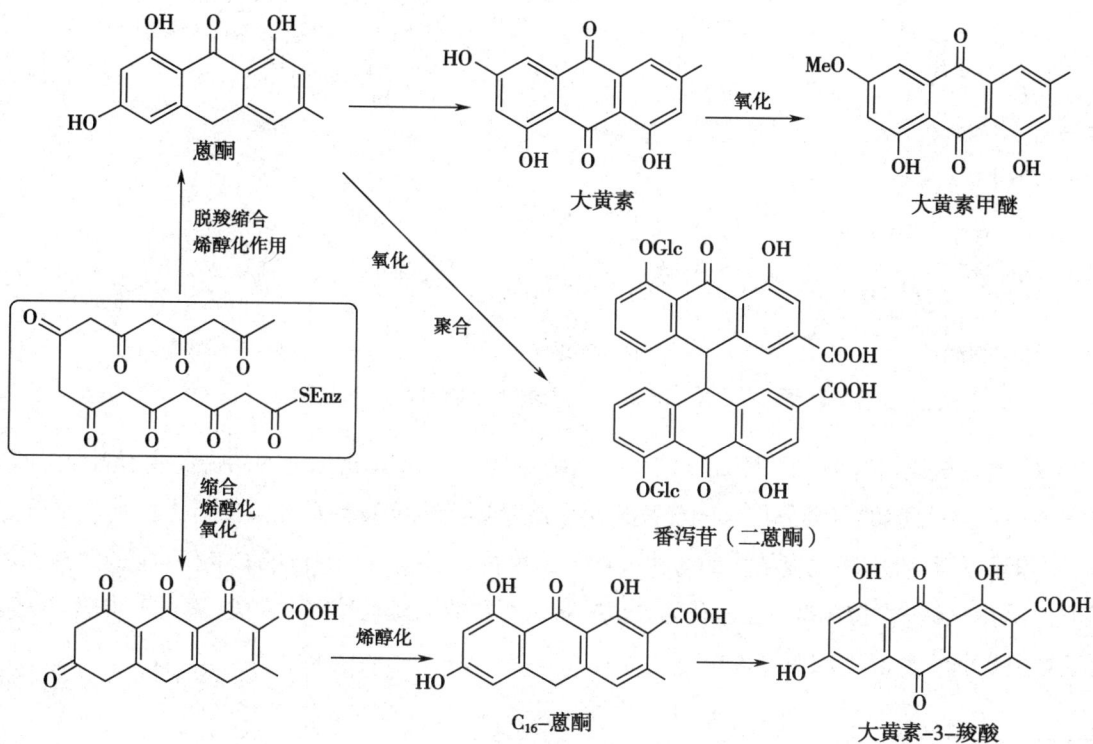

● 图2-5 蒽酮和大黄素的生物合成过程

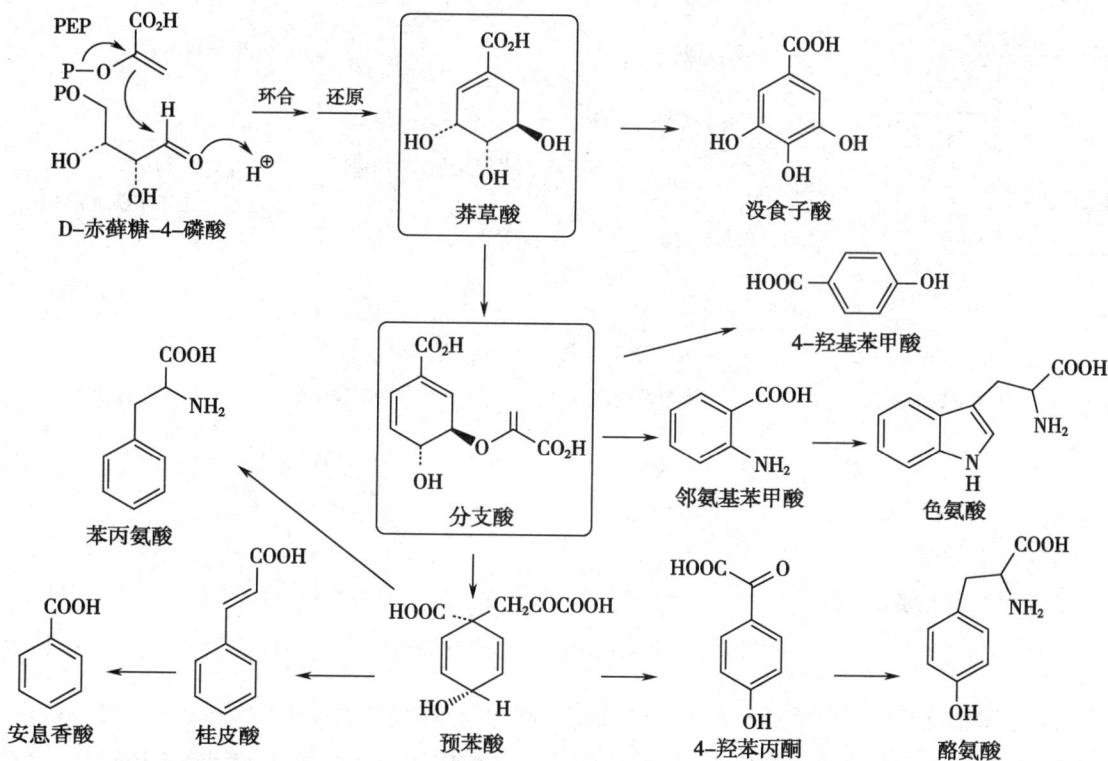

● 图2-6 芳香族氨基酸和简单苯甲酸的生物合成途径

（2）木脂素和木质素类：木脂素和木质素均具有 C_6—C_3 结构，这个结构单元由苯丙氨酸(L-酪氨酸)经苯丙氨酸氨解酶脱去侧链氨基生成桂皮酸，桂皮酸进一步羟基化和甲基化，生成木脂素和木质素类(多步聚合后才可形成)化合物(图2-7)。

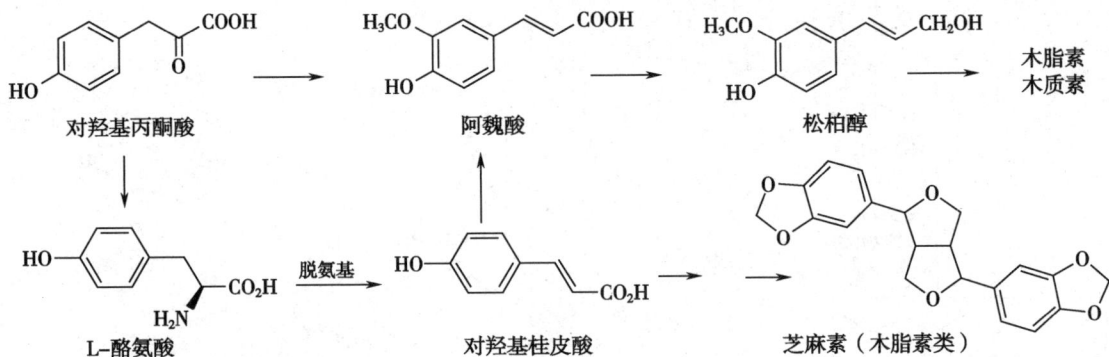

● 图 2-7 木脂素和木质素类化合物的生物合成途径

（3）香豆素类：自然界中，顺反异构和内酯化都是酶促反应，香豆素的生物合成不需要光照。桂皮酸和 4- 香豆酸的侧链邻位碳的羟基化可生成伞形花内酯及其香豆素的衍生物。简单香豆素、呋喃香豆素、吡喃香豆素结构的转化过程是简单香豆素类在 C-6 位或 C-8 位烷基化，异戊烯基取代后进一步与 7 位羟基环合转化为二氢呋喃香豆素或二氢吡喃香豆素类，再进一步形成呋喃香豆素类或吡喃香豆素类（图 2-8）。

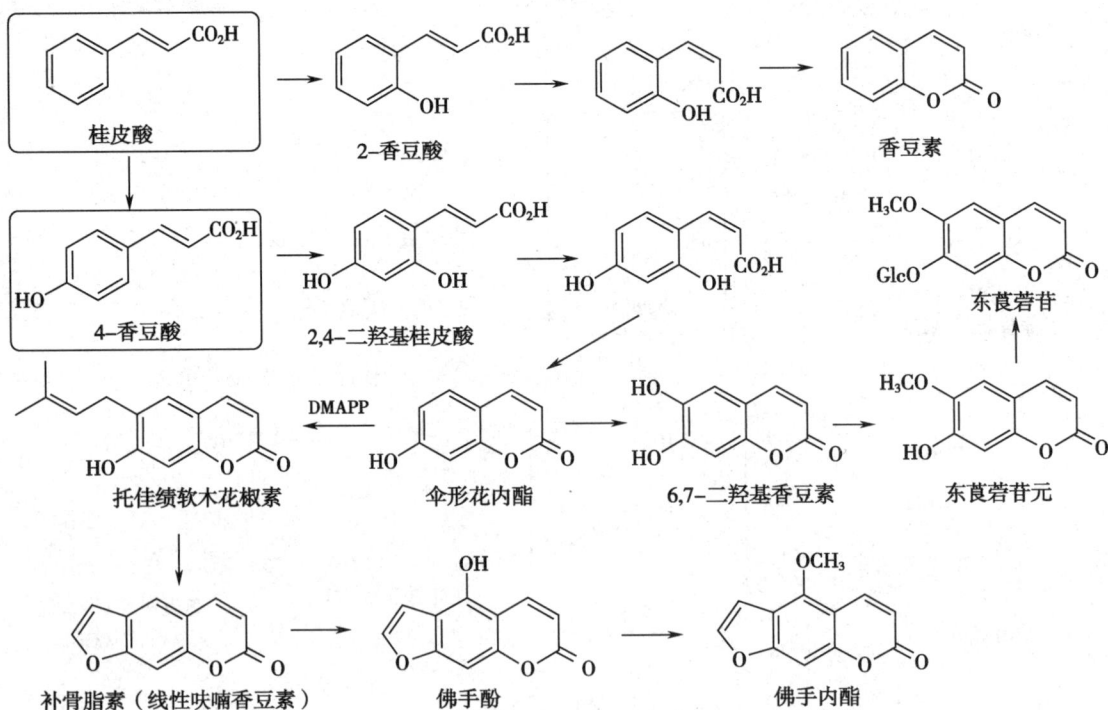

● 图 2-8　香豆素类化合物的生物合成途径

（4）黄酮类和芪类：黄酮类和芪类化合物的基本骨架是以香豆酰辅酶 A 为起始单元，引入三分子的丙二酰辅酶 A 生成。3 个丙二酰辅酶 A 通过环化作用生成黄酮类化合物骨架 A 环，而 B 环与 A、B 环间的三碳链则来自香豆酰辅酶 A。3 个丙二酸单酰辅酶 A 和 1 个香豆酰辅酶 A 单元在芪类合成酶或查耳酮合成酶催化下发生缩合反应，分别生成芪类（如白藜芦醇）或查耳酮类化合物。查耳酮是植物中普遍存在的各类黄酮类化合物的前体物质，它在查耳酮异构酶（CHI）的作用下形成二氢黄酮，其他黄酮类化合物大都是经过二氢黄酮在各种酶的作用下生物合成（图 2-9）。

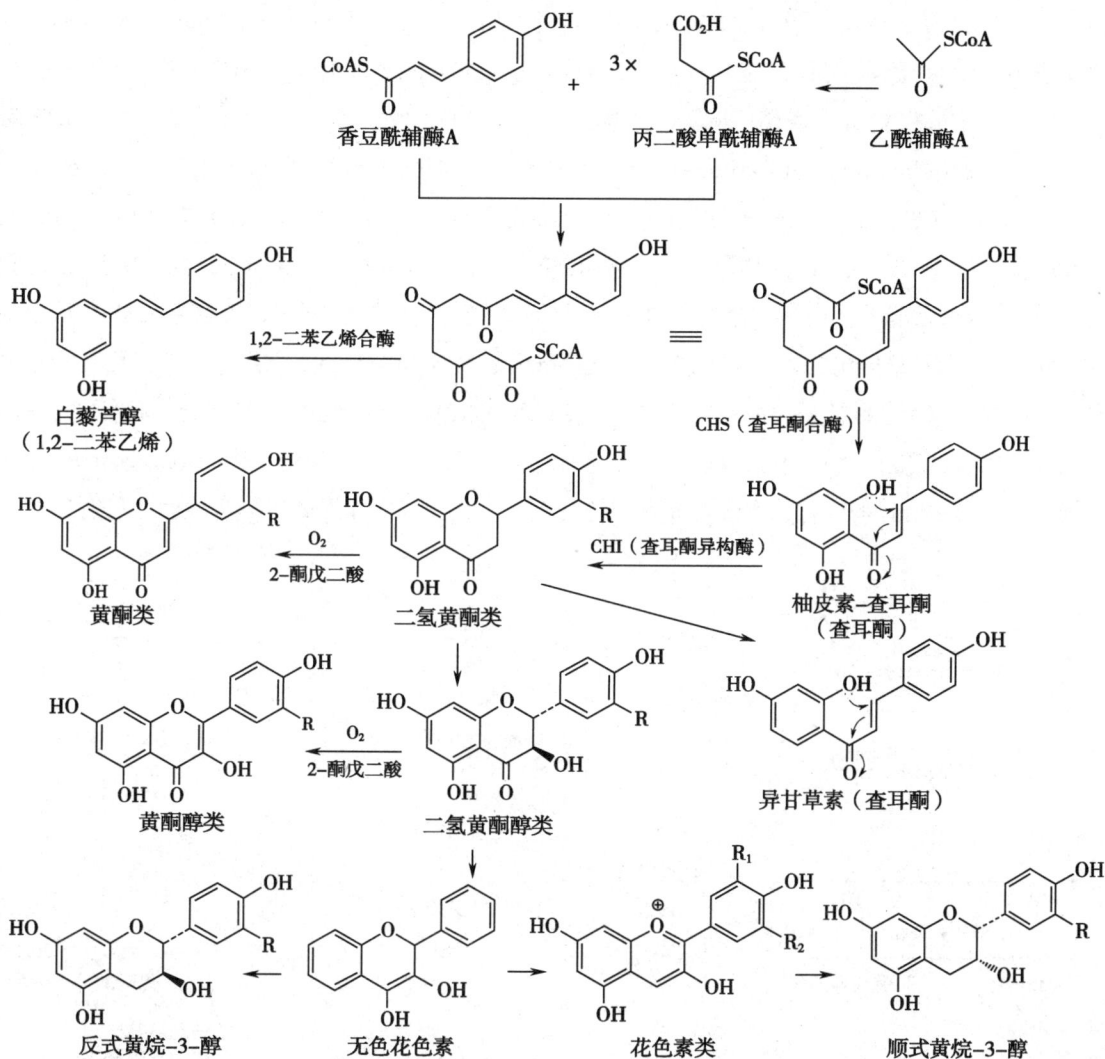

● 图2-9 黄酮类和芪类化合物的生物合成途径

（5）异黄酮类：与黄酮相比，B环位置不同，构成了黄酮类化合物一个完全不同的亚类，它主要存在于豆科植物中。在植物中合成异黄酮，需要细胞色素P450依赖性酶催化，并需要NADPH和O_2辅助因子参与。异黄酮是由二氢黄酮在异黄酮合成酶（IFS）的作用下先形成2-羟基二氢异黄酮，再在2-羟基二氢异黄酮脱水酶（IFD）的作用下形成的。二氢黄酮类化合物如甘草素（liquiritigenin）和柚皮素（naringenin）是经羟基异黄酮中间体分别转变为大豆黄酮（daidzein）和染料木黄酮（genistein）等异黄酮类成分（图2-10）。

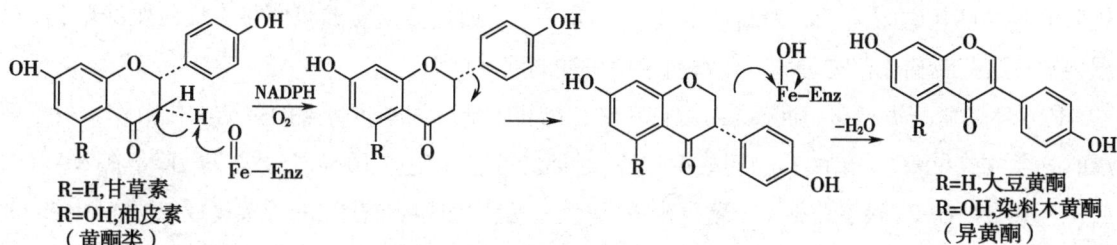

● 图2-10　异黄酮类化合物的生物合成途径

3．甲戊二羟酸途径和脱氧木酮糖磷酸酯途径　甲戊二羟酸途径（mevalonic acid pathway，MVA 途径）和脱氧木酮糖磷酸酯途径（deoxyxylulose phosphate pathway，DOXP 途径）是萜类和甾体类化合物的生物合成途径。MVA 途径是以乙酰辅酶 A 为原料，通过甲戊二羟酸形成焦磷酸二甲烯内酯（dimethylallyl pyrophosphate，DMAPP）及其异构体焦磷酸异戊烯酯（isopentenyl pyrophosphate，IPP），IPP 和 DMAPP 进一步缩合形成倍半萜、三萜和甾体。DOXP 途径中，IPP 的直接前体不是 MVA，而是丙酮酸和甘油醛 -3- 磷酸（glyceraldehyde 3-phosphate，GA-3P），在 1- 脱氧木糖 -5- 磷酸合酶的作用下聚合形成 DOXP，然后经催化、磷酸化、环化等步骤生成 IPP，从而缩合成单萜、二萜等萜类化合物。无论是 MVA 途径还是 DOXP 途径，IPP 都是所有萜类化合物合成的中心前体。绝大多数的萜类都由五碳（C_5）的 IPP 和 DMAPP 基本结构以"头 - 尾"相连的方式形成，各种萜类分别经由对应的焦磷酸酯得来。甾体类化合物是经三萜类化合物结构修饰所得，因此三萜及甾体均由反式角鲨烯（*trans*-squalene）转变而来。萜类与甾体类的生物合成途径见图 2-11。

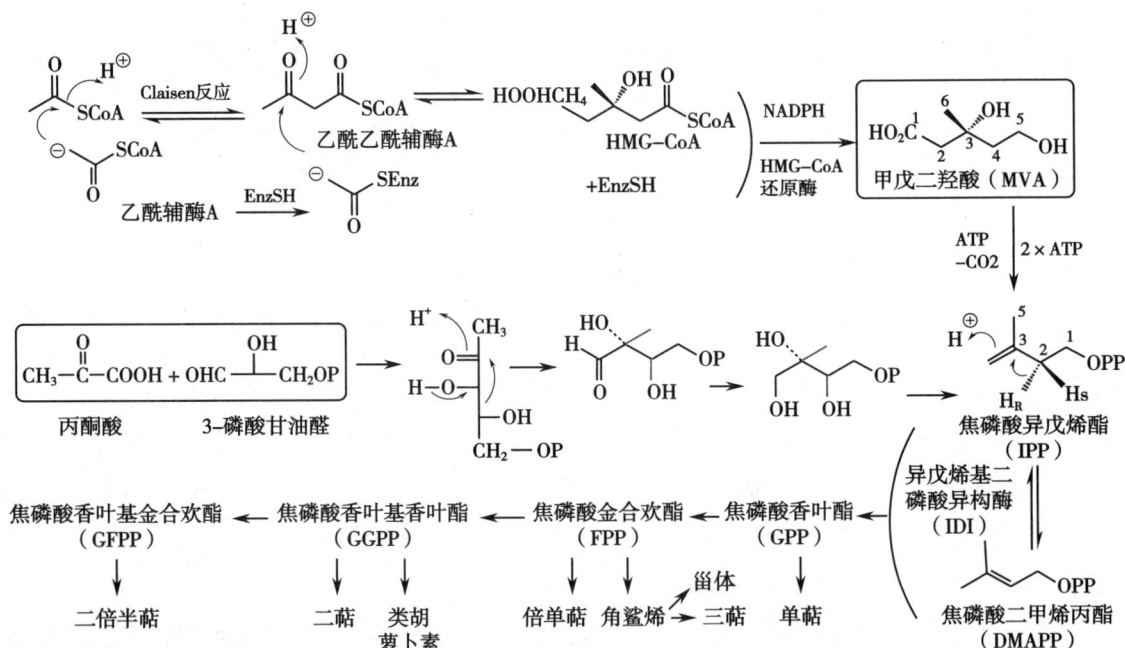

● 图 2-11　萜类与甾体类的两种生物合成途径

（1）单萜类：IPP 是合成萜类化合物的前体，它在异戊烯基二磷酸异构酶的作用下部分转化为 DMAPP，二者经香叶基二磷酸合酶催化，"头 - 尾"或"头 - 头"缩合形成具有 C_{10} 骨架的焦磷酸香叶酯（geranyl pyrophosphate，GPP）。在金属离子辅助下，前体 GPP 离子化，异构成能环化的顺式结构焦磷酸沉香酯（linalyl pyrophosphate，LPP），LPP 接着再次离子化、继续重排、异构或环化形成各种环状碳阳离子。阳离子中间体去质子化或被亲核物质捕获便终止反应生成单萜，见图 2-12。这些单萜化合物是调料和香料中挥发油的组成成分。

（2）环烯醚萜类：环烯醚萜类为具有环戊二烯骈吡喃环为基本骨架的单萜类化合物。对于环烯醚萜合成，GPP 先去磷酸基团而成香叶醇，继而经羟基化生成 10- 羟基香叶醇，接着在 NAPDH 氧化还原酶存在下，被氧化成 10- 氧香叶醛，再经过环化生成环烯醚萜的骨架臭蚁二醛（iridodial），然后经羟基化、糖基化、甲基化、环氧化、酰基化等结构修饰生成多种环烯醚萜类化合物。

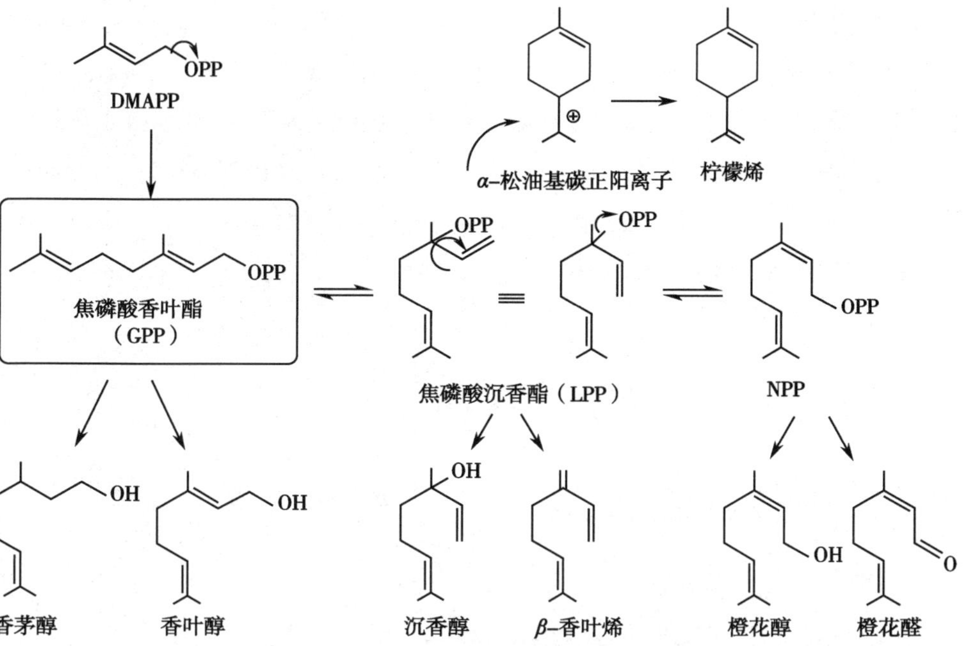

● 图 2-12　单萜类化合物的生物合成途径

大多数的环烯醚萜以苷的形式存在,如马钱子苷(loganin),糖基化过程可有效地将半缩醛键转化为缩醛。马钱子苷是许多环烯醚萜化合物生物合成中的一个关键中间体,同时也参与了一些吲哚类生物碱或四氢异喹啉生物碱的生物合成。马钱子苷中的简单单萜骨架开裂后代谢为裂环马钱子苷(secologanin),其为裂环烯醚萜(secoiridoid)的典型结构,见图 2-13。

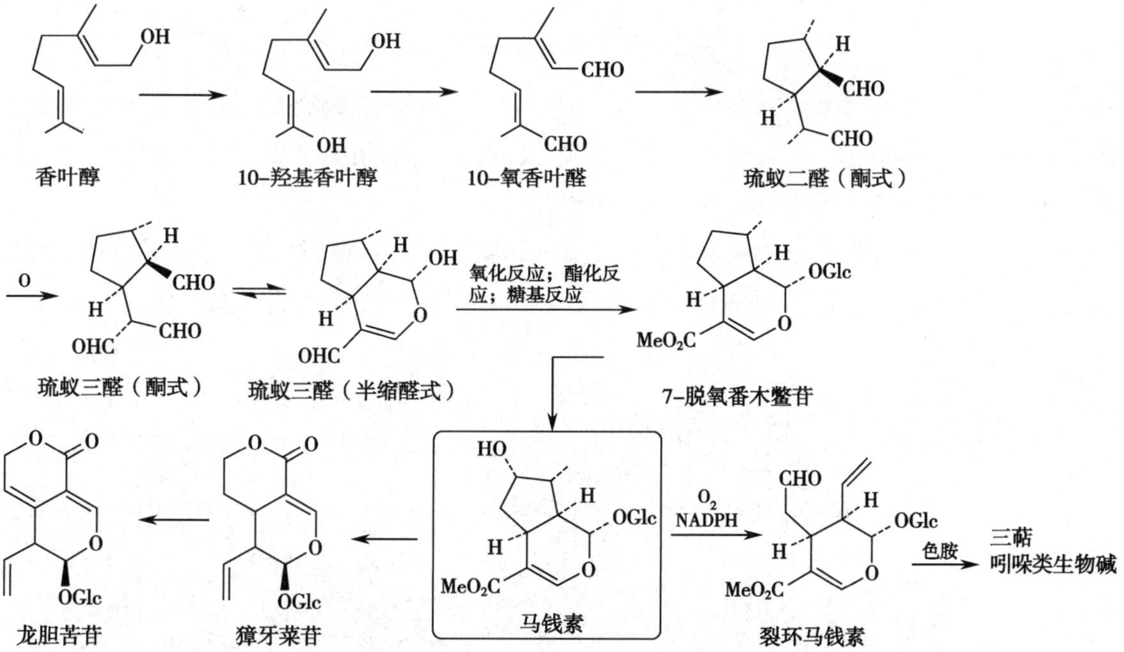

● 图 2-13　环烯醚萜类化合物的生物合成途径

(3)倍半萜类:在异戊二烯转移酶的催化下,GPP 与一分子 IPP 生成倍半萜的合成前体,即具有 C_{15} 骨架的焦磷酸金合欢酯(farnesyl pyrophosphate,FPP);随后,不同的倍半萜合酶以 FPP 为底物，催化形成不同倍半萜的基本骨架。正常的碳正离子反应可以解释大部分常见倍半萜骨架的生成。E,E- 香叶基阳离子首先形成一个六元环产生没药烷基阳离子，再发生 1,3- 氢迁移，最终生成紫穗槐 -4,11- 二烯，这是青蒿素合成的关键中间体，然后经羟化和脱氢，依次产生青蒿醇、青蒿醛和青蒿酸。青蒿酸可能是经过青蒿素 B（arteannuin B）和二氢青蒿素 B（dihydroarteannuin B）形成了青蒿素；同时，青蒿醛也可能在酶的作用下，先形成二氢青蒿醛，继而生成二氢青蒿酸，再经一个过氧化物中间体形成青蒿素，见图 2-14。

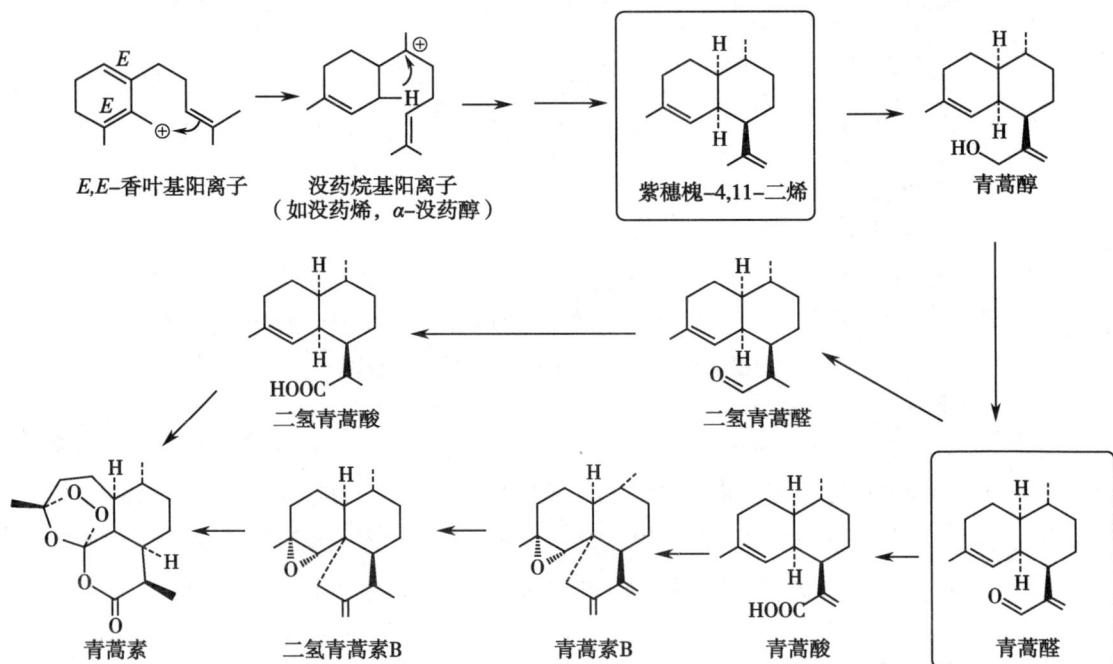

● 图 2-14　青蒿素的生物合成途径

（4）二萜类：焦磷酸香叶基香叶酯（GGPP）是所有二萜类化合物的共同前体，二萜合酶能够催化 GGPP 生成不同类型的二萜类化合物。二萜合酶先使底物形成碳阳离子，然后经过氢化物转移、环化及去离子化等一系列反应，生成不同结构的二萜。

随后 GGPP 在萜类环化酶、羟化酶、乙酰转移酶的作用下生成巴卡亭Ⅲ，它是紫杉醇生物合成的前体。然后 C-13 位羟基与侧链产生酯化反应生物合成终产物紫杉醇，见图 2-15。

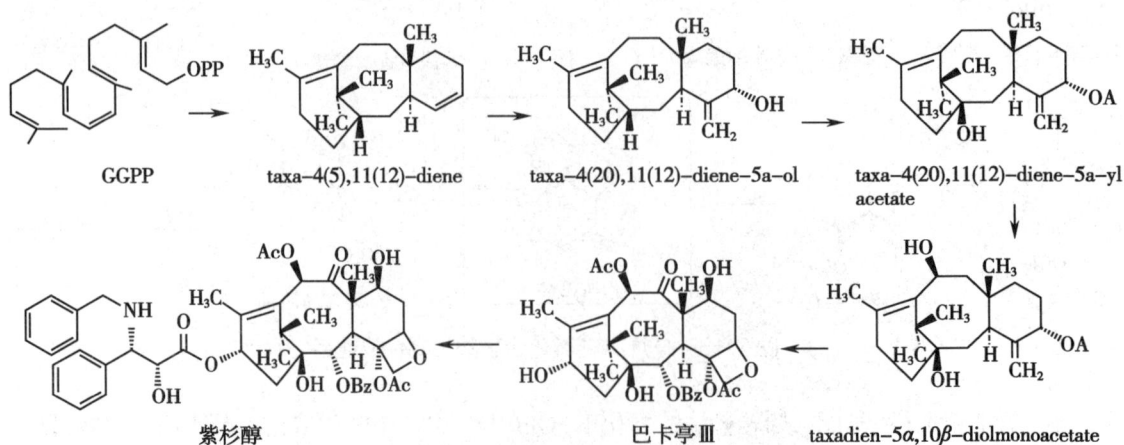

● 图 2-15　紫杉醇的生物合成途径

（5）三萜类：IPP 和 DMAPP 是萜类化合物和植物甾醇在生物体内合成的共同前体。两分子 FPP 通过"尾 - 尾"相连的方式缩合生成角鲨烯（squalene），在 O_2 和 NADPH 等辅助因子参与下，发生内环化反应生成角鲨烯，继而在酶的催化下生成氧化角鲨烯，氧化角鲨烯在环氧角鲨烯环化酶的催化下，可产生多种不同骨架的三萜化合物，这是三萜皂苷与甾醇生物合成的关键步骤。相继对三萜类骨架进行氧化置换及糖基化等化学修饰，最终可以获得不同类型的三萜皂苷产物。大部分三萜和甾醇结构中含有 C-3 位羟基，是由氧化角鲨烯的环氧化物开环转化而来，见图 2-16。

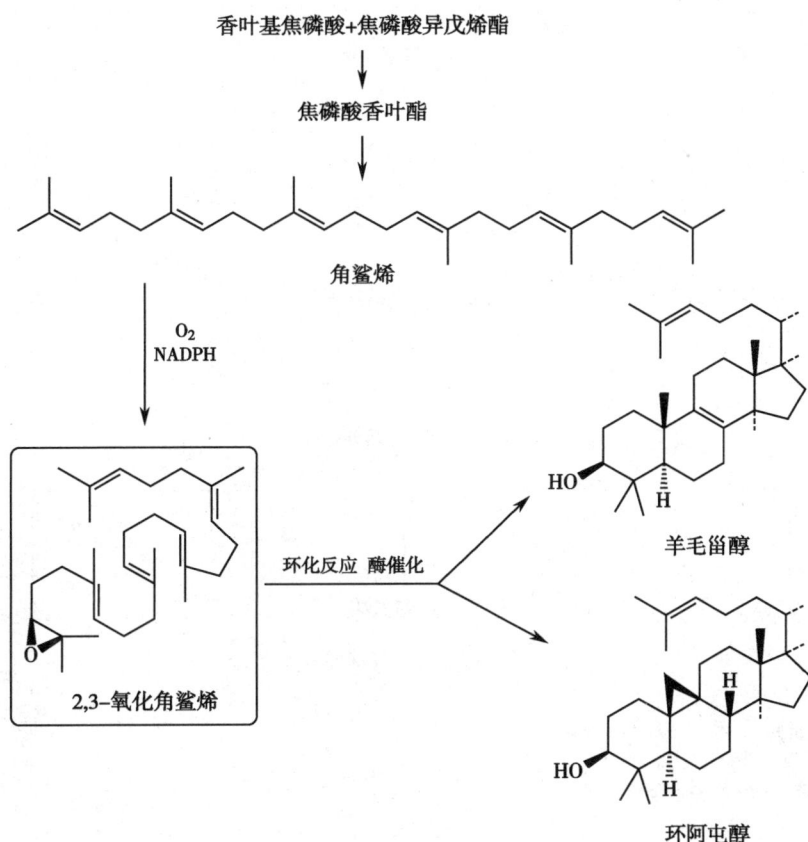

● 图 2-16　羊毛脂烷型及环阿屯烷型四环三萜的生物合成途径

（6）四萜类：类胡萝卜素类（carotenoids）化合物是四萜中唯一的一类化合物。它的四萜骨架的形成包括两分子 GGPP 的"尾 - 尾"缩合生成八氢番茄红素，然后经脱氢、环化、羟基化、酮基化及过氧化等生成含氧胡萝卜素。此过程类似于角鲨烯和三萜类的生物合成。

（7）甾体皂苷类：甾体与三萜相比缺少 C-4 位和 C-14 位上的 3 个甲基，具有四环稠合结构，因此甾体被认为是结构被修饰的三萜。胆固醇具有甾体的基本骨架，是薯蓣皂苷元（diosgenin）的前体，在高等植物和藻类中，环阿屯醇作为烷基化底物，经过氧化、还原等一系列修饰，形成胆固醇。胆固醇侧链羟基化形成 16,22,26- 羟基胆固醇后进一步可形成薯蓣皂苷元和呋喃型甾体皂苷元，见图 2-17。

4. 氨基酸途径　氨基酸途径（amino acid pathway）是以氨基酸为前体，脱羧形成有机胺中间体，再经过一系列化学反应（环合、甲基化、氧化、还原、重排等）生成各种生物碱类化合物。大多数生物碱类成分由此途径生成。因此氨基酸不仅是构成蛋白质、肽类等物质的基本单位，也是天然产物生物碱合成时的氮元素的供给源。但是，并不是所有的氨基酸都能转变成生物碱，已知作为生物碱前体的氨基酸，在脂肪族氨基酸中主要有鸟氨酸、赖氨酸，芳香族氨基酸中有苯丙氨酸、酪氨酸及色氨酸等，由这些芳香族氨基酸衍生的生物碱类占绝大多数。见图2-18。

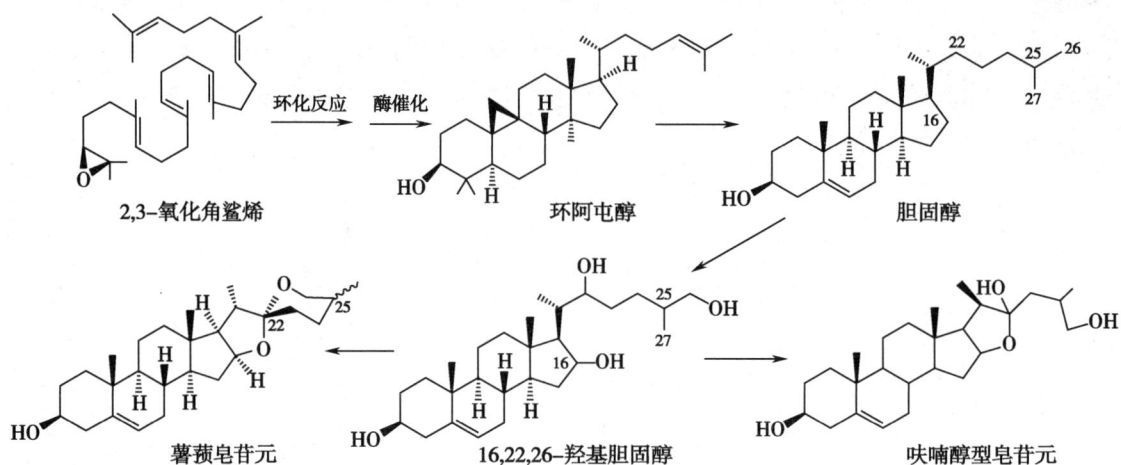

● 图2-17 甾体皂苷的生物合成途径

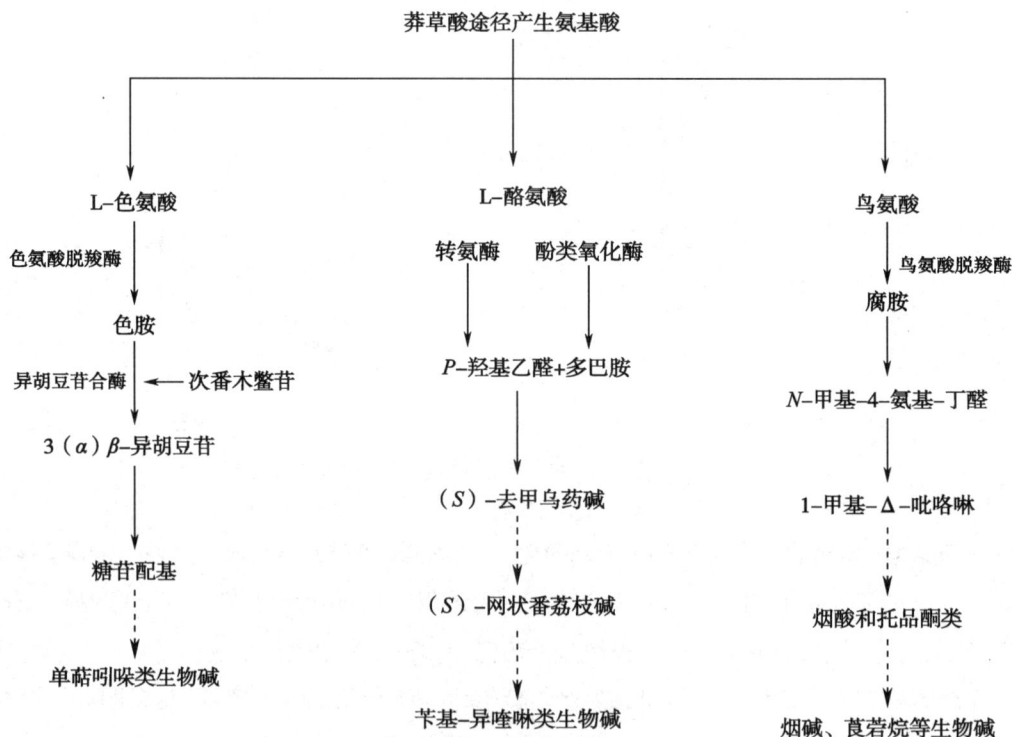

● 图2-18 生成生物碱的主要生物合成途径
注：虚线表示由多步反应完成。

（1）来源于鸟氨酸的生物碱类：来源于鸟氨酸的生物碱只有吡咯类、托品类与吡咯里西啶类。L-鸟氨酸是动物体内构成尿素循环部分的非蛋白质氨基酸，在精氨酸酶的催化下由L-精氨酸生成。在植物中，L-鸟氨酸主要由L-谷氨酸生成。

1）吡咯烷类生物碱和托品烷类生物碱：L-鸟氨酸为生物碱提供了1个C_4N结构单元

的吡咯烷环体系，该 C_4N 结构单元也是托品烷生物碱的组成部分。鸟氨酸在鸟氨酸脱羧酶（ornithine decarboxylase）的作用下生成腐胺，腐胺中的一个氮原子被 S- 腺苷甲硫氨酸（S-adenosylmethionine，SAM）甲基化生成 N- 甲基腐胺，在二胺氧化酶参与下，脱氨基生成醛，经席夫碱生成 N- 甲基 $-\Delta^1$- 吡咯啉阳离子，N- 甲基 $-\Delta^1$- 吡咯啉阳离子在各种代谢产物生物合成中起着中心的作用。随后，acetyl-CoA 的烯醇式阴离子作为亲核试剂进攻吡咯啉离子发生类曼尼希反应（Mannich 反应，简称曼氏反应），经 Claisen 缩合反应，延长侧链，生成 2- 位取代的吡咯烷。重复上述的类曼尼希反应可生成莨菪碱和可卡因中托品烷骨架的二环结构（图 2-19）。

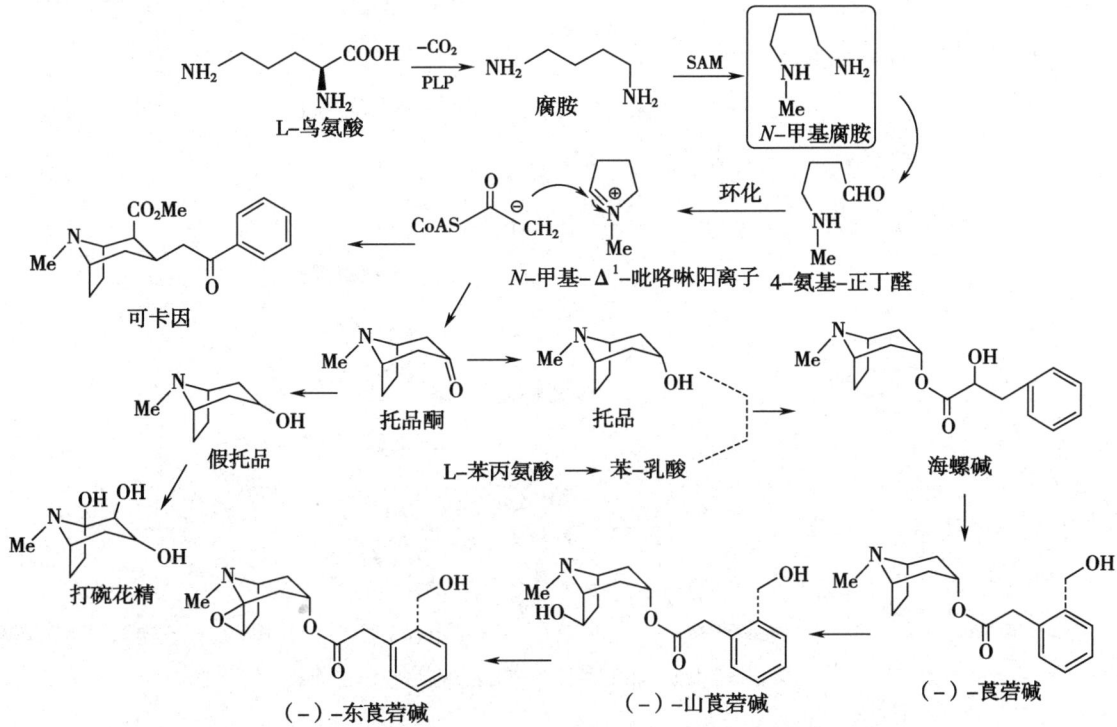

● 图 2-19 吡咯烷类生物碱和托品烷类生物碱的生物合成途径

2）吡咯里西啶类生物碱：吡咯里西啶骨架是由鸟氨酸分别提供的一个 C_4N 单元和另外 4 个碳原子并合而成。两分子鸟氨酸经腐胺中间体生成二环吡咯里西啶基本骨架。在依赖 NAD^+ 氧化酶的作用下，两分子的腐胺氧化脱氨基生成亚胺，再经 NADPH 还原生成高精脒。高精脒经连续的氧化脱氨基生成亚胺，然后醛的烯醇式阴离子发生分子内曼尼希反应，最终生成吡咯里西啶基本骨架。由于合成吡咯里西啶类生物碱的植物缺少鸟氨酸转化成腐胺的脱羧酶，实际上鸟氨酸是经过精氨酸途径参与该类生物碱的合成（图 2-20）。

（2）来源于赖氨酸的生物碱：L- 赖氨酸是 L- 鸟氨酸的同系物，也是生物碱合成的前体，其生物合成途径与鸟氨酸衍化为相应生物碱类成分的过程相似。赖氨酸与鸟氨酸相比，多了 1 个亚甲基，形成六元哌啶环，因此来源于赖氨酸的生物碱有哌啶类、喹诺里西啶类与吲哚里西啶类。

1）哌啶类生物碱：L- 赖氨酸脱羧生成尸胺，Δ^1- 哌啶盐与亲和性更强的乙酰乙酰辅酶 A 发生曼尼希反应，引入的乙酰乙酸基的羧基碳以水解或脱羧反应脱去（图 2-21）。

2）喹诺里西啶类生物碱：喹诺里西啶的二环结构与鸟氨酸衍生的吡咯里西啶结构相似，但它是由两分子的赖氨酸形成的。由赖氨酸衍生的戊二胺为最关键的前体物（图 2-22）。

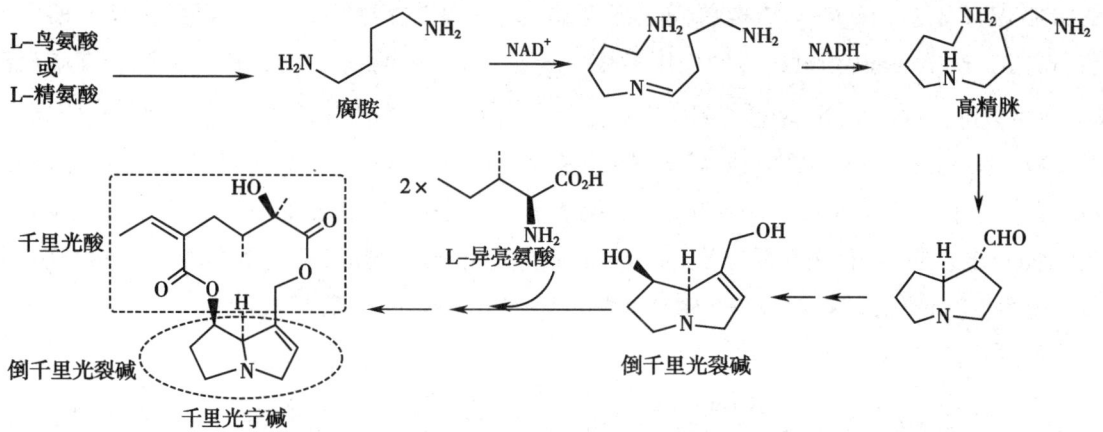

● 图 2-20 吡咯里西啶类生物碱的生物合成途径

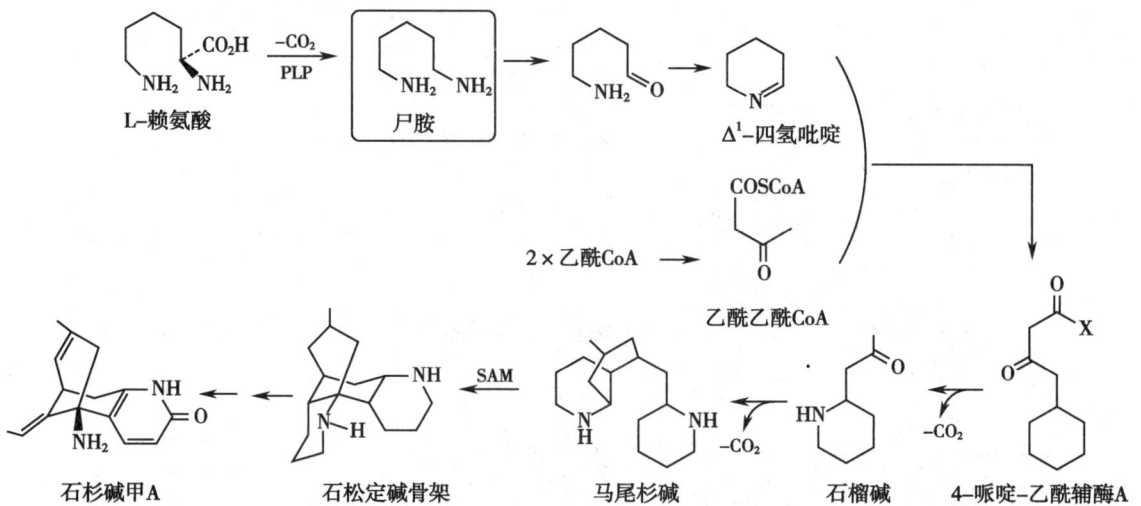

● 图 2-21 哌啶类生物碱的生物合成途径

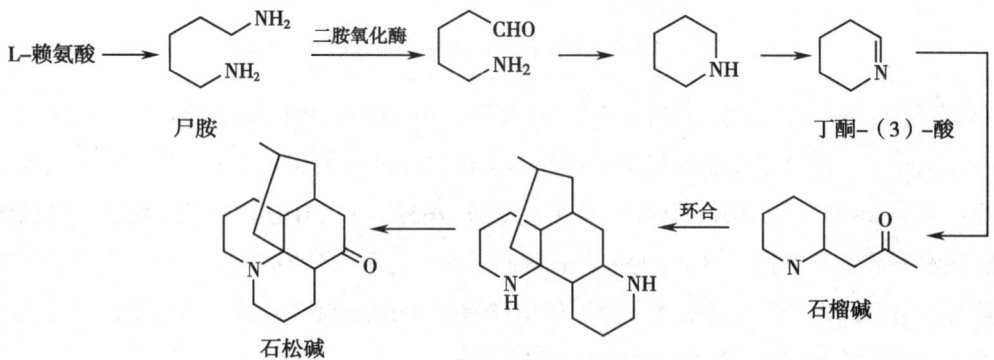

● 图 2-22 喹诺里西啶类生物碱的生物合成途径

3）吲哚里西啶类生物碱：吲哚里西啶是含有五元环和六元环稠合的双环结构，氮原子在两环稠合位置。吲哚里西啶类生物碱看似吡咯里西啶和喹诺里西啶生物碱的杂合产物，但来源于赖氨酸，且与正常经赖氨酸途径生成的化合物结构不同。L-哌可酸（L-pipecolic acid）是其生源途径中的关键中间体。哌可酸有2种生物合成途径，区别在于氮原子来源于 δ-氨基酸还是 α-氨基酸（图 2-23）。

（3）来源于烟酸的生物碱类：烟酸为合成其他生物碱提供了基本骨架。如在毒藜碱的合成过程中，由赖氨酸生成 Δ1 哌啶阳离子与烟酸生成的 1,2-二氢吡啶发生羟醛缩合反应生成毒藜碱（图 2-24）。

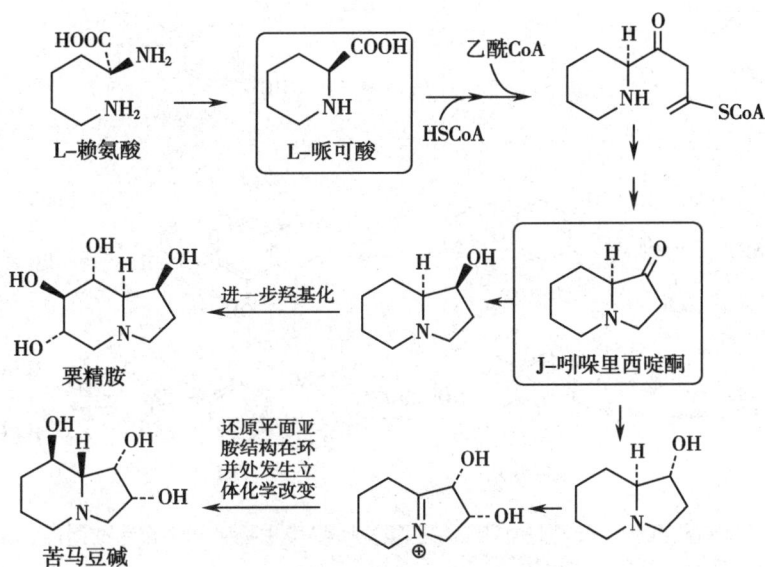

● 图 2-23　吲哚里西啶类生物碱的生物合成途径

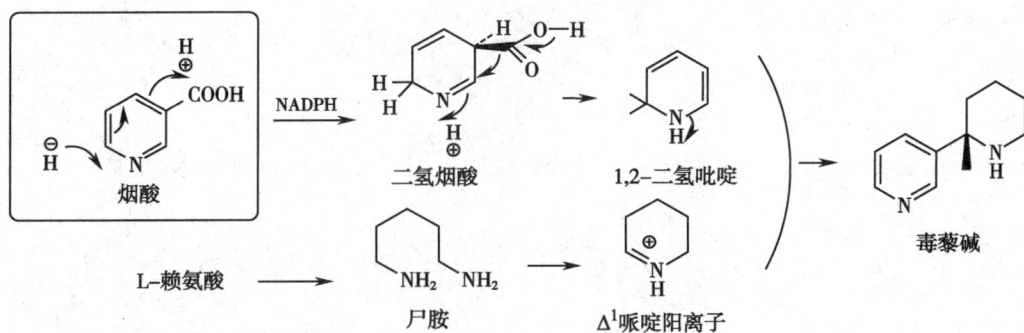

● 图 2-24　毒藜碱的生物合成途径

（4）来源于酪氨酸的生物碱类

1）苯乙胺类和简单四氢异喹啉类生物碱：L- 酪氨酸（tyrosine）通过依赖 PLP（5- 磷酸吡哆醛）的脱羧反应即可生成简单苯乙胺衍生物酪胺（tyramine），酪胺氧化后可生成多巴胺，多巴胺可以转化成一系列具有 3,4- 二羟基或 3,4,5- 三羟基取代的苯乙胺类生物碱。简单四氢异喹啉类生物碱引入的碳原子可以来源于乙醛酸（如无盐掌胺），引入的 C_2 单位来源于丙酮酸（如安哈洛定）（图 2-25）。

2）修饰的苄基四氢异喹啉类生物碱：酚氧化偶联在由苄基四氢异喹啉骨架衍化生成其他结构类型生物碱的过程中发挥了至关重要的作用。吗啡、可待因等主要的阿片类生物碱就是通过由芳环间碳 - 碳偶联得到的，网状番荔枝碱是上述吗啡烷生物碱的关键前体。

小檗碱的合成需要两步氧化反应：首先（S）- 网状番荔枝碱在小檗碱桥酶催化下转化成原小檗碱类生物碱：（S）- 金黄紫堇碱，然后金黄紫堇碱中的酚羟基甲基化生成四氢非洲防己碱，再进一步氧化生成季铵异喹啉生物碱——非洲防己碱，最后在 O_2 和 NADPH 参与下，依赖细胞色素 P450 酶催化邻酚甲基转化成亚甲二氧基，完成小檗碱的合成（图 2-26）。

（5）来源于色氨酸的生物碱类：L- 色氨酸母核中含有吲哚环结构，是简单吲哚类、萜类吲哚类、吡咯吲哚类等众多吲哚生物碱的合成前体。

1）简单吲哚生物碱类：色氨酸通过脱羧、甲基化和羟基化等一系列反应生成色胺（tryptamine）及其系列衍生物。5- 羟色胺就是由色胺酸羟基化，然后脱羧生成（图 2-27）。

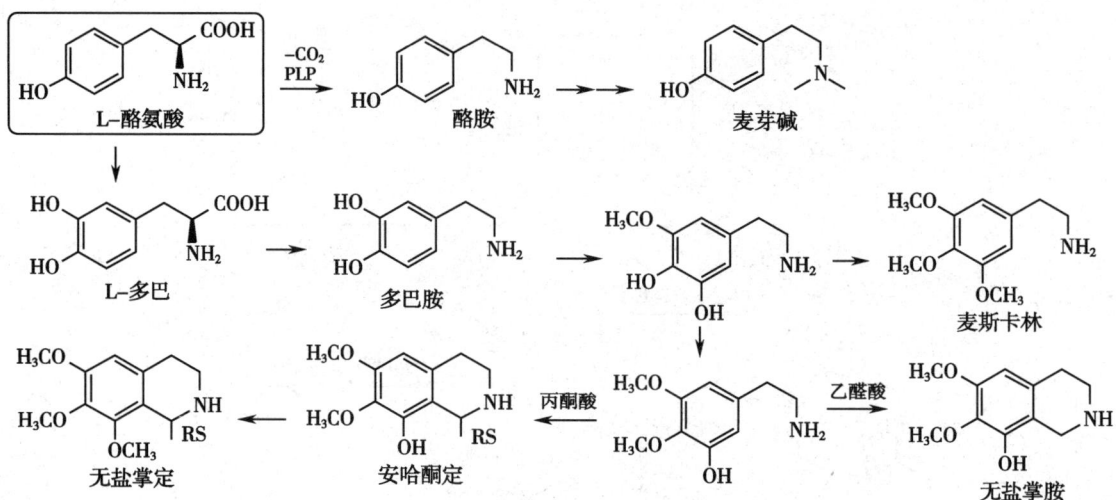

● 图 2-25 苯乙胺类和简单四氢异喹啉类生物碱的生物合成途径

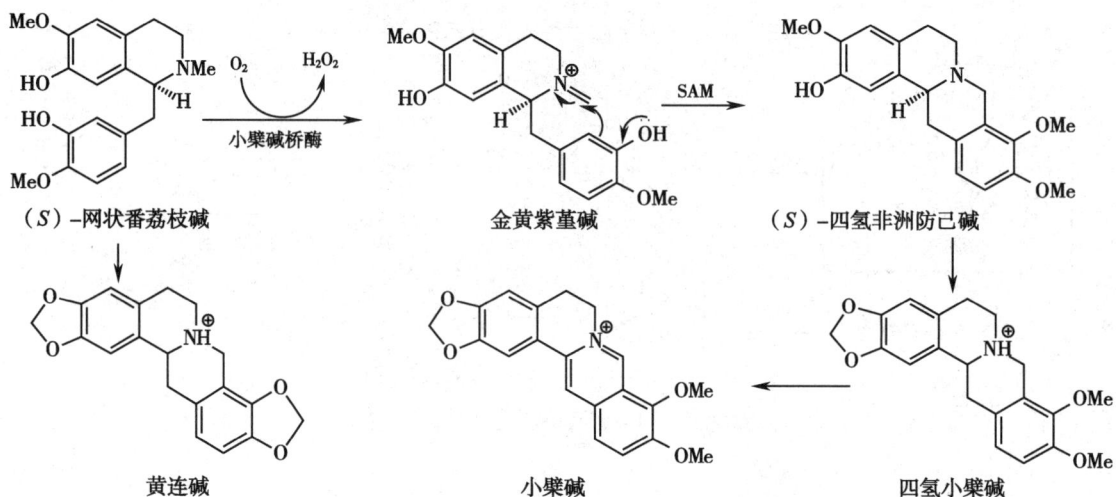

● 图 2-26 小檗碱的生物合成途径

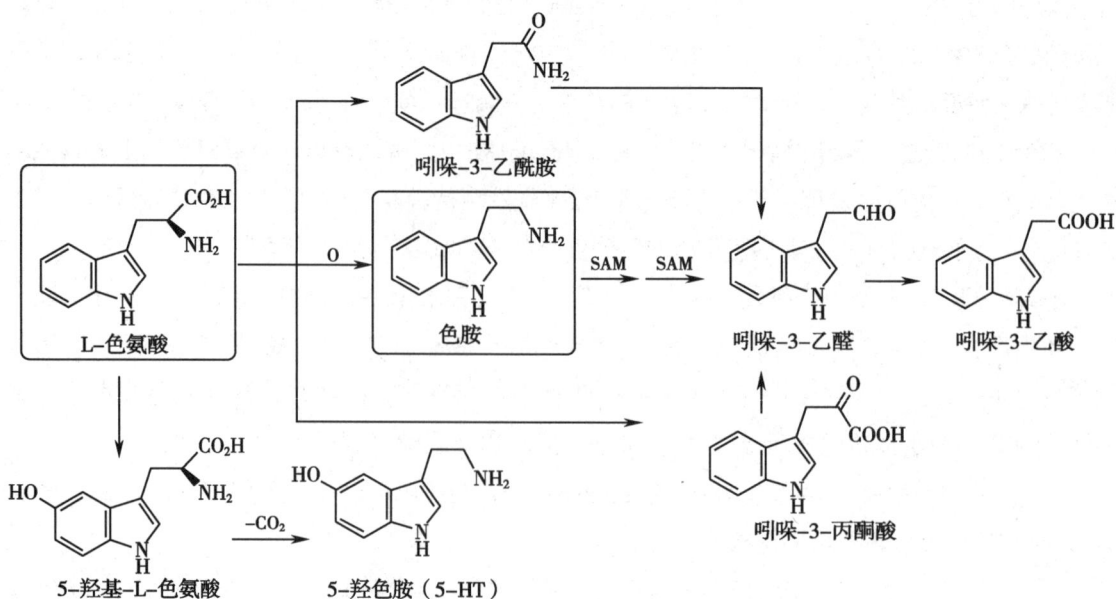

● 图 2-27 简单吲哚生物碱类化合物的生物合成途径

2）简单 β-卡波琳类生物碱类：色氨酸分子的乙胺侧链发生曼尼希反应生成一个新的六元环，得到含 β-卡波琳结构的生物碱（图2-28）。

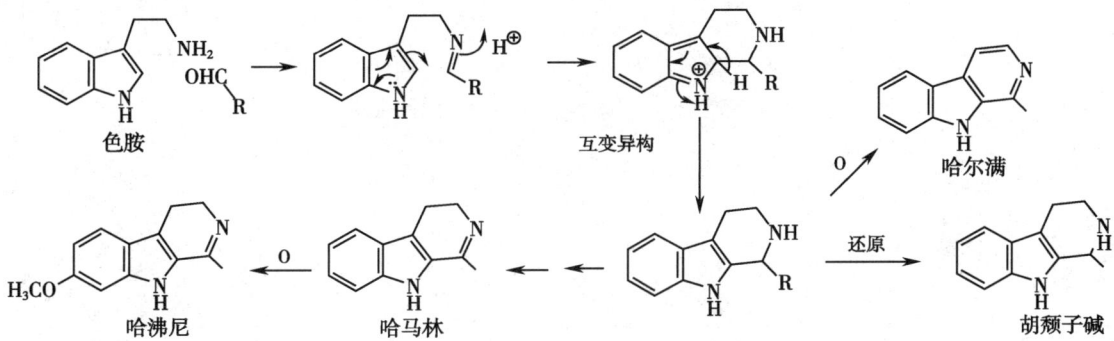

● 图2-28　简单 β-卡波琳类生物碱类化合物的生物合成途径

3）萜类吲哚生物碱类：异胡豆苷被公认是所有萜类吲哚生物碱的核心前体物。其合成由吲哚途径产生的色胺和类萜途径产生的开环番木鳖苷经异胡豆苷合成酶（strictosidine synthase, STR）催化偶合形成。除色胺片段外，几乎所有萜类吲哚生物碱的结构中均具有 C_9 或 C_{10} 片段，分为柯楠类、白坚木类和伊菠类3种类型。开环番木鳖苷本身具有柯楠类典型的十碳骨架，柯楠类骨架可通过重排反应生成白坚木类和伊菠类结构。因此，C_9 或 C_{10} 片段通过裂环烯醚萜开环番木鳖苷（secologanin）与色胺部分相连，通过分子中萜类部分的重排反应的类型区别上述3种不同类型生物碱（图2-29）。

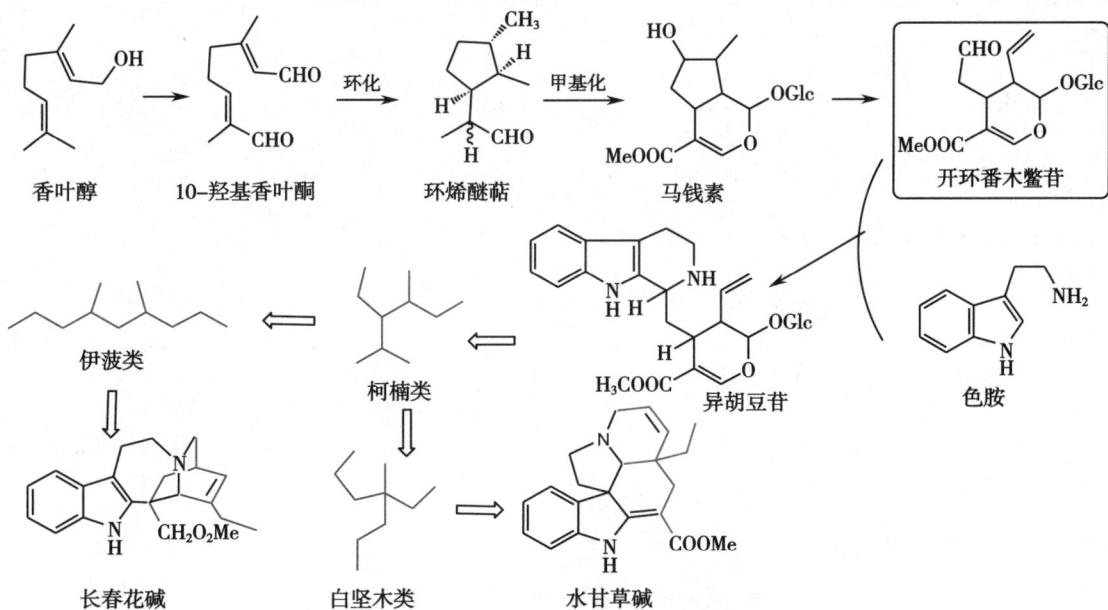

● 图2-29　萜类吲哚生物碱类化合物的生物合成途径

4）喹啉类生物碱类：喹啉类生物碱是由萜类吲哚生物碱经修饰生成的一类生物碱，其母核中不含吲哚环，喹啉结构是由吲哚核经重排生成的（图2-30）。

5）吡咯吲哚类生物碱类：吲哚环的 C-2 位和 C-3 位具有亲核性，色胺的 C-3 位发生甲基化反应，随后伯胺进攻亚胺离子成环，再进一步发生取代反应生成毒扁豆碱（图2-31）。毒扁豆碱中不常见的吡咯吲哚骨架就是由此形成的。

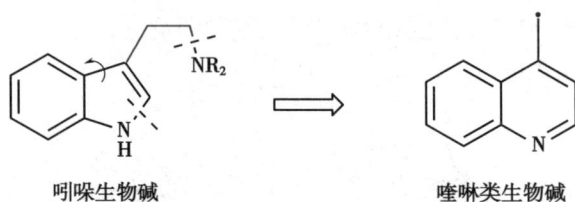

● 图 2-30　喹啉类生物碱类的修饰生成

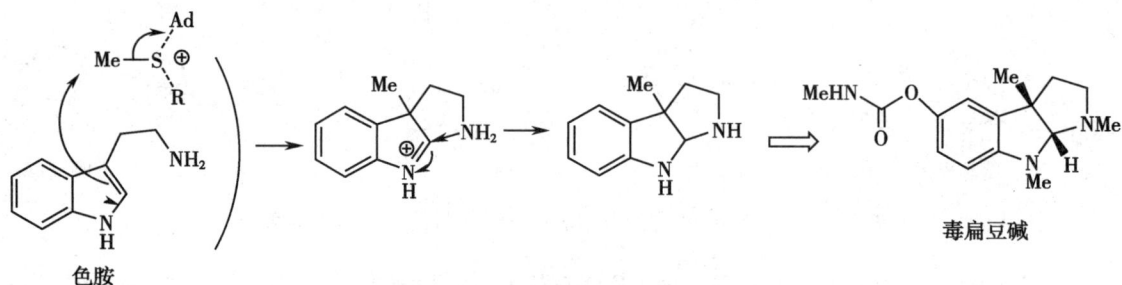

● 图 2-31　毒扁豆碱的生物合成途径

（6）来源于邻氨基苯甲酸的生物碱类：邻氨基苯甲酸本身也可作为生物碱的前体，参与生物合成过程，全部骨架保留在结构中，羧基碳也被利用。

1）喹唑啉类生物碱类：鸭嘴花碱（peganine）与 β-卡波啉生物碱骆驼蓬碱（harmaline）共存于蒺藜科植物骆驼蓬 *Peganum harmala* 的种子和茎叶中，它属于喹唑啉类生物碱化合物。鸭嘴花碱由邻氨基苯甲酸生合成而来，而结构中的吡咯烷环部分来源于鸟氨酸（图 2-32）。

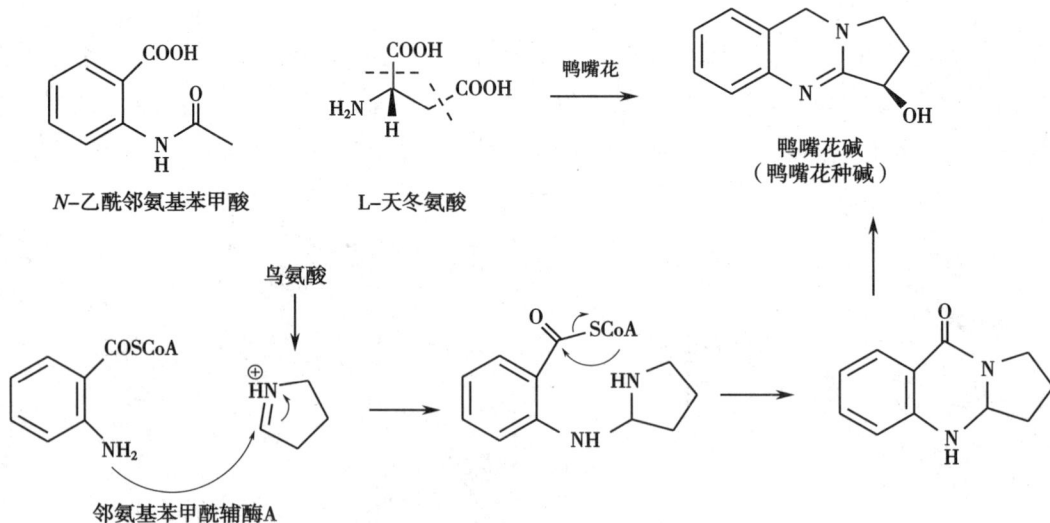

● 图 2-32　鸭嘴花碱的生物合成途径

2）喹啉和吖啶类生物碱类：喹啉类生物碱（如奎宁和喜树碱）是由吲哚骨架结构发生彻底重排而产生，它们的生源前体是色氨酸。邻氨基苯甲酸与乙酸/丙二酸复合途径是生成喹啉体系更直接的途径，此过程的延伸可生成吖啶环结构。

（7）氨基化反应生成的生物碱类：生物碱中绝大多数的生源前体是氨基酸，少数以萜类或甾体类等为基本骨架的生物碱由非氨基酸前体合成，其中氮原子是在生物合成相对较晚的阶段被引入到结构中的。

1）来源于乙酸的生物碱类：欧毒芹含有一系列简单哌啶类生物碱，如毒芹碱（coniine）和 γ- 烯毒芹碱（γ-coniceine）。脂肪酸前体辛酸参与其生物合成过程，其生源前体与赖氨酸无关（图 2-33）。

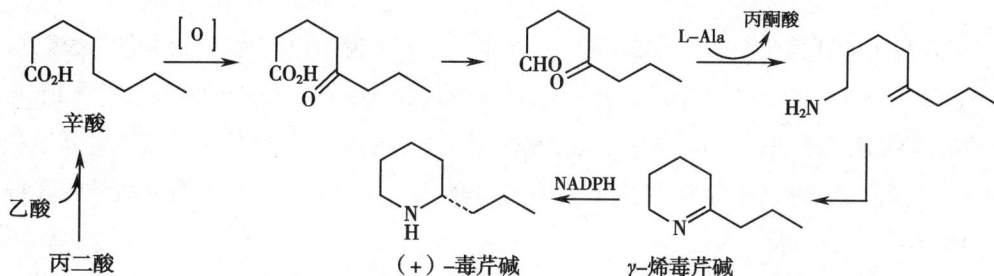

● 图 2-33　毒芹碱的生物合成途径

2）苯丙氨酸衍生的生物碱类：L- 苯丙氨酸是麻黄碱（ephedrine）的生物合成前体物质，在麻黄碱的生物合成过程中提供碳原子（图 2-34）。

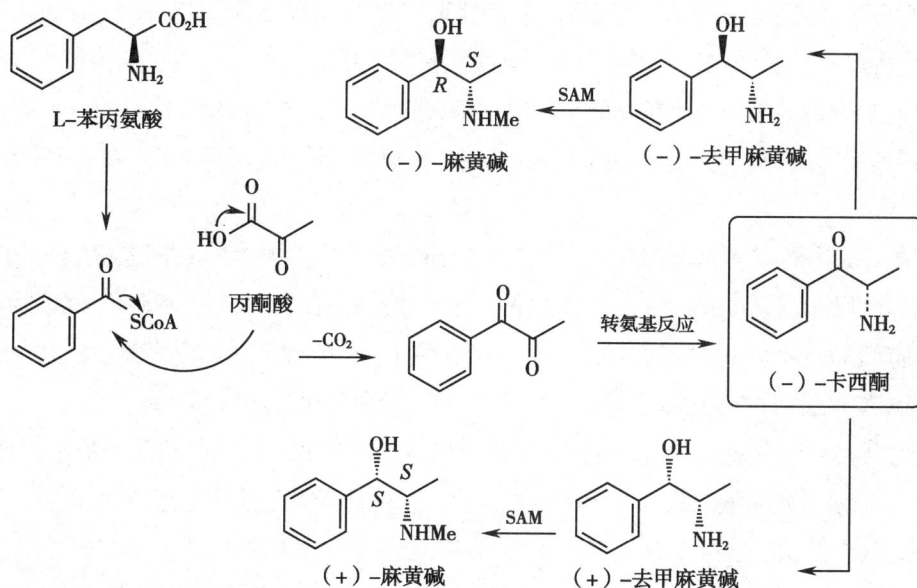

● 图 2-34　麻黄碱和伪麻黄碱的生物合成途径

3）萜类生物碱类：萜类生物碱的生源途径研究较少。单萜生物碱的结构生成主要与环烯醚萜有关，其含氧杂环被含氮原子的环结构取代。二萜生物碱（如乌头碱类）的生物合成过程可能与贝壳杉烯（ent-kaurene）有关。

4）甾体生物碱：甾体生物碱本质上都是甾体皂苷的含氮类似物。胆固醇是甾体生物碱的前体，在生物合成过程中，胆固醇侧链发生环化等反应生成甾体类生物碱。

第二节　药用动物资源化学成分类型及其生物合成途径

药用动物资源化学成分种类繁多，结构复杂。涉及蛋白质类、肽类、氨基酸类、多糖类、脂类、萜类、甾体类、生物碱类、皂苷类、聚醚类、大环内酯类等多种类型的化合物。

一、药用动物资源化学成分类型

1. 多糖类 多糖类化合物不仅分布于植物中,在动物药中也有分布。动物多糖包括糖原(glycogen)、甲壳素(chitin)、肝素(heparin)、硫酸软骨素(chondroitin sulfate)、透明质酸(hyaluronic acid)和硫酸角质素(keratan sulfate)等。如硫酸软骨素广泛分布于动物组织的细胞外基质和细胞表面,4-硫酸软骨素具有降低血脂、抗动脉粥样硬化的作用。硫酸软骨素 A 具有抗溃疡和抑制胃酸分泌的作用。

2. 氨基酸类 氨基酸广泛存在于动植物中,是构成动物营养所需蛋白质的基本物质,是羧酸碳原子上的氢原子被氨基取代后的化合物,按照氨基连接在碳链上的不同位置而分为 α-, β-, γ-...ω- 氨基酸。目前已发现的氨基酸有一百多种,其中包括组成蛋白质的 20 种氨基酸(均为 L-α-氨基酸),分别为丙氨酸、精氨酸、天冬酰胺、天冬氨酸、半胱氨酸、谷氨酰胺、谷氨酸、组氨酸、甘氨酸、异亮氨酸、亮氨酸、赖氨酸、蛋氨酸、苯丙氨酸、脯氨酸、丝氨酸、苏氨酸、色氨酸、酪氨酸、缬氨酸。动物药中普遍含有不同的氨基酸,有的氨基酸直接具有医疗作用。如牛黄中牛磺酸(β-氨基乙磺酸)具有刺激胆汁分泌和降低眼压的作用,能增强心脏细胞功能,用于治疗心肌梗死、心绞痛和心衰等症;γ-氨基丁酸是一种重要的神经递质,具有镇静、降压等功效;而其中的犀氨酸有解毒作用。

3. 肽类 多肽是 α-氨基酸以肽键连接在一起而形成的化合物。由 2 个氨基酸分子脱水缩合而成的化合物叫做二肽(dipeptide),其余类推。通常由 3 个或 3 个以上氨基酸分子脱水缩合而成的化合物都可称为多肽。一些多肽已经广泛应用于临床,如水蛭素为水蛭唾液腺中分泌的一种多肽类化合物,具有强力抑制凝血酶活性,为一种高效抗凝血剂和抗血栓剂。

4. 蛋白质类 蛋白质(protein)是动植物体的重要组成部分,是以氨基酸为基本单位构成的生物大分子,它是由氨基酸以脱水缩合的方式组成的多肽链经过盘曲折叠形成的具有一定空间结构的物质。蛋白质具有一级、二级、三级、四级结构,蛋白质分子的结构决定了它的功能。在临床上广泛使用的蛋白质制剂有细胞色素 c,属于络合蛋白质,对因组织缺氧引起的一系列症状具有改善作用。

5. 脂类 脂类(lipids)化合物在动物体内广泛存在,它是一类难溶于水、易溶于非极性溶剂的生物有机分子。大多数脂质是脂肪酸和醇所形成的酯类及其衍生物。按化学组成脂质可分为 3 类,分别为①单纯脂质(simple lipid),包括甘油三酯和蜡质;②复合脂质(compound lipid),包括磷脂和糖脂;③衍生脂质(derived lipid),主要包括取代烃、固醇类、萜和其他脂质。

6. 甾体类 动物药具有生物活性的甾体类化合物主要包括蟾蜍毒素类、甾体激素类、胆汁酸类、蜕皮激素和海洋甾体类等。其中蟾蜍毒素类化合物具有强心、升压的活性。胆汁酸为胆甾酸与甘氨酸或牛磺酸以酰胺键连接的化合物,是动物胆汁的主要成分。蜕皮激素在昆虫和甲壳类动物中分布较广泛,蜕皮素和蜕皮甾酮具有促进蛋白质的合成和降血脂的作用。

7. 生物碱类 生物碱类(alkaloids)是一类含氮的碱性有机化合物,主要存在于植物中,一些较低等的动物体内也含有生物碱。如源于蟾酥中的蟾蜍色胺属于吲哚类生物碱,源于麝香中的麝香吡啶属于吡啶类生物碱。此外,一些毒素类如河鲀毒素、沙海葵毒素也属于生物碱类。

8．萜类　近年来，从海洋生物、腔肠动物、软体动物及昆虫等动物体内分离出数百种萜类化合物，其中有单萜、倍半萜、二萜、二倍半萜、三萜等，许多化合物均具有生物活性。如从海绵中获得的萜类：二萜及倍半萜类物质，具有良好的抗菌作用；从昆虫斑蝥体内分离得到的倍半萜——斑蝥素具有抗肿瘤作用。

9．皂苷类　皂苷类（saponins）化合物主要分布于陆地高等植物中，也少量存在于海星和海参等海洋生物中。如从海星中分离得到的环式甾体皂苷、海参中分离得到的海参烷型皂苷类成分等，具有抗肿瘤、抗真菌等活性。

10．大环内酯类　大环内酯类（macrolides）化合物主要来自于海洋生物、海藻、软体动物，该类化合物结构中含有内酯环，环的大小差别较大，从十元环到六十元环都有，多数具有潜在的生物活性。如从海绵中分离得到的大环内酯类化合物具有抗肿瘤与抗真菌活性。

11．聚醚类　聚醚类（polyethers）化合物是赤潮产生的重要毒性成分，其特点是结构中含有多个以六元环为主的聚醚，醚环间反式骈合形成骈合后聚醚的同侧为顺式结构，聚醚上有无规则取代的甲基等，常见的有聚醚梯、线性聚醚、大环内酯聚醚和聚醚三萜四大类，其中聚醚梯和线性聚醚毒性最强。从海鳝等鱼体内分离得到的西加毒素就是天然来源的最复杂的聚醚类化合物之一，为钠通道激动剂。

二、各类药用动物资源化学成分的主要生物合成途径

（一）脂肪酸类

动物脂肪的主要成分是饱和脂肪酸甘油酯，在鱼类体内则主要含有不饱和脂肪酸酯。脂肪酸的生物合成是由 acetyl-CoA 和丙二酸单酰辅酶 A 通过多酶复合体系——脂肪酸合成酶复合体系催化合成。Acetyl-CoA 则是由糖代谢中丙酮酸氧化脱羧，氨基酸氧化降解或长链脂肪酸氧化形成。脂肪酸合酶是由 7 个酶单体合成的一个脂肪酸合成酶复合体参与完成催化反应。

（二）蛋白质类

蛋白质的生物合成可分为五个阶段：氨基酸的活化、多肽链合成的起始、肽链的延长、肽链的终止和释放、蛋白质合成后的加工修饰，这个过程是在核糖体上完成的。首先在酶的催化下，使得化学上不活泼的氨基酸接受能量，变成激活状态，形成活化的氨基酸。其次，活化了的氨基酸向转运核糖核酸（tRNA）分子转移，通过酯键与转运相应氨基酸的 tRNA 相连，生成氨基酰-tRNA。然后，氨基酰-tRNA 核苷酸序列中的三个碱基成为反密码子，与 mRNA 上相应密码子通过氢键结合并定位于核糖体的 P 位（肽位），下一个氨基酰-tRNA 通过密码子与反密码子配对作用与 mRNA 结合并定位于核糖体的 A 位（氨基酰位），A 位上氨基酸的氨基进攻 P 位上活化的酰基，形成肽键，进而发生蛋白质、肽类的合成。

（三）萜类

1．四萜　维生素 A 是一类重要的类胡萝卜素代谢产物，有维生素 A_1 和维生素 A_2 两种，其中

维生素 A$_1$ 多存于哺乳动物及咸水鱼的肝脏中，维生素 A$_2$ 多存在于淡水鱼的肝脏中，主要由 β- 胡萝卜素在哺乳动物体内通过氧化裂解生成并储存在肝脏中（图 2-35）。

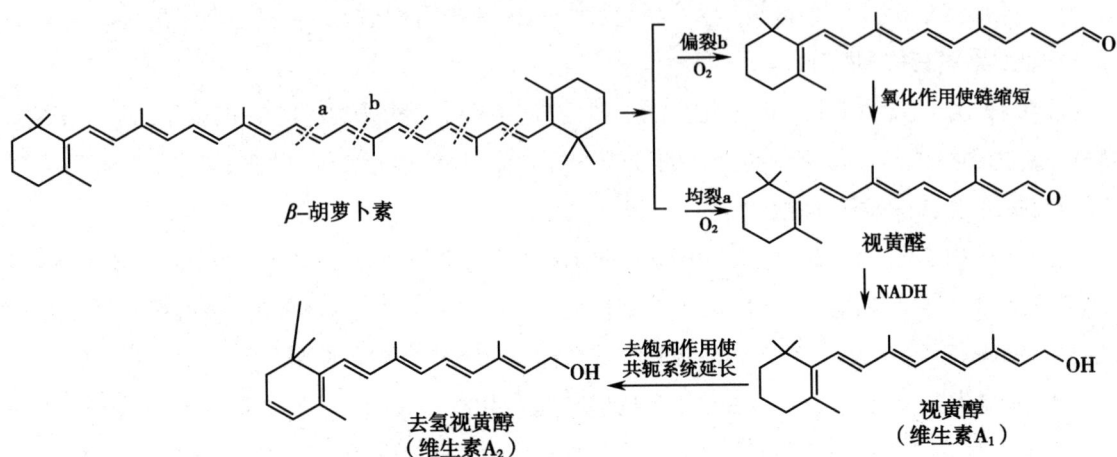

● 图 2-35　维生素 A 的生物合成途径

2. 二倍半萜　天然存在的二倍半萜类成分主要分布在真菌和海洋生物中，从海绵动物中分离出的二倍半萜 manoalide 具有抗菌作用。海洋二倍半萜 sclarin 的结构可以认为是焦磷酸香叶基金合欢酯（geranylfarnesyl pyrophosphate，GFPP）经过一系列环化反应的结果（图 2-36）。

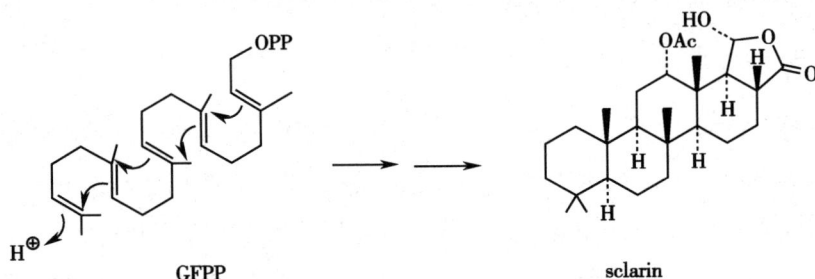

● 图 2-36　Sclarin 的生物合成途径

（四）胆汁酸类

胆汁酸是动物体内胆固醇代谢过程中所产生的一系列固醇类物质。按结构分为游离型胆汁酸和结合型胆汁酸。前者包括胆酸、去氧胆酸、鹅去氧胆酸和少量石胆酸。后者包括上述游离型胆汁酸与甘氨酸或牛磺酸的结合物。

在体内，肝细胞以胆固醇为原料，经过相互联系的两种途径合成胆汁酸。其经典途径也是胆汁酸合成的主要途径：胆固醇经 7α- 羟基胆固醇后生成胆酸和鹅去氧胆酸。胆汁酸的另一途径为替代途径，最终生成鹅去氧胆酸（图 2-37）。

（五）生物碱类

河鲀毒素是自然界中所发现的毒性最大的神经毒素之一，含有一个强极性的胍基。河鲀毒素是由精氨酸与异戊二烯经一系列氧化反应生成的，其胍基部分来源于精氨酸，而糖部分来源于异戊二烯生成的 IPP（图 2-38）。

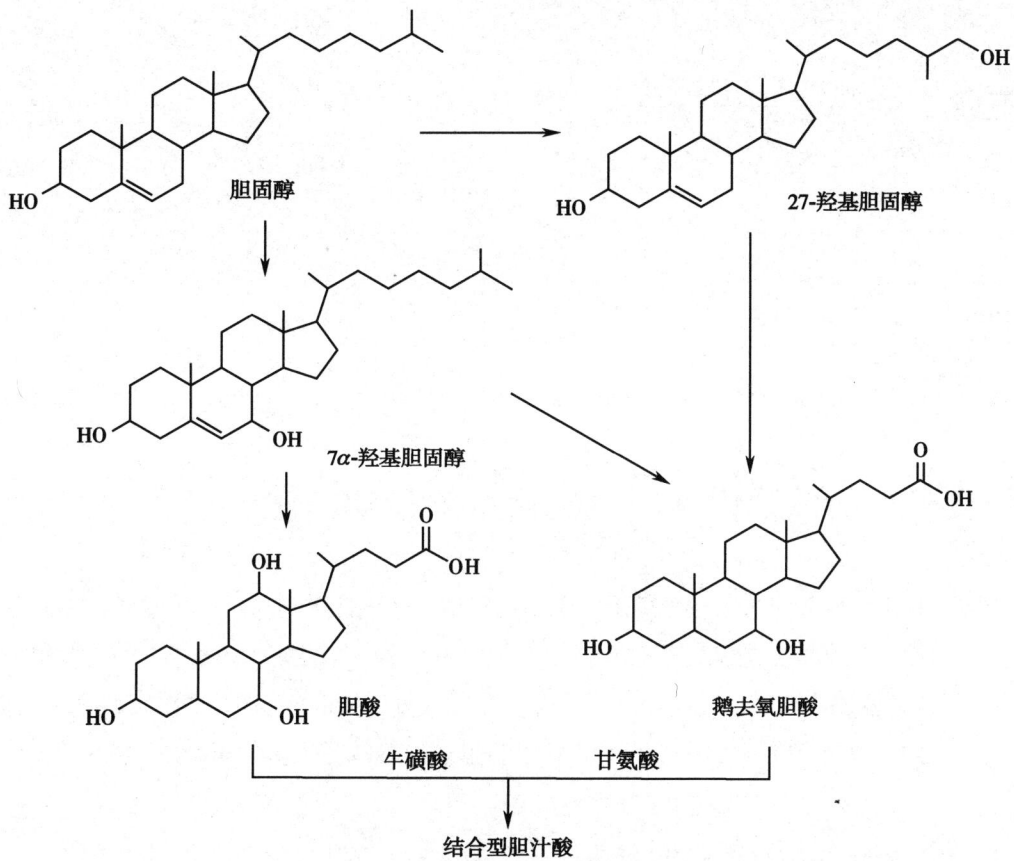

● 图 2-37　胆汁酸类化合物的生物合成途径

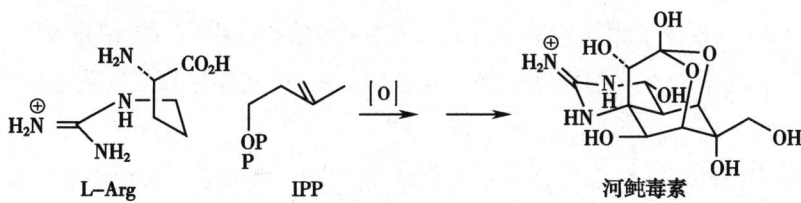

● 图 2-38　河鲀毒素的生物合成途径

第二章　同步练习

第三章　中药资源化学成分的研究方法

第一节　中药资源化学成分的提取与分离方法

中药资源化学成分的提取与分离是研究中药资源化学成分种类与组成的基础。提取分离方法应根据被提取化学成分类型的理化性质进行设计，选择适宜的提取分离方法、技术和分离材料，通过工作路径逐步实现。为了提高中药资源化学成分的提取效率，必要时可联合运用物理、化学、生物等多元方法与技术，以实现资源性化学物质的有效转移、转化与利用。

一、中药资源化学成分的提取方法

（一）溶剂提取法

1. 溶剂提取法的原理　根据化学成分与溶剂间"极性相似相溶"的原理，依据各类成分溶解性能的差异，选择对所需化学成分溶解度大、对杂质溶解度小的溶剂，实现化学成分的有效转移，从而达到提取分离的目的。

根据各类型资源性成分在溶剂中的溶解性质，将可利用成分从资源生物组织内溶解出来。由于溶剂的扩散、渗透作用逐渐通过细胞壁透入细胞内，溶解可溶性物质，而造成细胞内外的浓度差，溶质渗出细胞膜，溶剂又不断进入组织细胞中，直至实现资源性化学成分（群）充分地提取。

2. 溶剂的选择　运用溶剂提取法的关键是选择适当的溶剂。选择溶剂要注意以下三点：①溶剂对有效成分溶解度大，对杂质溶解度小；②溶剂不能与中药的化学成分发生反应；③溶剂要经济、易得、低毒安全等。

常见的提取溶剂可分为以下三类：亲脂性有机溶剂、亲水性有机溶剂、水。常用提取溶剂按照极性由弱到强的顺序如下：

石油醚<四氯化碳<苯<二氯甲烷<三氯甲烷<乙醚<乙酸乙酯<正丁醇<丙酮<甲醇（乙醇）<水

选择溶剂要根据相似相溶的原则，以最大限度地提取所需要的化学成分，而对于共存的杂质溶解度最小。溶剂的沸点应适中，易于回收，低毒安全。

（1）水：水是一种强极性溶剂。中药中的无机盐、单糖和低聚糖类、氨基酸及其肽类、有机酸及其盐类、生物碱及其盐类、糖苷类等亲水性的资源性化学成分，在水中均有良好的溶解性。酸水提取可使生物碱与酸生成盐类而溶出，碱水提取则可有利于有机酸类、黄酮类、蒽醌类、香豆素及其内酯类、酚酸类等资源性化学成分的转移溶出。

（2）亲水性有机溶剂：指与水能混溶的有机溶剂，如乙醇、甲醇、丙酮等，其中以乙醇最为常用。乙醇的溶解性能较好，对生物组织细胞的穿透能力较强。亲水性的成分除蛋白质、黏液质、果胶、淀粉和部分多糖等外，大多能在乙醇中溶解。根据被提取物质的性质，采用不同浓度的乙醇进行提取。甲醇的性质和乙醇相似，但有毒性。因此，乙醇提取法是最常用的方法之一，尤其适用于工业化生产。

（3）亲脂性有机溶剂：指与水不能混溶的有机溶剂，如石油醚、苯、三氯甲烷、乙醚、乙酸乙酯、二氯乙烷等。这些溶剂选择性能强，不能或不容易提出亲水性杂质。但这类溶剂挥发性大，多易燃（三氯甲烷除外），一般毒性较大，价格较贵，设备要求较高，且它们透入生物组织的能力较弱，往往需要长时间反复提取才能提取完全。如果生物组织中含有较多水分，用这类溶剂就很难浸出其有效成分。因此，大量提取中药资源原料时，直接应用这类溶剂有一定的局限性。

3．提取方法　常采用浸渍法、渗漉法、煎煮法、回流提取法及连续回流提取法等。同时，原料的粉碎度、提取时间、提取温度、设备条件等因素均影响提取效率，故必须加以考虑。

（1）浸渍法：将待提取原料装入适当容器中，加入适宜的溶剂（如乙醇、稀醇或水）浸渍，反复多次，通过浸渍以转移溶出其中的化学物质的方法。本法不用加热，适宜于对热不稳定的原料及其资源性化学成分的提取，但提取效率不高。需要注意的是，当以水为溶剂时，由于所需时间较长，其提取液容易发霉变质，必要时可加入适当的防腐剂。

（2）渗漉法：将待提取原料装入适当的渗漉器中，添加溶剂使其没过表面并浸泡适当时间，然后由渗漉器下部流出渗漉液，渗漉器上部端口不断添加新溶剂，进行渗漉提取，但应控制流速，使其中的资源性化学成分充分浸出为止。该方法的特点是当渗漉液向下移行时，上层的溶液或稀浸液则置换其位置，形成良好的浓度差，使扩散能较好地进行，故提取效率优于浸渍法。

（3）煎煮法：将待提取原料加水加热煮沸提取。所用容器一般为陶器、砂罐等不易于发生化学反应的材质器具。直火加热时最好时常搅拌，以免局部药材受热过度，容易焦煳。有蒸汽加热设备的药厂，多采用大铜锅、大木桶，或水泥砌的池子中通入蒸汽加热。还可将数个煎煮器通过管道互相连接，进行连续煎浸。

（4）回流提取法：此法以有机溶剂加热提取，需采用回流加热装置，以免溶剂挥发损失。溶剂浸过药材表面约1～2cm，一般保持沸腾约1小时，过滤，再在药渣中加溶剂，进行第二、三次加热回流分别约半小时，反复数次，至提取完成。此法提取效率较冷浸法高，大量生产中多采用回流提取法。

（5）连续回流提取法：连续回流提取法的特点是需用溶剂量较少，提取成分较完全。实验室常用索氏提取器。连续回流提取法一般需数小时才能提取完全。被提取原料及其化学成分在容器中受热时间较长，对遇热不稳定易发生变化者不宜采用此法。

（二）水蒸气蒸馏法

适用于能随水蒸气蒸馏而不被破坏的中药挥发性成分的提取。此类成分的沸点多在100℃以上，与水不相混溶或仅微溶，且在约100℃时存在一定的蒸气压。当与水在一起加热沸腾时，该类成分一并随水蒸气带出。有些挥发性成分在水中的溶解度稍大些，常将蒸馏液重新蒸馏，在最先蒸馏出的部分，分出挥发油层，或在蒸馏液水层经盐析法并用低沸点溶剂将成分提取出来。例如玫瑰油、原白头翁素（protoanemonin）等成分的制备多采用此法。

（三）升华法

固体物质受热直接气化，遇冷后又凝固为固体化合物，称为升华。早在《本草纲目》中有记载采用升华的原理从龙脑樟茎叶中获取樟脑（camphor）的方法，为世界上最早应用升华法制取药用成分的记述。茶叶中的咖啡因在178℃以上就能升华而不被分解。

升华法虽简单易行，但当原料被炭化后常产生挥发性的焦油状物黏附在升华物上，不易于精制。其次，升华不完全、产率低，有时还伴随有分解现象。

（四）超临界流体萃取法

超临界流体（supercritical fluid，SF）是指气-液混合物在操作压力和温度均高于临界点时，使其密度接近液体，而其扩散系数和黏度均接近气体，其性质介于气体和液体之间的流体。这种流体同时具有液体和气体的双重特性，它的密度与液体相似、黏度与气体相近、扩散系数虽不及气体大，但比液体大100倍。物质的溶解过程包括分子间的相互作用和扩散作用，物质的溶解与溶剂的密度、扩散系数成正比，与黏度成反比，因此超临界流体对许多物质有很强的溶解能力，是一种集提取和分离于一体，又基本上不用有机溶剂的新技术。超临界流体萃取（supercritical fluid extraction，SFE）技术就是利用超临界流体为溶剂，从固体或液体中萃取出某些可利用物质组分，以达到提取分离的目的。二氧化碳超临界流体萃取（CO_2-SFE）工艺流程简图如图3-1所示。

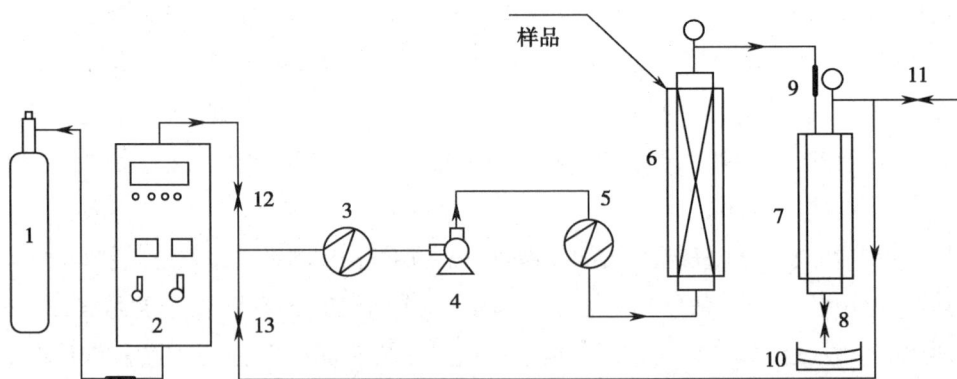

1. CO_2 气瓶；2. 纯化器；3. 冷凝器；4. 高压泵；5. 加热器；6. 萃取器；7. 分离器；8. 放油器；9. 减压阀；10. 精制品；11～13. 阀门。

● 图3-1　CO_2-SFE工艺流程简图

可作超临界流体的气体很多，如二氧化碳、乙烯、氨、氧化亚氮等，通常使用二氧化碳较多。应用超临界二氧化碳流体作溶剂，因其具有临界温度（T_c=31.4℃）与临界压力（P_c=7.37MPa）低、化学惰性等特点，适合于提取分离挥发性物质及含热敏性组分的物质，且本身呈惰性，价格便宜。但是，超临界流体萃取法对被提取物质有一定选择性和局限性，其萃取效率主要与物质的极性、沸点、分子量密切相关，较为适宜于亲脂性、分子量相对较小的物质萃取。极性较低的酯、醚、内酯和含氧化合物易萃取;化合物极性基团多,如羟基、羧基增加,萃取较难。

夹带剂是在被萃取溶质和超临界流体组成的二元系统中加入的第三组分,它可以改善原来溶质的溶解度。通过加入夹带剂的方法扩展适用范围或改善提取效率。常用夹带剂的种类有甲醇、乙醇、丙酮等,用量一般不超过15%。

超临界流体萃取中药资源性化学成分的主要优点有:①操作温度接近室温,防止某些对热不稳定的成分被破坏或逸散;②萃取过程中几乎不用或少用有机溶剂,萃取物中无或少有机溶剂残留,对环境无公害;③提取效率高,节约能耗等。

(五)超声提取法

超声提取法(ultrasonication-assisted extraction)是利用超声波辐射产生的强烈的空化作用加速化学成分溶出,超声波次级效应(机械震动乳化、扩散、击碎、化学效应等)也能加速提取成分的扩散、释放并与溶剂充分混合而利于提取。

该法广泛适用于中药资源性化学成分的提取。与传统的提取方法相比具有无需高温、提取效率高、对溶剂和目标提取物的性质要求不高、溶剂用量少等特点。适宜于皂苷类、生物碱类、黄酮类、蒽醌类、有机酸类及多糖类等成分的提取。

其他新的提取方法,如生物酶解法,动态连续逆流提取及动态循环阶段连续逆流提取法等,请扫描二维码进行学习。

新提取方法

二、中药资源化学成分的分离方法

中药资源原料经提取浓缩后,得到的仍是含有多种成分的混合物,需选用适当的方法将其中所含各种成分逐一分开,并把所得单体加以精制纯化,这一过程称为分离。

(一)溶剂法

1. 酸碱溶剂法　利用混合物中各酸碱性的不同而进行分离。

(1)酸溶:有机碱性成分可与无机或有机酸成盐而溶于水。

(2)碱溶:具有羧基,用碳酸氢钠;具有酚羟基,用氢氧化钠;具有内酯或内酰胺结构的成分可被皂化而溶于水。

应用此方法时需注意其酸、碱的强度、与被分离化学成分接触的时间、加热温度和时间等,避免在剧烈条件下某些化合物结构发生变化或结构不能恢复到原存于中药中的状态。

2. 两相溶剂萃取法　两相溶剂萃取法简称萃取法。利用混合物中各单一组分或成分在两相溶剂中的分配系数(K)不同而达到分离的方法。分配系数是指在一定温度时,一种物质溶解在相互接触但不混溶的两相溶剂中,溶解平衡后,两溶剂中溶质浓度的比值。此比值在一定的温度及压力下为一个常数,可以用式(3-1)表示:

$$K=C_H/C_L \hspace{6cm} 式(3-1)$$

式中,K表示分配系数;C_H表示物质在上层溶剂中的浓度;C_L表示物质在下层溶剂中的浓度。

溶剂萃取法的两相往往是互相饱和的水相与有机相。混合物中各成分在两相中分配系数相差越大,则分离效果越高。

常采用系统溶剂萃取法:混合物的水溶液,依次以正己烷(或石油醚)、三氯甲烷(或乙醚)、乙酸乙酯、正丁醇等进行系统萃取,则得到相应极性的组分或成分;水层减压浓缩至干,又可得到甲醇(或乙醇)可溶部分及不溶部分。

(1)简单萃取法:实验室常用分液漏斗或下口瓶。一般在水和亲脂性有机溶剂中进行,根据情况也可用酸水或碱水萃取。中药中化学成分比较复杂,一般一次萃取分离难以获得纯品,需要再配合其他方法。需注意,由于化学成分的复杂性及相互作用,萃取过程中易发生乳化现象而影响有效分离。破坏乳化的方法有物理方法、化学方法或结合使用的多种方法。

(2)pH梯度萃取法:该方法是分离酸性或碱性成分的常用方法。以pH成梯度的酸水溶液依次萃取以亲脂性有机溶剂溶解的碱性成梯度的混合生物碱;反之,以pH成梯度的碱水溶液依次萃取以亲脂性有机溶剂溶解的酸性成梯度的混合酚、酸类成分。

(3)连续萃取法:采用连续萃取器萃取。利用两溶液比重不同自然分层和分散相液滴穿过连续相溶剂时发生传质。此法可克服用分液漏斗多次萃取操作的麻烦。

(4)液滴逆流分配法:是利用流动相形成液滴,通过作为固定相的液柱而达到分离纯化的目的。逆流连续萃取装置见图3-2,液滴逆流萃取装置见图3-3。

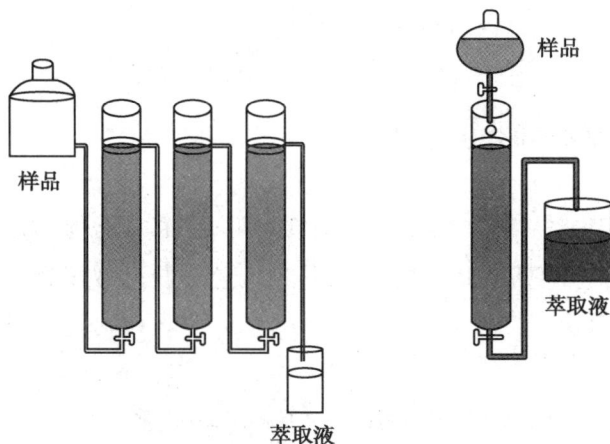

● 图3-2 逆流连续萃取装置

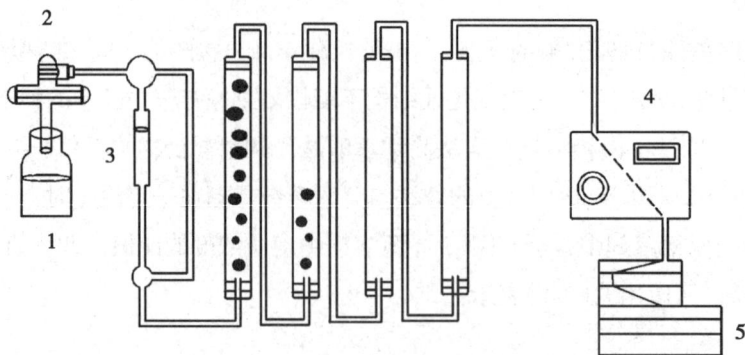

1.溶剂储罐;2.微型泵;3.样品注入器;4.检测器;5.分步收集器。

● 图3-3 液滴逆流萃取装置

（二）沉淀法

系指于中药提取液中加入某些试剂或溶剂,使某些成分沉淀而使所要成分与杂质分离的方法。依据加入试剂或溶剂不同,分为下述几个方法。

1. 专属试剂沉淀法　某些试剂能选择性地沉淀某类成分,称为专属试剂沉淀法。如雷氏铵盐能与季铵类生物碱生成沉淀,可用于分离生物碱与非生物碱类成分,以及水溶性生物碱与其他生物碱的分离;胆甾醇能和甾体皂苷沉淀,可使其与三萜皂苷分离;明胶能沉淀鞣质,可用于分离或除去鞣质等。

2. 分级沉淀法　改变加入溶剂的极性或数量而使沉淀逐步析出称为分级沉淀。可分为:

（1）水提取醇沉淀法:于水提浓缩液中加入乙醇使体系内的含醇量达不同浓度,可使不同分子量的多糖、蛋白质分级沉淀。

（2）醇提取水沉淀法:于醇提取浓缩液中加入不同倍量的水,可沉淀不同的亲脂性成分。尚可采用乙醇提取皂苷类成分,加入乙醚(丙酮)使其沉淀出来。

3. 铅盐沉淀法　利用中性醋酸铅或碱式醋酸铅在水或稀醇溶液中能与许多化学物质生成难溶的铅盐或络合盐沉淀而分离的方法。中性醋酸铅可沉淀具有邻二酚羟基和羧基的成分;碱式醋酸铅的沉淀范围较广,可沉淀含酚羟基和羧基及中性皂苷等。若沉淀物为所需资源性化学部位,则可将其沉淀悬浮于水或稀醇中,通 H_2S 气体或加入稀 H_2SO_4、Na_2SO_4 等脱铅,即可获得目标组分。

4. 酸碱沉淀法　酸提取碱沉淀方法常用于生物碱的提取分离;碱提取酸沉淀方法常用于酚、酸类成分和内酯类成分的提取分离。

5. 盐析法　向混合物水溶液中加入易溶于水的无机盐至一定浓度或成饱和状态,使某些化学成分在水中溶解度降低而析出,或用有机溶剂萃取出来,达到与其他杂质分离的目的。常用于盐析的无机盐有氯化钠、硫酸钠、硫酸镁、硫酸铵等。

（三）结晶法

通过适宜方法处理,将非结晶状物质转化得到结晶状物质的过程称为结晶。结晶法是纯化物质最后阶段常采用的方法,是利用混合物中各成分对某种溶剂溶解度的差别,使单一成分呈过饱和并以结晶状态析出,从而达到分离目的。

对溶剂的要求:对被结晶成分的溶解度随温度不同有显著差别;与被结晶成分不产生化学反应;沸点适中等;对杂质的溶解度在冷或热的条件下溶解或不溶,有利于结晶过程。

常用于结晶的溶剂有甲醇、乙醇、丙酮、乙酸乙酯、乙酸、吡啶等。当用单一溶剂不能达到结晶时,可用两种或两种以上溶剂组成的混合溶剂进行结晶操作。

对结晶纯度的判断如下:

（1）晶形和色泽:结晶性纯净物质一般具有一定的晶形和均匀的色泽。化合物结晶的形状往往因所用溶剂不同而有差异。

（2）熔点和熔距:单体化合物应有一定的熔点和较小的熔距。如为纯净的化合物,重结晶前后的熔点应该一致。

（3）色谱分析法:晶体纯度的进一步确认,常采用薄层色谱、纸色谱、液相色谱等色谱法加以评判。

（四）膜分离法

利用天然或人工合成的高分子膜，以外加压力或化学位差为推动力，对混合物溶液中的化学成分进行分离、分级、提纯和富集。反渗透、超滤、微滤、电渗析为已开发应用的四大常规膜分离技术。溶剂、小分子能透过膜，而大分子被膜截留。如运用超滤，选用适当规格的膜可实现对中药提取液中多糖类、多肽类、蛋白质类的截留分离。

透析法也属于膜分离法。透析法是利用小分子物质在溶液中可通过透析膜，而大分子物质不能通过透析膜的性质达到分离的方法。

（五）分馏法

利用混合物中各成分沸点的不同进行分离的方法。适用于能够完全互溶的液体混合物的分离。在中药资源化学成分的研究工作中，常用分馏法分离挥发性成分及一些小分子生物碱类成分。分馏法分为：常压分馏、减压分馏、分子蒸馏等。可根据混合物中各成分沸点情况及对热稳定性等因素选用。

（六）色谱法

色谱法（chromatography）又称层析法，是一种分离、精制和鉴定化合物的有效方法，其最大的优点在于分离效能高、快速简便。对一些结构和理化性质相似的化合物，用经典的萃取法、沉淀法和结晶法等难以达到分离目的时，用色谱法往往可以收到良好的分离效果。

1. 吸附色谱　吸附色谱是利用吸附剂对被分离化合物分子的吸附能力的差异而实现分离的一类色谱方法。

常用的吸附剂包括硅胶、氧化铝、活性炭、聚酰胺等。硅胶吸附色谱的应用较广泛，中药中各类化学成分大多可用其进行分离；氧化铝吸附色谱主要用于碱性或中性亲脂性成分的分离，如生物碱类、甾体类、萜类等成分；活性炭吸附主要用于分离水溶性物质，如氨基酸类、糖类及苷类等成分；聚酰胺色谱以氢键作用为主，主要用于酚酸类、黄酮类、蒽醌类等成分的分离，见图 3-4。

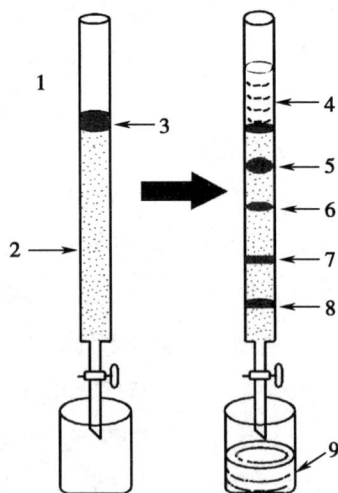

1. 色谱柱；2. 固定相；3. 待分离样品；4. 流动相；5～8. 分离色带；9. 收集液。

● 图 3-4　柱层析装置

2. 分子排阻色谱法　其分离原理为凝胶色谱的分子筛作用，根据凝胶的孔径和被分离化合物分子的大小而达到分离目的。

凝胶是具有多孔隙网状结构的固体物质，被分离物质的分子大小不同，它们能够进入到凝胶内部的能力不同，当混合物溶液通过凝胶柱时，比凝胶孔隙小的分子可以自由进入凝胶内部，而比凝胶孔隙大的分子不能进入凝胶内部，只能通过凝胶颗粒间隙。因此，分子大小不同的物质在凝胶过滤色谱中移动速率有差异，分子大的物质不被迟滞（排阻），保留时间则较短，分子小的物质由于向孔隙沟扩散，移动被滞留，保留时间较长，而达到分离。中药中多糖类、蛋白质、苷和苷元的分离可用凝胶色谱，见图 3-5。

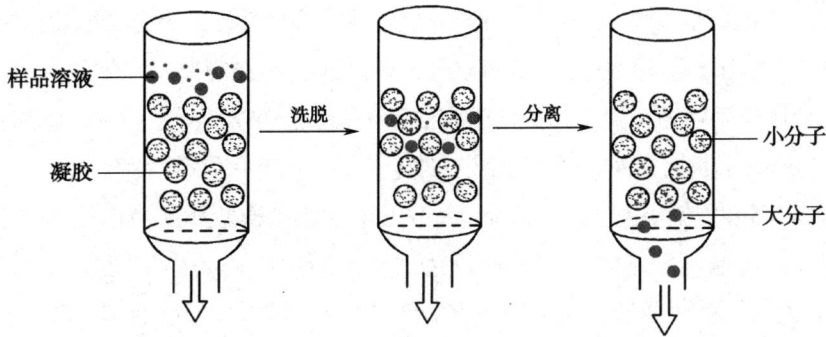

● 图3-5　分子排阻色谱示意图

羟丙基葡聚糖凝胶（Sephadex LH-20）既有亲水性又有亲脂性，它是在 Sephadex G-25 的羟基上引入羟丙基而成醚状结合态。与 Sephadex G-25 比较，Sephadex LH-20 分子中的羟基总数不变，但碳原子所占比例相对增加，因此不仅可在水中应用，也可在极性有机溶剂或它们与水组成的混合溶剂中膨胀使用，扩大了使用范围。

3. 离子交换色谱　离子交换色谱是基于混合物中各成分解离度差异进行分离。以离子交换树脂为固定相，水或酸水、碱水为流动相，在流动相中的离子性物质与树脂进行交换而被吸附，再用适合溶剂将被交换成分从树脂上洗脱下来即可。中药中的碱性成分可用阳离子交换树脂交换，酚/酸性成分可用阴离子交换树脂交换，然后将交换后的树脂通过调整酸碱环境使吸附物游离，选择适当溶剂将吸附物溶解出即可。

离子交换剂有离子交换树脂、离子交换纤维素和离子交换凝胶 3 种。离子交换树脂对交换化合物的能力强弱，主要取决于化合物解离度的大小，带电荷的多少等因素。此外，影响离子交换的因素还有：溶液的酸碱度、被交换物质在溶液中的浓度、温度、颗粒大小等。

离子交换纤维素和离子交换凝胶是在纤维素或葡聚糖等大分子的羟基上，通过化学反应引入能释放离子的基团所形成，如二乙氨基乙基纤维素（DEAE-cellulose）、羧甲基纤维素（CM-cellulose）、二乙氨基乙基葡聚糖凝胶（DEAE-sephadex）、羧甲基葡聚糖凝胶（CM-sephadex）等。它们既有离子交换性质，又有分子筛的作用，对水溶性成分的分离十分有效。主要用于分离纯化如蛋白质、多糖、生物碱和其他水溶性成分等。

4. 大孔树脂色谱　大孔树脂是一类没有可解离基团，具有多孔结构，不溶于水的固体高分子物质。可以通过物理吸附有选择地吸附有机物质而达到分离的目的。是继离子交换树脂之后发展起来的一类新型分离材料。具有选择性好、机械强度高、再生处理方便、吸附速度快等特点。

一般来说，大孔树脂的色谱行为具有反相的性质。被分离物质的极性越大，其 R_f 值越大，反之，R_f 值越小。对洗脱剂而言，极性大的溶剂洗脱能力弱，而极性小的溶剂则洗脱能力强，故大孔树脂在水中的吸附性强。

5. 分配色谱　利用被分离成分在固定相和流动相之间的分配系数的不同而达到分离的色谱方法。按照固定相与流动相的极性差别，分配色谱法有正相色谱与反相色谱之分。在正相分配色谱中，流动相的极性小于固定相极性。常用的固定相有氰基与氨基键合相，主要用于分离极性及中等极性的分子型物质；在反相分配色谱中，流动相的极性大于固定相的极性。常用的固定相有十八烷基硅烷键合相（octadecane silica，ODS，C_{18} 键合相）或辛烷基硅烷键合相（C_8 键合相）。流

动相常用甲醇 - 水或乙腈 - 水。主要用于分离非极性及中等极性的各类分子型化合物。由它派生的反相离子对色谱法和离子抑制色谱法,可以分离有机酸、碱、盐等离子型化合物。

反相分配色谱应用较为广泛,其常用的固定相是在普通硅胶表面进行化学修饰,键合上长度不同的烃基(R)形成亲脂性表面,习称键合相,如十八烷基或辛烷基硅烷键合相。

随着色谱分离技术的快速发展和日益成熟,出现了如制备型薄层色谱技术、制备型加压液相柱色谱技术、色谱联用技术等。加压液相色谱根据所用压力大小不同分类:高效液相色谱(HPLC, >20 个大气压);中压液相色谱(MPLC, 5~20 个大气压);低压液相色谱(LPLC, <5 个大气压);快速色谱(flash chromatography, 约 2 个大气压)等。其分离效能和分离速度都远高于经典柱色谱,已成为中药资源化学成分分离分析的常用技术手段。

其他新的分离方法,如高速逆流色谱法、生物色谱法、分子蒸馏法等,请扫描二维码进行学习。

新分离方法

第二节　中药资源化学成分的结构鉴定方法

中药资源化学成分的结构鉴定是中药资源科学生产与有效利用的重要内容之一,是进一步研究资源性化学成分的生物活性、构效关系、代谢过程,以及进行结构改造修饰、化学合成等研究的基础。

化合物的纯度是开展化学成分的结构鉴定时准确鉴定其结构的保证,如果被测样品达不到一定纯度,则无法准确鉴定其结构。对其纯度进行检验时一般采用色谱法如薄层色谱(TLC)、纸色谱(PC)、气相色谱(GC)或高效液相色谱(HPLC)等方法。仅采用一种溶剂系统或色谱条件检测样品纯度时,其结论常会出现偏差,如在用硅胶薄层色谱或高效液相色谱时,可使用正相和反相薄层或色谱柱同时进行检验,进一步保证结论的正确性。

此外,固体物质可通过测定其熔点,考察其熔距的大小作为纯度的参考;液体物质可通过测定沸点、沸程、折光率及密度等判断其纯度;对已知化合物来说,如其比旋度与文献数据相同,则表明其已是或接近纯品。

一般样品用两种以上溶剂系统或色谱条件进行检测,均显示单一的斑点或谱峰,结晶样品的熔距为 0.5~1.0℃,液体样品的沸程在 5℃以内,即认为是较纯的单体化合物,可用于化合物的鉴定和结构测定。

鉴定结构采用的方法主要有化学法、波谱法等。波谱法是目前最常用的较为先进的分析方法,包括紫外 - 可见光谱法、红外光谱法、核磁共振波谱法、质谱法等。

一、理化鉴定

1. 物理常数的测定　物理常数的测定内容包括熔点、沸点、比旋度、折光率和密度等。

2. 分子式的确定　目前最常用的是质谱法。通过高分辨质谱法(HR-MS)可得到化合物的精确分子量,根据质谱中出现的同位素峰的强度可以推断化合物的分子式。

分子离子峰不稳定的化合物,则难以用 HR-MS 测出其分子式。可采用自动元素分析仪进行定性定量分析,或在制备衍生物后再通过质谱法测定其分子量,以求得化合物的分子式。

3.结构骨架与官能团的确定　化合物中可能含有的不饱和键或环的数目可通过计算其不饱和度得出。采用化学法推定分子结构骨架时主要根据各类化学成分的特征呈色反应:羟基蒽醌类化合物通过碱液显色反应(Bornträger 反应)检识;黄酮类化合物可用盐酸-镁粉反应、四氢硼钠还原反应等鉴定;强心苷类化合物可利用甾体母核、α,β-五元不饱和内酯环和 α-去氧糖的呈色反应。

二、波谱鉴定

(一)红外光谱法

利用物质的分子对红外辐射的吸收,得到与分子结构相应的红外光谱图,从而鉴别分子结构的方法,称为红外吸收光谱法(infrared absorption spectrometry,IR),简称红外光谱法(表 3-1)。

本法测定范围在波长 4 000～400cm^{-1} 之间,其中 1 600cm^{-1} 以上为化合物的特征基团区,1 000～400cm^{-1} 为指纹区。当被测物质结构基本相同时,其局部构型的差异会在指纹区有所体现。例如,鉴别 25(R)与 25(S)型螺甾烷型皂苷元时,在 980～860cm^{-1} 附近有显著差异,二者很容易区分。

表 3-1　红外光谱法的特点

优点	不足
特征性强	分析灵敏度较低
测定快速	定量分析误差较大
不破坏试样	
试样用量少(5～10μg)	
操作简便	
能分析各种状态的试样	

在进行红外光谱法鉴定样品时,对测试样品有一定的要求:

1.试样纯度应大于 98%,或符合商业规格。便于与化合物红外标准光谱或商业光谱进行对照。

2.试样不应含水(结晶水或游离水)。水分子有红外吸收,会干扰样品的羟基峰,并且会侵蚀吸收池的盐窗,损伤设备。所用试样应当经过干燥处理。

3.试样浓度和厚度要适当。以保证使最强吸收透光度在 5%～20% 之间。

(二)紫外-可见光谱法

分子的紫外-可见光谱法(ultraviolet-visible spectroscopy,UV-Vis)是基于分子内电子跃迁产生的吸收光谱进行分析的一种常用的光谱分析法。本法的研究对象大多是具有共轭双键结构的分子,样品在紫外-可见光区的吸收与其电子结构紧密相关。

UV-Vis 光谱主要提供分子中的共轭体系的结构信息,可据此判断共轭体系中取代基的位置、种类和数目。对某些具有共轭体系类型的中药资源化学成分,如蒽醌类、黄酮类以及强心苷类等成分的结构鉴定具有重要的应用价值。

(三)核磁共振波谱法

核磁共振波谱(nuclear magnetic resonance spectroscopy,简称 NMR 谱)是化合物分子在磁场中受电磁波的辐射时,有磁距的原子核吸收一定的能量产生能级跃迁,即发生核磁共振,以吸收峰的频率对吸收强度作图所得的图谱。NMR 谱能提供分子中有关氢和碳原子的类型、数目、连接方式、化学环境以及构型、构象的结构信息。随着超导核磁的普及,各类同核(如 ^{1}H-^{1}H、^{13}C-^{13}C)和异核(如 ^{1}H-^{13}C)二维相关谱的测试与解析技术日新月异,在结构鉴定中发挥至关重要的作用。

1. 氢谱(^{1}H-NMR 谱) ^{1}H-NMR 谱的化学位移(δ)范围在 $0\sim20$ppm,能够提供化合物的结构信息参数,如 δ、偶合常数(J)及质子数。^{1}H 核因周围化学环境不同,其外围电子云密度及绕核旋转产生的磁屏蔽效应不同,不同类型的 ^{1}H 核共振信号出现在不同区域,据此可以识别。磁不等同的两个或两组氢核,在一定距离内因相互自旋偶合干扰使信号发生裂分,其形状有二重峰(d)、三重峰(t)、四重峰(q)及多重峰(m)等。裂分间的距离为偶合常数(J)。相邻 ^{1}H 核间依各种不同环境而分别具有一定的偶合常数值。

除了常规 ^{1}H-NMR 谱技术外,选择性去偶、重氢交换、加入反应试剂、各种双照射等都是有助于结构分析的辅助技术,其中应用较多的双照射技术是核欧沃豪斯效应(nuclear overhauser effect,NOE)。NOE 是在核磁共振中选择性地照射一种质子使其饱和,使与该质子在立体空间位置上接近的另一个或数个质子的信号强度增高的现象。它不但可以反映出互相偶合的两个核的关系,还可以反映出不互相偶合、但空间距离较近的两个核之间的关系,在确定化合物的相对构型时可应用 NOE 谱进行解析。

例如,从茄根分离得到的一个甾体皂苷 abutiloside P,其母核上取代基的相对构型就是通过 NOE 谱来确定的。在核欧沃豪斯效应(nuclear overhauser effect spectroscopy,NOESY)二维相关谱中,可以看到 19 位甲基质子与 1β-H 相关,而 1α-H 与 3 位质子相关,此外还能看到 18 位质子与 16 位质子相关(图 3-6),进而确定了 3 位和 16 位分别为 β 构型和 α 构型。

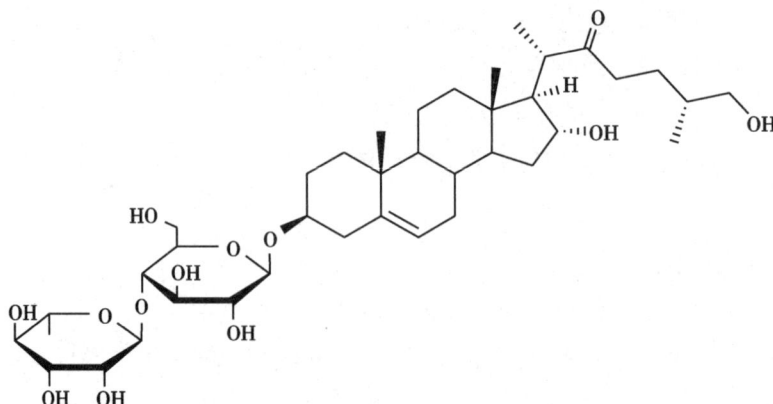

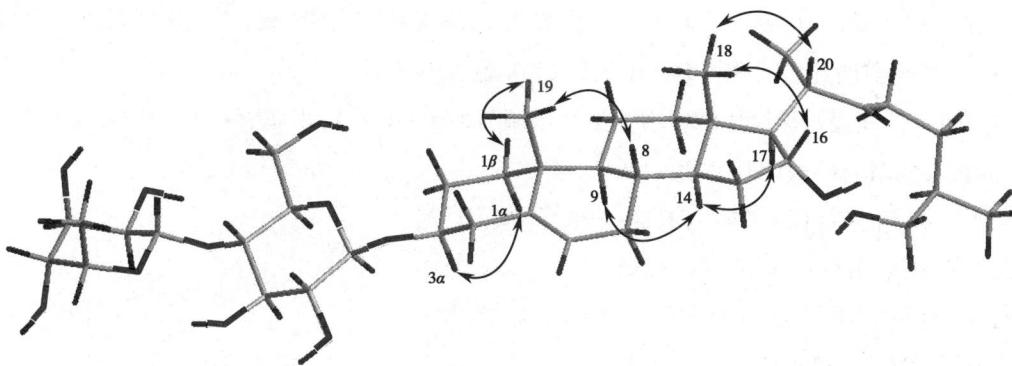

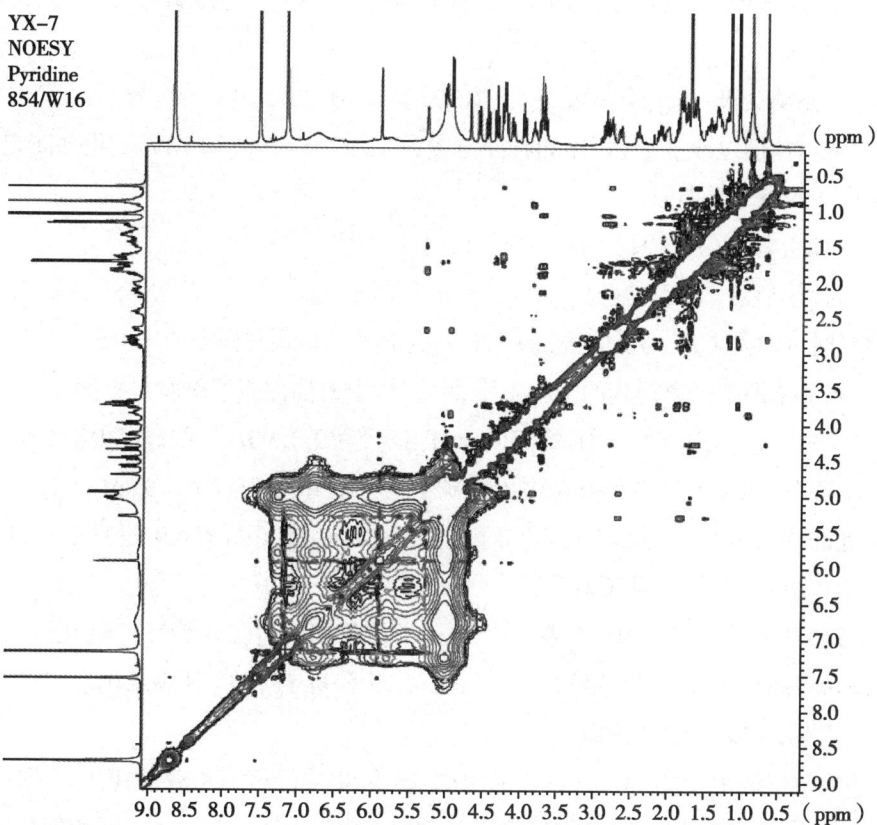

● 图3-6 化合物 Abutiloside P 的化学结构及在 NOESY 谱中的关键相关信号

2. 碳谱(¹³C-NMR 谱) ¹³C-NMR 谱的化学位移范围为 0~250ppm,比 ¹H-NMR 谱的化学位移范围大。碳谱提供的结构信息是分子中各种不同类型及化学环境的碳核化学位移(δ_C)、异核偶合常数(J_{CH})及弛豫时间(T_1),其中利用度最高的是化学位移。常见的碳谱测定技术如下:

(1)质子宽带去偶:也称质子噪音去偶或全氢去偶。此技术将 H 的偶合影响全部消除,从而简化图谱。在分子中没有对称因素且不含 F、P 等元素时,每个碳原子都会给出一个单峰,互不重叠。连有 H 的 C 信号强度因照射 H 后产生 NOE 现象而增加,季碳因不连有 H,信号峰较弱。

(2)偏共振去偶:在偏共振去偶谱中,每个连接质子的碳有残余裂分,故在所得图谱中次甲基

（—CH）碳核呈双峰,亚甲基（—CH₂）呈三重峰,甲基（—CH₃）呈四重峰,季碳呈单峰且强度最低。根据图谱可获得碳所连接的质子数、偶合情况等信息。

（3）INEPT（低灵敏核极化转移增强法）:用调节弛豫时间（Δ）来调节 CH、CH₂、CH₃ 信号的强度,从而有效地识别 CH、CH₂、CH₃。

当 Δ=1/4(J_{CH})时,CH、CH₂、CH₃ 均为正峰。

当 Δ=2/4(J_{CH})时,只有正的 CH 峰。

当 Δ=3/4(J_{CH})时,CH、CH₃ 为正峰,CH₂ 为负峰。

由此可以区别 CH、CH₂ 和 CH₃ 信号。

再与质子宽带去偶谱对照,还可以确定季碳信号。季碳因为没有极化转移条件,所以在 INEPT 谱中无信号。

（4）DEPT（无畸变极化转移增强法）:是 INEPT 的一种改进方法。

在 DEPT 法中,通过改变照射 ¹H 的脉冲宽度（θ）,在 45°、90° 和 135° 变化并测定 ¹³C-NMR 谱。所得结果与 INEPT 谱类似。

当 θ=45° 时,所有的 CH、CH₂、CH₃ 均显正信号。

当 θ=90° 时,仅显示 CH 正信号。

当 θ=135° 时,CH 和 CH₃ 为正信号,而 CH₂ 为负信号。季碳同样无信号出现。

例如,从洋金花根中分离得到的一种木脂素,结构中的伯仲叔季碳就是根据 DEPT 谱来区分的,在 135° 的 DEPT 谱图中,CH、CH₃ 的峰向上（即信号为正）,CH₂ 为倒峰（即信号为负）,如化合物 Herpetol B（图 3-7）谱中,δ55.4 和 63.8 处的碳信号为倒峰,即为 CH₂;由 δ132.4、128.9、111.3、105.9、56.9 处的峰向上可知为 CH 或 CH₃,再结合 HMQC 谱可知 δ56.9 处为 CH₃,其他信号为 CH;未在 DEPT 谱中出现的信号即为季碳。

3. 二维核磁共振波谱（2D-NMR 谱）　二维化学位移相关谱（2D-COSY 谱）是最常用的一种测试技术,分为同核和异核相关谱两种。相关谱的二维坐标 F_1 和 F_2 都表示化学位移。在化学成分结构研究中常用的相关谱类型如下:

（1）同核化学位移相关谱: ¹H-¹H COSY 也称氢 - 氢化学位移相关谱,是同一个偶合体系中质子之间的偶合相关谱。通过 ¹H-¹H COSY 可以确定质子化学位移以及质子之间的偶合关系和连接顺序。

图谱多以等高线图表示。对角线上的峰为一维谱,对角线两边相应的交叉峰与对角线上的峰连成长方形,该长方形对角线上的两峰即表示有偶合相关关系。

例如,芦丁（rutin）是黄酮醇化合物槲皮素的芸香糖苷,在其 ¹H-¹H COSY 谱（图 3-8）中可见骨架结构中 H-5′ 和 H-6′ 相关,葡萄糖端基 H-1″ 和 H-2″ 相关,鼠李糖 H-5‴ 和 H-6‴ 甲基氢相关。

（2）¹H 检测的异核化学位移相关谱:异核化学位移相关谱特别是 ¹³C-¹H COSY 谱,是一种十分重要的鉴定化合物结构的方法,常用的有异核多量子相关谱（heteronuclear multiple quantum coherence spectroscopy,HMQC 谱）和异核多键相关谱（heteronuclear multiple bond correlation spectroscopy,HMBC 谱）。

HMQC 谱是通过 ¹H 核检测的异核多量子相关谱,能反映 ¹H 核和与其直接相连的 ¹³C 的关联关系,可以确定 C-H 偶合关系（$^1J_{CH}$）。在 HMQC 谱中,F_1 域为 ¹³C 化学位移,F_2 域为 ¹H 化学位移。

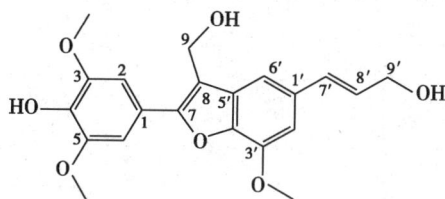

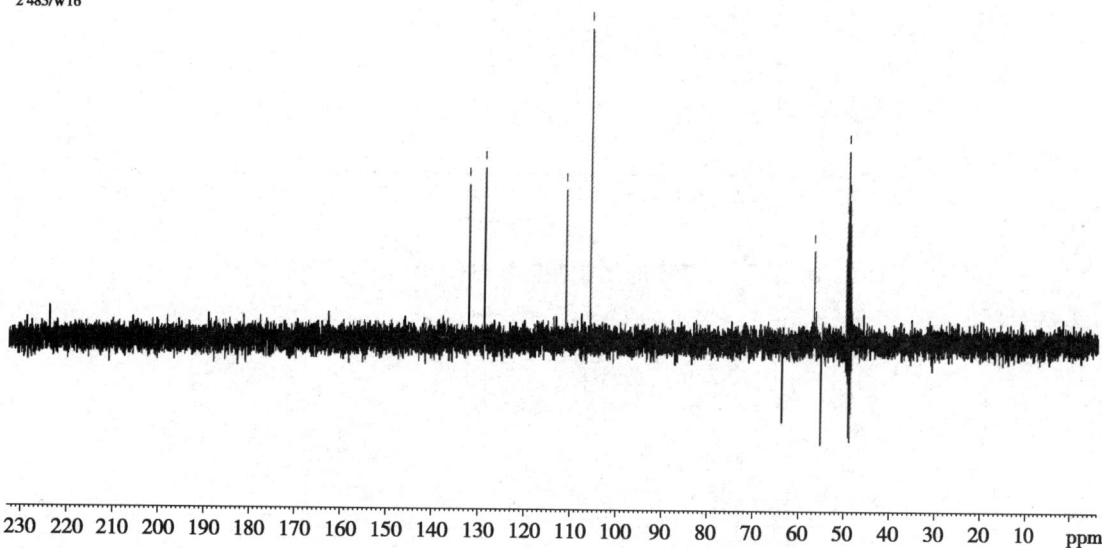

● 图3-7　化合物 Herpetol B 的化学结构及 DEPT 谱图

直接相连的 ^{13}C 与 ^{1}H 将在对应的 ^{13}C 和 ^{1}H 化学位移的交点处给出相关信号。由相关信号分别沿两轴画平行线,可将相连的 ^{13}C 与 ^{1}H 信号予以直接归属。

例如,在芦丁的 HMQC 谱(图3-9)中,可找到各碳、氢的相关峰,由此可确定各碳、氢的归属。

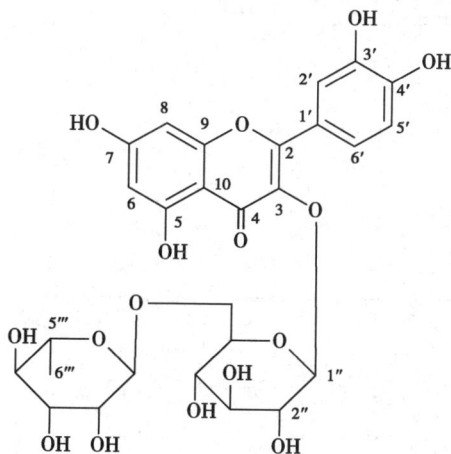

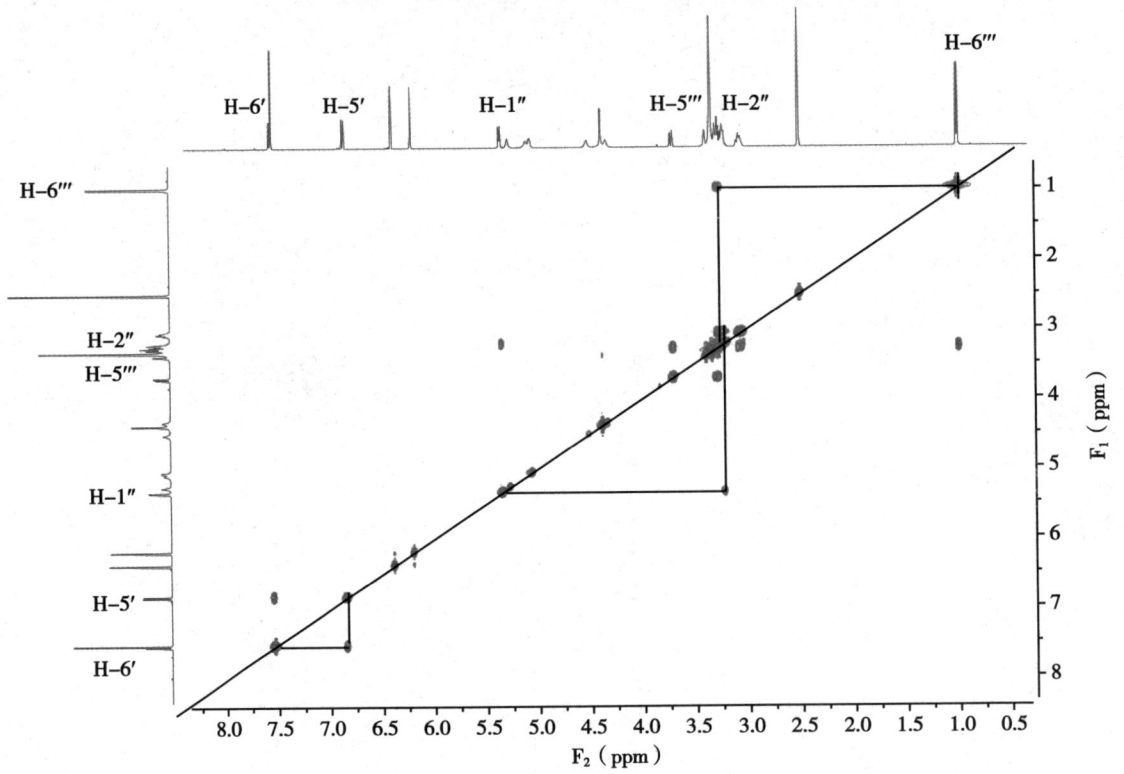

● 图 3-8 芦丁的化学结构及 ¹H-¹H COSY 谱图

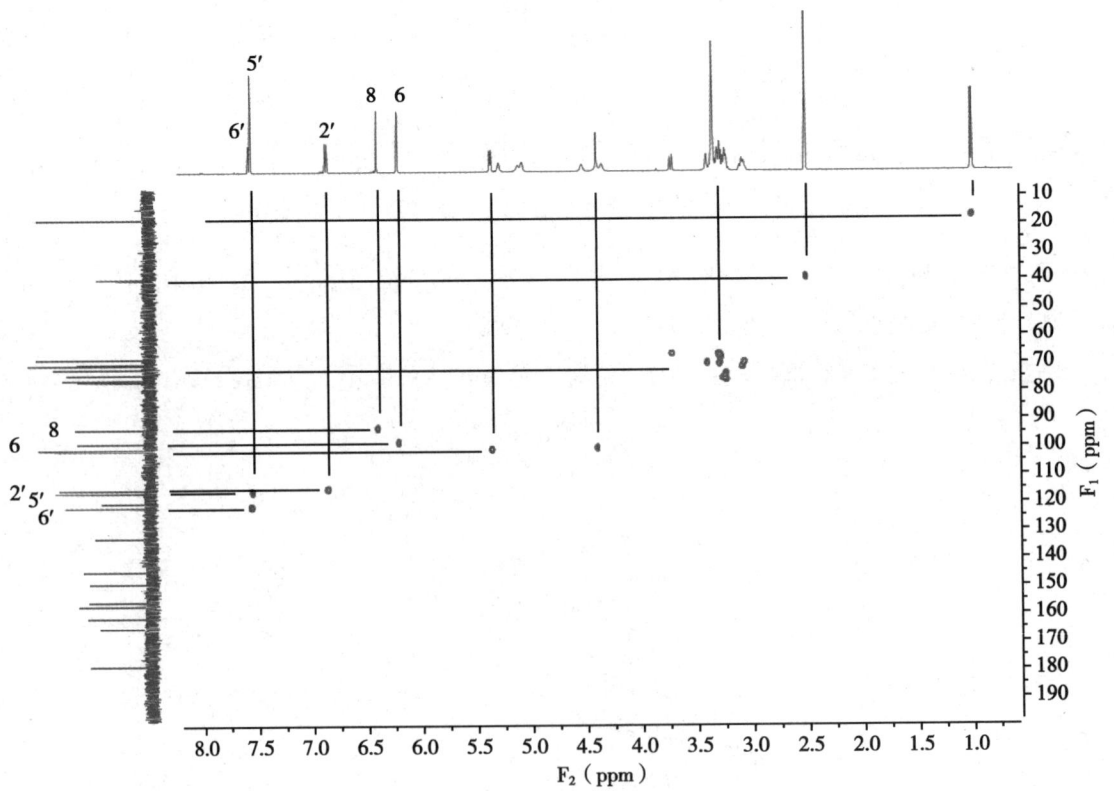

● 图 3-9 芦丁的 HMQC 谱

HMBC 谱是通过 ^1H 核检测的异核多量子相关谱,反映 ^1H 核与其远程偶合的 ^{13}C 核的关联关系。在 HMBC 谱中,F_1 域为 ^{13}C 化学位移,F_2 域为 ^1H 化学位移,HMBC 可以高灵敏地检测 ^1H-^{13}C 远程偶合($^nJ_{CH}$, $n \geqslant 2$),质子通过 2～3 个键与季碳的偶合也有相关峰。从 HMBC 谱中可得到有关碳链骨架的连接信息、季碳的结构信息及因杂原子存在而被切断的偶合系统之间的结构信息。

例如,在芦丁的 HMBC 二维谱中(图 3-10),可见与 H-6′ 有相关信号的碳分别是 C-2′(δ 115.9)、C-2(δ 156.3)、C-4′(δ 148.3),与 H-5′ 有相关信号的碳分别是 C-1′(δ 121.3)、C-3′(δ 144.5),与 H-2′ 有相关信号的碳分别是 C-3′(δ 144.5)、C-4′(δ 148.3)、C-6′(δ 121.0),与 H-6 有相关信号的碳分别是 C-5(δ 161.0)、C-7(δ 164.0)、C-8(δ 93.4)、C-10(δ 103.9),与 H-8 有相关信号的碳分别是 C-6(δ 98.5)、C-7(δ 164.0)、C-9(δ 156.3)、C-10(δ 103.9)。

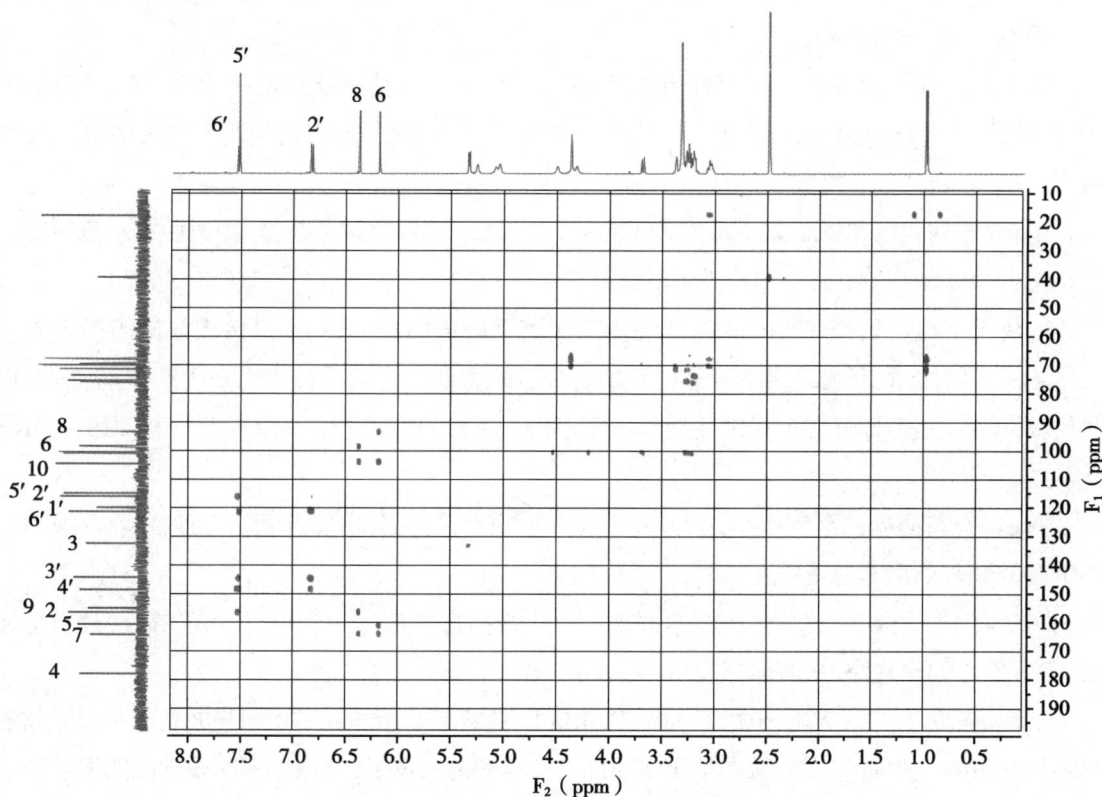

● 图 3-10　芦丁的 HMBC 图谱

(四)质谱法

质谱法(mass-spectrometry, MS)是通过测定样品离子的质量和强度进行成分结构分析的一种分析方法。在进行分析时将样品转化成气态,置于高真空($<10^{-3}$Pa)的离子源中,受到高能电流的轰击或强直流电场等作用,使气态样品分子失去一个外层电子而生成带正电荷的分子离子;或使分子中的化学键断裂生成各种碎片离子,在质量分析器中按质荷比分离、检测后即得质谱图。

质谱法的基本原理是有机物样品在离子源中发生电离,生成质荷比(m/z)不同的带电荷离子,经加速电场的作用形成离子束,进入质量分析器,在质量分析器中利用电场和磁场使离子束发生色散、聚焦，获得质谱图，从而确定不同离子的质量，通过解析，可获得有机化合物的分子量和分子式以及结构片段的信息。

质谱法的主要技术及相应的特点如下：

1. 电子轰击质谱（EI-MS） 在电子轰击条件下，大多数分子电离后生成缺一个电子的分子离子，并可以继续发生键的断裂形成"碎片"离子。

2. 化学电离质谱（CI-MS） 通过引入大量试剂气体产生的反应离子与样品分子之间的离子-分子反应，使样品分子实现电离。

3. 场解吸质谱（FD-MS） 将样品吸附在作为离子发射体的金属丝上送入离子源，只要在细丝上通以微弱电流，提供样品从发射体上解吸的能量，解吸出来的样品扩散到高场强的场发射区域进行离子化。

FD-MS 特别适用于难气化和热稳定性差的固体样品分析，如有机酸、甾体类、糖苷类、生物碱、氨基酸、肽和核苷酸等。

特点是形成的 M^+ 没有过多的剩余内能，减少了分子离子进一步裂解的概率，增加了分子离子峰的丰度，碎片离子峰相对减少。因此用于极性化合物的测定，可得到明显的分子离子峰或 $[M+1]^+$ 峰，但碎片离子峰较少，提供的结构信息较为有限。

为提高灵敏度可在样品中加入微量带阳离子 K^+、Na^+ 等碱金属化合物，图谱中有明显的准分子离子峰 $[M+Na]^+$、$[M+K]^+$ 和碎片离子峰。

4. 快原子轰击质谱（FAB-MS）和液体二次离子质谱（LSI-MS） 是以高能量的初级离子轰击表面，再对由此产生的二次离子进行质谱分析的方法。这两种技术均采用液体基质（如甘油）负载样品，其差异仅在于初级高能量粒子不同，FAB-MS 采用中性原子束，LSI-MS 采用离子束。

样品若在基质中的溶解度小，可预先用能与基质互溶的溶剂（如甲醇、乙腈、H_2O、DMSO、DMF 等）溶解，然后再与基质混匀。

此法常用于大分子极性化合物特别是糖苷类化合物的研究。除得到分子离子峰外，还可得到糖和苷元的结构碎片峰，从而弥补了 FD-MS 的不足。

5. 基质辅助激光解吸电离质谱（MALDI-MS） 将样品溶解于在所用激光波长下有强吸收的基质中，利用激光脉冲辐射分散在基质中的样品使其解离成离子，并根据不同质核比的离子在仪器无场区内飞行和到达检测器时间，即飞行时间的不同而形成质谱。

此种质谱技术适用于结构较为复杂、不易气化的大分子如多肽、蛋白质等的研究，可得到分子离子、准分子离子和具有结构信息的碎片离子。

6. 电喷雾电离质谱（ESI-MS） 采用强静电场的电离技术，既可分析大分子也可分析小分子。

对于分子量小于 1 000Da 的分子，会产生 $[M+H]^+$ 或 $[M-H]^-$ 离子，选择相应的正离子或负离子模式进行检测，就可得到物质的准分子量。

分子量高于 20 000Da 的大分子会生成一系列多电荷离子，通过数据处理系统也能得到样品的分子量。

7. 串联质谱（MS-MS） 是一种用质谱作质量分离的质谱技术。它可以研究母离子和子离子的关系，获得裂解过程的信息，用以确定前体离子和产物离子的结构。

（五）旋光光谱（ORD）和圆二色谱（CD）

1. 旋光光谱　用不同波长（200～760nm）的偏振光照射光学活性化合物,利用波长对比旋光度[α]或摩尔旋光度[φ]作图所得的曲线即旋光光谱。常见的类型如下:

（1）平坦谱线:没有发色团的光学活性化合物,其旋光光谱是平坦的,没有峰和谷（图3-11）。

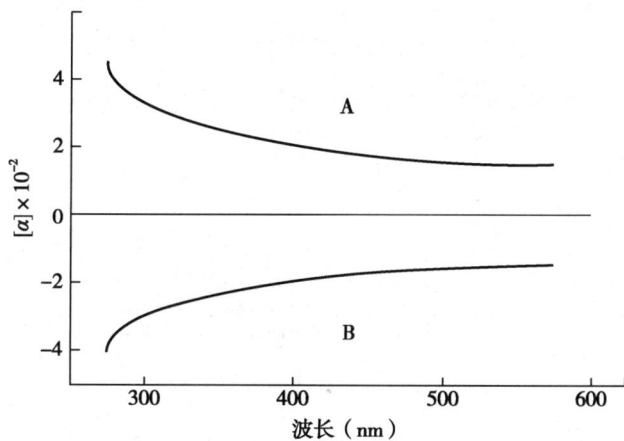

A. 正性;B. 负性。
● 图3-11　平坦谱线

（2）Cotton 谱线:化合物分子手性中心邻近有发色团,在发色团吸收波长区域附近,旋光度发生显著变化,产生峰和谷的现象称为 Cotton 效应,所绘制的谱图称为 Cotton 谱线。茄根萜 B 的化学结构及 Cotton 谱线见图3-12。

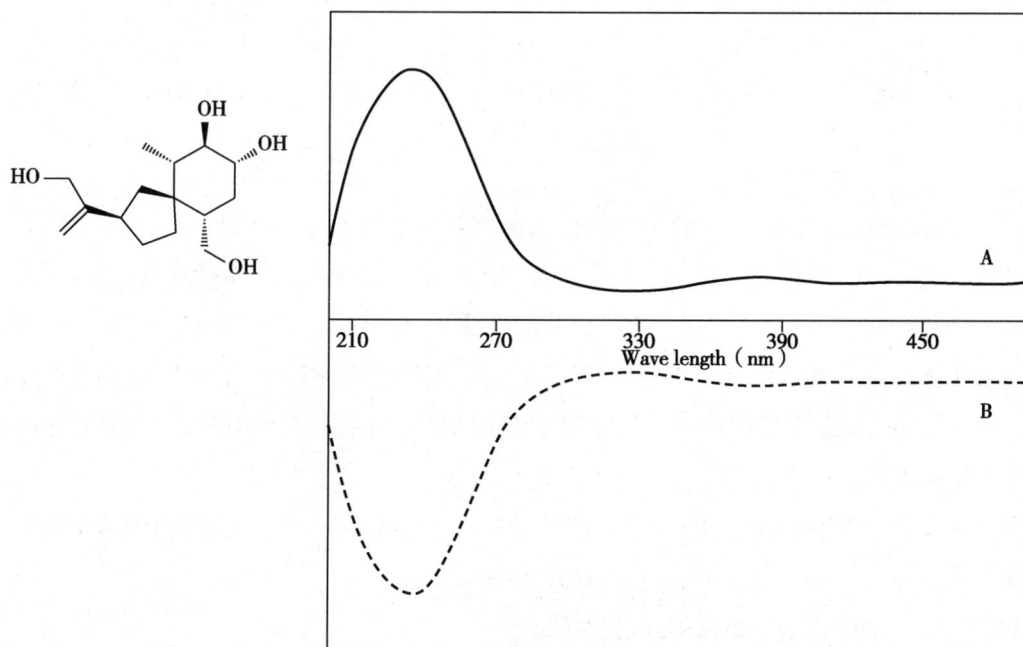

● 图3-12　茄根萜 B 的化学结构及 Cotton 谱线
注:实线（A）表示（＋）-茄根萜 B 的 Cotton 谱线;虚线（B）表示绝对构型相反的（－）-茄根萜 B 的 Cotton 谱线。

2. 圆二色谱　旋光性化合物对组成平面偏振光的左旋圆偏振光和右旋圆偏振光的摩尔吸光系数是不同的,这种现象称之为圆二色性。

两种摩尔吸光系数之差 $\Delta\varepsilon=\varepsilon_L-\varepsilon_R$,随入射偏振光的波长变化而变化。

以 $\Delta\varepsilon$(或[θ])为纵坐标,波长为横坐标,得到的图谱称为圆二色谱。

由于 $\Delta\varepsilon$ 绝对值很小,常用摩尔椭圆度[θ]来代替,[θ]=3 300$\Delta\varepsilon$。因为[θ]=3 300$\Delta\varepsilon$,$\Delta\varepsilon$ 可为正值亦可为负值,所以圆二色性曲线也有正性谱线(向上)和负性谱线(向下)。3-(7,8-Dihydroxy-1-oxo-isochroman-3-yl)-propionic acid 的圆二色谱见图3-13。

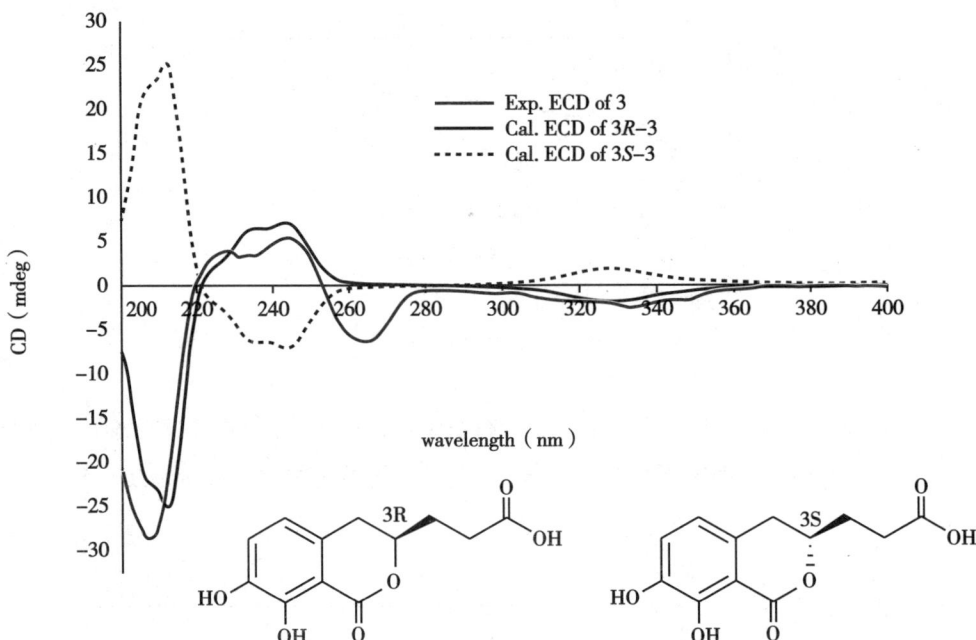

● 图3-13　3-(7,8-Dihydroxy-1-oxo-isochroman-3-yl)-propionic acid 的 CD 谱

(六)X射线衍射谱(X-ray diffraction sepectrum)

通过测定化合物晶体对X射线的衍射谱,使用计算机用数学方法解析衍射谱,再还原为分子中各原子的排列关系,最后获得每个原子在某一坐标系中的分布,从而得出化合物的化学结构。晶体X射线衍射谱测定出的化学结构可靠性强,能测定化学法和其他波谱法难以测定的化合物结构。此方法不仅能测定出化合物的一般结构,还能测定出化合物结构中的键长、键角、构象、绝对构型等结构细节。

晶体X射线衍射谱是测定大分子物质结构最有力的工具,现在已能测定分子量800万的大分子物质的化学结构。

【实例】　茄根萜A的单晶X射线衍射法测定

茄根萜A:无色结晶(MeOH)。HR-ESI-MS 测定其准分子离子峰[M+H]$^+$ 为255.195 8(理论值为:255.196 0),检索出其合理的分子式为 $C_{15}H_{27}O_3$,即分子式为 $C_{15}H_{26}O_3$。为了进一步确证该化合物的立体构型,通过培养单晶,以单晶X射线衍射法测定其立体结构(图3-14)。

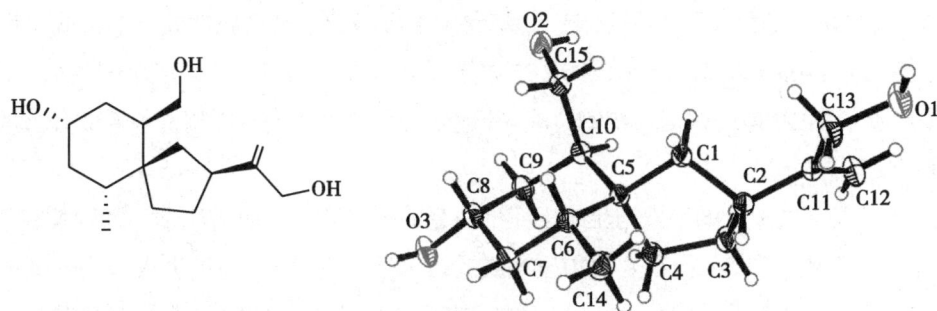

● 图 3-14 茄根萜 A 的化学结构及单晶 X 射线衍射结构图

第三节 中药资源化学成分动态积累与分析评价方法

以生物体的整体性和动态性观点,研究资源性化学成分在药用动植物生命过程中的生源途径、动态积累规律、功能与作用,以及动植物与外界环境和系统进化的关系等内容。通过对资源性化学成分的动态分析评价,揭示在资源生产与利用过程中,诸环节、诸因素对资源性化学成分的影响及其变化规律,关系到中药资源的科学生产与合理利用。

一、中药资源化学成分动态积累与评价的意义

药用植物资源化学成分的质和量是动态的,随自然节率(时间层次)和地域分异(空间层次)而变化。动态变化规律与物种密切相关,不同物种具有不同的种质,从而具有不同的资源性化学成分积累与分布规律;动态变化与植物个体发育的不同阶段、生物系统发育的地位、环境条件(经纬度、海拔、气候等)、生物合成途径以及基因调控等因素都密切相关。

中药资源化学成分既包括直接组成资源总体的化学物质,也包括个体在新陈代谢过程中产生的一系列产物,甚至包括作用于生命活动的物质。从资源化学的角度进行研究,不仅要明确化学成分的自身特性(结构、性质等)以及在资源生物体内分布特点,还要探究其在不同群体中的量,在某一群体各个生长发育期的量,以及各种生态因子对资源性成分量的影响等。总之,中药资源化学研究始终以动态的观点去认识药用生物资源,使多途径开发利用有限的资源成为可能。这是中药资源化学不同于中药化学或天然药物化学的一个最基本的特征。

二、影响中药资源化学成分积累的主要因素

中药资源性化学成分的合成与积累受到诸多因素的影响,包括生态环境诸因子、生物因子以及人为因素的影响等。

1. 生态环境的影响 生态环境对中药资源性化学成分的积累起着重要作用。当外界生态环境因素发生变化时,药用生物体的外部形态及资源性成分均会发生变化,进而影响中药的质量与产量。各种生态因子包括地形、地貌、海拔、土壤、光照、温度、水分、生物间的相互作用等。这些

因素之间相互联系、相互作用、相互影响，其综合作用影响着中药资源性成分的合成与积累。因此，中药资源性化学成分的合成与积累规律的揭示，必须探讨药用生物与环境的关系，研究生态环境诸因子对药用生物体内代谢产物的合成与积累的影响，最终揭示影响资源性成分合成与积累的主导因子及其调控机制。

例如，人参皂苷类成分的积累与生态因子的关系研究表明，土壤中硼、铁、氮与人参皂苷含量呈显著正相关，土壤中有效硼、有效铁和速效氮的含量适当提高时，可促进人参皂苷类成分的积累；土壤水分与人参皂苷类成分（人参 Rb$_3$ 除外）的积累亦呈显著正相关；但人参皂苷与气候因子相关分析结果显示，温度（年活动积温、年平均气温、7月最高气温、7月平均气温、1月最低气温、1月平均气温）与人参皂苷含量却呈显著负相关，其中与人参皂苷 Rg$_1$、Re、Rb$_1$ 负相关尤为显著（$|r|>0.6$），表明在一定温度范围内，人参皂苷含量随着产地气温的降低而升高，即适当低温有利于人参中皂苷类有效成分的积累；海拔与人参皂苷 Rc、Rb$_2$、Rb$_3$ 含量呈显著正相关（$r>0.6$），即相对较高的海拔可以促进这3种成分的积累；而年均降水量、年相对湿度和年均日照时数与人参皂苷类成分含量相关不显著。诸因素中温度在人参皂苷类成分积累过程中起决定性作用。

2. 生物因子的影响　生物因子包括病菌、昆虫及竞争性物种等。生物因子与资源性化学成分的积累有着密切关系。虫害可使初生代谢产物总量呈现下降趋势，进而影响次生产物的合成与积累，但虫害也能促进植物生成诱导性抵抗产物。例如，五倍子蚜虫吸食五倍子树汁液时刺激植物组织中次生代谢产物鞣质的积累，诱发和造成植物局部细胞增生而形成虫瘿，在虫瘿中的鞣质含量可高达70%以上。

一旦植物遭受昆虫侵害，其次生代谢活动就会加强。忍冬科植物受到蚜虫侵害后，叶片中的绿原酸含量就会明显提高。一些病原微生物侵染植株后，也会刺激植株合成次生代谢物质以发挥抗病作用。丹参植株根部受根结线虫侵害后，其隐丹参酮、丹参酮ⅡA 含量就会大幅提高。

次生代谢产物还在植物之间的竞争中发挥重要作用。植物次生代谢产物通过地上器官的挥发、淋溶及根系分泌等途径释放到环境中，对自身及其他植物的正常生长发育产生影响。药用植物许多品种连续种植数茬后会出现"连作障碍"，导致药材的品质与产量下降。连作障碍的产生与次生代谢产物在土壤中的积累往往具有密切关系。

3. 人为因子的影响　优质资源品质的形成，除了受遗传因子的调控及生态环境条件、生物因子的影响外，还受到人类活动的影响，特别是野生抚育、采收时节与初加工技术，以及人工栽培生产过程等环节诸多因素的干预和影响。因此，资源性化学成分的积累与人为因素密切相关。

产地加工对资源性化学成分的影响在于各地对采收药材的加工过程中，由于酶活性、湿度、温度等因素的综合作用，促使资源性化学成分发生转化，致使资源性化学成分的升高、降低或转化为其他化学物质等。例如，丹参药材中含有的丹酚酸类（salvianolic acids）成分具有热不稳定性，在加热干燥过程中随着温度的逐渐升高其含量不断下降。动态分析结果显示，以丹酚酸 B 为代表的缩合酚酸含量不断下降，而以丹参素、原儿茶醛为代表的小分子成分含量则不断上升，并有新的小分子成分生成，其内在机制是加热导致了丹酚酸 B 的酯基水解和苯骈呋喃开环降解。芍药 *Paeonia lactiflora* Pall. 鲜根经修剪→擦白（刮皮）→煮芍→干燥等步骤形成白芍药材，在此过程中芍药根中所含主要活性成分芍药苷（paeoniflorin）被水解释放出具挥发性的蒎烷类化合物，并使其药效降低。

三、中药资源化学研究中的数理统计分析方法

药用生物资源性原料的适宜采收期确立的基本原则是质量最优和产量最大化,其品质优良的核心评价指标是能够客观表征其资源价值的化学物质的组成和量。然而,资源性化学物质的形成与积累过程直接受到生态环境、气候条件和人为活动等复合因素的影响。不同物候期的资源生物,其药用部位的生长发育与化学物质的积累是动态的、有节律的。从植物的发芽、展叶、开花、结果到根系的膨大和地上部分的凋萎等均是生物长期适应季节性周期变化的气候环境而形成的生长发育节律,其实质是植物生长发育与环境条件变化之间的关系表征。因此,物候的变化反映了植物生命现象对外部环境变化的响应,体现了植物体内初生和次生代谢产物对环境变化的适应。通过采集同一资源生物种类在不同物候期时的特征性多指标代谢产物的动态积累和消长变化数据,并结合其药用部位的生物产量,在适宜数学模型和分析方法的支持下,就可以建立科学合理的药材适宜采收期方法学。

近年来,化学计量学等多学科交叉技术方法的引入,通过调查多个产地的多组不同生长发育阶段的植物个体、群落的数据,以及一组或数组环境因子数据,采用适宜的统计分析方法分析和评价它们之间的相互关系,为客观评价药用生物资源性原料品质提供了技术支撑,为中药资源性化学成分在生物体内动态积累规律以及与时、空变化的相关性规律的揭示提供了可靠的方法和技术手段。

(一)主成分分析方法

在资源化学研究中,为了客观、全面地分析评价各种资源性化学成分的量,广泛采用多指标分析技术,同时分析多个指标并考虑众多的影响因素。这种分析涉及大量的数据,虽然可以提供丰富的信息,同时也使得数据的分析工作更趋复杂化。在许多情况下,变量之间可能存在的相关性也增加了问题分析的复杂性。如果分别利用每一指标进行评价,然后再综合各指标评价的结论,一是可能会出现各指标评价的结论不一致,从而给最后的综合评价带来困难;二是工作量明显增大,不利于进一步的统计分析。另一方面盲目减少指标会损失很多信息,容易产生错误的结论。因此需要找到一个合理的方法,希望通过对原始指标相互关系的研究,找出少数几个综合指标,既保留了原始指标的主要信息,且又互不相关。

主成分分析(principal component analysis, PCA)是一种常用的统计分析方法,多用于在多个变量中总结出具有较大信息量的综合变量,或以综合变量为基础建立相关关系。主成分分析是一种降维的方法,可以在数据信息损失最少的原则下,对高维变量空间进行降维处理。其工作对象是一张样本数×变量数的数据表。它的工作目标就是要对这种多变量数据表进行综合简化。如果在原数据表中有 p 个变量 $x_1, \cdots, x_p$,主成分分析将考虑对这个数据表中的信息重新调整组合,从中提取 m 个综合变量 $F_1, \cdots, F_m(m<p)$,使这 m 个综合变量能最多地概括原数据表中的信息。下面通过 2 个实例来说明主成分分析在中药资源研究中的应用。

1. 主成分分析法用于药材品质评价研究　中药材由于历史、地域等原因,同一种药材都存在着多个品种。不同品种来源的药材其功效作用也有所区别。部分药材品种尚存在着地区性、民族药和民间用药等混淆品或代用品种。近年来,色谱指纹图谱,特别是以 HPLC-DAD 联用获得的

指纹图谱,已经广泛应用于品种真伪的鉴别和品质优劣的评价。然而,由于中药所含化学成分复杂,单一指纹图谱评判往往不足以代表样品的整体化学特征。近年来采用多维指纹图谱技术结合化学信息方法对药材进行质量控制的报道日益增多,并且较传统的指纹图谱技术能更为全面地反映供试样品的整体化学特征。主成分分析方法就是最常采用的多变量数据分析方法之一。通过主成分分析,可以根据药材成分含量直接给出类别划分。具体步骤如下:

(1)药材各成分含量测定:采用化学分析的方法测定不同品种或不同产地药材中化学成分含量,常用方法 HPLC-UV 和 HPLC-MS。测定数据可以各成分的实际含量表示,也可以色谱峰面积等相对定量的方法表示,形成化学成分含量矩阵。矩阵的行表示样品,列表示各成分的含量。

(2)化学成分数据的标准化:为消除含量数据中各成分含量之间的变异,原始数据需经过标准化处理。

假设测定了 n 个样品,每个样品测得 m 个指标的数值,记录如表 3-2。

表 3-2　各样品测定的指标值

样品号	测定指标			
	X_1	X_2	...	X_m
1	X_{11}	X_{12}	...	X_{1m}
2	X_{21}	X_{22}	...	X_{2m}
...	...	...	...	...
n	X_{n1}	X_{n2}	...	X_{nm}

按式(3-2)计算。

$$X'_{ij} = \frac{X_{ij} - \overline{X_j}}{S_j}, \qquad j = 1, 2, 3, \cdots, m \qquad\qquad 式(3-2)$$

式中,$\overline{X_j}$ 为变量 X_j 的平均值,S_j 是变量 X_j 的标准差。

将原始指标标准化,然后用标准化的数据 X'_{ij} 来计算主成分。

(3)求出各主成分:按式(3-3)计算。

$$Z_i = a_i X = a_{i1}X_1 + a_{i2}X_2 + \cdots + a_{im}X_m, \quad i = 1, 2, \cdots, m \qquad\qquad 式(3-3)$$

(4)主成分个数的选取:为了便于以图形的方式表示各样品的聚集状态,主成分的个数一般选择 2 个或 3 个为宜。选取 2 个主成分可以将各样品投影在二维图形中,3 个主成分则可以表示为三维图形。更多的主成分就无法采用图形表示了。

(5)绘制主成分得分图和载荷图:以选取 2 个主成分为例,分别以这两个主成分所对应的得分为坐标在二维图形上进行绘图,根据各样品在图形中的聚集情况进行类别划分。在实践中,通常选取代表最大信息的前 2 个主成分进行绘图。

以选取主成分对应的因子载荷为坐标绘图,可得载荷图。载荷图中各点代表药材中的各化学成分,点的位置在图中距离聚集中心越远,位置越分散,代表该成分在各个样品中含量差异越大。

【实例 3-1】　大枣和酸枣的比较研究

在中医临床应用中,大枣药性甘温,可补中益气、养血安神,临床多用作补气药;而酸枣药性酸甘,可止血止泻,临床多用为收涩药。二者亲缘关系和化学成分类型与组成相近。基于前期研究,以其三萜及其皂苷类、黄酮类等多指标化学成分对大枣和酸枣进行比较分析和评价。

分别对采自山东、河北、山西、陕西、河南、宁夏、江苏和新疆等省区的 14 种大枣样品，采自宁夏、河北、山东等省区的 7 种酸枣样品，利用 HPLC 联用 DAD 和 ELSD 的方法，全面反映大枣与酸枣的综合化学信息，应用主成分分析的方法，研究两种枣类在化学成分上的差异。

对由二元检测器指纹图谱获得的融合矢量经标准化处理后，进行主成分分析。提取代表总体变异最大的前两个主成分（PC1 和 PC2）用于绘制散点坐标图。每个样品由其对应 PC1 和 PC2 的得分确定其坐标位置。每一变量以其对应主成分的载荷值确定其坐标位置。提取得到的 PC1 代表的变异占总体变异的 40.4%，PC2 代表的变异占总体变异的 35.0%，前两个主成分代表的变异占到总体变异的 75.4%，可以认为前两个主成分基本包含了原始数据的主要信息。主成分分析结果如图 3-15 所示，每一个点代表一个样品。样品大致被分为 2 个区域，酸枣位于区域 I（样品 15～21），剩余样品位于区域 II，代表大枣。

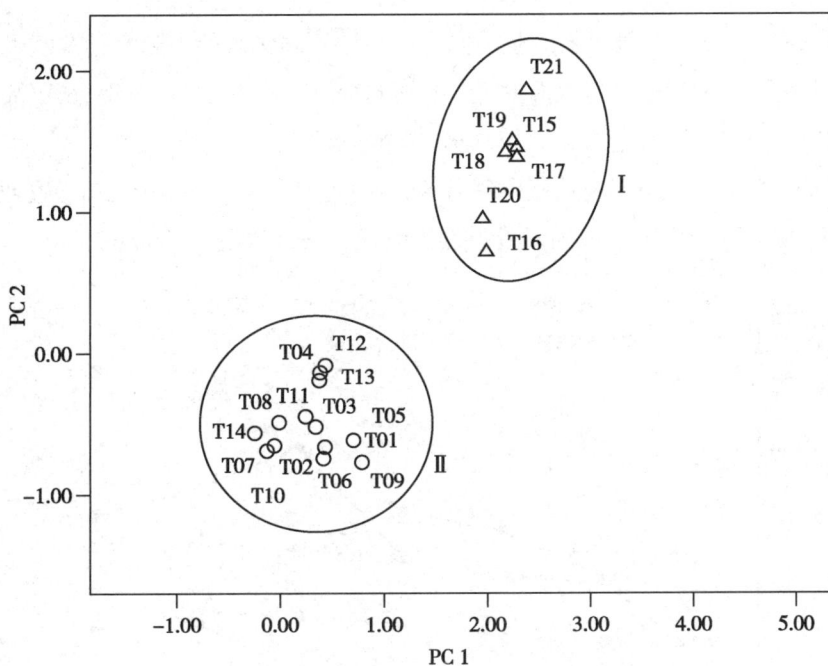

● 图 3-15　大枣和酸枣样品得分图

2. 主成分分析法用于确定药材适宜采收期　传统采收期的确定大多依据药材中单一或少数化学成分的含量结合药材产量确定采收期，以指标性成分总量得率作为确定适宜采收期的判断指标。但该方法无法全面评价不同生长期药材的质量，确定的采收期也无法保证获得最优质量的药材。基于主成分分析及综合评分法是一种客观表征中药材适宜采收期的评价体系。主成分分析法与多指标含量测定评价药材质量的方法密切结合，从多个数值变量间的相互关系入手，利用降维的思想，将多个变量简化为几个综合变量，建立综合评价药材质量及适宜采收期的数学模型。

通过现代分析技术测定药材的多项指标，采用主成分分析综合评分方法结合药材生长发育特点，将多个成分的复杂变化情况简化为一个综合分值 f，以 f 值确定当归药材适宜采收期。具体步骤如下：

（1）各原始数据标准化：同上例标准化方法，对化学成分含量矩阵进行标准化处理。

（2）求出各主成分：

$$Z_i = a_i X = a_{i1} X_1 + a_{i2} X_2 + \cdots + a_{im} X_m \qquad i = 1, 2, \cdots, m \qquad 式（3-4）$$

（3）主成分个数的选取：当前 k 个主成分的累积贡献率达到某一特定的值时（一般大于 70% 为宜），则保留前 k 个主成分。

（4）计算各主成分的贡献率：选择前 k 个主成分 $Z_1, Z_2, \cdots, Z_k$，以每个主成分的贡献率 $c_i = \lambda_i / m$ 作为权数，构造综合评价函数：

$$f = c_1 Z_1 + c_2 Z_2 + \cdots + c_k Z_k \tag{式（3-5）}$$

对各样品进行综合评价时，f 值越大，则表明该样品的综合质量越好。以 f 值结合产量确定药材的适宜采收期。

【实例 3-2】 当归药材适宜采收期的确定

依据当归具有的补血和血、调经止痛、润燥滑肠的功效，以及当归中主要含有挥发油类、有机酸类、内酯类、苯酞类、多糖类等化学物质，选择藁本内酯、正丁烯基酞内酯、阿魏酸、总多糖等物质群作为当归药材适宜采收期多指标评价体系。

（1）样品多指标检测：对甘肃省岷县当归生产基地不同物候期当归样品按照确定的分析方法，测定其藁本内酯、阿魏酸、正丁烯酞内酯、多糖的含量。其中，藁本内酯、正丁烯基酞内酯及阿魏酸采用 HPLC-DAD 测定；总多糖采用硫酸-苯酚法测定。

根据单位面积药材的生物量及药材中各指标成分的含量，得到各指标的有效物质总量。各有效物质总量随物候期的变化图 3-16 所示，因彼此消长而无法判断适宜采收期。

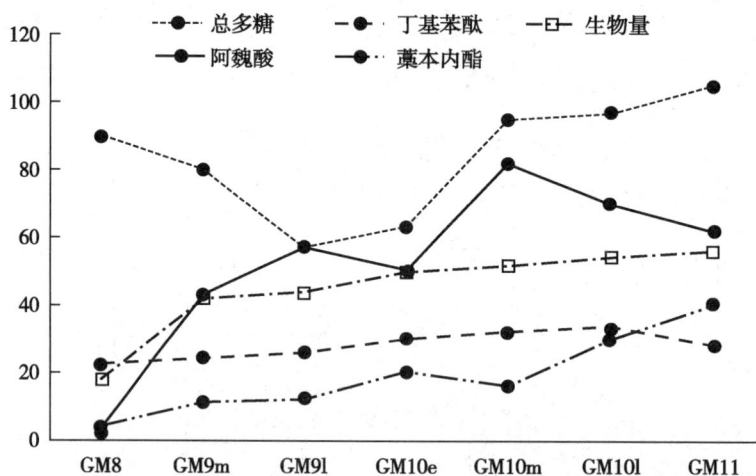

● 图 3-16 当归药材不同生长期各成分含量

（2）主成分分析：采用主成分分析综合评分方法，将多个成分的复杂变化情况简化为一个综合分值 f，以 f 值确定当归药材适宜采收期。

采用 SPSS 软件对测定结果进行主成分分析，结果显示：前两个因子在影响当归质量评价的指标中起着主导作用，两个主成分的累积贡献率达 95%，能够较客观地反映当归药材的内在质量，故选取前两个主成分进行分析。

根据各主要因子的权重系数进行累加，权重系数的计算依据其方差贡献率的大小，即各主成分的贡献率与两个主成分的总贡献率之比，第一主成分的权重 $Wf_1 = 63.525\%/95.642\% = 0.664\,2$，同理可得第二主成分的权重 Wf_2 为 0.335 8。各主要成分因子得分与其权重乘积之和相加，得出各个当归样品的总因子得分 f，以简化后的单一指标 f 值的变化结合生物量，确定适宜采收期，为绘

图方便将 f 值进行如下转换,纵坐标值 $=(f+1)\times 40$。结果见表 3-3 及图 3-17。结果显示,甘肃岷县当归适宜采收期应在 10 月上旬为宜,与传统采收期一致。

表3-3　不同生长期当归药材主成分因子得分

序号	采集时间	f_1	f_2	f	纵坐标变换
1	2008.08l	−0.521 66	−0.955 8	−0.667 45	13.3
2	2008.09m	−0.668 63	0.352 21	−0.325 83	27.0
3	2008.09l	−0.107 31	−0.474 21	−0.230 52	30.8
4	2008.10e	0.237 49	−0.052 95	0.139 959	45.6
5	2008.10m	0.800 27	0.206 04	0.600 725	64.0
6	2008.10l	0.063 69	0.551 5	0.227 499	49.1
7	2008.11e	0.003 16	0.894 44	0.302 455	52.1

注:l,下旬;m,中旬;e,上旬。

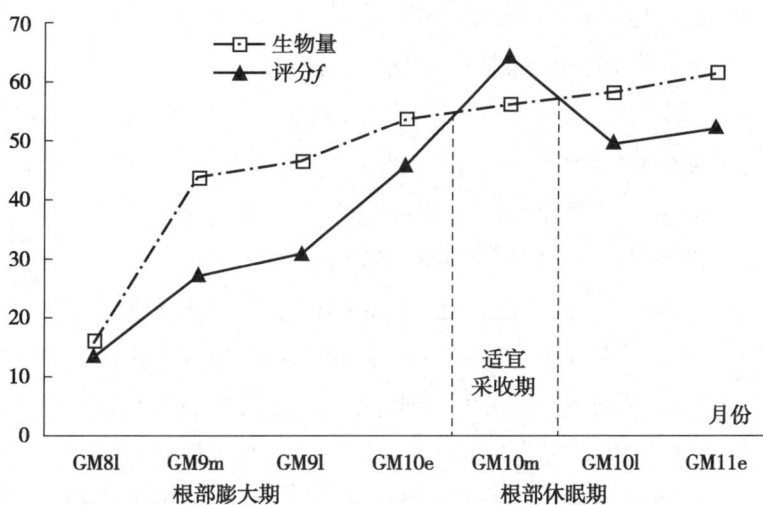

● 图 3-17　主成分分析综合评分法确定当归适宜采收期

(二)聚类分析方法

聚类分析(cluster analysis)是常用于研究分类的一种统计方法,也可称为集群分析、群分析、点群分析等。这一方法在中药资源分类研究中有着广泛的应用。聚类分析的目的是根据"物以类聚"的总原则,对样本或变量(指标)进行分类,使得同一类中的个体具有较大的相似性,不同类中的个体具有较大的差异性。

其基本思想是在没有任何模式可依据或参考的情况下,即没有任何经验知识的前提下,根据所研究对象(样品或变量)的多个观测指标,找出一些能够衡量样品或变量之间相似程度的统计量,以这些统计量作为分类的标准,把性质相似的样本或变量归为一类,把性质不同的归为另一类。

1.聚类统计量　常用于描述样本间的亲疏程度。

常见的距离有:

(1)绝对值距离: $d_{ij}(1) = \sum\limits_{k=1}^{m} |x_{ik} - x_{jk}|$ 　　　　　　式(3-6)

（2）欧氏距离（Euclidean distance）：$d_{ij}(2) = \left[\sum_{k=1}^{m} (x_{ik} - x_{jk})^2 \right]^{\frac{1}{2}}$ 　　　　　　式（3-7）

2. 系统聚类法　系统聚类法（hierachical cluster）是目前使用最多的，也是比较成熟的一种聚类方法。其基本思想是，先将 n 个样本各自看成一类，然后定义类与类之间的距离，此时各类间的距离就是各样本间的距离，将距离最近的两类合并成一个新类，再计算新类与其他类的距离，再将距离最近的两类合并，直到所有样本都合并为一类为止。然后再根据需要或者给出的距离临界值确定分类数及类。

【实例3-3】 赤芍和白芍的聚类分析

芍药是具有多种功效的传统中药，有赤芍、白芍之分，具有清热凉血、散瘀止痛之功效。《中国药典》2020 年版规定白芍为毛茛科植物芍药 *Paeonia lactiflora* 的干燥根。夏、秋二季采挖，洗净，除去头尾和细根，置沸水中煮后除去外皮或去皮后再煮，晒干。赤芍为毛茛科植物芍药 *P. lactiflora* 或川赤芍 *P. veitchii* 的干燥根，春、秋二季采挖，除去根茎、须根及泥沙，晒干。新疆芍药 *P. hybrida* 的干燥纺锤状块根，因在新疆当地资源丰富，作为赤芍代用品在当地应用。目前，对赤芍和白芍的质量控制主要是根据芍药苷的含量高低来进行评价。

采用高效液相色谱法建立了评价赤芍和白芍质量的特征指纹分析方法，收集的赤芍与白芍样品 67 份，经鉴定其基源分别为白芍 *P. lactiflora*（No. 1~21）；赤芍 *P. lactiflora*（No. 22~41）；赤芍 *P. veitchii*（川赤芍）（No. 42~63）；赤芍 *P. hybrida*（新疆赤芍）（No. 64~67）。

以特征指纹图谱进行聚类分析，并与形态学鉴定结果相比较。

系统聚类分析　依据所测样品的色谱指纹图谱特征数据，对样品进行分类。以经形态学鉴定的 67 份不同批次和产地的芍药样品为研究对象，获得包括芍药苷在内的具有 27 个色谱峰的特征指纹谱。将各色谱峰相对于参比色谱峰的峰面积量化，得到 67×27 阶原始数据矩阵，采用离差平方和法（Ward's method），利用欧氏距离（Euclidean distance）作为样品的测度对其进行系统聚类分析。通过对照药材并结合形态学鉴定结果，聚类分析首先将芍药样品分白芍和赤芍二大类，其次又将赤芍区分为 2 类，即可以认为分成 3 类：第 I 类为白芍 *P. lactiflora*，第 II 类为赤芍 *P. lactiflora*，第 III 类为川赤芍 *P. veitchii* 和新疆赤芍 *P. hybrida*。因为收集到的新疆赤芍样品数较少且与川赤芍的亲缘关系较近，所以共同划分到第 III 类。分类结果见图 3-18。

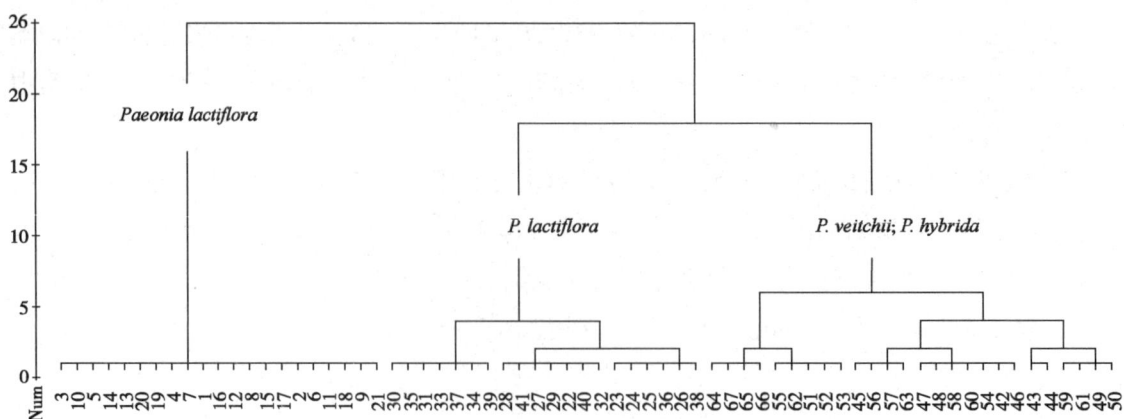

● 图 3-18　赤芍和白芍的系统聚类分析图

（三）关联分析方法

关联分析法（Relational analysis）是对系统发展动态的量化比较分析，可表征两个事物间的关联程度。其基本思想是通过确定参考数列和若干个比较数据列的曲线几何形状的相似程度来判断关联程度。在系统发展过程中，若两个事物变化的趋势具有一致性，即同步变化程度较高，即可谓二者关联程度较高；反之，则较低。

一般步骤如下：

（1）指定参考数列，记作 $x_0(t)$，$x_0(t)=\{x_0(1),x_0(2),\cdots,x_0(n)\}$，$x_0(n)$ 为第 n 个时刻所对应的值。同理，将比较数列分别记作 $x_1(t)$，$x_2(t)$，$\cdots$。

（2）将所有数据进行无量纲化处理，常用的有初值化、均值化等。初值化，即用每一数列的第一个数 $x_i(1)$ 除其他数 $x_i(t)$。均值化，则是用平均值去除所有数据。

（3）由于关联程度，实质上就是曲线间几何形状的差别程度。故关联程度的衡量尺度可用比较曲线与参考曲线间差值大小来表示。

$$\xi_i(k)=\frac{\min_i(\Delta_i(\min))+\zeta\max_i(\Delta_i(\max))}{\left|x_0(k)-x_i(k)\right|+\zeta\max_i(\Delta_i(\max))}\qquad\text{式（3-8）}$$

式中，$\xi_i(k)$ 称为 x_i 对 x_0 在 k 时刻的关联系数，是第 k 个时刻比较曲线 x_i 与参考曲线 x_0 的相对差值。ζ 为分辨系数，$0<\xi<1$。

$$\min_i(\Delta_i(\min))=\min_i\left(\min_k|x_0(k)-x_i(k)|\right)\qquad\text{式（3-9）}$$

$$\max_i(\Delta_i(\max))=\max_i\left(\max_k|x_0(k)-x_i(k)|\right)\qquad\text{式（3-10）}$$

（4）求得的关联系数为比较数列与参考数列各个时刻的关联程度值，数值较多，信息分散，不便于比较，故而对其求平均值，记作关联度 r_i，以作为关联程度的数量表示。

$$r_i=\frac{1}{n}\sum_{k=1}^{n}\xi_i(k)\qquad\text{式（3-11）}$$

（5）关联度排序：关联度按大小排序，如果 $r_1<r_2$，则参考数列 x_0 与比较数列 x_2 更相似。

【实例3-4】 基于灰色关联分析的全蝎、蜈蚣药材质量评价

全蝎、蜈蚣为传统常用中药，分别来源于节肢动物门钳蝎科动物东亚钳蝎 *Buthus martensii*、蜈蚣科少棘巨蜈蚣 *Scolopendra subspinipes mutilans* 的干燥体。本例对购于各地药店及药材市场不同全蝎、蜈蚣药材商品，测定主要成分总核苷、总磷脂、总多糖、多胺、可溶性蛋白质含量的测定结果，以灰色关联分析方法中相对关联度为测度，构建评价全蝎、蜈蚣药材商品质量的灰色关联分析模型。

分别采用 HPLC 法测定各全蝎、蜈蚣药材商品中尿苷、黄嘌呤、次黄嘌呤的含量之和为总核苷的含量；腐胺、精胺及精脒的含量之和为总多胺的含量；比色法测定总磷脂含量、总多糖含量、可溶性蛋白质含量。

质量评价结果：按照数据处理方法，分别对两药材序列中的数据进行：原始数据规格化，计算每个样品相对于最优、最差参考序列的关联系数 $\xi k_{(s)}$、$\xi k_{(t)}$、关联度 $r_{i(s)}$、$r_{i(t)}$，以及相对关联度 r_i 结果见表3-4和表3-5。

表 3-4　全蝎各药材商品相对关联度及质量优劣排序

编号	1	2	3	4	5	6	7	8	9	10
相对关联度 r_i	0.502	0.812	0.497	0.484	0.452	0.675	0.514	0.415	0.516	0.411
质量排序	5	1	6	7	8	2	4	9	3	10

表 3-5　蜈蚣各药材商品相对关联度及质量优劣排序

编号	1	2	3	4	5	6	7	8	9	10
相对关联度 r_i	0.453	0.531	0.515	0.692	0.460	0.560	0.488	0.523	0.591	0.586
质量排序	10	5	7	1	9	4	8	6	2	3

10 个批次全蝎药材商品中,其相对关联度 r_i 值由 0.812～0.411 不等,表明目前全蝎药材商品的质量差别较为明显。10 个批次蜈蚣药材商品中,相对关联度 r_i 值虽然最大的仅为 0.692,但共有 7 个相对关联度 r_i 值大于 0.5,在 3 个相对关联度 r_i 值小于 0.5 的样品中,最小的 r_i 值为 0.45,表明蜈蚣商品药材的质量差异较小。

第四节　生物转化技术

生物转化(biotransformation, bioconversion)是指利用酶或者生物有机体(细胞、细胞器、组织等)作为催化剂,对外源底物进行特异性结构修饰以获得有价值产物的化学反应过程。生物转化常用的有机体主要是微生物,其本质是利用微生物细胞内的酶进行催化,具有选择性高、反应条件温和、转化效率高、副产物少、产物接近天然及能够进行传统有机合成难以进行的化学反应等特点,所涉及的反应主要包括氧化、还原、酯化、水解、缩合、聚合等。

近年来,生物转化技术在中药资源高效利用过程中逐步得到重视与推广应用。对于含量偏低但却活性显著的中药资源性成分,如紫杉醇、青蒿素等在植物中的含量仅为万分之几或更低,单纯依靠从中药资源中分离得到这些成分,容易造成环境生态的破坏且很难满足医疗需求,可采用包括生物转化技术在内的一些技术手段,使其他成分转化为这些可利用的成分,以解决这些成分来源困难问题。对于某些中药材中含量高但却活性较低的资源性成分,如人参皂苷 Rb_1 和人参皂苷 Rg_1 等,但同一药材中的其他成分含量低却活性较强,如人参皂苷 Rg_3 和人参皂苷 Rh_2 等,这两类成分往往在结构上存在基本母核相同这一特点,为使中药资源高效利用,可采用结构改造的方法将活性低的成分转化为活性强的成分,生物转化由于具有的独特优势使其成为完成这一工作的有效技术方法。在中药资源生产过程中,有大量的"非药用部位"及"下脚料"产生且通常被废弃,但这些废弃物中通常含有大量的纤维素、蛋白、淀粉等,会对生态环境造成极大压力。这一类的大分子生物质,可采用生物转化降解发酵技术将它们转化为利用价值较高的醇、沼气等清洁能源、微生物蛋白饲料、有机肥料等,对中药资源的高效利用具有显著意义。

一、非水相生物转化技术

非水相生物转化技术是解决中药资源性成分生物转化过程中底物溶解度低、催化效率低的一项关键技术。生物转化通常在水相中进行,对于水相中溶解度低的难溶性成分,其转化效率则较低。但在转化体系中加入有机溶剂以增加中药难溶性成分的溶解度,借此可提高转化效率,此法称为非水相生物转化技术。普通微生物在非水相体系中易失活,寻找有转化能力的耐有机溶剂极端微生物和酶类,并掌握最优的转化条件,是这一技术的关键核心。

在以葛根素为底物的微生物水相转化体系中,底物浓度(<4g/L)和产率(<80%)通常维持在较低的水平。从油污土壤中筛选得到一株既能耐受 20% 二甲基亚砜(DMSO),又能高效催化葛根素糖基化的菌株 *Arthrobacter nicotianae* XM6。该菌株可分泌一种新型的胞外果糖苷酶,该酶能在 25%DMSO 和甲醇中保持高稳定性和催化活性,在 110.4g/L 葛根素的高浓度底物下,产率高达 90.6%。

二、环糊精包合技术

环糊精包合技术是提高中药资源性成分生物转化效率的一项重要技术。首先,环糊精包合技术可对中药底物分子进行有效包合,从而提高中药底物分子的溶解度;其次,环糊精与微生物细胞膜存在一定的相互作用,具有较好的生物相容性,能增加环糊精包裹的底物分子与微生物细胞膜内酶的接触效率。如甾体化合物在水中溶解度低而导致其转化率低,若能促进其在反应体系中的高度分散,加速其颗粒的传质过程,就可提高甾体转化效率。如以来源于中药资源的甾体化合物为原料生产氢化可的松,所采用的即是环糊精包合技术——以新月弯孢霉为实验菌种,采用超声法,制备 β- 环糊精与底物甾体的包合物,进行转化生产。结果显示,采用 β- 环糊精包合后甾体底物浓度可由 2g/L 提高至 3g/L,在 2L 发酵罐中氢化可的松收率依然维持较高的水平(57.8%)。

三、变压生物转化技术

变压生物转化技术是解决底物溶解度小及酶溶出少的另一新型技术。通过改变发酵过程中的压力,从而改变底物晶体结构,增加其溶解性,同时能增加反应体系溶氧,提高细胞膜通透性,使胞内代谢流向着目的产物方向加强,达到提高发酵产率的目的。该技术目前已广泛应用于谷氨酸、脯氨酸等氨基酸发酵行业,同时在中药资源性成分的转化过程中具有很好的应用前景。

四、固定化技术

固定化技术是解决在中药资源性成分生物转化时催化剂浓度低、易失活、不能重复利用等问题的又一重要技术。固定化技术包括固定化酶技术与固定化微生物技术,是采用化学或物理手段将游离的酶或者微生物定位于限定的空间区域,以提高酶或微生物细胞的浓度,使其保持较高的生物活性并反复利用的方法。如将糖苷型异黄酮水解成活性更强的苷元型异黄酮时,固定 β- 葡糖苷酶的方法是用海藻酸钙包埋富含 β- 葡糖苷酶的黑曲霉孢子。在优选的底物浓度、pH 和温度的条件下,当固定化酶珠体积占反应总体积的 5.0%,糖苷型异黄酮浓度为 1.2mg/ml,作用 24 小时,酶解效果良好。转化率可达 90% 以上。

五、离子液体原位酶解技术

离子液体原位酶解技术是对中药资源生产加工过程中大量纤维类生物质进行可持续利用的重要手段。离子液体是指在室温或接近室温下呈现液态的、完全由阴阳离子所组成的盐,也称为低温熔融盐。由于离子液体所具有的独特溶解性能,可利用稳定存在于高浓度离子液体体系的纤维素酶原位均相水解纤维素,简化了原料的预处理工序,实现酶对底物的高效水解。中药资源生产过程中会产生含有大量纤维素的生物质,不加以利用可导致资源浪费与环境污染。可利用此项技术将这些废弃物中的纤维素组分高效酶解糖化。中药资源产业化过程固体废弃物木质纤维素均相酶解体系如图 3-19 所示。

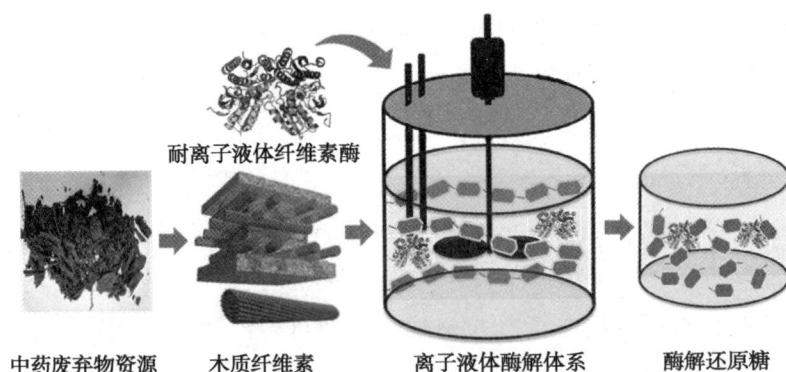

耐离子液体纤维素酶

中药废弃物资源　　木质纤维素　　离子液体酶解体系　　酶解还原糖

● 图 3-19　中药固体废弃物木质纤维素均相酶解示意图

六、联合生物加工技术

联合生物加工技术是解决中药大分子资源性成分发酵转化过程中,步骤烦琐、成本高的一项重要技术。联合生物加工技术可将产酶过程与糖化、发酵集成在一个反应器内同步进行,有效降低酶的生产成本、过程操作和设备投资成本等。以木质纤维素发酵生产生物乙醇为例,首先木质纤维素需要在复杂的纤维素酶系统酶解作用下生成己糖(葡萄糖)和戊糖(木糖、阿拉伯糖)等混合糖;接下来微生物利用混合糖发酵生产乙醇时,会发生碳源分解代谢阻遏效应,即葡萄糖的存在严重影响木糖、阿拉伯糖等戊糖的转运和利用,这种有选择性地先后利用使得发酵过程更加复杂,而且大大降低了产物的得率及生产强度。因此集合高效纤维素酶降解系统的开发,微生物混合糖发酵系统的途径优化,产酶、糖化、发酵三部分有效集成的联合生物加工技术成为木质纤维素高效生产生物乙醇的关键。

七、干发酵技术

干发酵技术是实现中药资源可持续生物转化利用的又一重要手段。干发酵技术是指以有机废弃物为原料（干物质浓度在 20%）以上，利用厌氧菌将其分解为 CH_4、CO_2、H_2S 等气体的发酵工艺，与湿发酵技术相比，耗能低且产气效率高是其主要优点。目前已有的干发酵系统有车库型干发酵系统、气袋型干发酵系统、干湿联合型发酵系统、渗滤液储存桶型干发酵系统等大型沼气干发酵系统，已经投入生产应用，可进行规模化的沼气生产。在中药废弃物中存在着大量的纤维素、蛋白、淀粉等组分，是制取沼气的理想原料，可采用此项技术将中药废弃物进行资源化利用。

八、好氧堆肥技术

好氧堆肥技术是一项传统生物转化技术，然而近年来其在中药资源生物转化过程中展现了非常重要的意义。堆肥技术主要是利用多种微生物的作用，将植物有机残体，进行矿质化、腐殖化和无害化，使各种复杂的有机态养分转化为可溶性养分和腐殖质，同时利用堆积时所产生的高温杀死原材料中所带来的病菌、虫卵和杂草种子，达到无害化的目的。堆肥技术主要用于农业废弃物的处理及其资源化利用过程中。中药资源产业化过程中产生的地上非药用部位以及药渣、沉淀物等废弃物富含糖类、蛋白类、纤维素类等营养物质，为良好的堆肥原料。近年来，堆肥技术逐步应用于中药废弃物的处理过程，使其转化为生物肥料用于农业生产，为目前中药药渣等废弃物实现循环化利用的主要资源化方式。

堆肥既可以在好氧条件下进行，也可以在厌氧条件下进行。目前应用较多的堆肥技术主要为好氧堆肥。好氧堆肥按是否加入外源微生物可进一步分为高温堆腐技术和菌剂堆腐技术。高温堆腐技术为过去较常用的一种堆肥技术，主要是在适宜的温度和湿度条件下，通过原料自身含有的好氧微生物来分解纤维素、半纤维素、木质素等物质达到提高肥效的目的。而菌剂堆腐技术主要是通过合理地接种外源微生物，从而达到有利于缩短发酵时间、减少有机物料中的难分解物质、提高肥料的质量的目的，具有堆腐时间短、腐熟程度好等特点。

第三章　同步练习

第四章　中药资源化学成分的主要类型

第一节　基于初生代谢的中药资源化学成分

一、糖类

（一）概述

糖（saccharide）是多羟基醛（或酮）及其衍生物的总称，广泛存在于生物体内，与核酸、蛋白质、脂类并称为生命活动的四大基本物质。糖主要由碳、氢、氧三种元素组成，大多数糖分子符合 $C_x(H_2O)_y$ 的通式，因此糖也被称为碳水化合物（carbohydrate）。但严格意义上以碳水化合物定义糖并不确切，有些糖不符合 $C_x(H_2O)_y$ 通式，如鼠李糖、脱氧核糖、氨基葡萄糖等，有些化合物符合通式但并不具有糖的性质，如甲醛和乙酸等。

糖以多种形式广泛分布于自然界，与生命活动息息相关。如葡萄糖、糖原是生命体能量代谢的主要形式，农作物中的淀粉是人类食物的主要来源之一，纤维素是植物体的主要支撑物质，甲壳素是构成动物甲壳和真菌细胞壁的重要组成部分等。中药资源中含有的糖及其衍生物还具有重要的生物活性，如香菇多糖具有抗肿瘤活性，黄芪多糖可增强免疫功能等。

（二）结构与分类

糖类物质可分为单糖（monosaccharide）、低聚糖（oligosaccharide，亦称寡糖）和多糖（polysaccharide）。单糖是糖类物质的最小单位，是构成其他糖类物质的基本单元，低聚糖由 2~9 个单糖聚合而成，多糖则由 10 个以上的单糖聚合而成。天然单糖的种类丰富，但天然游离存在的单糖（如葡萄糖、果糖）不多，多以低聚糖、多糖、糖苷等形式存在。

1. 单糖　单糖是最简单的糖类，根据其分子中碳原子数目的多少可分为三碳糖、四碳糖、五碳糖、六碳糖、七碳糖等，亦称丙糖、丁糖、戊糖、己糖和庚糖，其中以己糖最为常见，其次为戊糖。根据结构特征，单糖又可分为醛糖、酮糖、糖醇、糖醛酸、去氧糖、氨基糖等。单糖除了游离状态，还会以糖苷、糖酯等形式存在。中药资源中的单糖大体有以下几种类型，见表 4-1。

表 4-1　常见的单糖及其衍生物

醛糖	D- 木糖（D-xylose），D- 核糖（D-ribose），L- 阿拉伯糖（L-arabinose），D- 葡萄糖（D-glucose），D-甘露糖（D-mannose），D- 半乳糖（D-galactose）
酮糖	D- 果糖（fructose），L- 山梨糖（L-sorbose），D- 景天庚酮糖（D-sedoheptulose）
糖醛酸	D- 葡糖醛酸（D-glucuronic acid），D- 半乳糖醛酸（D-galacturonic acid）
去氧糖	L- 夫糖（L-fucose），D- 鸡纳糖（D-quinovose），L- 鼠李糖（L-rhamnose），L- 黄花夹竹桃糖（L-thevetose），D- 毛地黄糖（D-digitalose），L- 夹竹桃糖（L-oleandrose）
糖醇	卫矛醇（ducitol）、D- 甘露醇（D-mannitol）、D- 山梨醇（D-sorbitol）

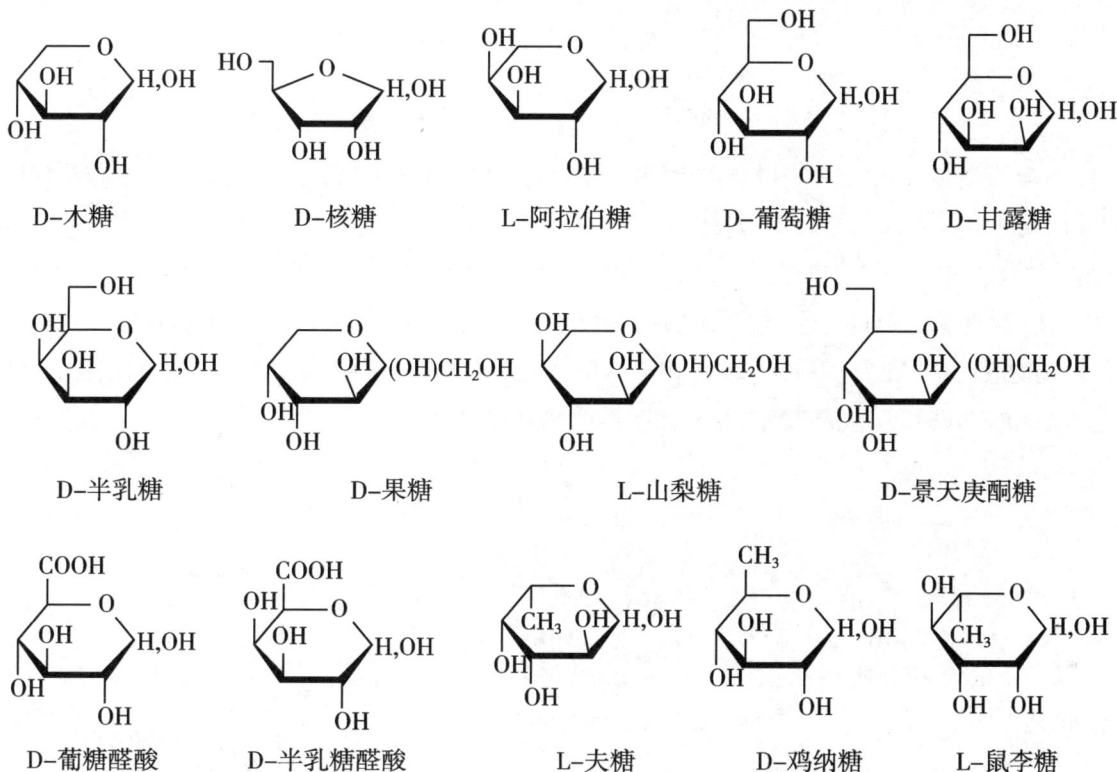

D-木糖　　D-核糖　　L-阿拉伯糖　　D-葡萄糖　　D-甘露糖

D-半乳糖　　D-果糖　　L-山梨糖　　D-景天庚酮糖

D-葡糖醛酸　　D-半乳糖醛酸　　L-夫糖　　D-鸡纳糖　　L-鼠李糖

（1）单糖的链式和环式结构：单糖分子具有链式和环式两种存在形式，可分别用费歇尔投影式（Fischer projection）和哈沃斯投影式（Haworth projection）来表示。在晶体状态下，单糖多以环状结构存在，只有在溶液中才存在微量开链形式（葡萄糖水溶液中的开链形式小于 0.03%）。以葡萄糖为例，其链式费歇尔投影式和环式哈沃斯投影式分别为：

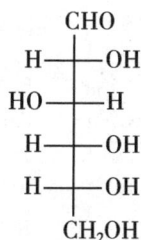

葡萄糖费歇尔投影式　　　　　　　葡萄糖哈沃斯投影式

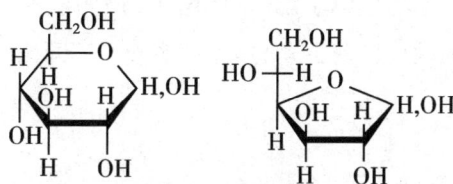

正如葡萄糖的两种哈沃斯投影式所示，葡萄糖及其他有足够碳原子数目的醛糖几乎都以五元半缩醛或六元半缩醛的形式存在。C-4 或 C-5 羟基氧原子对羰基分子内亲核进攻，生成五元环

（称为呋喃糖，furanose）或六元环（称为吡喃糖，pyranose）。醛糖的呋喃糖、吡喃糖形式在溶液中混合存在，只是在热力学上有利于吡喃糖的形成，因此吡喃糖在平衡时占优势。

（2）单糖的绝对构型：单糖的绝对构型分为 D 型和 L 型两种。在费歇尔投影式中，距离羰基最远的手性碳原子上的羟基在右侧的称为 D 型糖，在左侧的称为 L 型糖。

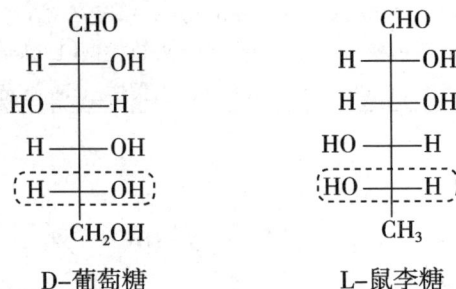

D-葡萄糖　　　　　　　L-鼠李糖

在哈沃斯投影式（含氧环上的碳原子按序数顺时针排列）中，六碳吡喃糖 C-5（五碳呋喃糖 C-4）上的取代基在面上的为 D 型（如 D- 葡萄糖、D- 核糖）、在面下的为 L 型（如 L- 鼠李糖）；五碳吡喃糖的 C₄-OH 在面下的为 D 型（如 D- 木糖）、在面上的为 L 型（如 L- 阿拉伯糖）。

（3）端基碳的相对构型：端基碳的相对构型分为 α、β 两种。六碳吡喃糖 C-5（五碳呋喃糖 C-4）上的取代基与端基羟基（C₁-OH）在环的同一侧为 β- 构型，在环的异侧为 α- 构型。五碳吡喃型糖 C₄-OH 与端基羟基在同侧的为 α- 构型，在异侧为 β- 构型。

α-D-葡萄糖　　　　　β-D-葡萄糖　　　　　α-D-核糖

β-D-核糖　　　　　α-D-木糖　　　　　β-D-木糖

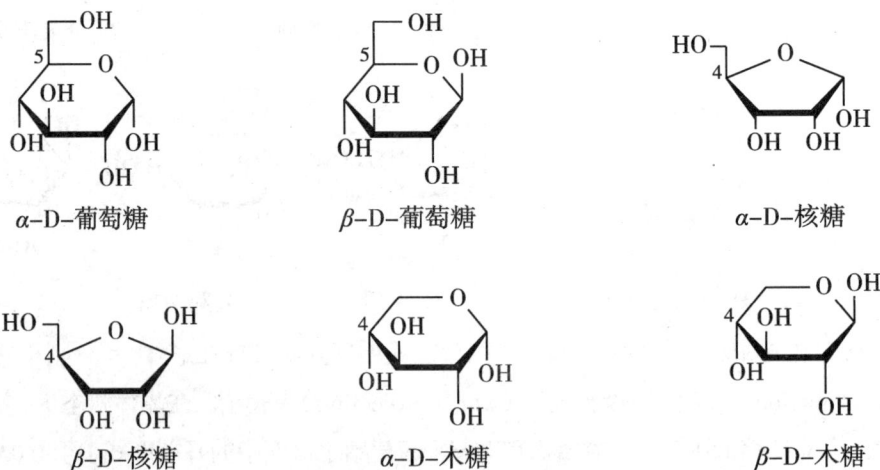

（4）单糖的构象（conformation）：单糖的吡喃环或呋喃环不是平面结构，理论上存在无数不同的构象（如椅式、船式、信封式、扭曲式等）。吡喃糖环的椅式构象能量最低，为其优势构象。以葡萄糖为例，其最优势构象如下图所示，该构象中所有羟基都处于平伏键，分子能量最低。而呋喃糖环比吡喃糖环具有更大的柔性，溶液中不同构象间可发生快速互换（环转向），较难确定其优势构象。

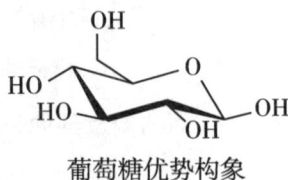

葡萄糖优势构象

2．低聚糖　低聚糖由 2～9 个单糖单元聚合而成，按组成单糖基的数目，可分为二糖、三糖、四糖、五糖等。天然存在的三糖、四糖、五糖等大多以蔗糖为基本单元。常见的二糖有蔗糖（sucrose）、麦芽糖（maltose）、异麦芽糖（isomaltose）、乳糖（lactose）、纤维二糖（cellobiose）、海藻糖（trehalose）、龙胆二糖（gentiobiose）、木二糖（xylobiose）、芸香糖（rutinose）等。蔗糖由葡萄糖和果糖组成，是植物中最广泛的低聚糖。麦芽糖由两分子葡萄糖经 α-1,4- 糖苷键结合而成，是植物淀粉和动物糖原的组成部分。异麦芽糖由两分子葡萄糖经 α-1,6- 糖苷键结合而成，是直链淀粉、糖原、多糖等的组成部分，自然界少见游离态异麦芽糖。乳糖由半乳糖和葡萄糖经 β-1,4- 糖苷键结合而成，存在于绝大多数哺乳动物乳汁中，是幼小哺乳动物的主要热量来源。纤维二糖由两分子葡萄糖经 β-1,4- 糖苷键结合而成，是纤维素的组成部分，无游离状态存在于自然界中。海藻糖由两分子葡萄糖经半缩醛羟基缩合而成，广泛存在于藻类、细菌、真菌、无脊椎动物中，在卷柏、蕨类、山毛榉属、芥属等植物中天然存在。海藻糖不仅可作为生命体的热量来源，还对由环境引起的应激状态具有高抗性，从而在恶劣的环境下（低温、干旱、射线等）对生命体起到保护作用。龙胆二糖由两分子葡萄糖经 β-1,6- 糖苷键结合而成，多以糖苷的形式存在于龙胆属植物的根茎、番红花和杏仁等中；龙胆二糖具有苦味。木二糖是低聚木糖的主要成分，存在于竹笋中。芸香糖作为芦丁、橙皮苷等的糖基部分。

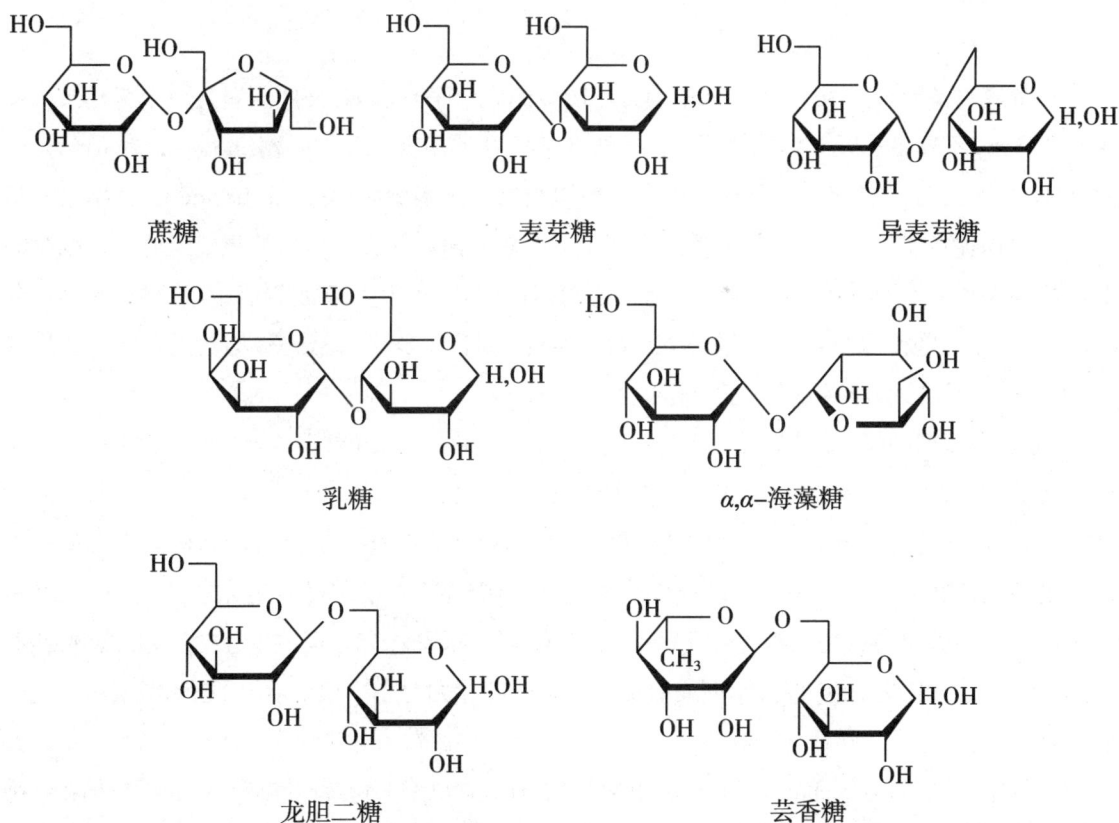

蔗糖　　　　　　　麦芽糖　　　　　　　异麦芽糖

乳糖　　　　　　　α,α-海藻糖

龙胆二糖　　　　　　芸香糖

常见的三糖有棉子糖（raffinose）、龙胆糖（gentianose）、松三糖（melezitose）等。棉子糖在植物中分布广泛，如棉花、甜菜、甘蔗以及大豆等各种谷物里均含有，可作为食品配料，对人体胃肠道有益菌群有增殖作用。龙胆糖存在于龙胆属植物根茎里。松三糖主要存在于松科和椴科植物的分泌物中，由于蜜蜂采食的原因，蜂蜜中常含有松三糖。

棉子糖　　　　　　　　　龙胆糖

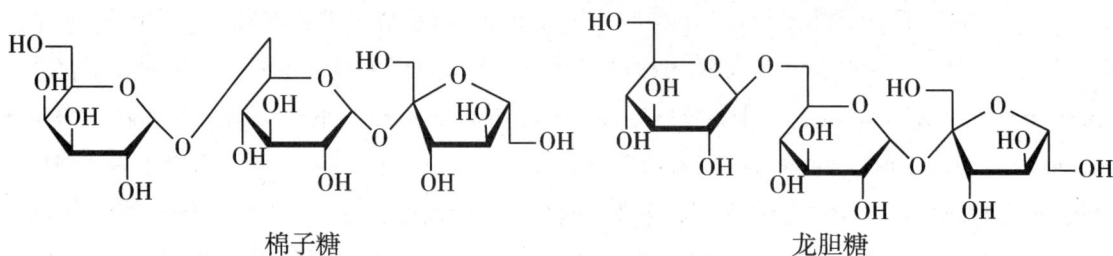

　　水苏糖(stachyose)是代表性四糖,存在于多种植物中,唇形科水苏属 *Stachys* 植物块根中含量较高。中药地黄、丹参中水苏糖含量丰富。水苏糖不会被人体吸收,对人体胃肠道内的有益菌群有增殖作用,能调节微生态菌群平衡,还可以降低肠道 pH,增加肠蠕动。在食品、化妆品、医药中多有使用。

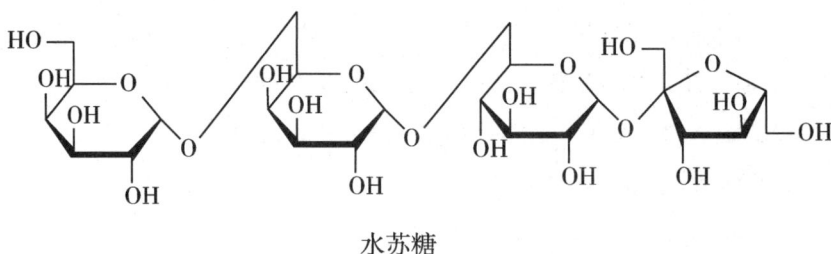

水苏糖

　　3. 多糖　　多糖是由 10 个以上的单糖分子形成的大分子聚合物,一般含有几百个至几万个单糖分子单元,不具备一般单糖的性质。由一种单糖组成的多糖称为均多糖(homosaccharide),如葡聚糖、甘露聚糖、果聚糖等;由两种以上单糖组成的为杂多糖(heterosaccharide)。根据来源不同,可分为植物多糖、动物多糖以及微生物多糖。多糖是维持生命有机体的重要组分。动物中的甲壳素、植物中的纤维素和半纤维素,对动、植物体起到支持作用;植物淀粉和动物糖原是其贮存的营养物质;一些特殊多糖,如人参多糖、黄芪多糖、刺五加多糖、香菇多糖、灵芝多糖等还具有抗肿瘤、抗衰老、抗病毒、抗辐射等生物活性。

　　(1)植物多糖:植物多糖广泛存在于植物体内,主要有淀粉、纤维素、半纤维素、果胶、树胶和黏胶以及一些特殊多糖,如海藻多糖、人参多糖、黄芪多糖等。

　　1)淀粉:淀粉(starch)是葡萄糖的高聚物,分为直链淀粉和支链淀粉。结构上直链淀粉由 α-D- 吡喃葡萄糖通过 α-(1→4)- 糖苷键聚合而成,支链淀粉则是在直链淀粉的基础上存在以 α-(1→6)- 糖苷键形成的分支点。淀粉可受淀粉酶的作用水解成糊精,再成麦芽糖,最后成葡萄糖。直链淀粉可与碘形成蓝色复合物,而支链淀粉吸附碘的能力远小于直链淀粉,遇碘形成紫红色的复合物。

　　2)纤维素:纤维素(cellulose)由 β-D- 吡喃葡萄糖通过 β-(1→4)- 糖苷键聚合而成,是植物细胞壁的主要成分。纤维素是自然界产量最大、分布最广的高分子物质,占植物界碳含量的 50% 以上。植物细胞壁里还存在一类聚糖混合物,它们的功能是将纤维素和木质素紧密地贯穿在一起,横向分布在细胞壁各层,这类聚糖混合物被称为半纤维素。半纤维素不同于纤维素,其结构可以是均一聚糖,也可以由不同单糖基以不同的连接方式聚合而成,故半纤维素是一群共聚物的总称。以半纤维素主链糖基来分类,自然界存在聚木糖类、聚甘露糖类、聚半乳糖类、聚葡萄糖类等半纤维素。

3）果胶：果胶（pectin）是植物细胞壁的一种组成成分，它们伴随纤维素而存在，构成相邻细胞中间层粘结物，对组织具有软化和胶黏作用。果胶的主要组成为 D- 半乳糖醛酸，还含有一些中性多聚 D- 半乳糖、多聚 L- 阿拉伯糖等。

4）树胶：树胶（gum）是植物为保护和愈合创伤而分泌到体外的分泌物，一般是由 D- 半乳糖醛酸、D- 葡糖醛酸、D- 半乳糖、L- 阿拉伯糖等形成的酸性杂多糖。如没药是没药树的树脂，其中含有 64% 树胶，由 D- 半乳糖、L- 阿拉伯糖和 4- 甲基 -D- 葡糖醛酸组成。树胶在医药工业上常用作乳化剂、混悬剂、赋形剂和黏合剂等。食品中也广泛使用，如阿拉伯胶、黄芪胶、刺梧桐胶等。

5）黏胶：黏胶（mucilage）也称黏液胶，是存在于植物薄壁组织黏液细胞内的一类黏多糖，对植物起到保持水分、维持正常生理过程的作用。车前子、黄精、玉竹、昆布、仙人球、海藻等中均具有黏液胶。

（2）动物多糖：动物多糖主要包括糖原、糖胺聚糖、甲壳素等，还有一些以糖蛋白的形式存在。

1）糖原：糖原（glycogen）是动物体内能量贮存的一种形式，相当于植物体内的淀粉，也叫动物淀粉。糖原的结构与直链淀粉类似，但分支比直链淀粉多。

2）糖胺聚糖：糖胺聚糖（glycosaminoglycan）是由氨基己糖（氨基葡萄糖或氨基半乳糖）和糖醛酸聚合而成的长链多糖，包括肝素、透明质酸、硫酸软骨素等。肝素（heparin）是一种酸性黏多糖，由 D- 氨基葡萄糖、N- 乙酰氨基葡萄糖、L- 艾杜糖醛酸和 D- 葡糖醛酸组成。肝素广泛分布于哺乳动物的内脏、肌肉和血液里，作为天然抗凝血物质受到高度重视，国外用于预防血栓疾病，并已形成了一种肝素疗法。透明质酸（hyaluronic acid）又称玻尿酸，是由 D- 葡糖醛酸和 N- 乙酰氨基葡萄糖组成的直链酸性黏多糖。透明质酸广泛存在于动物的各种组织中，在哺乳动物体内，以玻璃体、脐带和关节滑液中含量最高。透明质酸可用于视网膜脱离手术，并可作为化妆品中天然保湿因子。

3）甲壳素：甲壳素（chitin）是组成甲壳类动物外壳的多糖，由 N- 乙酰葡萄糖胺以 β-（1 → 4）- 糖苷键聚合而成的线形结构。甲壳素经浓碱处理，可得脱乙酰甲壳素，即壳聚糖（chitosan）。甲壳素及壳聚糖应用非常广泛，可制成透析膜、超滤膜，用作药物的载体具有缓释、持效的优点，还可用于人造皮肤、人造血管、手术缝合线等。

（3）微生物多糖：微生物多糖是指来源于细菌、真菌的多糖，中药资源领域较多关注真菌多糖，如香菇多糖、灵芝多糖、茯苓多糖等。

1）香菇多糖：香菇多糖是从香菇 Lentinula edodes 子实体或菌丝中获得的活性成分，由葡萄糖基以 β-（1 → 3）- 糖苷键（主链）和 β-（1 → 6）- 糖苷键（支链）聚合而成，具有抗病毒、抗肿瘤、调节免疫功能和刺激干扰素形成等作用。

2）灵芝多糖：灵芝多糖是多孔菌科真菌赤芝 Ganoderma lunidum 的主要活性成分之一。其组成主要为葡萄糖，少量为阿拉伯糖、木糖、甘露糖、半乳糖等。目前已知的 200 多种灵芝多糖大多以 β-（1 → 3）- 葡聚糖为主链，多糖链由三股单糖链构成，是一种螺旋状立体构型，螺旋层之间主要以氢键固定。现代研究证实灵芝多糖具有增强机体免疫、提高机体耐缺氧能力、抑制肿瘤、保肝护肝等多方面的活性。

（三）检识方法

1. 理化检识

（1）α-萘酚试剂反应：取水提取液试样 1ml，加入 5%～10% α-萘酚乙醇试剂 2～3 滴振摇后，倾斜试管，沿管壁慢慢加入 0.5ml 浓硫酸，静置，若两液面间出现紫红色环，提示样品中可能含有糖类物质（单糖、寡糖、多糖或糖苷类）。

（2）费林试剂反应试验：取水提取液试样 1ml，加入新鲜配制的费林试剂 4～5 滴，在沸水浴上加热数分钟，如形成氧化亚铜砖红色或黄色沉淀，提示具有还原性糖的存在。还可以比较样品酸水解前后费林试剂反应生成沉淀量的变化，若水解后沉淀增多，说明样品中含有寡糖、多糖或糖苷类。

2. 色谱检识　目前色谱检识多用薄层色谱，也有用纸色谱。薄层色谱常用吸附剂为正相硅胶，常用的展开剂有三氯甲烷/二氯甲烷-甲醇-水（65:3:10，下层）、正丁醇-乙酸-水（4:5:1，上层）等。一些糖苷类成分极性相对较小，则可根据化合物极性调整展开剂比例，如三氯甲烷/二氯甲烷-甲醇、石油醚-丙酮等溶剂系统。反相硅胶薄层分析可用甲醇-水溶剂系统展开。薄层色谱显色可于通风良好环境下喷洒苯胺-邻苯二甲酸试剂或 α-萘酚-浓硫酸试剂等，105～120℃条件下加热数分钟。

（四）提取与分离方法

1. 糖类的提取　单糖和小分子低聚糖在水及稀醇中均具有较好的溶解度，可用水或稀醇提取。多糖多可溶于热水，但不溶于乙醇等有机溶剂。因此，可用水提醇沉法，使多糖逐步沉淀出来而获得粗多糖。针对酸性多糖和碱性多糖，还可以分别用稀碱和稀酸提取。

2. 糖类的分离　除少数情况下可采用结晶法外，糖混合物的分离多依赖于色谱柱层析方法，即利用不同性质柱材料、在不同溶剂系统洗脱下实现糖混合物的分离、富集和纯化。较常见的柱材料包括活性炭、大孔树脂、纤维素、离子交换树脂和葡聚糖凝胶 G 等。上述材料中，葡聚糖凝胶主要基于分子筛原理，其他几种材料多是基于物质间吸附、解吸附的原理。近年来，亲水作用液相色谱材料得到了较好的发展，常应用于在寡糖类成分的分离纯化。柱层析之外，多糖的分离还可根据其在水、醇中的溶解度的差异，通过调整醇浓度而实现多糖成分的分级沉淀。酸性多糖还可尝试电泳分离。

二、氨基酸、肽及蛋白质类

（一）氨基酸类

1. 概述　氨基酸（amino acid）广泛存在于动植物中，可分为两类，即蛋白氨基酸和非蛋白氨基酸。蛋白氨基酸是组成生物蛋白的结构单元，主要有 20 种标准氨基酸，近年来发现还有 2 种氨基酸衍生物亦参与蛋白合成，即硒代半胱氨酸（Sec）和吡咯赖氨酸（Pyr）。20 种主要标准氨基酸按营养价值分类，可分为人体自身不能合成的必需氨基酸、人体内合成速度很低的半必需氨基酸以及人体可以自身合成的非必需氨基酸等。蛋白氨基酸在医药中多有使用，如精氨酸、谷氨酸可用于肝昏迷抢救；组氨酸可治疗胃及十二指肠溃疡和肝炎等。

自然界存在大量的不参与蛋白质合成的非蛋白氨基酸，广泛分布于植物、真菌和细菌中，有些具有独特的生物功能和生物学意义，如 γ-氨基丁酸是由谷氨酸脱氨产生、传递神经冲动的化学介质；高半胱氨酸是动物蛋白代谢中的副产物，血清中高水平的高半胱氨酸是潜在的心血管疾病标志物；牛磺酸（β- 氨基乙磺酸）具有促进脑部发育的作用；S- 腺苷甲硫氨酸是常见的一种生物甲基化试剂等。氨基酸亦是中药的药效成分之一。如天冬 *Asparagus cochinchinensis*、玄参 *Scrophularia ningpoensis* 和棉根 *Cossypium herbaceum* 中的天门冬素（asparagine）可止咳和平喘；三七 *Panax notoginseng* 中的田七氨酸（dencichine）可止血；使君子 *Quisqualis indica* 中的使君子氨酸（quisqualic acid）具有驱虫作用等。

2. 氨基酸的结构与分类　氨基酸分子内含有氨基和羧基，根据氨基和羧基的相对位置，可将氨基酸分为 α- 氨基酸、β- 氨基酸和 γ- 氨基酸等。20 种标准氨基酸中（表 4-2），除了脯氨酸，其他都属于 α- 氨基酸。根据氨基酸分子中所含氨基和羧基的数目，可将其分为中性、酸性和碱性氨基酸三类，即中性氨基酸分子中羧基和氨基数目相等，酸性氨基酸分子中羧基多于氨基，而碱性氨基酸中则氨基多于羧基。另外，根据氨基酸侧链（氨基、羧基之外的部分）的性质，还可以将氨基酸分为脂肪族氨基酸、芳香族氨基酸以及杂环氨基酸等。

表 4-2　20 种主要氨基酸

名称	缩写	名称	缩写
丙氨酸 alanine	Ala	亮氨酸 leucine	Leu
精氨酸 arginine	Arg	赖氨酸 lysine	Lys
天冬酰胺 asparagine	Asn	甲硫氨酸 methionine	Met
天冬氨酸 aspartic acid	Asp	苯丙氨酸 phenylamine	Phe
半胱氨酸 cysteine	Cys	脯氨酸 proline	Pro
谷氨酰胺 glutamine	Gln	丝氨酸 serine	Ser
谷氨酸 glutamic acid	Glu	苏氨酸 theronine	Thr
甘氨酸 glycine	Gly	色氨酸 tryptophan	Trp
组氨酸 histidine	His	酪氨酸 tyrosine	Tyr
异亮氨酸 isoleucine	Ile	缬氨酸 valine	Val

3. 氨基酸的理化性质

（1）性状：氨基酸为无色结晶，熔点很高，一般 200℃以上。

（2）溶解度：大多数氨基酸都溶于水，难溶于有机溶剂，如丙酮、乙醚、三氯甲烷等。但半胱氨酸和酪氨酸在水中溶解度相对较小，而羟脯氨酸和脯氨酸能溶于乙醇或乙醚中。

（3）旋光性：甘氨酸除外，α- 氨基酸结构中均具有手性中心，所以均具有旋光性。

（4）氨基酸与强酸、强碱均能成盐，因而氨基酸既有碱性又有酸性，是一种两性化合物。同时，分子内氨基和羧基可相互作用生成内盐。

（5）等电点：强酸溶液中，氨基酸以阳离子状态存在；强碱溶液中，氨基酸则以阴离子状态存在。当处于某一特定 pH 时，氨基酸分子中羧基电离和氨基电离的趋势恰好相等，该 pH 即为该氨基酸的等电点。不同的氨基酸具有不同的等电点。在等电点时，氨基酸分子以内盐的形式存在，溶解度最小，可以沉淀析出。

（6）与亚硝酸反应：除亚氨基酸（脯氨酸、羟脯氨酸）外，α- 氨基酸中的氨基能与亚硝酸作用，放出氮气，生成 α- 羟基酸。

（7）与茚三酮反应：α- 氨基酸与水合茚三酮加热反应，可引起氨基酸氧化脱氨、脱羧等反应，产生的还原茚三酮与氨进一步反应生成紫色复合物。该反应可用于氨基酸薄层鉴别。

4．氨基酸的检识

供试液制备：取中药粗粉 1g，加水 10ml 温浸 1 小时，滤过，滤液供下述试验用。

（1）理化检识

1）茚三酮反应：取供试液 1ml，加 0.2% 茚三酮溶液 2～3 滴，摇匀，在沸水浴中加热 5 分钟，冷却后，如显蓝色或蓝紫色，表明含有氨基酸、多肽或蛋白质。此反应亦可作色谱检识，但有的氨基酸产生黄色斑点，并受氨气、麻黄碱、伯胺、仲胺等杂质的干扰而产生假阳性。

2）吲哚醌反应：取供试液滴于滤纸上，晾干，喷洒吲哚醌试液，加热 5 分钟，不同的氨基酸类显示不同的颜色。

3）荧光胺反应：供试液于滤纸上晾干，喷洒荧光胺试剂，可生成带有荧光的产物，于 390nm 及 475nm 下检测，灵敏度高。

（2）色谱检识

1）纸色谱检识：展开剂可用正丁醇 - 乙酸 - 乙醇 - 水（4∶1∶1∶2）或甲醇 - 水 - 吡啶（20∶20∶4）。

2）薄层色谱检识：展开剂可用正丁醇 - 乙酸 - 水（4∶1∶5，上层）、三氯甲烷 - 甲醇 -17% 氨水（2∶2∶1）等。若采用双向色谱法，可用正丁醇 - 乙酸 - 水（3∶1∶1）溶剂系统。显色剂可用茚三酮试剂，喷后于 110℃加热，显紫色，但脯氨酸、海人草氨酸则显黄色；氨也有反应，因此要注意氨气的干扰。吲哚醌试剂灵敏度不如茚三酮试剂。1,2- 萘醌 -4- 磺酸试剂可喷后于室温干燥，不同的氨基酸显不同的颜色。

5．氨基酸的提取分离

（1）提取：氨基酸的提取是将蛋白质经酸、碱或酶水解后，分离得到各种氨基酸。天然游离氨基酸的提取是采用水或稀醇等极性溶剂进行提取。提取后可用离子交换树脂柱去杂质。

1）水提取法：将中药粗粉用适量水浸泡，滤过，减压浓缩至 1ml 相当于 1g 药材，加 2 倍乙醇除去蛋白质、多糖等杂质，滤过，将滤液减压浓缩至无醇味，通过强酸型阳离子交换树脂，用 1mol/L 氢氧化钠或 2mol/L 氨水溶液洗脱，收集对茚三酮呈阳性部分，浓缩，得总氨基酸。

2）稀乙醇提取法：中药粗粉用稀乙醇回流或冷浸提取。滤过，减压浓缩至无醇味，然后按水提取法通过阳离子交换树脂后即得总氨基酸。

（2）分离

1）溶剂法：主要是根据不同氨基酸在水和乙醇等溶剂中的溶解度不同而将其相互分离。如一般氨基酸易溶于水，而半胱氨酸和酪氨酸在水中溶解度相对较小；酪氨酸在热水中溶解度大，而半胱氨酸在冷、热水中溶解度均小。

2）成盐法：氨基酸与某些无机或有机化合物结合，可生成难溶性的氨基酸盐，借此分离。如南瓜子中的南瓜子氨酸可与过氯酸形成结晶性盐；亮氨酸可与邻二甲苯 -4- 磺酸反应生成亮氨酸磺酸盐，然后再与氨水反应得亮氨酸。在总氨基酸水溶液中加入正丁醇，先提出中性氨基酸，再向水溶液中加磷钨酸、苦味酸或苦酮酸等试剂，可沉淀出碱性氨基酸混合物。

3）电泳法：在适当 pH 条件下，不同氨基酸表现不同的电荷性。当施加一定电场于电泳槽，其中的氨基酸样品将表现不同的移动方向和移动速度：中性氨基酸留在原点，带净正电荷的碱性氨基酸移向阴极，带净负电荷的酸性氨基酸则移向阳极，此种现象称为电泳。多种因素会影响氨基酸电泳移速，如氨基酸本身所带电荷、缓冲液离子性质、pH、黏度、温度等。溶液的 pH 越接近氨基酸等电点,其净电荷越低,移动速度越慢;反之则越快。

4)离子交换树脂法:分离氨基酸常用强酸型阳离子交换树脂,先将树脂碱处理成钠型,再将酸性(pH 2～3)氨基酸溶液上柱,主要以阳离子状态存在的氨基酸会与树脂材料钠离子发生交换而被吸附在柱子上。其中酸性氨基酸吸附力最弱,中性氨基酸较强,含芳香环的氨基酸更强,碱性氨基酸最强。因此氨基酸的一般的洗出顺序为酸性氨基酸、中性氨基酸和碱性氨基酸。

(二)肽类

1. 概述　肽(peptide)是由氨基酸通过肽键结合而形成的一类化合物。肽键是由一个氨基酸的 α-羧基与另一氨基酸的 α-氨基脱水缩合而形成的一种特殊的酰胺键。根据组成氨基酸单元的多少,肽类可分为由二肽、三肽、寡肽(3～10 个氨基酸单元)和多肽等,有线性和环状结构(环肽)。肽类化合物在动植物中均有分布,有的还具有一定的生物活性,如谷胱甘肽、神经肽、抗菌肽等。生物活性肽可起到镇痛、降压、抗氧化、抗血栓等作用。如从南美洲树蛙 *Phyllomedusa sauvagei* 的蛙皮中分离获得的皮啡(dermorphin)含有 D-氨基酸残基的阿片样活性七肽,具有较强的镇痛作用。

2. 肽的分类

(1)直链肽:从药用植物资源中发现的直链肽分布于伞形科、茄科、百合科、禾本科等植物类群中,常存在于它们的叶肉组织细胞中,如植物磺肽素(phytosulfokine)。从哺乳动物性腺中获得的黄体激素释放激素,以及从海洋生物海兔中分离得到的海兔毒素(dolastatin)、水蛭中含有的具有抗凝作用的水蛭多肽(hirudin)、蜂毒中的蜂毒肽(melittin)与蜂毒明肽(apamine)、具有舒张血管作用的蛙皮啡肽(dermorphin)等,均为直链肽。

环肽化合物(cyclopeptides)是指由酰胺键或肽键形成的一类环状肽类化合物,主要来源于植物、海洋生物和微生物等。迄今已从鼠李科、石竹科等约 25 科 65 属 120 余种植物中分离鉴定了450 余种环肽化合物。已报道的环肽类化合物具有多方面的生物活性,包括抗肿瘤、抗 HIV、抗菌、抗疟、安眠、抑制血小板聚集、降压等,近年来颇受关注。如从酸枣仁 *Ziziphus jujuba* 中分离得到的环肽类化合物 zizyphine 具有安眠作用,从茜草中得到一系列的茜草环肽具有抗肿瘤作用。

2)环肽

1)环肽的结构分类:基于目前已发现的植物环肽骨架结构,环肽可分为杂环肽与均环肽两大类型,进而可再分为鼠李科类型环肽(环肽生物碱)、缩酚酸环肽、茄科类型环肽、荨麻科类型环肽、菊科类型环肽、石竹科类型环肽、茜草科类型环肽以及堇菜科类型环肽等 8 个小类型。前 4种属于杂环肽,后 4 种属于均环肽。鼠李科类型环肽又可细分为具十四元环对柄型、具十三元环间柄型及具十五元环间柄型。

2)环肽的理化性质和检识:环肽化合物一般易于结晶,熔点多高于 260℃,有旋光性。易溶于水,可溶于甲醇、三氯甲烷等有机溶剂。

特征性检识方法:茚三酮试剂显色的薄层原位化学反应法,即先通过单向层析不水解和单向层析酸水解(浓盐酸,110℃加热,1～2 小时)的方法,检识环肽或肽酰胺的存在;再通过双向薄层层析的方法区别环肽和肽酰胺。具体操作可用硅胶 G 或硅胶 H 薄层板,三氯甲烷/二氯甲烷-甲醇溶剂系统展开,0.2% 茚三酮溶液显色。

3)环肽的提取分离:环肽的提取可通过经典的生物碱提取法或一般甲醇、乙醇提取法获得。

后续可用硅胶柱色谱、高效液相色谱、制备薄层色谱以及制备衍生物等现代分离纯化手段进一步纯化、分离。

（三）蛋白质和酶类

1. 概述　蛋白质在生物体内处于特殊重要的位置，几乎参与了所有生命活动过程，是生命活动的物质基础。蛋白质的生物学功能多样，诸如生物催化功能、运输功能、运动功能、信号传导功能、储藏功能、免疫和防御功能等。酶是一类重要的活性蛋白。

根据蛋白质的组成成分，可以将蛋白质分为简单蛋白质和结合蛋白质两大类。简单蛋白质仅由氨基酸组成。结合蛋白质除了蛋白部分外还含有非蛋白部分，即辅基或配体，如糖蛋白会含有半乳糖、甘露糖、己糖醛酸、己糖胺等辅基部分。

从中药资源亦陆续发现了一些与人体健康密切相关的不同活性蛋白质、酶类物质，例如麦芽 *Hordeum vulgare* 中含有的淀粉酶（amylase）常用于食积不消；苦杏仁 *Prunus armeniaca* 中的苦杏仁酶（emulsin）具有止咳平喘作用；葫芦科栝楼属植物栝楼 *Trichosanthes kirilowii* 根中的天花粉蛋白（trichosanthin）具有引产作用和抗病毒作用；番木瓜 *Carica papaya* 中的蛋白水解酶（papain）可驱除肠内寄生虫；地龙 *Pheretima aspergillum* 中的蚯蚓纤溶酶，对血栓和纤维蛋白有显著溶解作用；水蛭 *Hirudo medicinal* 中的水蛭素（hirudin）则具有高度特异的抗凝血酶活性，具有很好的抗凝血作用。

2. 蛋白质和酶的理化性质

（1）溶解性：多数蛋白质和酶溶于水，不溶于有机溶剂。蛋白质的溶解度受 pH 影响。

（2）胶体性质：蛋白质分子量多在一万以上，可高达一千万左右，在水溶液中可形成 1～100nm 的颗粒，处于胶体质点范围内，因而具有胶体溶液的性质。

（3）两性和等电点蛋白质分子两端有氨基和羧基，同氨基酸一样具有两性和等电点。

（4）盐析和变性：水溶液中的蛋白质和酶可在高浓度硫酸铵或氯化钠作用下析出，此过程称为盐析，盐析过程可逆。当蛋白质和酶在热、酸、碱等外力作用下不可逆地失去生物活性，此过程称为蛋白质变性。

（5）水解：蛋白质在酸、碱、酶等作用下可逐步水解，最终生成其组分氨基酸。

（6）酶解：酶具有很高的催化性及专属性。如麦芽糖酶（maltase）只能水解 α- 苷键，而对 β- 苷键无作用。

（7）沉淀反应：蛋白质与酸类（如鞣质、三氯乙酸、苦味酸、硅钨酸等）以及金属盐类（如氯化高汞、硫酸铜等）反应可产生沉淀。

（8）颜色反应

1）Biuret 反应：蛋白质在碱性溶液中与稀硫酸铜溶液作用，产生红色或紫红色。

2）Dansyl 反应：分子中末端氨基在碳酸氢钠溶液中与 1- 二甲氨基萘 -5- 磺酰氯反应生成相应的磺酰胺衍生物，显黄色荧光。

3. 蛋白质与酶的提取分离

（1）蛋白质的提取：一般采用水或 5%～8% 的氯化钠水溶液提取蛋白质。常利用 pH 缓冲液调节，使提取溶液保持近中性。提取液可经盐析（加氯化钠或硫酸铵至饱和）得到总蛋白质。

（2）蛋白质的分离：蛋白质的粗分离可通过沉淀法实现，具体可包括有机溶剂沉淀法、中性盐沉淀法（盐析）、选择性变性沉淀法、等电点沉淀法、有机聚合物沉淀法等。透析法可用于除去蛋白质内混有的小分子杂质。蛋白质的精细分离可用色谱法（亲和层析、疏水作用层析、离子交换层析、凝胶过滤层析等）、电泳法以及超速离心法等。

有机溶剂沉淀法：有机溶剂（如丙酮、乙醇等）能降低水溶液的介电常数，并能破坏蛋白质分子周围的水化层、部分地引起蛋白质脱水，使蛋白质沉淀析出。一般在低温下操作。

中性盐沉淀法（盐析）：在蛋白质溶液中加入高浓度的中性盐（如硫酸铵、氯化钠、硫酸钠等），可破坏蛋白质表面的水化层，又可中和蛋白质表面的电荷，从而导致蛋白质颗粒聚集、生成沉淀。

选择性变性沉淀法：利用不同蛋白质在不同条件下（热、酸碱度、有机溶剂等）的稳定性不同的特征，选择一定的条件导致非目标蛋白变性沉淀，从而达到分离的目的。

等电点沉淀法：蛋白质和酶是两性电解质，在达到电中性时溶解度最低，易发生沉淀。将蛋白质溶液的pH调至被分离蛋白质的等电点，促其沉淀，从而达到与其他蛋白质分离的目的。

有机聚合物沉淀法：应用最多的是聚乙二醇。聚乙二醇是无电荷的直链大分子，可特异性引起蛋白质变性沉淀，该反应具有可逆性。

透析法：蛋白质是高分子物质，不能透过半透膜。将盛有蛋白质溶液的透析袋放入缓冲溶液中，小分子杂质（如无机盐类及其他小分子）即可跨膜扩散到缓冲液中，从而达到纯化蛋白质的目的。

超速离心法：不同分子量的蛋白质经超速离心，其沉降速度有显著差异，可借此对不同分子量的蛋白质进行分步分离。

色谱法：常用的色谱法有亲和层析、疏水作用层析、离子交换层析、凝胶过滤层析等。

电泳法：非等电点条件下蛋白质带有电荷，在电场作用下带电荷蛋白质能向电场正极或负极泳动，利用该性质实现蛋白质的分离纯化。聚丙烯酰胺凝胶电泳最为常用。

4. 蛋白质和酶的检识

（1）理化检识

1）加热沉淀试验：利用蛋白质加热可变性的性质，取供试液加热煮沸，如产生混浊或沉淀，提示可能含有蛋白质。

2）盐析实验：利用蛋白质的盐析性质，往供试液中加入少许5%硫酸铵溶液，若产生沉淀，则提示可能含有蛋白质。

3）双缩脲反应：取供试液0.5～1ml，加40%氢氧化钠溶液2滴，摇匀，滴加1%硫酸铜溶液1～2滴，摇匀，如显紫色，提示含有多肽或蛋白质。

4）Solway purple反应：将供试液点在纸片上，滴加酸性蒽醌紫试剂，如呈紫色，提示含蛋白质，而氨基酸、多肽皆不显色。

（2）色谱检识：硅胶G薄层板点样，三氯甲烷-甲醇（或丙酮）（9∶1）上行展开，2%茚三酮溶液显色。

三、脂类

脂类（lipid）是一类不易溶于水而易溶于非极性溶剂的生物有机分子。大多数脂质的化学本质是脂肪酸和醇所形成的酯类及其衍生物。根据其生物学功能可分为：①贮存脂质，甘油三酯与长链脂肪酸为代谢燃料（脂肪）的主要贮存形式；②结构脂质，即构成生物膜结构的磷脂双分子层；③活性脂质，含量较少但具有重要的生物活性。脂类化合物广泛存在于中药资源生物体内，包括油脂和类脂。油脂是指植物油和动物脂肪。类脂化合物通常是指磷脂、糖脂、蜡、萜类和甾族化合物等。

（一）油脂

1. 油脂的分类　根据来源油脂可分为动物性油脂和植物性油脂。根据油脂在常温下的状态，可将其分为油和脂肪。常温下呈液态的油脂称为油，如豆油、花生油、棉籽油、月见草油、苏子油、亚麻籽油、核桃油等；常温下为固态和半固态的油脂称为脂肪，如豚脂、牛脂、羊脂、驼脂、獾脂等。

2. 油脂的组成　从化学结构看，油脂都是三分子高级脂肪酸与一分子甘油所形成的酯。若三个高级脂肪酸分子一样，则称为简单甘油酯；反之则为混合甘油酯。天然油脂大多数是多种混合甘油酯的混合物。

3. 油脂的用途　天然油脂主要存在于动、植物体内，是人类生存不可缺少的食物和营养品。油脂也是重要的食品、医药和化工原料。

4. 油脂的物理性质　纯净的油脂无色、无味。油脂的密度都小于1g/ml，不溶于水，易溶于乙醚、三氯甲烷、丙酮、苯和热乙醇等有机溶剂。天然油脂是混甘油酯的混合物，所以没有固定的熔点和沸点。

5. 油脂的化学性质

（1）皂化反应：油脂在酸、碱或酶的作用下，可水解生成一分子甘油和三分子脂肪酸。如果在氢氧化钠或氢氧化钾碱性条件下水解，得到的产物是甘油和高级脂肪酸的钠盐或钾盐，即肥皂，因此，油酯的碱性水解反应称为"皂化"。

（2）加成反应：含有不饱和脂肪酸的三酰甘油，其分子中的碳碳双键可与氢、卤素等进行加成。

1）氢化：油脂中不饱和脂肪酸的碳碳双键在金属催化下，与氢元素发生加成反应，从而转化成饱和脂肪酸含量较多的油脂，称为氢化油，常温下状态由液态变为半固态或固态。氢化油熔点高，性质稳定不易变质，便于储藏和运输。

2）加碘：油脂中不饱和脂肪酸的碳碳双键可与碘发生加成反应。油脂的碘值（iodine number）是指100g油脂所能吸收碘的克数。碘值与油脂的不饱和度相关。

（二）磷脂

磷脂是细胞膜的主要成分，是生物活性物质及信息分子前体的贮备物质，在细胞生命活动中（生长、迁移、信号传导、识别、相互作用、凋亡等）具有重要的生理功能。研究表明，磷脂可通过影响人体内分泌或神经系统进而调节人体代谢，与肥胖、糖尿病、癌症、阿尔茨海默病及心血管疾病等密切相关。

磷脂是含有磷酸二酯键结构的脂类，因分子两端分别含有亲水结构和疏水结构，属于两性分子。根据构成差别,磷脂可分为甘油磷脂和鞘磷脂两种,由甘油构成的磷脂称为甘油磷脂,由鞘氨醇构成的磷脂称为鞘磷脂。

1. 甘油磷脂　甘油磷脂又称为磷酸甘油酯,其母体结构是磷脂酸,即一分子甘油与两分子脂肪酸和一分子磷酸通过酯键结合而成的化合物。磷脂酸中的磷酸与其他物质结合,可得到各种不同的甘油磷脂,最常见的是卵磷脂和脑磷脂。

(1)卵磷脂:卵磷脂(lecithin)又称为α-卵磷脂、磷脂酰胆碱,是磷脂酸与胆碱酯化的产物。胆碱磷酸酰基可连接于甘油基的α-位或β-位上,故有α和β两种异构体,天然卵磷脂为α型。卵磷脂完全水解可得到甘油、脂肪酸、磷酸和胆碱。卵磷脂为白色蜡状固体,吸水性强。由于分子中存在大量不饱和脂肪酸,存放过程中易受光线、空气及温度的影响,不饱和脂肪酸被氧化而生成黄色或棕色的过氧化物。卵磷脂不溶于水和丙酮,易溶于乙醚、乙醇及三氯甲烷。卵磷脂存在脑和神经组织及植物的种子中,在卵黄中含量丰富。

(2)脑磷脂:脑磷脂(cephalin)又称为磷脂酰胆胺,是由磷脂酸分子中的磷酸与胆胺(乙醇胺)中的羟基酯化生成的产物。脑磷脂完全水解可得到甘油、脂肪酸、磷酸和胆胺(乙醇胺)。脑磷脂的结构和理化性质与卵磷脂相似,在空气中放置易变棕黄色,脑磷脂易溶于乙醚,难溶于丙酮、冷乙醇。

脑磷脂与卵磷脂通常共存于脑、神经组织和许多组织器官中,在蛋黄和大豆中含量较丰富。

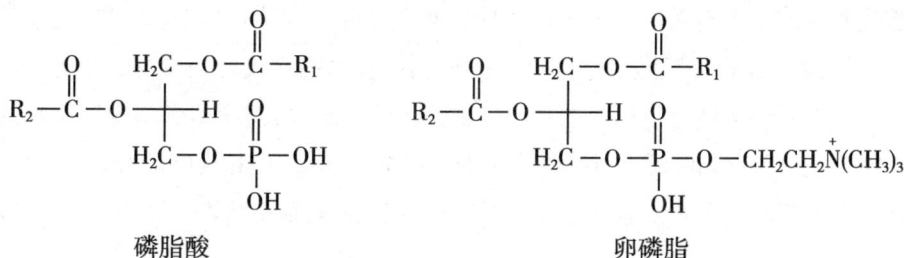

磷脂酸　　　　　　　　　　　　　卵磷脂

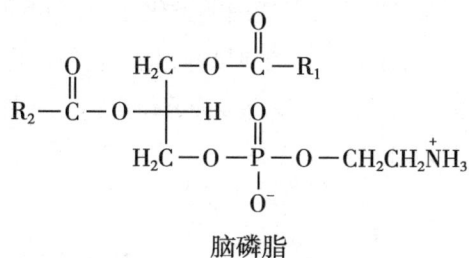

脑磷脂

2. 神经磷脂　神经磷脂又称鞘磷脂,鞘磷脂的主链为鞘氨醇,是一类脂肪族长碳链的氨基二元醇。鞘氨醇的氨基与脂肪酸以酰胺键相连,形成N-脂酰鞘氨醇,即神经酰胺。神经酰胺的羟基与磷酸胆碱酯化形成鞘磷脂。

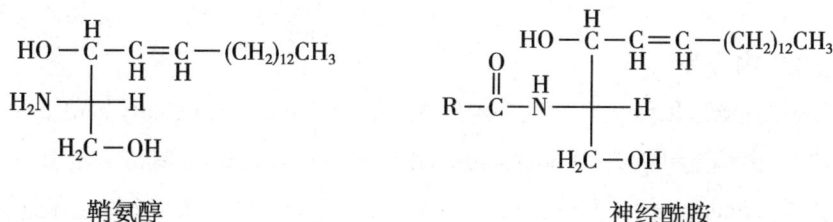

鞘氨醇　　　　　　　　　　　　　神经酰胺

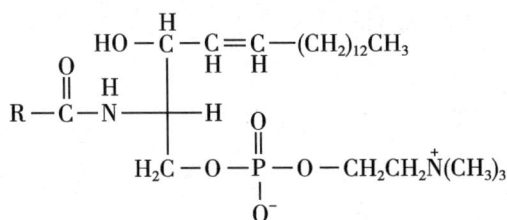

$$\begin{array}{c} \overset{\displaystyle H}{\underset{\displaystyle}{HO-C-C=C-(CH_2)_{12}CH_3}} \\ \overset{\displaystyle O}{\underset{\displaystyle}{\parallel}} \quad \overset{\displaystyle H}{\underset{\displaystyle}{|}} \\ R-C-N-C-H \\ \overset{\displaystyle}{\underset{\displaystyle}{|}} \quad \overset{\displaystyle O}{\underset{\displaystyle}{\parallel}} \\ H_2C-O-P-O-CH_2CH_2\overset{+}{N}(CH_3)_3 \\ \overset{\displaystyle}{\underset{\displaystyle}{|}} \\ O^- \end{array}$$

鞘磷脂

鞘磷脂是白色晶体,化学性质比较稳定,因为分子中碳碳双键少,在空气中不易被氧化。不溶于丙酮及乙醚,而溶于热乙醇中,这是鞘磷脂与卵磷脂和脑磷脂的不同之处。鞘磷脂是细胞膜的重要成分之一,大量存在于脑和神经组织中,是围绕着神经纤维鞘样结构的一种成分。

第二节 基于次生代谢的中药资源化学成分

一、脂肪酸及其酯类

(一)概述

脂肪酸是脂肪族中含有羧基的一类化合物。此类化合物广泛分布于动植物中。脂肪酸在生物体内是以乙酰辅酶 A 和丙二酸单酰辅酶 A 为原料而被生物合成的,它们在生物体内几乎均以酯的形式存在。脂肪酸类成分是重要的中药资源性化学物质,具有重要的用途。此外,中药中一些生物活性物质是由各种脂肪酸通过生物合成而得到的。例如,由花生四烯酸转化而成的前列腺素类成分具有非常强的多方面生物活性,使其与其他花生四烯酸类代谢产物一起成为新药开发的目标。

脂肪酸酯为脂肪酸和多元醇与糖结合形成的酯类化合物,包括脂肪酸甘油酯、脂肪酸糖酯、脂肪酸多元醇酯等。甘油三酯是被储藏起来的热量源,是油脂和脂肪成分。脂肪酸蔗糖酯是一种非离子表面活性剂,由蔗糖和脂肪酸经酯化反应生成的化合物。薏苡仁含薏苡仁酯(coixenolide)为脂肪酸丁二醇酯,为薏苡仁抗肿瘤的活性成分。

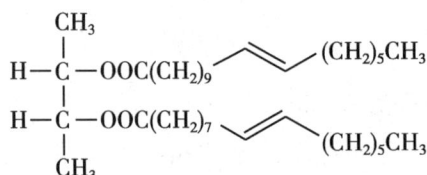

$$\begin{array}{c} \overset{\displaystyle CH_3}{\underset{\displaystyle}{|}} \\ H-C-OOC(CH_2)_9 \quad \diagup\diagdown \quad (CH_2)_5CH_3 \\ \overset{\displaystyle}{\underset{\displaystyle}{|}} \\ H-C-OOC(CH_2)_7 \quad \diagup\diagdown \quad (CH_2)_5CH_3 \\ \overset{\displaystyle}{\underset{\displaystyle}{|}} \\ CH_3 \end{array}$$

薏苡仁酯

(二)脂肪酸的结构分类

脂肪酸根据碳氢链饱和程度可分为三类:①饱和脂肪酸(saturated fatty acid, SFA),碳氢上没有不饱和键;②单不饱和脂肪酸(monounsaturated fatty acid, MUFA),其碳氢链有一个不饱和键;③多不饱和脂肪(polyunsaturated fatty acid, PUFA),其碳氢链有 2 个或 2 个以上不饱和键。

1. 饱和脂肪酸　其结构特点为分子中没有双键。如分子中含 16 个碳的棕榈酸(palmitic acid)和含 18 个碳的硬脂酸(stearic acid)。饱和脂肪酸能促进人体对胆固醇的吸收,使血中胆固醇含量升高,二者易结合并沉积于血管壁上,是血管硬化的主要原因。

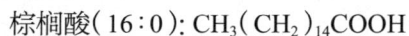

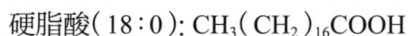

棕榈酸(16:0): $CH_3(CH_2)_{14}COOH$

硬脂酸(18:0): $CH_3(CH_2)_{16}COOH$

2. 不饱和脂肪酸　根据不饱和脂肪酸分子中双键数目的不同,不饱和脂肪酸可分为单不饱和脂肪酸和多不饱和脂肪酸。大多数的天然不饱和脂肪酸都是顺式的,植物油中较多。因为高温之下容易变质,保存不当容易酸败,性质不稳定。

(1) 单不饱和脂肪酸:分子中有一个双键。单不饱和脂肪酸的种类和来源极其丰富,包括 14 个碳的肉豆蔻油酸(myristoleic acid),主要存在于黄油、鱼油中,但含量不高;16 个碳的棕榈油酸(palmitoleic acid),许多鱼油中含量较多,棕榈油、棉籽油、黄油中也少量含有;18 个碳的油酸(oleic acid),几乎存在于所有的植物油和动物脂肪中,以橄榄油、棕榈油、花生油、茶籽油、杏仁油和鱼油中含量最高;22 个碳的芥酸(erucic acid),存在于多种十字花科植物中;单不饱和脂肪酸类还包括上述一些脂肪酸的反式异构体,如肉豆蔻反油酸、棕榈反油酸、反式油酸、巴西烯酸等。

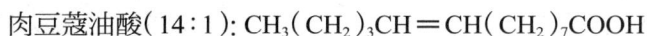

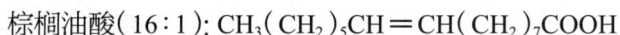

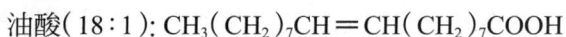

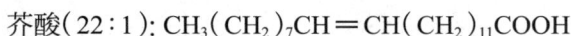

肉豆蔻油酸(14:1): $CH_3(CH_2)_3CH=CH(CH_2)_7COOH$

棕榈油酸(16:1): $CH_3(CH_2)_5CH=CH(CH_2)_7COOH$

油酸(18:1): $CH_3(CH_2)_7CH=CH(CH_2)_7COOH$

芥酸(22:1): $CH_3(CH_2)_7CH=CH(CH_2)_{11}COOH$

(2) 多不饱和脂肪酸:分子中有 2 个或 2 个以上双键,双键的数目多为 2~7 个,含 2 个或 3 个双键的脂肪酸多分布于植物油脂中;4 个以上双键的多不饱和脂肪酸主要存在于海洋动物的脂肪中。多不饱和脂肪酸主要包括亚油酸(linoleic acid, LA)、α-亚麻酸(α-linolenic acid, ALA)、γ-亚麻酸(γ-linolenic acid, GLA)、花生四烯酸(arachidonic acid, AA)、二十二碳六烯酸(docosahexenoic acid, DHA)和二十碳五烯酸(eicosapentaenoic acid, EPA)等。根据第一个不饱和键位置不同,PUFA 可分为 ω-3、ω-6、ω-7、ω-9 等系列(即 ω 编号系统)。距羧基最远端的双键在倒数第 3 个碳原子上的称为 ω-3 系列 PUFA,主要有 ALA、EPA、DHA 等;在第 6 个碳原子上的称为 ω-6 系列 PUFA,主要有 LA、GLA、AA 等。

多不饱和脂肪酸具有重要的生理功能。多不饱和脂肪酸在人体中易于乳化、输送和代谢,不易在动脉壁上沉淀,有良好的降血脂作用。人脑细胞脂质中有 10% 是 DHA,DHA 很容易通过大脑屏障进入脑细胞。因此,DHA 对脑细胞的形成和生长起着重要的作用,对提高记忆力、延缓大脑衰老有积极的作用。DHA 和 EPA 主要存在于鱼油中,尤其是深海冷水鱼油中含量较高。人体能利用糖和蛋白质合成饱和脂肪酸及单不饱和脂肪酸,但是人体不能合成亚油酸和 α-亚麻酸,必须从食物或药物中摄取。亚油酸在人体内可转化为花生四烯酸和 γ-亚麻酸,花生四烯酸是前列腺素的前体物质,前列腺素具有较广泛的调节机体代谢的重要作用。α-亚麻酸通过脱氢酶和碳链延长酶的催化作用,最后合成 EPA 和 DHA,所以亚油酸和 α-亚麻酸被称为人体必需脂肪酸。

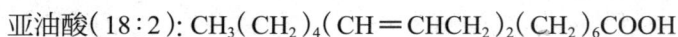

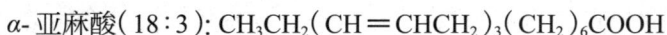

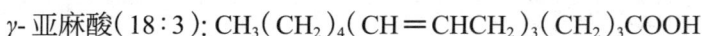

亚油酸(18:2): $CH_3(CH_2)_4(CH=CHCH_2)_2(CH_2)_6COOH$

α-亚麻酸(18:3): $CH_3CH_2(CH=CHCH_2)_3(CH_2)_6COOH$

γ-亚麻酸(18:3): $CH_3(CH_2)_4(CH=CHCH_2)_3(CH_2)_3COOH$

花生四烯酸(20:4): $CH_3(CH_2)_4(CH=CHCH_2)_4(CH_2)_2COOH$

二十碳五烯酸(20:5): $CH_3CH_2(CH=CHCH_2)_5(CH_2)_2COOH$

二十二碳六烯酸(22:6): $CH_3CH_2(CH=CHCH_2)_6CH_2COOH$

(三)脂肪酸的理化性质

1. 溶解性　脂肪酸不溶于水,溶于乙醚、己烷、苯、三氯甲烷、热乙醇等有机溶剂,可溶于冷氢氧化钠溶液。

2. 酸性　脂肪酸含有羧基,可与碱结合成盐。

3. 羟基的置换反应　羧基中的羟基可被卤素、烃氧基、酰氧基、氨基等置换,分别生成酰卤、酯、酸酐和酰胺。

4. 酸败　脂肪酸在空气中久置,会产生难闻的气味,这种变化称为酸败,酸败是由空气中氧、水分或霉菌引起的。

5. 显色反应　脂肪酸特别是一些不饱和脂肪酸,可与某些试剂产生颜色反应。常见的显色反应主要有:

(1)碘酸钾-碘化钾试验:取 5mg 样品(或样品的饱和溶液 2 滴)加 2% 碘化钾溶液及 4% 碘酸钾溶液各 2 滴,加塞,沸水浴加热 1 分钟。冷却,加 0.1% 淀粉溶液 1～4 滴,呈蓝色。

(2)溴的四氯化碳试验:样品的四氯化碳溶液加 2% 溴的四氯化碳溶液 2 滴,振摇,溶液褪色。

(3)高锰酸钾试验:样品的丙酮溶液加 1% 的高锰酸钾溶液 2 滴,振摇,溶液褪色。

(4)溴-麝香草酚蓝试验:样品溶液加溴-麝香草酚蓝试液,呈蓝色。

(四)脂肪酸的提取与分离

目前,亚油酸、α-亚麻酸、γ-亚麻酸主要通过筛选过的植物种子来提取,而花生四烯酸、二十二碳六烯酸和二十碳五烯酸从海洋鱼油中提取,一些哺乳动物也能提取花生四烯酸。但是多不饱和脂肪酸的植物来源受气候和地域限制,而鱼油有特殊气味,在提炼过程中易氧化,目前除亚油酸外,多不饱和脂肪酸的资源量尚不能满足市场需求,为此近年来人们积极寻求更多生物资源,如油料作物的遗传改性及低等动植物的综合利用,如利用微生物中的高产油脂菌来生产多不饱和脂肪酸。

1. 提取

(1)有机溶剂提取法:常用乙醚、石油醚及环己烷等亲脂性有机溶剂进行提取,回收溶剂即得粗脂肪酸。

(2)超临界流体萃取法:通常在 0.1～5kPa,温度 30～45℃下提取总脂肪酸。

2. 分离

(1)蒸馏法:实际工作中可分为减压分馏和分子蒸馏两类方法。通过控制温度及真空度,即减压降低沸点,减少热变性等手段达到分离纯化的目的,常和尿素结晶法配合使用。

(2)丙酮冷冻法:碳链长度及饱和程度不同的脂肪酸,在过冷的丙酮溶剂中溶解度不同,借此达到分离的目的。将脂肪酸混合物加到预先冷至 −25℃以下的丙酮中,搅拌,滤过,除去结晶,浓缩后,即得含有较高浓度 EPA 及 DHA 的溶液。

（3）脂肪酸盐结晶法：将脂肪酸混合物经氢氧化钠醇溶液皂化为脂肪酸盐，冷却，使多饱和及单不饱和脂肪酸盐析出，滤液酸化提取，得高浓度多不饱和脂肪酸溶液。此法适用于工业生产。

（4）尿素结晶法：是一种经典的提纯多不饱和脂肪酸的方法。尿素能与脂肪族化合物形成加合物，形成加合物的能力与脂肪酸的饱和程度有关，不饱和程度愈低，愈易形成加合物。利用这一原理可将多不饱和脂肪酸与饱和脂肪酸、单不饱和脂肪酸分离。将脂肪酸混合物与尿素的醇溶液混合，保温搅拌，冷却，滤过，得较高浓度的 EPA 和 DHA 溶液。

（五）结构鉴定实例

从油菜花粉中分离得到一化合物，药理实验结果表明，该化合物具有显著的抑制 5α- 还原酶和芳香化酶作用，经理化性质检识和波谱学鉴定为 10,11,12- 三羟基 - 十七碳二烯酸，其化学结构的分析鉴定如下：

10,11,12- 三羟基 - 十七碳二烯酸为无色油状物，碘熏显棕色，旋光度 $[\alpha]_D^{20} -21.00°$，ESI-MS m/z 313.2［M−H］$^-$，349.2［M+Cl］$^-$，627.4［2M−H］$^-$，337.2［M+Na］$^+$ 和 651.4［2M+Na］$^+$；HRESI-MS 给出分子离子峰 m/z 315.217 8［M+H］$^+$，由此可以推出该化合物的分子式为 $C_{17}H_{30}O_5$。IR 谱 V_{max}^{KBr} cm^{-1} 特征吸收峰有 3 399，1 712（C＝O），1 459，1 403，1 217，1 130，1 046，说明该化合物结构中有羟基、双键和羧基存在。

^{1}H-NMR 和 ^{13}C-NMR 数据如下：^{1}H-NMR（400MHz，CDCl$_3$）：δ_H 5.56（2H，m，H-7，15），5.40（2H，m，H-8，14），3.53（2H，m，H-10，12），3.46（1H，m，H-11），2.30（6H，m，H-2，9，13），2.08（2H，m，H-16），2.04（2H，m，H-6），1.60（2H，m，H-3），0.95（3H，t，J=7.5Hz，H-17）；^{13}C-NMR（100MHz，CDCl$_3$）：δ_C 178.7（s，C-1），33.9（t，C-2），25.3（t，C-3），28.9～29.3（t，C-4，5），27.3（t，C-6），124.8（d，C-7），133.4（d，C-8），31.7（C-9，13），73.3（d，C-10，12），74.0（d，C-11），135.1（d，C-14），124.1（d，C-15），20.7（d，C-16），14.2（q，C-17），在 HMBC 谱中，信号为 δ_H 0.95 的甲基和信号为 δ_H 2.06 的亚甲基与信号为 δ_C 135.1 的烯碳相关，说明一个烯键位于 C-14 和 C-15。在 ^{1}H-^{1}H COSY 谱中，信号为 δ_H 5.40 的烯质子与信号在 δ_H 2.30 的亚甲基相关，信号在 δ_H 2.30 的亚甲基与信号在 δ_H 3.53 的次甲基相关，信号在 δ_H 3.53 的次甲基与信号在 δ_H 3.46 的次甲基相关，说明一个烯键位于 C-7 和 C-8，三个羟基位于 C-10、C-11 和 C-12。由 C-6 的 ^{13}C-NMR 位移值 δ_C 27.3 和 C-16 的 ^{13}C-NMR 位移值 δ_C 20.7，可推出两个双键为顺式构型。化合物被鉴定为（10,11,12）- 三羟基 -(7Z,14Z)- 十七碳二烯酸。

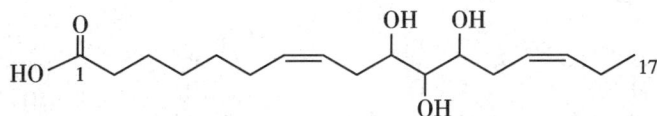

（10,11,12）–三羟基–（7Z,14Z）–十七碳二烯酸

二、苯丙素类

（一）概述

苯丙素类（phenylpropanoids）化合物是指由一个或几个 C_6—C_3 单元组成的天然有机化合物，

广泛存在于中药资源中,具有抗肿瘤、保肝等多方面的生理活性。依据其结构特点,可以分为简单苯丙素类(simple phenylpropanoids)、香豆素类(coumarins)和木脂素类(lignans)。

(二)简单苯丙素类

1. 简单苯丙素类的结构与分类　简单苯丙素类化合物具有 C_6—C_3 单元,依据 C_3 侧链的氧化形式可以分为苯丙烯、苯丙醇、苯丙醛、苯丙酸等类型。

(1)苯丙烯类:丁香挥发油的主要成分丁香酚(eugenol),八角茴香挥发油的主要成分茴香脑(anethol),细辛、菖蒲及石菖蒲挥发油中的主要成分 α- 细辛醚(α-asarone)、β- 细辛醚(β-asarone),均是苯丙烯类化合物。

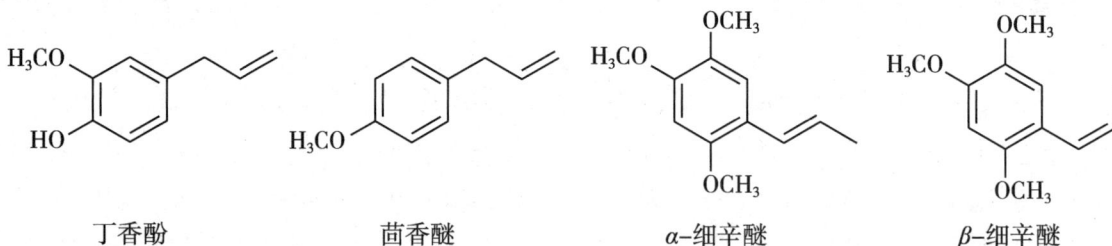

丁香酚　　　　茴香醚　　　　α-细辛醚　　　　β-细辛醚

(2)苯丙醇类:松柏醇(coniferol)是常见的苯丙醇类化合物,在植物体中缩合后形成木质素。紫丁香酚苷(syringinoside)是从刺五加中得到的苯丙醇苷,均属苯丙醇类化合物。

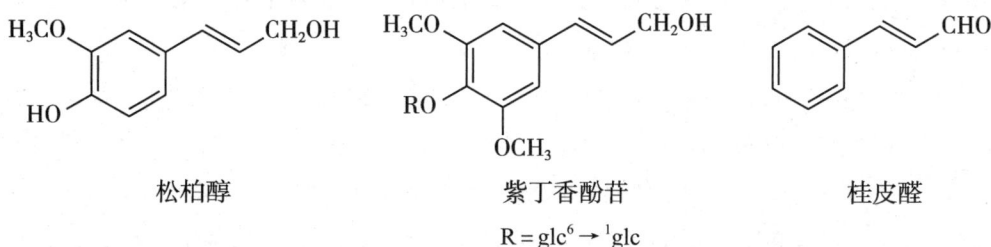

松柏醇　　　　紫丁香酚苷　　　　桂皮醛
　　　　　$R = glc^6 \rightarrow {}^1glc$

(3)苯丙醛类:桂皮醛(cinnamaldehyde)是桂皮的主要成分,也是中药复方麻黄汤的有效物质,属苯丙醛类。

(4)苯丙酸类:苯丙酸类是中药中重要的简单苯丙素类化合物。桂皮酸(cinnamic acid)存在于桂皮中,咖啡酸(caffeic acid)存在于蒲公英中,阿魏酸(ferulic acid)是当归的主要成分,丹参素(danshensu)是丹参活血化瘀的水溶性成分,均属苯丙酸类。

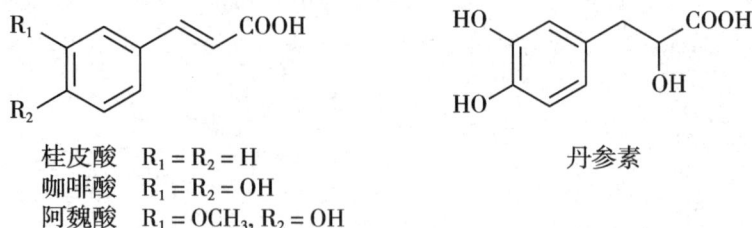

桂皮酸　　$R_1 = R_2 = H$
咖啡酸　　$R_1 = R_2 = OH$　　　　　　丹参素
阿魏酸　　$R_1 = OCH_3, R_2 = OH$

2. 简单苯丙素类的提取与分离　简单苯丙素类成分依其极性大小和溶解性的不同,一般用有机溶剂或水提取,按照中药化学成分分离的一般方法分离,如硅胶柱色谱、高效液相色谱等。其中苯丙烯、苯丙醛及苯丙酸的简单酯类衍生物多具有挥发性,是挥发油芳香族化合物的主要组成部分,可用水蒸气蒸馏法提取。苯丙酸衍生物是植物酸性成分,可用有机酸的常规方法提取。

(三)香豆素类

香豆素类成分是一类具有苯骈 α- 吡喃酮母核的天然产物的总称,在结构上可以看成是顺式邻羟基桂皮酸脱水而形成的内酯类化合物。是中药资源化学成分的一个重要类群。

香豆素类化合物在生物合成上起源于对羟基桂皮酸,因此,7 位多有含氧官能团取代,如伞形花内酯。因此,7- 羟基香豆素(umbelliferone,伞形花内酯)被认为是香豆素类化合物的基本母核。

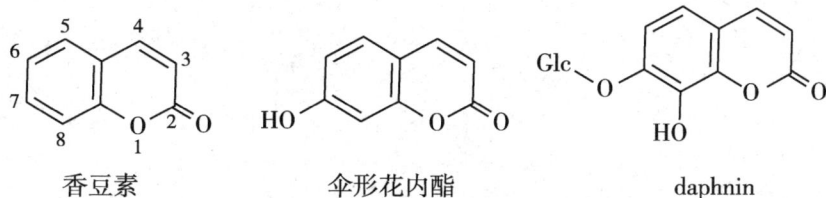

香豆素　　　　　　　伞形花内酯　　　　　　　daphnin

香豆素广泛分布在高等药用植物资源中,亦有少数来自微生物(如黄曲霉菌、假蜜环菌等)及动物。富含香豆素类成分的植物类群有伞形科、芸香科、菊科、豆科、茄科、瑞香科、兰科、木犀科、五加科、藤黄科等。中药独活、白芷、前胡、蛇床子、九里香、茵陈、补骨脂、秦皮、续随子等都含有香豆素类成分。在植物体内,香豆素类成分可分布于花、叶、茎、皮、果实(种子)、根等各个部位,通常以根、果(种子)、皮、幼嫩的枝叶中含量较高。同科属植物中的香豆素类成分常具有类似的结构特点。

1. 香豆素类的结构与分类　　香豆素类化合物的基本母核为苯骈 α- 吡喃酮,大多香豆素类成分只在苯环一侧有取代,也有部分香豆素类成分在 α- 吡喃酮环上有取代。在苯环上各个位置(5、6、7、8)均可能有含氧官能团取代,常见的含氧官能团为羟基、甲氧基、糖基、异戊烯氧基及其衍生物等;因为 C-6、C-8 的电负性较高,易于烷基化,因此,在 6、8 位也常见异戊烯基及其衍生物取代,并可进一步和 7 位氧原子环合形成呋喃环或吡喃环。在 α- 吡喃酮环一侧,3、4 位均可能有取代,常见的取代基团是小分子烷基、苯基、羟基、甲氧基等。

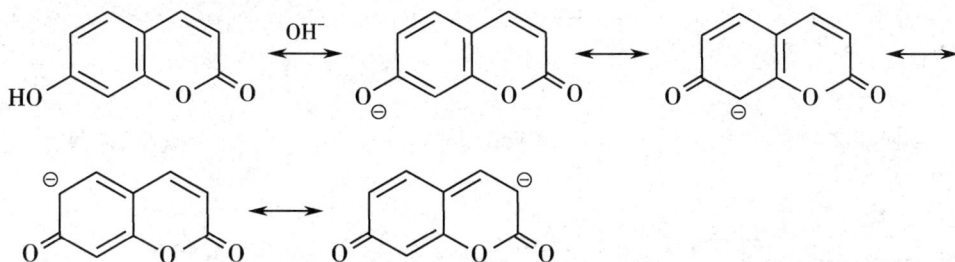

香豆素类成分的结构分类,主要依据在 α- 吡喃酮环上有无取代,7 位羟基是否和 6、8 位取代异戊烯基缩合形成呋喃环或吡喃环,通常将香豆素类化合物大致分为四类。

(1)简单香豆素类:简单香豆素类(simple coumarins)只在苯环一侧有取代,且 7 位羟基未与 6 位或 8 位取代基形成呋喃环或吡喃环。如秦皮中的七叶内酯和七叶苷,瑞香中的瑞香内酯

（daphnetin），它们的7位均为羟基取代；茵陈中的滨蒿内酯，蛇床子中的蛇床子素，独活中的当归内酯（angelicone）则是7位甲氧基取代的简单香豆素类。

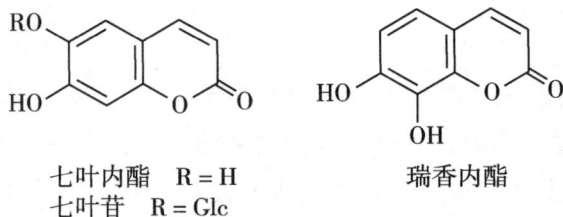

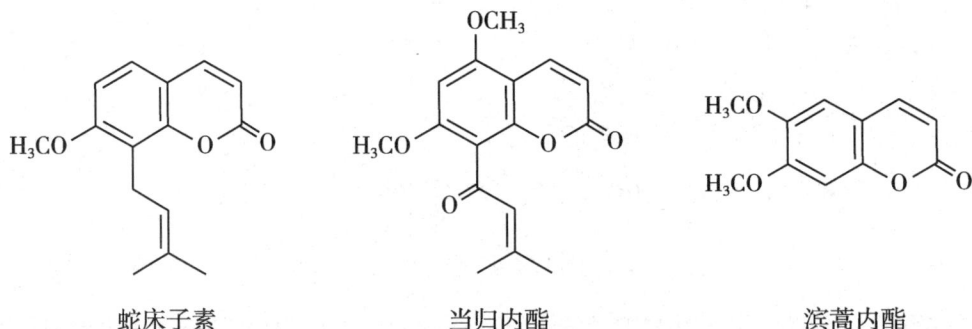

七叶内酯　R = H
七叶苷　R = Glc

瑞香内酯

蛇床子素

当归内酯

滨蒿内酯

（2）呋喃香豆素类：香豆素类成分如7位羟基和6位（或8位）取代异戊烯基缩合形成呋喃环，即属呋喃香豆素类（furanocoumarins）。呋喃香豆素类还可进一步根据呋喃环的相对位置，呋喃环是否饱和分为不同的小类型。如6位异戊烯基与7位羟基形成呋喃环，则呋喃环与苯环、α-吡喃酮环处在一条直线上，称为线型（linear）呋喃香豆素，如补骨脂中的补骨脂素（psoralen），牛尾独活中的佛手柑内酯（bergapten），白芷中的欧芹属乙素（imperatorin）均属线型呋喃香豆素类。若8位异戊烯基与7位羟基形成呋喃环，则呋喃环与苯环、α-吡喃酮环处在一条折线上，称为角型（angular）呋喃香豆素。如呋喃环外侧被氢化，称为二氢呋喃香豆素。紫花前胡中的紫花前胡苷（nodakenin）及其苷元（nodakenetin），红前胡 *Peucedanum rubricaule* 中的石防风素（deltoin）均属线型二氢呋喃香豆素类。

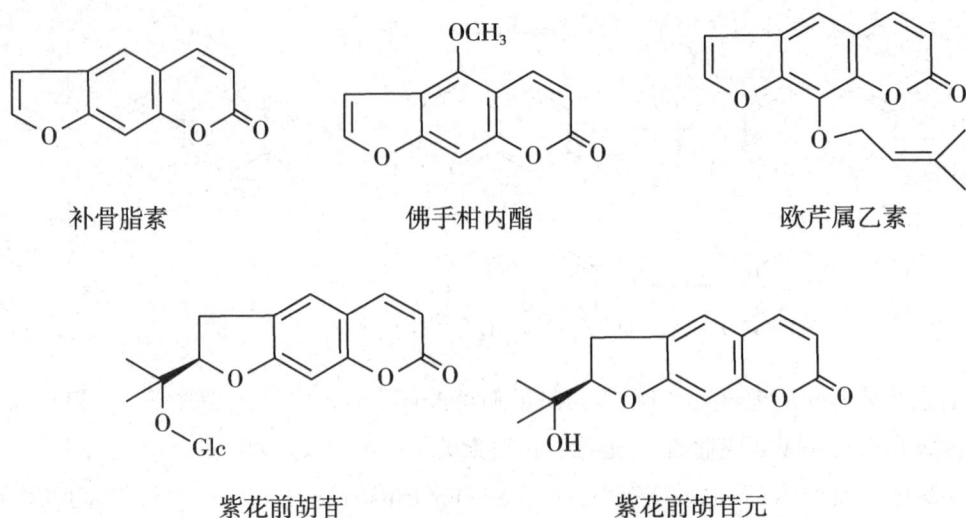

补骨脂素

佛手柑内酯

欧芹属乙素

紫花前胡苷

紫花前胡苷元

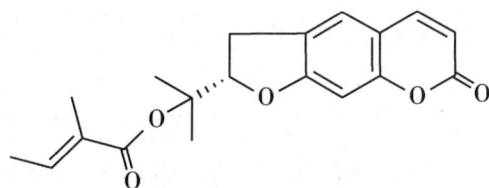

石防风素

（3）吡喃香豆素类：与呋喃香豆素类相似，7位羟基和6位（或8位）取代异戊烯基缩合形成吡喃环，即属吡喃香豆素类（pyranocoumarins）。6位异戊烯基与7位羟基形成吡喃环者，称为线型吡喃香豆素，如紫花前胡素（decursin）、紫花前胡醇（l-decursidinol）、紫花前胡香豆素Ⅰ（pd-c-Ⅰ）即是从紫花前胡中得到的具有抗血小板聚集活性的线型吡喃香豆素。若8位异戊烯基与7位羟基形成吡喃环者，称为角型吡喃香豆素。如北美芹素（pteryxin）、白花前胡丙素[（＋）-praeruptorin A]、白花前胡苷Ⅱ（praeroside Ⅱ）。吡喃环被氢化，称为二氢吡喃香豆素。白花前胡中的角型二氢吡喃香豆素成分多为凯林内酯（khellactone）衍生物，亦具有抗血小板聚集、扩张冠状动脉等活性。

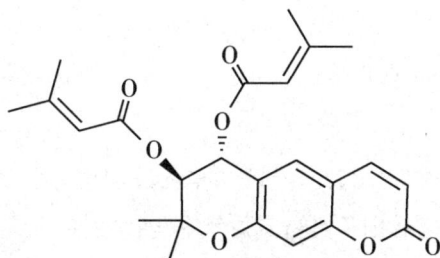

紫花前胡素

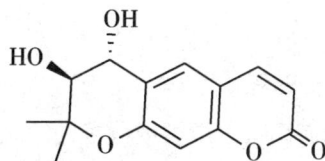

紫花前胡醇

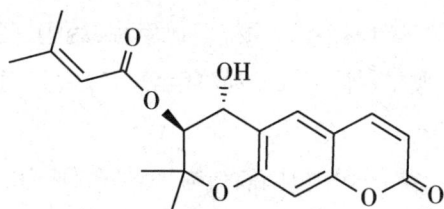

紫花前胡香豆素 Ⅰ

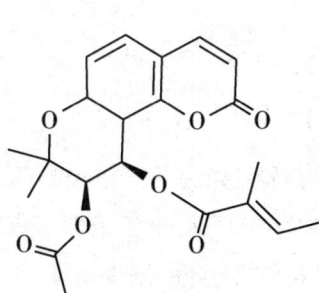

北美芹素

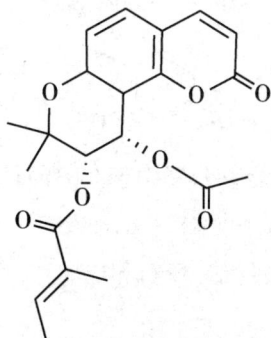

白花前胡丙素

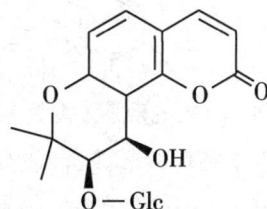

白花前胡苷 Ⅱ

在生物合成中，简单香豆素、呋喃香豆素、吡喃香豆素结构的转化过程是简单香豆素类在C-6或C-8位烷基化，取代异戊烯基进一步与7位羟基环合转化为二氢呋喃香豆素类或二氢吡喃香豆素类,再进一步可以形成呋喃香豆素类或吡喃香豆素类。这种结构的转化与沟通过程,在植物化学分类学上具有一定的意义。

(4)其他香豆素类:天然发现的香豆素类成分,有些在α-吡喃酮环的3位或4位上有取代,它们被归为其他香豆素类(other coumarins)。如从胡桐中得到的(+)calanolide A在4位是烷基取代,具有显著的抗HIV-1逆转录酶作用(EC$_{50}$ 0.1μmol/L,IC$_{50}$ 20μmol/L)。此外,香豆素的聚合体也属于其他类型的香豆素类。如从续随子中得到的双七叶内酯是香豆素二聚体。异香豆素类,如从茵陈中得到的茵陈内酯(capillarin)是异香豆素类成分。

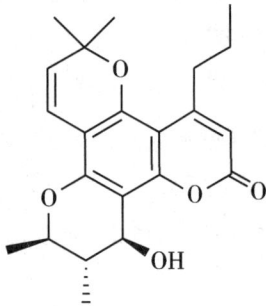 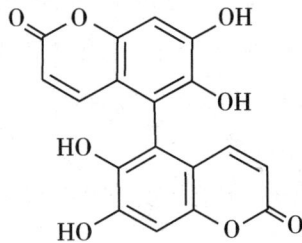 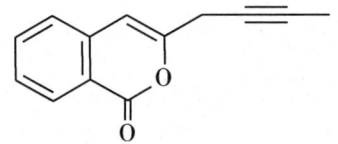

calanolide A   双七叶内酯   茵陈内酯

2. 香豆素类的理化性质

(1)性状:游离香豆素类成分多为结晶性物质,有比较敏锐的熔点,但也有很多香豆素类成分呈玻璃态或液态。分子量小的游离香豆素类化合物多具有芳香气味与挥发性,能随水蒸气蒸馏出来,且具升华性。香豆素苷类一般呈粉末或晶体状,不具挥发性,也不能升华。在紫外光照射下,香豆素类成分多显现蓝色或紫色荧光。

(2)溶解性:游离香豆素类成分易溶于乙醚、三氯甲烷、丙酮、乙醇、甲醇等有机溶剂,也能部分溶于沸水,但不溶于冷水。香豆素苷类成分易溶甲醇、乙醇,可溶于水,难溶于乙醚、三氯甲烷等低极性有机溶剂。

(3)内酯的碱水解:香豆素类分子中具内酯结构,碱性条件下可水解开环,生成顺式邻羟基桂皮酸的盐。顺式邻羟基桂皮酸盐的溶液经酸化至中性或酸性即闭环恢复为内酯结构。但如果与碱液长时间加热,开环产物顺式邻羟基桂皮酸衍生物则发生双键构型的异构化,转变为反式邻羟基桂皮酸衍生物,此时,再经酸化也不能环合为内酯。

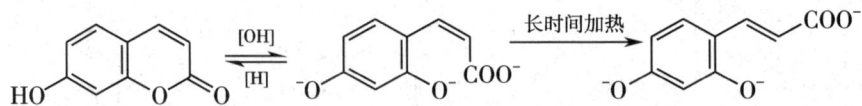

(4)与酸的反应:香豆素类化合物分子中若在酚羟基的邻位有异戊烯基等不饱和侧链,在酸性条件下能环合形成含氧的杂环结构呋喃环或吡喃环。如分子中存在醚键,酸性条件下能水解,尤其是烯醇醚和烯丙醚。在酸性条件下,具有邻二醇结构的香豆素类成分还会发生重排。

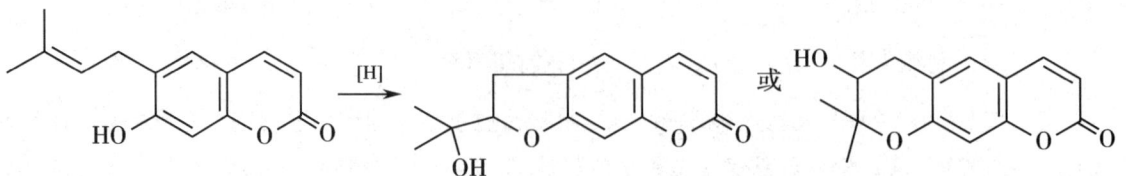

（5）显色反应

1）异羟肟酸铁反应：香豆素类成分具有内酯结构，在碱性条件下开环，与盐酸羟胺缩合生成异羟肟酸，在酸性条件下再与 Fe^{3+} 络合而显红色。

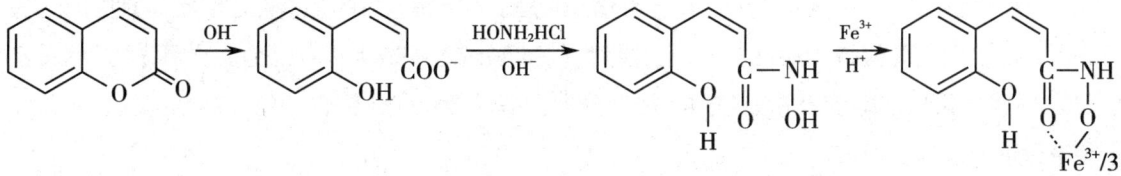

2）酚羟基反应：香豆素类成分常具有酚羟基取代，可与三氯化铁溶液反应产生绿色至墨绿色沉淀。若取代酚羟基的邻、对位无取代，可与重氮化试剂反应而显红色至紫红色。

3）Gibbs 反应：香豆素类成分在碱性条件（pH 9～10）下内酯环水解生成酚羟基，如果其对位（6位）无取代，与2,6-二氯（溴）苯醌氯亚胺（Gibbs 试剂）反应而显蓝色。利用此反应可判断香豆素分子中 C_6 位是否有取代基存在。

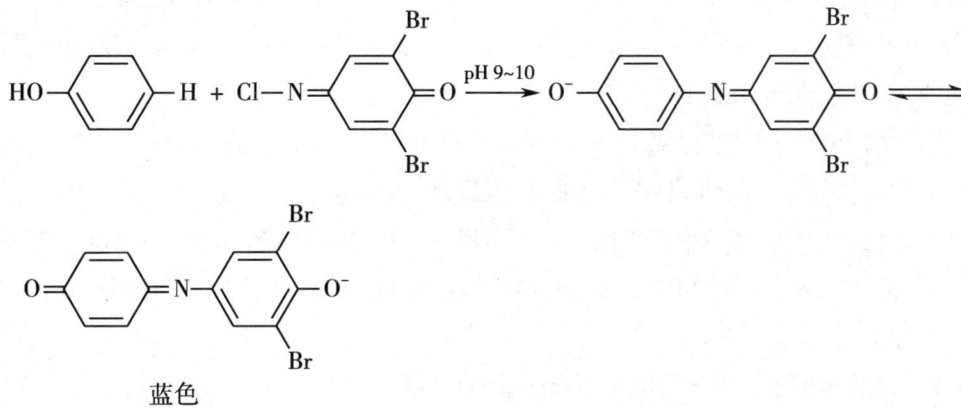

蓝色

4）Emerson 反应：与 Gibbs 反应类似，香豆素类成分如在6位无取代，内酯环在碱性条件下开环后与 Emerson 试剂（4-氨基安替比林和铁氰化钾）反应生成红色。此反应可于判断 C_6 位有无取代基存在。

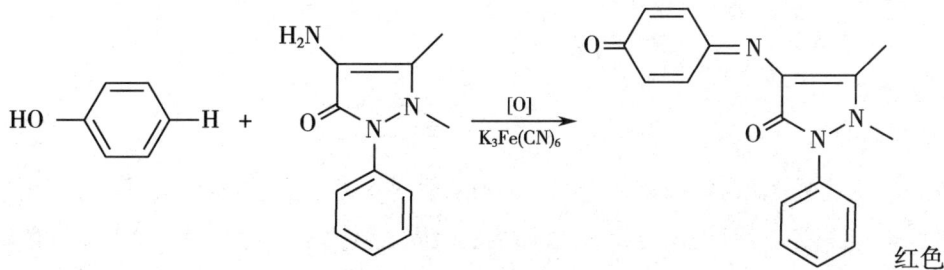

红色

（6）双键的加成反应：香豆素类成分除了 C_3-C_4 双键外，还可能有呋喃环或吡喃环上的双键，取代侧链上的双键。在控制条件下氢化，非共轭的侧链双键最先被氢化，然后是和苯环共轭的呋喃环或吡喃环上的双键氢化，最后才是 C_3-C_4 双键氢化。C_3-C_4 双键可与溴加成生成3,4-二溴加成衍生物，再经过碱处理脱去一分子溴化氢，生成3-溴香豆素衍生物。

3. 香豆素类的提取与分离

（1）香豆素类的提取：香豆素类成分多以游离形式存在于植物中，因其具有较强的亲脂性，一般可以用有机溶剂,如乙醚、三氯甲烷、丙酮等提取。当香豆素与糖结合成苷后,因极性增大而具有较好的亲水性,可选亲水性溶剂,如甲醇、乙醇或水提取。此外,香豆素类成分具有内酯结构,亦可用碱溶酸沉法提取;部分小分子香豆素类成分具有挥发性,可用水蒸气蒸馏法提取。

1)溶剂提取法:香豆素类成分可用各种溶剂提取,如甲醇、乙醇、丙酮、乙醚等。其提取方法可采用乙醚等溶剂先提取脂溶性成分,再用甲醇(乙醇)或水提取大极性部分。也可先用甲醇(乙醇)或水提取,再用溶剂或大孔吸附树脂法划分为脂溶性部位和水溶性部位。溶剂提取法是香豆素类成分提取的主要方法。

2)碱溶酸沉法:用溶剂法提取香豆素类成分,常有大量中性杂质存在,可利用香豆素类具有内酯结构,能溶于稀碱液而和其他中性成分分离,碱溶液酸化后内酯环合,香豆素类成分即可游离析出,也可用乙醚等有机溶剂萃取得到。

3)水蒸气蒸馏法:小分子的香豆素类成分因具有挥发性,可采用水蒸气蒸馏法提取,但本法适用面窄,且受热温度高而时间长,有时有可能引起结构的变化。

(2)香豆素类的分离:中药资源中的香豆素类成分往往是结构类似、极性相近的化合物共同存在,用常规的溶剂法、结晶法难以相互分离,一般应用色谱法进行分离纯化。常用的色谱分离方法有柱色谱、制备薄层色谱和高效液相色谱。

柱色谱分离一般采用硅胶为吸附剂,洗脱剂可先用薄层色谱试验筛选,常用的洗脱系统可用环己烷(石油醚)-乙酸乙酯、环己烷(石油醚)-丙酮、三氯甲烷-丙酮等。氧化铝一般不用于香豆素类成分的柱色谱分离。香豆素苷类的分离可用反相硅胶(Rp-18、Rp-8等)柱色谱,常用的洗脱系统可用水-甲醇、甲醇-三氯甲烷。此外,葡聚糖凝胶 Sephadex LH-20 柱色谱等也可用于香豆素类成分的分离。

近年来,高效液相色谱用于分离香豆素类成分已经较为普遍,尤其是对极性很小的多酯基香豆素类、极性较强的香豆素苷类分离效果好。对小极性香豆素类,一般用正相色谱(Si-60 等)或反相色谱,而对香豆素苷类,一般用反相色谱(RP-18、RP-8 等)。如独活中用常规柱色谱难以分离的独活醇-C(angelol-C)、独活醇-L(angelol-L)、独活醇-J(angelol-J)等化合物,可用正相色谱(Shim-pack PREP-SIL,三氯甲烷-甲醇=50:1 洗脱),结合反相色谱(RP-18,甲醇-水=6:4 洗脱)而分离。

4.香豆素类的检识

(1)理化检识

1)荧光:香豆素类化合物在紫外光(365nm)照射下一般显蓝色或紫色的荧光,可用于检识。7-羟基香豆素类往往有较强的蓝色荧光,加碱后其荧光更强,颜色变为绿色;羟基香豆素醚化,或导入非羟基取代基往往使荧光强度减弱、色调变紫;多烷氧基取代的呋喃香豆素类一般呈黄绿色或褐色荧光。

2)显色反应:香豆素类物质分子中具有内酯结构,往往还具有酚羟基,通过这些基团的显色反应,能为检识与鉴别香豆素类成分提供参考。常用异羟肟酸铁反应检识香豆属内酯环的存在与否,利用与三氯化铁溶液的反应判断酚羟基的有无。Gibbs 反应和 Emerson 反应可用来检查 C-6 位是否有取代基。

(2)色谱检识:香豆素类成分一般用薄层色谱检识,常用硅胶作为吸附剂,游离香豆素类可用环己烷(石油醚)-乙酸乙酯(5:1~1:1)、三氯甲烷-丙酮(9:1~5:1)等溶剂系统展开。香豆素苷类可依极性选用不同比例的三氯甲烷-甲醇作展开剂。在紫外光(365nm)下观察,香豆素类成分在色谱上多显蓝色、紫色荧光斑点,或喷异羟肟酸铁试剂显色。此外,纸色谱、聚酰胺色谱也可用于香豆素类化合物的检识。

5. 香豆素类的结构研究　香豆素类化合物主要利用各种波谱方法进行结构测定,如紫外光谱、红外光谱、质谱和核磁共振波谱等。现将常用的结构测定方法介绍如下。

(1)紫外光谱(UV):香豆素类成分的紫外光谱主要由于苯环和α-吡喃酮环所产生的吸收峰。未取代的香豆素在274nm和311nm处有最大吸收,分别由苯环和α-吡喃酮产生。当香豆素母核上引入取代基,常引起吸收峰位置的变化。通常含氧官能团取代会使主要吸收峰产生红移,如7位引入含氧取代基(7-羟基、7-甲氧基或7-O-糖基等),则在217nm及315~325nm处出现强吸收峰。含有酚羟基的香豆素类成分,在碱性溶液中的吸收峰有显著的红移现象,且吸收有所增强。

(2)红外光谱(IR):在红外光谱上,香豆素类化合物的内酯结构在1 750~1 700cm^{-1}显示一个强的吸收,这个吸收峰一般是其红外光谱的最强峰。同时,内酯也在1 270~1 220cm^{-1},1 100~1 000cm^{-1}出现强的吸收。芳环一般在1 660~1 600cm^{-1}之间出现3个较强的吸收。根据这些特征可以确定香豆素类母核结构,并区别于黄酮类、色原酮类、木脂素类。如果是呋喃香豆素类,其呋喃环C-H在3 175~3 025cm^{-1}有弱小、但非常尖锐的双吸收峰。这些区域的吸收是香豆素类化合物IR光谱上具有鉴别特征的重要信号。

(3)质谱(MS):香豆素类化合物在EI-MS中大多具有强的分子离子峰,简单香豆素类和呋喃香豆素类的分子离子峰通常为基峰。由于香豆素类分子中一般具有多个和芳环连接的氧原子、羟基、甲氧基,故其质谱经常出现一系列连续失去CO、失去OH或H$_2$O、甲基或甲氧基的碎片离子峰。

(4)核磁共振波谱(NMR):核磁共振波谱是香豆素类化合物结构鉴定的重要方法,包括一维的^{1}H-NMR、^{13}C-NMR及二维的HSQC、HMBC等。

香豆素的苯环及α-吡喃酮环在^{1}H-NMR中有非常特征的信号,对于苯环及α-吡喃酮环上的取代情况可以提供有价值的信息。若3、4位无取代,则在^{1}H-NMR中表现为一组dd峰,偶合常数约9.5Hz,其中H-4由于受内酯羰基吸电子共轭效应的影响,出现在较低场的δ 7.50~8.20,H-3出现在δ 6.10~6.50。天然香豆素类化合物绝大多数在3、4位无取代,因此,这一组dd峰是香豆素类化合物^{1}H-NMR上最具鉴别特征的典型信号。

对于仅有7位取代基的简单香豆素类化合物,5、6、8位质子的信号和一般芳环质子信号特征类似。H-5因与邻位的H-6的偶合表现为d峰,偶合常数约为8.0Hz;且由于受内酯羰基的影响,化学位移较低场;H-6因与H-5、H-8的偶合,表现为dd峰,偶合常数分别为8.0Hz、2.0Hz左右;H-8则表现为d峰,偶合常数较小,约为2.0Hz。当5、7位有取代,则H-6、H-8表现出一对间位偶合的dd峰。当7、8位有取代,则H-5、H-6表现出一对邻位偶合的dd峰,角型呋喃或吡喃香豆素类即属此类取代模式。当6、7位有取代,H-5、H-8分别呈现为单峰信号,线型呋喃或吡喃香豆素类即属此类取代模式。

此外,随着高分辨核磁共振仪的出现,香豆素类母核H-8和H-4的远程偶合也可观测到,偶合常数约为 0.60～1.0Hz；呋喃香豆素类成分呋喃环上 2 个质子也表现为一组 dd 峰，化学位移在 7.50～7.70 和 6.70～7.20 左右，偶合常数约为 2.0～2.5Hz。香豆素类分子结构中常见的结构片段，如甲氧基、乙酰氧基、当归酰氧基、异戊烯基等，也有相应的 ¹H-NMR 特征，参见表 4-3 的 ¹H-NMR 数据。

表 4-3　部分香豆素类化合物的 ¹H-NMR 数据

H	I（DMSO-d₆）	II（DMSO-d₆）	III（CDCl₃）	IV（DMSO-d₆）	V（CDCl₃）
3	6.27（d）（9.6Hz）	6.21（d）（9.5Hz）	6.28（d）（9.9Hz）	6.18（d）（9.5Hz）	6.20（d）（9.5Hz）
4	7.63（d）（9.6Hz）	7.88（d）（9.5Hz）	8.15（d）（9.9Hz）	7.89（d）（9.5Hz）	7.64（d）（9.5Hz）
5	7.35（d）（8.2Hz）	7.07（s）	—	7.47（s）	7.40（d）（8.5Hz）
6	6.80（dd）（8.2Hz，2.5Hz）	—	—	—	6.82（d）（8.5Hz）
8	6.69（d）（2.5Hz）	6.65（s）	7.13（s）	6.79（s）	
2′	—	—	7.64（d）（2.5Hz）	4.71（t）（7.6Hz）	
3′	—	—	7.04（d）（2.5Hz）	3.22（d）（7.6Hz）	5.34（d）（5.6Hz）
4′	—	—	—	—	6.62（d）（5.6Hz）
偕二甲基	—	—	—	1.16（s）1.29（s）	1.45（s）1.48（s）

I：伞形花内酯；II：七叶内酯；III：佛手柑内酯［甲氧基信号为 δ 4.37（s）］；IV：紫花前胡苷元；V：北美芹素［3′- 乙酰氧基信号为 δ 2.11（s），4′- 当归酰氧基信号为 δ 6.05（br.q，J=7.0Hz），2.01（br.d，J=7.0Hz），1.90（br.s）］。

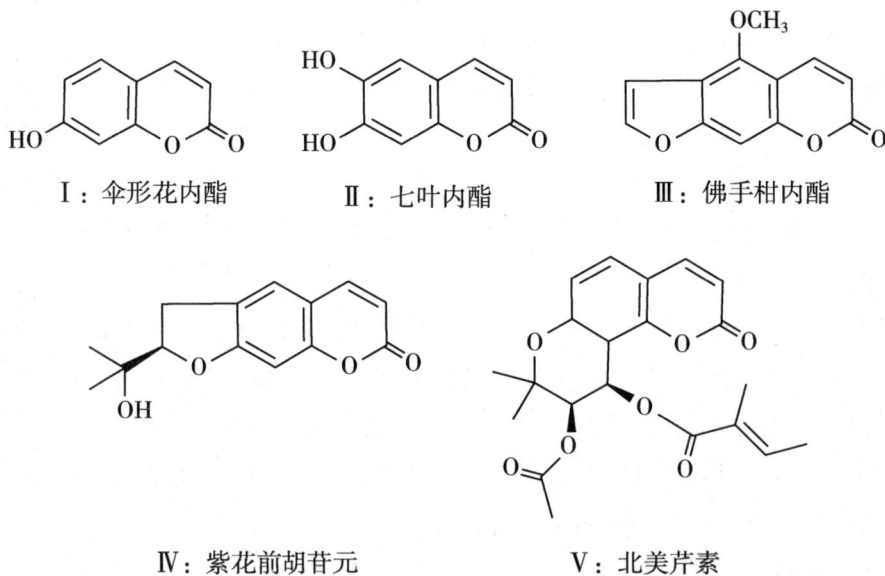

I：伞形花内酯　　　　II：七叶内酯　　　　III：佛手柑内酯

IV：紫花前胡苷元　　　　V：北美芹素

¹³C-NMR 在香豆素类成分的结构测定上也具有重要作用，尤其对香豆素苷类结构中糖的连接位置和连接顺序均可提供重要的信息。香豆素类成分基本骨架 9 个碳原子中，C-2 是羰基碳，C-7 由于常连接羟基或其他含氧基团，加上羰基共轭的影响，信号均向低场移动，二者一般皆在 δ 160.0 左右。母核上的 C-3、C-4 因常无取代，且受苯环影响较小，其化学位移的范围亦较有规律，如一般 C-3 出现在 δ 110.0～113.0，C-4 出现在 δ 143.0～145.0 的区域内。此外，母核上的 2 个季碳 C-9 常出现在 δ 149.0～154.0，C-10 在 δ 110.0～113.0。表 4-4 列出了伞形花内酯等 5 个化合物（结构式见前文）的 ¹³C-NMR 数据供参考。

表 4-4　部分香豆素类化合物的 ^{13}C-NMR 数据

C	I（DMSO-d_6）	II（DMSO-d_6）	III（CDCl$_3$）	IV（DMSO-d_6）	V（CDCl$_3$）
2	161.3（s）	161.4（s）	160.8（s）	160.6（s）	159.7（s）
3	111.5（d）	112.1（d）	112.9（d）	112.2（d）	113.3（d）
4	144.6（d）	144.3（d）	139.4（d）	144.7（d）	143.2（d）
5	130.0（d）	113.1（d）	149.9（d）	124.0（d）	129.3（d）
6	113.2（d）	143.2（s）	113.0（s）	125.6（s）	114.4（s）
7	160.5（s）	151.2（s）	158.7（s）	163.4（s）	157.1（s）
8	102.3（d）	103.0（d）	93.7（d）	96.8（d）	107.4（d）
9	155.7（s）	149.7（s）	153.3（s）	155.2（s）	154.3（s）
10	111.4（s）	111.4（s）	106.6（s）	111.2（s）	112.6（s）
2′	—	—	145.5（d）	90.0（d）	77.3（d）
3′			105.7（d）	29.8（t）	70.6（t）
4′	—	—	—	71.6（s）	60.2（s）
偕二甲基	—	—	—	25.8（q） 24.7（q）	25.4（q） 22.2（q）

I：伞形花内酯；II：七叶内酯；III：佛手柑内酯［甲氧基信号为 δ 60.1（s）］；IV：紫花前胡苷元；V：北美芹素［3′- 乙酰氧基信号为 δ 171.2（s）、21.3（q），4′- 当归酰氧基信号为 δ 168.1（s）、128.9（s）、137.2（d）、21.1（q）、15.6（q）］。

（5）结构鉴定实例：紫花前胡素 D 的结构研究

紫花前胡素 D（decursin D）是从中国产紫花前胡 *Peucedanum decursivum* 中分离得到的一个二氢吡喃香豆素，其化学结构的分析鉴定如下。

紫花前胡素 D：白色颗粒状结晶（甲醇），mp 98～99℃，[α]$_D$=−16.2°（c=0.61，CHCl$_3$）。紫外光灯下呈蓝紫色荧光，异羟肟酸铁反应阳性，三氯化铁反应阴性。说明该化合物可能为香豆素类成分，且分子中无酚羟基取代。HR-EI-MS 提示分子量为 344.118 5，因此分子式为 $C_{19}H_{20}O_6$。

UV λ_{max}（CH$_3$OH）：219，257，324nm。IR V_{max}^{KBr}（cm^{-1}）：3 400，1 730～1 710，1 620，1 570，1 500，1 460，1 240，1 080，1 045。EI-MS m/z（%）：344（M$^+$，8），326（8），260（26），229（12），83（100），55（38）。均显示了香豆素类化合物的一般光谱特征。

^{1}H-NMR（CDCl$_3$）在 δ 7.63 和 6.26（各 1H，d，J=9.5Hz）处的 AB 信号是香豆素母核上 H-4、H-3 的典型吸收，δ 7.31 和 6.74（各 1H，br.S）处的信号归属于香豆素母核上 H-5、H-8，因此，紫花前胡素 D 应为 6,7- 二取代香豆素类成分。再由 δ 6.07、3.90（各 1H，d，J=6.8Hz）及 1.57、1.38（各 3H，s）的信号，结合不饱和度分析，可进一步确定其为线型二氢吡喃香豆素，且在二氢吡喃环上的 3′ 和 4′ 位均有含氧官能团取代。它们之间的偶合常数（6.8Hz）表明它们处于反式构型。3′、4′ 位上的取代基表现为两组信号，δ 3.60（1H，br. s，重水交换后消失）和 6.20（1H，br. q，J=7.0Hz）、2.01（3H，br. d，J=7.0Hz）、1.94（3H，br. s），提示分别为羟基和当归酰氧基（angeloyloxy）。

为确定 3′、4′ 的绝对构型，对紫花前胡素 D 进行温和碱水解。即将紫花前胡素 D 溶于二氧六环，加入 0.5mol/L 的氢氧化钾，室温放置一周，反应液用酸中和后以三氯甲烷萃取，再用硅胶色谱柱分离得到主要产物（+）- 反式紫花前胡醇［（+）-*trans*-decursidinol］，次要产物（−）顺式紫花前胡醇[(-)-*trans*-decursidinol]。因此,其 3′ 位为 S 构型,而 3′、4′ 位的绝对构型和(+)- 反式紫花前胡醇一致,即其结构为 3′(S)- 羟基 -4′(R)- 当归酰氧基线型二氢吡喃香豆素[3′(S)-hydroxy-4′(R)-angeloyloxy linear dihydropyranocoumarin]。

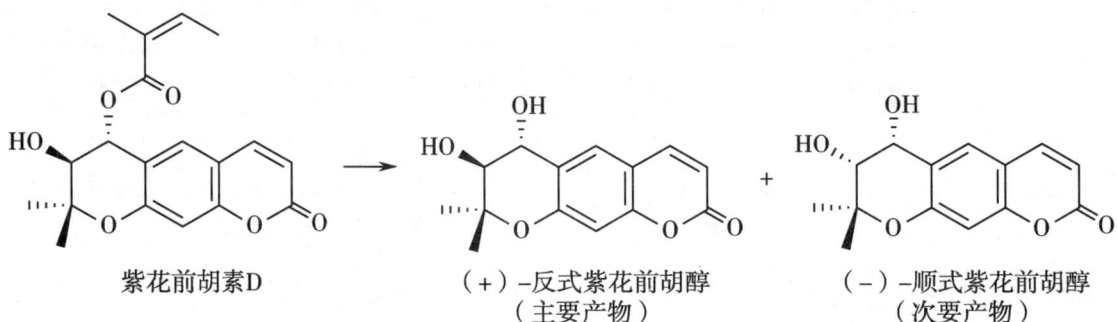

紫花前胡素D　　　　（+）–反式紫花前胡醇　　　　（–）–顺式紫花前胡醇
　　　　　　　　　　　（主要产物）　　　　　　　　（次要产物）

（四）木脂素

　　木脂素(lignans)是由苯丙素单元(C_6—C_3)氧化聚合而成的一类化合物,具有抗肿瘤、保肝、抗氧化等多种生物活性。如鬼臼毒素具有较强的抗肿瘤活性;而五味子中的联苯环辛烯类木脂素具有明显的保肝作用;而厚朴中的厚朴酚与和厚朴酚具有中枢神经镇静和肌肉松弛作用。木脂素类化合物在自然界中多以游离状态存在,少数以苷的形式存在。

　　1. 木脂素的结构与分类　　组成木脂素的结构单元 C_6—C_3 根据 γ- 碳原子的氧化形式可以分为两大类,一是桂皮酸(cinnamic acid)、桂皮醛(cinnamaldehyde)和桂皮醇(cinnamyl alcohol),它们的侧链 γ- 碳原子是氧化型的;另一类是丙烯苯(propenyl benzene)和烯丙苯(allyl benzene),其 γ- 碳原子是非氧化型的。

　　依据不同组成单元的连接位置及缩合情况,可以将木脂素分为下列几类。

　　（1）简单木脂素(simple lignans): 两分子苯丙素通过 β- 位碳原子(C_8—$C_{8'}$)连接而成,也是其他一些类型木脂素的生源前体。二氢愈创木脂酸、叶下珠脂素(phyllanthin)是分别从愈创木树脂及珠子草中分得的简单木脂素类化合物。

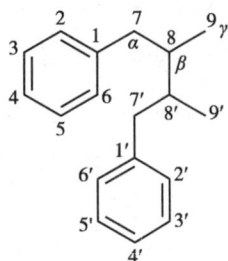

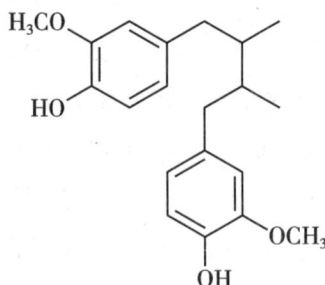

简单木脂素母核　　　　　二氢愈创木脂酸　　　　　　叶下珠脂素

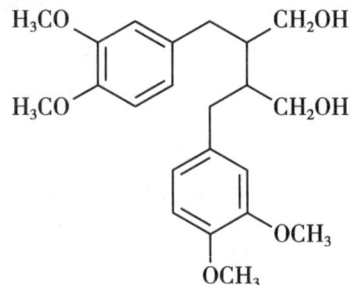

　　（2）单环氧木脂素(monoepoxylignans): 是在简单木脂素基础上 7 和 7′、9 和 9′ 或 7 和 9′ 通过氧原子环合成四氢呋喃结构。从草胡椒属植物短穗草胡椒 *Peperomia duclouxii* 中分离得到多种 7-*O*-7′ 和 7-*O*-9′ 环合的单环氧木脂素。

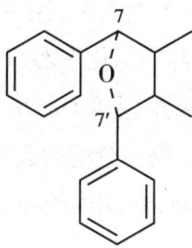 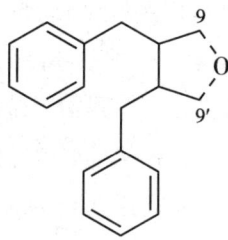 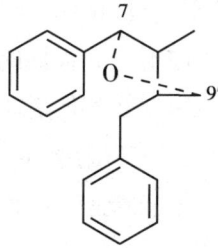

7-*O*-7′-环合   9-*O*-9′-环合   7-*O*-9′-环合

（3）木脂内酯（lignanolides）：是单环氧木脂素的四氢呋喃环氧化成内酯环形成的。木脂内酯常与其单去氢或双去氢产物共存于同一植物中。

牛蒡 *Arctium lappa* 的果实中主要含有牛蒡子苷（arctiin）和牛蒡子苷元（arctigenin）等，均属于木脂内酯类成分。桧柏 *Juniperus sabina* 心材中的台湾脂素 B（taiwanin B，又称桧脂素 salvinin）和台湾脂素 A（taiwanin A）都是侧链去氢的木脂内酯类化合物。

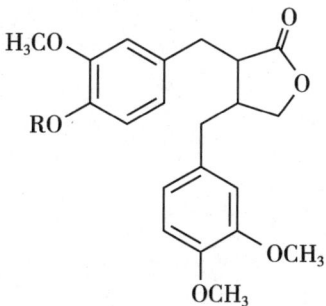 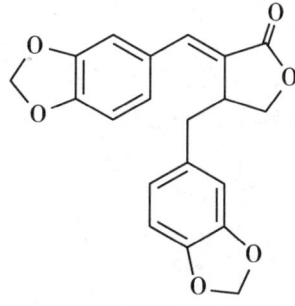 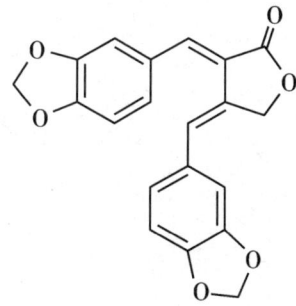

牛蒡子苷元　R=H   台湾脂素B   台湾脂素A
牛蒡子苷　　R=glc

（4）双环氧木脂素（bisepoxylignans）：由两分子苯丙素侧链相互连接形成 2 个环氧（即具有双骈四氢呋喃环）结构的一类木脂素，存在许多光学异构体。常见的有以下 4 种光学异构体。

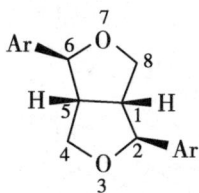 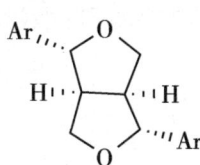 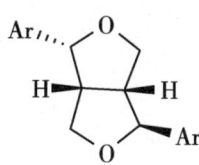 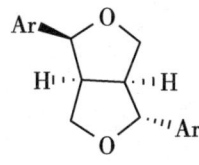

对映体（Ar为芳香基）

从连翘中分得的连翘脂素（phillygenol）及连翘苷（phillyrin），刺五加中的丁香脂素（syringaresinol），细辛中的 *l*-细辛脂素（*l*-asarinin）均为双环氧木脂素。

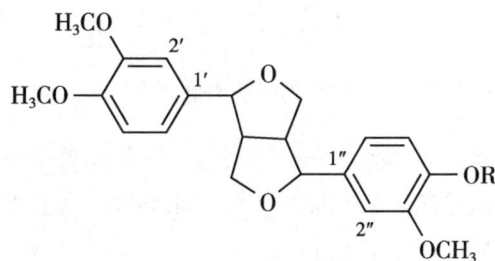

（5）环木脂素（cyclolignans）：在简单木脂素基础上，通过一个苯丙素单元中苯环的2位与另一个苯丙素单元的7位环合而成的环木脂素。根据新环合的六元环的氧化形态，可进一步分为苯代四氢萘、苯代二氢萘及苯代萘等结构类型，自然界中以苯代四氢萘型居多。从中国紫杉 *Taxus cuspidata* 中分得的异紫杉脂素（isotaxiresinol）和从小檗科鬼臼属植物中分得的去氧鬼臼毒脂素葡萄糖酯苷都具有苯代四氢萘的结构，来自奥托肉豆蔻 *Myristica otoba* 果实中的 otobaene 具有苯代二氢萘的基本结构。

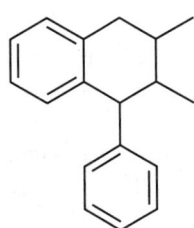

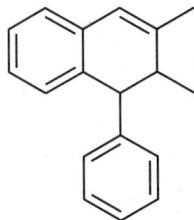

苯代四氢萘型　　　　　　苯代二氢萘型　　　　　　苯代萘型

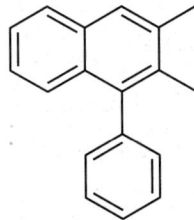

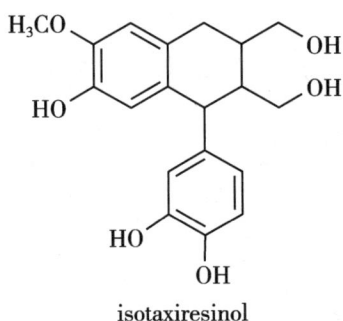

isotaxiresinol　　　　　　　　otobaene

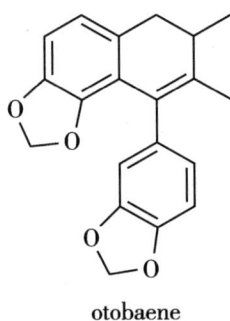

（6）环木脂内酯（cyclolignans）：环木脂内酯是环木脂素 C_9—$C_{9'}$ 间环合成的内酯环。按其内酯环上羰基的取向可分为上向和下向两种类型。对于苯代萘内酯型环木脂内酯，上向的称4-苯代-2,3-萘内酯，下向的称为1-苯代-2,3-萘内酯。*l*-鬼臼毒素（*l*-podophyllotoxin）及其葡萄糖苷属1-苯代-2,3-萘内酯；东北红豆杉中获得的铁杉内酯（conidendrin）属4-苯代-2,3-萘内酯。

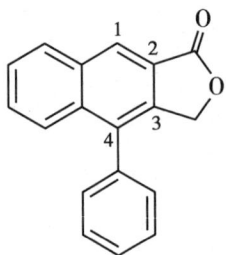

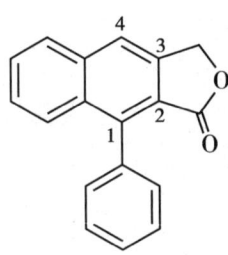

4-苯代-2,3-萘内酯　　　　　　1-苯代-2,3-萘内酯　　　　　　鬼臼毒素

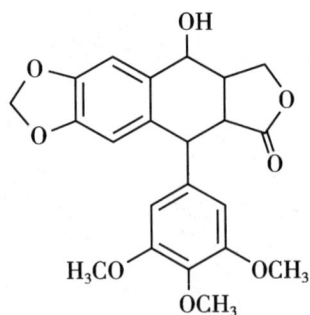

（7）联苯环辛烯型木脂素（dibenzocyclooctene lignans）：该类木脂素除8-8′连接外，2个苯环的2位也通过碳-碳键连接成联苯环辛二烯的结构。此类化合物主要来源于五味子属植物，如五味子醇（schizandrol）、五味子素（schizandrin）等。

联苯环辛烯型　　　R = H：五味子醇　　　厚朴酚　　　和厚朴酚
　　　　　　　　　　R = CH₃：五味子素

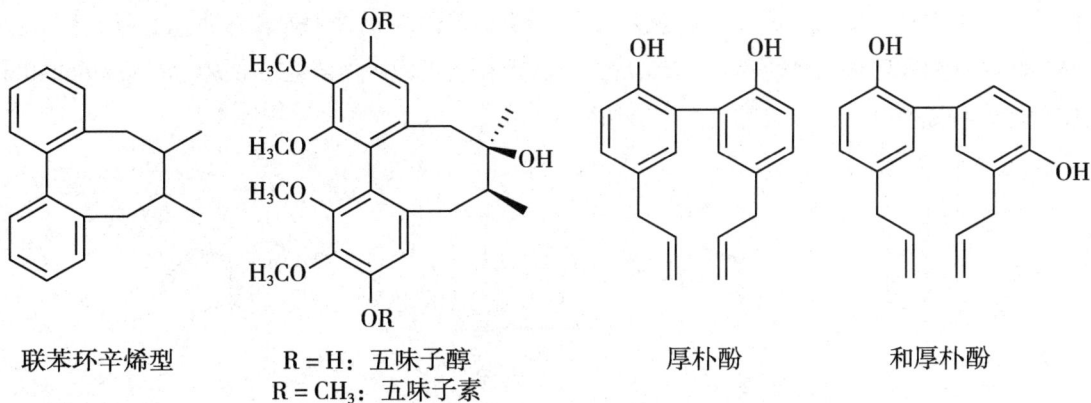

（8）联苯型木脂素（biphenylene lignans）：不同于上述木脂素，该类木脂素由两个苯环通过3-3′相连而成，而缺乏8-8′连接，因此也被归为新木脂素类成分。从中药厚朴树皮中分到的厚朴酚（magnolol）及和厚朴酚（honokiol）是典型的联苯型木脂素。

（9）其他类：除上述类型之外，还有一些其他类型的木脂素类化合物从自然界中获得，如eupomatene 是苯环与侧链形成呋喃环的一类新木脂素成分。而从水飞蓟中获得的水飞蓟素是由一分子黄酮与一分子苯丙素结合而成的杂木脂素。近年来，也从草胡椒属获得比较多的裂木脂素类化合物。

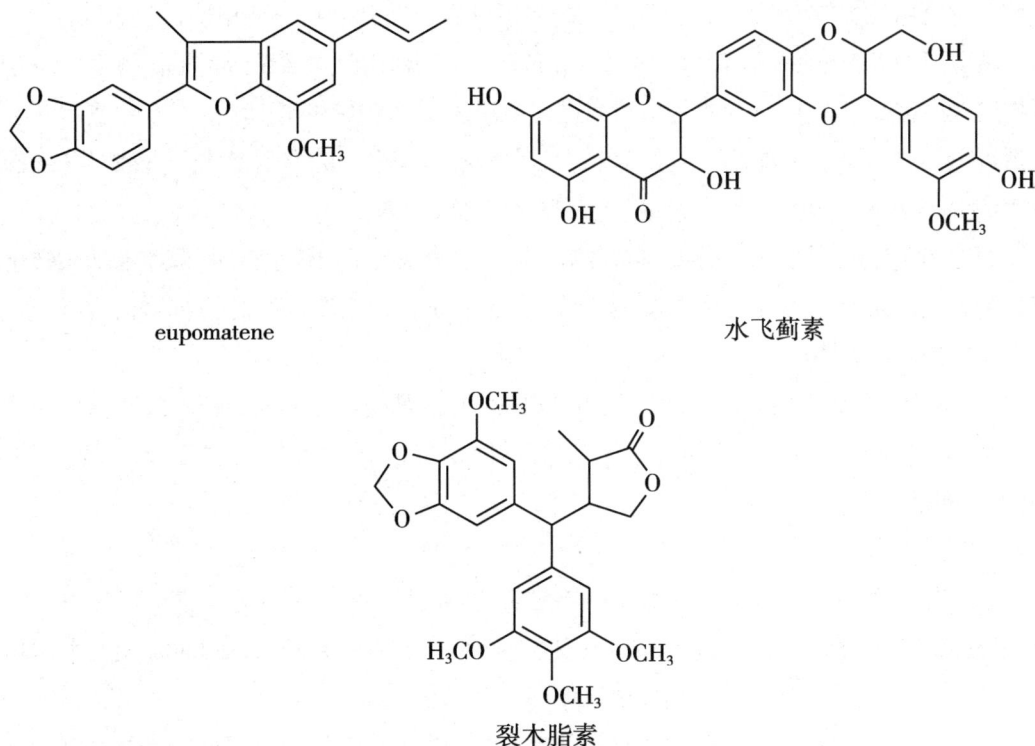

eupomatene　　　　　　　　　　水飞蓟素

裂木脂素

2．木脂素的理化性质

（1）性状及溶解度：多数木脂素化合物是无色结晶，一般无挥发性，少数具升华性。游离木脂素多具有亲脂性，一般难溶于水，易溶于乙酸乙酯、乙醚、三氯甲烷及乙醇等有机溶剂，具有酚羟基或内酯环的木脂素类可溶于碱性水溶液中。木脂素苷类水溶性增大。

（2）光学活性与异构化作用：木脂素常有多个手性碳原子或手性中心，大部分具有光学活性，遇酸易异构化。例如，天然鬼臼毒素具有苯代四氢萘环和2α,3β 的反式构型的内酯环结构，其抗

癌活性与分子中 C_1-C_2 顺式和 C_2-C_3 反式的构型有关,在光学活性上为左旋性 $[\alpha]_D=-133°$。如在碱溶液中其内酯环很容易转变为 $2\beta,3\beta$ 的顺式结构,所得异构体苦鬼臼毒素(picropodophyllin)的旋光性为右旋性 $[\alpha]_D=+9°$,即失去抗癌活性。

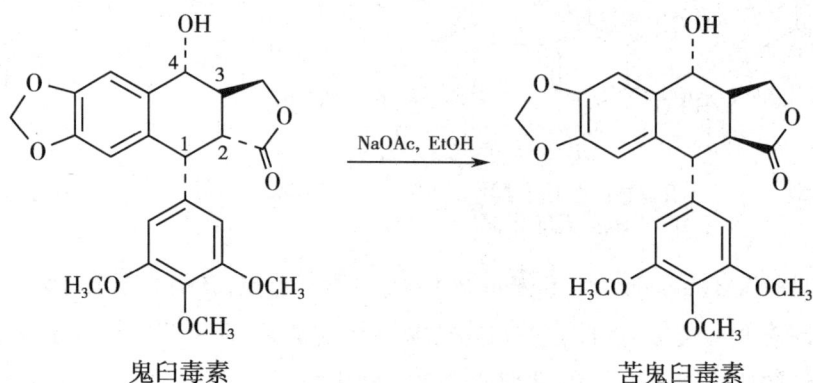

鬼臼毒素 → (NaOAc, EtOH) → 苦鬼臼毒素

3. 木脂素的提取与分离

(1)溶剂法:游离的木脂素亲脂性较强,易溶于乙醚、三氯甲烷、乙酸乙酯等低极性溶剂,在石油醚和苯中溶解度比较小。木脂素苷类极性较大,可按苷类的提取方法以甲醇或乙醇提取。一般常将药材先用乙醇或丙酮提取,提取液浓缩成浸膏后,用石油醚、三氯甲烷、乙酸乙酯、正丁醇等依次萃取,可得到极性大小不同的部位。木脂素在植物体内常与大量的树脂状物共存,在用溶剂处理过程中容易树脂化,这是在提取分离过程中需要注意解决的问题。

最近有学者采用 CO_2 超临界流体萃取法提取分离五味子中的木脂素成分,该法与传统的提取分离法相比,没有有机溶剂残留,而且大大简化了提取工艺。

(2)碱溶酸沉法:某些具有酚羟基或内酯环结构的木脂素可用碱水溶解,碱水液加酸酸化后,木脂素游离又沉淀析出,从而达到与其他成分分离的目的。但应注意避免产生异构化而使木脂素类化合物失去生物活性。

(3)色谱法:木脂素的分离常用柱色谱分离法,包括常规柱色谱及制备高效液相分离法等。常用吸附剂有硅胶、反相硅胶和中性氧化铝等,洗脱剂可选用石油醚 - 乙酸乙酯、三氯甲烷 - 甲醇、甲醇 - 水等。

4. 木脂素的检识

(1)理化检识:可以利用木脂素分子中特定官能团的性质和反应对木脂素进行检识,如用三氯化铁反应检查酚羟基的存在;用 Labat 反应检查亚甲二氧基的存在等。在 Labat 反应中,具有亚甲二氧基的木脂素加浓硫酸后,再加没食子酸,可产生蓝绿色。

(2)色谱检识:可利用薄层色谱法对木脂素类成分进行色谱检识,如硅胶薄层色谱法。展开剂一般以亲脂性的溶剂三氯甲烷、三氯甲烷 - 甲醇(9∶1)、三氯甲烷 - 乙酸乙酯(9∶1)和乙酸乙酯 - 甲醇(95∶5)等系统。常用的显色剂有:① 1% 茴香醛浓硫酸试剂,110℃加热 5 分钟;② 5% 或 10% 磷钼酸乙醇溶液,120℃加热至斑点明显出现;③ 10% 硫酸乙醇溶液,110℃加热 5 分钟;④三氯化锑试剂,100℃加热 10 分钟,在紫外光灯下观察;⑤碘蒸气,熏后观察应呈黄棕色或置紫外光灯下观察荧光。

5. 木脂素的结构测定方法　　目前,木脂素类化合物的结构鉴定主要采用波谱法,特别是质谱法和核磁共振波谱法。

（1）波谱分析法

1）紫外光谱法：因木脂素中的两个芳环多数以孤立形式存在，较少形成大的共轭体系，其紫外吸收峰一般在 220～240nm 和 280～290nm 出现两个吸收峰。吸收强度也具有加和性。少数木脂素类化合物具有长的共轭系统，显示出多环芳烃的 UV 吸收特征，如 4-苯基萘类化合物在 225~230nm，260~265nm，320~325nm，355~360nm 出现四组较强的吸收峰。根据这一特点，可将苯代四氢萘类化合物经化学脱氢后变成苯代萘类，再根据后者的紫外吸收确定其骨架类型。木脂素的立体构型对紫外光谱一般无明显影响，但在某些类型的木脂素中，紫外光谱亦可提供重要的结构信息。

2）红外光谱法：木脂素类化合物因苯环的存在，均在 1 600～1 500cm⁻¹ 表现出苯环特征的振动峰。结构中常见的羟基、甲氧基、亚甲二氧基及内酯环等基团，在红外光谱中均可呈现其特征吸收峰。如亚甲二氧基的特征吸收峰 936cm⁻¹ 及饱和五元内酯环的吸收峰在 1 780～1 760cm⁻¹。苯代萘型木脂素中，多数有不饱和内酯环结构，在 1 760cm⁻¹ 显示特征吸收。

3）质谱法：近年来，随着质谱技术的发展，软电离高分辨质谱越来越多的应用于木脂素类化合物的结构鉴定，如电喷雾（ESI）质谱法。该方法通常可以得到强的准分子离子峰，进而可以推测化合物的分子组成。利用二级或者多级串联质谱所获得的特征碎片离子，可以帮助进一步确定化合物的结构。

4）核磁共振波谱法：木脂素的结构类型较为丰富，依其 NMR 光谱特征可提供有效的结构信息。下面仅就木脂素中代表性类型化合物的 ¹H-NMR 和 ¹³C-NMR 光谱规律作简单介绍。需要注意的是，许多木脂素类化合物具有对称结构，因此其 NMR 图谱相对简单，需结合质谱等其他手段确定其结构。

a．¹H-NMR 谱

单环氧木脂素：加尔巴新（galbacin）属于具有对称结构的单环氧木脂素，其结构和 ¹H-NMR（100MHz，CDCl₃）谱部分数据及归属见表 4-5。

表 4-5　加尔巴新部分 ¹H-NMR 数据及归属

δ 值	归属
1.05（6H，d）	H-9 和 H-9′
1.78（2H，m）	H-8 和 H-8′
4.61（2H，d）	H-7 和 H-7′
5.96（4H，s）	亚甲二氧基质子
6.82～6.93	芳环质子

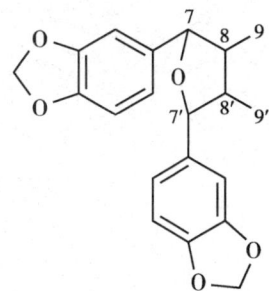

加尔巴新

从其数据可以看出，由于加尔巴新具有对称结构，其 NMR 图谱仅表现出一半的信号，因此在解析图谱时应予注意。

环木脂内酯：苯代萘内酯型环木脂内酯可以采用 ¹H-NMR 谱区别内酯羰基的位置。当内酯羰基为上向时，由于其各向异性，使处于其去屏蔽区的 H-1 化学位移出现在低场 δ8.25；而羰基处于下向时，H-4 的 δ 值为 7.60～7.70。此外，受苯环 C 的影响，内酯环中亚甲基氢的 δ 值也表现出明显的不同。因为苯环 C 的平面与萘环平面是垂直的，当内酯环上向时，环中亚甲基处在 C 环面上，受苯环各向异性屏蔽效应的影响，处于较高磁场，其 δ 值为 5.08～5.23。下向时，δ 值则为较低场的 5.32～5.52。

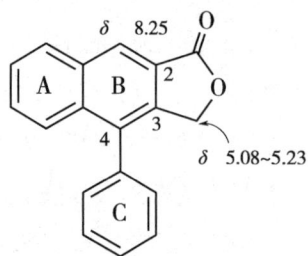

4-苯代萘内酯

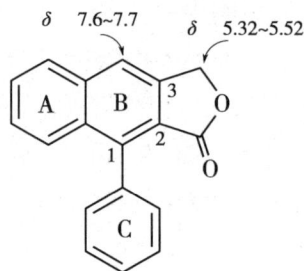

1-苯代萘内酯

双环氧木脂素：在双环氧木脂素的异构体中，根据 ¹H-NMR 谱中 H-2 和 H-6 的 J 值，可以判断两个芳香基是位于同侧还是位于异侧。如果位于同侧，则 H-2 与 H-1 及 H-6 与 H-5 均为反式构型，其 J 值相同，约为 4～5Hz；如 2 个芳香基位于异侧，则 H-2 与 H-1 为反式构型，J 值为 4～5Hz，而 H-6 与 H-5 则为顺式构型，J 值约为 7Hz。

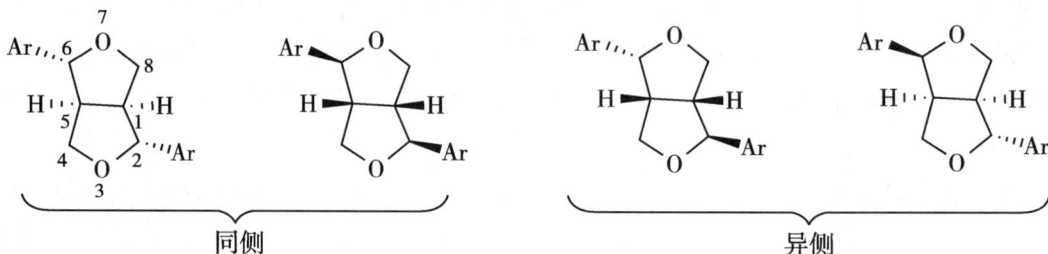

b. ¹³C-NMR 谱

化合物 I、II、III 分别属简单木脂素、木脂内酯和环木脂素，其 ¹³C-NMR 信号如表 4-6 所示。

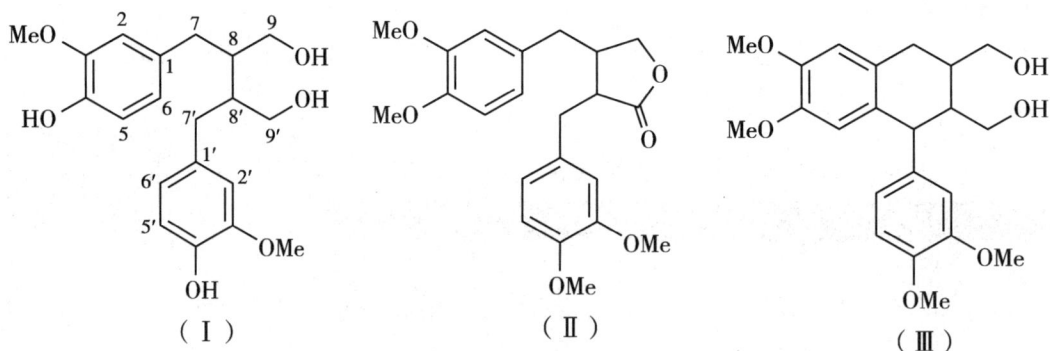

表 4-6　三种木脂素的 ¹³C-NMR 谱数据（CDCl₃）

化合物	I	II	III
C-1	132.4	129.4	131.7
C-2	111.7	110.8	112.8
C-3	146.6	146.4	148.9
C-4	143.7	149.0	146.9
C-5	114.3	113.9	110.8
C-6	121.5	121.2	121.7

化合物	Ⅰ	Ⅱ	Ⅲ
C-7	35.8	38.3	48.0
C-8	43.7	40.9	48.2
C-9	60.5	71.3	62.6
C-1′	132.4	129.5	128.1
C-2′	111.7	111.3	110.7
C-3′	146.6	146.5	147.3
C-4′	143.7	144.3	147.0
C-5′	114.3	114.3	111.9
C-6′	121.5	121.9	137.6
C-7′	35.8	34.5	33.2
C-8′	43.7	46.5	39.9
C-9′	60.5	178.6	66.2
OMe	55.7	55.7	55.7

从表 4-6 中可以看出有以下规律：①化合物Ⅰ中 C-1~C-9 位碳的 δ 值和与之相对应的 C-1′~C-9′ 位碳的 δ 值分别相同，其他碳的化学位移也完全相同，这是由于它所连接的 2 个芳香基是对称的。②化合物Ⅰ、Ⅱ和Ⅲ的 3、4 位和 3′、4′ 位 δ 值均高于芳香环上其他位置上碳的 δ 值，因为它们都连有含氧基团（羟基或甲氧基）。③化合物Ⅱ的 9′ 位碳 δ 值为 178.6ppm（一般酯中羰基碳的 δ 值范围约为 165~180ppm），位于最低场，因其是内酯环羰基。④化合物Ⅰ和Ⅲ的 9、9′ 位碳上连有醇羟基，而化合物Ⅱ的 9 位碳上连有氧，因此其 δ 值均高于 7、8、7′ 和 8′ 位碳的 δ 值。

（2）结构鉴定实例：五味子丙素（schisandrin C）的结构鉴定

五味子为木兰科植物五味子 Schisandra chinensis 的干燥成熟果实。性温，味酸、甘，归肺、心、肾经。具有收敛固涩，益气生津，补肾宁心之功效。用于久嗽虚喘，梦遗滑精，遗尿尿频，久泻不止，自汗，盗汗，津伤口渴，短气脉虚，内热消渴，心悸失眠等症。

五味子果实及种子中富含木脂素类成分，包括多种联苯环辛烯型木脂素，如五味子素（又称五味子醇 A，schisandrin）、去氧五味子素（deoxyschisandrin）、γ- 五味子素（γ-schisandrin）、五味子醇（schisandrol）、伪 γ- 五味子素（pseudo-γ-schisandrin）等。此外，还有五味子酚（schisanhenol）、五味子脂素 A（又称戈米辛 A，gomisin A）、五味子脂素 B（又称五味子酯乙、华中五味子酯 B、戈米辛 B、schisantherin B、gomisin B）、五味子脂素 C（又称五味子酯甲、华中五味子酯 A、戈米辛 C、schisantherin A、gomisin C）、五味子脂素 D、E、F、G、H、J、K、N、O、P、Q、R（gomisin D、E、F、G、H、J、K、N、O、P、Q、R），当归酰五味子脂素 H（angeloylgomisin H），巴豆酰五味子脂素 H（tigloylgomisin H），苯甲酰五味子脂素 H（benzoylgomisin H）等一系列木脂素类化合物也被报道。大量证据表明，联苯环辛烯类木脂素对肝功能的保护作用是其具有抗氧、抗癌、滋补强壮和抗衰老的药理学基础，并由此开发出治疗肝炎的药物联苯双酯。

五味子素以五味子丙素（schisandrin C）为代表，其鉴定如下：

无色针晶（甲醇），$[\alpha]_D^{26} = -36.8°$（$c=0.93$，$CHCl_3$）。红外光谱 1 610cm^{-1} 的吸收带提示苯环的存在，949cm^{-1} 和 939cm^{-1} 为亚甲二氧基的特征吸收带。^{13}C-NMR 和 DEPT 谱显示有 22 个碳原

子,包括 12 个芳香环碳原子、2 个亚甲二氧基(δ 100.6×2)、2 个甲氧基(δ 59.5×2)、2 个苄亚甲基(δ 38.7 和 35.2)、2 个亚甲基(δ 33.5 和 40.6)、2 个甲基(δ 21.7 和 12.5)。核磁共振氢谱中,两个芳香环上的氢出现在 δ 6.479(s)和 6.475(s),两个氧化亚甲基的化学位移为 δ 5.94(2H,d)和 5.92(2H,d),两个甲基信号则处于 δ 0.96(3H,d,J=7.0Hz)和 0.76(3H,d,J=7.5Hz),两个次甲基信号为 δ 1.86(1H,m)和 1.72(1H,m)。

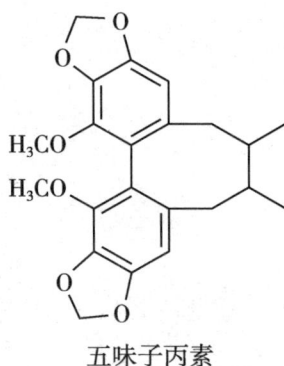

五味子丙素

三、酚酸类

(一)概述

酚酸类化合物是一类苯环上具有多个酚羟基或羧基取代的芳香羧酸类化合物,其结构不稳定,容易受到水分、温度、光、酶、酸及碱的影响。酚酸类成分广泛分布于药用植物类群中,尤其是一些常用中药,如金银花、当归、川芎、丹参等。酚酸类主要以糖苷、各种酯类以及有机酸的形式存在,很少以游离形式存在。目前,已从药用植物中发现多种酚酸类成分,主要有没食子酸类、间苯三酚类、丹参酚酸类、绿原酸及奎宁酸类衍生物、茶多酚类、鞣花酸鞣质类、聚黄烷醇类、多酚类及苯丙素类化合物等。这些酚酸类化学成分常具有广泛的生理活性,如抗氧化、抗菌消炎、降血脂、清除自由基、抗病毒、免疫调节、抗凝血及抗肿瘤等作用。此外,该类成分对植物的生长发育也具有重要调节作用。

(二)酚酸类化合物的结构与分类

1. 以苯甲酸为母核的酚酸类成分 自然界中以苯甲酸为母核的酚酸类化合物主要是没食子酸及其衍生物,广泛存在于植物界,多游离或结合成酯。如从蒲公英中得到酚酸类成分原儿茶酸(protocatechuic acid)、对-羟基苯甲酸、香草酸(vanillic acid)、丁香酸(syringic acid)。从茶多酚(teapolyphenol,TP)中得到表没食子儿茶素[(-)-epicatichin gallate,ECG]和表没食子儿茶素没食子酸酯[(-)-epigallocatichin gallate,EGCG]。蜂胶中常见的酚酸类主要包括没食子酸、原儿茶酸、香兰酸、龙胆酸等。

银杏外种皮、果肉及叶中均含有白果酸(ginkgolic acid)、氢化白果酸(hydroginkgolic acid)、氢化白果亚酸(ginkgolinic acid)、白果酚(ginkgol)和银杏酚(bilobal)等烷基酚和烷基酚酸类成分,属漆树酸类化合物。该类成分与致敏、致突变活性有关。

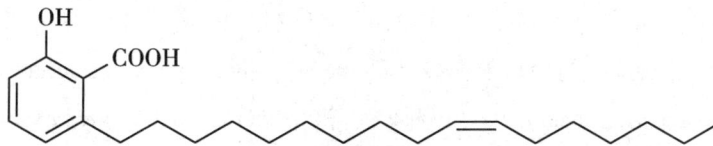

白果酸

地衣植物中最为丰富的次生代谢产物是酚酸类化合物,该类化合物常发生分子间的酯化反应,形成一系列双苯环缩酚酸、三苯环缩酚酸、四苯环缩酚酸及其酯类化合物。如黑茶渍素、氯代黑茶渍素、富马原岛衣酸(fumarprotocerearic acid)、维任西酸(virensic acid)等。

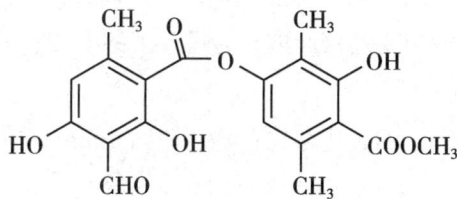

黑茶渍素

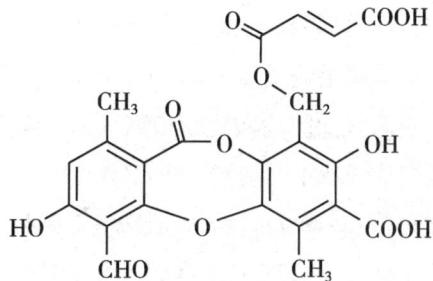

富马原岛衣酸

2. 以桂皮酸为母核的酚酸类成分　中药当归、川芎、蒲公英中主要活性成分阿魏酸(ferulic acid)是以桂皮酸为母核的酚酸类化学成分的代表。以桂皮酸为母核的酚酸类成分是桂皮酸及其衍生物,以及桂皮酸及其衍生物与其他分子缩合或酯化后的产物。以桂皮酸为母核的酚酸酯化或缩合产物为中药资源性化学成分中的重要活性物质。例如,丹参中酚酸类成分具有多聚酚酸的特殊结构,而大多数多聚酚酸类化合物均为咖啡酸的衍生物,丹参素化学名为 β-3,4- 二羟基苯乳酸,被认为是各种丹参酚酸类化合物的基本化学结构。迷迭香酸从结构上看是咖啡酸与丹参素的二聚物,丹酚酸 B 为迷迭香酸二聚体,由三分子丹参素和一分子咖啡酸缩合而成,丹酚酸 A 由一分子丹参素与两分子咖啡酸缩合而成,因此认为迷迭香酸为其他更为复杂丹酚酸类化合物的代谢前体。

金银花中的绿原酸类化合物,包括绿原酸和异绿原酸,其中异绿原酸为一混合物,它的异构体有 7 种,分别为 4,5- 二咖啡酰奎尼酸(4,5-DCQA)、3,4- 二咖啡酰奎尼酸、3,5- 二咖啡酰奎尼酸、1,3- 二咖啡酰奎尼酸、3- 阿魏酰奎尼酸、4- 阿魏酰奎尼酸、5- 阿魏酰奎尼酸。

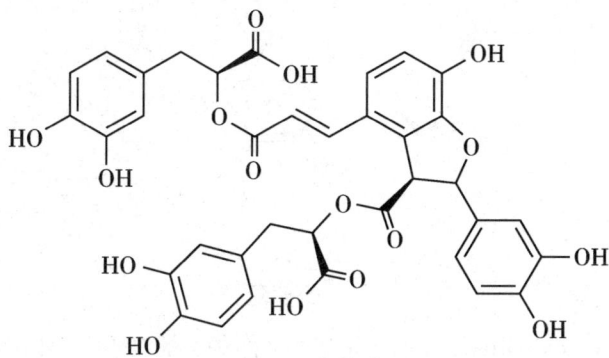

丹酚酸B

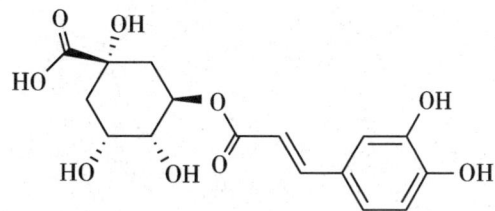

绿原酸

3. 苯乙酸为母核的酚酸类成分　蒲公英中除了以苯甲酸、桂皮酸为母核的酚酸类物质外,在其根部分离得到了对羟基苯乙酸(phydroxyphenylacetic acid)。在连翘的果实中同样得到了该类化学成分。麻叶千里光 *Senecio cannabifolius* 中抗菌活性成分为酚酸类化合物，主要有对羟基苯乙酸（*p*-hydroxybenzene acetic acid）、对羟基苯乙酸甲酯（methyl *p*-hydroxybenzene acetate）、2,5- 二羟基苯乙酸（2,5-dihydroxybenzene acetic acid）、2,5- 二羟基苯乙酸甲酯（methyl 2,5-dihydroxybenze neacetate）等。

4. 间苯三酚类成分　间苯三酚类是一类具有 1,3,5- 三羟基苯的基本骨架结构的多酚类化合物，广泛分布于植物类群中。间苯三酚类化合物大多数熔点较低，取代基较简单的通常可以结晶，易溶于甲醇、丙酮中，难溶于水；可与三氯化铁溶液、香草醛 - 盐酸试剂产生显色反应。此外，还可以进行还原性碱分解反应与氢化芳香化反应。间苯三酚类成分具有抗菌、抗氧化、抗真菌、抗肿瘤等作用。据报道，从香鳞毛蕨科、毛茛科、豆科等植物中分离出 700 多种间苯三酚类化合物及其衍生物，如酰基间苯三酚加合物、酰基间苯三酚糖苷、多烷基化酰基间苯三酚等。

鳞毛蕨科鳞毛蕨属 *Dryopteris* 植物中发现间苯三酚类化合物有 80 余种。该类化合物主要由各种脂肪链取代的绵马酸片断和绵马酚片断通过亚甲基连接而成。芳香环上的 C- 或 O- 被不同的取代基取代形成不同结构的化合物。

从仙鹤草 *Agrimonia pilosa* 植物中分离鉴定间苯三酚类化合物有鹤草酚（agrimophol）、仙鹤草酚（agrimol）A、B、C、D、E、F、G 等，该类成分具有显著的驱虫活性。

藤黄科 Guttiferae 植物中存在多环多异戊烯基间苯三酚（polycyclic polyprenylated acylphloroglucinols）类成分，如藤黄酚（garcinol）、藤黄酮（guttiferones）等。该类化合物具有天然产物中少见的桥环、螺环乃至金刚烷等复杂的核心结构，且往往带有多个异戊烯基取代基，多具有抗肿瘤、抗抑郁、抗菌等生物活性。

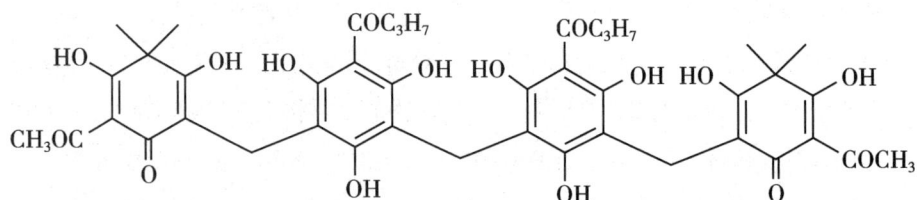

绵马贯众素

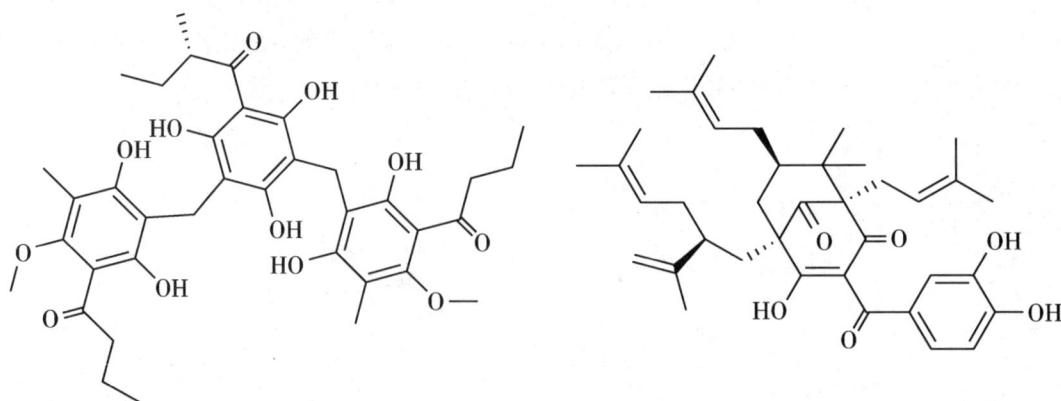

仙鹤草酚B　　　　　　　　　　　　　藤黄酚

5. 多羟基芪类成分　多羟基芪类化合物（polyhydroxystibene，PHS）又称芪多酚，为二苯乙烯的酚羟基取代衍生物。芪类化合物多存在于植物的木质部，当植物受到病菌感染、紫外线照射或化学污染等刺激时，在受激部位产生这种抗逆物质，即植物抗毒素。目前在 21 个科 31 个属的 72 种植物中发现该类化合物，如买麻藤科植物小叶买麻藤、百合科藜芦、蓼科虎杖、桑科桑、葡萄科葡萄等。目前,已从上述植物中分离得到约300余种芪类化合物。

芪类化合物不仅存在于许多常见中药如大黄、虎杖、何首乌、藜芦等,还在葡萄、花生、桑椹等许多食物中存在。主要有白藜芦醇(resveratrol)、赤松素(pinosylvin)、异丹叶大黄素(isorhapontigenin)、云杉新苷(piceid)等。现已发现其具有抗菌、抗氧化、抗高脂血症、抗凝血及抗肿瘤等多种生物活性,尤其是1997年美国伊利诺依大学Pezzt等发现葡萄皮中含有天然抗癌活性物质白藜芦醇以来,该类资源性化学成分的研究更加受到人们的关注。

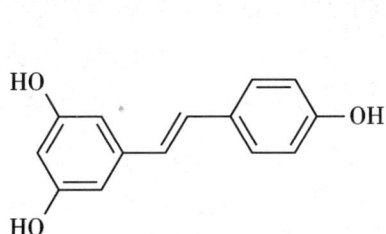

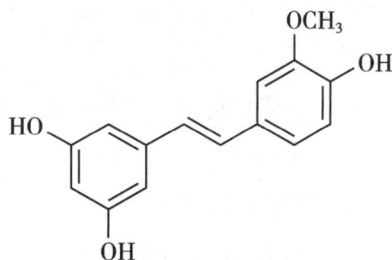

白藜芦醇　　　　　　　　　　异丹叶大黄素

(三)酚酸的理化性质

1. 物理性质　酚酸类化合物多数为结晶状固体,少数为无定形粉末,并多具有吸湿性,极性较强。酚酸类成分溶于水、甲醇、乙醇、丙酮,可溶于乙酸乙酯、丙酮和乙醇的混合液,难溶或不溶于乙醚、苯、三氯甲烷、石油醚及二硫化碳等脂溶性溶剂。

2. 化学性质

(1)还原性酚酸类化合物含有多个酚羟基,为强还原剂,很容易被氧化。

(2)酸性酚酸类化合物含有多个酚羟基和羧基,可与碱结合成盐。

(3)与三氯化铁的作用:酚酸类化合物的水溶液与$FeCl_3$作用,产生蓝黑色或绿黑色反应或产生沉淀。

(4)与铁氰化钾氨溶液的作用:酚酸类化合物与铁氰化钾氨溶液反应呈深红色。

(四)酚酸的提取与分离

从银杏外种皮中提取分离银杏酚酸的工艺条件为:以80%乙醇为提取溶剂,采用1:7(W/V)的料液比,在60℃条件下回流提取2次,每次4小时,经过滤,真空浓缩后,采用大孔吸附树脂纯化精制,冷冻干燥后得到的提取物中总银杏酚酸含量为52.14%,得率为3.05%。

从丹参茎叶中提取分离丹酚酸的工艺条件为:以60%乙醇为提取溶剂,10倍量60%乙醇回流提取2次,每次2小时,提取液合并,回收溶剂,采用大孔吸附树脂分离纯化,树脂质量与上样量质量比为2:1,35%乙醇以2BV/h的洗脱速度洗脱5BV,洗脱液浓缩、冷冻干燥,即得粗酚酸(总酚酸含量40%以上),再经乙酸乙酯萃取,pH为2、以2倍体积的乙酸乙酯萃取3次,即得精制丹参酚酸(总酚酸含量达80%以上)。

(五)结构鉴定实例

鹤草酚(agrimophol)是从中药仙鹤草中分离得到的一种具有显著驱绦虫活性的间苯三

酚类化合物。

鹤草酚的核磁共振数据见表 4-7，^{1}H-NMR（300MHz，CDCl$_3$）图谱中，低场区给出 4 个活泼氢信号：δ 19.26（1H，s），15.57（1H，s），11.11（1H，s），9.65（1H，s），为间苯三酚类化合物特征的缔合酚羟基信号。高场区给出 1 个甲氧基质子信号 δ 3.79（3H，s）和 2 个芳甲基质子信号 δ 1.92（3H，s），2.20（3H，s）；给出一组丁酰基结构片段信号：δ 1.01（3H，t，J=7.3Hz），1.78（2H，m）和 3.16（2H，m）；给出一组 2- 甲基丁酰基结构片段信号：δ 0.89（3H，t，J=7.3Hz），1.19（3H，d，J=6.1Hz），1.41（1H，m），1.71（1H，m），3.88（1H，m，J=6.8Hz）。鹤草酚的 ^{13}C-NMR（75MHz，CDCl$_3$）图谱中给出 25 个碳信号，其中一组芳香碳信号：δ 106.2，107.5，112.3，160.4，160.7，163.0；3 个羰基碳信号：δ 200.9，207.1，209.7；4 个烯碳信号：δ 104.2（×2），174.2，190.3，其中 2 个为连氧烯碳信号（δ 174.2，190.3）；12 个脂肪碳信号：δ 7.0，9.1，11.8，13.9，16.8，18.1，26.5，27.8，43.0，44.2，52.6，61.5，其中 1 个为甲氧基碳信号（δ 61.5）。

鹤草酚的 HMBC 谱中，可见 δ_H 0.89（4″-H）和 1.19（5″-H）分别与 δ_C 26.5（C-3″）和 43.0（C-2″）有远程相关性，且 δ_H 1.19（5″-H）还与 δ_C 9.7（C-1″）有远程相关性，证实结构中存在 2- 甲基丁酰基 [−COCH（CH$_3$）CH$_2$CH$_3$] 片段。δ_H 1.01（4′-H）处的甲基质子信号与 δ_C 18.1（C-3′）和 44.2（C-2′）有远程相关性，且 δ_H 1.78（3′-H）与 δ_C 44.2（C-2′）、13.9（C-4′）和 207.1（C-1′）有远程相关性，证实结构中存在丁酰基（-COCH$_2$CH$_2$CH$_3$）片段。δ_H 1.05（7-CH$_3$）处的甲基质子与 δ_C 27.8（C-13）、174.2（C-8）和 200.9（C-12）有远程相关性，可确证其连接于 C-7 上（δ_C 52.6），δ_H 1.9（3H，s）甲基质子与 δ_C 174.2（C-8），104.2（C-9）和 190.3（C-10）有远程相关性，证明其连接于 C-9 上。δ_H 2.20（3-CH$_3$）甲基质子信号与 δ_C 112.3（C-3）、163.0（C-2）和 160.7（C-4）有远程相关性，说明其连接于 C-3 上。δ_H 3.79（4-OCH$_3$）与 δ_C 160.7（C-4）有远程相关性，证明 OCH$_3$ 连于 C-4 上。δ_H 2.96（13-H），3.13（13-H）与 δ_C 106.2（C-1）、163.0（C-2）、160.4（C-6）、52.6（C-7）、174.2（C-8）和 200.9（C-12）有远程相关性，说明其为连接于两个环系之间的亚甲基桥。δ_H 19.26（10-OH）处的羟基质子与 δ_C 190.3（C-10）、104.2（C-9）和 104.2（C-11）有远程相关性，说明其连接于 C-10 上。δ_H 15.57（6-OH）处的羟基质子与 δ_C 107.5（C-5）、160.4（C-6）和 106.2（C-1）有远程相关性，证明其连接于 C-6 上。δ_H 9.65（8-OH）处的羟基质子与 δ_C 174.2（C-8）和 104.2（C-9）有远程相关性，证明其连接于 C-8 上。在对鹤草酚进行全面的 ^{1}H-NMR 和 ^{13}C-NMR 检测基础上，通过 HSQC、HMBC 等 2D-NMR 技术对其所有的 ^{1}H-NMR 和 ^{13}C-NMR 信号进行了详细归属。

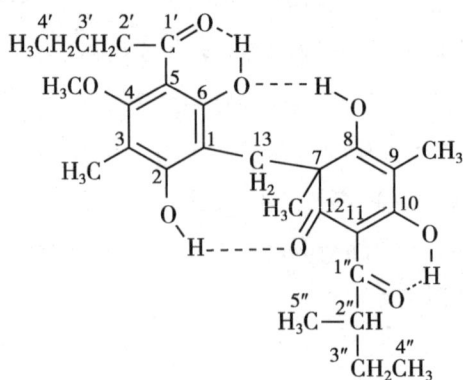

--- 氢键缔合

鹤草酚

表 4-7　鹤草酚的核磁共振数据

序号	δ_H (J/Hz)	δ_C (HSQC)	HMBC 中的相关信号
1		106.2	
2		163.0	
3		112.3	
4		160.7	
5		107.5	
6		160.4	
7		52.6	
8		174.2	
9		104.2	
10		190.3	
11		104.2	
12		200.9	
13	2.96 (1H, d, 16.3) 3.13 (1H, d, 16.3)	27.8	106.2 (C-1), 163.0 (C-2), 160.4 (C-6) 52.6 (C-7), 174.2 (C-8), 200.9 (C-12)
1′		207.1	
2′	3.16 (2H, m)	44.2	207.1 (C-1′), 18.1 (C-3′), 13.9 (C-4′)
3′	1.78 (2H, m)	18.1	207.1 (C-1′), 44.2 (C-2′), 13.9 (C-4′)
4′	1.01 (3H, t, 7.3)	13.9	44.2 (C-2′), 18.1 (C-3′)
1″		209.7	
2″	3.88 (1H, m, 6.8)	43.0	209.7 (C-1″), 26.5 (C-3″), 16.8 (C-5″), 11.8 (C-3″)
3″	1.41 (1H. m) 1.71 (1H, m)	26.5	209.7 (C-1″), 43.0 (C-2″), 16.8 (C-5″)
4″	0.89 (3H, t, 7.3)	11.8	43.0 (C-2″), 26.5 (C-3″)
5″	1.19 (3H, d, 6.7)	16.8	209.7 (C-1″), 43.0 (C-2″), 26.5 (C-3″)
2-OH	11.11 (1H, s)		
3-CH₃	2.20 (3H, s)	9.1	163.0 (C-2), 112.3 (C-3), 160.7 (C-4)
4-OCH₃	3.79 (3H, s)	61.5	160.7 (C-4)
6-OH	15.57 (1H, s)		106.2 (C-1), 107.5 (C-5), 160.4 (C-6)
7-CH₃	1.05 (3H, s)	26.5	174.2 (C-8), 200.9 (C-12), 27.8 (C-13)
8-OH	9.65 (1H, s)		174.2 (C-8), 104.2 (C-9)
9-CH₃	1.92 (3H, s)	7.0	174.2 (C-8), 104.2 (C-9), 190.3 (C-10)
10-OH	19.26 (1H, s)		104.2 (C-9), 190.3 (C-10), 104.2 (C-11)

四、醌类

（一）概述

醌类（quinones）是中药中一类具有不饱和环己二酮（醌式结构）或容易转变成这种结构的天然化合物。主要分为苯醌、萘醌、菲醌和蒽醌四种类型。

来源于蓼科植物的常用中药大黄、何首乌、虎杖等，豆科植物的决明子、番泻叶等，唇形科植物的丹参等，茜草科植物的茜草等，百合科植物的芦荟等，紫草科植物的紫草、滇紫草等，均含有不同类型的醌类化合物。一些低等植物，如地衣类和菌类的代谢产物中也存在醌类化合物。

醌类化合物具有多种生物活性及药用价值,如大黄和番泻叶中的番泻苷类化合物具有较强的致泻作用;大黄中游离的羟基蒽醌类化合物(大黄酸、大黄素等)具有抗菌作用,尤其是对金黄色葡萄球菌具有较强的抑制作用;茜草中的茜草素具有止血作用;紫草中的一些萘醌类色素具有抗菌、抗病毒及止血作用;丹参中丹参醌类具有扩张冠状动脉的作用,用于治疗冠心病、心肌梗死等;还有一些醌类化合物具有驱绦虫、解痉、利尿、利胆、镇咳、平喘等作用。

(二) 醌类化合物的结构与分类

1. 苯醌类　苯醌类(benzoquinones)化合物分为邻苯醌和对苯醌两大类。邻苯醌结构不稳定,故天然存在的苯醌化合物多数为对苯醌的衍生物,其结构中常有—OH、—CH_3、—OCH_3 或其他烃基等取代基。

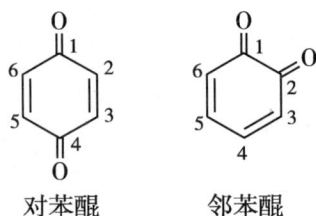

对苯醌　　　邻苯醌

天然苯醌类化合物多为黄色或橙色的结晶体,如中药凤眼草的果实中的 2,6- 二甲氧基对苯醌,具有较强的抗菌作用;白花酸藤果 *Embelia ribes* 和矩叶酸藤果 *Embelia oblongifolia* 果实中的信筒子醌(embelin),具有驱虫作用。

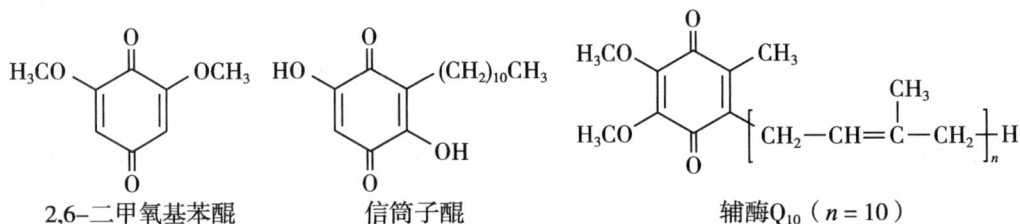

2,6-二甲氧基苯醌　　　信筒子醌　　　辅酶Q_{10}($n=10$)

具有苯醌类结构的泛醌类(ubiquinones)能参与生物体内氧化还原过程,是生物氧化反应的一类辅酶,称为辅酶 Q 类(coenzymes Q),其中辅酶 Q_{10}($n=10$)已用于轻中度心力衰竭的辅助治疗,也用于肝炎、癌症的辅助治疗。

2. 萘醌类　萘醌类(naphthoquinones)化合物分为 α-(1,4)、β-(1,2)及 *amphi*-(2,6)三种类型。但目前分离得到的萘醌类大多为 α- 萘醌类衍生物,多为橙色或橙红色结晶,少数呈紫色。

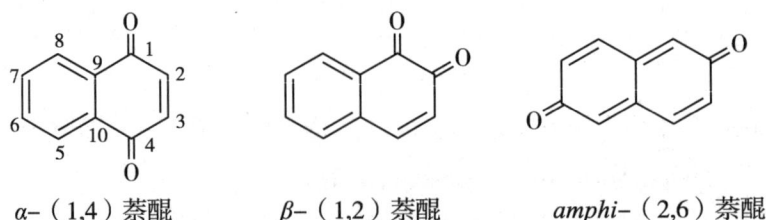

α-(1,4)萘醌　　　β-(1,2)萘醌　　　*amphi*-(2,6)萘醌

萘醌类化合物主要分布于紫草科、胡桃科、蓝雪科、紫葳科等植物中,多具有显著的生物活性,如从紫草科植物紫草 *Lithospermum erythrorhizon* 及软紫草 *Arnebia euchroma* 中得到紫草素和

异紫草素等多种萘醌类成分,具有抗菌、抗病毒和止血作用。

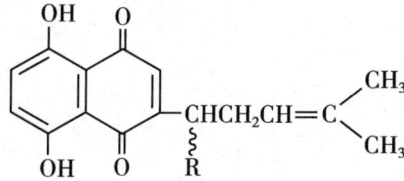

紫草素　　R = ····OH
异紫草素　R = ◢OH

3. 菲醌类　天然菲醌类(phenanthraquinones)分为邻菲醌及对菲醌两种类型。常用中药丹参 *Salvia miltiorrhiza* 的根具有活血祛瘀、通经止痛、清心除烦、凉血消痈之功效,其主要有效成分为多种邻菲醌类和对菲醌类化合物,如丹参醌ⅡA、丹参醌ⅡB、丹参新醌甲等。

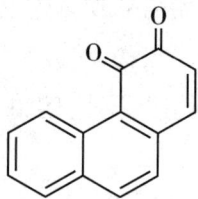

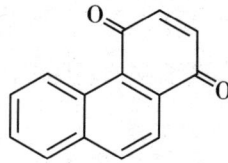

邻菲醌　　　　　　　　　　　对菲醌

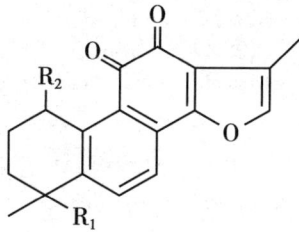

丹参醌ⅡA　　　R_1 = CH$_3$　　　　R_2 = H
丹参醌ⅡB　　　R_1 = CH$_2$OH　　R_2 = H
羟基丹参醌ⅡA　R_1 = CH$_3$　　　　R_2 = OH
丹参酸甲酯　　　R_1 = COOCH$_3$　R_2 = H

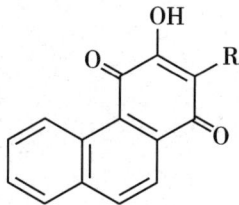

丹参新醌甲　R = CH(CH$_3$)CH$_2$OH
丹参新醌乙　R = CH(CH$_3$)$_2$
丹参新醌丙　R = CH$_3$

4. 蒽醌类　蒽醌类(anthraquinones)成分按母核的结构分为单蒽核及双蒽核两大类。

(1)单蒽核类

1)蒽醌及其苷类:天然蒽醌以9,10-蒽醌最为常见,由于整个分子形成一共轭体系,C-9、C-10又处于最高氧化水平,比较稳定。基本结构中1,4,5,8位为α-位,2,3,6,7位为β-位,9,10位为 *meso-* 位,又叫中位。

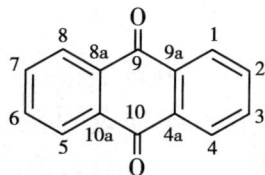

1,4,5,8位为α-位
2,3,6,7位为β-位
9,10位为*meso*-位

天然存在的蒽醌类化合物在蒽醌母核上常有羟基、羟甲基、甲基、甲氧基和羧基取代。它们以游离形式或与糖结合成苷的形式存在于植物体内。蒽醌苷大多为氧苷,但也有碳苷类化合物,如芦荟中的芦荟苷。

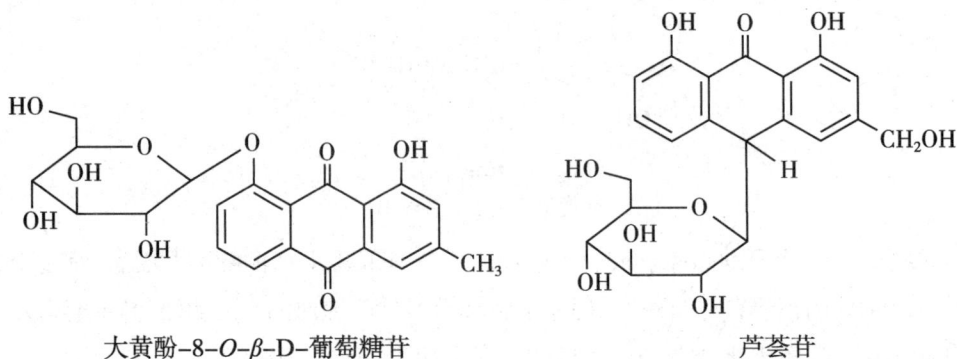

大黄酚-8-*O*-β-D-葡萄糖苷   芦荟苷

根据羟基在蒽醌母核上的分布情况,可将羟基蒽醌衍生物分为大黄素型和茜草素型两种类型。

2)大黄素型:羟基分布在两侧的苯环上,多数化合物呈黄色。例如大黄中的主要蒽醌成分多属于这一类型。

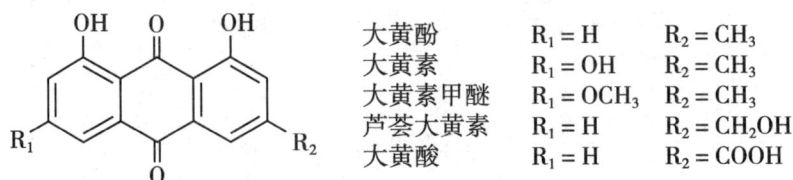

大黄酚	$R_1 = H$	$R_2 = CH_3$
大黄素	$R_1 = OH$	$R_2 = CH_3$
大黄素甲醚	$R_1 = OCH_3$	$R_2 = CH_3$
芦荟大黄素	$R_1 = H$	$R_2 = CH_2OH$
大黄酸	$R_1 = H$	$R_2 = COOH$

3)茜草素型:羟基分布在一侧的苯环上,此类化合物颜色较深,多为橙黄色至橙红色。例如茜草中的茜草素等化合物即属此型。

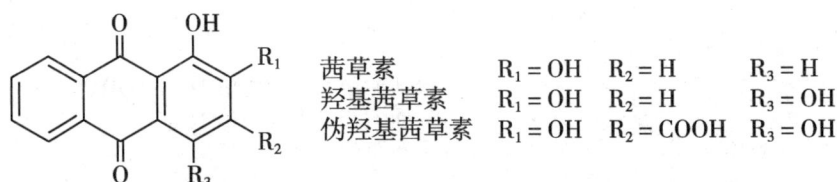

茜草素	$R_1 = OH$	$R_2 = H$	$R_3 = H$
羟基茜草素	$R_1 = OH$	$R_2 = H$	$R_3 = OH$
伪羟基茜草素	$R_1 = OH$	$R_2 = COOH$	$R_3 = OH$

4)蒽酚或蒽酮衍生物:蒽醌在酸性环境中被还原,可生成蒽酚及其互变异构体——蒽酮。

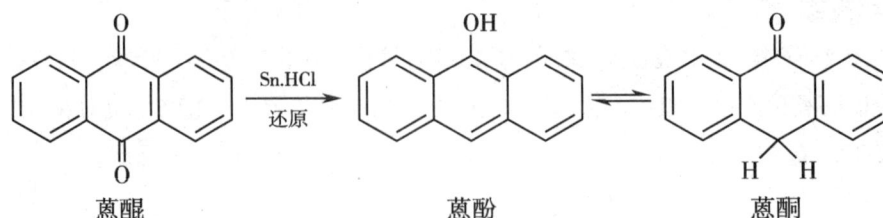

蒽醌   蒽酚   蒽酮

蒽酚(或蒽酮)的羟基衍生物常以游离状态或结合状态与相应的羟基蒽醌共存于药用植物资源中。蒽酚(或蒽酮)衍生物一般存在于新鲜药用植物资源中。新鲜大黄贮存两年以上则检识不到蒽酚,这是因为该类成分已慢慢氧化成蒽醌类成分。如果蒽酚衍生物的 *meso-* 位羟基与糖缩合成苷,则性质比较稳定,只有经过水解除去糖才易于被氧化转变成蒽醌类衍生物。

（2）双蒽核类

1）二蒽酮类：二蒽酮类成分可以看成是两分子蒽酮脱去一分子氢，通过碳碳键结合而成的化合物。其结合方式多为 $C_{10}-C_{10'}$，也有其他结合方式。大黄及番泻叶中致泻的主要有效成分番泻苷 A、B、C、D 均为二蒽酮衍生物。

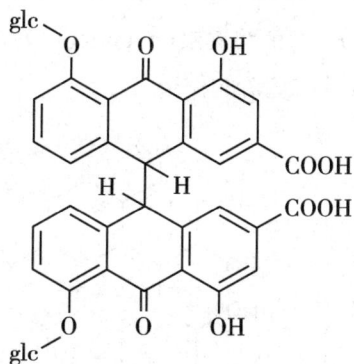

番泻苷A

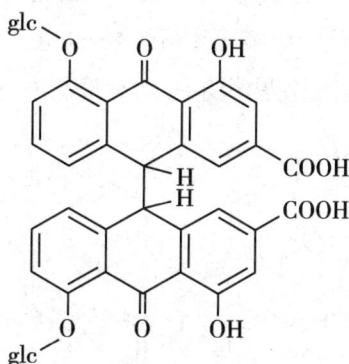

番泻苷B

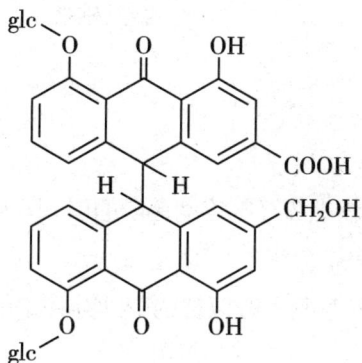

番泻苷C

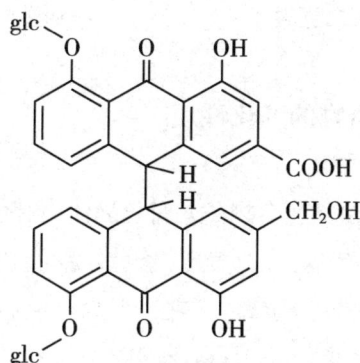

番泻苷D

二蒽酮类衍生物的 $C_{10}-C_{10'}$ 键与通常的 C—C 键不同，易于断裂，生成相应的蒽酮类化合物，如大黄及番泻叶中致泻的主要有效成分番泻苷 A 的致泻作用是因其在肠内转变成大黄酸蒽酮所致。

2）二蒽醌类：蒽醌类脱氢缩合或二蒽酮类氧化均可形成二蒽醌类。天然二蒽醌类化合物中的两个蒽醌环都是相同而对称的，由于空间位阻的相互排斥，故两个蒽环呈反向排列。

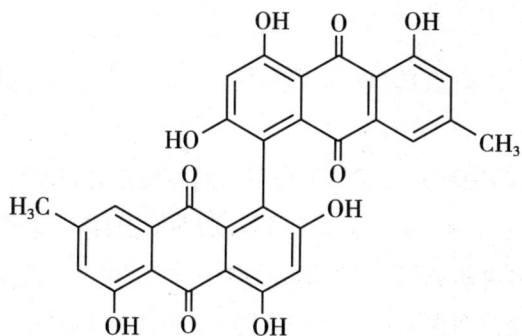

天精

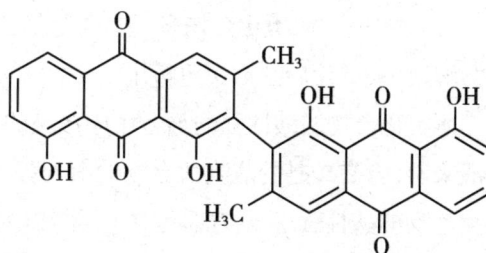

山扁豆双醌

3）去氢二蒽酮类：二蒽酮再脱去一分子氢即进一步氧化，两环之间以双键相连者称为去氢二蒽酮。此类化合物颜色多呈暗紫红色。分布于自然界的有羟基衍生物，如金丝桃属植物。

4）日照蒽酮类：去氢二蒽酮进一步氧化，α-位与α'-位相连组成一新六元环，其多羟基衍生物也存在于金丝桃属植物中。

5）中位萘骈二蒽酮类：这一类化合物是天然蒽衍生物中具有最高氧化水平的结构形式，也是天然产物中高度稠合的多元环系统之一（含8个环）。如金丝桃素（hypericin）为萘骈二蒽酮衍生物，存在于金丝桃属某些植物中，具有抑制中枢神经及抗病毒的作用。

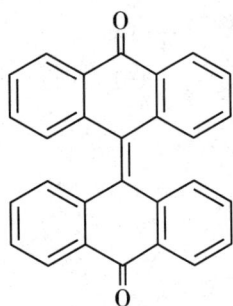 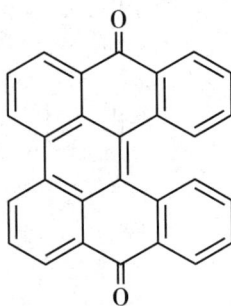 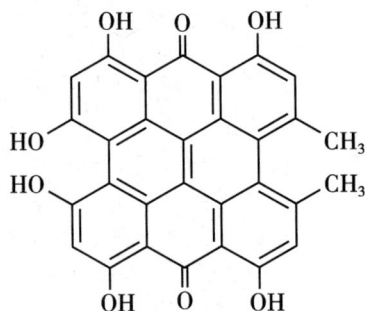

去氢二蒽酮　　　　　　日照蒽酮　　　　　　金丝桃素

（三）醌类化合物的理化性质

1．物理性质

（1）性状：醌类化合物多为有色晶体，且随着母核上酚羟基等助色团的引入颜色变深，取代的助色团越多，颜色越深，有黄色、橙色、棕红色以至紫红色等。

苯醌和萘醌多以游离态存在，多为有色晶体；而蒽醌一般以苷的形式存在于植物体中，由于引入糖基，极性增大，难以得到结晶。

（2）升华性及挥发性：游离的醌类化合物一般具有升华性。小分子的苯醌类及萘醌类还具有挥发性，能随水蒸气蒸馏，可利用此性质进行分离和纯化。

（3）溶解度：游离醌类极性较小，一般溶于甲醇、乙醇、丙酮、乙酸乙酯、三氯甲烷、乙醚、苯等有机溶剂，几乎不溶于水。与糖结合成苷后极性显著增大，易溶于甲醇、乙醇中，在热水中也可溶解，但在冷水中溶解度较小，几乎不溶于苯、乙醚、三氯甲烷等极性较小的有机溶剂中。蒽醌的碳苷在水中的溶解度都很小，亦难溶于有机溶剂，但易溶于吡啶中。

有些醌类化合物对光照不稳定，应注意避光分离和保存。

2．化学性质

（1）酸碱性：醌类化合物多具有酚羟基，少数有羧基，故具有一定的酸性。在碱性水溶液中成盐溶解，加酸酸化后游离又可析出。

醌类化合物的酸性强弱与分子中羧基的有无及酚羟基的数目与位置不同而表现出显著差异。一般来说，含有羧基的醌类化合物的酸性强于不含羧基者；酚羟基数目增多，酸性增强；β-羟基醌类化合物的酸性强于α-羟基醌类化合物，主要原因为β-羟基受到羧基吸电子作用的影响，羟基上氧原子的电子云密度降低，质子的解离度增大，酸性增强，而α-羟基上的氢与相邻的羧基形成了分子内氢键，质子的解离度减小，酸性较弱。

β-羟基蒽醌　　　　　α-羟基蒽醌

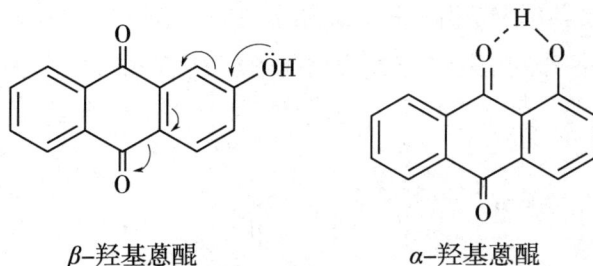

　　根据醌类酸性强弱的差别,可用 pH 梯度萃取法进行这类化合物的分离。以游离蒽醌类衍生物为例,酸性强弱按下列顺序排列:含—COOH>含 2 个或 2 个以上 β-OH>含 1 个 β-OH>含 2 个或 2 个以上 α-OH>含 1 个 α-OH。故可从有机溶剂中依次用 5% 碳酸氢钠、5% 碳酸钠、1% 氢氧化钠及 5% 氢氧化钠水溶液进行梯度萃取,达到分离的目的。

　　由于羰基上氧原子的存在,蒽醌类成分也具有微弱的碱性,能溶于浓硫酸中成锌盐再转成阳碳离子,同时伴有颜色的显著改变,如大黄酚为暗黄色,溶于浓硫酸中转为红色,大黄素由橙红变为红色,其他羟基蒽醌在浓硫酸中一般呈红至红紫色。

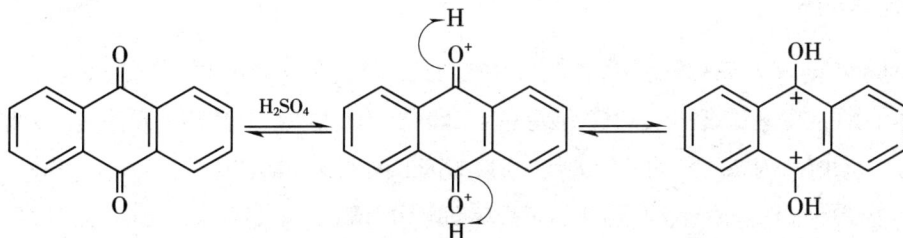

　　(2)显色反应:醌类的显色反应主要基于其氧化还原性质以及分子中的酚羟基性质。

　　1)Feigl 反应:醌类衍生物在碱性条件下经加热能迅速与醛类及邻二硝基苯反应生成紫色化合物。在此反应中,醌类化合物前后无变化,只起到传递电子的作用,反应机理如下:

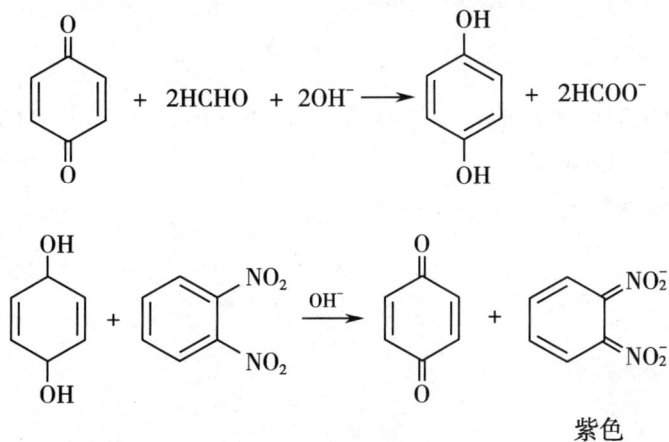

紫色

　　2)无色亚甲蓝显色反应:无色亚甲蓝溶液(leucomethylene blue)为苯醌类及萘醌类的专用显色剂。此反应可在纸色谱或薄层色谱上进行,样品在白色背景显蓝色斑点,可与蒽醌类化合物相区别。

　　无色亚甲蓝溶液的配制方法:将亚甲蓝 100mg 溶于乙醇 100ml 中,再加入冰醋酸 1ml 及锌粉 1g,缓缓振摇至蓝色消失后备用。

　　3)Bornträger 反应:羟基蒽醌类在碱性溶液中发生颜色改变,会使颜色加深。多呈橙色、红色、紫红色及蓝色。该显色反应是由于分子中的酚羟基与羰基在碱性条件形成了新的共轭体系，因而颜色发生了变化。蒽酚、蒽酮及二蒽酮类化合物需氧化形成羟基蒽醌后才能显色。

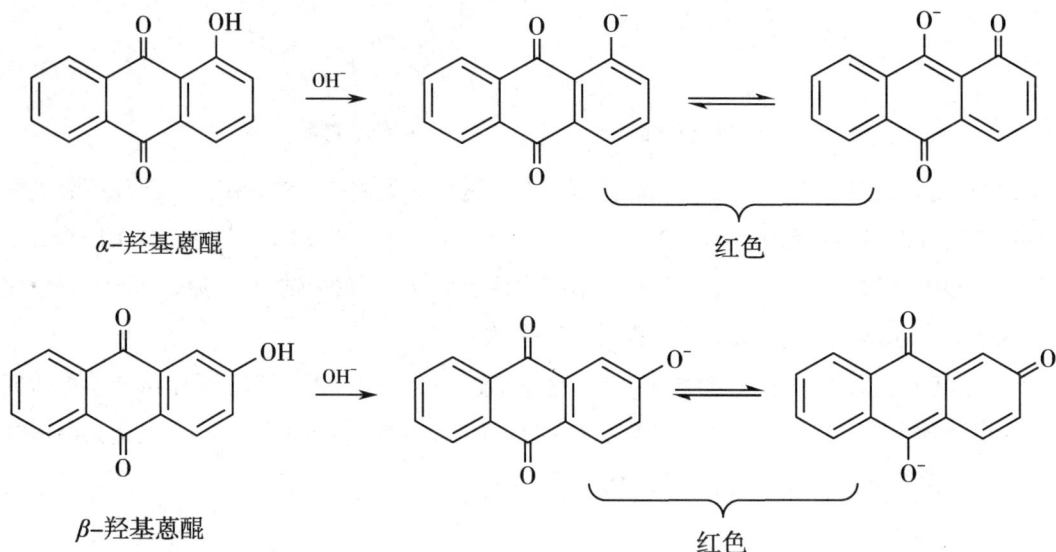

α-羟基蒽醌　　　　　　　　　　　　　　　　　　　红色

β-羟基蒽醌　　　　　　　　　　　　　　　　　　　红色

4）Kesting-Craven 反应：苯醌及萘醌类化合物当其醌环上有未被取代的位置时，可在碱性条件下与一些含有活性次甲基试剂（如乙酰乙酸酯、丙二酸酯、丙二腈等）的醇溶液反应，生成蓝绿色或蓝紫色产物。以萘醌与丙二酸酯的反应为例，反应时丙二酸酯先与醌核生成产物①，再进一步经电子转位生成产物②而显色。蒽醌类化合物由于醌环两侧均为苯环，不能发生该反应，故可加以区别。

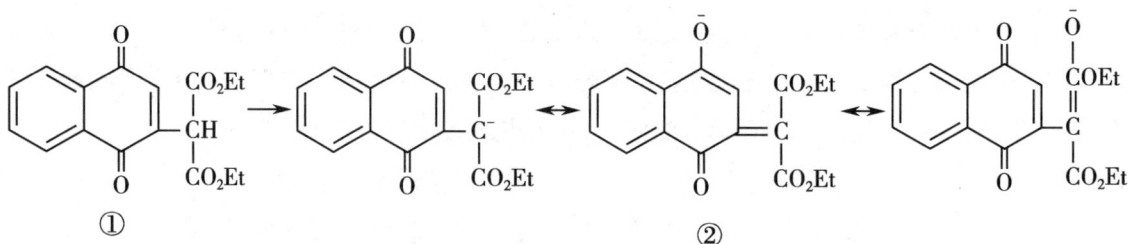

5）与金属离子的反应：在蒽醌类化合物中，如果有 α- 酚羟基或邻二酚羟基结构时，则可与 Pb^{2+}、Mg^{2+} 等金属离子形成络合物。

以乙酸镁为例，生成物可能具有以下两种结构：

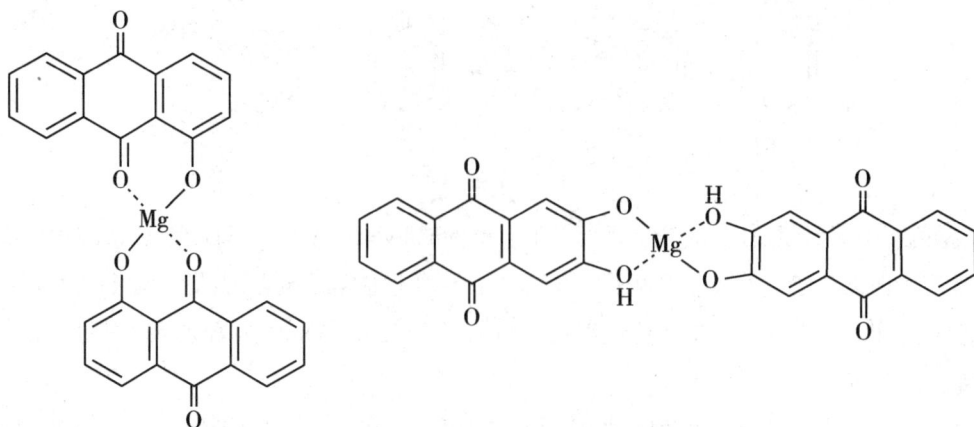

当蒽醌化合物具有不同的结构时,与乙酸镁形成的络合物也具有不同的颜色,如橙黄、橙红、紫红、紫、蓝色等。

6）对亚硝基二甲苯胺反应:9 位或 10 位未取代的羟基蒽酮类化合物,尤其是 1,8- 二羟基衍生物,其羰基对位的亚甲基上氢很活泼,可与 0.1% 对亚硝基 - 二甲苯胺吡啶溶液反应缩合而产生各种颜色,如绿色、蓝色及灰色等颜色。本反应可用作蒽酮类化合物的定性检查反应,不受蒽醌类、黄酮类、香豆素类、糖类及酚类化合物的干扰。

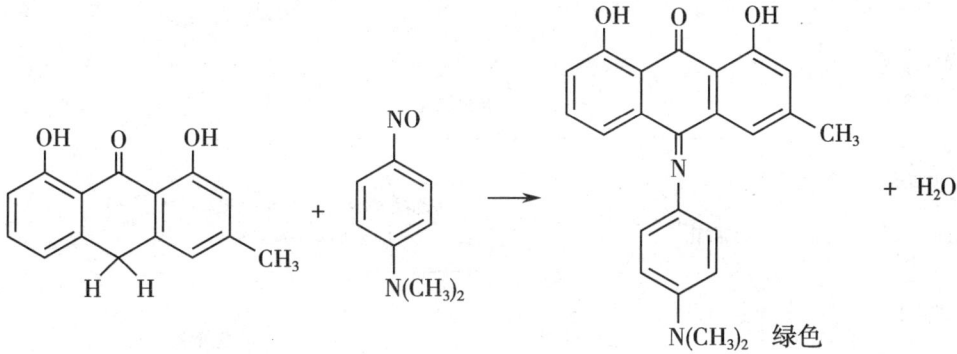

（四）醌类化合物的提取与分离

1. 醌类化合物的提取方法

（1）有机溶剂提取法:通常选用甲醇或乙醇作为提取溶剂,可以把不同类型、不同存在状态、性质各异的游离醌类及醌苷均提取出来。游离醌类的极性较小,也可用乙酸乙酯、三氯甲烷、乙醚等亲脂性有机溶剂提取。醌苷类成分极性较大,可用含水醇提取,在提取过程中应注意酸、碱和酶对结构的影响。

一般多羟基蒽醌类衍生物或具有羧基的醌类化合物及其相应的苷类在植物体内多通过酚羟基或羧基结合成镁、钾、钠、钙盐形式存在,为充分提取出蒽醌类衍生物,应预先加酸酸化使之全部游离后再进行提取。

（2）碱提酸沉法:用于提取具有游离酚羟基或羧基且性质稳定的醌类化合物。酚羟基或羧基与碱成盐而溶于碱水溶液中,酸化后醌类化合物被游离而沉淀析出。

（3）水蒸气蒸馏法:适用于分子量小并有挥发性的苯醌类及萘醌类化合物。

2. 醌类化合物的分离 醌类化合物的分离纯化可依据酸性强弱、极性差异及分子大小不同等进行。

（1）蒽醌苷类与游离蒽醌的分离:蒽醌苷类与游离蒽醌衍生物的极性差别较大,故在有机溶剂中的溶解度不同。如苷类不溶于或难溶于三氯甲烷、乙醚等亲脂性有机溶剂,而苷元或游离蒽醌类则易溶,可据此进行分离。

（2）游离蒽醌的分离

1）pH 梯度萃取法:采用 pH 梯度萃取法是分离游离蒽醌的常用方法,依据被分离的游离蒽醌类化合物的酸性强弱不同进行分离。其流程如图 4-1 所示。

2）色谱法:色谱法是系统分离羟基蒽醌类化合物的有效手段,当药材中含有一系列结构相近的蒽醌衍生物时,常需经过色谱法才能得到满意的分离。

药材

乙醇提取
回收溶剂

浸膏

水分散，乙醚萃取

乙醚溶液 ————— 水层（蒽醌苷类）

5%NaHCO₃溶液萃取

NaHCO₃液 ————— 乙醚溶液

HCl酸化

沉淀

重结晶

结晶（含–COOH或2个β–OH的蒽醌类成分）

5%Na₂CO₃溶液萃取

Na₂CO₃液 ————— 乙醚溶液

HCl酸化

沉淀

重结晶

结晶（含1个β–OH的蒽醌类成分）

1%NaOH溶液萃取

NaOH液 ————— 乙醚溶液

HCl酸化

沉淀

重结晶

结晶（含有2个α–OH的蒽醌类成分）

5%NaOH溶液萃取

NaOH液 ————— 乙醚溶液（中性亲脂性物质）

HCl酸化

沉淀

重结晶

结晶（含有1个α–OH的蒽醌类成分）

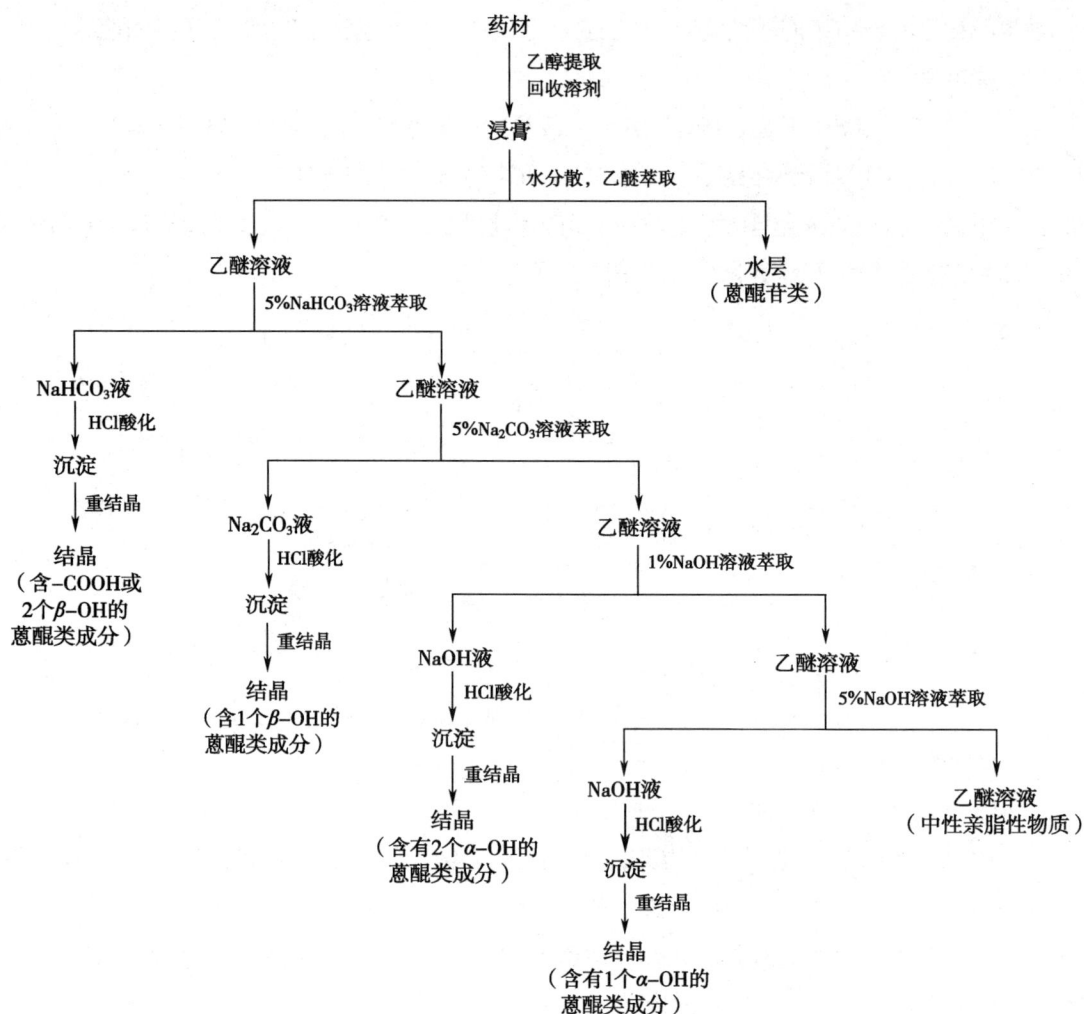

● 图4-1　pH梯度萃取法分离游离蒽醌

分离游离羟基蒽醌衍生物时常用的吸附剂主要是硅胶，一般不用氧化铝，尤其不用碱性氧化铝，以避免与酸性的蒽醌类成分发生不可逆吸附而难以洗脱。另外，游离羟基蒽醌衍生物含有酚羟基，也可采用聚酰胺色谱法。

（3）蒽醌苷类的分离：蒽醌苷类化合物极性较大，水溶性较强，分离和纯化都比较困难，一般多用色谱方法进行分离。但在进行色谱分离之前，通常采用溶剂法处理粗提物，除去大部分杂质，制得较纯的总苷后再进行色谱分离。如采用极性较大的乙酸乙酯、正丁醇等有机溶剂进行萃取，将蒽醌苷类成分从水溶液中萃取出来，使其与水溶性杂质相互分离。得到总蒽醌苷后，再用色谱法分离。

色谱法是分离蒽醌苷类化合物最有效的方法，过去主要应用硅胶柱色谱。近年来葡聚糖凝胶柱色谱和反相硅胶柱色谱得到普遍应用，使极性较大的蒽醌苷类化合物得到有效分离。

应用葡聚糖凝胶柱色谱分离蒽醌苷类成分主要依据分子大小的不同，例如大黄蒽醌苷类的分离：将大黄的70%甲醇提取液加到 Sephadex LH-20 凝胶柱上，并用 70% 甲醇洗脱，分段收集，依次先后得到二蒽酮苷（番泻苷 B、A、D、C）、蒽醌二葡萄糖苷、蒽醌单糖苷、游离苷元。

（五）醌类化合物的检识

1. 理化检识　醌类化合物的理化检识，一般利用 Feigl 反应、无色亚甲蓝显色反应和 Kesting-Craven 反应鉴定苯醌、萘醌；利用 Bornträger 反应初步确定羟基蒽醌化合物；利用对亚硝基二甲苯胺反应鉴定蒽酮类化合物。检识反应可在试管中进行，也可在纸色谱或薄层色谱上进行。

2. 色谱检识

（1）薄层色谱：吸附剂多采用硅胶、聚酰胺。展开剂多采用混合溶剂，如苯 - 甲醇（9∶1）、庚烷 - 苯 - 三氯甲烷（1∶1∶1）等对蒽醌苷采用极性较大的溶剂系统。

蒽醌及其苷类在可见光下多显黄色，在紫外光灯下则显黄棕色、红色、橙色等荧光，若用氨熏或以 10% 氢氧化钾甲醇溶液、3% 氢氧化钠或碳酸钠溶液喷之，颜色加深或变色。亦可用 0.5% 乙酸镁甲醇溶液，喷后 90℃加温 5 分钟，再观察颜色。

（2）纸色谱：羟基蒽醌类的纸色谱一般在中性溶剂系统中进行，可用水、乙醇、丙酮等与石油醚、苯混合使达饱和，分层后取极性小的有机溶剂层进行展开，常用展开剂如石油醚以甲醇饱和、正丁醇以浓氨水饱和等。显色剂一般用 0.5% 乙酸镁甲醇液，根据羟基的不同位置可显不同颜色的斑点，也可用 1%～2% 氢氧化钠或氢氧化钾溶液喷雾，显红色斑点。

蒽醌苷类具有较强亲水性，采用含水量较大的溶剂系统展开，如苯 - 丙酮 - 水（4∶1∶2）、苯 - 吡啶 - 水（5∶1∶10）、三氯甲烷 - 甲醇 - 水（2∶1∶1，下层）等。

（六）醌类化合物的结构研究

醌类化合物的结构测定，一般是在进行 Feigl 反应、无色亚甲蓝显色反应、Kesting-Craven 反应及 Bornträger 反应初步判断为醌类化合物之后，再进行波谱分析并辅以化学方法以确定其化学结构。

1. 化学方法

（1）锌粉干馏：羟基蒽醌衍生物与锌粉混合进行干馏时，蒽醌取代基中的氧原子被还原除去而生成相应的母体烃类。此反应过去常用来确定母核类型、侧链的有无及某些取代基的位置等。

（2）氧化反应：未取代的蒽醌一般很难氧化，如环上有羟基取代可被氧化，氧化产物为苯二甲酸的衍生物，不同氧化剂和不同的反应条件，能生成不同的产物。通过对氧化产物的分析，有利于判断取代基的有无及位置。

（3）甲基化反应：主要目的是保护羟基、测定羟基的数目及确定成苷的位置等。甲基化反应的难易及作用位置取决于醌类化合物的羟基类型和化学环境、甲基化试剂的种类和反应条件等。化学环境不同的羟基对甲基化反应的难易顺序依次为：醇羟基、α- 酚羟基、β- 酚羟基、羧基。

（4）乙酰化反应：反应物的羟基位置不同时，则乙酰化的难易不同，其顺序为 α- 酚羟基、β- 酚羟基、醇羟基。通常亲核性强，则易被酰化。

常用的乙酰化试剂按乙酰化能力强弱顺序排列为：$CH_3COCl > (CH_3CO)_2O > CH_3COOR > CH_3COOH$。试剂和反应条件不同，影响乙酰化的作用位置，可通过选择不同的乙酰化试剂和反应条件，对不同位置的羟基进行乙酰化。

2. 波谱分析

（1）紫外光谱

1）苯醌和萘醌类的紫外光谱特征：醌类化合物由于存在较长的共轭体系，在紫外区域均出现较强的紫外吸收。苯醌类的主要吸收峰有 3 个：～240nm，强峰；～285nm，中强峰；～400nm，弱峰。萘醌主要有 4 个吸收峰，其峰位与结构的关系如下图所示。

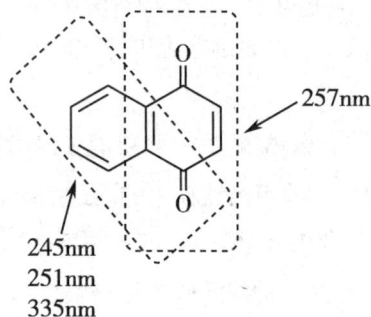

当分子中具有羟基、甲氧基等助色团时，可引起分子中相应的吸收峰红移。例如 1,4- 萘醌，当醌环上引入 +I 或 +M 取代基时，只影响 257nm 峰红移，而不影响来源于苯环的 3 个吸收带。但当苯环上引入上述取代基时，如 α- 羟基时将使 335nm 的吸收峰红移至 427nm。

2）蒽醌类的紫外光谱特征：蒽醌母核有 4 个吸收峰，分别由苯样结构（a）及醌样结构（b）引起，如下图所示。

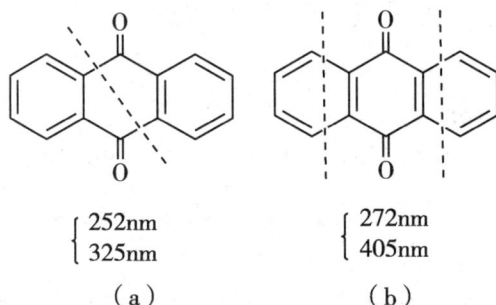

羟基蒽醌衍生物的紫外光谱与蒽醌母核相似，此外，多数在 230nm 附近出现一强峰，故羟基蒽醌类化合物有以下 5 个主要吸收带。

第 I 峰：230nm 左右

第 II 峰：240～260nm（由苯样结构引起）

第 III 峰：262～295nm（由醌样结构引起）

第 IV 峰：305～389nm（由苯样结构引起）

第 V 峰：>400nm（由醌样结构中的 C＝O 引起）

以上各吸收带的具体峰位和吸收强度与蒽醌母核上的取代基的性质、数目和位置有关。

（2）红外光谱：醌类化合物红外光谱的主要特征是羰基吸收峰以及双键和苯环的吸收峰。羟基蒽醌类化合物在红外区域有 $v_{C=O}$（1 675～1 653cm^{-1}）、v_{OH}（3 600～3 130cm^{-1}）及 $v_{芳环}$（1 600～1 480cm^{-1}）的吸收峰。其中，$v_{C=O}$ 吸收峰位与分子中 α- 酚羟基的数目及位置有较强的相关性，对判断结构中 α- 酚羟基的取代情况有重要的参考价值。

当蒽醌母核上无取代基时，因两个 C＝O 的化学环境相同，只出现一个 C＝O 吸收峰，在石蜡糊中测定的峰位为 1 675cm^{-1}。当芳环引入一个 α- 羟基时，因与一个 C＝O 缔合，使其吸收显著降低，另一个游离 C＝O 的吸收则变化较小。当芳环引入的 α- 羟基数目增多及位置不同时，两个C＝O的缔合情况发生变化,其吸收峰位也会随之改变,主要情况如表4-8所示。

表4-8　α-羟基的数目及位置与$v_{C=O}$吸收的关系

α-OH 数	蒽醌类型	游离$v_{C=O}$/cm^{-1}	缔合$v_{C=O}$/cm^{-1}	$\Delta v_{C=O}$/cm^{-1}
0	无α-羟基	1 678～1 653	—	—
1	1-羟基	1 675～1 647	1 637～1 621	24～38
2	1,4-或1,5-二羟基	—	1 645～1 608	
2	1,8-二羟基	1 678～1 661	1 626～1 616	40～57
3	1,4,5-三羟基	—	1 616～1 592	
4	1,4,5,8-四羟基	—	1 592～1 572	

（3）核磁共振氢谱

1）醌环上的质子:在醌类化合物中,只有苯醌及萘醌在醌环有质子,在无取代时化学位移分别为δ6.72(s)(p-苯醌)及δ6.95(s)(1,4-萘醌)。

2）芳环质子:在醌类化合物中,具有芳氢的只有萘醌(最多4个)及蒽醌(最多8个),可分为α-H及β-H两类。其中α-H因处于羰基的负屏蔽区,受影响较大,芳氢信号出现在低场,化学位移值较大;β-H受羰基的影响较小,化学位移值较小。1,4-萘醌的芳氢信号分别在δ8.06(α-H)及δ7.73(β-H),蒽醌的芳氢信号出现在δ8.07(α-H)及δ7.67(β-H)。当有取代基时峰形及峰位都会改变。

3）取代基质子的化学位移及对芳环质子的影响:蒽醌衍生物中取代基的性质、数目和位置不同,对芳氢的化学位移、峰的微细结构均产生一定的影响,有利于结构的分析。

Ⅰ甲基:蒽醌核上—CH$_3$质子的化学位移约为δ2.1～2.9,为单峰或宽单峰,具体峰位与甲基在母核上的位置(α或β)有关,并受其他取代基的影响。例如1,3,5-三羟基-6-甲基蒽醌中,—CH$_3$处于C$_5$-OH的邻位,受其影响较大,故质子的化学位移较小(δ2.16),而在1,3,5-三羟基-7-甲基蒽醌中,—CH$_3$处于C$_5$-OH的间位,受其影响较小,故化学位移较大(δ2.41)。

Ⅱ甲氧基:芳环上—OCH$_3$化学位移为δ4.0～4.5,单峰。甲氧基可向芳环供电,使邻位及对位芳氢向高场位移约0.45化学位移单位。

Ⅲ羟甲基(—CH$_2$OH):与苯环相连的—CH$_2$OH,其—CH$_2$—质子的δ值约为4.6ppm,一般呈单峰,但有时因与羟基质子偶合而呈现双峰,羟基上的质子一般在δ4.0～6.0。羟甲基可使邻位芳氢向高场位移约0.45化学位移单位。

Ⅳ酚羟基及羧基:α-酚羟基受C＝O影响大,质子共振发生在很低磁场区,δ值约为11～12ppm,β-酚羟基δ值多小于11ppm。—COOH质子的δ值也在此范围内。但酚羟基为供电子基可使邻位及对位芳氢的共振信号向高场移动约0.45化学位移单位,而—COOH则使邻位芳氢向低场移动约0.8化学位移单位。

（4）核磁共振碳谱:^{13}C-NMR作为一种结构测试的常规技术已广泛用于醌类化合物的结构研究。通过测定大量数据,已经积累了不少^{13}C-NMR谱在确定醌类化合物结构上的经验规律。这里主要介绍1,4-萘醌及蒽醌类的^{13}C-NMR谱基本特征。

1）1,4-萘醌类化合物的^{13}C-NMR谱:1,4-萘醌母核的^{13}C-NMR化学位移值(δ)如下图所示。

O 126.2 131.7 184.6 136.6 138.6 136.6 138.6 126.2 131.7 184.6 O

OH 161.8 114.8 O 190.0 124.2 138.4 136.4 139.3 118.9 131.5 183.9 O

OMe 160.3 119.3 O 184.3 118.3 135.4 119.4 133.8 185.1 O

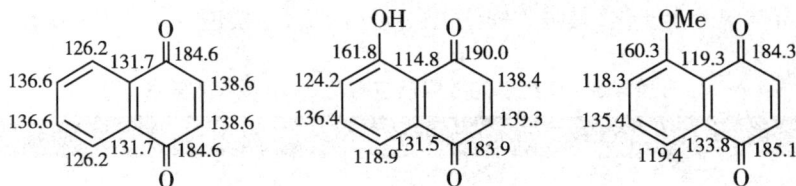

取代基对醌环及苯环碳信号化学位移的影响与简单烯烃的情况相似。通常取代基使直接相连的碳向低场位移,邻位碳向高场位移。例如,醌环3位有—OH或—OR基取代时,引起C-3向低场位移约20化学位移单位,并使相邻的C-2向高场位移约30化学位移单位。如果C-2位有烃基(R)取代时,可使C-2向低场位移约10化学位移单位,C-3向高场位移约8化学位移单位,且C-2向低场位移的幅度随烃基R的增大而增加,但C-3则不受影响。但当取代基增多时,对 ^{13}C-NMR 谱信号的归属比较困难,一般须借助 DEPT 技术以及 2D-NMR 技术,特别是 HMBC 谱才能得出可靠结论。

2)蒽醌类化合物的 ^{13}C-NMR 谱:蒽醌母核及 α- 位有一个—OH或—OMe 时,其 ^{13}C-NMR 化学位移如下图所示。

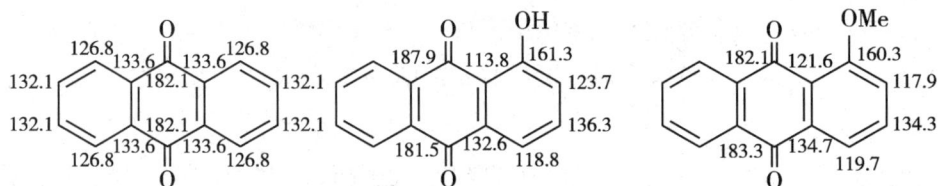

O 126.8 133.6 133.6 126.8 132.1 182.1 132.1 132.1 182.1 132.1 126.8 133.6 133.6 126.8 O

O OH 187.9 113.8 161.3 123.7 136.3 181.5 132.6 118.8 O

O OMe 182.1 121.6 160.3 117.9 134.3 183.3 134.7 119.7 O

当蒽醌母核每一个苯环上只有一个取代基时,母核各碳信号化学位移值呈规律性的位移,如表4-9所示。

表4-9 蒽醌 ^{13}C-NMR 谱的取代基位移值($\Delta\delta$)

C	C$_1$-OH	C$_2$-OH	C$_1$-OMe	C$_2$-OMe	C$_1$-Me	C$_2$-Me	C$_1$-OCOMe	C$_2$-OCOMe
1-C	+34.73	−14.37	+33.15	−17.13	+14.0	−0.1	+23.59	−6.53
2-C	−0.63	+28.76	−16.12	+30.34	+4.1	+10.1	−4.84	+20.55
3-C	+2.53	−12.84	+0.84	−12.94	−1.0	−1.5	+0.26	−6.92
4-C	−7.80	+3.18	−7.44	+2.47	−0.6	−0.1	−1.11	+1.82
5-C	−0.01	−0.07	−0.71	−0.13	+0.5	−0.3	+0.26	+0.46
6-C	+0.46	+0.02	−0.91	−0.59	−0.3	−1.2	+0.68	−0.32
7-C	−0.06	−0.49	+0.10	−1.10	+0.2	−0.3	−0.25	−0.48
8-C	−0.26	−0.07	0.00	−0.13	0.0	−0.1	+0.42	+0.61
9-C	+5.36	+0.00	−0.68	+0.04	+2.0	−0.7	−0.86	−0.77
10-C	−1.04	−1.50	+0.26	−1.30	0.0	−0.3	−0.37	−1.13
10a-C	−0.03	+0.02	−1.07	+0.30	0.0	−0.1	−0.27	−0.25
8a-C	+0.99	+0.16	+2.21	+0.19	0.0	−0.1	+2.03	+0.50
9a-C	−17.09	+2.17	−11.96	+2.14	+2.0	−0.2	−7.89	+5.37
4a-C	−0.33	−7.84	+1.36	−6.24	−2.0	−2.3	+1.63	−1.58

(5)质谱:在所有游离醌类化合物的 MS 中,其共同特征是分子离子峰多为基峰,且可见或出现丢失1~2分子CO的碎片离子峰。

苯醌及萘醌易从醌环上脱去 1 个 CH≡CH 碎片，如果在醌环上有羟基，则断裂同时将伴随有特征的 H 重排。

1）对 - 苯醌的 MS：苯醌母核的主要开裂过程如下图所示。

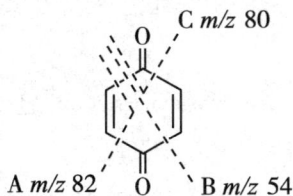

无取代的苯醌通过 A、B、C 三种开裂方式，分别得到 m/z 82、m/z 80 及 m/z 54 三种碎片离子。无取代的苯醌也能连续脱去两分子的 CO 出现重要的 m/z 52 碎片离子（环丁烯离子）。

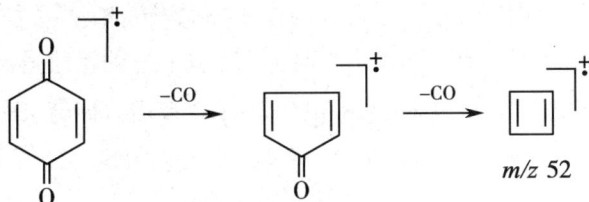

2）1,4- 萘醌类化合物的 MS：苯环上无取代时，将出现 m/z 104 的特征碎片离子及其分解产物 m/z 76 及 m/z 50 的离子。但苯环上有取代时，上述各峰将相应移至较高质荷比处。例如 2,3- 二甲基萘醌的开裂方式如下：

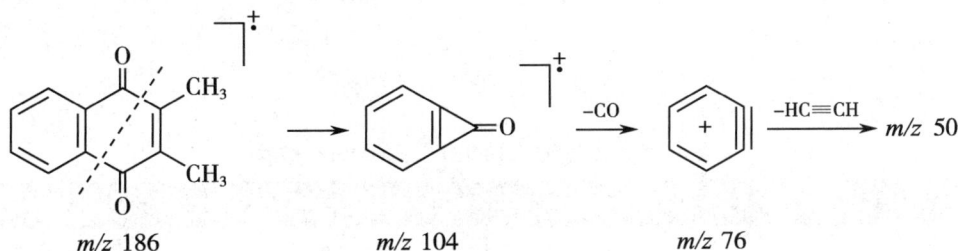

3）蒽醌类化合物的 MS：游离蒽醌的分子离子峰多为基峰，依次脱去两分子 CO，在 m/z 180（M−CO）及 152（M−2CO）处得到丰度很高的离子峰并在 m/z 90 及 m/z 76 处出现它们的双电荷离子峰。蒽醌衍生物也会经过同样的开裂方式，得到与之相应的碎片离子峰。

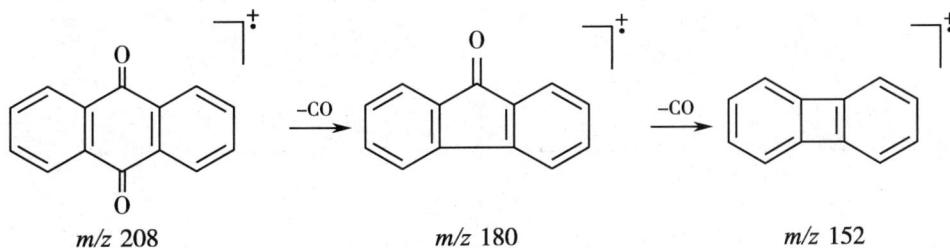

蒽醌苷类化合物用电子轰击质谱不易得到分子离子峰，其基峰通常为苷元离子，需用场解吸质谱（FD-MS）或快原子轰击质谱（FAB-MS）才能出现准分子离子峰，以获得分子量的信息。

（6）结构鉴定实例：大黄为蓼科掌叶大黄 *Rheum palmatum*、唐古特大黄 *Rheum tanguticum* 或药用大黄 *Rheum officinale* 的干燥根和根茎，味苦，性寒。归脾、胃、大肠、肝、心包经。具有泻下攻积,清热泻火,凉血解毒,逐瘀通经,利湿退黄的功效。

目前已从大黄中分得多个蒽醌类化合物,其中一个化合物为黄色针状结晶,mp 197～198℃,分子式为 $C_{15}H_{10}O_4$。EI-MS m/z: 254(M^+),226(M^+-CO),239(M^+-CH_3),237(M^+-OH),198(M^+-2CO)。它在 5% 氢氧化钠水溶液中呈深红色,提示为蒽醌化合物。与乙酸镁甲醇液反应呈橙红色,表明存在 α-酚羟基。

IR 光谱显示有羟基(3 439cm^{-1})和游离羰基(1 676cm^{-1})及缔合(1 627cm^{-1})羰基存在,且根据两个羰基峰的频率差可推知其可能存在 1,8-二羟基。

^{1}H-NMR(CDCl$_3$)中在 δ 12.13(1H)和 δ 12.02(1H)各有一个单峰信号,且用重水交换两峰均消失,表明有两个酚羟基质子。由 δ 7.82(1H,dd,J=8.0,1.2Hz),7.67(1H,t,J=8.0Hz)和 7.31(1H,dd,J=8.0,1.2Hz)三个芳香质子组成的 ABC 系统则表示蒽醌母核的一侧苯环除 α-酚羟基外没有其他取代基;^{1}H-NMR 中 δ 2.47(3H,s)为芳环上甲基信号,δ 7.62(1H,d,J=1.2Hz)和 7.11(1H,d,J=1.2Hz)互为间位偶合的两个芳环质子,以上三种氢信号说明在醌母核的另一侧苯环 α-酚羟基的间位有甲基取代。^{1}H-NMR 和 ^{13}C-NMR 波谱数据与文献对照一致,综上所述,该化合物结构定为 1,8-二羟基 -3-甲基 -9,10-蒽醌,即为大黄酚。其各碳原子的归属如表 4-10 所示。

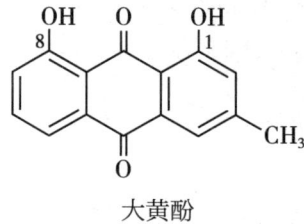

大黄酚

表 4-10　大黄酚 ^{13}C-NMR(100MHz)数据

C	化学位移(δ)	C	化学位移(δ)
1	162.8s	9	192.9
2	124.7d	10	182.3
3	149.7s	4a	134.0
4	121.7d	8a	116.2
5	120.3d	9a	114.1
6	137.3s	10a	133.6
7	124.9d	—CH$_3$	22.6
8	163.1s		

五、黄酮类

(一)概述

黄酮类化合物(flavonoids)大多呈黄色或淡黄色,且分子中亦多含有酮基,因此被称为黄酮。黄酮类化合物主要是指基本母核为 2-苯基色原酮(2-phenylchromone)的一系列化合物。现在泛指两个苯环(A 环与 B 环)通过三个碳原子相互联结而成的一系列化合物,大多具有 $C_6-C_3-C_6$ 的基本骨架。

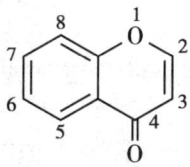
色原酮

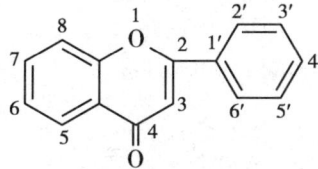
2-苯基色原酮

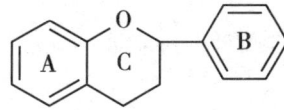
$C_6-C_3-C_6$

几乎所有绿色植物中均存在黄酮类化合物,其主要分布于高等植物中,尤其以芸香科、唇形科、石楠科、菊科、玄参科、豆科等被子植物分布较多。

黄酮类化合物的生物活性多种多样,报道的主要药理作用有:①抗心血管疾病作用,如葛根素(puerarin);②抗氧化作用,黄酮类化合物多具有酚羟基,易氧化成醌类,故具有抗氧化作用,如山奈酚(kaempferol)、槲皮素(quercetin)、儿茶素(catechin)等;③抗癌抗肿瘤作用,如黄芩苷(baicalin)、大豆异黄酮、儿茶素等;④抗菌抗病毒作用,如黄芩苷、黄芩素(baicalein)、槲皮素、桑色素(morin)等;⑤对呼吸系统的作用,如杜鹃素(farrerol)、川陈皮素(nobiletin)等具有祛痰、镇咳、平喘作用;⑥保肝作用,如水飞蓟素(silybin)、次水飞蓟素(silymarine)等可治疗急慢性肝炎,肝硬化等疾病;⑦对内分泌系统的作用,如染料木素、大豆素(daidzein)等异黄酮类具有雌激素样作用。

(二)黄酮类化合物的结构与分类

黄酮类化合物的结构主要根据三碳链的氧化程度、是否构成环以及 B 环连接位置(2 位或 3 位)等不同进行分类。天然黄酮类化合物的主要结构类型分为黄酮类、黄酮醇类、查耳酮、橙酮、异黄酮、花青素类,以及各类二氢衍生物。常见的取代基有甲基、甲氧基、亚甲二氧基等。

组成黄酮苷的糖基主要有以下几类。

(1)单糖类:D-葡萄糖、D-半乳糖、D-木糖、L-鼠李糖及 D-葡糖醛酸等。

(2)双糖类:槐糖(glc1→2glc)、龙胆二糖(glc1→6glc)、芸香糖(rha1→6glc)、新橙皮糖(rha1→2glc)、刺槐二糖(rha1→6gal)等。

(3)三糖类:龙胆三糖(glc1→6glc1→2fru)、槐三糖(glc1→2glc1→2glc)等。

(4)酰化糖类:2-乙酰基葡萄糖(2-acetylglucose)、咖啡酰基葡萄糖(caffeoylglucose)等。

糖的连接位置与苷元结构类型有关。例如:黄酮、二氢黄酮和异黄酮苷类,多在 7-羟基上形成单糖链苷。黄酮醇和二氢黄酮醇苷类中多在 3-羟基、7-羟基、3′-羟基、4′-羟基上形成单糖链苷或在 3,7-二羟基、3,4′-二羟基及 7,4′-二羟基上形成双糖链苷。在花色苷类中,多在 3-羟基上连接一个糖或形成 3,5-二葡萄糖苷。除常见的上述氧苷外,在中药及天然产物中还存在碳苷,糖基多连接在 6 位或 8 位,或 6、8 位都连接糖。如牡荆素、葛根素等。

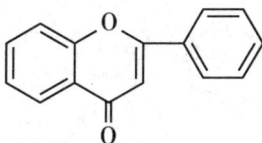
黄酮(flavanone)

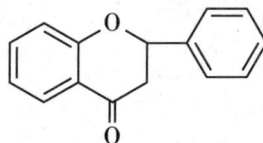
二氢黄酮(flavone)

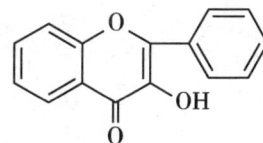
黄酮醇(flavonol)

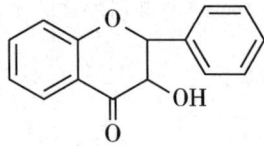
二氢黄酮醇（flavanonol）

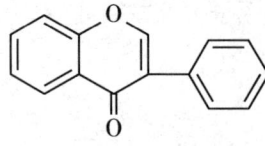
异黄酮（isoflavone）

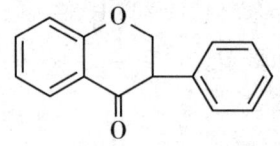
二氢异黄酮（isoflavanone）

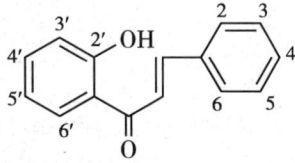
查耳酮（chalcone）

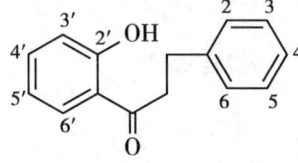
二氢查耳酮（dihydrochalcone）

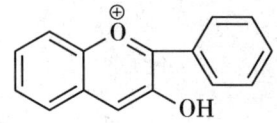
花色素（anthocyanidin）

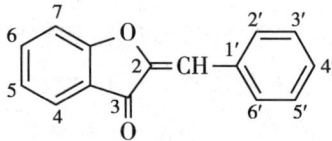
橙酮（噢哢）（aurone）

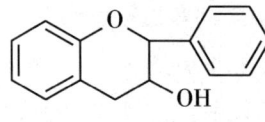
黄烷-3-醇（flavan-3-ol）

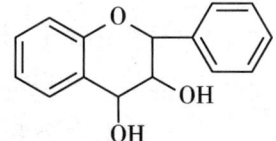
黄烷-3,4-二醇（flavan-3,4-diol）

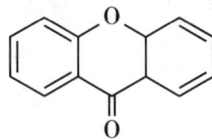
𠮷酮（双苯吡酮）（xanthone）

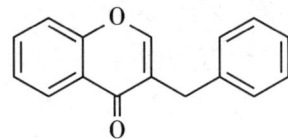
高异黄酮（homoisoflavone）

1. 黄酮类　黄酮类是指具有2-苯基苯骈α-吡喃酮(2-苯基色原酮)结构的化合物,数量较多。其特征是A、B环上常见多个取代基,如羟基、甲氧基、甲基、异戊烯基等,而C环无其他含氧取代基。本类型化合物在被子植物中广泛分布,其中以芸香科、菊科、玄参科、唇形科、伞形科、爵床科、豆科等植物中分布较多。

黄酮类化合物中以木犀草素(luteolin)和芹菜素(apigenin)最为常见。中药黄芩中含有较多的黄酮类化合物,其主要成分为黄芩苷(baicalin)、次黄芩素(wogonin)等。黄芩药材在贮存过程中变绿,是因为黄芩苷水解生成黄芩素(baicalein),黄芩素继而氧化成醌类而呈绿色所致。

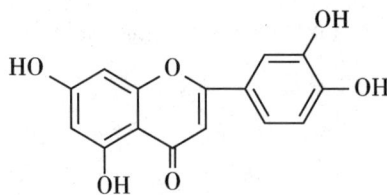
木犀草素

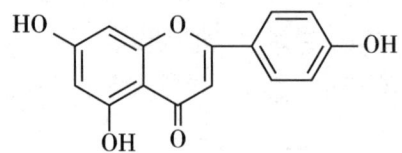
芹菜素

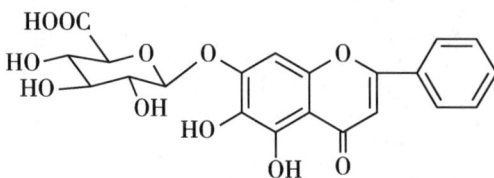
黄芩苷

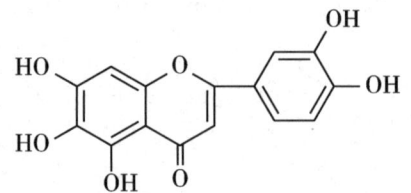
黄芩素

2. 黄酮醇类　黄酮醇类是指在黄酮基本母核的 3 位连接羟基或其他含氧基团的化合物,是黄酮化合物中数量最多、分布最广的一类;常见的黄酮醇类化合物有槲皮素和山奈酚。常见的黄酮醇苷类化合物有芦丁(rutin)。

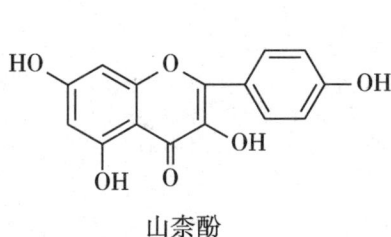

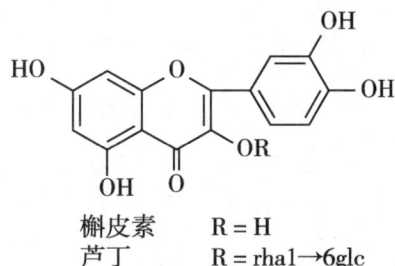

山奈酚

槲皮素　　　R = H
芦丁　　　　R = rha1→6glc

3. 二氢黄酮类　二氢黄酮可视为黄酮结构中 C 环部分 C_2—C_3 双键被氢化还原成单键的一类化合物,主要来源于芸香科、菊科、姜科、伞形科、杜鹃花科及豆科等植物。二氢黄酮类化合物的 2 位为骨架结构中唯一的手性碳。天然来源的二氢黄酮中绝大部分为 2S 构型。二氢黄酮类化合物的取代情况与黄酮类化合物相似。陈皮所含的橙皮素(hesperetin)和橙皮苷(hesperidin)、甘草所含的甘草素(liquiritigenin)和甘草苷(liquiritin)都为二氢黄酮类化合物,具有抑制溃疡的作用。

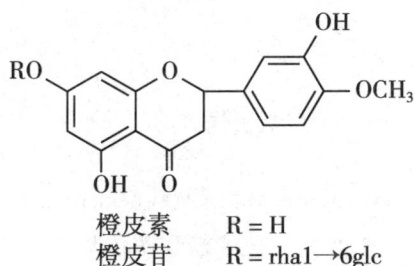

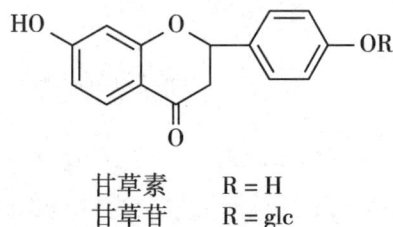

橙皮素　　　R = H
橙皮苷　　　R = rha1→6glc

甘草素　　　R = H
甘草苷　　　R = glc

4. 二氢黄酮醇类　二氢黄酮醇类具有黄酮醇类的 2,3 位被氢化的基本母核,该类化合物的骨架中有 2 个手性碳。水飞蓟 *Silybum marianum*(L.)Gaertn. 原产于欧洲,具有很强的保肝作用,活性成分为二氢黄酮醇类化合物,其代表成分为水飞蓟素(silymarin)。

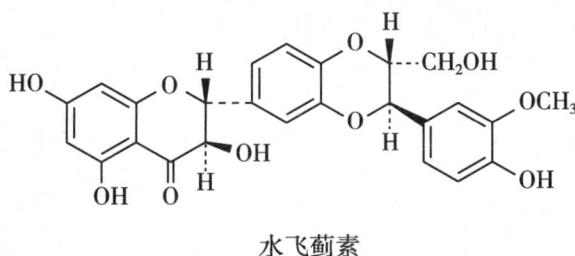

水飞蓟素

5. 异黄酮类　异黄酮类是具有 3- 苯基色原酮结构的一类化合物,即 B 环连接在 C 环的 3 位上。主要分布于豆科、鸢尾科、桑科等植物中。中药葛根所含的大豆素(daidzein)、大豆苷(daidzin)、大豆素 -7,4′-β-D- 二葡萄糖苷(daidzein 7,4′-β-D-diglucoside)、葛根素(puerarin)等均为异黄酮类化合物。

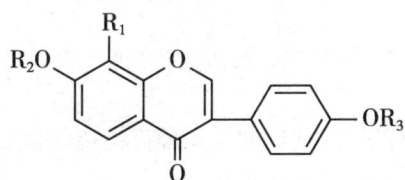

大豆素	R_1 = H	R_2 = H	R_3 = H
大豆苷	R_1 = H	R_2 = glc	R_3 = H
葛根素	R_1 = glc	R_2 = H	R_3 = H
大豆素–7,4′–二葡萄糖苷	R_1 = H	R_2 = glc	R_3 = glc

6. 二氢异黄酮类 二氢异黄酮类是异黄酮的 2,3 位双键被氢化还原的一类化合物。中药山豆中所含的紫檀素(pterocarpin)、三叶紫檀素(trifolirhizin)和山槐素(maackiain)属于二氢异黄酮的衍生物,均有抗癌活性,且苷类强于苷元。

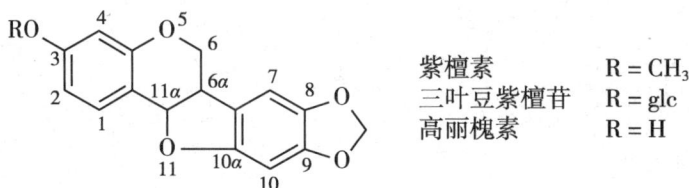

紫檀素	$R = CH_3$
三叶豆紫檀苷	R = glc
高丽槐素	R = H

7. 查耳酮类 查耳酮类的结构特点是二氢黄酮 C 环的 C_1—C_2 位键断裂生成的开环衍生物,即三碳链不构成环。查耳酮从化学结构上可视为是由苯甲醛与苯乙酮类缩合而成的一类化合物,其 2′- 羟基衍生物为二氢黄酮的异构体,两者可以相互转化。在酸的作用下查耳酮可转为无色的二氢黄酮,碱化后又转为深黄色的 2′- 羟基查耳酮。

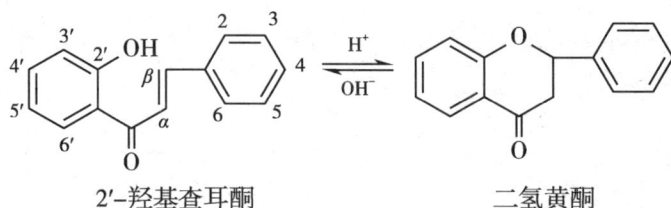

2′-羟基查耳酮　　　　　　　二氢黄酮

红花 *Carthamus tinctorius* L. 的花序中含红花苷(carthamin)、新红花苷(neocarthamin)和醌式红花苷(carthamone)。当红花在开花初期时,由于花中主要含无色的新红花苷及微量的红花苷,故花冠呈淡黄色;开花中期由于花中主要含的是红花苷,故花冠为深黄色;开花后期则氧化变成红色的醌式红花苷,故花冠呈红色。

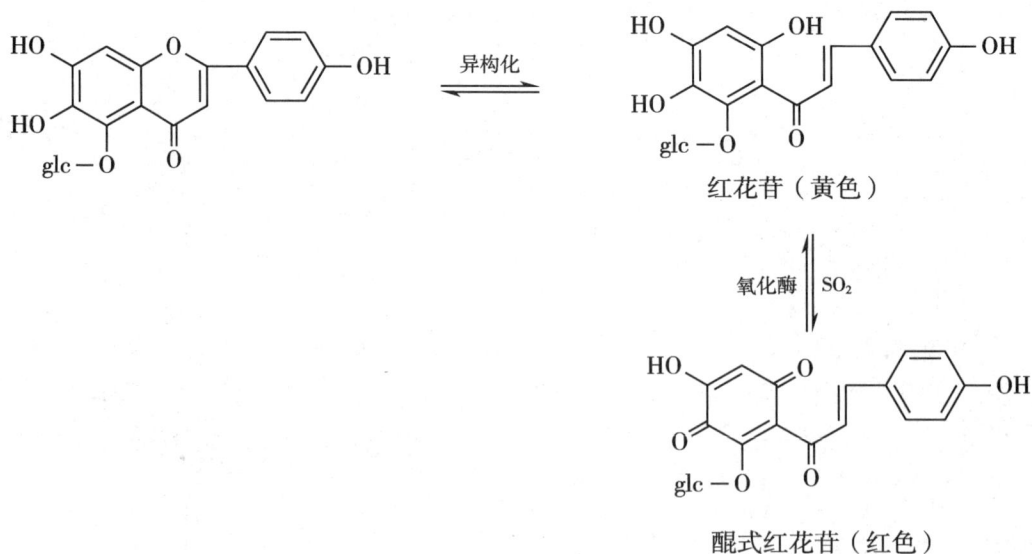

红花苷（黄色）

醌式红花苷（红色）

8. 二氢查耳酮类 二氢查耳酮类为查耳酮 α、β 位双键氢化而成。此种类型在植物界分布极少,蔷薇科梨属植物根皮和苹果种仁中含有的梨根苷(phloridzin)。

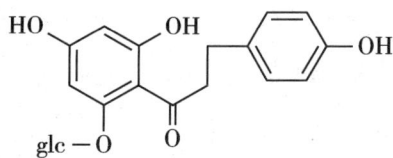

梨根苷

9. 橙酮类　橙酮类属于 1, 3- 二苯基丙烷, 但 C 环为五元环。该类化合物的结构编号不同于其他黄酮类化合物。该类成分比较少见。较多分布于玄参科、菊科、苦苣苔科以及莎草科中。如波斯菊 *Cosmos bipinnata* 花中含有的硫磺菊素（sulfuretin）。

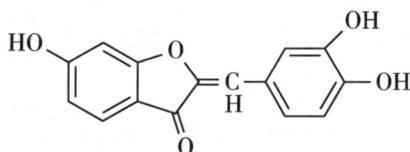

硫磺菊素

10. 花色素类　又称花青素, 属于 1,3- 二苯基丙烷, C 环为六元环, 1,2 位及 3,4 位为双键, 4 位无羰基, 1 位成盐。花色素是使植物的茎、叶、花、果等呈现蓝、紫、红等颜色的化学成分。以苷元或与糖结合成苷的形式存在。花色素苷易被酸水解。最常见的花色素有矢车菊素（cyanidin）、飞燕草素（delphinidin）、天竺葵素（pelargonin）、锦葵花素（malvidin）等。葡萄的色泽随品种而异, 主要分为白色、红色和黑色, 这是由葡萄中不同的花色素苷决定的。葡萄果实中的花色素苷主要是锦葵素糖苷, 另外, 还有矮牵牛色素糖苷、飞燕草素糖苷和花色苷。不同葡萄品种的花色素苷种类和组成受到成熟期、产区、栽培措施等条件的影响。如欧洲种葡萄 *Vitis vinifera* 中, 只含有单糖苷没有双糖苷, 且以锦葵色素单糖苷为主；美洲葡萄 *Vitis labrusca* 含有一定量的双糖苷, 而圆叶葡萄 *Vitis rotundifolia* 则主要是双糖苷；浅色葡萄品种含花青苷 -3- 葡萄糖苷多而深色葡萄品种则含锦葵色素 -3- 葡萄糖苷较多。

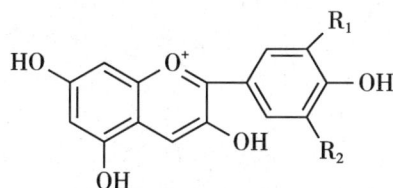

矢车菊苷元	$R_1 = OH$	$R_2 = H$
飞燕草苷元	$R_1 = OH$	$R_2 = OH$
天竺葵苷元	$R_1 = H$	$R_2 = H$
锦葵花苷元	$R_1 = OCH_3$	$R_2 = OCH_3$

11. 黄烷醇类　黄烷醇类的结构属于 1,3- 二苯基丙烷, C 环为六元环, 4 位无羰基。根据 C 环 3,4 位是否有含氧取代, 还可以分为多种亚类型, 其中黄烷 -3- 醇和黄烷 -3,4- 二醇是构成鞣质的基本单元。

（1）黄烷 -3- 醇类: 又称为儿茶素类, 主要存在于含鞣质的木本植物中。儿茶素为中药儿茶的主要成分, 有 4 个光学异构体, 但在植物体中主要异构体有 2 个, 即（+）- 儿茶素和（-）- 表儿茶素（epicatechin）。

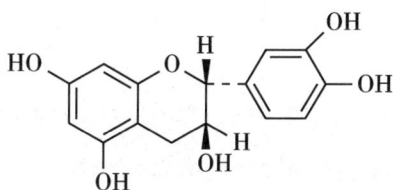

（+）-儿茶素

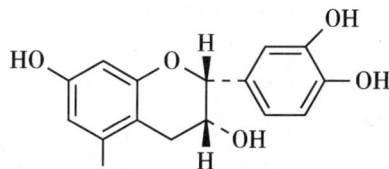

（-）-表儿茶素

（2）黄烷-3,4-二醇类：又称为无色花色素类，常见的有无色矢车菊素（leucocyanidin）、无色飞燕草素（leucodelphinidin）和无色天竺葵素（leucopelargonidin）等。这类成分在植物界分布也很广，尤以含鞣质的木本植物和蕨类植物中多见。

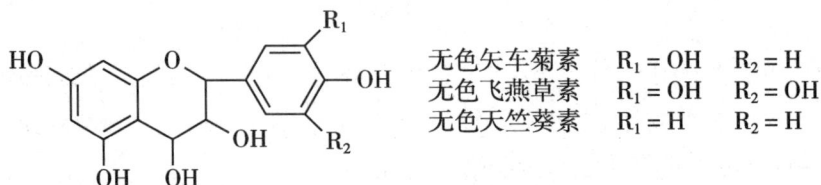

无色矢车菊素	$R_1 = OH$	$R_2 = H$
无色飞燕草素	$R_1 = OH$	$R_2 = OH$
无色天竺葵素	$R_1 = H$	$R_2 = H$

12. 双黄酮类　双黄酮类是由两分子黄酮衍生物聚合而成的二聚物。常见的天然双黄酮是由两分子的芹菜素或其甲醚衍生物构成，根据它的结合方式可分为以下三类。

（1）3′,8″-双芹菜素型：由银杏叶中分离出的银杏素（ginkgetin）、异银杏素（isoginkgetin）和白果素（bilobetin）等双黄酮，即属此型。银杏双黄酮具有解痉、降压和扩张冠状血管作用，临床上用于治疗冠心病。

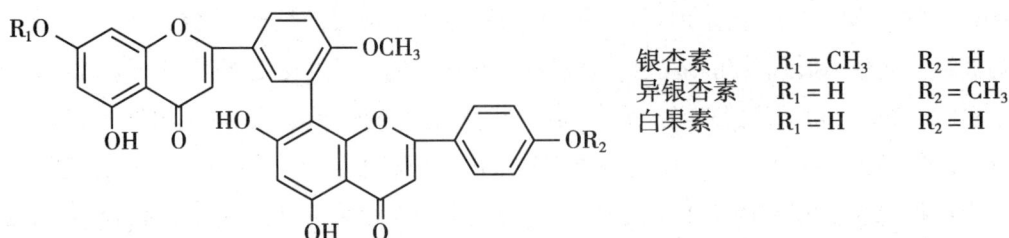

银杏素	$R_1 = CH_3$	$R_2 = H$
异银杏素	$R_1 = H$	$R_2 = CH_3$
白果素	$R_1 = H$	$R_2 = H$

（2）8,8″-双芹菜素型：由裸子植物中分得柏黄酮（cupresuflavone）等。

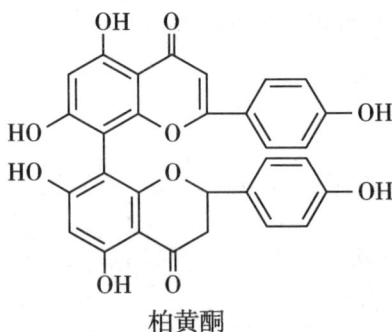

柏黄酮

（3）双苯醚型：扁柏黄酮（hinokiflavone）由两分子芹菜素通过 $C_{4'}-O-C_{6''}$ 醚键连接而成。

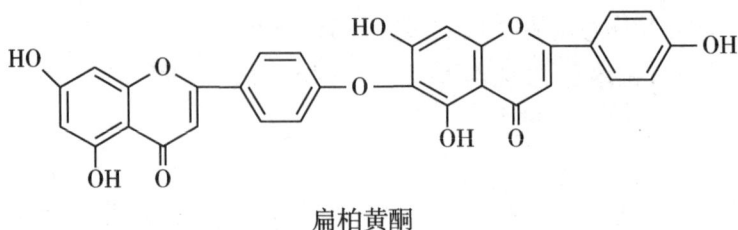

扁柏黄酮

13. 其他黄酮类　𠮷酮类又称双苯吡酮或苯骈色原酮，其基本母核由苯环与色原酮的2,3位骈合而成，是一种特殊类型的黄酮类化合物。常存在于龙胆科、藤黄科植物中。异芒果素（isomengiferin）存在于芒果叶、知母 *Anemarrhena asphodeloides* 的叶和蕨类植物石苇 *Pyrrosia*

lingua 中,具有止咳祛痰作用。

另有少数黄酮类化合物结构较为复杂。水飞蓟素为黄酮木脂素类(flavonolignan)化合物,由二氢黄酮醇类与苯丙素衍生物缩合而成;而榕碱(ficine)及异榕碱(isoficine)则为生物碱型黄酮。

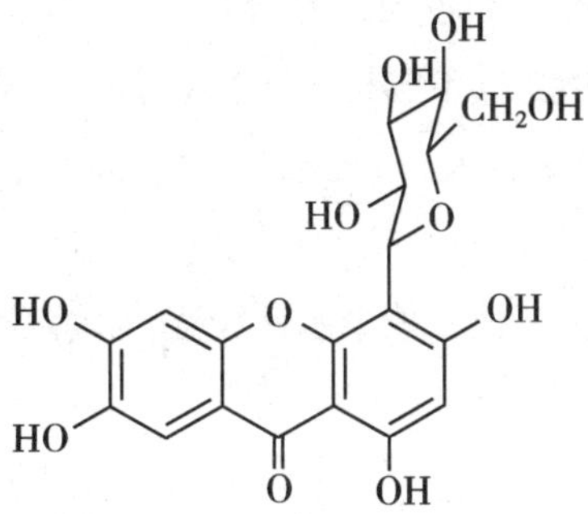

异芒果素

(三)黄酮类化合物的理化性质

1. 性状

(1)形态:黄酮类化合物多为结晶性固体,少数(如黄酮苷、花色素及花色素苷类)为无定形粉末,且熔点较高。

(2)颜色:黄酮类化合物大部分呈黄色,少数为无色。黄酮类化合物是否有颜色,以及其颜色的深浅与分子结构中是否存在苯甲酰与桂皮酰交叉共轭体系及助色团(−OH、−OCH₃ 等)的种类、数目以及连接位置有关。如色原酮部分本身无色,但 2- 位取代苯环后,即形成交叉共轭体系,通过电子转移、重排,使共轭链延长,因而显示出颜色。一般情况下,黄酮、黄酮醇及其苷类多显灰黄至黄色,查耳酮为黄至橙黄色,异黄酮类显微黄色;而二氢黄酮、二氢黄酮醇因不具有交叉共轭体系或共轭短链,故不显色。当分子中 7- 位或 4′- 位引入−OH 及−OCH₃ 等供电子基,因形成 p-π 共轭,促进电子转移、重排,使化合物的颜色加深,上述基团如引入其他位置则影响较小。花色素苷及其苷元的颜色随 pH 不同而改变,一般 pH<7 显红色,pH 近中性时显紫色,pH>8.5 时显蓝色。

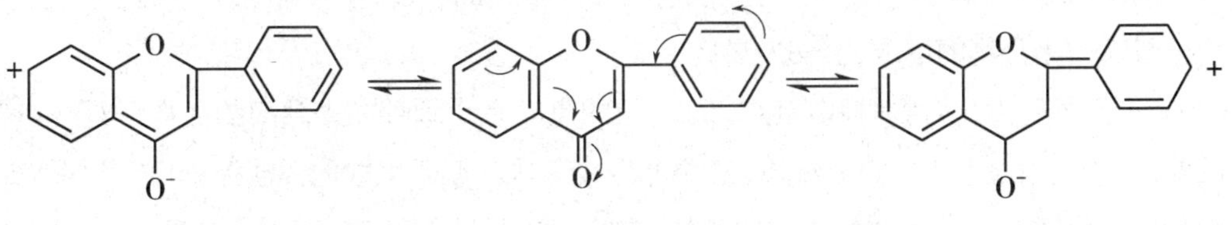

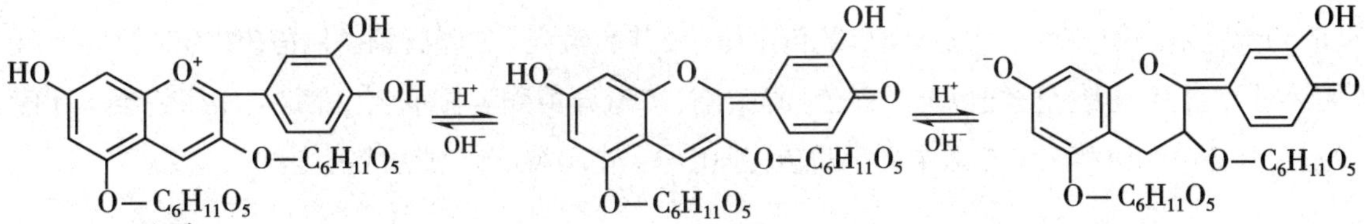

红色　　　　　　　紫色　　　　　　　蓝色

2. 旋光性　在游离的黄酮类化合物中,二氢黄酮、二氢黄酮醇、黄烷醇、二氢异黄酮等,由于分子内含有不对称碳原子(2- 位或 2,3- 位),因此具有旋光性。其余类型的游离黄酮类化合物无旋光性。黄酮苷类由于结构中含有糖部分,故均有旋光性,且多为左旋。

3．溶解性

（1）游离黄酮类化合物：游离黄酮类化合物一般难溶或不溶于水，易溶于甲醇、乙醇、乙酸乙酯、三氯甲烷、乙醚等有机溶剂及稀碱水溶液中。其中，黄酮、黄酮醇、查耳酮等为平面型分子，因分子与分子间排列紧密，分子间引力较大，故难溶于水。而二氢黄酮及二氢黄酮醇等，因分子中的 C 环具有近似于半椅式的结构（如下结构所示），系非平面型分子，故分子与分子间排列不紧密，分子间引力降低，有利于水分子进入，故在水中溶解度稍大。异黄酮类化合物的 B 环受吡喃环羰基的立体阻碍，也不是平面型分子，故亲水性比平面型分子增加。花色素类虽具有平面型结构，但因以离子形式存在，具有盐的通性，故亲水性较强，水溶度较大。

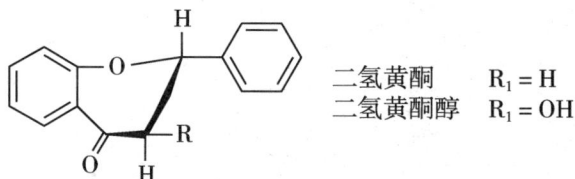

二氢黄酮　　R_1 = H
二氢黄酮醇　R_1 = OH

（2）黄酮苷类：黄酮类化合物的羟基被糖苷化后则水溶性增加，脂溶性降低。黄酮苷一般易溶于水、甲醇、乙醇等强极性溶剂中，但难溶或不溶于苯、三氯甲烷、乙醚等有机溶剂中。苷分子中糖基的数目多少和结合的位置，对溶解度亦有一定影响。一般多糖苷比单糖苷水溶性大，3- 羟基苷比相应的 7- 羟基苷水溶性大。例如，槲皮素 -3-O- 葡萄糖苷的水溶性比槲皮素 -7-O- 葡萄糖苷大，这可能是由于 C_3-O- 糖基与 C_4- 羰基的立体障碍使分子平面性较差所致。

4．酸碱性

（1）酸性：黄酮类化合物因分子中多具有酚羟基，故显酸性，可溶于碱性水溶液、吡啶、甲酰胺及二甲基甲酰胺中。黄酮类化合物的酸性强弱与酚羟基数目的多少和位置有关。以黄酮为例其酚羟基酸性由强至弱的顺序为：7, 4'- 二羟基>7- 羟基或 4'- 羟基>一般酚羟基>5- 羟基，其中 7- 位和 4'- 位同时有酚羟基者，在 p-π 共轭效应的影响下，使酸性增强而可溶于碳酸氢钠水溶液；7- 位或 4'- 位上有酚羟基者，只溶于碳酸钠水溶液，不溶于碳酸氢钠水溶液；具有一般酚羟基者只溶于氢氧化钠水溶液；仅有 5- 位酚羟基者，因可与 4- 位的羰基形成分子内氢键，故酸性最弱。此性质可用于黄酮类化合物的提取、分离及鉴定。

（2）碱性：黄酮类化合物吡喃环（C 环）1- 位的氧原子上因存在未共用的孤电子对，故表现出微弱的碱性，可与强无机酸，如浓硫酸、盐酸等生成𬭩盐。但所生成的𬭩盐极不稳定，遇水即可分解。黄酮类化合物溶于浓硫酸中生成的𬭩盐，常显示出特殊的颜色，可用于黄酮类化合物结构类型的初步鉴别。如黄酮、黄酮醇类显黄色至橙色，并有荧光；二氢黄酮类显橙色（冷时）至紫红色（加热时）；查耳酮类显橙红色至洋红色；异黄酮、二氢异黄酮类显黄色；橙酮类显红色至洋红色。一些甲氧基黄酮可溶于浓盐酸中显深黄色，且可与生物碱沉淀试剂生成沉淀。

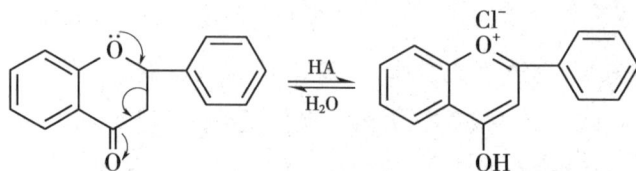

5. 显色反应　黄酮类化合物的颜色反应主要利用分子中的酚羟基及 γ- 吡喃酮环的性质。

（1）还原反应

1）盐酸 - 镁粉反应：盐酸 - 镁粉（HCl-Mg）反应是鉴定黄酮类化合物最常用的颜色反应之一。盐酸 - 镁粉反应的具体试验方法是将试样溶于 1.0ml 甲醇或乙醇中，加入少许镁粉振摇后，滴加几滴浓盐酸，1～2 分钟内（必要时微热）即可观察颜色变化。多数黄酮、黄酮醇、二氢黄酮及二氢黄酮醇类化合物的盐酸 - 镁粉反应呈现橙红～紫红色，少数有紫～蓝色的颜色变化；当这些化合物的 B 环上有−OH 或−OCH₃ 取代时，反应的颜色会随之加深。异黄酮类化合物多数不显色。查耳酮、橙酮、儿茶素类则无该显色反应。由于花色素及部分橙酮、查耳酮等仅在浓盐酸中也会发生色变，故须预先做空白对照实验（即在供试液中仅加入浓盐酸进行观察）。该方法也是试验植物中是否含有黄酮类化合物常用的显色反应之一。在用植物粗提取液进行试验时，提取液本身颜色可能干扰判断，此时可仔细观察加入浓盐酸后，反应产生泡沫的颜色，如泡沫为红色，即表示阳性。

2）四氢硼钠还原反应：四氢硼钠（NaBH₄）是对二氢黄酮类化合物专属性较高的一种还原剂。此反应可在试管中进行：取样品 1～2mg 溶于甲醇中，加 NaBH₄ 10mg，再滴加 1% 盐酸；也可在滤纸上进行：先在滤纸上喷 2% NaBH₄ 的甲醇溶液，1 分钟后熏浓盐酸蒸气。二氢黄酮类或二氢黄酮醇类被还原产生红至紫红色，若 A 环与 B 环有一个以上−OH 或−OCH₃ 取代则颜色加深。其他黄酮类均为阴性反应。故此反应可用于鉴别二氢黄酮类、二氢黄酮醇类和其他黄酮类化合物。

（2）与金属盐类试剂的络合反应：黄酮类化合物分子中若具有 3- 羟基、4- 羰基或 5- 羟基、4- 羰基或邻二酚羟基，则可以与许多金属盐类试剂如铝盐、锆盐、锶盐等反应，生成有色的络合物或有色沉淀，有的还产生荧光。

1）三氯化铝反应：此反应可在滤纸、薄层上或试管中进行。将样品的乙醇溶液和 1% 三氯化铝乙醇溶液反应，生成的络合物多呈黄色，置紫外光灯下显鲜黄色荧光，但 4′- 羟基黄酮醇或 7,4′- 二羟基黄酮醇显天蓝色荧光。

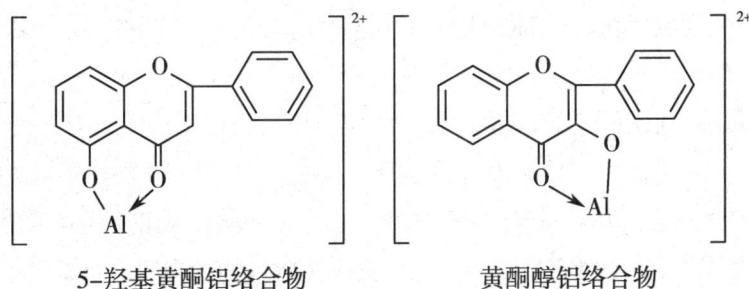

5–羟基黄酮铝络合物　　　黄酮醇铝络合物

2）锆盐 - 枸橼酸反应：可利用此反应鉴别黄酮类化合物分子中 3- 羟基或 5- 羟基的存在与否。方法是取样品 0.5～1mg 用甲醇 10ml 溶解，加 2% 二氯氧锆（ZrOCl₂）甲醇溶液 1ml，若出现黄色，说明 3- 羟基或 5- 羟基与锆盐生成了络合物。继之再加入 2% 枸橼酸甲醇溶液，如黄色不减退，示有 3- 羟基或 3,5- 二羟基；如果黄色显著减退，示无 3- 羟基，但有 5- 羟基。因为 5- 羟基、4- 羰基与锆盐生成的络合物稳定性没有 3- 羟基、4- 羰基锆络合物稳定，容易被弱酸分解。此反应也可在滤纸上进行，得到的锆盐络合物斑点多呈黄绿色并有荧光。

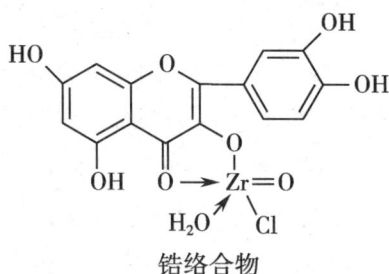

锆络合物

3）氨性氯化锶反应：黄酮类化合物的分子中如果有邻二酚羟基，则可与氨性氯化锶试剂反应。方法是取少许样品置小试管中，加入甲醇 1ml 溶解（必要时可在水浴上加热）后，再加 0.01mol/L 氯化锶（$SrCl_2$）的甲醇溶液 3 滴和被氨气饱和的甲醇溶液 3 滴，如产生绿色至棕色乃至黑色沉淀，则表示有邻二酚羟基。

4）三氯化铁反应：多数黄酮类化合物分子中含有酚羟基，故可与三氯化铁水溶液或醇溶液发生显色反应。并且黄酮类化合物分子中所含的酚羟基数目及位置的不同，可呈现紫、绿、蓝等不同颜色。

（3）硼酸显色反应：黄酮类化合物分子中含有下列结构时，在无机酸或有机酸存在条件下，可与硼酸反应，产生亮黄色。一般在草酸存在下显黄色并具有绿色荧光，但在枸橼酸丙酮存在的条件下，则只显黄色而无荧光。5- 羟基黄酮及 6′- 羟基查耳酮类结构符合上述要求，故呈阳性反应，利用此反应可将 5- 羟基黄酮、6′- 羟基查耳酮类化合物与其他类型的黄酮类化合物相区别。

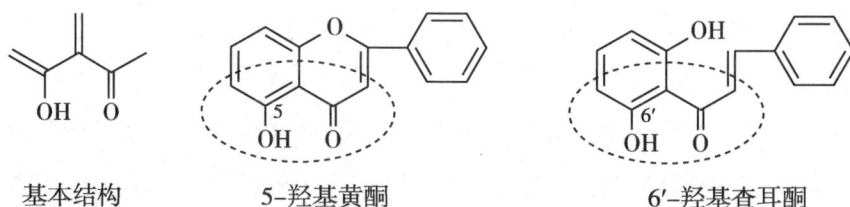

基本结构   5–羟基黄酮   6′–羟基查耳酮

（4）碱性试剂反应：黄酮类化合物与碱性溶液可生成黄色、橙色或红色等，且显色情况与化合物类型有关。因此，观察用碱性试剂处理后的颜色变化情况，对于鉴别黄酮类化合物类型有一定意义。

黄酮类在冷和热的氢氧化钠水溶液中能产生黄至橙色。查耳酮类或橙酮类在碱液中能很快产生红或紫红色；二氢黄酮类在冷碱中呈黄至橙色，放置一段时间或加热则呈深红至紫红色，此系二氢黄酮类在碱性条件下开环后变成查耳酮之故。黄酮醇类在碱液中先呈黄色，当溶液中通入空气后，因 3- 羟基易氧化，溶液即转变为棕色。黄酮类化合物当分子中有 3 个羟基相邻时，在稀氢氧化钠溶液中往往能产生暗绿色或蓝绿色纤维状沉淀。

（5）与五氯化锑反应：将样品 5～10mg 溶于无水四氯化碳 5ml 中，加 2% 五氯化锑的四氯化碳溶液 1ml，若为查耳酮类则生成红或紫红色沉淀，而黄酮、二氢黄酮及黄酮醇类显黄色至橙色，利用此反应可以区别查耳酮类与其他黄酮类化合物。需要注意的是，由于在湿空气及含水溶液中颜色产物不稳定，反应时所用溶剂必须无水。

（6）其他显色反应：如 Gibbs 反应也可用于鉴别黄酮类化合物酚羟基对位是否被取代。方法是将样品溶于吡啶中，酚羟基对位未被取代者则加入 Gibbs 试剂后即显蓝色或蓝绿色。

（四）黄酮类化合物的提取与分离

1. 黄酮类化合物的提取　黄酮类化合物在植物各部位的存在形式有所不同。在花、叶、果等部位，多以苷的形式存在，而在坚硬的木质部，则多以苷元的形式存在。

从植物中提取黄酮苷类、极性稍大的苷元（如羟基黄酮、查耳酮等）时，一般可用丙酮、乙酸乙酯、乙醇、水或某些极性较大的混合溶剂进行提取。其中最常用的溶剂是甲醇-水（1:1）或甲醇。一些黄酮苷类则还可以用沸水提取。在用水为溶剂提取时，为避免在提取过程中黄酮苷发生水解，也需要按一般提取苷的方法事先破坏酶的活性。提取花色素类化合物时，可加入少量酸（如0.1% 盐酸，如果是黄酮苷应当慎用，避免苷键发生水解）。大多数黄酮苷元宜用极性较小的溶剂，如用三氯甲烷、乙醚、乙酸乙酯等作为溶剂，而对多甲氧基黄酮的游离苷元，甚至可以用更小极性的有机溶剂，如苯、石油醚等进行提取。

（1）乙醇或甲醇提取法：乙醇或甲醇是最常用的提取黄酮类化合物的溶剂，高浓度的醇（如90%～95%）适于提取游离黄酮，60% 左右的醇适于提取黄酮苷类。提取方法包括冷浸法、渗漉法和回流法等。例如葛根总黄酮的提取采用95% 乙醇或甲醇冷浸法；橙皮苷的提取采用50% 或60% 的乙醇渗漉法；银杏叶总黄酮的提取方法为70% 乙醇回流提取。

（2）热水提取法：黄酮苷类物质易溶于水，所以对黄酮苷类含量较高的中药，可以直接采用煎煮法。该方法成本低、安全、设备简单，适合工业化生产，可是蛋白质、糖类等水溶性杂质容易被提取出来，后续分离变得困难。

（3）碱性水或碱性稀醇提取法：因为黄酮类成分大部分具有酚羟基，所以可以用碱性水（如碳酸氢钠、氢氧化钠、氢氧化钙水溶液）或碱性稀醇（如50% 乙醇）提取，提取液经过酸化后黄酮类物质游离析出或者用有机溶剂萃取。常用的碱水为稀氢氧化钠溶液和石灰水，稀氢氧化钠水溶液浸出能力较强，但提取出来的杂质较多，若将浸出液酸化，迅速过滤先析出的沉淀多半是杂质，滤液中再析出的沉淀可能为较纯的黄酮类物质。石灰水的优点是能使含有多羟基的鞣质，或含有羧基的果胶、黏液质等水溶性杂质生成钙盐沉淀，而不被溶出，有利于提取液的纯化，例如从槐米中提取芦丁。石灰水缺点是浸出效果不如氢氧化钠，有些黄酮能和钙成盐而不能溶出。5% 氢氧化钠稀乙醇溶液浸出效果较好，可是提取液酸化后，析出的黄酮在稀醇中有一定的溶解度，可能会降低收率。

提取过程中若使用碱性溶剂，应注意碱浓度不要过高，避免在强碱下加热而破坏黄酮类化合物结构。加酸酸化时，酸性也不要过强，避免生产锌盐，使析出的黄酮重新溶解，降低收率。可用硼酸保护黄酮结构中的邻二酚羟基。

黄酮类成分提取中除采用常规的煎煮、浸渍、渗漉、回流等提取方法外，还可采用超声提取法、微波提取法等，能提高提取效率，减少提取时间，提高药材的利用率。超临界流体萃取法也用在黄酮类成分的提取，和有机溶剂法比较，具有提取效率高、无溶剂残留、活性成分和热敏性成分不易分解破坏等优点。

2. 黄酮类化合物的分离　黄酮类化合物经过上述方法提取和初步处理后，得到的是总黄酮。还需要利用分离技术将化合物进一步分离纯化。常用的分离方法有以下几种。

（1）溶剂萃取法：用水或不同浓度的醇提取得到的浸出物成分复杂，往往不能直接析出黄酮类化合物，需尽量蒸去溶剂，使成糖浆状或浓水液。然后用不同极性的溶剂进行萃取，可能使游离黄酮与黄酮苷分离或使极性较大与极性较小的黄酮分离。例如先用乙醚自水溶液中萃取游离黄酮,再用乙酸乙酯反复萃取得到黄酮苷。得到的乙醚或乙酸乙酯,可进一步用重结晶法进行分离,有时可得到单体化合物,也可用其他方法继续分离。

(2)pH 梯度萃取法:pH 梯度萃取法适用于酸性强弱不同的游离黄酮类化合物的分离。根据黄酮类化合物酚羟基数目及位置不同其酸性强弱也不同的性质,将混合物溶于有机溶剂(如乙醚)中,依次用 5% NaHCO₃ 可萃取出 7,4′- 二羟基黄酮、5% Na₂CO₃ 可萃取出 7- 羟基黄酮或 4′- 羟基黄酮、0.2% NaOH 可萃取出具有一般酚羟基的黄酮、4% NaOH 可萃取出 5- 羟基黄酮,从而达到分离的目的。

(3)柱色谱法:柱色谱的填充剂有硅胶、聚酰胺、氧化铝、葡聚糖凝胶和纤维素粉等,其中以硅胶、聚酰胺最常用。

1)硅胶柱色谱:此法应用范围较广,适宜于分离异黄酮、二氢黄酮、二氢黄酮醇及高度甲基化或乙酰化的黄酮及黄酮醇类。针对多羟基黄酮醇及黄酮苷类等极性较大的化合物,可在加水去活化后用于分离。在用硅胶柱分离游离黄酮时,一般选择有机溶剂为洗脱剂,常采用不同比例的三氯甲烷 - 甲醇混合溶剂等;分离黄酮苷时常用含水的溶剂系统洗脱:三氯甲烷 - 甲醇 - 水(80:20:1 或 65:20:2)和(80:18:2),也可用乙酸乙酯 - 丙酮 - 水(25:5:1)等。

2)聚酰胺柱色谱:聚酰胺对黄酮类化合物有较好的分离效果,且其容量比较大,适合于制备性分离。聚酰胺色谱的分离机理,一般认为是"氢键吸附",即聚酰胺的吸附作用是通过其酰胺羰基与黄酮类分子上的酚羟基形成氢键缔合而产生,其吸附强度主要取决于黄酮类化合物分子中酚羟基的数目与位置等及溶剂与黄酮类化合物或与聚酰胺之间形成氢键缔合能力的大小。溶剂分子与聚酰胺或黄酮类化合物形成氢键缔合的能力越强,则聚酰胺对黄酮类化合物的吸附作用将越弱。黄酮类化合物在聚酰胺柱上洗脱时大体有下列规律:

黄酮类化合物分子中能形成氢键的酚羟基基团数目越多则吸附力越强,在色谱柱上越难以被洗脱。例如,桑色素的吸附力强于山柰酚。

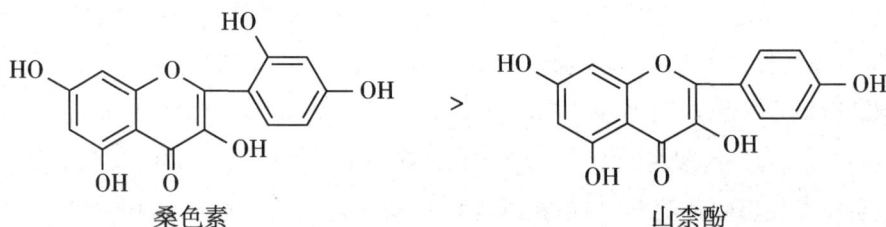

桑色素 > 山柰酚

当分子中酚羟基数目相同时,酚羟基的位置对吸附也有影响。例如,所处位置易于形成分子内氢键,则其与聚酰胺的吸附力减小,易被洗脱下来。故聚酰胺对处于 C₄ 羰基邻位的羟基(即 3-位或 5- 位)的吸附力小于处于其他位置的羟基;对具有邻二酚羟基的黄酮的吸附力小于具有间二酚羟基或对二酚羟基的黄酮。此外,当黄酮类分子中的羟基与上述以外的其他基团也能形成分子内氢键时,则聚酰胺对它的吸附力也会降低。例如大豆素的吸附力强于卡来可新(calycosin)。

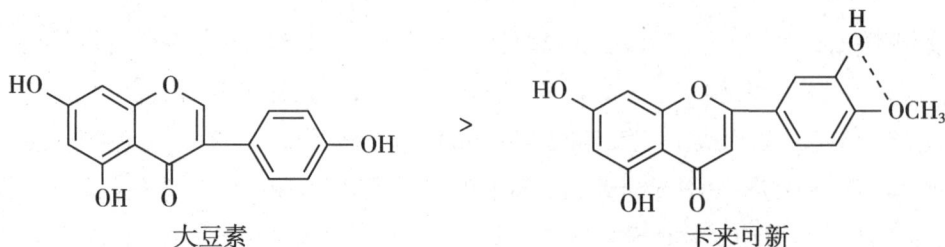

大豆素 > 卡来可新

分子内芳香化程度越高, 共轭双键越多, 则吸附力越强, 故查耳酮要比相应的二氢黄酮吸附力强。例如, 对橙皮查耳酮的吸附力强于橙皮素。

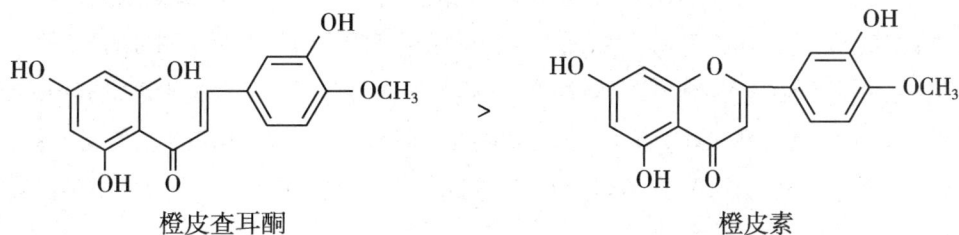

橙皮查耳酮　　　　　＞　　　　　橙皮素

不同类型黄酮类化合物被吸附强弱的顺序为: 黄酮醇>黄酮>二氢黄酮醇>异黄酮。

游离黄酮与黄酮苷的分离若以含水移动相(如甲醇 - 水)作洗脱剂, 黄酮苷比游离黄酮先洗脱下来, 且洗脱的先后顺序一般是: 三糖苷>双糖苷>单糖苷>游离黄酮; 若以有机溶剂(如三氯甲烷 - 甲醇)作洗脱剂, 结果则相反, 游离黄酮比苷先洗脱下来。后者是不符合"氢键吸附"规律的。也有学者提出聚酰胺具有"双重色谱"性能的观点, 认为其分子中既有非极性的脂肪链, 又有极性的酰胺基团, 当用极性移动相(如含水溶剂系统)洗脱时, 聚酰胺作为非极性固定相, 其色谱行为类似反相分配色谱, 因黄酮苷比游离黄酮极性大, 所以苷比游离黄酮容易洗脱。当用有机溶剂(如三氯甲烷 - 甲醇)洗脱时, 聚酰胺作为极性固定相, 其色谱行为类似正相分配色谱, 因游离黄酮的极性比黄酮苷小, 所以游离黄酮比黄酮苷容易被洗脱。

洗脱溶剂的影响也很重要。聚酰胺与各类化合物在水中形成氢键的能力最强, 在有机溶剂中较弱, 在碱性溶剂中最弱。因此, 各种溶剂在聚酰胺柱上的洗脱能力由弱至强的顺序为: 水<甲醇或乙醇(浓度由低到高)<丙酮<稀氢氧化钠水溶液或氨水<甲酰胺<二甲基甲酰胺(DMF)<尿素水溶液。

3)氧化铝柱色谱: 氧化铝对黄酮类化合物吸附力强, 特别是具有 3- 羟基或 5- 羟基、4- 羰基及邻二酚羟基结构的黄酮类化合物与铝离子络合而被牢固地吸附在氧化铝柱上, 难以洗脱。当黄酮类化合物分子中没有上述结构, 也可用氧化铝柱分离。

4)葡聚糖凝胶柱色谱: Sephadex G 型及 Sephadex LH-20 型凝胶常用于黄酮类化合物的分离。其分离原理是: 分离游离黄酮时, 主要靠吸附作用, 因吸附力的强弱不同而分离, 一般黄酮类化合物的酚羟基数目越多, 与凝胶的吸附强度越大, 越难洗脱。分离黄酮苷时, 主要靠分子筛作用, 黄酮苷的分子量越大, 越容易被洗脱。

(4)高效液相色谱法: 高效液相色谱法对各类黄酮化合物均可获得良好的分离效果。由于黄酮类化合物大多具有多个羟基, 黄酮苷含有糖基, 花色素类为离子型化合物, 故用高效液相色谱分离时, 往往采用反相柱色谱, 常用的洗脱剂为含有一定比例的甲酸或乙酸的水 - 甲醇溶剂系统或水 - 乙腈溶剂系统。

(五)黄酮类化合物的检识

1. 理化检识　黄酮类化合物的物理检识主要根据黄酮类化合物的形态、颜色等。化学检识主要利用各种显色反应, 用于检识母核类型的反应有盐酸 - 镁粉反应、碱性试剂显色反应和五氯化锑的反应等; 用于检识取代基的反应有锆盐 - 枸橼酸反应、氨性氯化锶反应等。

2．色谱检识　黄酮类化合物的色谱检识主要有纸色谱法、硅胶薄层色谱法、聚酰胺薄层色谱法。

（1）纸色谱：纸色谱（PC）适用于各种黄酮类化合物及其苷类的分析。黄酮类化合物苷元一般宜用醇性溶剂或三氯甲烷 - 乙酸 - 水（13∶6∶1）等为展开剂。对一些分离困难的样品，也可以采用双向色谱法。以黄酮苷类的分离为例说明，一般第一向展开采用某种醇性溶剂，如正丁醇 - 乙酸 - 水（4∶1∶5 上层，BAW）、异丁醇 - 乙酸 - 水（3∶1∶1，TBA）或水饱和正丁醇等，这些主要是根据分配作用原理进行分离。第二向展开剂则用水或 2%～6% 乙酸等，这一步主要根据吸附原理进行分离。

黄酮苷元中，黄酮、黄酮醇、查耳酮等为平面性分子，用含水类溶剂如 3%～5% 乙酸展开时，几乎停留在原点不动（R_f<0.02）；而二氢黄酮、二氢黄酮醇、二氢查耳酮等为非平面性分子，亲水性较强，故 R_f 值较大。苷元苷化后，极性随之增大，在醇性展开剂中 R_f 值相应降低，同一类型苷元，R_f 值的大小依次为苷元、单糖苷、双糖苷。以在 BAW 中展开为例，多数苷元（花色苷元例外）的 R_f 值在 0.7 以上，而苷则小于 0.7。但在用水或 2%～8% 乙酸，以及 3% NaCl 或 1% HCl 展开时，则上列顺序将会颠倒，苷元几乎停留在原点不动，苷类的 R_f 值可在 0.5 以上，糖链越长，则 R_f 值越大。另外，糖的结合位置对 R_f 值也有重要影响。不同类型黄酮类化合物在双向 PC 展开时常常出现在特定的区域，由此可推测它们的结构类型以及判定是否成苷以及含糖数量。

黄酮类化合物的检识可利用紫外光灯，多数黄酮类化合物在紫外光灯下可观察到荧光斑点。用氨蒸气处理后斑点会产生明显的颜色变化，此外还可以喷以 2% AlCl₃（甲醇溶液后在紫外光灯下观察）或喷以 1% FeCl₃～1% K₃Fe(CN)₆（1∶1）水溶液等显色剂显色。

（2）薄层色谱法：薄层色谱法是分离和检识黄酮类化合物的重要方法之一。一般采用吸附薄层，吸附剂大多用硅胶和聚酰胺，其次是纤维素分配薄层。

1）硅胶薄层色谱：黄酮类化合物的分类鉴定常用硅胶薄层色谱。对于黄酮苷元或其衍生物（甲醚或乙酰化合物），由于极性差异，常采用极性较小的展开剂，如：苯 - 甲醇（95∶5）、苯 - 丙酮（9∶1）及苯 - 乙酸乙酯（7.5∶0.5）等；如果黄酮苷元上酚羟基较多，酸性较强时，则常需要在展开剂中加入一定量的酸，如甲苯 - 甲酸甲酯 - 甲酸（5∶4∶1），丁醇 - 吡啶 - 甲酸（40∶10∶2）等，并可以根据待分离成分极性的大小适当地调整甲苯与甲酸的比例。

2）聚酰胺薄层色谱：聚酰胺薄层色谱特别适合于含游离酚羟基的黄酮及其苷类的分析。由于聚酰胺对黄酮类化合物吸附能力较强，因而展开剂需要较强的极性。在大多数展开剂中含有醇、酸或水。常用的展开剂有乙醇 - 水（3∶2）、水 - 乙醇 - 甲酸 - 乙酰丙酮（5∶1.5∶1∶0.5）、丙酮 - 水（1∶1）、丙酮 -95% 乙醇 - 水（2∶1∶2）、苯 - 甲醇 - 丁酮（60∶20∶20）等。

3）纤维素薄层色谱：分离游离黄酮的溶剂系统有苯 - 乙酸 - 水（125∶72∶3）或三氯甲烷 - 乙酸 - 水（10∶9∶1）。经典的溶剂系统即 5%～40% 乙酸、正丁醇 - 乙酸 - 水（4∶1∶5，上层）等亦经常用于分离黄酮类化合物。

（六）黄酮类化合物的结构研究

1．紫外（UV）光谱在黄酮类化合物结构研究中的应用　UV 光谱是鉴定黄酮类化合物结构的一种重要手段。黄酮类化合物苷元结构中有 p-π 共轭体系，故可在紫外光区产生吸收。对于黄酮类化合物的苷类成分,则可先水解获取苷元或制备成甲基化衍生物后,再测定苷元或其衍生物的 UV 光谱。在甲醇溶液中,大多数黄酮类化合物在甲醇中的紫外吸收光谱由两个主要吸收带组成。出现在 300～400nm 之间的吸收带称为带 Ⅰ,出现在 240～280nm 之间的吸收带称为带Ⅱ。带Ⅰ是由 B 环桂皮酰基系统的电子跃迁引起的吸收,而带Ⅱ是由 A 环苯甲酰基系统的电子跃迁引起的吸收。不同类型的黄酮化合物的带Ⅰ或带Ⅱ的峰位、峰形和吸收强度不同,如表 4-11 所示。因此,根据它们的紫外光谱特征可以大致推测黄酮类化合物的结构类型。

表 4-11　黄酮类化合物 UV 吸收范围

带Ⅱ/nm	带Ⅰ/nm	黄酮类型
250～280	304～350	黄酮
250～280	328～357	黄酮醇(3-OH 取代)
250～280	358～385	黄酮醇(3-OH 游离)
245～270	310～330(肩峰)	异黄酮
270～295	300～330(肩峰)	二氢黄酮、二氢黄酮醇
220～270(低强度)	340～390	查耳酮
230～270(低强度)	370～430	噢哢
270～280	465～560	花青素及其苷

2. ^{1}H-NMR 谱在黄酮类化合物结构研究中的应用　^{1}H-NMR 谱是黄酮类化合物结构研究的一种重要方法,根据黄酮类化合物的溶解度的不同,可选用 CDCl$_3$、DMSO-d_6 及(CD$_3$)$_2$CO 等溶剂进行测定。其中,DMSO-d_6 在黄酮苷及游离黄酮的测定中为常用的理想溶剂。使用 DMSO-d_6 为测定溶剂有很多优点,大部分黄酮苷及游离黄酮均易溶于 DMSO-d_6 中,可直接测定其 NMR 谱,而不需要制备衍生物;DMSO-d_6 溶剂信号(δ 2.50)也很少与黄酮类化合物信号重叠;且对各质子信号分辨率高;可分别观察到黄酮类各酚羟基的质子信号等。但是,DMSO-d_6 最大的缺点是沸点太高,测定后溶剂的回收一般需经冷冻干燥法才能完成。

(1)C 环质子:各类黄酮化合物结构上的主要区别在于 C 环的不同,且 C 环质子在 ^{1}H-NMR 谱中也各有其特征,故可用来确定它们的结构类型和相互鉴别。

1)黄酮和黄酮醇类:黄酮类 H-3 常以一个尖锐的单峰出现在 δ 6.30 处。它可能会与 5,6,7- 或 5,7,8- 三氧取代黄酮中的 H-8 或 H-6 信号相混淆,应注意区别。黄酮醇类的 3 位有含氧取代基,故在 ^{1}H-NMR 谱上无 C 环质子。

2)异黄酮类:H-2 因受到 1- 位氧原子和 4- 位羰基影响,以一个尖锐的单峰出现在 δ 7.60～7.80,比一般芳香质子位于较低的磁场。如用 DMSO-d_6 作溶剂测定时,该质子信号还可向低场移至 δ 8.50～8.70 处。

3)二氢黄酮类:H-2 因受两个不等价的 H-3 偶合,故被分裂成一个双二重峰(J_{trans}= Ca. 11.0Hz,J_{cis}=Ca. 5.0Hz),中心位于约 δ 5.2。两个 H-3 各因偕偶(J=17.0Hz)和与 H-2 的邻偶也被分裂成一个双二重峰(J_{trans}=Ca. 11.0Hz,J_{cis}=Ca. 5.0Hz),中心位于 δ 2.80 处,但往往相互重叠。

4)二氢黄酮醇类:H-2 和 H-3 为反式二直立键,故分别以二重峰出现(J_{aa}=Ca. 11.0Hz),H-2 位于 δ 4.80～5.00 处,H-3 位于 δ 4.10～4.30 处。当 3-OH 成苷后,则使 H-2 和 H-3 信号均向低磁场方向位移,H-2 位于 δ 5.0～5.60,H-3 位于 δ 4.30～4.60 间。二氢黄酮和二氢黄酮醇中 H-2 和 H-3

的化学位移见表4-12。

表4-12　二氢黄酮和二氢黄酮醇中H-2和H-3的化学位移

化合物	H-2	H-3
二氢黄酮	5.00～5.50dd	接近2.80dd
二氢黄酮醇	4.80～5.00d	4.10～4.30d
二氢黄酮醇-3-O-糖苷	5.00～5.60d	4.30～4.60d

5）查耳酮类：H-α 和 H-β 分别以二重峰（J=Ca. 17.0Hz）形式出现，其化学位移分别约为 δ 6.70～7.40 和 δ 7.00～7.70 处。

6）橙酮类：C 环的环外质子 =CH 常以单峰出现在 δ 6.50～6.70 处，其确切的峰位取决于 A 环和 B 环上羟基取代情况，增大羟基化作用，使该峰向高磁场区位移（与没有取代的橙酮相比），其中以 C-4 位（-0.19）和 C-6 位（-0.16）羟基化作用影响最明显。

（2）A 环质子

1）5,7-二羟基黄酮类化合物：5,7-二羟基黄酮类化合物 A 环的 H-6 和 H-8 分别以间位偶合的双重峰（J=Ca. 2.5Hz）出现在 δ 5.70～6.90 之间，且 H-6 的双重峰总是比 H-8 的双重峰位于较高场。当 7-羟基被苷化后，H-6 和 H-8 信号均向低磁场位移。

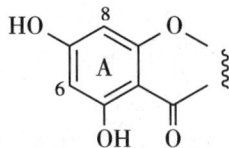

2）7-羟基黄酮类化合物：7-羟基黄酮类化合物 A 环的 H-5 因与 H-6 的邻偶，故表现为一个双峰（J=Ca. 8.0Hz），又因其处于 4 位羰基的负屏蔽区，故化学位移约为 δ 8.0 左右。H-6 因与 H-5 的邻偶合 H-8 的间位偶合，故表现为双二重峰。H-8 因与 H-6 的间位偶合，故表现为一个双峰（J=Ca. 2.0Hz）。7-羟基黄酮类化合物中的 H-6 和 H-8 的化学位移值在 δ 6.30～7.10 之间，比 5,7-二羟基黄酮类化合物中的相应质子的化学位移值大，并且位置可能相互颠倒。

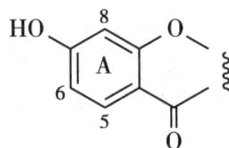

（3）B 环质子

1）4'-氧取代黄酮类化合物：4'-氧取代黄酮类化合物 B 环的四个质子可以分成 H-2'、H-6' 和 H-3'、H-5' 两组，每组质子均表现为双重峰（2H，J=Ca. 8.0Hz），化学位移位于 δ 6.50～7.90，比 A 环质子处于稍低的磁场，且 H-2'、H-6' 总是比 H-3'、H-5' 位于稍低磁场，这是因为 C 环对 H-2'、H-6' 的去屏蔽效应及 4'-OR 的屏蔽作用。H-2'、H-6' 的具体峰位，与 C 环的氧化水平有关，见表4-13。

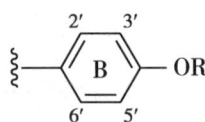

表4-13　4'-氧取代黄酮类化合物中H-2'、H-6″和H-3″、H-5″的化学位移

化合物	H-2'、H-6'	H-3'、H-5'
二氢黄酮类	7.10～7.30d	6.50～7.10d
二氢黄酮醇类	7.20～7.40d	6.50～7.10d
异黄酮类	7.20～7.50d	6.50～7.10d
查耳酮（H-2、H-6 和 H-3、H-5）类	7.40～7.60d	6.50～7.10d
橙酮类	7.60～7.80d	6.50～7.10d
黄酮类	7.70～7.90d	6.50～7.10d
黄酮醇类	7.90～8.10d	6.50～7.10d

2）3',4'- 二氧取代黄酮类化合物：该取代模式 B 环 H-5' 因与 H-6' 的邻位偶合以双重峰的形式出现在 δ 6.70～7.10（d, J=Ca. 8.0Hz）。H-2' 因与 H-6' 的间偶，亦以双重峰的形式出现在约 δ 7.20（d, J=Ca. 2.0Hz）处。H-6' 因分别与 H-2' 和 H-5' 偶合，则以双二重峰出现在约 δ 7.90（dd, J=2.0 和 8.0Hz）处。有时 H-2' 和 H-6' 峰重叠或部分重叠，需认真辨认（见表 4-14）。从 H-2' 和 H-6' 的化学位移分析，可以区别黄酮和黄酮醇的 3',4'- 位上是 3'-OH、4'-OCH$_3$ 还是 3'-OCH$_3$、4'-OH。在 4'-OCH$_3$、3'-OH 黄酮和黄酮醇中，H-2' 通常比 H-6' 出现在高磁场区，而在 3'-OCH$_3$、4'-OH 黄酮和黄酮醇中，H-2' 和 H-6' 的位置则相反。

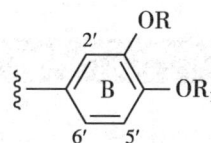

表 4-14　3',4''- 二氧取代黄酮类化合物中 H-2'' 和 H-6'' 的化学位移

化合物	H-2'	H-6'
黄酮（3',4'-OH 及 3'-OH、4'-OCH$_3$）	7.20～7.30d	7.30～7.50dd
黄酮醇（3',4'-OH 及 3'-OH、4'-OCH$_3$）	7.50～7.70d	7.60～7.90dd
黄酮醇（3'-OCH$_3$、4'-OH）	7.60～7.80d	7.40～7.60dd
黄酮醇（3',4'-OH、3-O- 糖）	7.20～7.50d	7.30～7.70dd

3）3',4'- 二氧取代异黄酮、二氢黄酮及二氢黄酮醇：H-2'、H-5' 及 H-6' 为一复杂多重峰（常常组成两组峰）出现在 δ 6.70～7.10 区域。此时 C 环对这些质子的影响极小，每个质子化学位移主要取决于它们相对于含氧取代基的邻位或对位。

4）3',4',5'- 三氧取代黄酮类化合物：如果 3',4',5'- 均为羟基，则 H-2' 和 H-6' 以一个相当于二个质子的单峰出现在 δ 6.50～7.50 区域。但当 3'- 或 5'-OH 被甲基化或苷化，则 H-2' 和 H-6' 因相互偶合而分别以一个双重峰（J=Ca. 2.0Hz）出现。

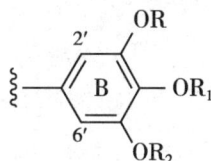

（4）糖基上的质子

1）单糖苷类：糖的端基质子（以 H-1'' 表示）与糖的其他质子相比，位于较低磁场区。其具体的峰位与成苷的位置及糖的种类等有关。如黄酮类化合物葡萄糖苷，连接在 3-OH 上的葡萄糖端基质子与连接在 4'-OH、5-OH 或 7-OH 上的葡萄糖端基质子的化学位移不同，前者出现在约 δ 5.80 左右，后三者出现在约 δ 5.00 处。对于黄酮醇 -3-O- 葡萄糖苷和黄酮醇 -3-O- 鼠李糖苷来说，它们的端基质子化学位移值也有较大的区别，但二氢黄酮醇 -3-O- 葡萄糖苷和 3-O- 鼠李糖苷的端基质子化学位移值则区别很小（见表 4-15）。黄酮苷类化合物中的端基质子信号的偶合常数，可被用来判断其苷键的构型。在单鼠李糖苷中，鼠李糖上的 C-CH$_3$ 以一个二重峰（J=6.5Hz）或多重峰出现在 δ 0.80～1.20 处，易于识别。

表 4-15　黄酮类单糖苷中 H-1'' 的化学位移

化合物	H-1''
黄酮醇 -3-O- 葡萄糖苷	5.70～6.00
黄酮类 -7-O- 葡萄糖苷	4.80～5.20
黄酮类 -4'-O- 葡萄糖苷	4.80～5.20
黄酮类 -5-O- 葡萄糖苷	4.80～5.20

化合物	H-1″
黄酮类 -6- 及 8-*C*- 糖苷	4.80～5.20
黄酮醇 -3-*O*- 鼠李糖苷	5.00～5.10
黄酮醇 -7-*O*- 鼠李糖苷	5.10～5.30
二氢黄酮醇 -3-*O*- 葡萄糖苷	4.10～4.30
二氢黄酮醇 -3-*O*- 鼠李糖苷	4.00～4.20

2）双糖苷类：末端糖的端基质子（以 H-1‴ 表示）因离黄酮母核较远，受其负屏蔽影响较小，它的信号比 H-1″ 处于较高磁场，而且其向高场位移的程度因末端糖的连接位置不同而异。例如由葡萄糖、鼠李糖构成的黄酮类 3-*O*- 双糖苷或 7-*O*- 双糖苷中，常见下列两种类型：苷元 - 芦丁糖基 [即苷元 -*O*-β-D- 葡萄糖（6 → 1）-α-L- 鼠李糖] 和苷元 - 新橙皮糖基 [即苷元 -*O*-β-D- 葡萄糖（2 → 1）-α-L- 鼠李糖]。两种连接方式可依靠第三章所述的方法进行确定。在双糖苷中，末端鼠李糖上的 C-CH_3 质子以一个二重峰或多重峰出现在 δ 0.70～1.30 处。

（5）其他质子

1）酚羟基质子：测定酚羟基质子，可将黄酮类化合物直接用 DMSO-d_6 为溶剂测定。例如，在木犀草素 -7-*O*-β-D- 葡萄糖苷的 ^{1}H-NMR 谱中，酚羟基质子信号分别出现在 δ 12.99（5-OH）、δ 10.01（4′-OH）和 δ 9.42（3′-OH）处。向被测定的样品溶液中加入 D_2O，这些信号即消失。

2）C_6-CH_3 质子和 C_8-CH_3 质子：其中 C_6-CH_3 质子比 C_8-CH_3 质子出现在稍高磁场处（约 δ 0.2）。如以异黄酮为例，前者出现在 δ 2.04～2.27 处，而后者出现在 δ 2.14～2.45 处。

3）甲氧基质子：除少数例外，甲氧基质子一般以单峰出现在 δ 3.50～4.10 处。虽然糖基上的一般质子也在此区域出现吸收峰，但它们均不是单峰，故极易区别。

4）乙酰氧基上的质子：黄酮类化合物有时也作成乙酰化衍生物后进行结构测定。通常糖基上的乙酰氧基质子信号以单峰出现在 δ 1.65～2.10 处。而苷元上酚羟基形成的乙酰氧基质子信号则以单峰出现在 δ 2.30～2.50 处，二者易于区分。

3. ^{13}C-NMR 谱在黄酮类化合物结构研究中的应用　^{13}C-NMR 谱已广泛应用于黄酮类化合物的结构研究。通过与简单的模型化合物如苯乙酮、桂皮酸及其衍生物碳谱作比较，或结合经验性的简单芳香化合物的取代基位移加和规律进行计算，以及用已知的黄酮类化合物的碳谱作对照等方法，对大量的各种类型的黄酮类化合物的 ^{13}C-NMR 谱信号已进行了准确的归属，并已阐明了各类型黄酮类化合物碳信号的化学位移的特征。利用这些研究结果，可以进行黄酮类化合物的结构确定。

（1）黄酮类化合物骨架类型的判断：在黄酮类化合物的 ^{13}C-NMR 谱中，不同类型的黄酮类化合物，其母核仅根据芳碳的共振信号是难以区别的。但 C 环的 1 个碳原子信号则因母核结构不同而各具特征，它的化学位移和裂分情况，能有助于推断黄酮类化合物的骨架类型。具体请参见表 4-16。

表 4-16　黄酮类化合物 C 环三碳核的化学位移

化合物	C＝O	C-2	C-3
黄酮类	176.3～184.0（s）	160.0～165.0（s）	103.0～111.8（d）
黄酮醇类	172.0～177.0（s）	145.0～150.0（s）	136.0～139.0（s）
异黄酮类	174.5～181.0（s）	149.8～155.4（d）	122.3～125.9（s）

化合物	C=O	C-2	C-3
二氢黄酮类	189.5～195.5(s)	75.0～80.3(d)	42.8～44.6(t)
二氢黄酮醇类	188.0～197.0(s)	82.7(d)	71.2(d)
查耳酮类	188.6～194.6(s)	136.9～145.4(d)*	116.6～128.1(d)*
橙酮类	182.5～182.7(s)	146.1～147.7(s)	111.6～111.9(d) (=CH-)

*查耳酮的 C-2 为 C-β, C-3 为 C-α。

（2）黄酮类化合物取代模式的确定：黄酮类化合物中的芳环碳原子的信号，虽然对确定其基本母核的类型不能发挥作用，但它们的信号特征却可以用于确定母核上取代基的取代模式。例如，无取代基的黄酮的 ^{13}C-NMR 信号归属情况如右图所示。

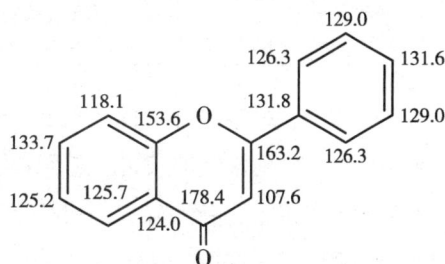

1）取代基位移的影响：黄酮类化合物，特别是 B 环上引入取代基(X)时，其取代基的位移效应与简单苯衍生物的取代影响基本一致。

当 A 环或 B 环上引入取代基时，位移影响通常只限于引入了取代基的 A 环或 B 环。如果一个环上同时引入几个取代基时，其位移影响符合某种程度的加和性。但是，当黄酮类母核上引入 5-OH 时，不但会影响 A 环，而且由于 5-OH 与羰基形成氢键缔合，减少 C_4、C_2 位的电子密度，使 C_4 信号和 C_2 信号分别向低场位移 +4.5ppm 和 +0.87ppm，而 C_3 信号则向高场位移 −1.99ppm。如果 5-OH 被甲基化或苷化，氢键缔合被破坏，上述信号则分别向相反方向位移。

2）5,7- 二羟基黄酮中的 C_6 及 C_8 信号特征：多数 5,7- 二羟基黄酮类化合物，C_6 及 C_8 信号一般出现在 δ 90～100 范围内，而且 C_6 信号的化学位移总是大于 C_8 信号。在二氢黄酮中两碳信号的化学位移差别较小，$\Delta\delta$ 约为 0.9，而在黄酮及黄酮醇中它们的差别则较大，$\Delta\delta$ 约为 4.8。C_6 或 C_8 有无烃基或芳香基取代可以通过观察 C_6 及 C_8 信号是否发生位移而判定。例如，被甲基取代的碳原子信号将向低场位移 6.0～10.0ppm，而未被取代的碳原子其化学位移则无多大改变。同理，C_6-碳糖苷或 C_8- 碳糖苷或 C_6, C_8- 二碳糖苷也可以据此进行鉴定。

3）黄酮类化合物 -O- 糖苷中糖的连接位置：黄酮类化合物形成 O- 糖苷后，苷元及糖基的相关碳原子均将产生相应的苷化位移，见表 4-17。糖的苷化位移及端基碳的信号在酚苷中，糖的端基碳信号因苷化向低场位移约 4.0～6.0，其位移的具体数值取决于酚羟基周围的环境。当苷化位置为黄酮类化合物苷元的 7- 或 2′-、3′-、4′- 位时，糖的端基碳信号一般位于约 δ 100.0～102.5 处。但 5-O- 葡萄糖苷及 7-O- 鼠李糖苷例外，其端基碳信号在 δ 98.0～109.0 范围内。利用苷元的苷化位移规律可判断黄酮类化合物 O- 糖苷中糖的连接位置。通常，苷元经苷化后，直接与糖基相连的碳原子向高场位移，其邻位及对位碳原子则向低场位移。

从表 4-17 中可见，C_3-OH 糖苷化后，对 C_2 引起的苷化位移比一般邻位效应要大得多。这说明 $C_{2,3}$ 双键与一般的芳香系统不同，而是具有更多的烯烃特征。当 C_7-OH 或 C_3-OH 与鼠李糖成苷时，C_7 或 C_3 信号的苷化位移比一般糖苷要大些，据此可与一般糖苷相区别。当 C_5-OH 糖苷化后，因其与 C_4 羰基的氢键缔合被破坏，故对 C 环碳原子也将产生较大影响，使 C_2、C_4 信号明显移向高场，而 C_3 信号则移向低场。

表 4-17　黄酮类化合物 ^{13}C-NMR 谱上的苷化位移

苷化位置	苷元的苷化位移平均值														
	2	3	4	5	6	7	8	9	10	1'	2'	3'	4'	5'	6'
7-O-糖					+0.8		−1.4		+1.1		+1.7				
7-O-鼠李糖					+0.8		−2.4		+1.0	+1.7					
3-O-糖	+9.2	−2.1	+1.5	+0.4					+1.0	−0.8	+1.1	−0.3	+0.7		+1.5
3-O-鼠李糖	+10.3	−1.1	+2.0	+0.6						+1.1					
5-O-葡萄糖	−2.8	+2.2	−6.0	−2.7	+4.4	−3.0	+3.2	+1.4	+4.3	−1.3	−1.2	−0.4	−0.8	−1.0	−1.2
3'-O-葡萄糖	−0.5	+0.4								+1.6	0	+1.4	+0.4	+3.2	
4'-O-葡萄糖	+0.1		+1.0							+3.7	+0.4	+2.0	−1.2	+1.4	0

4. MS 在黄酮类化合物结构研究中的应用　MS 在黄酮类化合物的结构测定中起着极为重要的作用。特别是近年来,出现了许多质谱新技术(主要为各种新的软电离质谱技术),成为有机化合物结构鉴定的有力工具。其中常用的质谱技术有电子轰击质谱(EI-MS)、场解吸质谱(FD-MS)、快原子轰击电离质谱(FAB-MS)、电喷雾电离质谱(ESI-MS)等。多数黄酮苷元在 EI-MS 中可以获得较强分子离子峰,甚至为基峰。但黄酮苷类化合物因极性较强、难气化以及对热不稳定,则在 EI-MS 谱中很难观察到分子离子峰。故常需要将其做成甲基化或三甲基硅烷化衍生物后测定 EI-MS。如果应用新的质谱技术,如 FD-MS,FAB-MS 及 ESI-MS 等,黄酮苷类化合物不需要做成衍生物也可以获得非常强的分子离子峰[M]$^+$,或具有偶数电子的准分子离子峰(quasi-molecular ion peak)[M+H]$^+$。此外,还可以获得有关苷元及糖基部分的重要信息,为黄酮苷类化合物结构鉴定提供有力的证据。

(1)MS 在游离黄酮类化合物结构鉴定中的应用:游离黄酮类化合物的 EI-MS 中,除分子离子峰[M]$^+$外,在高质量区常可见[M-H]$^+$、[M-CH$_3$]$^+$(含有甲氧基者)、[M-CO]$^+$等碎片离子峰出现。对鉴定黄酮类化合物最有用的离子,是含有完整 A 环和 B 环的碎片离子。这些离子分别用 A$_1$$^+$、A$_2$$^+$……和 B$_1$$^+$、B$_2$$^+$……等表示。特别是碎片 A$_1$$^+$ 与相应的碎片 B$_1$$^+$ 的质荷比之和等于分子离子[M]$^+$的质荷比,因此,这两个碎片离子在结构鉴定中有重要意义。

黄酮类化合物主要有下列两种基本的裂解方式。

裂解方式 I（RDA 裂解）：

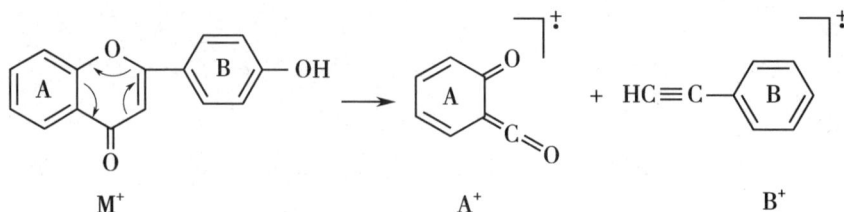

裂解方式 II：

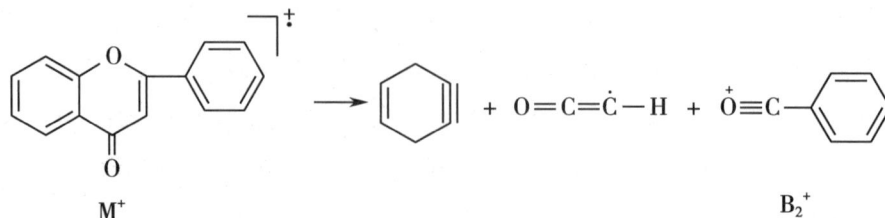

这两种裂解方式是相互竞争、相互制约的，B_2^+、$[B_2-CO]^+$ 离子强度几乎与 A_1^+、B_1^+ 离子以及由 A_1^+、B_1^+ 进一步裂解产生的一系列离子（如$[A_1-CO]^+$、$[A_1-CH_3]^+$）总强度成反比。

黄酮类基本裂解方式如下：

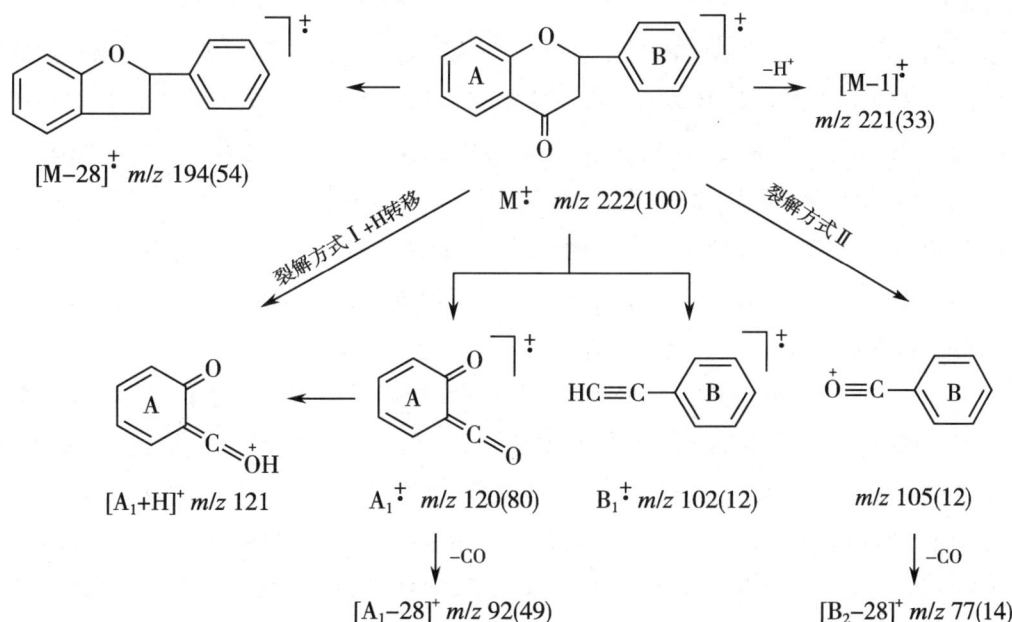

$[M-28]^+$ m/z 194(54)

$[M-1]^+$ m/z 221(33)

M^+ m/z 222(100)

裂解方式 I +H转移

裂解方式 II

$[A_1+H]^+$ m/z 121

A_1^+ m/z 120(80)

B_1^+ m/z 102(12)

m/z 105(12)

$[A_1-28]^+$ m/z 92(49)

$[B_2-28]^+$ m/z 77(14)

大多数游离黄酮的分子离子峰$[M]^+$为基峰，其他较重要的峰有$[M-H]^+$、$[M-CO]^+$ 和由裂解方式 I 产生的碎片 A_1^+、$[A_1-CO]^+$ 和 B_1^+ 峰。

A 环取代情况，可根据 A_1^+ 碎片的质荷比（m/z）来确定。例如，5,7- 二羟基黄酮的质谱中有与黄酮相同的 B_1^+ 碎片（m/z 102），但是，它的 A_1^+ 比后者高 32 质量单位，即 m/z 152 代替了 m/z 120，说明 A 环上应有两个羟基取代。同理，B 环上的取代情况可根据 B_1^+ 碎片确定。例如，芹菜素（5,7,4′- 三羟基黄酮）和刺槐素（5,7- 二羟基，4′- 甲氧基黄酮）有相同的 A_1^+（m/z 152），但是刺槐素的 B_1^+（m/z 132）比芹菜素 B_1^+（m/z 118）高 14 个质量单位，说明刺槐素在 B 环上有一个甲氧基。有 4 个或 4 个以上含氧取代基的黄酮类常常在裂解方式 I 中产生中等强度的 A_1^+ 和 B_1^+ 碎片，具有诊断价值。而有 4 个或 4 个以上含氧取代基的黄酮醇类只能产生微弱的 A_1^+ 和 B_1^+ 碎片离子。

（2）MS 在黄酮苷类化合物结构鉴定中的应用：以往经典的方法是将黄酮苷类化合物多制备成全甲基化（PM）或全氘甲基化（PDM）衍生物再进行 MS 测定，从中获得苷的分子量、糖在母核上的连接位置、糖的种类、糖与糖之间连接方式等信息。在 PM 或 PDM 的 EI-MS 谱中，一般分子离子峰$[M]^+$强度很弱，基峰通常为苷元的碎片峰。分子离子峰强度为：7-O- 糖苷>4′-O- 糖苷>3-O- 糖苷及 5-O- 糖苷，其中 7-O- 糖苷分子离子峰强度最大。另外，在 PM 及 PDM 黄酮类化合物 O- 糖苷中，不同的糖苷（己糖基、去氧己糖基、戊糖基及双糖基等）可产生相应的具有诊断价值的碎片离子，为黄酮苷的结构研究提供了重要信息。

5. 结构鉴定实例　从睡莲科植物莲 *Nelumbo nucifera* 的干燥雄蕊莲须中分得一化合物 F_1，结构测定如下：

化合物 F_1 为黄色结晶，mp. 221.9～222.7℃。盐酸 - 镁粉反应阳性，$FeCl_3$ 反应阳性，产生墨绿色沉淀。与 $AlCl_3$ 反应阳性，紫外光灯下为黄绿色荧光。推测该化合物为黄酮类化合物。Molish 反应阳性，示分子中含糖，酸水解检出半乳糖。氨性 $SrCl_2$ 溶液反应阴性，显示分子中不含有邻二酚羟基。$ZrOCl_2$ 反应阳性，加入枸橼酸后黄色明显退色，示分子中含有 C_5-OH，不含 C_3-OH 或者 C_3-OH 成苷。

化合物 F_1 的 ^{1}H-NMR 谱（300MHz，DMSO-d_6）数据如表 4-18 所示。δ 12.63（1H，s）处的信号为 5-位羟基的质子信号，因其与 C=O 形成氢键而大幅度移向低场，且在加入 D_2O 或乙酰化后，该信号消失。δ 8.08（2H，d，J=9.0Hz）和 6.86（2H，d，J=9.0Hz）处的两组双峰是典型的 4'-氧取代黄酮类化合物 B 环上的 H-2'、6' 和 3'、5' 质子信号。δ 6.44（1H，d，J=2.0Hz）和 6.21（1H，d，J=2.0Hz）处的两组双峰可归属为 A 环的 H-8 和 H-6，示 A 环为 5,7-二氧取代，推测该化合物苷元为山柰酚。δ 5.41 处还可见有一个归属于半乳糖的端基质子信号（1H，d，J=7.7Hz），据其偶合常数可知，糖苷键为 β-构型。

化合物 F_1 的 ^{13}C-NMR（75MHz，DMSO-d_6）中，给出 19 个碳信号，但是 δ 131.13 和 115.21 两个峰高为其他峰高的 2 倍，因此该化合物含 21 个碳，说明该化合物含一个六碳糖，其碳谱数据为 δ 93.82，75.94，73.27，71.38，68.05，60.35，经与文献对照为半乳糖。此化合物苷元部分与山柰酚的 ^{13}C-NMR 谱数据对照，发现 3 位碳向高场位移 2.4ppm，2 位碳向低场位移 9.9ppm，说明半乳糖应连在 3 位上。其全部碳信号的归属如表 4-18 所示。综合上述各种结果，鉴定化合物 F_1 为山柰酚 -3-O-β-D-吡喃半乳糖苷（kaempferol-3-O-β-D-galactopyranoside）。

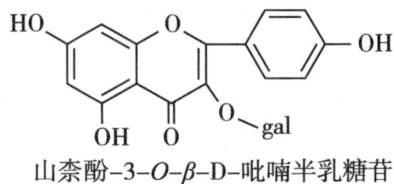

山柰酚-3-O-β-D-吡喃半乳糖苷

表 4-18　化合物 F_1 的 ^{1}H-NMR 和 ^{13}C-NMR 数据（DMSO-d_6）

No.	δ_C	δ_H	No.	δ_C	δ_H
2	156.52		1'	121.04	
3	133.42		2', 6'	131.13	8.08（2H，d，J=9.0Hz）
4	177.70		3', 5'	115.21	6.86（2H，d，J=9.0Hz）
5	161.38		4'	160.11	
6	98.85	6.21（1H，d，J=2.0Hz）	1''	101.85	5.41（1H，d，J=7.7Hz）
7	164.28		2''	71.38	
8	93.82	6.44（1H，d，J=2.0Hz）	3''	73.27	
9	156.52		4''	68.05	
10	104.13		5''	75.94	
C_5-OH		12.63（1H，s）	6''	60.35	
C_7-OH		10.88（1H，s）			
C_4-OH		10.18（1H，s）			

六、鞣质类

（一）概述

鞣质（tannins）原是指具有鞣制皮革作用的物质。随着现代研究的不断进展，目前人们认为，鞣质是由没食子酸（或其聚合物）的葡萄糖（及其他多元醇）酯、黄烷醇及其衍生物的聚合物以及两者混合共同组成的植物多元酚。鞣质类资源性化学物质在种子植物中分布较为广泛，如蔷薇科、大戟科、蓼科、茜草科植物中最为多见。此外，从含鞣质6%以上的植物水提液所得的浓缩产品"栲胶"，主要用于皮革工业的鞣皮剂，酿造工业用作澄清剂，工业用作木材粘胶剂、墨水原料、染色剂、防垢除垢剂等。

我国含有鞣质的中药资源十分丰富，五倍子、地榆、大黄、虎杖、仙鹤草、老鹳草、四季青、麻黄等均含有大量的鞣质。近年来，我国在鞣质的化学及其应用研究上取得良好进展。例如，以金荞麦的鞣质类化合物研制生产的抗肿瘤二类新药威麦宁胶囊；以四季青鞣质为原料制成的治疗烫伤、烧伤的制剂；以茶叶中的鞣质为主制成的茶多酚产品，用于抗衰老等。

（二）鞣质的结构与分类

根据鞣质的化学结构特征，最初将鞣质分为可水解鞣质（hydrolysable tannins）和缩合鞣质（condensed tannins）两类，后来由于又发现了这两种类型的结合体，称之为复合鞣质（complex tannins），故目前将其分为三大类。

1. 可水解鞣质类　可水解鞣质由于分子中具有酯键和苷键，在酸、碱、酶的作用下，可水解成小分子酚酸类化合物和糖或多元醇。根据水解的主要产物（酚酸及其多元醇）不同，进一步又可分为没食子鞣质、逆没食子鞣质（鞣花酸鞣质）、可水解鞣质低聚体、C- 苷鞣质和咖啡鞣质等。

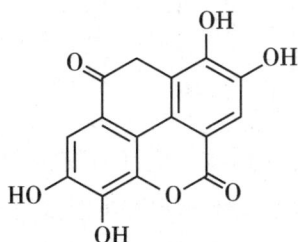

鞣花酸

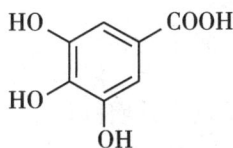

没食子酸

（1）没食子鞣质：水解后能生成没食子酸和糖或多元醇。此类鞣质的糖或多元醇部分的羟基全部或部分地被酚酸或缩酚酸所酯化，结构中具有酯键或酯苷键。其中糖及多元醇部分最常见的为葡萄糖，此外还有 D- 金缕梅糖（D-hamamelose）、原栎醇（protoquercitol）、奎宁酸（quinic acid）等。

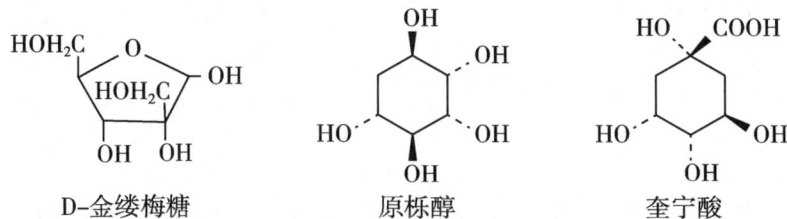

D-金缕梅糖　　　　　原栎醇　　　　　奎宁酸

五倍子鞣质,在国外称为中国鞣质(Chinese gallotannin),是可水解鞣质类的代表。研究证明,五倍子鞣质可以分成8个组分($G_5 \sim G_{12}$),并从中分离出8个单体化合物(表4-19)。

表4-19　五倍子鞣质的组成

组分	相对含量(%)	组分的组成化合物
五-O-没食子酰葡萄糖(G_5)	4	
六-O-没食子酰葡萄糖(G_6)	12	
七-O-没食子酰葡萄糖(G_7)	19	
八-O-没食子酰葡萄糖(G_8)	25	含异构体8个以上
九-O-没食子酰葡萄糖(G_9)	20	含异构体9个以上
十-O-没食子酰葡萄糖(G_{10})	13	含异构体7个以上
十一-O-没食子酰葡萄糖(G_{11})	6	
十二-O-没食子酰葡萄糖(G_{12})	2	

五倍子鞣质所有组分的化学结构,都是以1,2,3,4,6-五没食子酰葡萄糖为"核心",在2,3,4-位上有更多的没食子酰基以缩酚酸的形式相连接形成的。

根据以上结果得知,五倍子鞣质混合物是由五至十二-O-没食子酰葡萄糖组成的。最多的组分是七至九-O-没食子酰葡萄糖。平均分子量为1 434。每个葡萄糖基平均有8.3个没食子酰基。混合物的化学结构式可如下式代表:

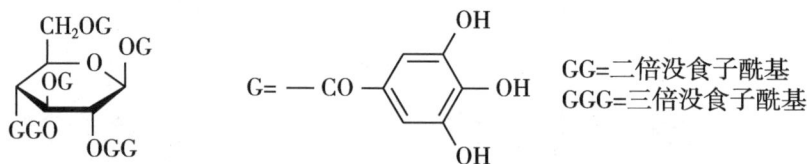

GG=二倍没食子酰基
GGG=三倍没食子酰基

五倍子鞣质制成软膏外用具有收敛止血作用,与蛋白质相结合制成鞣酸蛋白(tannalbin),内服用于治疗腹泻、慢性胃肠炎及溃疡等。五倍子鞣质经酸或酶水解可以得到大量的没食子酸,这是制药工业上合成磺胺增效剂TMP的重要原料。

(2)逆没食子鞣质:逆没食子鞣质(鞣花鞣质)是六羟基联苯二酸或与其有生源关系的酚羧酸与多元醇(多数是葡萄糖)形成的酯。水解后可产生逆没食子酸(鞣花酸,ellagic acid)。与六羟基联苯二甲酰基(hexahydroxydiphenoyl,HHDP)有生源关系的酚羧酸的酰基主要有:脱氢二没食子酰基(dehydrodigalloyl,DHDG),橡腕酰基(valoneoyl,Val),地榆酰基(sanguisorboyl,Sang),脱氢六羟基联苯二酰基(dehydrohexahydroxydiphenoyl,DHHDP),诃子酰基(chebuloyl,Che)等。这些酰基态的酚羧酸在植物体内均来源于没食子酰基,是相邻的2个、3个或4个没食子酰基之间发生脱氢、偶合、重排、环裂等变化形成的。它们之间的衍生关系可由图4-2表示。

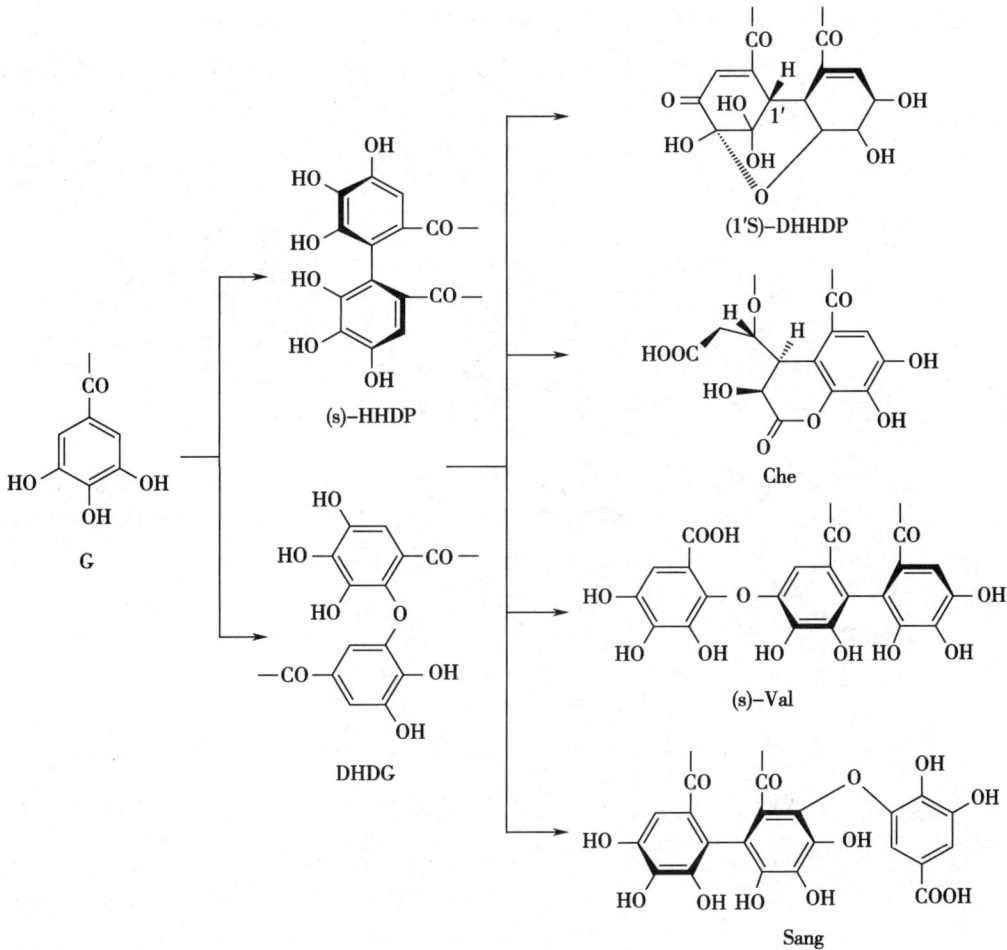

● 图 4-2 HHDP 的衍生关系

逆没食子鞣质是植物中分布最广泛的一类可水解鞣质。例如,特里马素 I、Ⅱ(tellimagrandin I、Ⅱ),英国栎鞣花素(pedunculagin)等是具 HHDP 基的逆没食子鞣质。这类鞣质因 HHDP 基及没食子酰基的数目、结合位置等不同,可组合成各种各样的结构。

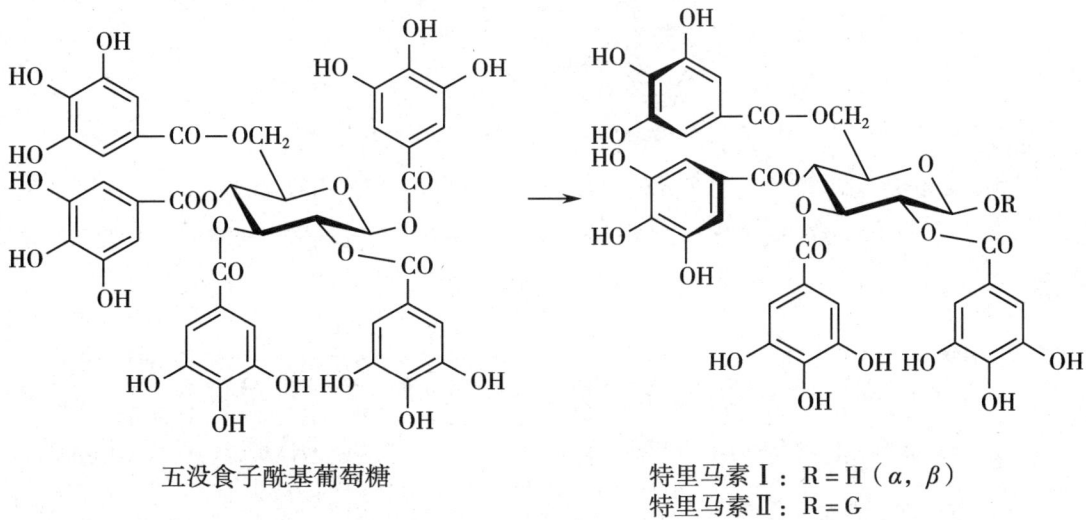

五没食子酰基葡萄糖

特里马素 I:R = H(α, β)
特里马素 Ⅱ:R = G

(3)可水解鞣质低聚体:逆没食子鞣质两分子以上缩合,可形成可水解鞣质低聚体。已从中药资源植物中分得,且根据葡萄糖核的数目可分为二聚体、三聚体及四聚体。它们都是由于单分子之间偶合而形成的，因没食子酰基（G）、HHDP 基等位置、缩合度不同所衍生的各种低聚体。例如，从中药山茱萸中分得的山茱萸素 C（cornusiin C）为三聚体；从地榆中分得的地榆素 H-11（sanguiin H-11）即为四聚体。

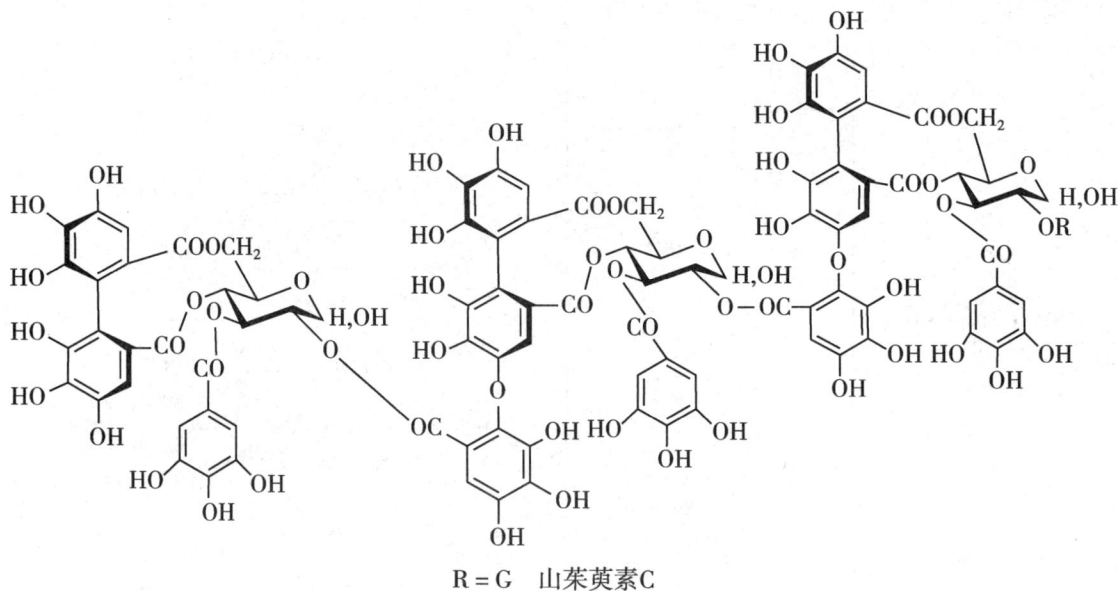

R = G　山茱萸素C

（4）C- 苷鞣质：木麻黄宁（casuarinin）是最初从麻黄科植物中分得的 C- 苷鞣质，糖开环后端基 C—C 相连，后来又分得很多 C- 苷鞣质，如旌节花素（stachyurin）等。

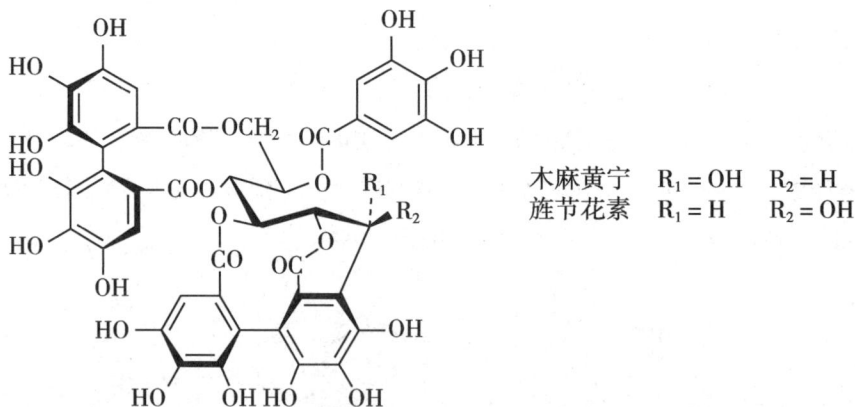

木麻黄宁　R_1 = OH　　R_2 = H
旌节花素　R_1 = H　　　R_2 = OH

（5）咖啡鞣质：咖啡豆所含的多元酚类成分主要是绿原酸（chlorogenic acid），少量含有的 3,4-，3,5-，4,5- 二咖啡酰奎宁酸的化合物则具鞣质活性，这些化合物称为咖啡鞣质。此类二咖啡酰奎宁酸（dicaffeoylquinic acid）类化合物也多见于菊科植物中。

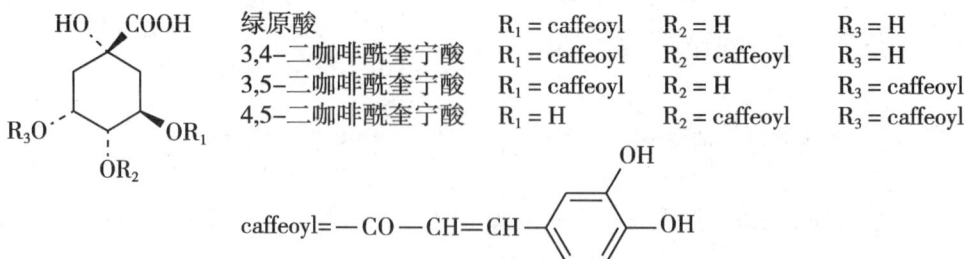

绿原酸	R_1 = caffeoyl	R_2 = H	R_3 = H
3,4-二咖啡酰奎宁酸	R_1 = caffeoyl	R_2 = caffeoyl	R_3 = H
3,5-二咖啡酰奎宁酸	R_1 = caffeoyl	R_2 = H	R_3 = caffeoyl
4,5-二咖啡酰奎宁酸	R_1 = H	R_2 = caffeoyl	R_3 = caffeoyl

caffeoyl= —CO—CH=CH—〈图〉—OH（带OH）

2. 缩合鞣质类 缩合鞣质类成分用酸、碱、酶处理或久置均不能水解,但可缩合为高分子不溶于水的产物"鞣红"(亦称鞣酐,tannin reds,phlobaphenies),故又称为鞣红鞣质类(phlobatannins)。此类鞣质基本结构是(+)-儿茶素、(−)-表儿茶素等黄烷-3-醇(flavan-3-ol)或黄烷-3,4-二醇类(flavan-3,4-diol)通过4,8-位或4,6-位以C—C缩合而成的。因此,又称为黄烷类鞣质(flavonoid tannin)。此类鞣质在植物界的分布比可水解鞣质广泛,天然鞣质大多属于此类。它们主要存在于植物的果实、种子及树皮等部位中,例如:柿子、槟榔、钩藤、山茶、麻黄、翻白草、茶叶、大黄、肉桂等都含有缩合鞣质。

缩合鞣质与空气接触,特别是在酶的影响下很易氧化、脱水缩合为暗棕色或红棕色的鞣红沉淀。因其缩合度大,结构内不同单体间4,8-位及4,6-位结合可能同时存在,且C$_3$-OH部分又多数与没食子酰基结合。同时,类似化合物往往同时存在于一种植物中,多数情况形成复杂的混合体,使得缩合鞣质的分离、精制和结构测定变得十分困难。

作为缩合鞣质的组成单元,黄烷醇的结构特征、化学性质、波谱特征,无不反映于缩合鞣质中。因此,研究和了解缩合鞣质,必须先从黄烷醇入手。

(1)黄烷-3-醇类:此类产物中儿茶素是最重要的化合物,儿茶素又称儿茶精,因最初由印度儿茶中得到而命名,化学结构式是5,7,3′,4′-四羟基黄烷-3-醇,且分子中有C-2,C-3两个手性碳原子,故应有四个立体异构体,即(+)-儿茶素,(−)-儿茶素,(+)-表儿茶素和(−)-表儿茶素。它们在热水中易发生差向立体异构化反应。在天然界中分布最广泛的是(+)-儿茶素和(−)-表儿茶素。

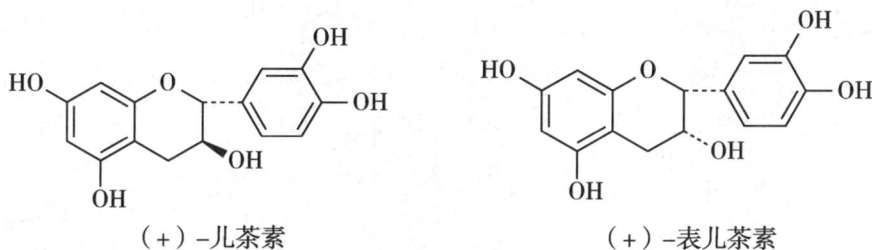

（+）–儿茶素　　　　　　　　（+）–表儿茶素

儿茶素不属于鞣质,但可作为鞣质的前体物。在强酸的催化下,(+)-儿茶素可发生聚合反应,生成二儿茶素。这种类型的二聚体仍具有亲电和亲核中心,可以继续发生缩合生成多聚体,聚合位置除在C-8位外,还可能在C-6位。(+)-儿茶素是在各种多元酚氧化酶的催化作用下所生成的鞣质,与(+)-儿茶素通过自氧化生成的鞣质极为相似,反应也需要氧参与,但反应时间及温度都低于自氧化反应。

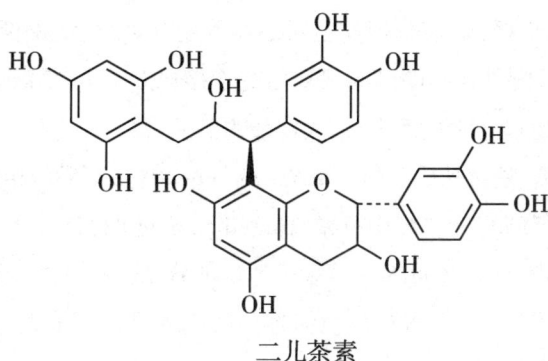

二儿茶素

（2）黄烷 -3,4- 二醇类：此类化合物是儿茶素类 C-4 羟基衍生物，又称为无色花色素或白花素类（leucoanthocyanidins）。它与黄烷 -3- 醇都是缩合鞣质的前体。黄烷 -3,4- 二醇的化学性质比黄烷 -3- 醇活泼，容易发生聚缩反应，在植物体内含量较少。常见的黄烷 -3,4- 二醇类化合物如下：

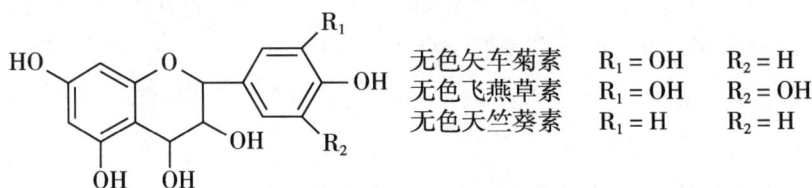

无色矢车菊素　R₁ = OH　R₂ = H
无色飞燕草素　R₁ = OH　R₂ = OH
无色天竺葵素　R₁ = H　R₂ = H

（3）原花色素类：原花色素是植物体内形成的、在热酸 - 醇处理下能生成花色素（anthocyanidins）的物质。绝大部分天然的缩合鞣质都是聚合的原花色素。但是，原花色素本身不具鞣性，二聚原花色素能使蛋白质沉淀，具有不完全的鞣性，自三聚体起才有明显的鞣性，以后随分子量的增加而鞣性增加。原花色素组成单元的酚羟基类型不同，它们相应生成的花色素也不同。例如在酸处理下，生成花青定的是原花青定，生成菲瑟定的是原菲瑟定，但在植物体内二者之间并不存在着生源上的关系。

（4）缩合鞣质结构举例：已从中药资源中分得的缩合鞣质主要有二聚体、三聚体及四聚体。例如，原花青定（procyanidin）B-1 等。此外，也有五聚体及六聚体等。

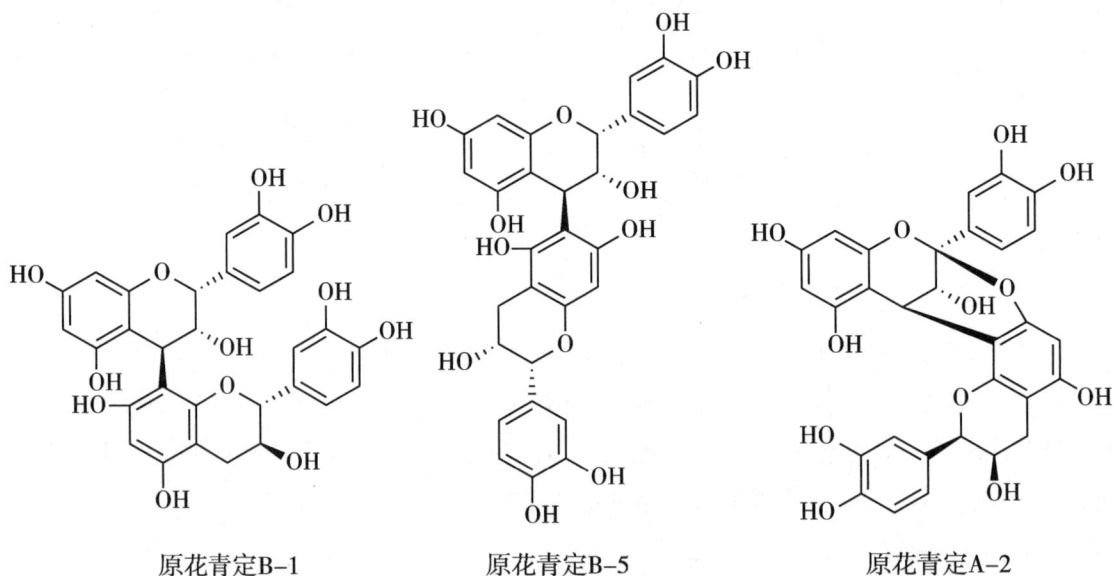

原花青定B-1　　　　　　原花青定B-5　　　　　　原花青定A-2

从所列举的缩合鞣质来看，黄烷醇相互之间绝大多数以 C—C 键相连接，个别以 C—O 醚键或双醚键连接，有的除 C—C 键外兼有醚键而成双倍的连接，或另具有酯键。C—C 键连结的位置多为 4,8- 位或 4,6- 位。因此缩合鞣质的结构是很复杂的。

3. 复合鞣质　近年来，陆续从山茶（*Camellia japonica*）、番石榴属植物（*Psidium* spp.）中分离出含有黄烷醇的逆没食子鞣质。例如，山茶素（camelliatannin）B、D 及番石榴素（guavin）A、C 等。它们的分子结构中是由逆没食子鞣质部分与原花色素部分结合组成的，具有可水解鞣质与缩合鞣质的一切特征。因此认为这类由可水解鞣质部分与黄烷醇缩合而成为鞣质是属于上述两类鞣质以外的第三类鞣质，即复合鞣质。

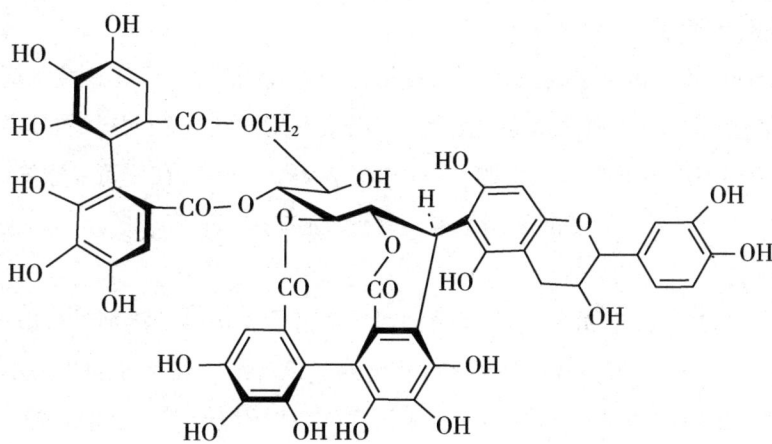

山茶素B

（三）鞣质的理化性质

1. 物理性质　通常意义的鞣质分子量在 500～3 000 之间，大多数为无定形粉末，只有少数能形成晶体。由于具有较多酚羟基，很容易被氧化，通常很难获得无色单体，多呈米黄色、棕色甚至褐色。

2. 化学性质

（1）还原性：鞣质含有很多酚羟基，极易被氧化，为强还原剂。可以与一些高价金属离子和盐，如 Fe^{3+}、Vd^{6+}、Ce^{4+}、重铬酸钾、高锰酸钾、钨酸钠等发生氧化还原反应，大部分反应都会产生颜色变化，可作为鞣质的定量方法。Folin 酚法即是根据在碱性条件下酚类化合物将钨钼酸还原生成蓝色的化合物，在 760nm 处有最大吸收可用于定量测定；普鲁士蓝法是根据在酸性介质中酚类物质将 Fe^{3+} 还原为 Fe^{2+}，后者可与 $K_3Fe(CN)_6$ 生成深蓝色配位化合物，在 695nm 处有最大吸收，可测定总酚含量。

鞣质不仅可以被上述强氧化剂氧化，也可被空气中的氧气氧化。氧化机理存在两种途径，一是通过酚羟基的离解，二是通过自由基途径。氧自由基是引起多种疾病和老化的重要因素，植物多酚具有很强的自由基清除能力，是天然的抗氧化剂和自由基清除剂。

（2）与蛋白质沉淀：鞣质和蛋白质结合反应是其最具特征性的反应之一，鞣质与蛋白质结合时最初形成可溶性复合物，当结合达到充分的程度，复合物就沉淀出来，此反应为可逆反应，丙酮、碱溶液也可使复合物解析为原来的鞣质和蛋白质，这种性质可作为提纯、鉴别鞣质的一种方法。

（3）与重金属盐沉淀：鞣质多以邻位二羟基与金属离子络合，如 Ca^{2+}、Mn^{2+}、Zn^{2+}、Cu^{2+}、Fe^{2+} 等，通常 2 个羟基中有 1 个离解，或者 2 个都离解，螯合通常降低了多酚的水溶性，络合物一般是沉淀，可用于鞣质的提取、分离或"除鞣"。有些反应具有特征的颜色变化，可用于鞣质的定量分析。

（4）与生物碱沉淀：鞣质的水溶液可与生物碱生成难溶或不溶的沉淀，故可用作生物碱沉淀试剂。在提取分离及除去鞣质时亦常利用这一性质。

（5）与三氯化铁的作用：鞣质的水溶液与 $FeCl_3$ 作用，产生蓝黑色或绿黑色反应或产生沉淀。蓝黑墨水的制造就以鞣质为原料。

（6）与铁氰化钾氨溶液的作用：鞣质与铁氰化钾氨溶液反应呈深红色，并很快呈棕色。

（四）鞣质的提取与分离

1. 鞣质的提取 提取鞣质类化合物要在选择合适溶剂的基础上，注意控制提取的温度和时间，力求快速、完全，以达到不破坏鞣质之目的。用于提取鞣质的中药原料最好用新鲜原料，并立即浸提，也可以用冷冻或浸泡在丙酮中的方法贮存。原料的干燥宜在尽可能短的时间内完成，以避免鞣质在水分、日光、氧气和酶的作用下发生转化，尤其是在研究鞣质及其有关化合物的生源关系时，应更加注意。

经过粉碎的干燥原料或新鲜原料（茎叶类）可在高速搅碎机内加溶剂进行组织破碎提取，然后过滤得到浸提液。组织破碎提取法是目前提取鞣质类化合物最常用的提取方法。

提取鞣质时常用的溶剂是 50%～70% 含水丙酮，其比例视原料含水率而异。含水丙酮对鞣质的溶解能力最强，能够打开中药组织内鞣质-蛋白质的连接链，使鞣质的提取率提高，且丙酮易于从提取液中回收。

2. 鞣质的分离 提取得到的粗总鞣质需要进一步分离、纯化。由于鞣质是复杂的多元酚，有较大的分子量和强的极性，且又常是由许多化学结构和理化性质十分接近的化合物组成的复杂混合物，难以分开。同时，鞣质的化学性质比较活泼，在分离时可能发生氧化、缩合等反应而改变了原有的结构等。随着各种色谱方法或技术的发展及应用，鞣质类成分的分离研究有了快速的发展，即便如此，鞣质的分离和纯化仍然是鞣质研究中十分费时而又困难的工作。将鞣质制成甲醚化或乙酸酯衍生物有助于鞣质的分离，目前缩合鞣质中绝大部分高聚物的纯化合物都是以甲基醚或乙酸酯的形式分离出来的。

对于鞣质的分离及纯化，经典方法主要有沉淀法、透析法及结晶法，现在常用色谱法。

（1）溶剂法：通常将含鞣质的水溶液先用乙醚等极性小的溶剂萃取，除去极性小的杂质，然后用乙酸乙酯提取，可得到较纯的鞣质。亦可将鞣质粗品溶于少量乙醇和乙酸乙酯中，逐渐加入乙醚，鞣质可沉淀析出。

（2）沉淀法：利用鞣质与蛋白质结合的性质，可从水溶液中分离鞣质。向含鞣质的水溶液中分批加入明胶溶液，滤取沉淀，用丙酮回流，鞣质溶于丙酮，蛋白质不溶于丙酮而析出，这也是将鞣质与非鞣质成分相互分离的常用方法。

（3）柱色谱法：柱色谱是目前制备鞣质及其有关化合物的有效方法。普遍采用的固定相是 Diaion HP-20，Toyopearl HW-40 及 Sephadex LH-20。以水-甲醇、水-乙醇、水-丙酮为流动相（洗脱剂）。以上各种柱色谱在分离过程中主要是吸附色谱过程，分离效果甚佳。

（4）高效液相色谱（HPLC）法：HPLC 法对鞣质不仅具有良好的分离效果，而且还可以用于判断鞣质分子的大小、各组分的纯度及 α、β-异构体等，具有简便、快速、准确、实用性强等优点。

1）可水解鞣质分子大小的判断：测定用样品的制备程序一般为：原料用 70% 含水丙酮室温破碎提取，提取液减压浓缩至干，再用适量无水甲醇溶解，离心除去不溶物即可用于正相 HPLC。可水解鞣质依据葡萄糖核的数目可分为单体、二聚体、三聚体及四聚体等。因其分子大小及基团极性的不同，从而使其正相 HPLC 的保留时间（t_R）产生显著的正比差异。在同一流动相中，分子量越大，t_R 越大。因而，利用正相 HPLC 可以初步判断样品中各组分的分子大小情况。

2）各组分纯度及 α、β-异构体的判断：在对粗鞣质进行柱色谱分离时，需要对各个流份进行纯度检查，而正、反相 HPLC 则能达到快速准确目的。反相 HPLC 一般具有更加灵敏、准确的优点,尤其是在判断葡萄糖的 C_1-OH 是否游离从而表现为 α、β- 异构体方面有独到之处。例如,当用正相 HPLC 被测样品呈现为单峰,而用反相 HPLC 呈现双峰时,就可能有两种情况,一是样品不纯,为两个组分的混合物;二是样品中的葡萄糖部分 C_1-OH 游离,从而形成的 α、β- 对端基异构体。这两种情况的区别方法是:在被测样品中加入少量 $NaBH_4$,振摇,还原反应完成后,在同样条件下进行反相 HPLC,若原来的双峰消失,产生了新的比原来的双峰 t_R 较小的单峰,则该样品为 α、β 异构体,无需进一步分离;若无变化,则说明该样品为两成分的混合物,需要进一步分离。

(五)鞣质的检识

鞣质的定性检识反应较多,最基本的检识反应是使明胶溶液变混浊或生成沉淀。此外,鞣质的简易定性检识法如图 4-3 所示。以丙酮 - 水(8∶2)浸提植物原料(0.1~0.5g),将提取物在薄层色谱上(硅胶 G 板上,多用三氯甲烷 - 丙酮 - 水 - 甲酸不同比例作展开剂)展开后,分别依次喷以三氯化铁及茴香醛 - 硫酸或三氯化铁 - 铁氰化钾(1∶1)溶液,根据薄层上的斑点颜色可初步判断化合物的类型。

鞣质由于分子量大,含酚羟基多,故薄层鉴定时一般需在展开剂中加入微量的酸,以提高极性,增加酚羟基的游离度。在硅胶层析中,常用的展开系统为:苯 - 甲酸乙酯 - 甲酸(2∶7∶1)。此外,利用化学反应也可对可水解鞣质与缩合鞣质进行初步的区别,方法和结果见表 4-20。

表 4-20　两类鞣质的鉴别反应

试剂	可水解鞣质	缩合鞣质
稀酸(共沸)	无沉淀	暗红色鞣红沉淀
溴水	无沉淀	黄色或橙红色沉淀
三氯化铁	蓝色或蓝黑色(或沉淀)	绿或绿黑色(或沉淀)
石灰水	青灰色沉淀	棕或棕红色沉淀
乙酸铅	沉淀	沉淀(可溶于稀乙酸)
甲醛或盐酸	无沉淀	沉淀

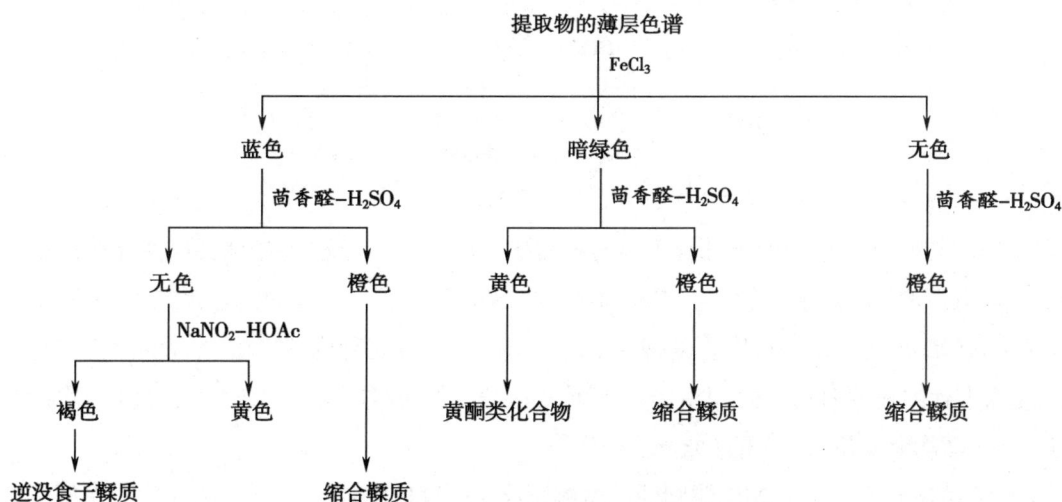

● 图 4-3　鞣质的简易定性检识法

（六）鞣质的结构研究

为阐明鞣质的结构，虽然可以使用酸使之完全水解或用水或酶使之部分水解，或用硫酸降解法等，但现代各种波谱法则更为有效，特别是核磁共振波谱法。

1. ^{1}H-NMR谱　^{1}H-NMR谱对可水解鞣质的结构测定是行之有效的手段之一。通过制备甲基化衍生物后再测定^{1}H-NMR，可测定出酚羟基的数目；根据^{1}H-NMR中糖上C_1-H的数目可以判断糖的个数；根据偶合常数关系可以找出各组糖上氢；根据芳香氢数目及化学位移，可以判断其芳核的取代情况。此外根据^{1}H-^{1}H COSY谱的测定，可以确定各氢间的关系。

以下主要以可水解鞣质为例，介绍^{1}H-NMR谱在鞣质结构确定中的应用。

（1）芳香氢部分

1）没食子酰基（G）：在δ 6.9～7.2出现一个双质子单峰，根据此范围内出现的双质子单峰的个数，可推断分子中没食子酰基的数目。

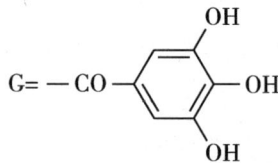

$$G= —CO—\text{（苯环，OH, OH, OH取代）}$$

2）六羟基联苯二甲酰基（HHDP）：在δ 6.3～6.8出现分别归属于H_A和H_B的两个单峰信号。但H_A与H_B的确定，一般较难进行。

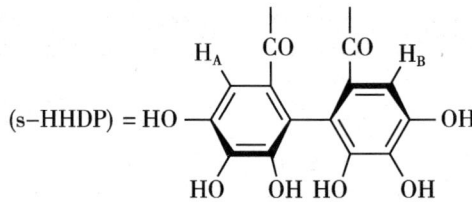

$$(s-HHDP) = \text{（结构式）}$$

3）橡腕酰基（Val）在δ 6.3～6.8分别出现两个质子的单峰信号，在δ 6.9～7.2出现一个质子的单峰信号，它们分别归属于H_A、H_B及H_C。

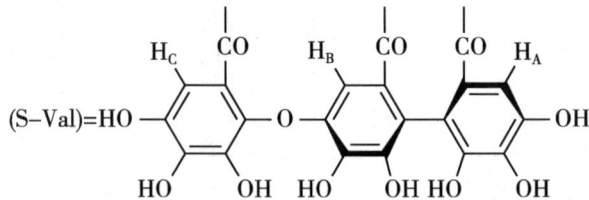

$$(S-Val) = \text{（结构式）}$$

（2）糖基部分：鞣质中的糖部分主要为葡萄糖。它以$^4C_1$型或$^1C_4$型两种形式存在，其中$^4C_1$型最为多见。$^1C_4$型因羟基均为直立键，不稳定，若被酰化后羟基被固定可存在于中药组织中。如老鹳草素等。上述两种构型的葡萄糖中，其C_1-OH有α、β两种构型存在，一般以β型多见。对于完全未取代的葡萄糖，其糖基上的各个氢较难区分。但对鞣质类成分来讲，因糖上各个羟基被酰化，各个氢均能分开，并显著向低场位移。

2. ^{13}C-NMR谱　^{13}C-NMR能判断可水解鞣质中G和HHDP的数目、酰化位置及糖基的构型。一般说来，对于$^4C_1$的葡萄糖基，某两个碳原子上的羟基被酰化时，这两个碳原子的δ增加

0.2～1.2，而相邻碳原子的 δ 降低 1.4～2.8。例如：4、6 位被酰化时，C-4、C-6 的 δ 值增加，C-3、C-5 的 δ 值降低。

近年来，HMQC 及 HMBC 的应用，使得鞣质化学结构的判断更为方便、准确。通过前者测定，可以知道结构中 C 与 H 的关系，测定后者可以了解相距两个或三个键以上的 C 与 H 间的偶合，从而确定它们之间的相对位置。迄今已有大量的关于鞣质及其有关化合物 ^{1}H-NMR 及 ^{13}C-NMR 的图谱可以利用，有效提高了使鞣质化合物结构的解析工作。例如，玫瑰素 A（rugosin A）结构中的 valoneoyl 基与 glucose 残基中，4、6 位连接的确定，即采用 HMBC 技术，通过测定其三键长距离偶合（J_{CH}=10Hz），结果发现 Val 基 C=O 碳信号不但与 H_B 相关，而且也与葡萄糖的 C_6-H 相关，Val 基的另一个 C=O 碳信号不但与 H_C 相关，亦与葡萄糖的 C_4-H 相关，从而证明了 Val 基中的 HHDP 连接在葡萄糖 4、6 位上。

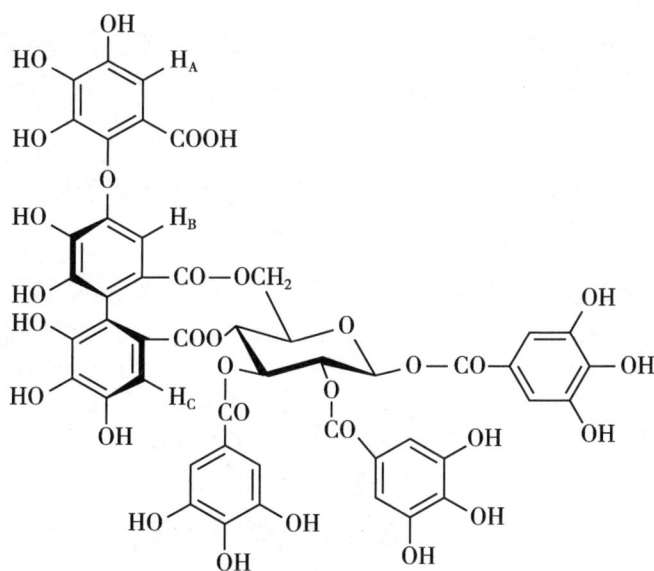

玫瑰素A

3．质谱　鞣质类属于多元酚类，分子量大，难于气化，目前多用 FAB-MS 谱技术进行测定。可水解鞣质不必制备衍生物，可直接测定，常得［M+Na］$^+$、［M+K］$^+$ 或［M+H］$^+$ 峰，这是因为在测定时使用了 NaCl 或 KCl。例如，FAB-MS 谱技术成功地用于测定可水解鞣质二聚体水杨梅素 A（gemin A）（［M+H］$^+$ 1 873）的分子量。

七、萜类

（一）概述

1．萜类的含义及分类　萜类化合物（terpenoids）为一类由甲戊二羟酸（mevalonic acid，MVA）衍生而成，基本碳架由异戊二烯或异戊烷以各种方式连接而成，分子式符合（C_5H_8）$_n$ 通式的一类天然化合物。

萜类化合物，尤其是海洋生物资源中萜类化合物近年来研究较为活跃，进展也很快。据有关文献统计，至 1998 年此类化合物已发现 30 000 种以上。关于萜类化合物的结构分类，目前仍沿用经典的异戊二烯法则（isoprene rule），即按异戊二烯单位的多少进行分类。见表4-21。

表4-21　萜类的分类及存在

类别	碳原子数	异戊二烯单位数	存在
半萜	5	1	植物叶
单萜	10	2	挥发油
倍半萜	15	3	挥发油
二萜	20	4	树脂、苦味素、植物醇、叶绿素
二倍半萜	25	5	海绵、植物病菌、昆虫代谢物
三萜	30	6	皂苷、树脂、植物乳汁
四萜	40	8	植物胡萝卜素
多萜	$\sim 7.5 \times 10^3$ 至 3×10^5	>8	橡胶、硬橡胶

单萜类成分广泛分布于高等植物的分泌组织、昆虫激素、真菌及海洋生物中，在唇形科、伞形科、樟科及松科的腺体、油室及树脂道内有大量的存在。单萜类化合物也是中药挥发油的主要组成部分。

倍半萜类成分种类数量最多，在木兰目、芸香目、山茱萸目及菊目中分布较为集中，但在毛茛目植物中尚未见到倍半萜类化合物。

二萜类化合物分布丰富的科属有五加科、马兜铃科、菊科、橄榄科、杜鹃花科、大戟科、豆科、唇形科和茜草科。二倍半萜数量不多，在羊齿植物、菌类、地衣类、海洋生物及昆虫的分泌物中存在。

三萜类化合物在自然界中分布很广，菌类、蕨类、单子叶、双子叶植物及海洋生物中均有分布，尤以双子叶植物中分布最多，以游离或与糖结合成苷的形式存在。

四萜类天然产物主要是一些脂溶性色素，广泛分布于植物中，一般为红色、橙色或黄色结晶。本书主要介绍单萜、倍半萜、二萜、二倍半萜及三萜化合物。

2．萜类化合物的分布　萜类化合物在中药资源中分布极为广泛，藻类、菌类、地衣类、苔藓类、蕨类、裸子植物及被子植物中均有萜类的存在，尤其在裸子植物及被子植物中萜类化合物分布最为普遍，种类及数量更多。在被子植物的30多个目、数百个科属中均发现有萜类化合物的存在。

（二）萜类化合物的结构类型

1．单萜　单萜（monoterpenoid）的基本碳架由10个碳原子，即由2个异戊二烯单位构成的萜烯及其衍生物，常存在于高等植物的腺体、油室及树脂道等分泌组织内，在昆虫和微生物的代谢产物，以及海洋生物中。单萜类化合物多是植物挥发油的主要组成成分（单萜苷元与糖结合成苷后不具随水蒸气蒸馏的性质），常存在于高等植物的腺体、油室及树脂道等分泌组织内，在昆虫和微生物的代谢产物，以及海洋生物中也广泛存在。单萜多具有较强的香气和生物活性，是医药、食品及化妆品工业的重要原料。

单萜类化合物可依据碳骨架是否成环的特征，可分为无环（开链）单萜和单环、双环及三环单萜等结构种类，大多为六元环，也有三元、四元、五元及七元的碳环。

在单萜的生物合成途径中，形成焦磷酸香叶酯（GPP）后，即可衍生成无环单萜，而GPP亦可经异构化酶作用转化成焦磷酸橙花酯（NPP），再进而生成各类环状单萜。

（1）无环单萜（链状单萜，acyclic monoterpenoid）

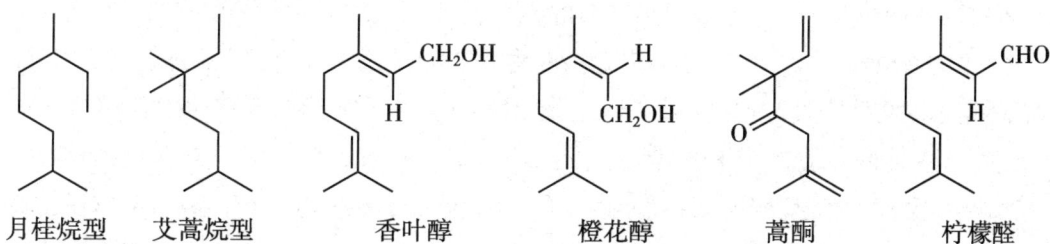

月桂烷型　　艾蒿烷型　　香叶醇　　橙花醇　　蒿酮　　柠檬醛

香叶醇（geraniol）习称牻牛儿醇，为玫瑰油、香叶天竺葵油及香茅 *Cymbopogon marfini* 叶的挥发油中的主要成分，具有玫瑰花的香气，是玫瑰系香料必含的成分，亦是香料工业不可缺少的原料。玫瑰花中含有香叶醇葡萄糖苷（geranyl-*β*-D-glucoside），此苷可缓慢水解，使花的芳香保持久长。

橙花醇（nerol）是香叶醇（反式）的几何异构体，在香橙油、柠檬草油及香柠檬 *Citrus bergamia* 果皮挥发油中存在，也是香料工业不可缺少的原料。

蒿酮（artemisia ketone）存在于黄花蒿 *Artemisia annua* 挥发油中。蒿酮是一种不规则的单萜，虽由2个异戊二烯单位组成，但不是头-尾或尾-尾相连缩合而成。

柠檬醛（citral）又称枸橼醛，有顺反异构体，反式为 *α*-柠檬醛，又称香叶醛（geranial），顺式为 *β*-柠檬醛，又称橙花醛（neral）。它们通常混合共存，但以反式柠檬醛为主，具有柠檬香气，为重要的香料。在香茅油中可达70%～85%，柠檬草油、橘子油中均有大量存在，在医药工业中应用广泛。

（2）单环单萜（monocyclic monoterpenoid）

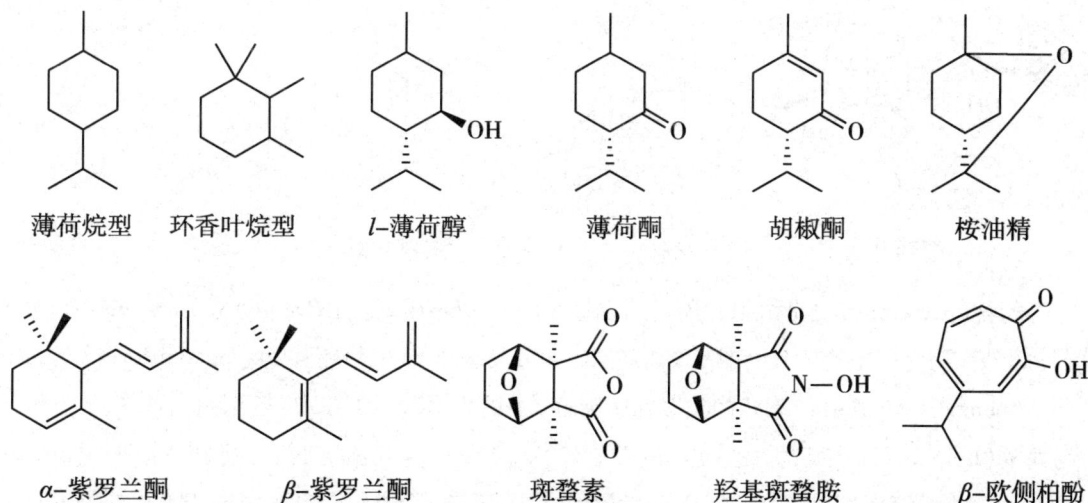

薄荷烷型　　环香叶烷型　　*l*-薄荷醇　　薄荷酮　　胡椒酮　　桉油精

α-紫罗兰酮　　*β*-紫罗兰酮　　斑蝥素　　羟基斑蝥胺　　*β*-欧侧柏酚

薄荷醇（menthol）的左旋体习称薄荷脑，是薄荷油中的主要组成部分。薄荷醇具有弱的镇痛、止痒和局麻作用，亦有防腐、杀菌和清凉作用。薄荷醇可被氧化成薄荷酮，在薄荷油中左旋薄荷酮可达到10%～25%。

胡椒酮（piperitone）习称辣薄荷酮或洋薄荷酮，存在于桃金娘科桉属、唇形科薄荷属、禾本科香茅属等植物中,其中禾本科香茅属植物芸香草(挥发油中胡椒酮含量可达 35% 以上),具有薄荷香气但有苦辣味,具有松弛平滑肌作用,是治疗支气管哮喘的有效成分。挥发油中胡椒酮含量可达 35% 以上。

桉油精(cineole, eucalyptol)主要分布在桃金娘科、樟科、姜科、菊科等植物的挥发油中,是桉叶挥发油中的主成分(约占 70%),蛔蒿花蕾挥发油中亦含有桉油精。本品遇盐酸、氢溴酸、磷酸及甲苯酚等可形成结晶性加成物,加碱处理又分解出桉油精。有似樟脑的香气,用作防腐杀菌剂。

紫罗兰酮(ionone)存在于千屈菜科指甲花 *Lawsonia inermis* 挥发油中,工业上由柠檬醛与丙酮缩合制备。紫罗兰酮是混合物,α- 紫罗兰酮(环中双键处于 4,5- 位)可作香料,β- 紫罗兰酮(环中双键处于 5,6- 位)可用作合成维生素 A 的原料。二氢 α- 紫罗兰酮存在于龙涎香中,有较佳的香气。

斑蝥素(cantharidin)存在于斑蝥、芫青干燥虫体中,约含 2%,可作为皮肤发赤、发泡或生毛剂。制备成 N- 羟基斑蝥胺(N-hydroxy-cantharidimide),可用于肝癌的治疗。

β- 欧侧柏酚(β-cypressol)主要存在于柏科柏木属、扁柏属和罗汉柏属植物中,具有重要的细胞毒活性,抗氧化、抗菌等活性,是重要的食品添加剂、防腐剂及化妆品中的头发滋补剂。

(3)双环单萜(bicyclic monoterpenoid)

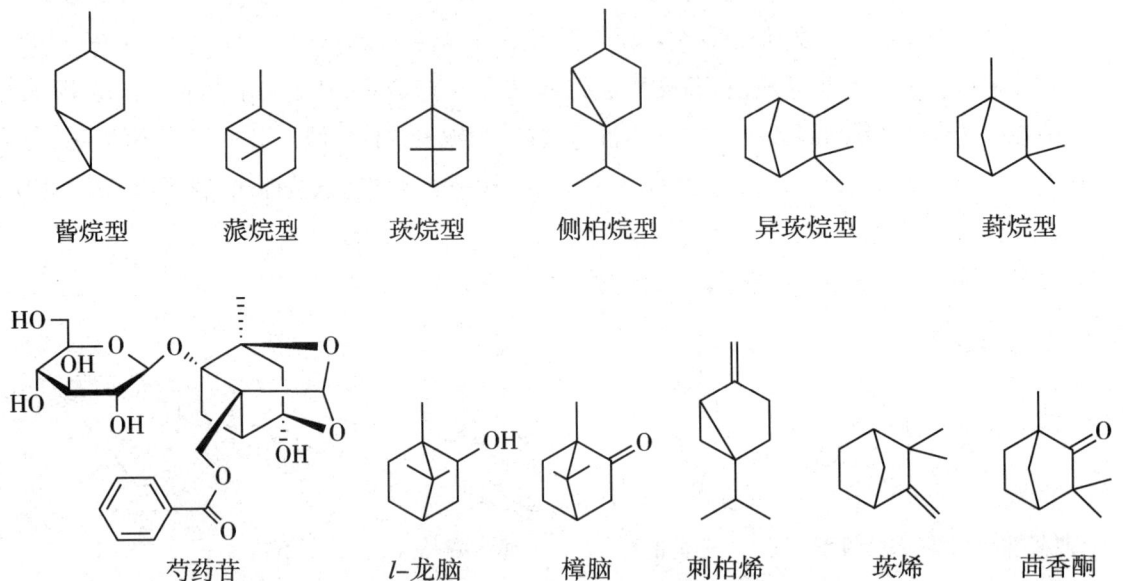

| 蒈烷型 | 蒎烷型 | 莰烷型 | 侧柏烷型 | 异莰烷型 | 葑烷型 |

芍药苷　　*l*–龙脑　　樟脑　　刺柏烯　　莰烯　　茴香酮

芍药苷(paeoniflorin)是常用中药芍药 *Paeonia lactiflora* 和牡丹 *Paeonia suffruticosa* 的蒎烷单萜苷,此外在芍药属植物中还存在芍药内酯苷(albiflorin)、氧化芍药苷(oxypaeoniflorin)、苯甲酰芍药苷(benzylpaeoniflorin)等结构类似的单萜苷,多具有镇静、镇痛、抗炎活性。

龙脑(borneol)即中药冰片。龙脑的右旋体 $[\alpha]_D^{20}$ +37.7°(乙醇),得自龙脑香树 *Dryobalanops camphora* 的树干空洞内的渗出物,左旋龙脑 $[\alpha]_D^{20}$ −37.7°(乙醇),得自海南省产的艾纳香 *Blumea balsmifera* 的全草。合成品龙脑是消旋龙脑。均用于香料、清凉剂及中成药。

樟脑(camphor)的右旋体在樟脑油中约占 50%,左旋樟脑在菊蒿 *Tanacetum vulgare* 油中存在。合成品为消旋体。消旋体在自然界中亦有存在。樟脑有局部刺激作用和防腐作用,可用于神经痛、炎症及跌打损伤。

刺柏烯(sabinene)又称冬青油烯,在刺柏 *Juniperus sabina* 挥发油中含有。

莰烯(camphene)是唯一结晶性萜烯,右旋体熔点 51～52℃,存在于樟木、樟叶挥发油中。左旋体熔点 49～50℃,存在于缬草油、香茅油中。二者沸点均为 158～160℃。

茴香酮(fenchone)的右旋体存在于茴香油中,左旋体存在于侧柏油中。

(4)三环单萜(tricyclic monoterpenoid)

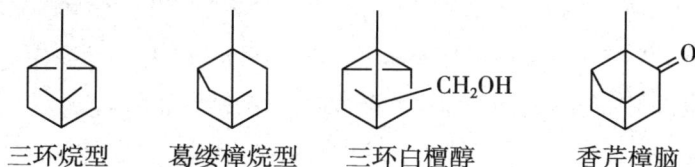

三环烷型　　葛缕樟烷型　　三环白檀醇　　香芹樟脑

三环白檀醇(teresantalol)主要存在于檀香 *Santalum album* 木部挥发油中。白檀香油曾用为尿道灭菌剂。

藏茴香酮(carvone)经日光长期照射可以转化生成香芹樟脑(carvone camphor)。

(5)环烯醚萜类(iridoids):环烯醚萜类为臭蚁二醛(iridoidial)的缩醛衍生物,具有环戊烷(桂花烷)基本单萜碳骨架类型。环烯醚萜类化合物在中药资源中分布较广,特别是在玄参科、茜草科、唇形科及龙胆科中较为常见。环烯醚萜类化合物多具有半缩醛及环戊烷的结构特点,性质不稳定,因此环烯醚萜类化合物主要以 C_1-OH 与糖成苷的形式存在于植物体内,且据其环戊烷环是否开裂,可将环烯醚萜类化合物分为环烯醚萜苷及裂环环烯醚萜苷两大类。

1)环烯醚萜及其苷类:其苷元结构特点为 C-1 常连羟基,多数成苷,且苷多为 β-D- 葡萄糖苷,常有双键存在,一般为 $\Delta^{3(4)}$,也有 $\Delta^{6(7)}$ 或 $\Delta^{7(8)}$ 或 $\Delta^{5(6)}$,C-5、C-6、C-7 有时连羟基,C-8 多连甲基或羟甲基或羟基,C-6 或 C-7 可形成环酮结构,C-7 和 C-8 之间有时具环氧醚结构,C-1、C-5、C-8、C-9 多为手性碳原子。

根据 C-4 位取代基的有无,此类化合物进一步又分为环烯醚萜苷及 4- 去甲基环烯醚萜苷两种类型。

环烯醚萜苷 C-4 位多连甲基或羧基、羧酸甲酯、羟甲基,故又称为 C-4 位有取代基环烯醚萜苷。

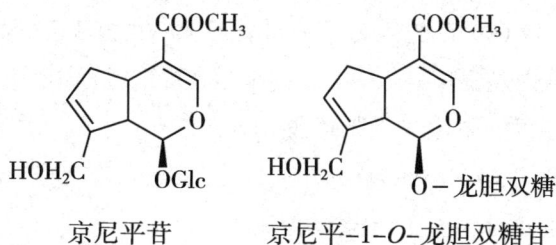

京尼平苷　　　京尼平-1-*O*-龙胆双糖苷

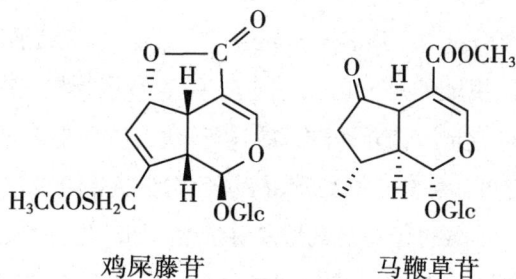

鸡屎藤苷　　　　马鞭草苷

栀子苷（jasminoidin）、京尼平苷（geniposide）、京尼平-1-O-龙胆双糖苷（genipin-1-O-gentiobioside）主要存在于栀子 Gardenia jasminoides 的果实中，与栀子的清热泻火、治疗肾炎水肿有一定关系。其中栀子苷为主要成分，具有一定的泻下作用。京尼平苷具有泻下和利水作用，其苷元京尼平（genipin）具有显著的促进胆汁分泌和泻下作用。

鸡屎藤苷（paederoside）是鸡屎藤 Paederia scandens 的主要成分，其 C-4 位羧基与 C-6 位羟基形成 γ-内酯。鸡屎藤组织损伤时产生鸡屎臭味，系此化合物酶解生成甲硫醇所致。

马鞭草苷（verbenalin）主要存在于马鞭草 Verbena offinalis 中，有镇咳作用，具有与麦角相似的收缩子宫作用，也是副交感神经作用器官的兴奋剂，并有镇咳作用。

臭蚁内酯（iridomyrmecin）是从臭蚁 Iridomyrmex humilis 防卫分泌物中分离出的成分，为自动物体内发现的第一个抗生素，可抑制根霉、青霉、麦菊霉的多种真菌生长，并有杀灭多种昆虫作用，其效果大于六六六及 DDT，且对人畜无害。此外，对猫有特异兴奋引诱作用。

4-去甲基环烯醚萜苷为环烯醚萜苷 C_4 位去甲基降解苷，苷元碳架部分由 9 个碳组成，又称作 C-4 位无取代基环烯醚萜苷，其他取代与环烯醚萜苷相似。

2）裂环环烯醚萜及其苷类：此类化合物苷元的结构特点为 C_7—C_8 处断键成裂环状态，C_7 断裂后有时还可与 C_{11} 形成六元内酯结构。裂环环烯醚萜苷在龙胆科、睡菜科、忍冬科、木犀科等植物中分布较广，在龙胆科的龙胆属及獐牙菜属分布更为普遍。

龙胆苦苷   龙胆碱   獐牙菜苷   R=H
獐牙菜苦苷   R=OH

龙胆苦苷（gentiopicroside）在龙胆科多属植物中存在，是中药龙胆 Gentiana scabra、当药 Swertia pseudochinensis 及獐牙菜（青叶胆）Swertia mileensis 的主要有效成分和苦味成分。该类成分味极苦，将其稀释至 1∶12 000 的水溶液，仍有显著苦味。龙胆苦苷在氨的作用下可转化成龙胆碱（gentianine），有学者认为龙胆和当药中的龙胆碱是在提取过程中因加入氨等原因由龙胆苦苷转化而成，但也有观点认为龙胆苦苷与龙胆碱在龙胆及当药中原本就共存。

獐牙菜苷（又名当药苷，sweroside）及獐牙菜苦苷（又名当药苦苷，swertiamarin）是治疗肝炎中药獐牙菜（青叶胆）的主要活性成分，也是其苦味成分。

环烯醚萜类化合物大多数为白色结晶或粉末（极少为液态），多具有旋光性，味苦。易溶于水和甲醇，可溶于乙醇、丙酮和正丁醇，难溶于三氯甲烷、乙醚和苯等亲脂性有机溶剂。

环烯醚萜苷易被水解，生成的苷元因分子中具有半缩醛结构，其化学性质活泼，容易进一步聚合，难以得到结晶性的苷元。苷元遇酸、碱、羰基化合物和氨基酸等都能变色，如车叶草苷（asperuloside）与稀酸混合加热，水解、聚合产生棕黑色树脂状聚合物沉淀；若用酶水解，则显深蓝色，难以得到结晶性苷元。游离的苷元遇氨基酸并加热，即产生深红色至蓝色，最后生成蓝色沉淀。因此，该类化合物与皮肤接触，能使皮肤染成蓝色。苷元溶于冰醋酸溶液中，加少量铜离子，加热显蓝色。这些呈色反应,可用于环烯醚萜及其苷类的检识及鉴别。

2. 倍半萜 倍半萜类(sesquiterpenoid)的骨架类型及化合物数量是萜类成分中最多的一类,其基本碳架由 15 个碳原子,即 3 个异戊二烯单位构成,多与单萜类共存于植物挥发油中,是挥发油高沸程(250~280℃)的主要组分,也有低沸点的固体。倍半萜的含氧衍生物多有较强的香气和生物活性,是医药、食品、化妆品工业的重要原料。

焦磷酸金合欢酯(FPP)是倍半萜生物合成的前体,*cis*-FPP、*trans*-FPP 及 *cis*-FPP、*trans*-FPP 脱去焦磷酸基后,与其相应的双键环化形成适当的环状正碳离子,再经 Wagner-meerwein 重排或甲基及氢的 1,2- 移位(或消去)而衍生成各种碳架类型的倍半萜类化合物。

倍半萜类可分为无环(开链)、单环、双环、三环及四环等结构种类,其碳环可有五、六、七甚至十二元的大环。倍半萜的结构类型、部分基本碳架及主要代表化合物介绍如下:

(1)无环倍半萜(acyclic sesquiterpenoid)

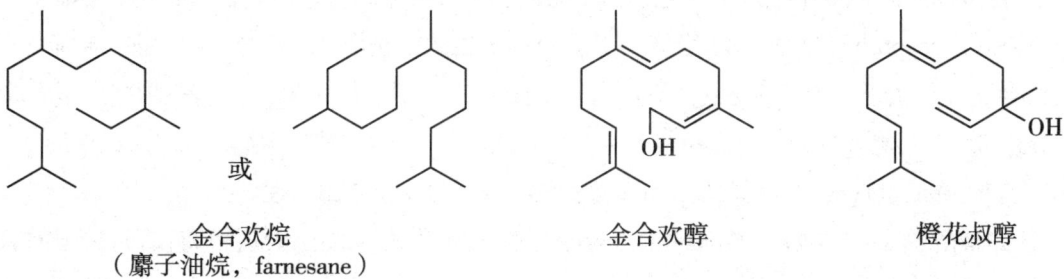

金合欢烷	金合欢醇	橙花叔醇
(麝子油烷,farnesane)		

金合欢醇(farnesol)在金合欢花油、橙花油、香茅油中含量较多,为重要的高级香料原料。

橙花叔醇(nerolidol)又称苦橙油醇,具有苹果香气,是橙花油中主要成分之一。

(2)单环倍半萜(monocyclic sesquiterpenoid)

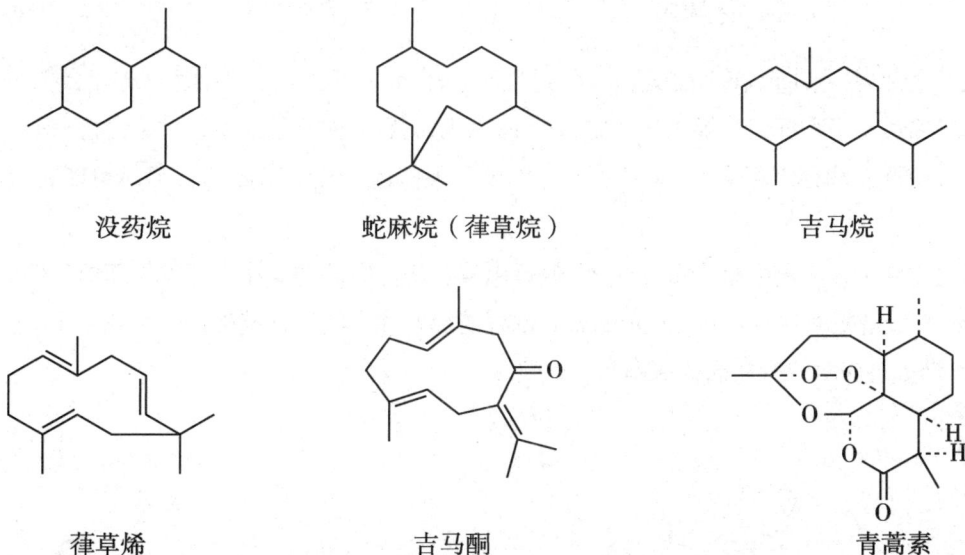

没药烷	蛇麻烷(葎草烷)	吉马烷

葎草烯	吉马酮	青蒿素

葎草烯(*α*- 丁香烯,humulene,*α*-caryophyllene)存在于啤酒花 *Humunus lupulus* 的挥发油中,为十一碳的大环衍生物,结构上可以看成是 *β*- 丁香烯(双环九碳大环)大环异构物。

吉马酮(germacrone,又称杜鹃酮)存在于牻牛儿苗科植物大根老鹳草 *Geranium macrorrhizum*,以及杜鹃花科植物兴安杜鹃 *Rhododendron dauricum* 叶的挥发油中,具有平喘、镇咳之功效。

青蒿素（qinghaosu, arteannuin, artemisinin）是从黄花蒿 *Artemisia annua* 中分离到的倍半萜内酯，结构中的过氧桥与其抗恶性疟疾活性密切相关，现已有多种衍生物制剂已应用于临床。

（3）双环倍半萜（bicyclic sesquiterpenoid）

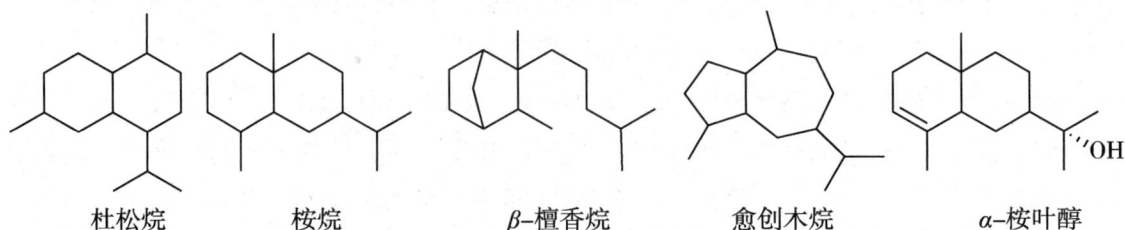

| 杜松烷 | 桉烷 | *β*-檀香烷 | 愈创木烷 | *α*-桉叶醇 |

桉叶醇（eudesmol）有两种异构体，分别称 *α*- 桉醇（*α*-eudesmol）及 *β*- 桉醇（*β*-eudesmol），在桉油、厚朴、苍术中含有该成分。

苍术酮（atractylone）存在于中药苍术、白术挥发油中，分子结构存在 1 个呋喃环，仍属桉烷型。

棉酚（gossypol）可视为焦磷酸金合欢酯（FPP）衍生的杜松烯型的双分子衍生物，结构中不含手性碳原子，但由于二个苯环折叠障碍而有光学活性。在棉籽中为消旋体，有多种熔点不同的晶体：mp 184℃（乙醚），199℃（三氯甲烷），214℃（石油醚）。棉酚在棉籽中约含 0.5%，在棉的茎、叶中亦含有。棉酚是有毒的黄色色素，有杀精子作用，还有抗菌、杀虫活性。

β- 白檀醇（*β*-santalol）为白檀油中沸点较高的组分，用作香料的固香剂，并有较强的抗菌作用。

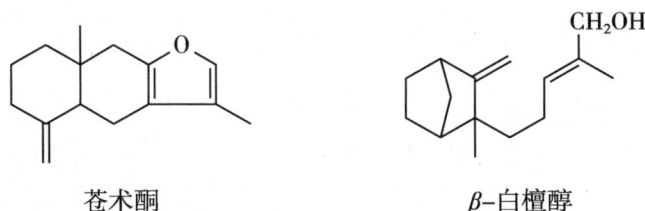

| 苍术酮 | *β*-白檀醇 |

薁类化合物（azulenoids）是由五元环与七元环骈合而成的芳烃衍生物。这类化合物可看成是由环戊二烯负离子和环庚三烯正离子骈合而成，所以薁是一种非苯环芳烃类化合物，具有一定的芳香性。在挥发油分级蒸馏时，高沸点馏分如果呈现蓝色、紫色或绿色时，显示可能有薁类成分存在。

薁类化合物在中药中有少量存在，多数是由存在于挥发油的氢化薁类脱氢而成。例如，愈创木醇（guaiol）是愈创木 *Guajacum officinale* 木材的挥发油中的氢化薁类衍生物，愈创木醇类成分在蒸馏、酸处理时氧化脱氢而成薁类。

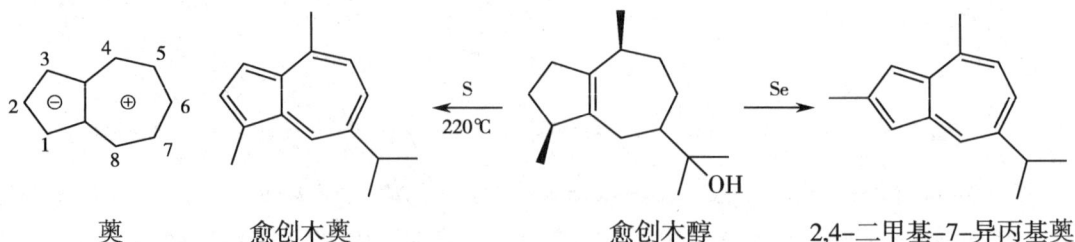

| 薁 | 愈创木薁 | 愈创木醇 | 2,4-二甲基-7-异丙基薁 |

薁类沸点一般在 250～300℃，不溶于水，可溶于有机溶剂和强酸，加水稀释又可析出，故可用 60%～65% 硫酸或磷酸提取。薁类化合物也能与苦味酸或三硝基苯试剂产生 π 络合物结晶，此

结晶具有敏锐的熔点可供鉴定。莪分子具有高度共轭体系的双键,在可见光(360～700nm)吸收光谱中有强吸收峰。中药中存在的莪类化合物多为其氢化产物,多无芳香性,且多属愈创木烷结构。

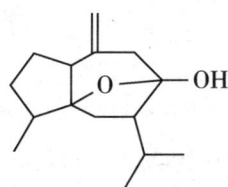 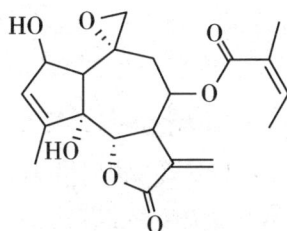

莪术醇　　　　　　　　　　泽兰苦内酯

莪类化合物多具有抑菌、抗肿瘤、杀虫等活性。莪术醇(curcumol)存在于莪术根茎的挥发油内,具有抗肿瘤活性。泽兰苦内酯(euparotin)是圆叶泽兰 *Eupatorium rotundifolium* 中抗癌活性成分之一。

（4）三环倍半萜(tricyclic sesquiterpenoid)

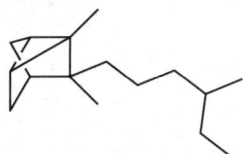 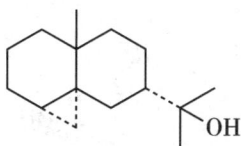 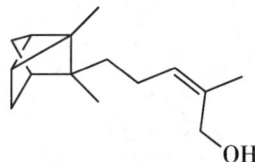

α-檀香烷　　　　　　　　环桉醇　　　　　　　　α-白檀醇

环桉醇(cycloeudesmol)存在于对枝软骨藻 *Chondric oppsiticlada* 中,有很强的抗金黄色葡萄球菌作用,还有抗白色念珠菌活性。

α- 白檀醇(α-santalol)存在于白檀木的挥发油中,属 α- 檀香烷衍生物,有较强的抗菌作用,曾用作尿道消毒药。

3. 二萜　二萜类(diterpenoids)是基本碳架由 4 个异戊二烯单位构成、含 20 个碳原子的化合物类群。二萜在自然界分布很广,属二萜类的植物醇,为叶绿素的组成部分,凡绿色植物均含有。植物的乳汁及树脂多以二萜类化合物为主成分,在松科、毛茛科、大戟科、唇形科、防己科、五加科、杜鹃花科的植物中分布尤为普遍。近年来,在菌类生物的代谢物及海洋生物中发现了一系列结构新颖的二萜类化合物。二萜含氧衍生物具有良好的生物活性,如穿心莲内酯、芫花酯、雷公藤内酯、银杏内酯、紫杉醇等。

焦磷酸香叶基香叶醇酯(GGPP)是二萜类生物合成的前体,GGPP 脱去焦磷酸基形成环化碳正离子后,经反式 1,2- 加成或移位反应,即可衍生成各种二萜类化合物。

二萜类的结构分为无环(开链)、单环、双环、三环、四环、五环二萜等类型,天然无环及单环二萜较少,双环及三环二萜数量较多。二萜的结构类型,部分基本碳架及主要代表化合物介绍如下。

（1）无环二萜(acyclic diterpenoid):植物醇(phytol)是广泛存在于叶绿素的组成成分,也是维生素 E 和维生素 K_1 的合成原料。

（2）单环二萜(monocyclic diterpenoid):维生素 A(vitamin A)存在于动物肝脏中,特别是鱼肝中,常以酯的形式存在。

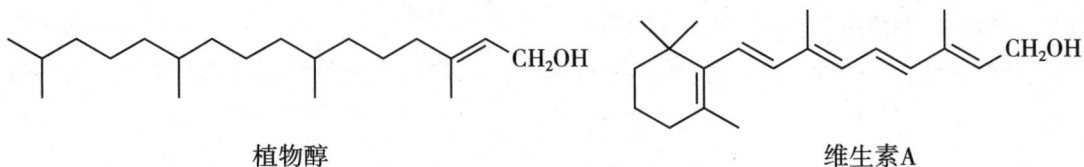

植物醇   维生素A

（3）双环二萜（bicyclic diterpenoid）：穿心莲内酯（andrographolide）是穿心莲 *Andrographis paniculata* 中的主要抗炎成分，临床已用于治疗急性菌痢、胃肠炎、咽喉炎、感冒发热等。

防己内酯（columbin）系克罗烷二萜，是非洲防己 *Jatrorrhiza palmata* 根及中药金果榄 *Tinospora capillipes* 块根中的强苦味成分，有免疫抑制作用。

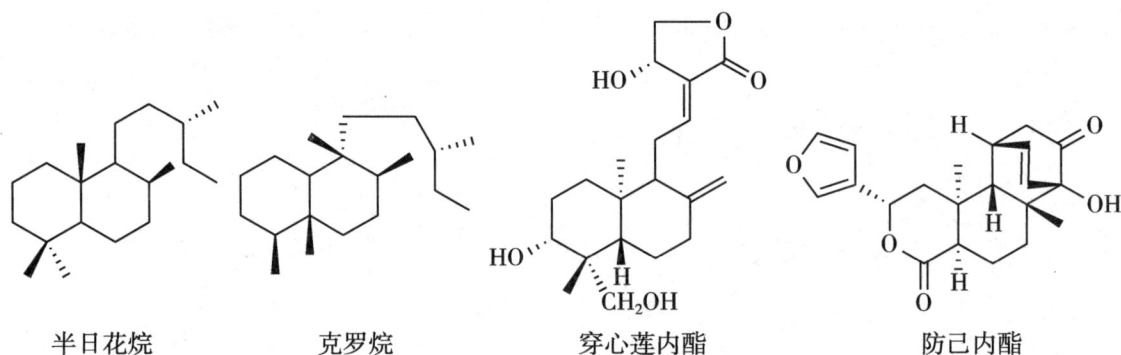

半日花烷   克罗烷   穿心莲内酯   防己内酯

土荆（槿）酸甲、乙、丙、丙$_2$（pseudolaric acid A、B、C、C$_2$）是由金钱松 *Pseudolarix kaempfer* 树皮中分离出的抗真菌成分。其中土荆酸乙为主成分，并有抗生育活性，可减少早孕大鼠子宫内膜及肌层血管血流量，是造成胚胎死亡的重要原因。

银杏内酯（ginkgolide）是银杏 *Ginkgo biloba* 根皮及叶的强苦味成分，主要有银杏内酯 A、B、C、M、J。银杏内酯的最大特征是在结构上存在着 2 个戊烷环，3 个内酯环，并在侧链上连有 1 个叔丁基，这在天然产物中非常罕见。

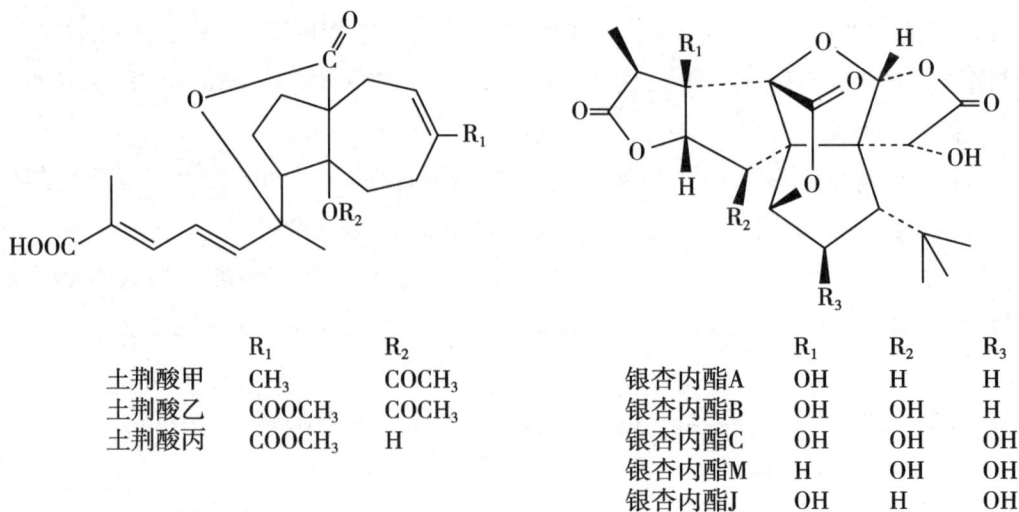

	R$_1$	R$_2$
土荆酸甲	CH$_3$	COCH$_3$
土荆酸乙	COOCH$_3$	COCH$_3$
土荆酸丙	COOCH$_3$	H

	R$_1$	R$_2$	R$_3$
银杏内酯A	OH	H	H
银杏内酯B	OH	OH	H
银杏内酯C	OH	OH	OH
银杏内酯M	H	OH	OH
银杏内酯J	OH	H	OH

（4）三环二萜（tricyclic diterpenoid）

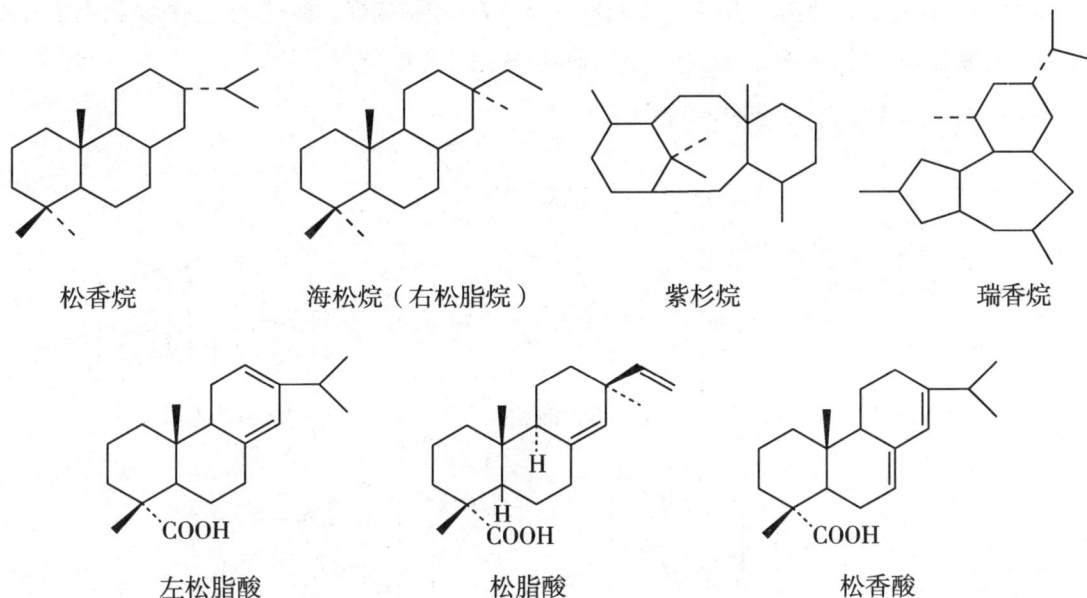

松香烷　　　　　　　海松烷（右松脂烷）　　　　　紫杉烷　　　　　　　瑞香烷

左松脂酸　　　　　　　　松脂酸　　　　　　　　松香酸

左松脂酸（levopimaric acid）、松脂酸（pimaric acid）和松香酸（abietic acid）是从松树干中流出的黏稠液体，称为松脂，其中挥发油称松节油，不挥发性成分中以左松脂酸为主。左松脂酸在空气中放置能转化为松脂酸，如用热的无机酸处理可得松香酸，实际上松脂经水蒸气蒸馏分出松节油后，在剩余的松香中已全部转变为松香酸，而不再以左松脂酸存在。

雷公藤甲素（triptolide）、雷公藤乙素（tripdiolide）、雷公藤内酯（triptolidenol）及 16- 羟基雷公藤内酯醇（16-hydroxytriptolide）是从雷公藤 *Tripterygium wilfordii* 中分离出的抗癌活性物质。昆明山海棠 *T. hypoglaucum*、东北雷公藤（黑蔓）*T. regelii* 中亦有此类化合物。雷公藤甲素对乳腺癌和胃癌细胞系集落形成有抑制作用，16- 羟基雷公藤内酯醇具有较强的抗炎、免疫抑制和雄性抗生育作用。

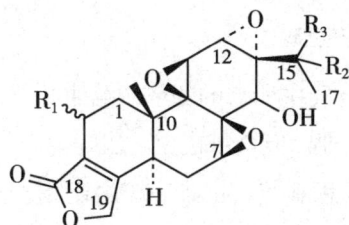

雷公藤甲素	R_1=H	R_2=H	R_3=CH$_3$
雷公藤乙素	R_1=OH	R_2=H	R_3=CH$_3$
雷公藤内酯	R_1=H	R_2=OH	R_3=CH$_3$
16-羟基雷公藤内酯醇	R_1=H	R_2=H	R_3=CH$_2$OH

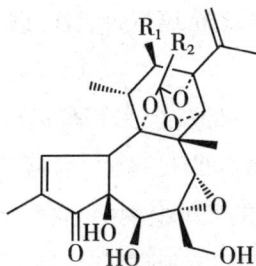

瑞香毒素	R_1=H	R_2=C$_6$H$_5$
芫花酯甲	R_1=OCOC$_6$H$_5$	R_2=(CH=CH)$_2$—(CH$_2$)$_4$—CH$_3$
芫花酯乙	R_1=OCOCH$_3$	R_2=(CH=CH)$_2$—(CH$_2$)$_4$—CH$_3$

瑞香毒素（daphnetoxin）为欧瑞香 *Daphne mezerum* 中的有毒成分。芫花根中含有芫花酯甲（yuanhuacin）及芫花酯乙（yuanhuadin），具有中期妊娠引产作用，现已被用于临床。此类二萜酯均具有刺激皮肤发赤、发泡作用及毒鱼活性。

紫杉醇（taxol）又称红豆杉醇，是存在于红豆杉科红豆杉属 *Taxus* 多种植物中的具有抗癌作用的二萜生物碱类化合物，临床上用于治疗卵巢癌、乳腺癌和肺癌等。现已从红豆杉属植物中分离出 200 余种紫杉烷二萜衍生物。此类化合物颇受世界医药界重视。

（5）四环二萜（tetracyclic diterpenoid）

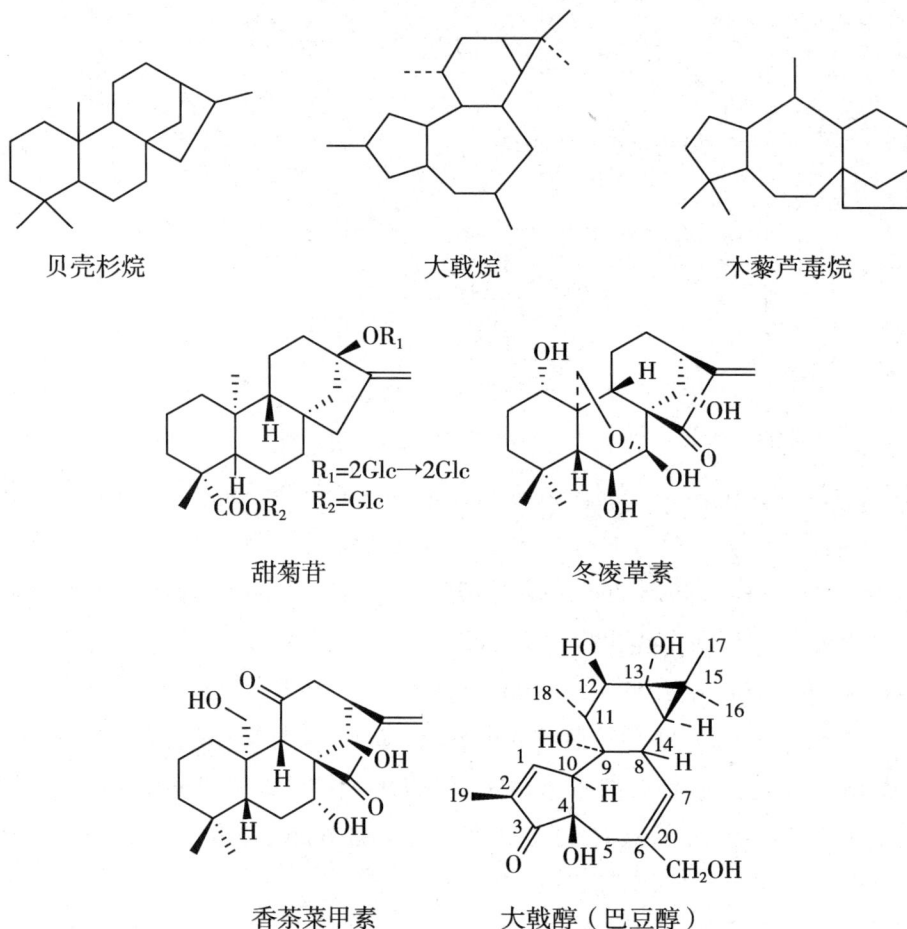

贝壳杉烷　　　　　　　　大戟烷　　　　　　　　木藜芦毒烷

$R_1 = 2Glc \rightarrow 2Glc$
$R_2 = Glc$

甜菊苷　　　　　　　　　　冬凌草素

香茶菜甲素　　　　　　大戟醇（巴豆醇）

甜菊苷（stevioside）是菊科植物甜叶菊 *Stevia rebaudianum* 叶中所含的四环二萜甜味苷，尚有甜菊苷（rebaudioside）A、D、E 等多种甜味苷，甜菊苷 A 甜味较强，但含量较少。甜叶菊中总甜菊苷含量约 6%，其甜度为蔗糖的 300 倍。甜叶菊在我国已大面积栽培，甜菊苷类资源性化学成分在医药、食品工业等方面有着广泛的用途。

冬凌草素（oridonin）是由冬凌草 *Rabdosia rubescens* 植物中得到的抗癌有效成分，此成分曾由延命草 *Isodon trichocupus* 中提取分离鉴定。

香茶菜甲素（amethystoidin A）是香茶菜 *Rabdesia amethystoides* 叶中的资源性成分，具有抗肿瘤及抑制金黄色葡萄球菌活性。我国学者已从香茶菜属多种植物中分离鉴定四环二萜化合物有 400 余种。

大戟醇（phorbol）属大戟二萜醇型成分，存在大戟科和瑞香科的多种植物中，属于辅致癌剂。例如，巴豆油是巴豆种子的脂肪油，过去曾用作剧泻药，也作发红剂和抗刺激剂用，后来发现巴豆油有辅致癌剂的活性，现临床上已不再将巴豆油作药用。其所含的辅致癌活性成分，均得自巴豆油的偏亲水性部分，其母体化合物为大戟醇，其本身没有辅致癌活性。它的分子中有 5 个羟基，12 位和 13 位上的 2 个羟基被酯化生成二元酯时，若其中一个酯键由长链脂肪酸形成，而另一个酯键是由短链脂肪酸形成,所得的化合物即有辅致癌活性。当大戟二萜醇碳架上的14位和15位之间的键断裂开环后,则形成瑞香烷型化合物。这类化合物虽也有毒性,但无辅致癌活性。

4．二倍半萜　二倍半萜类化合物(sesterterpenoids)是由5个异戊二烯单位构成,含25个碳原子的化合物类群。这类化合物在生源上是由焦磷酸香叶基金合欢酯(geranylfarnesyl pyrophosphate, GFPP)衍生而成,多为结构复杂的多环化合物。该类化合物数量少,迄今来自天然的二倍半萜有6种类型约30种化合物,分布在羊齿植物、植物病原菌、海洋生物海绵、地衣及昆虫分泌物中。

蛇孢子假壳素 A(ophiobolin A)是从寄生于水稻植物病原菌芝麻枯 *Ophiobulus miyabeanus* 中分离出的第1个二倍半萜成分,具有 $C_5-C_8-C_5$ 并环的基本骨架,该物质显示有抑制白藓菌、毛滴虫菌等生长发育的作用。

呋喃海绵素 -3(furanospongin-3)是从海绵中得到的含呋喃环的链状二倍半萜;网肺衣酸(retigeranic acid)是从网肺衣 *Lobaria retigera* 及其近缘种中得到的具有五环骨架的二倍半萜;在昆虫分泌物中分离到多种大环二倍半萜。

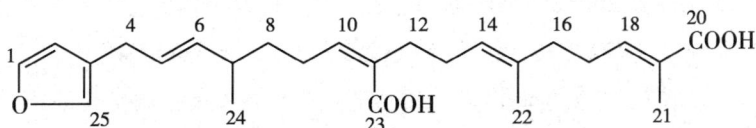

呋喃海绵素–3

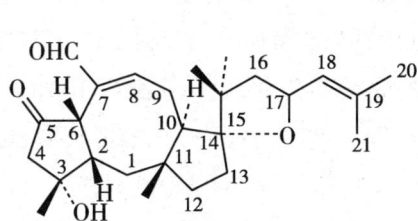

蛇孢假壳素A

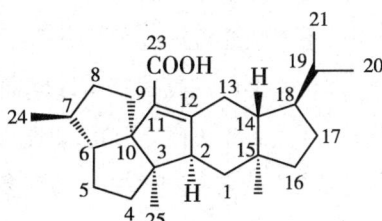

网肺衣酸

华北粉背蕨 *Aleuritopteris khunii* 是中国蕨科粉背蕨属植物,具有润肺止咳、清热凉血的功效。从其叶的正己烷提取液中分离得到粉背蕨二醇(cheilanthenediol)和粉背蕨三醇(cheilanthenetriol),属于三环二倍半萜类成分。

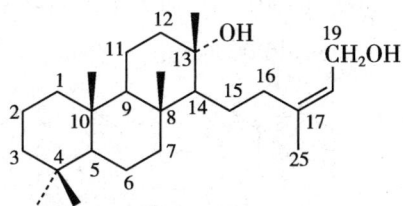

粉背蕨二醇

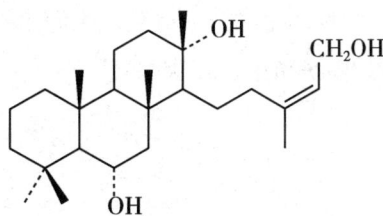

粉背蕨三醇

5．三萜

（1）概述:三萜类(triterpenes)化合物是一类基本母核由30个碳原子组成的萜类物质,其结构根据异戊二烯法则可视为6个异戊二烯单位聚合而成,是一类重要的中药资源化学成分。

三萜类化合物在自然界中分布很广,菌类、蕨类、单子叶和双子叶植物、动物及海洋生物中均有分布，尤以双子叶植物中分布最多。多以游离形式或者与糖结合成苷的形式存在。游离三萜主要来源于菊科、豆科、大戟科、楝科、卫矛科、茜草科、橄榄科、唇形科等植物；三萜苷类在豆科、五加科、桔梗科、远志科、葫芦科、毛茛科、石竹科、伞形科、鼠李科、报春花科等植物分布较多；一些常用中药如人参、黄芪、甘草、三七、桔梗、远志、柴胡、茯苓、川楝皮、甘遂和泽泻等都含有三萜类化合物。游离的三萜几乎不溶或难溶于水，可溶于常见的有机溶剂；三萜苷类化合物则多数可溶于水，其水溶液振摇后能产生大量持久性肥皂样泡沫，故被称为三萜皂苷（triterpenoid saponin）。三萜皂苷多具有羧基，所以又常被称为酸性皂苷。

三萜皂苷的苷元又称皂苷元（sapogenin），四环三萜和五环三萜类化合物较为常见。组成三萜皂苷的糖常见的有 D- 葡萄糖、D- 半乳糖、D- 木糖、L- 阿拉伯糖、L- 鼠李糖、D- 葡糖醛酸和 D- 半乳糖醛酸，另外也可有 D- 夫糖、D- 鸡纳糖、D- 芹糖、乙酰基和乙酰氨基糖等，这些糖多以低聚糖的形式与苷元成苷，且多数为吡喃型糖苷，但也有呋喃型糖苷。三萜皂苷多为醇苷，但也有酯苷，后者又称酯皂苷（ester saponin），有的皂苷分子中既有醇苷键，又有酯苷键。另外根据皂苷分子中糖链的多少，可分为单糖链皂苷（monodesmosidic saponin）、双糖链皂苷（bisdesmosidic saponin）、叁糖链皂苷（tridesmosidic saponin），有的糖链甚至以环状结构存在。当原生苷由于水解或酶解，部分糖被降解时，所生成的苷称为次级皂苷或原皂苷元（prosapogenin）。

三萜类化合物具有广泛的生理活性。通过对三萜类化合物的生物活性及毒性研究结果显示，其具有抗癌、抗炎、抗菌、抗病毒、降低胆固醇、杀软体动物、抗生育、溶血等作用。乌苏酸为夏枯草等植物的抗癌活性成分；雪胆甲素是山苦瓜的抗癌活性成分；雷公藤提取物临床用于治疗类风湿性关节炎、系统性红斑狼疮和肾炎等症，药理实验显示其尚具有免疫调节、抗炎、抗肿瘤和男性抗生育作用；甘草中的三萜皂苷可使输血用的血制品中的病毒失活，甘草次酸可 100% 抑制疱疹性口腔炎病毒；人参和黄芪皂苷可增强机体的免疫功能等；赤芝为名贵滋补类药材，有扶正固本、延年益寿之功效，从其子实体中分离到多种三萜类化合物，体外试验表明，部分三萜类化合物有抗 HIV-1 病毒及抗 HIV-1 蛋白酶活性、抑制 ACE 活性和抑制肿瘤细胞增殖等作用；柴胡皂苷 a 和柴胡皂苷 d 可降低由于饲喂胆固醇而引起的血浆胆固醇、三油酸甘油酯和磷脂的升高等。

近年来，三萜类化合物生物活性的多样性和重要性备受人们重视，成为中药资源化学研究的一个热点领域。同时，色谱等分离技术、波谱测定技术、细胞和分子水平的生物活性测试技术等的迅速发展，大大加快了三萜类成分的研究进展。

三萜类化合物的生物合成途径从生源来看，是由鲨烯（squalene）通过不同的环化方式转变而来的，而鲨烯是由焦磷酸金合欢酯（farnesyl pyrophosphate，FPP）尾 - 尾缩合生成。

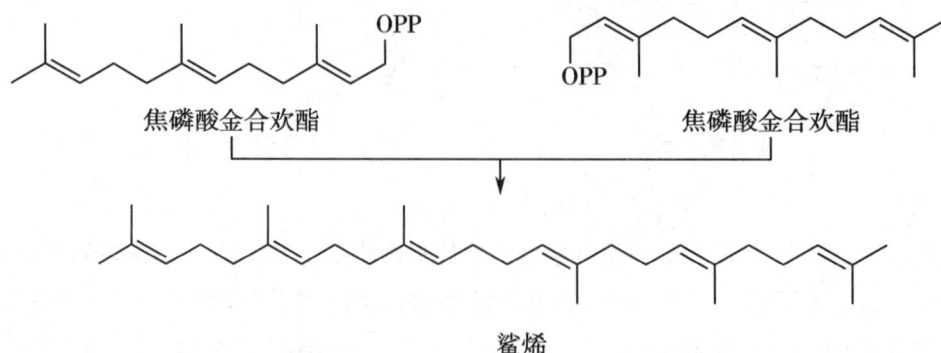

焦磷酸金合欢酯　　　　　　　　　　　焦磷酸金合欢酯

鲨烯

（2）三萜类化合物的结构与分类：根据三萜类化合物在植物体（生物体）内的存在形式、结构和性质，可分为三萜皂苷及其苷元和其他三萜类（包括树脂、苦味素、三萜生物碱及三萜醇等）两大类。但一般则根据三萜类化合物碳环的有无和多少进行分类。目前已发现的三萜类化合物，多数为四环三萜和五环三萜，少数为链状、单环、双环和三环三萜。近几十年来还发现了许多由于氧化、环裂解、甲基转位、重排及降解等而产生的结构复杂的高度氧化的新骨架类型的三萜类化合物。

1）链状三萜：多为鲨烯类化合物，鲨烯（角鲨烯）主要存在于鲨鱼肝油及其他鱼类的鱼肝油中的非皂化部分，也存在于某些植物油（如茶籽油、橄榄油等）的非皂化部分。2,3- 环氧角鲨烯（squalene-2,3-epoxide）是角鲨烯转变为三环、四环和五环三萜的重要生源中间体。在动物体内，它是由角鲨烯在肝脏通过环氧酶的作用而生成的。2,3- 环氧基角鲨烯在环化酶（从鼠肝中提得）或弱酸性介质中很容易被环化。

从苦木科植物 *Eurycoma longiolin* 中分离到的化合物 logilene peroxide，是含有 3 个呋喃环的鲨烯类链状三萜化合物。

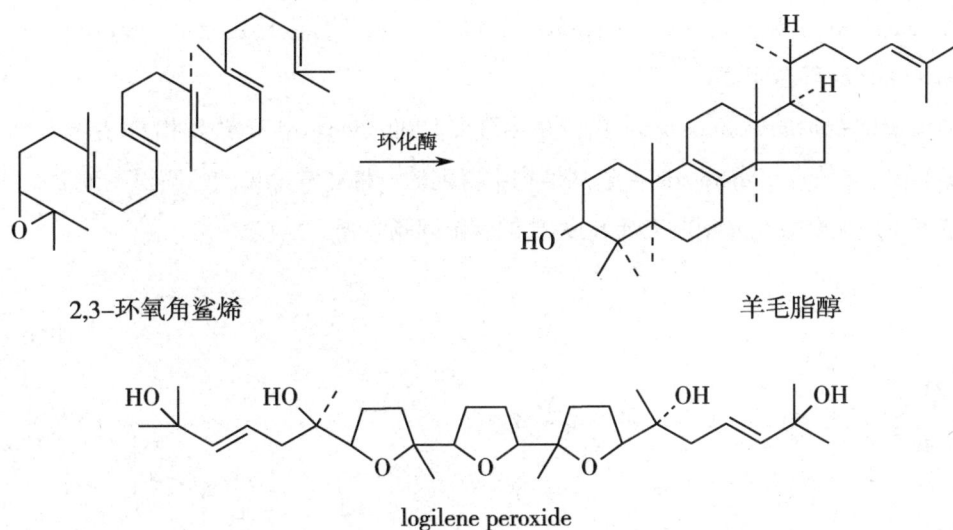

2,3-环氧角鲨烯　　　　　　　　　　　　　羊毛脂醇

logilene peroxide

2）单环三萜：从菊科蓍属植物 *Achillea odorta* 中分离得到的蓍醇 A（achilleol A）是一个具有新单环骨架的三萜类化合物，这是 2,3- 环氧鲨烯在生物合成时环化反应停留在第一步的首例报道，环上取代基除甲基和亚甲基外，还连有 1～3 个侧链。

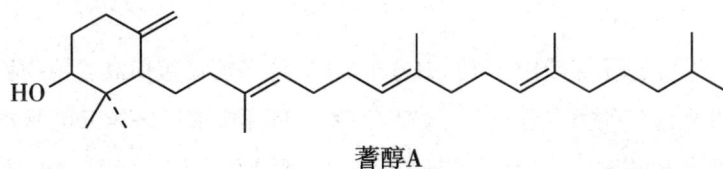

蓍醇A

3）双环三萜：从海洋生物海绵 *Asteropus* sp. 中分离得到的 pouoside A～E 是一类具有双环骨架的三萜半乳糖苷类化合物，分子中含有多个乙酰基。其中 pouoside A 具有细胞毒作用。

Siphonellinol 则是从一种红色海绵 *Siphonochalina siphonella* 中分离得到的具有七元含氧环的新双环骨架的三萜类化合物。

| | R₁ | R₂ | R₃ | R₄ |

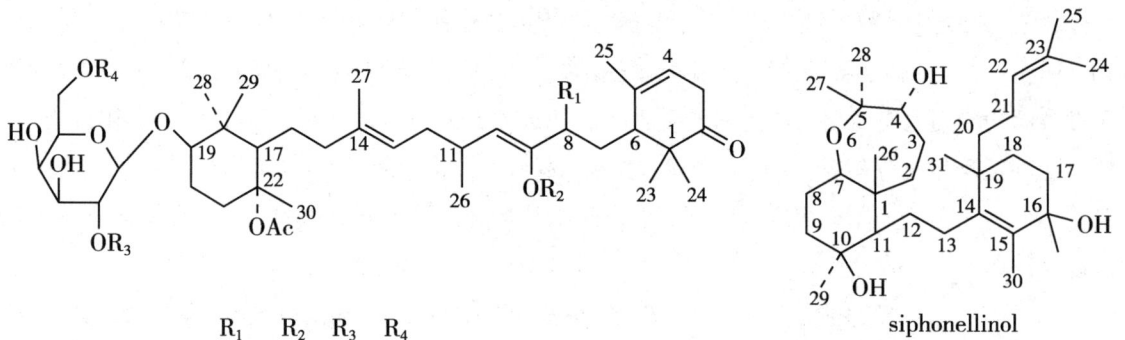

	R_1	R_2	R_3	R_4
pouoside A	OAc	Ac	H	H
pouoside B	OAc	H	H	H
pouoside C	H	Ac	H	H
pouoside D	OAc	Ac	Ac	H
pouoside E	OAc	Ac	H	Ac

siphonellinol

4）三环三萜：从蕨类植物伏石蕨 *Lemmaphyllum microphyllum* var. *obovatum* 的新鲜全草中分离到 2 个油状三环三萜类碳氢化合物 13β-H-malabaricatriene 和 13α-H-malabaricatriene（malabaricatriene 1 和 malabaricatriene 2），从生源上可看作是由 α-polypodatetraenes 和 γ-polypodatetraenes 环合而成。

从楝科植物 *Lansium domesticum* 的果皮中分离得到的 lansioside A、B 和 C，是具有新三环骨架的三萜苷类化合物。Lansioside A 是从植物中得到的一种非常罕见的乙酰氨基葡萄糖苷，其在极低的浓度下就能有效地抑制白三烯 D_4 诱导的豚鼠回肠收缩。

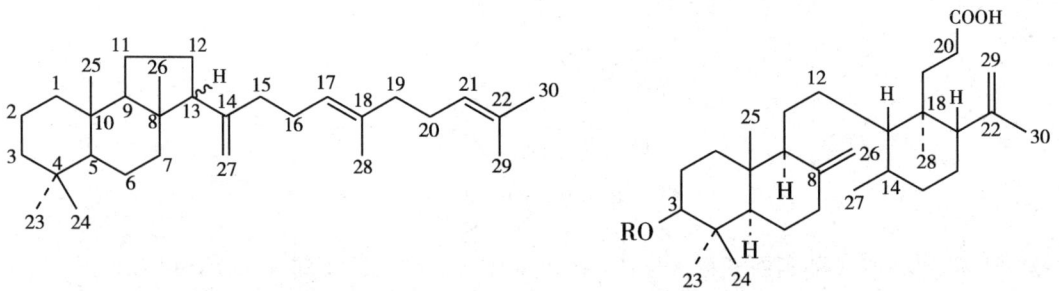

malabaricatriene 1 C_{13}–β–H
malabaricatriene 2 C_{13}–α–H

lansioside A   R=N–acetyl–β–D–glucosamine
lansioside B   R=β–D–glucose
lansioside C   R=β–D–xylose

5）四环三萜：四环三萜类在中药资源中分布很广，许多植物包括高等植物和低等菌藻类植物以及某些动物都可能含有此类成分。分子结构中多具有环戊烷骈多氢菲的基本母核，17 位上连接由 8 个碳原子组成的侧链，母核上一般有 5 个甲基，即 4 位有偕二甲基、10 位和 14 位各有一个甲基、另一个甲基常连接在 13 位或 8 位上。存在于天然界中的四环三萜或其皂苷元主要有以下类型。

a. 羊毛脂甾烷（lanostane）型：羊毛脂甾烷也称羊毛脂烷，其结构特点是 A/B 环、B/C 环和 C/D 环都是反式，C-20 为 *R* 构型，侧链的构型分别为 10β、13β、14α、17β。

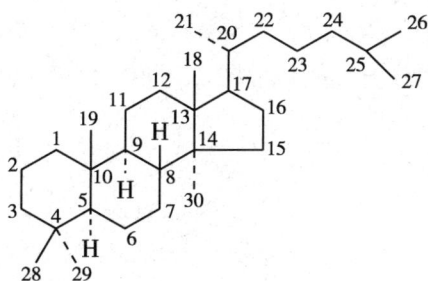

羊毛脂甾烷

羊毛脂醇（lanosterol）是羊毛脂的主要成分，它也存在于大戟属植物 *Euphorbia balsamifera* 的乳液中。

茯苓酸（pachymic acid）和块苓酸（tumulosic acid）等是具有利尿、渗湿、健脾、安神功效的中药茯苓 *Poria cocos*（Schw.）Wolf 的主要成分。这类化合物的特征是多数在 C-24 上有一个额外的碳原子，即属于含 31 个碳原子的三萜酸。

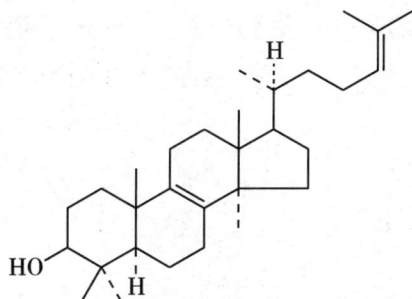

羊毛脂醇

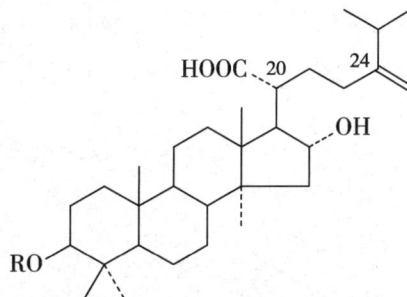

茯苓酸　R = COCH₃
块苓酸　R = H

b. 大戟烷（euphane）型：大戟烷是羊毛脂甾烷的立体异构体，基本碳架相同，只是 13 位、14 位和 17 位上的取代基构型不同，即是 13α、14β、17α- 羊毛脂甾烷。大戟醇（euphol）存在于大戟属多种植物乳液中，在甘遂、狼毒和千金子中均有存在。乳香中含有的乳香二烯酮酸（masticadienonic acid）和异乳香二烯酮酸（isomasticadienonic acid）也属于大戟烷衍生物。

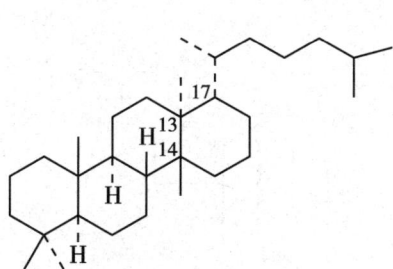

大戟烷

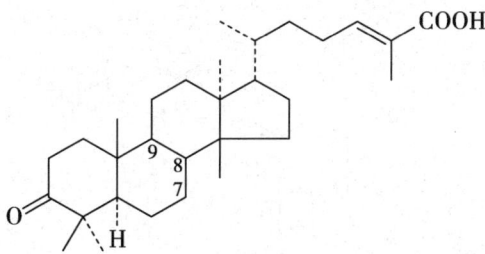

乳香二烯酮酸 Δ⁷⁽⁸⁾
异乳香二烯酮酸 Δ⁸⁽⁹⁾

c. 达玛烷（dammarane）型：达玛烷型的结构特点是在 8 位和 10 位有 β- 构型的角甲基，13 位连有 β-H，17 位的侧链为 β- 构型，C-20 构型为 R 或 S。

酸枣仁是鼠李科植物酸枣 *Zizyphus jujuba* 的成熟种子，动物实验证明有镇静、抗抑郁等作用。从酸枣仁中分离出酸枣仁皂苷（jujuboside）A 和 B，它们的苷元酸枣仁皂苷元（jujubogenin）属达玛烷型三萜化合物，前者经酶解失去一分子葡萄糖转变成后者。通过对酸枣仁皂苷元的溴代苯甲酸单酯的结晶进行 X- 射线衍射分析，证明它的 C-20 的绝对构型为 S，C-23 为 R。

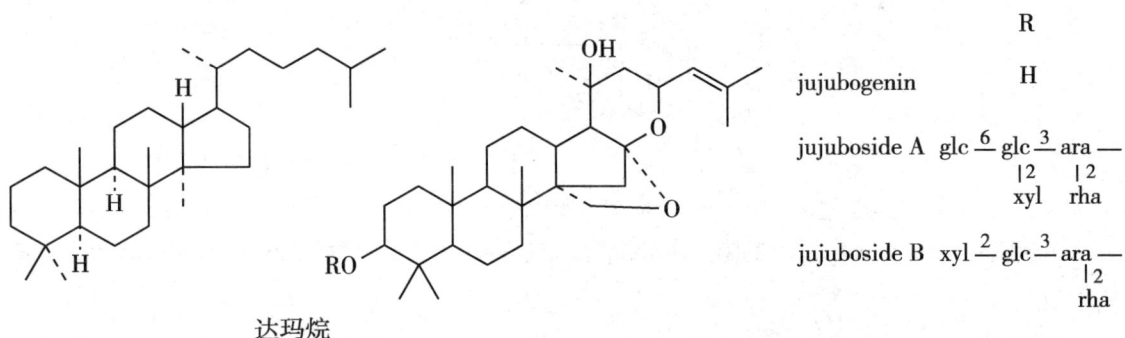

达玛烷

d. 葫芦素烷（cucurbitane）型：基本骨架同羊毛甾烷型，唯其 A/B 环上的取代基不同，即有 5β-H、8β-H、10α-H，9 位连有 β-CH$_3$。许多来源于葫芦科植物的中药，如甜瓜蒂、丝瓜子、苦瓜、喷瓜等均含有此类成分，总称为葫芦素类（cucurbitacins）。葫芦素类除有抑制肿瘤的作用外，还有抗菌、消炎、催吐、致泻等广泛的生物活性。例如，由雪胆属植物小蛇莲 Hemsleya amabilis 根中分出雪胆甲素和乙素（cucurbitacins Ⅰa，Ⅱb），临床上用于急性痢疾、肺结核、慢性气管炎的治疗。

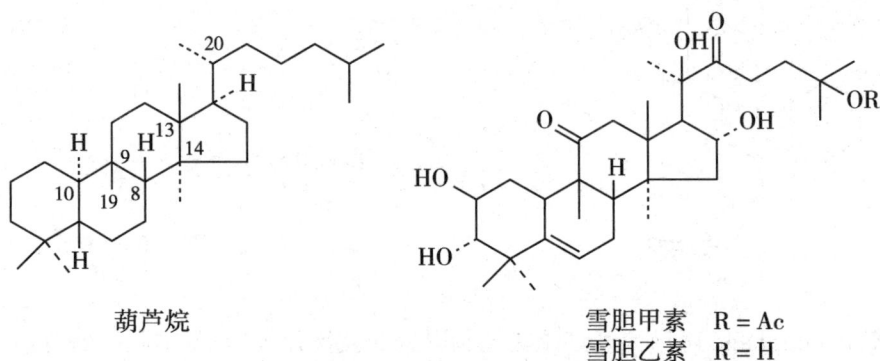

葫芦烷

雪胆甲素　R = Ac
雪胆乙素　R = H

e. 原萜烷（protostane）型：其结构特点是 10 位和 14 位上有 β-CH$_3$，8 位上有 α-CH$_3$，C-20 为 S 构型。

泽泻萜醇 A（alisol A）和泽泻萜醇 B（alisol B）等是从东方泽泻 Alisma orientalis 中得到的主要成分，可降低血清总胆固醇，用于治疗高脂血症。

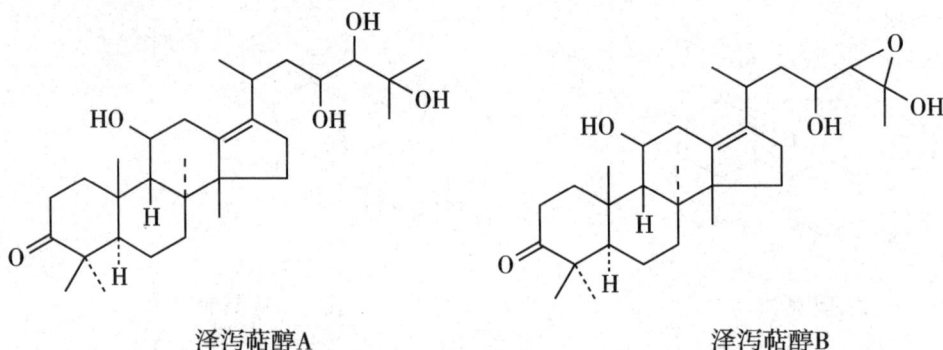

泽泻萜醇A

泽泻萜醇B

f. 楝烷（meliacane）型：楝科楝属植物果实及树皮中含多种三萜成分，具苦味，总称为楝苦素类成分，其由 26 个碳构成，属于楝烷型。川楝素（chuanliansu）和异川楝素（isochuanliansu）是川楝 Melia toosendan 的皮中所含成分。川楝皮为驱蛔药，川楝素和异川楝素均有驱蛔作用，但异川楝素的毒性远比川楝素大。

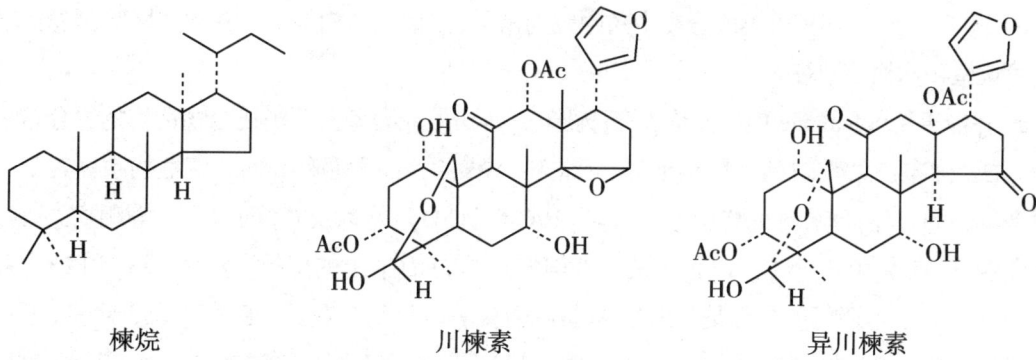

棟烷　　　　　　　　　川楝素　　　　　　　　　异川楝素

g. 环菠萝蜜烷(cycloartane)型：又称环阿屯烷型。此类化合物分子中虽然有 5 个碳环，但其基本碳架与羊毛脂甾烷很相似，差别仅在于 10 位上的甲基与 9 位脱氢形成三元环，且化学转变的关系也较密切，故仍将此类化合物视为四环三萜。

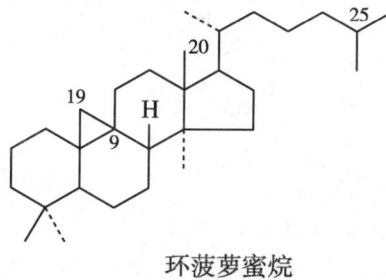

环菠萝蜜烷

　　黄芪具有补气固表、利尿托毒之功效。从膜荚黄芪 *Astragalus membranaceus* 中分离鉴定的皂苷近 20 个，绝大多数为环菠萝蜜烷型三萜皂苷，其苷元多为环黄芪醇(cycloastragenol)。环黄芪醇在黄芪中以与糖结合成单糖链、双糖链或三糖链皂苷的形式而存在。黄芪皂苷Ⅰ(astragaloside Ⅰ)具有降压、抗炎、镇静和调节代谢作用，是植物体中原存的皂苷元的 3 位和 6 位羟基分别各与一分子糖相连而成的双糖链皂苷，其中 3 位上的木糖分子上还有乙酰基取代。黄芪皂苷Ⅴ(astragaloside Ⅴ)亦是双糖链皂苷，其皂苷元的 3 位和 25 位羟基分别与糖相连。黄芪皂苷Ⅶ(astragaloside Ⅶ)则是自然界发现的第一个三糖链三萜苷。当这些皂苷在酸性条件下进行水解时，除获得共同皂苷元环黄芪醇外，同时亦获得黄芪醇(astragenol)，这是由于环黄芪醇结构中环丙烷环极易在酸水解时开裂，生成具 $\Delta^{9(11)}$，19-CH$_3$ 的人工产物黄芪醇。因此，为避免环的开裂，一般采用两相酸水解或酶水解。

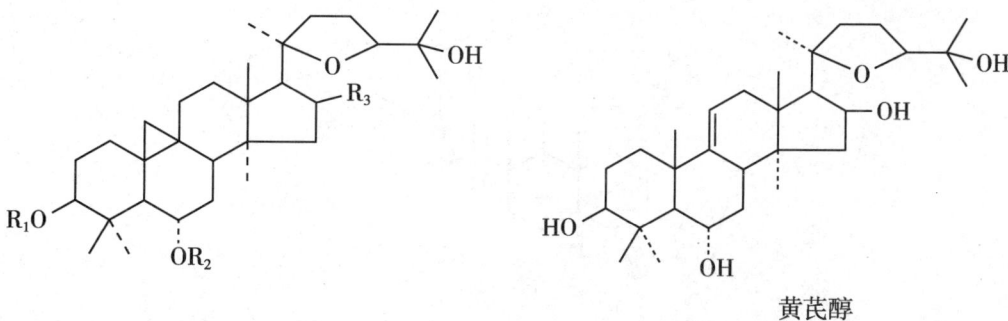

黄芪醇

	R$_1$	R$_2$	R$_3$
环黄芪醇	H	H	H
黄芪皂苷Ⅰ	xyl (2,3–diAc)	glc	H
黄芪皂苷Ⅳ	xyl	glc	OH

6）五环三萜：五环三萜类成分在中药中较为常见，主要的结构类型有齐墩果烷型、乌苏烷型、羽扇豆烷型和木栓烷型等。

a．齐墩果烷（oleanane）型：又称 β- 香树脂烷（β-amyrane）型。此类化合物在植物界分布极为广泛，主要分布在豆科、五加科、桔梗科、远志科、桑寄生科、木通科等的一些植物中。其基本碳架是多氢蒎的五环母核，环的构型为 A/B 环、B/C 环、C/D 环均为反式，而 D/E 环为顺式。母核上有 8 个甲基，其中 10 位、8 位、17 位上的甲基均为 β- 型，而 C_{14} 上的甲基为 α- 型，4 位和 20 位各有二个甲基。分子中还可能有羟基、羧基、羰基和双键等取代基存在。一般在 3 位有羟基，而且多为 β- 型，也有 α- 型，如 α- 乳香酸（α-boswellic acid）。若有双键，则多在 12 位或 11 位；若有羰基，则多在 11 位；若有羧基，则多在 28 位、30 位或 24 位上。

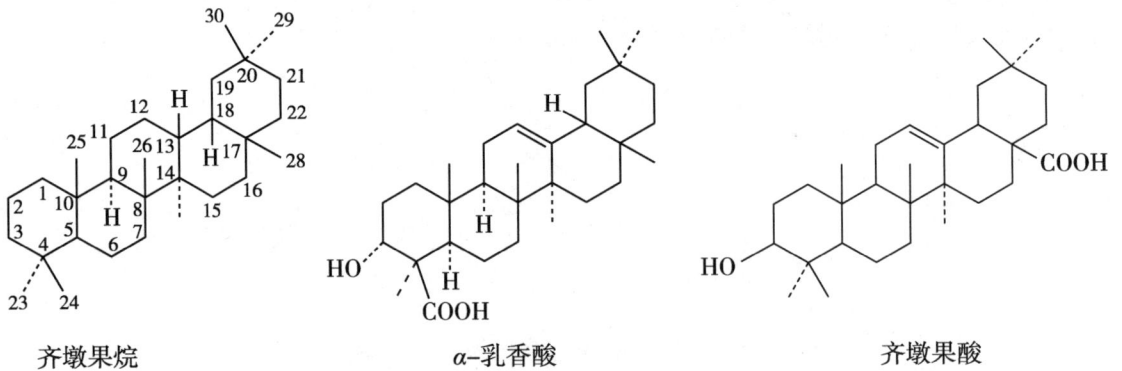

齐墩果烷　　　　　　　　α-乳香酸　　　　　　　　齐墩果酸

齐墩果酸（oleanolic acid）首先由木犀科植物油橄榄 *Olea europaea*（习称齐墩果）的叶中分得。该化合物在中药和天然药物资源中分布较为广泛，大多数以与糖结合成苷的形式存在，例如：人参、三七、紫菀、柴胡、八月札、木通、牛膝、楤木等。以游离形式存在的中药有：青叶胆、女贞子、白花蛇舌草、柿蒂、连翘等。齐墩果酸具有降转氨酶作用，对四氯化碳引起的大鼠急性肝损伤有明显的保护作用，能促进肝细胞再生，防止肝硬化，已用作治疗急性黄疸型肝炎和迁延型慢性肝炎的有效药物。

b．乌苏烷（ursane）型：又称 α- 香树脂烷（α-amyrane）型或熊果烷型。其分子结构与齐墩果烷型不同之处是 E 环上两个甲基位置不同，即在 19 位和 20 位上分别各有一个甲基。

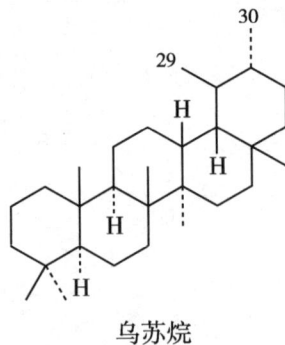

乌苏烷

乌苏酸（ursolic acid）又称熊果酸，是乌苏烷型的代表性化合物。乌苏酸在体外对革兰氏阳性菌、阴性菌及酵母菌有抑制活性，并具有抗病毒、抗肿瘤、抗抑郁等作用。它以游离形式或与糖结合成苷的形式存在于为数众多的中药中，如地榆、山茱萸、车前草、石榴叶等。

地榆 *Sanguisorba officeinalis* 的根和根茎,具凉血止血、解毒敛疮的作用,除含有大量鞣质外,还含有多种皂苷,其中地榆皂苷 B 和 E(sanguisoubin B、E)是以乌苏酸为皂苷元的皂苷。

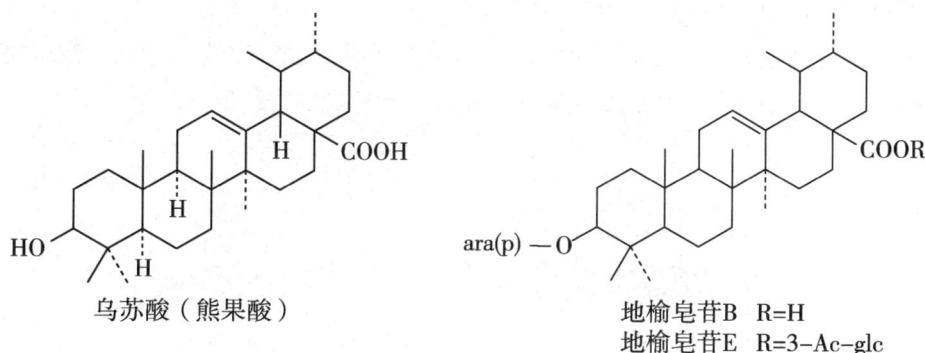

乌苏酸(熊果酸)

地榆皂苷B　R=H
地榆皂苷E　R=3-Ac-glc

c. 羽扇豆烷(lupane)型:羽扇豆烷型与齐墩果烷型不同点是 C-21 与 C-19 连成五元环 E 环,且 D/E 环的构型为反式。同时,在 E 环的 19 位有 α- 构型的异丙基取代,并多有 $\Delta^{20(29)}$ 双键。

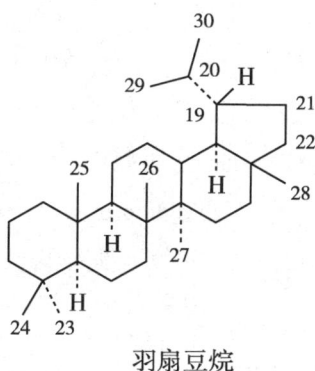

羽扇豆烷

羽扇豆醇(lupeol)存在于羽扇豆种皮中。白桦脂醇(betulin)存在于中药酸枣仁、槐花等中。白桦脂酸(betulinic acid)存在于酸枣果实、大枣、桦树皮、柿蒂、天门冬、石榴树皮及叶中。以上 3 种羽扇豆烷型化合物已在多种柿属植物及鼠李科枣属植物中检出。从枣属植物滇刺枣 *Ziziphus mauritiana* 种子中还分到白桦脂醛(betulinaldehyde)。毛茛科白头翁属植物钟萼白头翁 *Pulsatilla campanella* 中含有多种羽扇豆烷型三萜皂苷成分,其皂苷元为 23- 羟基白桦脂酸(23-hydroxybetulinic acid),如白头翁苷 A、B(pulsatiloside A、B)。

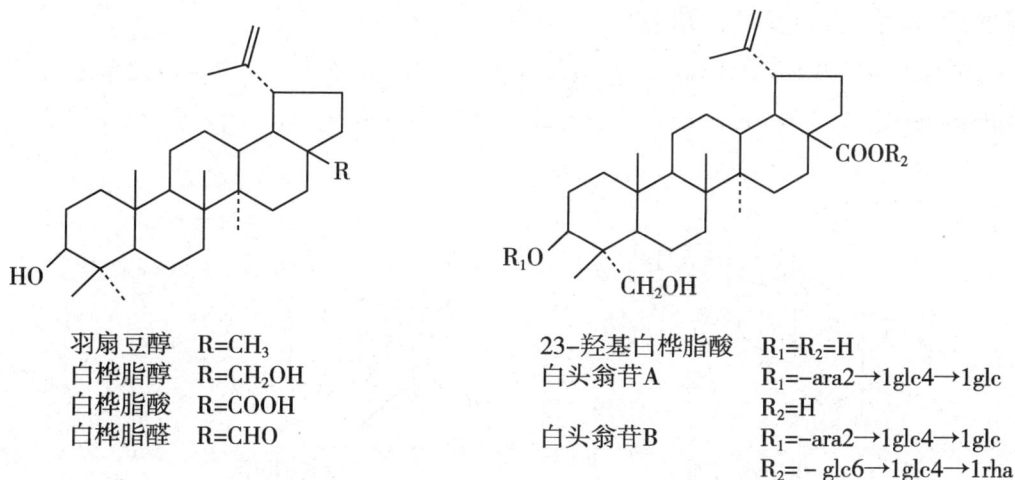

羽扇豆醇　　R=CH₃
白桦脂醇　　R=CH₂OH
白桦脂酸　　R=COOH
白桦脂醛　　R=CHO

23-羟基白桦脂酸　R₁=R₂=H
白头翁苷A　　　　R₁=-ara2→1glc4→1glc
　　　　　　　　R₂=H
白头翁苷B　　　　R₁=-ara2→1glc4→1glc
　　　　　　　　R₂=- glc6→1glc4→1rha

d. 木栓烷(friedeiane)型：木栓烷型的结构特点是 A/B、B/C、C/D 环均为反式，D/E 环为顺式；4 位、5 位、9 位、14 位各有一个 β-CH$_3$ 取代；17 位多为 β-CH$_3$(有时为—CHO、—COOH 或—CH$_2$OH)取代；C$_{13}$-CH$_3$ 为 α- 型；2 位、3 位常有羰基取代。

卫矛科植物雷公藤 *Tripterygium wilfoedii* 对类风湿疾病有独特疗效，从雷公藤去皮根中分离出的雷公藤酮(triptergone)，可视为是失去 25 位甲基的木栓烷型三萜类化合物。

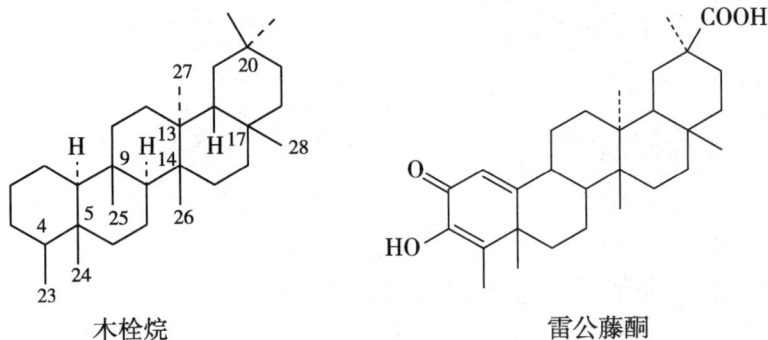

木栓烷　　　　　　　　　　雷公藤酮

e. 羊齿烷(fernane)型和异羊齿烷(isofernane)型：这两种类型的三萜类成分，可认为是羽扇豆烷型的异构体，E 环上的取代基在 22 位上，而 C$_8$ 位上的角甲基转到 13 位上。

白茅 *Imperata cylindria* 根具有清热凉血、止血和利尿作用。从日本产的白茅根中分得多种羊齿烷型和异羊齿烷型三萜成分，包括：白茅素(cylindrin)、芦竹素(arundoin)和羊齿烯醇(fernenol)等。前者为异羊齿烷型，13 位甲基 β- 构型，14 位甲基 α- 构型；后二者为羊齿烷型，13 位甲基 α- 构型，14 位甲基 β- 构型。

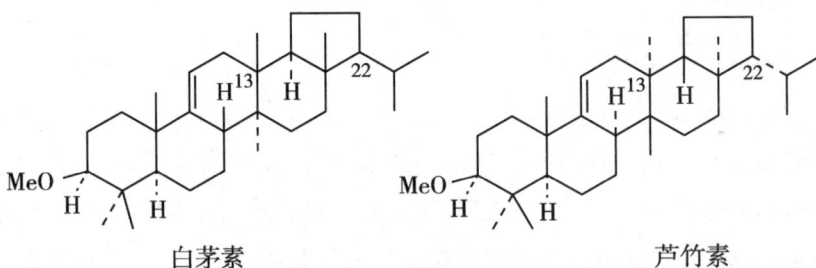

白茅素　　　　　　　　　　芦竹素

f. 何帕烷(hopane)型和异何帕烷(isohopane)型：互为异构体的何帕烷和异何帕烷均为羊齿烷的异构体，14 位和 18 位均有角甲基。

东北贯众(绵马鳞毛蕨)*Dryopteris crassirhizoma* 和石韦 *Pyrrosia lingua* 全草中含有的里白烯(diploptene)、京大戟 *Euphorbia pekinensis* 中的新莫替醇(neomotiol)均属何帕烷型三萜化合物。

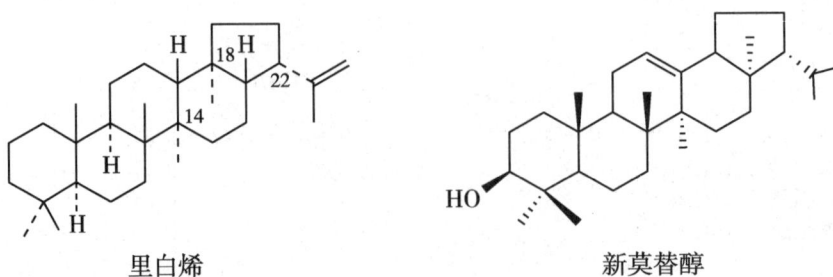

里白烯　　　　　　　　　　新莫替醇

g. 其他类型：石松 *Lycopodium clavatum* 中的石松素（lycoclavanin）和石松醇（lycoclavanol），是 C 环为七元环的三萜类化合物。

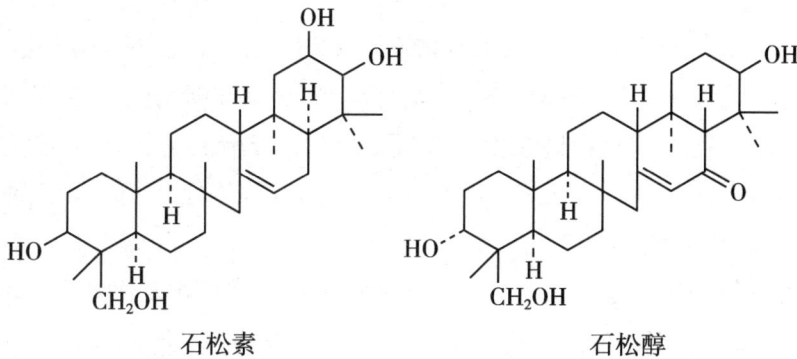

石松素 　　　　　　　　　石松醇

（三）萜类化合物的理化性质

1. 物理性质

（1）性状：单萜及倍半萜在常温下多为油状液体，少数为固体结晶，具挥发性及特异性气味。二萜及二倍半萜多为固体结晶。萜苷多为固体结晶或粉末，不具挥发性。

单萜及倍半萜（萜苷除外）可随水蒸气蒸馏，其沸点随其结构中的五碳单位数、双键数、含氧基团数的升高而规律性地升高。在提取分离单萜及倍半萜时可利用这些性质。

游离三萜类化合物大多结晶性较好，但三萜皂苷大多为无色或白色无定形粉末，仅少数为晶体，如常春藤皂苷为针状结晶。皂苷因极性较大，常具有吸湿性。

皂苷多有苦味和辛辣味，且对人体黏膜有强烈刺激性。如桔梗皂苷内服能刺激消化道黏膜，产生反射性粘液腺分泌，故可用于祛痰止咳。也有少数萜具有较强甜味，如甜菊苷、甘草皂苷。

（2）熔点与旋光性：游离三萜类化合物有固定的熔点，有羧基者熔点较高，如齐墩果酸的熔点是 308～310℃，熊果酸的熔点是 285～291℃。皂苷的熔点较高，也有的在熔融前即分解而无明显的熔点，一般测得的大多是分解点，多在 200～350℃之间。三萜类化合物均有旋光性。

（3）溶解度：游离的萜类化合物难溶于水，溶于甲醇、乙醇，易溶于乙醚、三氯甲烷、乙酸乙酯、苯等亲脂性有机溶剂。具羧基、酚羟基及内酯结构的萜还可分别溶于碳酸氢钠或氢氧化钠水液，加酸使之游离或环合后，又可自水中析出或转溶于亲脂性有机溶剂，此性质常用于提取分离此类结构的萜类化合物。

萜苷类化合物随分子中糖数目的增加而水溶性增强，脂溶性降低。一般能溶于热水，易溶于甲醇及乙醇，不溶或难溶于亲脂性有机溶剂。

萜类化合物对热、光、酸及碱较敏感，长时间接触常会引起其氧化、重排及聚合反应，导致结构变化。因此，在提取、分离及贮存萜类化合物时，应注意尽量避免其影响。

游离三萜类化合物能溶于石油醚、乙醚、三氯甲烷、甲醇、乙醇等有机溶剂，而不溶于水。三萜皂苷类，由于糖分子的引入，使极性增大，可溶于水，易溶于热水，稀醇、热甲醇和热乙醇中，几不溶或难溶于丙酮、乙醚以及石油醚等极性小的有机溶剂。皂苷在含水丁醇或戊醇中溶解度较好,在实验研究中常将正丁醇作为提取分离皂苷的溶剂。皂苷水解成次级苷后,在水中的溶解度降低,而易溶于低级醇、丙酮、乙酸乙酯中。皂苷有助溶性,可促进其他成分在水中的溶解。

(4)发泡性:三萜皂苷水溶液经强烈振摇能产生持久性的泡沫,且不因加热而消失,这是由于皂苷具有降低水溶液表面张力的缘故。因此,皂苷也可作为清洁剂、乳化剂应用。皂苷的表面活性与其分子内部亲水性和亲脂性结构的比例相关,只有当二者比例适当时,才能较好地发挥出这种表面活性。某些皂苷由于亲水性强于亲脂性或亲脂性强于亲水性,则不呈现此种活性或只有微弱的泡沫反应,如甘草皂苷。

(5)溶血作用:三萜皂苷水溶液大多能破坏红细胞而有溶血作用,若将其水溶液注射进入静脉中,毒性极大,低浓度就能产生溶血作用,因此皂苷通常又称为皂毒类(sapotoxins)。皂苷水溶液肌内注射易引起组织坏死,口服则无溶血作用。各类皂苷的溶血作用强弱可用溶血指数表示。溶血指数是指在一定条件(等渗、缓冲及恒温)下能使同一动物来源的血液中红细胞完全溶血的最低浓度,例如甘草皂苷的溶血指数为1:4 000,薯蓣皂苷的溶血指数为1:400 000。

皂苷的溶血作用,是因为多数皂苷能与胆甾醇结合生成不溶性的分子复合物。当皂苷水溶液与红细胞接触时,红细胞壁上的胆甾醇与皂苷结合,生成不溶于水的复合物沉淀,破坏了血红细胞的正常渗透性,使细胞内渗透压增加而发生崩解,从而导致溶血现象。因此,胆甾醇能解除皂苷的溶血毒性。但并不是所有皂苷都能破坏红细胞而产生溶血现象,相反,有的皂苷甚至还有抗溶血作用。例如,人参总皂苷没有溶血现象,但经分离后,人参三醇型和齐墩果烷型人参皂苷具有显著的溶血作用,而人参二醇型人参皂苷则有抗溶血作用。

值得注意的是,中药提取液中的一些其他成分也有溶血作用,如某些植物的树脂、脂肪酸、挥发油等亦能产生溶血作用,鞣质则能凝集血红细胞而抑制溶血。因此,要判断是否由皂苷引起溶血除进一步提纯后再进行试验外,还可以结合胆甾醇沉淀法,如沉淀后的滤液无溶血现象,而沉淀分解后有溶血活性,则表示确系由皂苷引起的溶血现象,避免假阳性。

2. 化学性质

(1)加成反应:多数萜烯、萜醛和萜酮可与相应的试剂产生加成反应,加成产物常因改变其溶解性而析出结晶,故可用加成反应分离和纯化这些类型的萜类化合物,了解其不饱和程度,可进行初步鉴定,还可制备出所需溶解性的衍生物。

1)双键加成反应

a. 卤化氢加成反应:氯化氢及溴化氢等卤化氢类试剂在冰醋酸为溶剂时,可对萜类双键进行加成,其加成产物可于冰水中析出结晶。β- 荜澄茄烯(β-cadinene)的冰醋酸溶液中加入氯化氢饱和的冰醋酸,反应结束后倾入冰水中,即析出加成物结晶。不饱和萜的氢卤化物与苯胺或 N,N- 二乙基苯胺等进行分解反应又可复原成原不饱和萜。

b. 溴加成反应:在冰冷却条件下,于不饱和萜的冰醋酸或乙醚 - 乙醇混合溶液中滴加溴,可生成其溴加成物的结晶。

c. 亚硝酰氯反应:亚硝酰氯(Tilden 试剂)能与很多不饱和萜的双键加成,生成亚硝基氯化物。反应时将不饱和萜或其冰醋酸溶液与亚硝酸戊酯(或亚硝酸乙酯)混合,冷却条件下加入浓盐酸,振摇,即可析出亚硝基氯化物结晶(必要时可用乙醇及丙酮重结晶),其结晶多为蓝色或蓝绿色,可用于不饱和萜的分离及鉴别(此亚硝基氯化物也可用不饱和萜卤化氢加成物的复原方解出原萜烯)。萜烯的亚硝基衍生物还可与伯胺或仲胺(常用六氢吡啶)缩合成具有较好结晶及一定物理常数的亚硝基胺类产物,颇具鉴定意义。

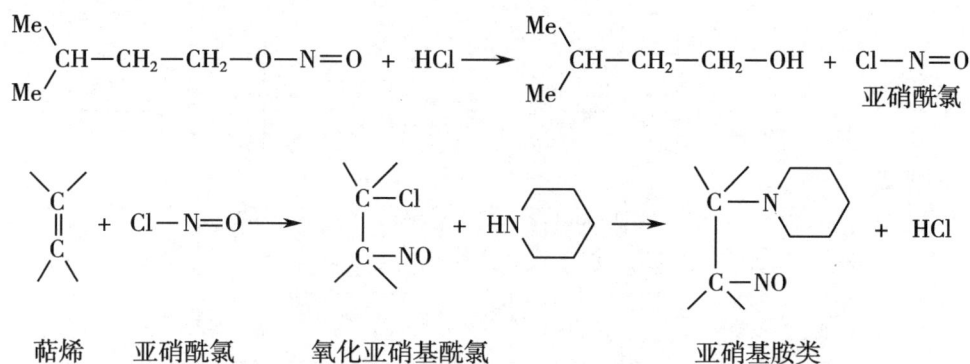

$$\underset{Me}{\overset{Me}{>}}CH-CH_2-CH_2-O-N=O \ + \ HCl \longrightarrow \underset{Me}{\overset{Me}{>}}CH-CH_2-CH_2-OH \ + \ Cl-N=O$$

亚硝酰氯

萜烯　　　亚硝酰氯　　　　氧化亚硝基酰氯　　　　　　　亚硝基胺类

需要注意的是,非四取代萜烯的氯化亚硝基衍生物结晶多为无色的二聚体,可加热至熔融或做成溶液解聚而呈蓝或蓝绿色。

d. Diels-Alder 反应:共轭二烯结构的萜类化合物能与顺丁烯二酸酐产生 Diels-Alder 反应,生成物为结晶,可以此初步证明共轭双键的存在。有些具两个非共轭双键的萜类也可与顺丁烯二酸酐生成加成物,故用此反应判定共轭双键结构时,应结合紫外光谱等其他数据综合分析。

2)羰基加成反应

a. 亚硫酸氢钠加成:具羰基的萜类化合物可与亚硫酸氢钠加成生成结晶性的加成物而与非醛酮类的萜类成分实现分离。此加成物用酸或碱(草酸、硫酸或碳酸钠)处理,可分解复原成原萜醛或萜酮。用此法处理具有双键的萜醛或萜酮时要注意控制反应条件,因反应时间过长或温度过高时会使双键发生不可逆加成。

b. 吉拉德(girard)试剂加成:吉拉德试剂是一类带季铵基团的酰肼,可与具羰基的萜类生成水溶性加成物而与脂溶性非羰基萜类分离,常用的试剂为吉拉德 T 及 P 试剂(girard T、girard P)两种。

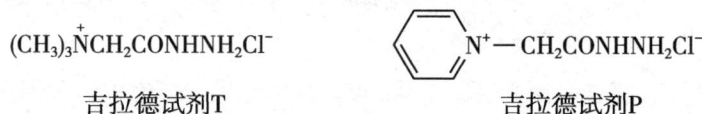

$$(CH_3)_3\overset{+}{N}CH_2CONHNH_2Cl^-$$

吉拉德试剂T

$$\overset{+}{N}-CH_2CONHNH_2Cl^-$$

吉拉德试剂P

反应时在萜酮及萜醛的乙酸-无水乙醇(1:10,重量比)溶液中加入吉拉德试剂(加乙酸为促进反应),加热回流,反应完毕后水稀释,用乙醚萃取非羰基类化合物后,分取水层用硫酸或盐酸酸化,再用乙醚萃取,乙醚萃取液蒸去溶剂即得原萜酮或萜醛。

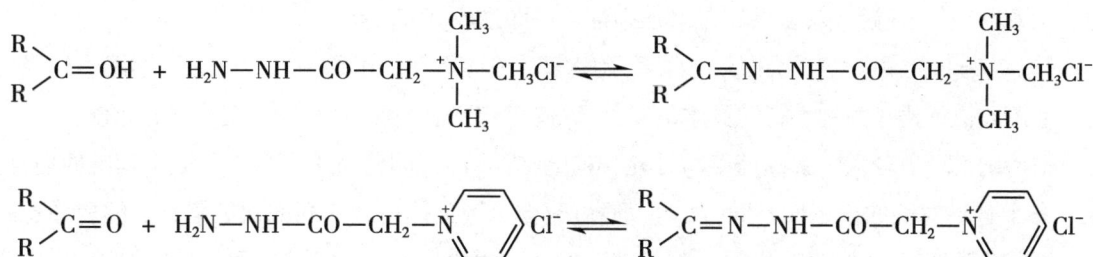

（2）分子重排反应：萜类化合物在发生加成、消除或亲核取代反应时，常发生 Wagner-Meerwein 重排，使碳架发生改变。目前工业上由 α-蒎烯合成樟脑，就是经 Wagner-Meerwein 重排后，再进行氧化制得。

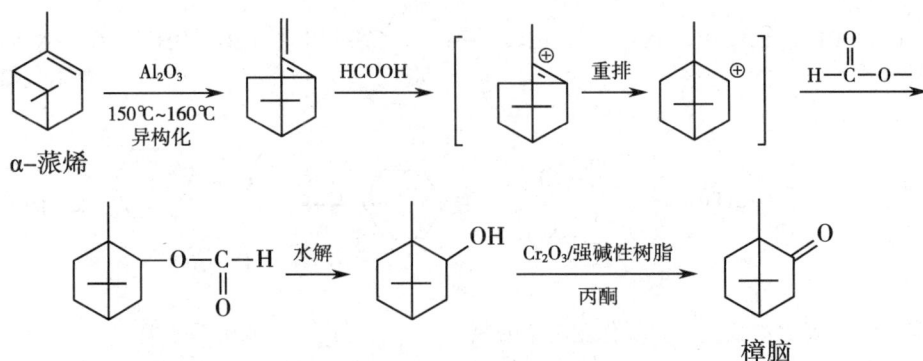

萜类化合物除具有上述加成和分子重排反应外，氧化和脱氢等反应在萜类化合物的结构测定中也曾有过重要的应用，但目前主要用波谱法测定萜类化合物结构。

（3）三萜类化合物的显色反应：三萜类化合物在无水条件下，与强酸（硫酸、磷酸、高氯酸）、中等强酸（三氯乙酸）或 Lewis 酸（氯化锌、三氯化铝、三氯化锑）作用，会产生颜色变化或荧光。具体作用原理尚不清楚，但可能主要是使分子中的羟基脱水，增加双键结构，再经双键移位、双分子缩合等反应生成共轭双烯系统，继续在酸作用下形成阳碳离子盐而呈色。有共轭双键的化合物呈色很快，孤立双键的呈色较慢。

a. Liebermann-Burchard 反应：将样品溶于乙酸酐中，加浓硫酸-乙酸酐（1∶20）数滴，可产生黄→红→紫→蓝等颜色变化，最后退色。

b. Kahlenberg 反应：将样品的三氯甲烷或醇溶液点于滤纸上，喷 20% 五氯化锑的三氯甲烷溶液（或三氯化锑饱和的三氯甲烷溶液），干燥后 60～70℃加热，显蓝色、灰蓝色、灰紫色等多种颜色。

c. Rosen-Heimer 反应：将样品溶液滴在滤纸上，喷 25% 三氯乙酸乙醇溶液，加热至 100℃，呈红色逐渐变为紫色。

d. Salkowski 反应：将样品溶于三氯甲烷，加入浓硫酸后，在硫酸层呈现红色或蓝色，三氯甲烷层有绿色荧光出现。

e. Tschugaeff 反应：将样品溶于冰醋酸中，加乙酰氯数滴及氯化锌结晶数粒，稍加热，则呈现淡红色或紫红色。

（4）沉淀反应：皂苷的水溶液可以和一些金属盐类如铅盐、钡盐、铜盐等产生沉淀。通常三萜皂苷的水溶液加入硫酸铵、乙酸铅或其他中性盐类即生成沉淀。

（5）皂苷的水解：皂苷可采用酸水解、酶水解、乙酰解、Smith 降解等方法进行水解。选择合适的水解方法或通过控制水解的具体条件，可以使皂苷完全水解，也可以使皂苷部分水解。

a. 酸水解：皂苷酸水解的速度与苷元和糖的结构有关，因此对于含有 2 条以上糖链的皂苷，由于各个苷键对酸的稳定性不同，故可以通过改变水解条件得到不同的次级皂苷。需要注意的是，有些三萜皂苷在酸水解时，易引起皂苷元发生脱水、环合、双键转位、取代基移位、构型转化等而生成人工产物,得不到原始皂苷元,如欲获得皂苷元,则应采用两相酸水解、酶水解或 Smith 降解等方法。

b. 乙酰解:将化合物的全乙酰化物在 BF_3 催化下用乙酸酐使苷键裂解,得到全乙酰化寡糖和全乙酰化苷元。

c. Smith 降解:此法水解条件比较温和,许多在酸水解中不稳定的皂苷元可采用此法获得皂苷元,如人参皂苷的水解。

d. 酶水解:某些皂苷对酸碱均不稳定,用 $NaIO_4$ 降解也易被破坏,可采用酶水解。

e. 糖醛酸苷键的裂解:对难水解的糖醛酸苷除常规方法外,需采用一些特殊的方法,如光解法,四乙酸铅 - 乙酸酐法,微生物转化法等。

光分解法是用 500W 的高压汞灯为光源,照射皂苷数小时,皂苷分子中的糖醛酸与苷元间的苷键裂解而释放出皂苷元。光解是有选择性的。例如,竹节人参皂苷Ⅳ(chikusetusaponin Ⅳ)是一个含有酯苷键的双糖链皂苷,在同样条件下,用光照射,得到的是保持酯苷键的次皂苷。此外,糖醛酸上的羧基甲酯化后,不影响苷键的裂解。

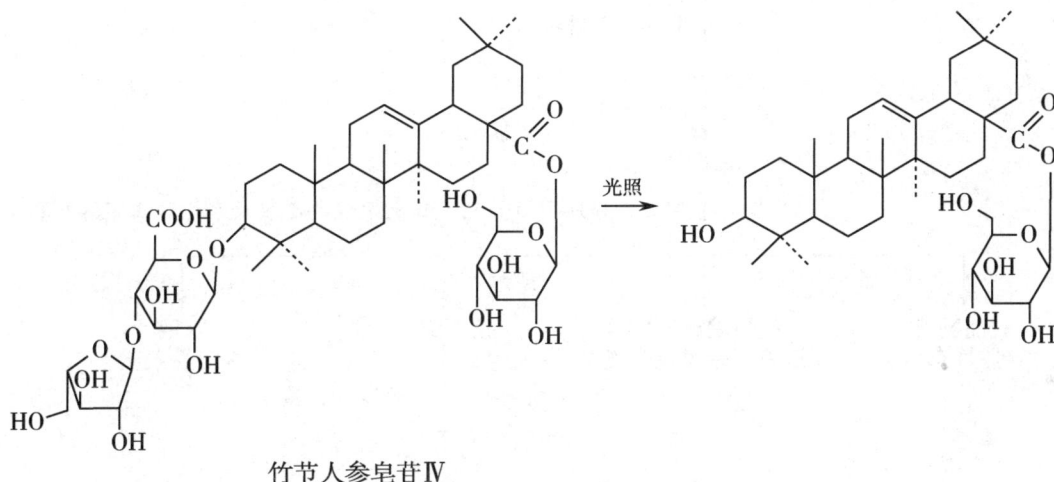

竹节人参皂苷Ⅳ

四乙酸铅 - 乙酸酐法应用于葡糖醛酸皂苷的裂解,皂苷先进行甲基化将所有的羟基保护起来,然后再在苯中与四乙酸铅作用,失去羧基,继续依次用甲醇钠、乙酸酐 - 吡啶处理,得到原皂苷元的乙酰化物。

f. 酯苷键的水解:含有酯键的皂苷易被碱水解,酯皂苷的酯苷键一般可在 $NaOH/H_2O$ 中回流一定时间使其水解,但在此条件下,水解下来的糖常伴有分解反应,因此一些较容易水解的酯苷键可以用 5mol/L 的氨水水解。近年来,酯皂苷的水解常采用 LiI 在 2,6- 二甲基吡啶 / 甲醇溶液中与皂苷一起回流,则酯皂苷中的以酯苷键形式与皂苷元相连的寡糖链可在保持其寡糖结构不变的情况下被定量地裂解下来,并通过色谱法可得到相应的次皂苷和被水解下来的寡糖,进而分别测定它们的结构,这对于解析复杂结构的皂苷是很有用的。此法对皂苷结构中的其他酰基无影响。

(四)萜类化合物的提取与分离

萜类化合物种类繁杂、数量庞大,理化性质差异较大,而且同分异构体多,结构稳定性差,所以提取分离难度相对较大。一般多根据此类成分挥发性、亲脂亲水性、特殊官能团的专属反应性以及极性等差异进行提取分离。如前所述，提取分离萜类化合物要注意减少或避免光、热、酸及碱对结构的影响。

1. 萜类化合物的提取与纯化

（1）萜类化合物的提取

1）溶剂提取法：除可用提挥发油的方法提取挥发性萜外，还可用甲醇或乙醇提取，醇提取液根据需要，浓缩至一定体积，加水混悬后，用不同极性的亲脂性有机溶剂按极性由小到大的递增顺序依次萃取，得到不同脂溶性的萜类提取物。

对富含油脂及叶绿素的中药资源性原料经醇提取后，可将醇浓缩液的含醇量调至 70%～80%，用石油醚萃取去除强亲脂性杂质后，再选用一定的亲脂性有机溶剂萃取总萜；若药材含极性较大的萜类（如多羟基萜内酯），则可先用石油醚对药材脱脂后，再用醇提取。

醇类溶剂提取法为目前提取皂苷的常用方法，提取流程如下：

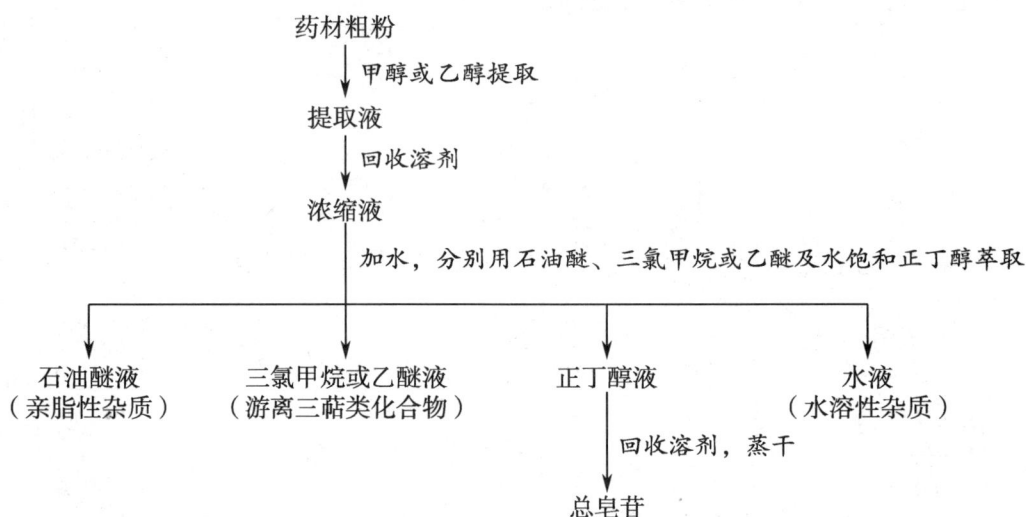

```
                    药材粗粉
                      │ 甲醇或乙醇提取
                    提取液
                      │ 回收溶剂
                    浓缩液
                      │ 加水，分别用石油醚、三氯甲烷或乙醚及水饱和正丁醇萃取
        ┌─────────────┼─────────────────┬──────────────┐
   石油醚液      三氯甲烷或乙醚液       正丁醇液         水液
 （亲脂性杂质）（游离三萜类化合物）                  （水溶性杂质）
                                        │ 回收溶剂，蒸干
                                      总皂苷
```

许多三萜类化合物在植物中是以皂苷的形式存在，如想得到皂苷元，可采用酸水解有机溶剂萃取法，先将植物原料在酸性或碱性溶液中加热水解，过滤，药渣水洗后干燥，然后用三氯甲烷等有机溶剂提取出皂苷元。也可先用醇类溶剂提取皂苷，然后进行水解，滤出水解物，再用有机溶剂提取出皂苷元。有些三萜皂苷在酸水解时，由于水解条件比较剧烈，发生结构的改变而得不到原来的皂苷元。如欲获得原生皂苷元，可采用两相水解、酶水解或 Smith 降解等温和的水解方法。

2）碱提取酸沉淀法：萜内酯的提取可结合其结构特点进行。先用提取萜的方法提取出含萜内酯的粗总萜，然后利用内酯在热碱溶液中易开环成盐溶于水，酸化环合又可析出原内酯的特性，用碱水提取酸化沉淀的方法处理粗总萜，可得到较纯的总萜内酯（倍半萜内酯用此法较多）。但某些对酸碱易引起结构发生不可逆变化的萜内酯，不可用碱溶酸沉法纯化。某些皂苷含有羧基，可溶于碱水，因此可用碱溶酸沉法提取。

（2）萜类化合物的纯化：萜内酯的纯化也可用硅胶或氧化铝柱色谱法进行，一般多采用硅胶作固定相。以石油醚及石油醚混合不同比例的乙醚洗脱，据报道，萜内酯多集中在石油醚 - 乙醚

（1:1）的洗脱流分中。

提取萜苷类多用甲醇或乙醇作溶剂，也可用水、稀丙酮及乙酸乙酯，提取液经减压浓缩后加水溶解，滤去水不溶性杂质，用乙醚、三氯甲烷或石油醚萃取去除脂溶性杂质，脱脂后的萜苷水溶液可采用下述方法去除水溶性杂质。

1）正丁醇萃取法：萜苷水液以正丁醇萃取，正丁醇萃取液经减压浓缩，可得到粗总萜苷。

2）活性炭、大孔树脂吸附法：用活性炭或大孔树脂吸附水溶液中萜苷后，先用水及稀乙醇依次洗脱除去水溶性杂质，再用合适浓度的乙醇洗脱萜苷，如桃叶珊瑚苷及甜叶菊苷可分别用活性炭及大孔树脂纯化获得。

在萜苷的提取纯化过程中，要防止酶及酸对苷键的裂解，尤其是环烯醚萜苷稳定性差，更需注意。

2. 萜类化合物的分离

（1）利用特殊官能团分离：萜类化合物中常见的官能团为双键、羰基、内酯环、羧基、碱性氮原子（萜类生物碱）及羟基等，可有针对性地用加成、碱开环酸环合、酸碱成盐及形成酸性酯等反应，使具有相应官能团萜的溶解性发生改变，以固体析出或液体转溶的形式从总萜中分离（具体方法在挥发油的分离中介绍）。双键是萜类常具有的官能团，其加成物可使液态单萜烯以结晶形式析出，具有一定的分离精制意义。

（2）结晶法分离：有些萜类化合物的粗提物，用其他溶剂渗提或萃取法纯化处理后，其纯度会明显升高，若将其提取液适当浓缩，常会析出粗晶，滤取结晶，必要时可再用适当溶剂或方法重结晶至得到高纯度结晶。如薄荷醇、樟脑、野菊花内酯（yejuhua lactone）及古伦宾（columbin）可用结晶法分离。

（3）柱色谱法分离

1）吸附柱色谱法：柱色谱法是分离萜类化合物的主要方法，许多用其他方法难以分离的萜类异构体都可用吸附柱色谱法分离。常用的吸附剂为硅胶、中性氧化铝（非中性氧化铝易引起萜类化合物结构变化），其中硅胶应用最广。

萜类化合物的柱色谱分离一般选用非极性有机溶剂，如正己烷、石油醚、环己烷、乙醚或乙酸乙酯做洗脱剂。但使用单一溶剂往往达不到分离的效果，故在实践中多选用混合溶剂，而且应根据被分离物质的极性大小来考虑。常用的洗脱剂多以石油醚、正己烷及环己烷单一溶剂分离萜烯，或混以不同比例的乙酸乙酯或乙醚来分离含氧萜，对于多羟基的萜醇及萜酸还要加入甲醇或用三氯甲烷 - 甲醇洗脱。此法也可用于分离各类三萜化合物。吸附柱色谱所用的吸附剂常用硅胶，样品上柱后，可用不同比例的混合溶剂如三氯甲烷 - 丙酮、三氯甲烷 - 甲醇或三氯甲烷 - 甲醇 - 水等进行梯度洗脱。反相柱色谱通常以反相键合相硅胶 Rp-18、Rp-8 或 Rp-2 为填充剂，常用甲醇 - 水或乙腈 - 水等溶剂为洗脱剂。

对于单纯以硅胶或氧化铝为吸附剂难以分离的萜类化合物，可用硝酸银络合柱色谱分离。一般多以硝酸银 - 硅胶或硝酸银 - 氧化铝作吸附剂进行络合吸附。其分离机制主要是利用硝酸银可与双键形成 π 络合物，而双键数目、位置及立体构型不同的萜在络合程度及络合物稳定性方面有一定的差异，利用此差异可进行色谱分离。硝酸银络合色谱分离萜类化合物的洗脱剂与上述硅胶及氧化铝色谱相同。

除柱色谱法外,制备硅胶薄层色谱也可用于萜类化合物的分离。

2）分配柱色谱法：由于三萜皂苷极性较大,故也可采用分配色谱法进行分离,常用硅胶作为支持剂,固定相为3%草酸水溶液等,流动相为含水的混合有机溶剂,如三氯甲烷-甲醇-水、二氯甲烷-甲醇-水、乙酸乙酯-乙醇-水等,也可用水饱和正丁醇等作为流动相。

3）高效液相色谱法：高效液相色谱法是目前分离皂苷类化合物常用的方法,其分离效能较高。用于皂苷的分离制备一般采用反相色谱柱,以甲醇-水、乙腈-水等系统为洗脱剂。

4）大孔树脂柱色谱：大孔树脂色谱是常用于分离极性较大天然产物的有效方法,尤其适用于皂苷的精制和初步分离。将含有皂苷的水溶液通过大孔树脂柱后,先用水洗涤除去糖和其他水溶性杂质,然后再用不同浓度的甲醇或乙醇依其浓度由低到高的顺序进行梯度洗脱。极性大的皂苷,可被10%～30%的甲醇或乙醇洗脱下来,极性小的皂苷,则被50%以上的甲醇或乙醇洗脱下来。

5）凝胶柱色谱法：凝胶柱色谱法是利用分子筛的原理来分离分子量不同的化合物,在用不同浓度的甲醇、乙醇或水等溶剂洗脱时,各成分按分子量递减顺序依次被洗脱下来,即分子量大的皂苷先被洗脱下来,分子量小的皂苷后被洗脱下来。应用较多的是能使用有机相洗脱的Sephadex LH-20。

用色谱法分离萜类化合物通常采用多种色谱法相组合的方法,即一般先通过硅胶柱色谱进行分离后,再结合低压或中压柱色谱、薄层制备色谱、高效液相色谱或凝胶柱色谱等进一步分离纯化。对三萜皂苷的分离,还可在进行硅胶柱色谱前,先用大孔树脂柱色谱进行精制或初步分离。

（五）萜类化合物的检识

萜类多为不饱和的环烃结构,其碳架类型多而复杂,绝大多数的萜类化合物缺乏专属性强的检识反应,目前对绝大多数萜类化合物主要是用硫酸-乙醇等通用显色剂或羰基类显色剂,在薄层色谱上进行检识。草酚酮类、环烯醚萜类、薁类这样一些基本碳架结构相对固定的特殊萜类化合物具一定专属性的检识反应,而三萜皂苷也具有一些特殊的检识反应。

1. 理化检识

（1）草酚酮类的检识反应：草酚酮具有一般酚类的性质,能与铁、铜等重金属离子生成具有一定颜色的络盐,可供检识。

1）三氯化铁反应：1%的三氯化铁溶液可与草酚酮生成赤色络合物。

2）硫酸铜反应：稀硫酸铜溶液可与草酚酮生成稳定的绿色结晶。此结晶可用三氯甲烷重结晶,并具有高熔点。许多其他酚类也可与三氯化铁及硫酸铜生成相似颜色的沉淀或结晶,因此根据这些检识反应下结论时,要结合草酚酮的挥发性及其羰基（1 600～1 650cm⁻¹）和羟基（3 100～3 200cm⁻¹）的红外光谱吸收峰综合分析。

（2）环烯醚萜类的检识反应

1）Weiggering法：取新鲜药材1g,适当切碎,加入1%盐酸5ml,浸渍3～6小时,取此浸渍液0.1ml转移至装有Trim-Hill试剂（乙酸10ml、0.2%硫酸铜水溶液1ml、浓硫酸0.5ml混合溶液）的试管内,混匀,加热至产生颜色。许多环烯醚萜苷类化合物（环烯醚萜苷及裂环环烯醚萜苷）可产生不同颜色，如车叶草苷（asperulaside）、桃叶珊瑚苷、水晶兰苷（monotopein）为蓝色，哈巴苷（harpagide）为紫红色；有些环烯醚萜为阴性反应，如番木鳖苷（loganin）、梓苷等。

2）Shear 反应：Shear 试剂（浓盐酸 1 体积与苯胺 15 体积混合液）多能与吡喃衍生物产生特有的颜色。如车叶草苷与 Shear 试剂反应能产生黄色，继变为棕色，最后转为深绿色。

3）其他显色反应：环烯醚萜类化合物对酸碱试剂敏感，多发生分解、聚合、缩合、氧化等反应，形成不同颜色的产物。如京尼平（genipin）与氨基酸（甘氨酸、亮氨酸、谷氨酸）共热，即显红色至蓝色。有的与冰醋酸及少量铜离子共热也能产生蓝色。分子中有环戊酮结构，可与 2,4- 二硝基苯肼反应产生黄色。上述检识反应并不是对每种环烯醚萜类化合物都为阳性反应，故检识时应多做几种反应，并佐以苷的一般检识反应进行补充检识。

（3）薁类化合物的检识

1）Sabety 反应：取挥发油 1 滴溶于 1ml 三氯甲烷中，加入 5% 溴的三氯甲烷溶液数滴，若产生蓝、紫或绿色，表示含有薁类衍生物。

2）Ehrlich 试剂反应：取挥发油适量与 Ehrlich 试剂（对 - 二甲胺基苯甲醛 - 浓硫酸试剂）反应，若产生紫色或红色，表明有薁类衍生物存在。

3）对 - 二甲胺基苯甲醛显色反应：此反应是挥发油经薄层色谱展开分离后，再喷以由对 - 二甲胺基苯甲醛 0.25g、乙酸 50g、85% 磷酸 5g 和水 20ml 混匀后组成的显色剂（避光可保存数月），室温显蓝色，示有薁类衍生物，氢化薁在 80℃加热 10 分钟显蓝色。蓝色会随后减弱转为绿色，最后转为黄色，将薄层放在水蒸气上则蓝色可再现。

（4）三萜皂苷类的检识：通过 Liebermann-Burchard 等颜色反应和 Molish 反应，可初步推测化合物是否为三萜或三萜皂苷类化合物。利用试剂检识皂苷虽然比较灵敏，但其专属性较差。①皂苷水溶液经强烈振摇能产生持久性的泡沫，此性质可用于皂苷的鉴别。其方法是取中药粉末 1g，加水 10ml，煮沸 10 分钟后滤出水液，振摇后产生持久性泡沫（15 分钟以上），则为阳性。鉴于有些化合物如蛋白质的水溶液等亦有发泡性，但其泡沫加热后即可消失或明显减少。因此，利用此法鉴别皂苷时应该注意可能出现的假阳性反应。②取供试液 1ml，于水浴上蒸干，用生理盐水溶解，加入几滴 2% 的红细胞悬浮液，如有皂苷类成分存在，则发生溶血现象，溶液由混浊变为澄明。此性质不仅可以用于皂苷的检识，还可推算样品中所含皂苷的粗略含量。例如，浸出液测得的溶血指数为 1∶1，所用对照标准皂苷的溶血指数为 1∶100，则可得出其中皂苷含量约为 1%。

2. 色谱检识

（1）薄层色谱：分离萜类化合物的薄层吸附剂多用硅胶 G、氧化铝及此两种吸附剂与硝酸银组成的络合吸附剂，展开剂多为石油醚（30～60℃）、乙烷、苯，分别加入不同比例的乙酸乙酯或乙醚，极性大的萜醇或萜酸类可加入三氯甲烷或甲酸、乙酸展开分离。

三萜类化合物常用硅胶为吸附剂。游离三萜类化合物常以环己烷 - 乙酸乙酯（1∶1）、三氯甲烷 - 乙酸乙酯（1∶1）、苯 - 丙酮（1∶1）、三氯甲烷 - 丙酮（95∶5）等亲脂性溶剂为展开剂；皂苷常用的展开剂有三氯甲烷 - 甲醇 - 水（65∶35∶10，下层）、正丁醇 - 乙酸 - 水（4∶1∶5，上层）、乙酸乙酯 - 吡啶 - 水（3∶1∶3）、乙酸乙酯 - 乙酸 - 水（8∶2∶1）等，也可用反相薄层色谱，将样品点于预制的 Rp-18、Rp-8 等反相高效薄层板上，用甲醇 - 水或乙腈 - 水进行展开。分离酸性皂苷时，使用中性溶剂系统展开,往往易产生拖尾或分离效果不好,可在展开剂中加入少量甲酸或乙酸加以克服。

除前述草酚酮、环烯醚萜及薁类等特殊萜类化合物外,其他萜类化合物经薄层展开后,用通用显色剂或醛酮类显色剂反应方可显色。常用的通用显色剂及醛酮显色剂反应如下。

1)通用显色剂:10% 硫酸溶液、三氯乙酸试剂、五氯化锑试剂、香草醛-硫酸试剂等。

2)专属性试剂:①2,4-二硝基苯肼,用于检识醛和酮类化合物。喷洒后,无环的醛和酮现黄色,环状的羰基化合物则现橙红色。②邻联茴香胺,用于检识醛和酮类化合物。在室温中喷洒后,醛类显黄至棕色,加热后颜色变深而背景颜色亦变深。

用上述显色反应检识萜类化合物时,因其通用范围广,故应尽量使用相应的对照品,同系物或对照药材作对照检识。

（2）纸色谱:对于亲水性强的皂苷,纸色谱可用水为固定相,移动相的亲水性也相应增大。例如,乙酸乙酯-吡啶-水(3:1:3)、正丁醇-乙酸-25% 氨水(10:2:5)、正丁醇-乙醇-15% 氨水(9:2:9)等,后两种展开剂适用于酸性皂苷的纸色谱。这种以水为固定相的纸色谱法,缺点是不易得到集中的斑点。

对游离三萜和亲脂性皂苷,一般多用甲酰胺为固定相,用甲酰胺饱和的三氯甲烷溶液为移动相。如果皂苷的亲脂性较弱,则需相应地减弱移动相的亲脂性,可用三氯甲烷-四氢呋喃-吡啶(10:10:2,下层,预先用甲酰胺饱和)、三氯甲烷-二氧六环-吡啶(10:10:3,下层,预先用甲酰胺饱和)等溶剂系统。

皂苷的纸色谱显色剂有三氯乙酸、五氯化锑试剂等。

（六）萜类化合物的结构研究

一般萜类化合物的碳架种类十分丰富,较难总结出共同的波谱规律。但萜类化合物结构中所具有的甲基、亚甲基、偕二甲基、双键、共轭双键、羰基及内酯等是常见的结构特征,可用于结构研究用。以下主要介绍环烯醚萜类和三萜类化合物的几种波谱特征规律。

1.环烯醚萜类化合物的结构研究　环烯醚萜类化合物的结构母核较固定,主要有环烯醚萜苷、C_4 位有取代环烯醚萜苷及裂环环烯醚萜苷三种结构类型,其波谱特征规律性较强,用波谱法并佐以必要的化学手段测定,使环烯醚萜这种特殊萜类化合物的结构研究变得较为简单。

（1）紫外光谱:C_4 位有—COOH、—COOR 取代基的环烯醚萜类化合物,由于分子中具有发色团 α、β 不饱和酸、酯和内酯结构,故在 $230\sim240$nm 之间有较强吸收,ε 值约在 10 000 左右。这与按 Woodward 规则计算的结果相一致。例如,马鞭草苷(verbenalin)的 λ 实测值为 238nm(ε 9 600),计算值为 235nm(α、β- 不饱和酯基本值为 195nm,加上 α- 烷基的取代基增值 10nm,再加上 β-OR 基取代基增值 30nm)。

该类型的环烯醚萜类化合物,若在 0.01mol/L NaOH 溶液中测定时,则 $230\sim240$nm 吸收峰可向红移动 $30\sim40$nm。例如,马鞭草苷元(verbenalol)在醇中测定 λ_{max} 为 240nm(ε 9 050),而在 0.01mol/L NaOH 溶液中测定时则为 271nm(ε 19 000)。这种吸收峰的红移可归因于烯醇阴离子的形成。

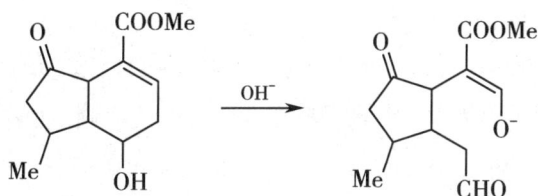

马鞭草苷元（240nm）　　　　　马鞭草苷元烯醇型阴离子（271nm）

此外,环戊烷部分有羰基时,则在 270～290nm 处出现 $n \rightarrow \pi^*$ 跃迁引起产生弱的吸收峰,ε 值多小于100。

综上,UV 光谱可用于判断 α、β- 不饱和酯及烯醚键是否存在。根据 230～240nm 峰的存在与否,判断环烯醚萜类化合物 C_4 取代状况,分子中有 C_4-COOR 者均有此峰,而 C_4 位无取代基的降解环烯醚萜类或 C_4 位取代基为 $-CH_3$、$-CH_2OH$、$-CH_2OR$ 者则无此峰。

（2）红外光谱:环烯醚萜类化合物的主要 IR 光谱特征如下。

共同特征是在 1 640cm^{-1} 左右有强峰,系烯醚双键的伸缩振动引起的。若 C_4 位有 COOR 基,则在 1 680cm^{-1} 左右（个别可在 1 710cm^{-1}）有 α、β 不饱和酯的羰基吸收,也是强峰。此点可与 C_4 位无取代基或 C_4 位取代基为 $-CH_3$,$-CH_2OH$ 等相区别。若戊烷部分有环酮结构存在,则于 1 740cm^{-1}（1 710～1 750cm^{-1}）附近有一个强峰。若五元环部分有环氧存在,如丁香醚苷,则应有 1 250cm^{-1},830～890cm^{-1} 两个吸收峰。裂环环烯醚萜类化合物分子中多有乙烯基（$-CH=CH_2$）结构,在 990cm^{-1},910cm^{-1} 两处有红外吸收。

总之,可用 IR 光谱特征判断化合物是否为环烯醚萜类,C_4 位有无 COOR 取代基,是否为裂环环烯醚萜类,五元环中有无羟基、羰基、双键及环氧结构。

（3）核磁共振氢谱: ^{1}H-NMR 谱对环烯醚萜类化合物的结构测定十分重要。它可用于判定环烯醚萜的结构类型,并能确定其立体化学（构型、构象）结构。

环烯醚萜类化合物中 H-1 与 H-3 的 NMR 信号最具有鉴别意义。

由于 C_1 原子与两个 O 原子相连,故 H-1 共振发生在较低磁场,化学位移约在 δ 4.5～6.2 之间。H-1 与 H-9 相互偶合,其偶合常数 $J_{1,9}$ 是判断二氢吡喃环构型和构象的重要依据。当 $J_{1,9}$ 在 0～3.0Hz 时,表明 H-1 处于平伏键,而 C_1 的 $-OH$（或 $-O$-glc）则处于直立键,此时 C-1 折向平面上方;当 $J_{1,9}$ 在 7.0～10.0Hz 时,表明 H-1 处于直立键,而 C_1-OH（或 C_1-O-glc）处于平伏键,在此情况下,二氢吡喃环几乎处于同一平面,但 C_1 折向下方。

H-3 的 NMR 信号可用以区别 C_4 位有 $-COOR$ 取代基、$-CH_3$ 或 $-CH_2OR$,C_4 位无取代基的环烯醚萜类。当 C_4 有 $-COOR$ 取代基（包括裂环环烯醚萜类）时,H-3 因受 COOR 基影响处于更低的磁场区,一般 δ 值多在 7.3～7.7（个别可在 7.1～8.1）之间,因与 H-5 为远程偶合,故 $J_{3,5}$ 很小,为 0～2.0Hz。该峰为 C_4 位有 $-COOR$ 取代基的特征峰。当 C_4 位取代基为 $-CH_3$ 时,H-3 化学位移在 δ 6.0～6.2,为多重峰。当取代基为 $-CH_2OR$ 时其化学位移在 δ 6.3～6.6,也为多重峰。

当 C_4 位无取代基时,H-3 的化学位移与 C_4 位取代基为 $-CH_3$ 或 $-CH_2OR$ 相近（也在 δ 6.5 左右）,但峰的多重度及 J 值有明显区别。因 H-3 与 H-4 为邻偶,同时 H-3 与 H-5 又有远程偶合,故 H-3 多呈现双二重峰（dd）,J_1 约 6.0～8.0Hz,J_2=0～2.0Hz。例如,山萝花苷 Melampyroside H-3 的化学位移为 6.33,dd 峰,J_1=7.0Hz,J_2=2.0Hz。又如车前草中的甲基梓醇（methyl catalpol）H-3 化学

位移为 6.5，也为 dd 峰，$J_1=6.0Hz$，$J_2=2.0Hz$。

其他质子信号：C_8 位常连有 $10\text{-}CH_3$。若 C_8 为叔碳，则 $10\text{-}CH_3$ 为二重峰，$J=6.0Hz$，化学位移多在 $\delta 1.1\sim1.2$。若 C_7—C_8 之间有双键，则该甲基变成单峰或宽单峰，化学位移移至 $\delta 2.0$ 左右。分子中如有—$COOCH_3$ 取代基，其 OCH_3 信号为单峰，一般出现在 $\delta 3.7\sim3.9$ 之间。

（4）核磁共振碳谱：环烯醚萜类化合物的 $^{13}C\text{-NMR}$ 化学位移特征如下。

对于一般的环烯醚萜苷来说，$C_1\text{-OH}$ 与葡萄糖成苷，C-1 化学位移在 $\delta 95\sim104$ 左右，如果 C_5 位连有羟基时，其化学位移约在 $\delta 71.0\sim74.0$，如果 C-6 位存在羟基时，其化学位移约在 $\delta 75.0\sim83.0$，C_7 位一般情况下没有羟基，如果 C-7 位连有羟基时，其化学位移在 $\delta 75.0$ 左右，如果 C_8 位连有羟基时，其化学位移约在 $\delta 62.0$ 左右。C_{10} 位甲基通常为羟甲基或羧基化，如果 C_{10} 为羟甲基，其化学位移为 $\delta 66.0$ 左右，若 C_7 位有双键，其化学位移为 $\delta 61.0$ 左右。C_{10} 为羧基时，其化学位移在 $\delta 175.0\sim177.0$ 之间。C_{11} 通常为羧酸甲酯、羧基或醛基，如为醛基时，化学位移在 $\delta 190.0$ 左右，为羧基时，化学位移在 $\delta 170.0\sim175.0$ 之间，如果形成羧酸甲酯，其化学位移在 $\delta 167.0\sim169.0$ 左右。环烯醚萜绝大多数有 $\Delta^{3(4)}$，由于 2 位氧的影响，C-3 化学位移比 C-4 处于低场。如果分子中 C_7 位和 C_8 位之间有双键，且同时 C_8 位有羟甲基取代，则 C-7 化学位移比 C-8 处于高场。而如果 C_8 位有羧基取代，则 C-7 化学位移比 C-8 处于低场。有的化合物 C_6 位为羰基，其化学位移在 $\delta 212.0\sim219.0$ 之间。

4- 去甲基环烯醚萜苷由于 4 位无甲基，所以 C_4 化学位移一般在 $\delta 143.0\sim139.0$，C_3 在 $\delta 102.0\sim111.0$ 之间。

8- 去甲基环烯醚萜苷由于 8 位无甲基，如果有 $\Delta^{7(8)}$ 时，其化学位移在 $\delta 134.0\sim136.0$ 左右，若 C_7 和 C_8 与氧形成含氧三元环，其化学位移一般在 $\delta 56.0\sim60.0$ 之间。

（5）旋光谱：具有环戊酮结构的环烯醚萜类，一般都有显示较强的（-)Cotton 效应。这对判断羰基的存在及某些立体结构具有意义。

2．三萜类化合物的结构研究　　三萜类化合物的结构研究除采用常规的化学和物理等方法外，由于生源关系，同属植物常含有结构类似的化学成分，所以查阅同属植物的化学成分研究报道，对确定所研究植物中的三萜及皂苷的结构会大有帮助。例如，皂苷可经苷键裂解得到较小分子的苷元和糖，苷元结构的确定可采用氧化、还原、脱水、甲基化或双键转位，乙酰化，甲酯化等化学反应将未知苷元结构转变为已知化合物，然后将其 IR、mp、R_f 值或其他波谱数据与已知物数据对照方法推测其结构，也可采用半合成或全合成方法制备相应的合成产物以确证天然产物的结构。由于波谱技术特别是核磁共振技术的发展，目前皂苷结构的确定通常主要采用波谱法，对于一些母核新颖较复杂的三萜类化合物的结构可采用 2D-NMR 和单晶 X- 射线衍射分析等方法进行确定。

（1）紫外光谱：多数三萜类化合物不产生紫外吸收，但齐墩果烷型三萜化合物由于结构中多具有双键，可用紫外光谱判断其双键类型，如结构中只有一个孤立双键，仅在 205～250nm 处有微弱吸收；若有 α，β- 不饱和羰基，最大吸收在 242～250nm；如有异环共轭双烯，最大吸收在 240、250、260nm；同环共轭双烯最大吸收则在 285nm。此外，11-oxo，Δ^{12}- 齐墩果烷型化合物，可用紫外光谱判断 18-H 的构型，当 18-H 为 β- 构型，最大吸收为 248～249nm，18-H 为 α- 构型，最大吸收为 242～243nm。

（2）质谱

1）游离三萜类化合物：主要采用 EI-MS，通过对化合物分子离子峰和裂解碎片峰的研究，可提供该类化合物的分子量、可能的结构骨架或取代基种类及位置等信息。

a. 齐墩果 -12- 烯（乌苏 -12- 烯）类三萜化合物：其 EI-MS 显示分子离子峰[M]$^+$ 及失去 CH$_3$、OH 或 COOH 等碎片峰。由于分子中存在 C$_{12}$ 双键，具环己烯结构，故 C 环易发生 RDA 裂解，出现含 A、B 环和 D、E 环的碎片离子峰。

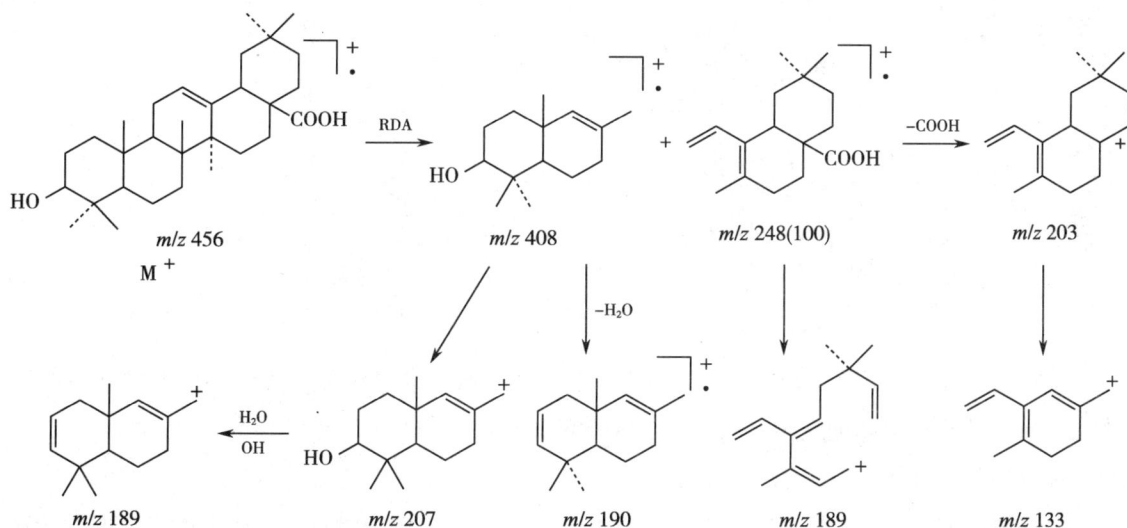

b. 羽扇豆醇型三萜皂苷元：可出现失去异丙基产生的 M—43 的特征碎片离子峰。

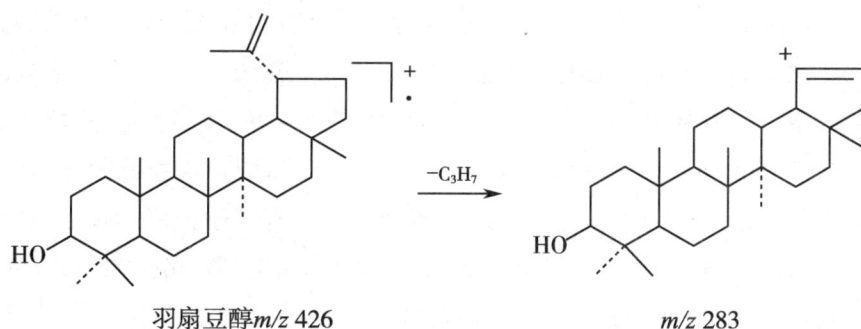

2）三萜皂苷：由于皂苷的难挥发性，所以电子轰击质谱（EI-MS）和化学电离质谱（CI-MS）技术在三萜皂苷的应用受到限制。目前，常用场解析质谱（FD-MS）和快原子轰击质谱（FAB-MS）。这两种质谱方法均不依赖于样品的挥发就可得到皂苷的准分子离子峰[M+H]$^+$、[M+Na]$^+$ 和 [M+K]$^+$ 等，负 FAB-MS 给出[M−H]$^-$ 峰，还可以给出皂苷分子失去寡聚基或单糖碎片峰，并同时出现相应的糖单元的碎片峰。以下述皂苷为例，该皂苷结构为齐墩果酸 -3-O-β-D- 葡萄糖基 -（1 → 4）-O-D- 葡萄糖基 -（1 → 3）-O-α-L- 鼠李糖基 -（1 → 2）-O-α-L- 阿拉伯糖苷，FAB-MS 呈现了 1 081 [M+Na]$^+$ 准分子离子峰及 919 [（M+Na）-162]$^+$、757 [（M+Na）-162-162]$^+$、611 [（M+Na）-162-162-146]$^+$ 和 479 [（M+Na）-162-162-146-132]$^+$ 的碎片峰，根据以上数据不仅可知其分子量，还能推测出皂苷元与糖、糖与糖之间的连接顺序。

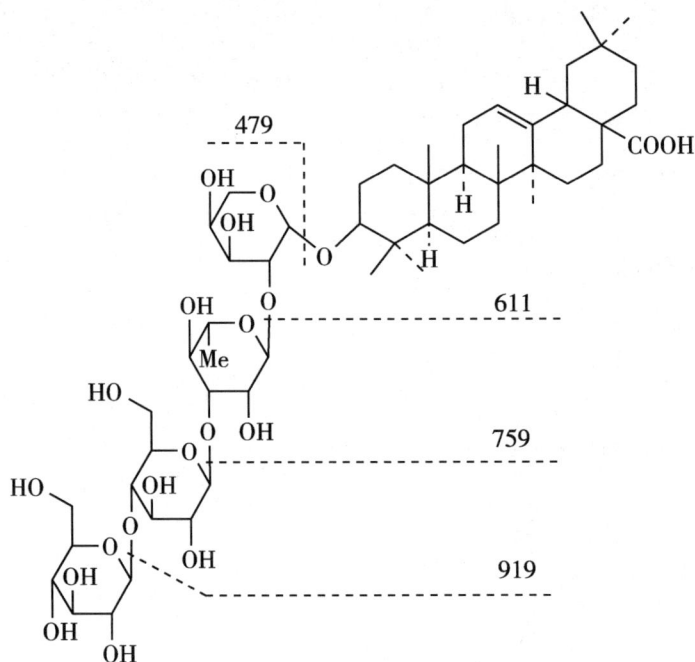

此外，二级离子质谱（SIMS）、飞行时间质谱（TOF-MS）、电喷雾质谱（ESI-MS）和激光解析质谱（LD-MS）等也被成功地应用于皂苷的结构研究。

（3）核磁共振波谱

1）核磁共振氢谱：可获得三萜及其皂苷中甲基质子、连氧碳上的质子、烯氢质子及糖的端基质子信号等重要信息。

在 ^{1}H-NMR 谱的高场，出现多个甲基单峰是三萜类化合物的最大特征。一般甲基质子信号在 δ 0.60～1.50。羽扇豆烷型三萜的 29-CH$_3$，因与双键相连，δ 值在 1.63～1.80，呈宽单峰。乙酰基中甲基信号为 δ 1.82～2.07，甲酯部分的甲基信号在 3.6 左右。高场区的甲基信号的数目及峰形有助于推断三萜类化合物的基本骨架。例如，有与双键相连的甲基，则可否定齐墩果烷、乌苏烷型的可能性。又如甲基信号以二重峰形式出现，则可能为乌苏烷型或羊毛脂甾烷型或环菠萝蜜烷型等。需要注意鉴别的是，在三萜苷类化合物的 ^{1}H-NMR 谱中，有时分子中的 6- 去氧糖 5 位连接的 CH$_3$ 虽然也为二重峰（J=5.5～7.0Hz），但 δ 值为 1.4～1.7，而乌苏烷型三萜母核上的 29-CH$_3$ 和 30-CH$_3$ 虽均为二重峰，δ 值却多为 0.8～1.0，J 值约为 6Hz。

高场区的其他信号有时也具有特征性的鉴别意义，如中药黄芪中的具有环丙烷结构的环黄芪醇类衍生物，其环丙烷结构部分中的亚甲基 2 个质子非常特征地各以二重峰（J = 3.5～4.5Hz）信号出现在约 δ 0.3 和 0.6 左右处，极易辨认。此外，一般在高场区的 δ 0.63～1.50 区域内，常出现堆积成山形的峰，可归属于基本母核上的 CH 和 CH$_2$ 峰，这些信号过去较难全部解析。近年来，随着 NMR 谱仪器性能的提高和各种测定技术的改进与新技术的出现，对这些信号的完全解析已成为可能。

烯氢信号的化学位移值一般为 δ 4.3～6.0 左右。环内双键质子的 δ 值一般大于 5，环外烯氢的 δ 值一般小于 5。前者例如在齐墩果 -12- 烯类及乌苏 -12- 烯类化合物中的 12 位烯氢常以一个宽单峰或分辨度不好的多重峰出现在 δ 4.93～5.50 处；若 11 位引入羰基与此双键共轭，则烯氢可因去屏蔽而向低场位移，在 δ 5.55 处出现一单峰；具 $\Delta^{9(11),12}$ 同环双烯化合物，在 δ 5.50～5.60

处出现 2 个烯氢信号,均为二重峰;若为 $\Delta^{11,13(18)}$ 异环双烯三萜,其中一个烯氢为双峰,出现在 δ 5.40~5.60,另一个烯氢为 2 个二重峰,出现在 δ 6.40~6.80 处。后者例如羽扇豆烷型的环外双键烯氢(H-29)则常以双二重峰的形式出现在 δ 4.30~5.00 区域内。因此,利用这一规律,可以对具有不同类型烯氢的三萜类化合物进行鉴别。

三萜类化合物常有—OH 取代,连接—OH 的碳上质子信号一般出现在 δ 3.2~4.0 左右。连接乙酰氧基的碳上的质子信号一般为 δ 4.0~5.5 左右。三萜皂苷糖部分的 ^{1}H-NMR 特征同第三章相关部分所述,糖部分中最主要的是端基质子信号,其偶合常数可用于确定苷键构型。

2) ^{13}C-NMR 谱: ^{13}C-NMR 谱是确定三萜及其皂苷结构最有应用价值的技术,比 ^{1}H-NMR 谱有更多的优越性。由于分辨率高,一个三萜或其皂苷的 ^{13}C-NMR 谱,几乎可给出其每一个碳的信号。在 ^{13}C-NMR 谱中,三萜母核上的角甲基一般出现在 δ 8.9~33.7,其中 23-CH$_3$ 和 29-CH$_3$ 为 e 键甲基出现在低场,δ 值依次约为 28.0 和 33.0 左右。苷元中除与氧连接的碳和烯碳等外,其他碳 δ 值一般在 60.0 以下,苷元和糖上与氧相连碳为 δ 60.0~90.0,烯碳在 δ 109.0~160.0,羰基碳为 δ 170.0~220.0。

以下举例说明 ^{13}C-NMR 谱在三萜类化合物结构研究中的一些应用。

【结构母核的确定】

〔齐墩果烷型、乌苏烷型与羽扇豆烷型皂苷元的确定〕一般齐墩果烷型具有 6 个季碳(C$_4$、C$_8$、C$_{10}$、C$_{14}$、C$_{17}$ 和 C$_{20}$),δ 值约为 37.0~42.0;而乌苏烷型和羽扇豆烷型只有 5 个季碳(C$_4$、C$_8$、C$_{10}$、C$_{14}$、C$_{17}$)。此外,这三种类型的主要代表性化合物如齐墩果酸、乌苏酸和白桦脂酸及其衍生物,还可以根据它们的烯碳信号的 δ 值予以区别。一般来说,在齐墩果酸型的烯碳中,C$_{12}$ 信号的 δ 值多位于 122.0~124.0,C$_{13}$ 信号的 δ 值多为 144.0~145.0;乌苏酸型的烯碳中,C$_{12}$ 的 δ 值一般均大于 124.0(多为 125.0 左右),而 C$_{13}$ 信号的 δ 值多为 140.0 左右;在白桦脂酸型中,因有异丙烯基,双键处于环外,且其 C$_{20}$ 的 δ 值较大,约为 150.0,而 C$_{30}$ 的 δ 值较小,约为 110.0。因此,根据 ^{13}C-NMR 谱中的季碳信号数和烯碳的化学位移值的不同,可以对上述三种类型进行鉴别。

〔人参皂苷 C-20 异构体的确定〕人参皂苷的皂苷元大多为 20(S)-原人参二醇[20(S)-protopaxadiol]或 20(S)-原人参三醇[20(S)-protopanaxatriol],其 C$_{20}$ 的构型用其他波谱法难以区别,但用 ^{13}C-NMR 谱却很容易将 20(S)与 20(R)两种构型相互区别。因为 C$_{20}$ 构型的不同,可引起相近的其他碳信号,特别是 C$_{17}$、C$_{21}$ 和 C$_{22}$ 的 δ 值产生改变。如 20(S)-原人参二醇的 C$_{13}$、C$_{16}$、C$_{17}$、C$_{20}$、C$_{21}$ 和 C$_{22}$ 的信号分别出现在 δ 47.7、26.6、53.6、74.0、26.8 和 34.8 处,而 20(R)-原人参二醇的相应碳信号则分别出现在 δ 48.5、26.4、49.9、74.6、21.8 和 42.3 处,前者与后者的差值分别为 -0.8、+0.2、+3.7、-0.6、+5.0 和 -7.5。可见,两者化学位移差明显,相互鉴别较易。

【苷化位置的确定】 糖与苷元羟基成苷或糖与糖连接位置产生的苷化位移是向低场位移,若苷元 3-OH 苷化,可使 C$_3$ 向低场位移 8~10,而且会影响 C$_4$ 的 δ 值。糖之间连接位置的苷化位移约为 +3~+8。但糖与 28-COOH 成酯苷,则羰基碳向高场位移,其苷化位移约为 -2~-5,而糖的端基碳信号一般出现在 δ 95~96 处。

【羟基取代位置的确定】

〔29,30-COOH 和 CH$_2$OH 位置的确定〕29,30 位羧基或羟甲基取代与 29,30 位甲基取代比较,C$_{19}$,C$_{21}$ 向高场位移 4~6;C$_{20}$ 则向低场位移,若为—COOH 取代,向低场位移约 13,若

为—CH_2OH取代则向低场位移约5，这时C_{20}连接的甲基碳向高场位移约4～5。当29-COOH（或CH_2OH，e键）取代时，C_{29}的δ值为181.4（73.9），30-CH_3 δ值为19～20；当30-COOH（或CH_2OH，a键）取代时，C_{30}的δ值为176.9（65.8），29-CH_3的δ值为28～29。

〔23，24-OH位置的确定〕23-CH_2OH（e键）δ值约为68，比24-CH_2OH（约64）处于低场；和23，24-CH_3比较，具23-CH_2OH取代时，使C_4向低场位移4左右，C_3、C_5和C_{24}（CH_3）向高场位移约4和2.4；具24-CH_2OH取代时，也使C_4的δ值向低场位移约4，C_{23}（CH_3）向高场位移约4.5，但对C_3和C_5影响较小。

〔2，3-二羟基位置的确定〕当2，3-位均有羟基取代时，在δ 66.0～71.0和78.2～83.8的区域内，可分别观察到归属于C_2和C_3的信号，并且，C_2的信号总是出现在C_3的高场。同时，由于2-位羟基的存在，使C_1的δ值较仅有3-位羟基取代时向低场位移约5～10。

【羟基构型的确定】

〔3-羟基构型的确定〕3β-羟基取代与相应的3α-羟基取代的化合物比较，C_5向低场位移4.2～7.2，C_{24}向高场位移1.2～6.6。

〔16-羟基构型的确定〕当C_{16}-羟基为β-型时，C_{16}的δ值约为67.5左右；若C_{16}-羟基为α-型时，则C_{16}的δ值约为74左右。但在具有$\Delta^{11,13(18)}$异环双烯结构的三萜中则相反，如当C_{16}-羟基为β-型时，C_{16}的δ值约为77左右；若C_{16}-羟基为α-型，则C_{16}的δ值约为68左右。

3.萜类结构鉴定实例

（1）蜘蛛香中环烯醚萜类化合物：从败酱科缬草属植物蜘蛛香 Valeriana jatamansi 的根中分离得到一个环烯醚萜（VJ-1），经鉴定为1-homoacevaltrate，为一新化合物，其结构确定过程如下：

化合物VJ-1为无色油状物，$[\alpha]_D^{24}$ +175.9（c 0.01，MeOH）。HRESI-MS m/z: 493.207 8［M—H］¯，示分子式为$C_{25}H_{34}O_{10}$。^{13}C-NMR谱和DEPT谱显示有25个碳信号，其中6个甲基信号，5个亚甲基信号，6个次甲基信号和8个季碳信号。IR光谱（cm^{-1}）显示1765和1768两个典型的酯羰基信号。结合文献，通过^{1}H-NMR和^{13}C-NMR数据分析发现该化合物是含有酯基的环烯醚萜。在^{1}H-NMR中δ 5.98（1H，d，J=10.0Hz）和在^{13}C-NMR中δ 92.6（CH）分别归属为H-1和C-1。在^{13}C-NMR中，δ 148.6和118.6为两个烯键次甲基碳信号，δ 108.5和141.1为两个烯键季碳信号，它们分别归属为C-3、C-6、C-4和C-5；季碳信号δ 64.8（C-8）和次甲基碳信号δ 48.0（C-10）是valtrate类型环烯醚萜在C-8和C-10位置形成环氧丙烷的典型碳信号特征。

在^{1}H-NMR中δ 2.06为一个甲基单峰，是乙酰基中的甲基信号。在HMBC谱中，^{13}C-^{1}H一个^{13}C-NMR信号δ 170.8与甲基氢信号δ 2.06具有远程相关峰，因此将δ 170.8归属为乙酰基中的羰基碳信号，同时δ 170.8的羰基碳信号又和δ 4.66，4.76（2H，AB，J=12.4Hz，H-11）显示了三键远程相关，因此推定这个乙酰基连接在环烯醚萜的C-11位。

在TOCSY谱中，δ 2.26（2H，m）、2.11（1H，m）、1.24（2H，m）、0.93（3H，t，J=6.0Hz）和1.08（3H，d，J=6.1Hz）显示在一个相同的自旋系统，分别归属为β-Me-isovalerate基团的C-2～C-6位上的氢信号。在HMBC谱中，其C-2氢（δ 2.26）与δ 170.4的羰基碳信号具有远程相关，而这个δ 170.4的羰基碳信号又表现出与δ 5.98（H-1）具有远程相关，因此推定这个β-Me-isovalerate基团连接在环烯醚萜的C-1位。

除了 valtrate 类型环烯醚萜骨架、1 个乙酰基、一个 β-Me-isovalerate 基团，在 ^{1}H-NMR 中还有 3 个甲基氢信号 δ 1.50（3H，s）、1.53（3H，s）、1.95（3H，s）和一个连有羰基的亚甲基氢信号 δ 2.81 和 3.04（2H，AB，J=14.2Hz）；同时 ^{13}C-NMR 和 DEPT 显示还有 7 个碳信号，包括 3 个甲基碳 δ 22.2、26.6 和 26.7，1 个连有羰基的亚甲基碳 δ 44.2，1 个连氧季碳 δ 79.3，2 个酯羰基碳信号 δ 168.9 和 170.5。这些数据揭示了该化合物含有 1 个 β-OAc-isovalerate 基团。在 HMBC 谱中，1 个酯羰基碳信号 δ 168.9 显示了与 δ 5.38（1H，d，J=2.6Hz，H-7）具有相关性，因此推定这个 β-OAc-isovalerate 基团连接在环烯醚萜的 C-7 位。

通过以上分析，确定该化合物为 1-homoacevaltrate，^{1}H-NMR、^{13}C-NMR 数据见表 4-22。

表 4-22 化合物 1-homoacevaltrate 的 ^{1}H-NMR（400MHz，CDCl$_3$）和 ^{13}C-NMR（100MHz，CDCl$_3$）谱数据

位置	^{1}H-NMR 谱数据	^{13}C-NMR 谱数据
1	5.98（1H，d，10.0）	92.6
3	6.70（1H，s）	148.6
4	—	108.5
5	—	141.1
6	5.85（1H，dd，2.4，2.6）	118.6
7	5.38（1H，d，2.6）	83.6
8	—	64.2
9	3.44（1H，dd，2.4，10.0）	43.3
10	2.91，3.02（2H，AB，5.0）	48.0
11	4.66，4.76（2H，AB，12.4）	61.0
R$_1$-1	—	170.4
R$_1$-2	2.26（1H，m）	41.2
R$_1$-3	2.11（1H，m）	31.7
R$_1$-4	1.24（2H，m）	29.4
R$_1$-5	0.94（3H，t，6.0）	11.4
R$_1$-6	1.08（3H，d，6.1）	19.2
R$_7$-1	—	168.9
R$_7$-2	2.81，3.04（2H，AB，14.2）	44.2
R$_7$-3		79.3
R$_7$-4	1.50（3H，s）	26.6
R$_7$-5	1.53（3H，s）	26.7
R$_7$-6	—	170.5
R$_7$-7	1.95（3H，s）	22.2
R$_{11}$-1	—	170.8
R$_{11}$-2	2.06（3H，s）	20.8

注：AB 指亚甲基上两个氢的相互偶合关系。

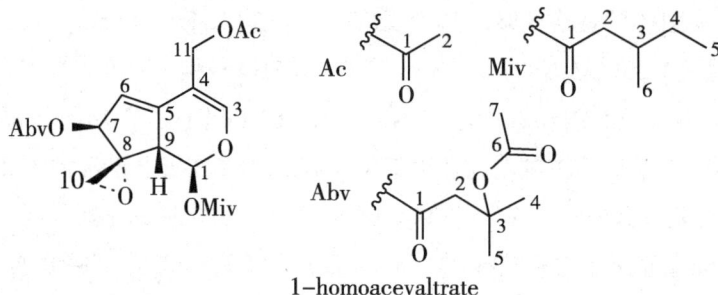

1-homoacevaltrate

（2）没药中倍半萜类化合物：采用硅胶色谱对没药 *Commiphora myrrha* 二氯甲烷萃取部位进行分离，得到倍半萜化合物。其结构鉴定如下：

化合物为柱状白色结晶（CHCl₃），mp. 109.1～112.1℃。EI-MS（*m/z*）M⁺ 320.15（2.58），85.05（100）。分子式：$C_{18}H_{24}O_5$。

¹H-NMR（500MHz，CDCl₃）δ（ppm）：7.03（1H，s，H-12）；5.53（1H，d，*J*=8.5Hz，H-5）；5.25（1H，brd，*J*=9.2Hz，H-1）；4.12（1H，m，H-2）；3.66，3.32（2H，AB，*J*=16.8Hz，H-9）；3.20（3H，s，H-14）；2.40（1H，m，H-4）；2.03（3H，s，H-16）；1.97（6H，brs，H-13，17）；1.88（2H，m，H-3）；1.09（3H，d，*J*=6.0Hz，H-15）。

¹³C-NMR（125MHz，CDCl₃）δ（ppm）：132.8（C-1）；73.8（C-2）；37.9（C-3）；30.6（C-4）；78.9（C-5）；170.1（C-6）；121.1（C-7）；154.1（C-8）；38.1（C-9）；135.0（C-10）；123.2（C-11）；137.9（C-12）；17.3（C-13）；55.7（C-14）；8.6（C-15）；20.6（C-16）；18.7（C-17）；195.4（C-18）。分 ¹³C-NMR 和 DEPT 谱数据示有 6 个季碳，5 个 CH，2 个 CH₂，5 个 CH₃。以上核磁数据与化合物 2-Methoxy-5-acetoxy-fruranogermacr-1（10）-en-6-one 数据一致，因此化合物鉴定为 2-Methoxy-5-acetoxy-fruranogermacr-1（10）-en-6-one。化学结构式如下。

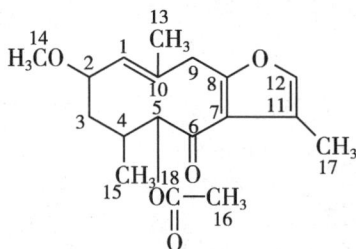

（3）松香中二萜类化合物：从马尾松 *Pinus massoniana* 松香的石油醚提取物中分离得到五个松香烷型二萜，分别为 7α- 羟基去氢松香酸（PM-1）、7β- 羟基去氢松香酸（PM-2）、7- 酮基去氢松香酸（PM-3）和 15- 羟基去氢松香酸（PM-4），其中化合物 PM-1 为新化合物。其结构测定研究如下。

化合物 PM-1 为无色结晶，香草醛浓硫酸反应显棕黄色，示为萜类化合物。HR-ESI-MS *m/z*：317.448 9［M－H］⁻，示分子量为 318，IR 光谱（KBr）cm⁻¹：3 421～2 600（羧基），1 712（羧基），1 652，1 371，1 244，990，857。其核磁共振波谱显示为取代去氢松香酸，氢谱中 δ 7.13（1H，d，8.2）、δ 7.29（1H，dd，8.2，2.2）和 δ 7.29（1H，d，2.2）分别为 H-11、H-12 和 H-14 的信号，δ 2.86（1H，m）和 δ 1.23（6H，d，7.0Hz）为异丙基上 H-15 和 H-16 与 17 的信号；δ 4.80（1H，d，3.2）为与羟基相连碳上的质子信号，HMBC 谱中出现该氢和 C-8（δ 135.5）、C-9（δ 146.7）、C-14（δ 128.2）相关的信号，说明该氢为 H-7，化合物 PM-1 为 7- 羟基去氢松香酸，碳谱中 δ 182.1 为 C-18 信号，δ 126.6、δ 124.2 和 δ 146.5 分别为苯环上 C-11、C-12 和 C-13 的信号，其 NMR 谱和化合物 PM-2 相比较非

常相似,只是 H-7 信号的峰型和位移不一样。由氢谱中 H-7 的偶合裂分(d,3.2Hz)可推出 H-7 为 α 构型,二维 NOESY 谱也证明了这点。^{1}H-NMR、^{13}C-NMR 数据见表 4-23。

表 4-23　化合物 PM-1 的 ^{1}H-NMR(400MHz,CDCl$_3$)和 ^{13}C-NMR 谱数据(100MHz,CDCl$_3$)

序号	^{1}H-NMR 谱数据	^{13}C-NMR 谱数据
1	1.49(m),2.29(m)	37.3
2	1.81(m)	18.5
3	1.86(m)	35.7
4		47.0
5	2.48(m)	39.8
6	1.82(m),2.13(m)	30.8
7	4.80(d,3.2)	68.2
8		135.5
9		146.7
10		37.7
11	7.13(d,8.2)	126.6
12	7.29(dd,8.2,2.2)	124.2
13		146.5
14	7.29(d,2.2)	128.2
15	2.86(m)	33.5
16	1.23(d,7.0Hz)	23.9
17	1.23(d,7.0Hz)	23.8
18		182.1
19	1.26(s)	16.3
20	1.08(s)	24.1

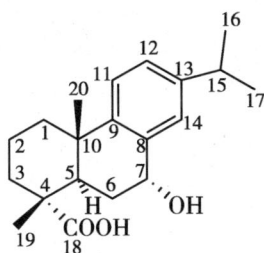

7α-羟基去氢松香酸

(4)大枣中三萜类化合物:中药大枣 Jujubae Fructus 中含有多种三萜类化合物,其中化合物 Ⅰ 为白色针晶,mp 295℃。Liebermman-Burchard 反应阳性,Molisch 反应阴性。ESI-MS m/z: 455[M−H]$^−$。^{1}H-NMR(CDCl$_3$)δ 4.74(1H,br s,H-29β),4.61(1H,br s,H-29α),3.19(1H,dd, J=4.5,11.0Hz,H-3),3.00(1H,m,H-19),1.69,0.98,0.97,0.94,0.83,0.75(各 3H,s,6 个甲基)。 ^{13}C-NMR 数据如下表所示。在化合物 Ⅰ 的 ^{13}C-NMR 谱中,2 个烯碳信号分别出现在 δ 109.7 和 150.4 处,结合 ^{1}H-NMR 谱数据 δ 1.69(3H,s),表明化合物 Ⅰ 中存在异丙烯基结构,属于羽扇豆烷型化合物。根据其 ^{13}C-NMR 谱数据还可知其 C-3 位有—OH 取代(δ 79.0),C-28 位有游离—COOH 取代(δ 181.0)。将化合物 Ⅰ 的 ^{13}C-NMR 谱数据与结构已知的化合物白桦脂酸的 ^{13}C-NMR 谱数据相比较,两者完全一致,故鉴定化合物 Ⅰ 为白桦脂酸。^{1}H-NMR、^{13}C-NMR 数据见表 4-24。

表 4-24　化合物 I（白桦脂酸）的 ^{13}C-NMR 的化学位移（100MHz，CDCl$_3$）

编号	C	编号	C	编号	C
1	38.8, CH$_2$	11	20.9, CH$_2$	21	30.6, CH$_2$
2	27.4, CH$_2$	12	25.6, CH$_2$	22	37.1, CH$_2$
3	79.0, CH	13	38.4, CH	23	28.0, CH$_3$
4	40.8, C	14	42.5, C	24	15.3, CH$_3$
5	55.4, CH	15	29.7, CH$_2$	25	16.1, CH$_3$
6	18.3, CH$_2$	16	32.2, CH$_2$	26	16.1, CH$_3$
7	34.4, CH$_2$	17	56.4, C	27	14.7, CH$_3$
8	38.9, C	18	46.9, CH	28	180.1, C
9	50.6, CH	19	49.3, CH	29	109.7, CH$_2$
10	37.3, C	20	150.4, C	30	30.6, CH$_3$

4. 三萜类化学成分提取分离与结构鉴定实例　甘草原料为豆科植物甘草 *Glycyrrhiza uralensis* 的干燥根，其主要含有甘草皂苷（glycyrrhizin）等三萜类资源性化学成分。具有抗溃疡、抗炎、抗变态反应作用，临床上也用于治疗和预防肝炎，尚有抗肿瘤和抑制艾滋病病毒等作用。其中，主要成分甘草酸和甘草次酸都有促肾上腺皮质激素（ACTH）样的生物活性，临床作为抗炎药，并用于胃溃疡病的治疗，但只有 18β-H 型的甘草次酸才具有 ACTH 样作用，18α-H 型没有此种生物活性。此外，作为临床用药的还有甘草酸铵盐及甘草酸半胱氨酸酯、甘草酸半琥珀酸酯等。通过药理研究还发现甘草酸除有抗变态反应外，还具有增强非特异性免疫的作用，同时能对抗 CCl$_4$ 对肝脏的急性损伤作用。

甘草酸是由皂苷元 18β- 甘草次酸（glycyrrhetinic acid）及两分子葡糖醛酸所组成。由冰醋酸中结晶出的甘草皂苷为无色柱状结晶，mp 约 220℃（分解），$[\alpha]_D^{27}=+46.2°$，易溶于热稀乙醇，几乎不溶于无水乙醇或乙醚。其水溶液有微弱的起泡性及溶血性。甘草皂苷可以钾盐或钙盐形式存在于甘草中，其盐易溶于水，于水溶液中加稀酸即可析出游离的甘草酸。这种沉淀又极易溶于稀氨水中，故可作为甘草皂苷的提制方法。甘草中除含有甘草酸和甘草次酸外，还含有乌拉尔甘草皂苷 A、B（uralsaponin A、B）和甘草皂苷 A$_3$、B$_2$、C$_2$、D$_3$、E$_2$、F$_3$、G$_2$、H$_2$、J$_2$、K$_2$ 及多种游离的三萜类化合物。此外，尚含有较多的黄酮类化合物，目前已分离出的黄酮类化合物已有 70 余种，其中游离者 50 多个，黄酮苷类近 20 余种。

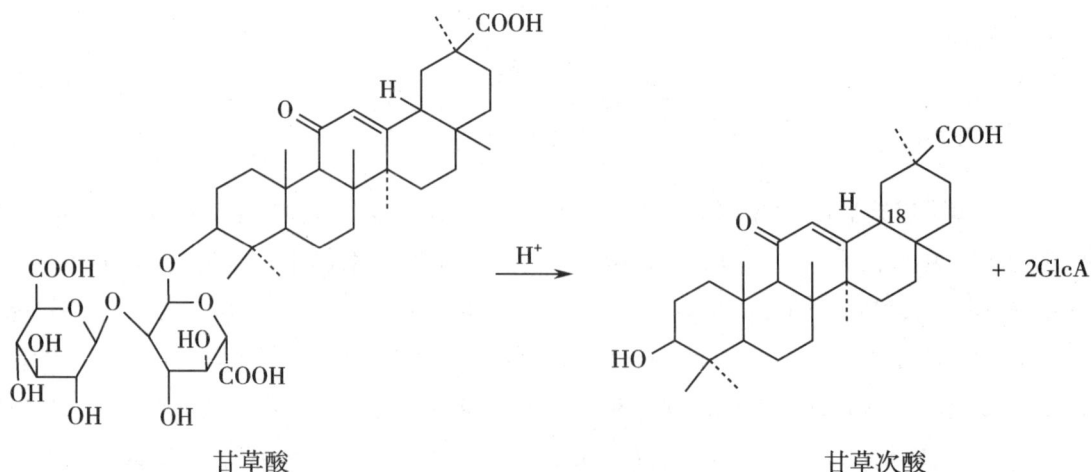

甘草酸　　　　　　　　　　　　　　　甘草次酸

甘草皂苷与 5% 稀 H$_2$SO$_4$ 在加压下，110～120℃进行水解，生成两分子葡糖醛酸及一分子的甘草次酸。甘草次酸有两种类型：一种 D/E 环为顺式（即 18β-H），为针状结晶，mp 256℃，$[\alpha]_D^{20}=+86°$（乙醇）；另一种为其异构体 D/E 环反式，即 18-α 甘草次酸，又称乌拉尔甘草次酸

（uralenic acid），呈小片状结晶，mp 283℃，$[\alpha]_D^{20}=+140°$（乙醇），这两种结晶均易溶于乙醇或三氯甲烷。

（1）甘草酸铵盐的制备：甘草酸铵盐的制备流程如图4-4所示。

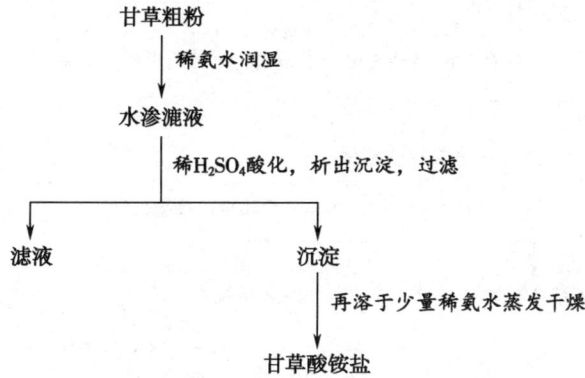

甘草粗粉
↓ 稀氨水润湿
水渗漉液
↓ 稀H₂SO₄酸化，析出沉淀，过滤

滤液   沉淀
↓ 再溶于少量稀氨水蒸发干燥
甘草酸铵盐

● 图4-4 甘草酸铵盐的制备流程图

（2）甘草酸单钾盐的提取与精制：甘草酸不易精制，需先制成钾盐才能进一步精制，方法如图4-5所示。

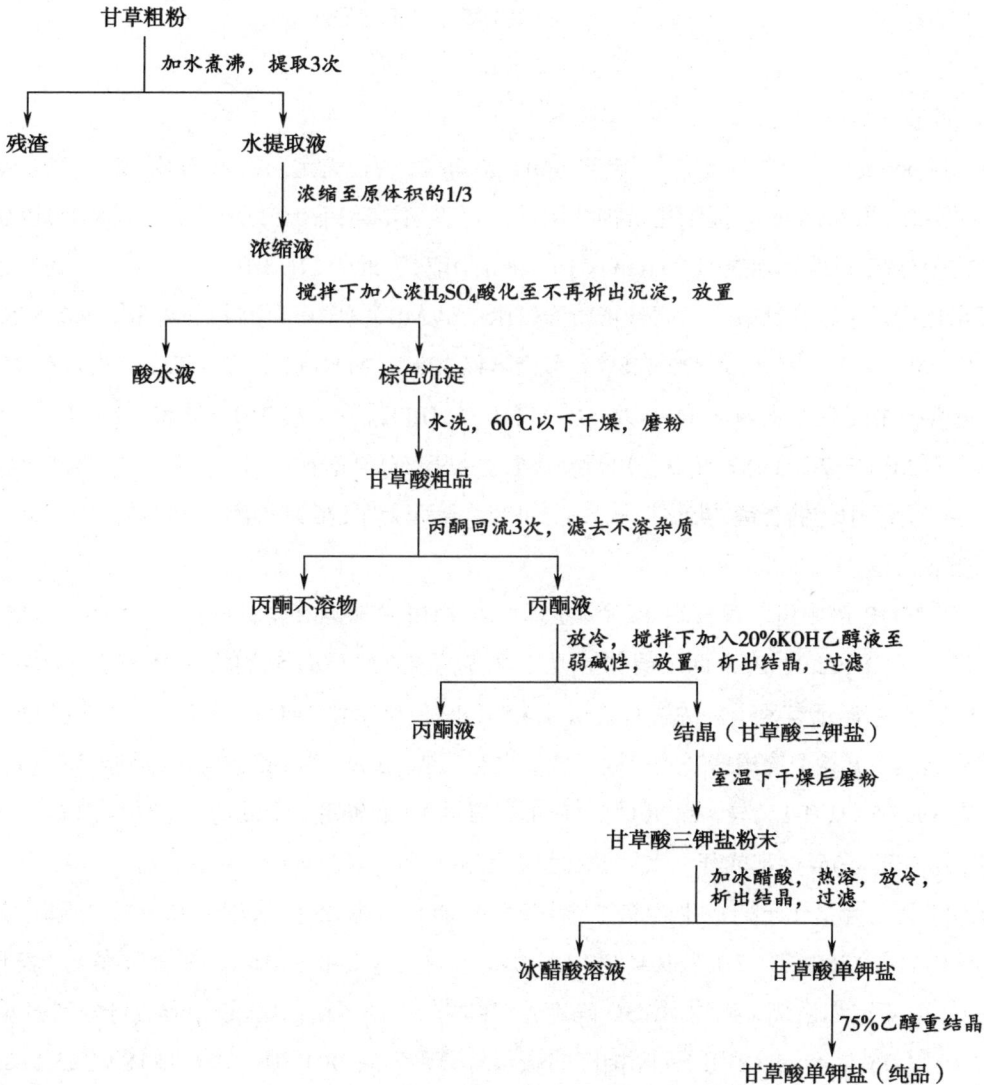

甘草粗粉
↓ 加水煮沸，提取3次

残渣   水提取液
↓ 浓缩至原体积的1/3
浓缩液
↓ 搅拌下加入浓H₂SO₄酸化至不再析出沉淀，放置

酸水液   棕色沉淀
↓ 水洗，60℃以下干燥，磨粉
甘草酸粗品
↓ 丙酮回流3次，滤去不溶杂质

丙酮不溶物   丙酮液
↓ 放冷，搅拌下加入20%KOH乙醇液至弱碱性，放置，析出结晶，过滤

丙酮液   结晶（甘草酸三钾盐）
↓ 室温下干燥后磨粉
甘草酸三钾盐粉末
↓ 加冰醋酸，热溶，放冷，析出结晶，过滤

冰醋酸溶液   甘草酸单钾盐
↓ 75%乙醇重结晶
甘草酸单钾盐（纯品）

● 图4-5 甘草酸单钾盐的提取精制流程图

（3）甘草次酸的提取：甘草酸铵盐的提取流程如图4-6所示。

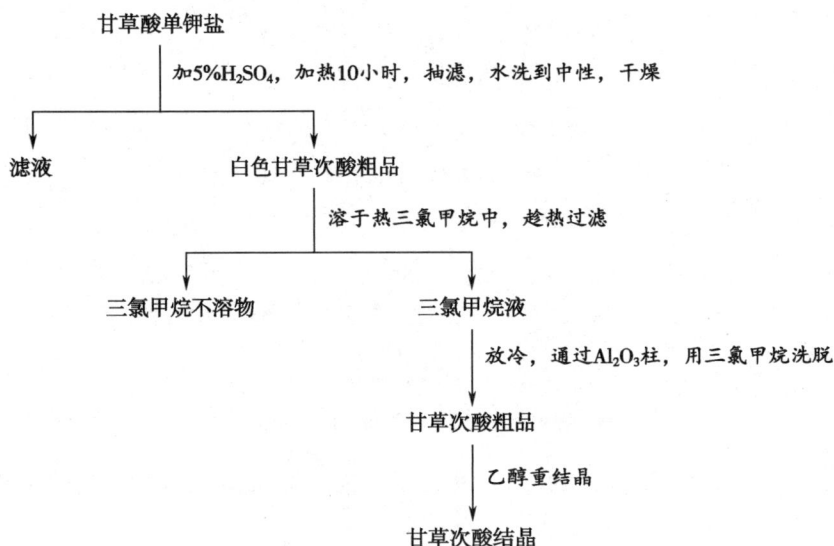

甘草酸单钾盐
　　　　↓　加5%H_2SO_4，加热10小时，抽滤，水洗到中性，干燥
滤液　　　　白色甘草次酸粗品
　　　　　　　　↓　溶于热三氯甲烷中，趁热过滤
三氯甲烷不溶物　　　三氯甲烷液
　　　　　　　　　　　　↓　放冷，通过Al_2O_3柱，用三氯甲烷洗脱
　　　　　　　　甘草次酸粗品
　　　　　　　　　　↓　乙醇重结晶
　　　　　　　　甘草次酸结晶

● 图4-6　甘草次酸的提取流程图

（4）甘草三萜皂苷类成分的结构鉴定

〔Uralsaponin C 的结构鉴定〕 化合物 uralsaponin C，白色无定形粉末，紫外光谱 UV（MeOH）λ_{max}（$\log\varepsilon$）=250.2（4.14）nm，提示化合物结构具有 α,β- 不饱和系统；红外光谱 IR（KBr）也显示化合物结构中存在 α,β- 不饱酮（1 751cm^{-1}、1 652cm^{-1}）取代；此外，在 3 100～3 500cm^{-1} 处的宽吸收谱带提示化合物中存在糖取代。高分辨质谱（HR-ESI-MS）图中可见准分子离子峰 m/z 825.426 1 [M+H]$^+$（calcd for $C_{42}H_{65}O_{16}$，825.426 7），以及 847.408 1 [M+Na]$^+$，确定其分子式为 $C_{42}H_{65}O_{16}$。此外，质谱图中还观察到 m/z 649.394 1（[M+H−$C_6H_8O_6$]$^+$），473.361 6（[M+H−2$C_6H_8O_6$]$^+$），455.351 4（[M+H−2$C_6H_8O_6$−H_2O]$^+$）的碎片峰，根据皂苷类成分的质谱裂解规律，推测这些碎片离子来源于分子中的糖苷键的断裂，从失去的特征分子量为 176 来推测，说明结构中应含有 2 个葡糖醛酸取代基。

从 ^{13}C-NMR 谱中可以观察到 42 个碳信号，其中 12 个来自 2 个糖取代基（δ 105.1、106.6 两个端基碳信号，δ 172.0、172.3 两个糖碳基碳信号，以及 δ 73.1～84.5 之间，8 个连羟基的次甲基信号）；^{1}H-NMR 中显示有两个糖的端基信号 δ 5.03（d，J=7.5）和 5.41（d，J=7.5）。以上数据表明分子结构中有两个 β 构型的葡糖醛酸单糖形成二糖苷，进一步从 HMBC 谱中观察到 δ 5.03（H-1'）与 δ 89.2（C-3）、δ 5.41（H-1''）与 δ 84.5（C-2'）有相关信号，从而确定 2 个葡萄糖醛酸均以 β（1→2）苷键相连，并与苷元 3β- 羟基成苷。^{13}C-NMR 数据见表4-25，^{13}C-NMR 图见图4-7。

DEPT 谱显示，苷元结构中含有 7 个甲基，9 个亚甲基，5 个次甲基和 9 个季碳。碳谱中 δ 199.4（C-11）、128.7（C-12）、169.4（C-13），以及氢谱见 δ 5.48（s，H-12）的质子信号，表明结构中存在 α,β- 不饱和系统。通过 HSQC 确定分子结构中的 7 个角甲基的氢谱信号分别为 δ 1.39，1.22，1.19，1.06，1.40，1.12 和 1.11，相应的碳信号分别为 δ 28.1，16.9，16.8，18.9，23.1，21.7 和 28.2。该成分符合甘草三萜皂苷类成分的特征。

表4-25　Uralsaponin C 的 ¹³C-NMR 的化学位移（75MHz，C₅D₅N）

编号	C	编号	C	编号	C	编号	C	编号	C
1	39.5	10	37.2	19	40.6	28	21.7	1″	106.9
2	26.7	11	199.4	20	35.8	29	28.2	2″	76.8
3	89.2	12	128.7	21	38.6	30	69.9	3″	77.6
4	39.9	13	169.4	22	74.6	1′	105.1	4″	73.3
5	55.5	14	44.0	23	28.1	2′	84.5	5″	78.4
6	17.6	15	26.6	24	16.9	3′	77.7	6″	172.0
7	33.1	16	28.0	25	16.8	4′	73.0		
8	45.4	17	37.8	26	18.9	5′	77.4		
9	62.0	18	45.4	27	23.1	6′	172.4		

¹³C–NMR PYR–D5 303K AV–300

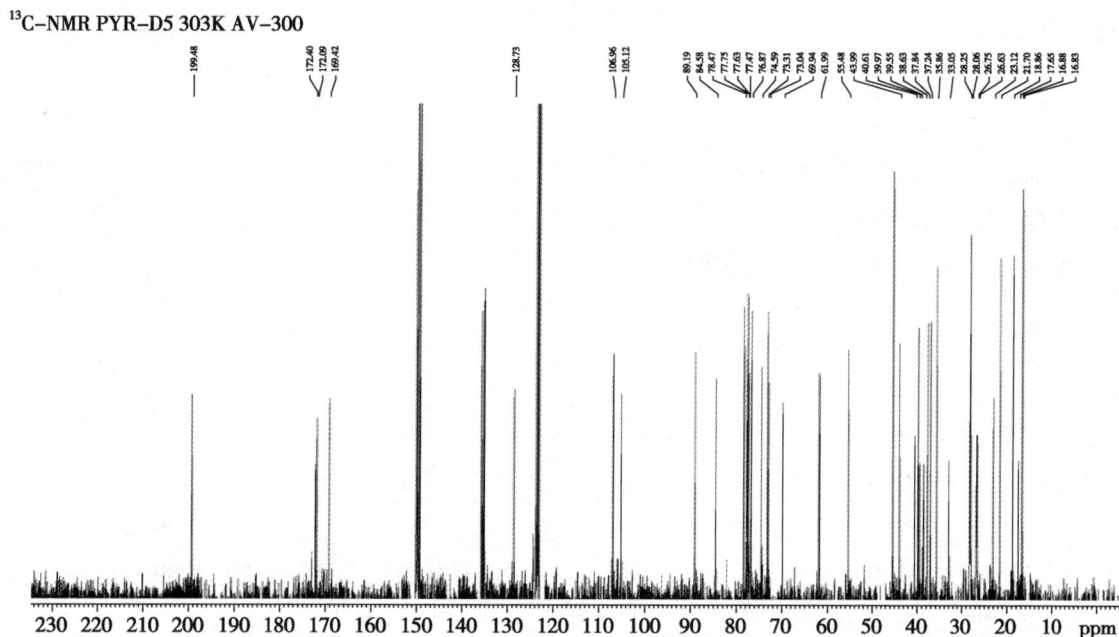

● 图4-7　Uralsaponin C 的 ¹³C-NMR（75MHz，C₅D₅N）

与甘草酸的分子式以及碳谱信息对比可以发现，uralsaponin C 少了一个羧基信号 δ 179.2、一个亚甲基信号 δ 38.1，多了一个连氧亚甲基 δ 69.9 以及连氧次甲基 δ 74.6 碳信号，氢谱分别见 δ 3.83（H-30），3.73（H-22），推测分子结构中 C-30 不是以羧基形式存在，而是为一连氧亚甲基；C-22 为一个连氧次甲基。进一步，以 HMBC 及 ¹H-¹H COSY 谱对以上推测结构进行了验证。

Uralsaponin C 的 HMBC 谱中，可见一些关键的相关信息：H-19 与 C-30，H-21 与 C-17、C-19，H-22 与 C-20，H-28 与 C-18、C-22，H-29 与 C-19、C-30，H-30 与 C-21 相关。¹H-¹H COSY 谱显示结构中 E 环上的氢氢相关信号：H-18 与 H-19，H-21 与 H-22 相关。Uralsaponin C 的 ¹H-NMR、¹³C-NMR 以及主要的 HMBC 和 ¹H-¹H COSY 相关信号进行了归属，结果也与推测的化合物结构相吻合。

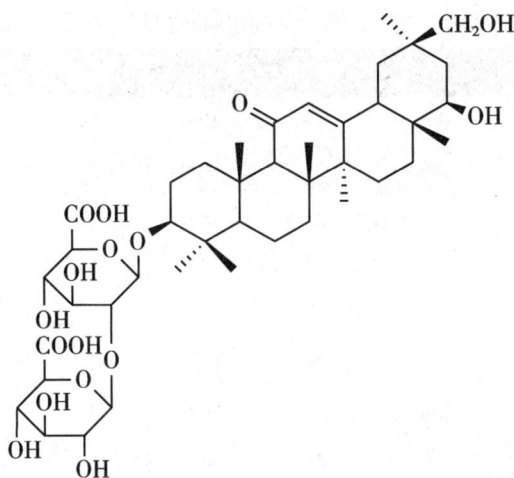

uralsaponin C

八、甾体类

（一）概述

甾体类化合物是广泛存在于自然界中的一类天然资源性化学成分，包括植物甾醇、胆汁酸、C_{21} 甾类、昆虫变态激素、强心苷、甾体皂苷、甾体生物碱、蟾毒配基等。尽管种类繁多，但它们的结构中都具有环戊烷骈多氢菲的甾体母核。

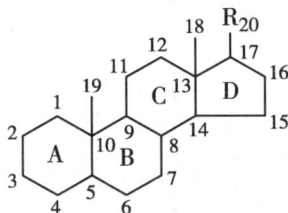

1. 甾体化合物的结构与分类　各类甾体成分 C_{17} 位均有侧链。根据侧链结构的不同，又分为许多种类，如表 4-26 所示。

表 4-26　天然甾体化合物的种类及结构特点

名称	A/B	B/C	C/D	C_{17}- 取代基
植物甾醇	顺、反	反	反	8～10 个碳的脂肪烃
胆汁酸	顺	反	反	戊酸
C_{21} 甾醇	反	反	顺	C_2H_5
昆虫变态激素	顺	反	反	8～10 个碳的脂肪烃
强心苷	顺、反	反	顺	不饱和内酯环
蟾毒配基	顺、反	反	反	六元不饱和内酯环
甾体皂苷	顺、反	反	反	含氧螺杂环

天然甾体化合物的 B/C 环都是反式，C/D 环多为反式，A/B 环有顺、反两种稠合方式。由此，甾体化合物可分为两种类型：A/B 环顺式稠合的称正系，即 C_5 上的氢原子和 C_{10} 上的角甲基都伸向环平面的前方，处于同一边，为 β 构型，以实线表示；A/B 环反式稠合的称别系（allo），即 C_5 上

的氢原子和 C_{10} 上的角甲基不在同一边,而是伸向环平面的后方,为 α 构型,以虚线表示。通常这类化合物的 C_{10}、C_{13}、C_{17} 侧链大都是 β 构型,C_3 上有羟基,且多为 β 构型。甾体母核的其他位置上也可以有羟基、羰基、双键等功能团。

2. 甾体类化合物的颜色反应　甾体类化合物在无水条件下用酸处理,能产生各种颜色反应。这类颜色反应的机理较复杂,是甾类化合物与酸作用,经脱水、缩合、氧化等过程生成有色物。

(1) Liebermann-Burchard 反应:将样品溶于三氯甲烷,加硫酸 - 乙酐(1∶20),产生红→紫→蓝→绿→污绿等颜色变化,最后退色。也可将样品溶于冰醋酸,加试剂产生同样的反应。

(2) Salkowski 反应:将样品溶于三氯甲烷,加入硫酸,硫酸层显血红色或蓝色,三氯甲烷层显绿色荧光。

(3) Tschugaeff 反应:将样品溶于冰醋酸,加几粒氯化锌和乙酰氯共热;或取样品溶于三氯甲烷,加冰醋酸、乙酰氯、氯化锌煮沸,反应液呈现紫红→蓝→绿的变化。

(4) Rosen-Heimer 反应:将样品溶液滴在滤纸上,喷 25% 的三氯乙酸乙醇溶液,加热至 60℃,呈红色至紫色。

(5) Kahlenberg 反应:将样品溶液点于滤纸上,喷 20% 五氯化锑的三氯甲烷溶液(不含乙醇和水),于 60～70℃加热 3～5 分钟,样品斑点呈现灰蓝、蓝、灰紫等颜色。

(二)强心苷类化合物

1. 强心苷概述　强心苷(cardiac glycoside)是中药中存在的一类对心脏有显著生理活性的甾体苷类,是由强心苷元(cardiac aglycone)与糖缩合的一类苷。该类成分能加强心肌收缩性,减慢窦性频率,影响心肌电生理特性。临床上主要用于治疗慢性心功能不全,以及心律失常如心房纤颤、心房扑动、阵发性室上性心动过速等心脏疾患。

自 19 世纪初发现洋地黄类强心成分以来,已从自然界得到千余种强心苷类化合物。它们主要分布于夹竹桃科、玄参科、百合科、萝藦科、十字花科、毛茛科、卫矛科、桑科等十余科的百余种植物中。常见的有:毛花洋地黄 *Digitalis lanata*、紫花洋地黄 *Digitalis purpurea*、黄花夹竹桃 *Peruviana peruviana*、毒毛旋花子 *Strophanthus kombe*、铃兰 *Convallaria keiskei*、海葱 *Scilla maritime*、羊角拗 *Stropanthus divaricatus* 等。

强心苷类化学成分主要存在于植物体的叶、花、种子、鳞茎、树皮和木质部等不同部位。在同一植物体中往往含有几个或几十个结构类似、理化性质近似的苷,同时还有相应的水解酶存在。因其结构复杂,性质不够稳定,易被水解生成次生苷,给提取分离工作带来一定的困难。

动物中至今尚未发现强心苷类成分,中药蟾酥是一类具有强心作用的甾体化合物,但不属于苷类,属于蟾毒配基的脂肪酸酯类。

2. 强心苷的结构与分类

(1)苷元部分的结构:强心苷由强心苷元与糖缩合而成。天然存在的强心苷元是 C_{17} 侧链为不饱和内酯环的甾体化合物。其结构特点如下:

甾体母核 A、B、C、D 四个环的稠合方式为 A/B 环有顺、反两种形式,但多为顺式;B/C 环均为反式;C/D 环多为顺式。

C_{10}、C_{13}、C_{17} 的取代基均为 β 型。C_{10} 为甲基或醛基、羟甲基、羧基等含氧基团,C_{13} 为甲基取代,

C_{17} 为不饱和内酯环取代。C_3、C_{14} 位有羟基取代，C_3 羟基多数是 β 构型，少数是 α 构型，强心苷中的糖均是与 C_3 羟基缩合形成苷。C_{14} 羟基为 β 构型。母核其他位置也可能有羟基取代，一般位于 1β、2α、5β、11α、11β、12α、12β、15β、16β，其中 16β-OH 有时与小分子有机酸，如甲酸、乙酸等以酯的形式存在。在 C_{11}、C_{12} 和 C_{19} 位可能出现羰基。有的母核含有双键，双键常在 C_4、C_5 位或 C_5、C_6 位。

根据 C_{17} 不饱和内酯环的不同，强心苷元可分为两类。①C_{17} 侧链为五元不饱和内酯环（$\Delta^{\alpha\beta}$-γ-内酯），称强心甾烯类（cardenolides），即甲型强心苷元。在已知的强心苷元中，大多数属于此类。②C_{17} 侧链为六元不饱和内酯环（$\Delta^{\alpha\beta,\gamma\delta}$-$\delta$-内酯），称海葱甾二烯类（scillanolides）或蟾蜍甾二烯类（bufanolide），即乙型强心苷元。自然界中仅少数苷元属此类，如中药蟾蜍中的强心成分蟾毒配基类。

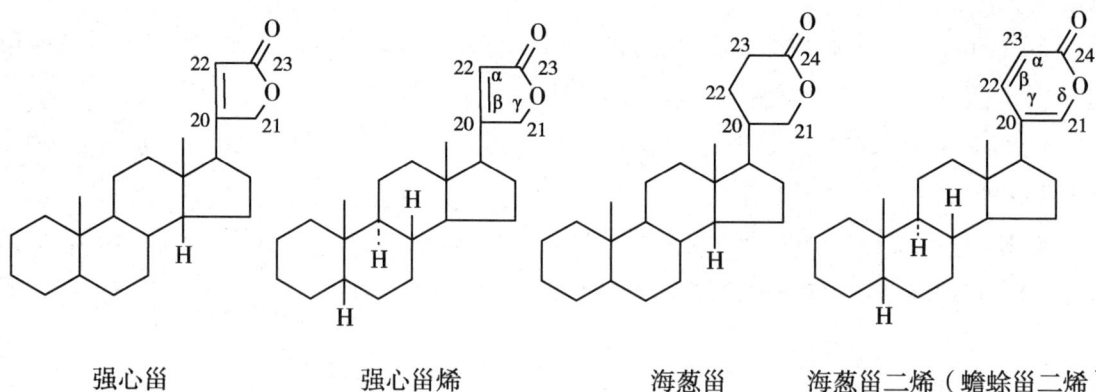

强心甾　　　　　　强心甾烯　　　　　　海葱甾　　　　海葱甾二烯（蟾蜍甾二烯）

天然存在的一些强心苷元，如洋地黄毒苷元（digitoxigenin）、3-表洋地黄毒苷元（3-epidigitoxigenin）、乌沙苷元（uzarigenin）、夹竹桃苷元（oleandrigenin）、绿海葱苷元（scilliglaucosidin）、蟾毒素（bufotalin）的结构如下。

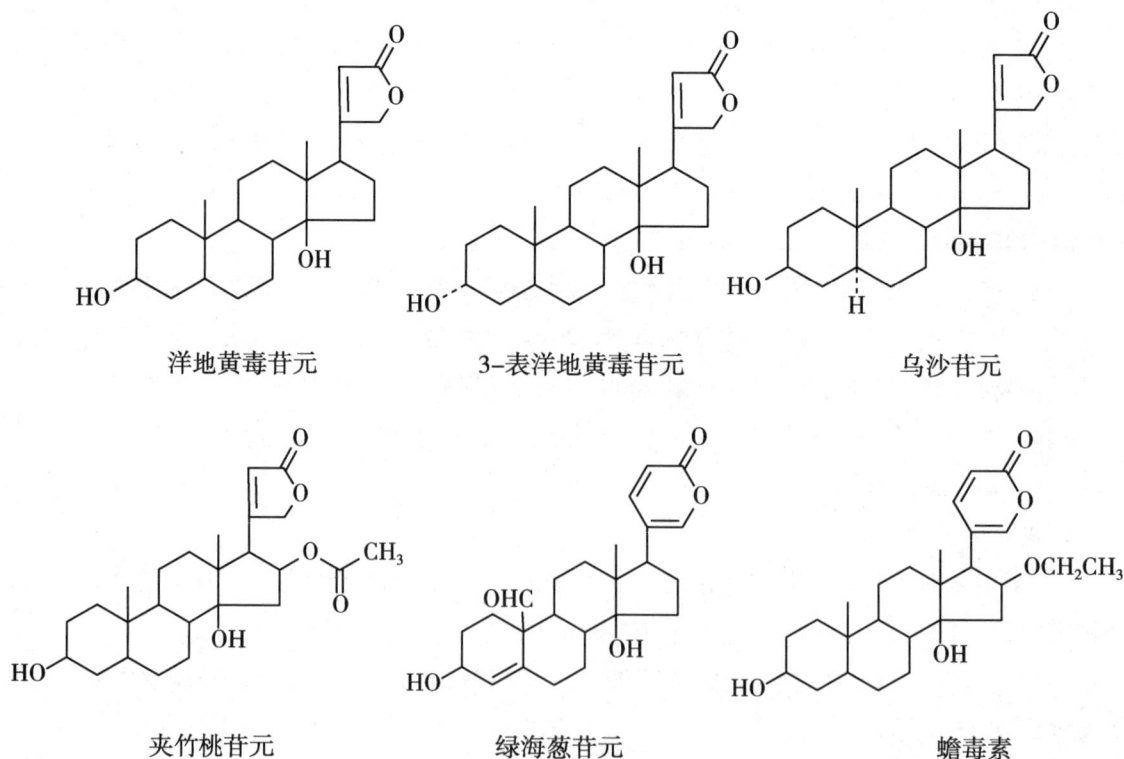

洋地黄毒苷元　　　　　3-表洋地黄毒苷元　　　　　乌沙苷元

夹竹桃苷元　　　　　　绿海葱苷元　　　　　　蟾毒素

按甾类化合物的命名，甲型强心苷以强心甾为母核命名。例如，洋地黄毒苷元的化学

（2）糖部分的结构：构成强心苷的糖有 20 多种。根据它们 C_2 位上有无羟基可以分成 α- 羟基糖（2- 羟基糖）和 α- 去氧糖（2- 去氧糖）两类。α- 去氧糖常见于强心苷类，是区别于其他苷类成分的一个重要特征。

1）α- 羟基糖：除 D- 葡萄糖、L- 鼠李糖外，还有 6- 去氧糖，如 L- 夫糖（L-fucose）、D- 鸡纳糖（D-quinovose）、D- 弩箭子糖（D-antiarose）、D-6- 去氧阿洛糖（D-6-deoxyallose）等；6- 去氧糖甲醚如 L- 黄花夹竹桃糖（L-thevetose）、D- 洋地黄糖（D-digitalose）等。

2）α- 去氧糖：有 2,6- 二去氧糖，如 D- 洋地黄毒糖（D-digitoxose）等；2,6- 二去氧糖甲醚如 L- 夹竹桃糖（L-oleandrose）、D- 加拿大麻糖（D-cymarose）、D- 迪吉糖（D-diginose）和 D- 沙门糖（D-sarmentose）等。

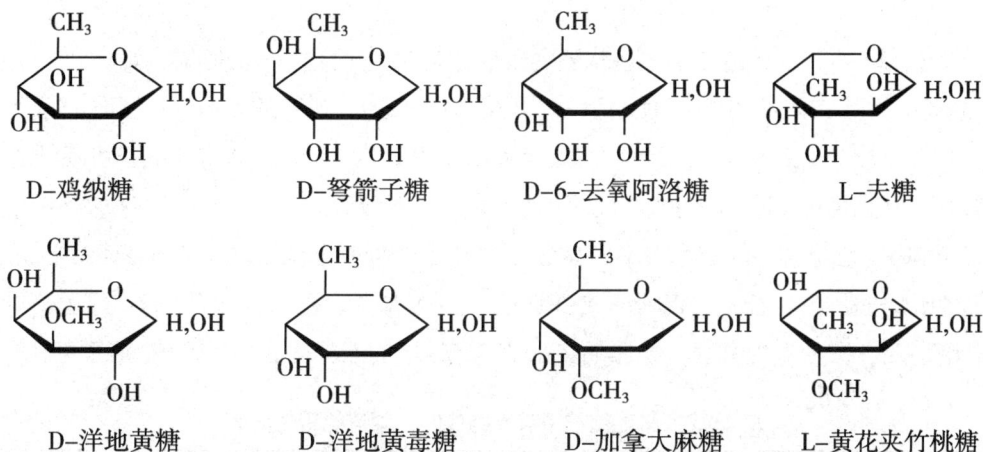

D–鸡纳糖　　　　D–弩箭子糖　　　　D–6–去氧阿洛糖　　　　L–夫糖

D–洋地黄糖　　　　D–洋地黄毒糖　　　　D–加拿大麻糖　　　　L–黄花夹竹桃糖

（3）苷元和糖的连接方式　强心苷大多是低聚糖苷，少数是单糖苷或双糖苷。通常按糖的种类以及和苷元的连接方式，可分为以下三种类型：

Ⅰ型：苷元 -（2,6- 去氧糖）$_x$-（D- 葡萄糖）$_y$，如紫花洋地黄苷 A（purpurea glycoside A）。

Ⅱ型：苷元 -（6- 去氧糖）$_x$-（D- 葡萄糖）$_y$，如黄夹苷甲（thevetin A）。

Ⅲ型：苷元 -（D- 葡萄糖）$_y$，如绿海葱苷（scilliglaucoside）。

植物界存在的强心苷，以Ⅰ、Ⅱ型较多，Ⅲ型较少。

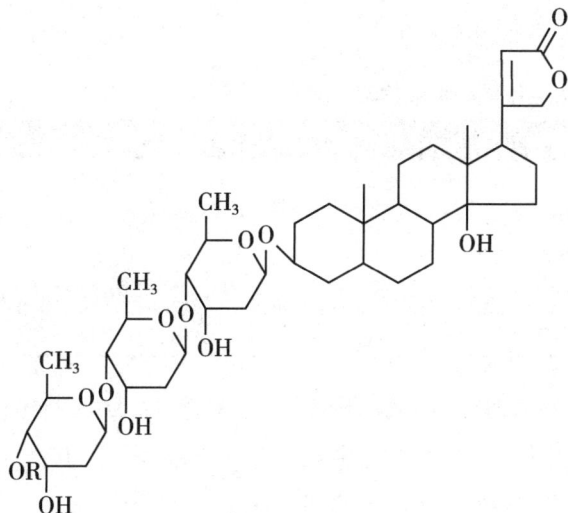

紫花洋地黄苷A　　R = β–D–葡萄糖
洋地黄毒苷　　　　R = H

3．强心苷的结构与活性的关系　大量的研究证明，强心苷的化学结构对其生理活性有较大影响。强心苷的强心作用取决于苷元部分，主要是甾体母核的立体结构、不饱和内酯环的种类及一些取代基的种类及其构型。糖部分本身不具有强心作用，但可影响强心苷的强心作用强度。强心苷的强心作用强弱常以对动物的毒性（致死量）来表示。

（1）甾体母核：甾体母核的立体结构与强心作用关系密切的是 C/D 环须顺式稠合。一旦这种稠合被破坏，将失去强心作用。若 C_{14} 羟基为 β 构型时即表明 C/D 环顺式稠合，若为 α 构型或脱水形成脱水苷元，则强心作用消失。A/B 环为顺式稠合的甲型强心苷元，必须具 C_3-β 羟基，否则无活性。A/B 环为反式稠合的甲型强心苷元，无论 C_3 是 β- 羟基还是 α- 羟基均有活性。

（2）不饱和内酯环：C_{17} 侧链上 α、β- 不饱和内酯环为 β- 构型时，有活性；为 α 构型时，活性减弱；若 α、β 不饱和键转化为饱和键，活性大为减弱，但毒性也减弱；若内酯环开裂，活性降低或消失。

（3）取代基：强心苷元甾核中一些基团的改变亦将对生理活性产生影响。如 C_{10} 位的角甲基转化为醛基或羟甲基时，其生理活性增强；C_{10} 位的角甲基转为羧基或无角甲基，则生理活性明显减弱。此外，母核上引入 5β、11α、12β- 羟基，可增强活性，引入 1β、6β、16β- 羟基，可降低活性；引入双键 $\Delta^{4(5)}$，活性增强，引入双键 $\Delta^{16(17)}$ 则活性消失或显著降低。

（4）糖部分：强心苷中的糖本身不具有强心作用，但它们的种类、数目对强心苷的毒性会产生一定的影响。一般来说，苷元连接糖形成单糖苷后，毒性增加。随着糖数的增多，分子量增大，苷元相对比例减少，又使毒性减弱。如毒毛旋花子苷元组成的三种苷的毒性比较，结果见表 4-27。

表 4-27　毒毛旋花子苷元组成的三种苷的毒性比较

化合物名称	LD_{50}（猫，mg/kg）
毒毛旋花子苷元	0.325
加拿大麻苷（毒毛旋花子苷元 -D- 加拿大麻糖）	0.110
K- 毒毛旋花子次苷 -β（毒毛旋花子苷元 -D- 加拿大麻糖 -D- 葡萄糖）	0.128
K- 毒毛旋花子苷［毒毛旋花子苷元 -D- 加拿大麻糖 -D-（葡萄糖）$_2$］	0.186

从上表可知，一般甲型强心苷及苷元的毒性规律为：三糖苷<二糖苷<单糖苷>苷元。

在甲型强心苷中，同一苷元的单糖苷，其毒性的强弱取决于糖的种类。如洋地黄毒苷元与不同单糖结合的苷的毒性比较，结果见表 4-28。

表 4-28　洋地黄毒苷元与不同单糖结合的苷的毒性比较

化合物名称	LD_{50}（猫，mg/kg）
洋地黄毒苷元	0.459
洋地黄毒苷元 -D- 葡萄糖	0.125
洋地黄毒苷元 -D- 洋地黄糖	0.200
洋地黄毒苷元 -L- 鼠李糖	0.278
洋地黄毒苷元 - 加拿大麻糖	0.288

由表 4-28 可知，单糖苷的毒性次序为：葡萄糖苷>甲氧基糖苷>6- 去氧糖苷>2,6- 去氧糖苷。

在乙型强心苷及苷元中，苷元的作用大于苷，其毒性规律为：苷元>单糖苷>二糖苷。比较甲、乙两型强心苷元时发现，通常乙型强心苷元的毒性大于甲型强心苷元。

4．强心苷的理化性质

（1）性状：强心苷多为无定形粉末或无色结晶，具有旋光性，C_{17} 位侧链为 β 构型者味苦，为 α 构型者味不苦，对黏膜具有刺激性。

（2）溶解性：强心苷一般可溶于水、醇、丙酮等极性溶剂，微溶于乙酸乙酯、含醇三氯甲烷，几乎不溶于乙醚、苯、石油醚等极性小的溶剂。强心苷的溶解性与分子所含糖的数目、种类、苷元所含的羟基数及位置有关。原生苷由于分子中含糖基数目多，而比其次生苷和苷元的亲水性强，可溶于水等极性大的溶剂，难溶于极性小的有机溶剂。其溶解性质还与糖的类型、糖和苷元上羟基的数目有关，如果羟基数越多，亲水性则越强，例如乌本苷（ouabain）虽是单糖苷，但整个分子却有 5 个羟基，水溶性大（1:75），难溶于三氯甲烷；洋地黄毒苷虽为三糖苷，但整个分子只有 5 个羟基，故在水中溶解度小（1:100 000），易溶于三氯甲烷（1:40）。此外，分子中羟基是否形成分子内氢键，也可影响强心苷的溶解性。可形成分子内氢键者亲水性弱，反之亲水性强。

（3）脱水反应：强心苷用混合强酸（例如 3%～5% HCl）进行酸水解时，苷元往往发生脱水反应。C_{14}、C_5 位上的 β 羟基最易发生脱水。

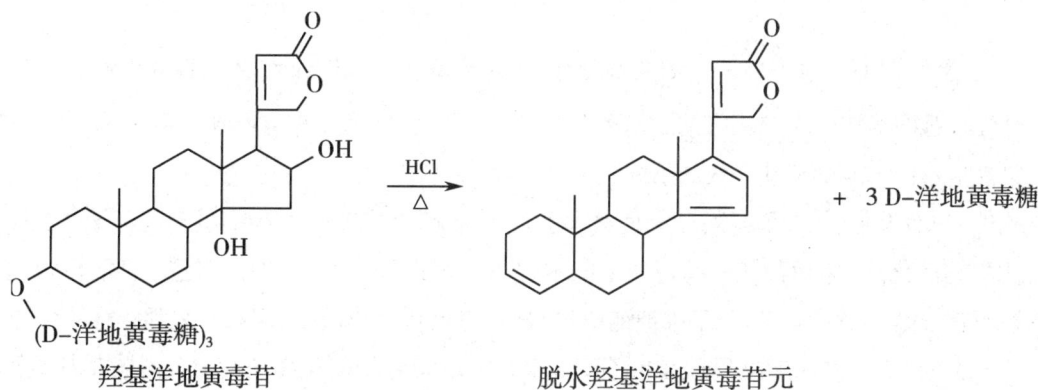

羟基洋地黄毒苷　　　　　脱水羟基洋地黄毒苷元

（4）水解反应：强心苷的苷键可被酸或酶催化水解，分子中的内酯环和其他酯键能被碱水解。水解反应是研究强心苷组成、改造强心苷结构的重要方法，可分为化学方法和生物方法。化学方法主要有酸水解、碱水解；生物方法有酶水解。强心苷的苷键水解难易和水解产物因组成糖的不同而有所差异。

1）酸水解

a．温和酸水解：用稀酸 0.02～0.05mol/L 的盐酸或硫酸，在含水醇中经短时间加热回流，可使 I 型强心苷水解为苷元和糖。因为苷元和 α- 去氧糖之间、α- 去氧糖与 α- 去氧糖之间的糖苷键极易被酸水解，在此条件下即可断裂。而 α- 去氧糖与 α- 羟基糖、α- 羟基糖与 α- 羟基糖之间的苷键在此条件下不易断裂，常常得到二糖或三糖。由于此水解条件温和，对苷元的影响较小，不致引起脱水反应，对不稳定的 α- 去氧糖亦不致分解。如：

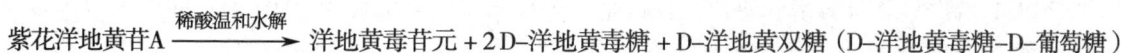

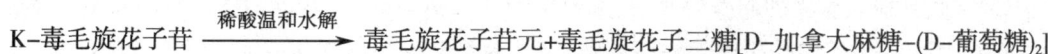

紫花洋地黄苷A $\xrightarrow{\text{稀酸温和水解}}$ 洋地黄毒苷元＋2 D-洋地黄毒糖＋D-洋地黄双糖（D-洋地黄毒糖–D-葡萄糖）

K-毒毛旋花子苷 $\xrightarrow{\text{稀酸温和水解}}$ 毒毛旋花子苷元＋毒毛旋花子三糖[D-加拿大麻糖–(D-葡萄糖)$_2$]

此法不宜用于16位有甲酰基的洋地黄强心苷类的水解,因16位甲酰基即使在这种温和的条件下也能被水解。强烈酸水解Ⅱ型和Ⅲ型强心苷与苷元直接相连的均为 α- 羟基糖。由于糖的2-羟基阻碍了苷键原子的质子化,使水解较为困难,用温和酸水解无法使其水解,必须增高酸的浓度($3\%\sim5\%$ 的 HCl 或 H_2SO_4),延长作用时间或同时加压,才能使 α- 羟基糖定量地水解下来,但常引起苷元结构的改变,失去一分子或数分子水形成脱水苷元。

b. 氯化氢 - 丙酮法(Mannich 和 Siewert 法): 将强心苷置于含1%氯化氢的丙酮溶液中, $20\,^{\circ}\mathrm{C}$ 放置两周。因糖分子中 C_2 羟基和 C_3 羟基与丙酮反应,生成丙酮化物,进而水解,可得到原生苷元和糖衍生物。

本法适合于多数Ⅱ型强心苷的水解。但是多糖苷因极性太大,难溶于丙酮中,则水解反应不易进行或不能进行。此外,也并非所有能溶于丙酮的强心苷都可用此法进行酸水解,例如黄夹次苷乙用此法水解只能得到缩水苷元。

2)酶水解:酶水解有一定的专属性。不同性质的酶,作用于不同性质的苷键。在含强心苷的植物中,有水解葡萄糖的酶,但无水解 α- 去氧糖的酶,所以能水解除去分子中的葡萄糖,保留 α-去氧糖而生成次级苷。例如:

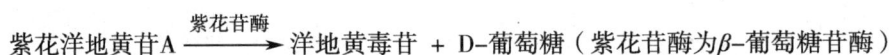

$$紫花洋地黄苷A \xrightarrow{\text{紫花苷酶}} 洋地黄毒苷 + D\text{–葡萄糖}(紫花苷酶为\beta\text{–葡萄糖苷酶})$$

含强心苷的植物中均有相应的水解酶共存,故分离强心苷时,常可得到一系列同一苷元的苷类,其区别仅在于 D- 葡萄糖个数的不同。

此外,其他生物中的水解酶亦能使某些强心苷水解。如来源于动物脏器(家畜的心肌、肝等)、蜗牛的消化液、紫苜蓿和一些霉菌中的水解酶。尤其是蜗牛消化酶,它是一种混合酶,几乎能水解所有苷键,能将强心苷分子中糖链逐步水解,直至获得苷元,常用来研究强心苷的结构。

苷元类型不同,被酶解难易程度也不同。毛花洋地黄苷和紫花洋地黄毒苷用紫花苷酶酶解,前者糖基上有乙酰基,对酶作用阻力大,故水解慢,后者水解快。一般来说,乙型强心苷较甲型强心苷易被酶水解。

3)碱水解:强心苷的苷键不被碱水解。但强心苷分子中的酰基、内酯环会受碱的影响,发生水解或裂解、双键移位、苷元异构化等反应。

4)酰基的水解:强心苷的苷元或糖上常有酰基存在,它们遇碱可水解脱去酰基。一般用碳酸氢钠、碳酸氢钾、氢氧化钙、氢氧化钡等。 α- 去氧糖上的酰基最易脱去,用碳酸氢钠、碳酸氢钾处理即可,而羟基糖或苷元上的酰基须用氢氧化钙、氢氧化钡处理才可。甲酰基较乙酰基易水解,提取分离时,若用氢氧化钙处理,即可水解。

上述四种碱只水解酰基,不影响内酯环。氢氧化钠、氢氧化钾由于碱性太强,不仅使所有酰基水解,而且还会使内酯环开裂。

5)内酯环的水解:在水溶液中,氢氧化钠、氢氧化钾溶液可使内酯环开裂,加酸后可再环合;在醇溶液中,氢氧化钠、氢氧化钾溶液使内酯环开环后生成异构化苷,酸化亦不能再环合成原来的内酯环,为不可逆反应。

甲型强心苷在氢氧化钾的醇溶液中,通过内酯环的质子转移、双键转移,以及 C_{14} 位羟基质子对 C_{20} 位的亲电加成作用而生成内酯型异构化苷,再经皂化作用开环形成开链型异构化苷。甲型强心苷在氢氧化钾醇溶液中，内酯环上双键由 20（22）转移到 20（21），生成 C_{22} 活性亚甲基。如后所述，C_{22} 活性亚甲基与很多试剂可以产生颜色反应。乙型强心苷在氢氧化钾醇溶液中，不发生双键转移，但内酯环开裂生成甲酯异构化苷。

5. 强心苷的颜色反应　强心苷的颜色反应可由甾体母核、不饱和内酯环和 α- 去氧糖产生。因甾体母核的颜色反应前面已经述及，故以下仅介绍另外两个结构部分产生的颜色反应。

（1）C_{17} 位上不饱和内酯环的颜色反应：甲型强心苷在碱性醇溶液中，由于五元不饱和内酯环上的双键移位产生 C_{22} 活性亚甲基，能与活性亚甲基试剂作用而显色。这些有色化合物在可见光区常有最大吸收，故亦可用于定量。乙型强心苷在碱性醇溶液中，不能产生活性亚甲基，无此类反应。所以利用此类反应，可区别甲、乙型强心苷。

1）Legal 反应：又称亚硝酰铁氰化钠试剂反应。取样品 1～2mg，溶于吡啶 2～3 滴中，加 3% 亚硝酰铁氰化钠溶液和 2mol/L NaOH 溶液各 1 滴，反应液呈深红色并渐渐退去。

2）Raymond 反应：又称间二硝基苯试剂反应。取样品约 1mg，以少量 50% 乙醇溶解后加入间二硝基苯乙醇溶液 0.1ml，摇匀后再加入 20%NaOH 0.2ml，呈紫红色。

本法反应机制是通过间二硝基苯与活性亚甲基缩合，再经过量的间二硝基苯的氧化生成醌式结构而呈色，部分间二硝基苯自身还原为间硝基苯胺。

其他间二硝基化合物如 3,5- 二硝基苯甲酸（Kedde 反应）、苦味酸（Baljet 反应）等也具有相同的反应机制。

3）Kedde 反应：又称 3,5- 二硝基苯甲酸试剂反应。取样品的甲醇或乙醇溶液于试管中，加入 3,5- 二硝基苯甲酸试剂（A 液：2% 3,5- 二硝基苯甲酸甲醇或乙醇溶液；B 液：2mol/L 氢氧化钾溶液，用前等量混合）3～4 滴，产生红色或紫红色。

本试剂可用于强心苷纸色谱和薄层色谱显色剂，喷雾后显紫红色，几分钟后退色。

4）Baljet 反应：又称碱性苦味酸试剂反应。取样品的甲醇或乙醇溶液于试管中，加入碱性苦味酸试剂（A 液：1% 苦味酸乙醇溶液；B 液：5% 氢氧化钠水溶液，用前等量混合）数滴，呈现橙色或橙红色。此反应有时发生较慢，放置 15 分钟以后才能显色。

（2）α- 去氧糖颜色反应

1）Keller-Kiliani（K-K）反应：取样品 1mg，用冰醋酸 5ml 溶解，加 20% 的三氯化铁水溶液 1 滴，混匀后倾斜试管，沿管壁缓慢加入浓硫酸 5ml，观察界面和乙酸层的颜色变化。如有 α- 去氧糖，乙酸层显蓝色。界面的呈色，由于是浓硫酸对苷元所起的作用逐渐向下层扩散，其显色随苷元羟基、双键的位置和数目不同而异，可显红色、绿色、黄色等，但久置后因炭化作用，均转为暗色。

此反应只对游离的 α- 去氧糖或在此反应条件下能水解出 2- 去氧糖的苷显色，对 α- 去氧糖和葡萄糖或其他羟基糖连接的二糖、三糖及乙酰化的 α- 去氧糖不显色。因它们在此条件下不能水解出 α- 去氧糖。故此反应阳性可肯定 α- 去氧糖的存在，但对此反应不显色的未必完全具有否定意义。

2）呫吨氢醇（Xanthydrol）反应：取样品少许，加呫吨氢醇试剂（呫吨氢醇 10mg 溶于冰醋酸 100ml 中，加入浓硫酸 1ml）1ml，置水浴上加热 3 分钟，只要分子中有 α- 去氧糖即显红色。此反应极为灵敏，分子中的 α- 去氧糖可定量地发生反应，故还可用于定量分析。

3）对 - 二甲氨基苯甲醛反应：将样品的醇溶液点于滤纸上，喷对 - 二甲氨基苯甲醛试剂（1% 对二甲氨基苯甲醛的乙醇溶液 4ml，加浓盐酸 1ml），于 90℃加热 30 秒，分子中若有 α- 去氧糖可显灰红色斑点。此反应可能由于 α- 去氧糖经盐酸的催化影响，产生分子重排，再与对 - 二甲氨基苯甲醛缩合所致。

4）过碘酸 - 对硝基苯胺反应：将样品的醇溶液点于滤纸或薄层板上，先喷过碘酸钠水溶液（过碘酸钠的饱和水溶液 5ml，加蒸馏水 10ml 稀释），于室温放置 10 分钟，再喷对硝基苯胺试液（1% 对硝基苯胺的乙醇溶液 4ml，加浓盐酸 1ml 混匀），则迅速在灰黄色背底上出现深黄色斑点，置紫外光灯下观察则为棕色背底上出现黄色荧光斑点。再喷以 5% 氢氧化钠甲醇溶液，则斑点转为绿色。

6. 强心苷的提取与分离　从中药中分离提纯强心苷是比较复杂，因为它在植物中的含量一般都比较低（1% 以下）；同一植物又常含几个甚至几十个结构相似、性质相近的强心苷，且常与糖类、皂苷、色素、鞣质等共存，这些成分往往能影响或改变强心苷在许多溶剂中的溶解度。多数强心苷是多糖苷，受植物中酶、酸的影响可生成次生苷，与原生苷共存，从而增加了成分的复杂性，也增加了提取分离工作的难度。

由于强心苷易受酸、碱和酶的作用，发生水解、脱水及异构化等反应，因此在提取分离过程中要特别注意这些因素的影响或应用。在研究或生产中，当以提取分离原生苷为目的时，首先要注意抑制酶的活性，防止酶解，原料要新鲜，采收后尽快干燥，最好在 50～60℃通风快速烘干或晒干，保存期间要注意防潮，控制含水量，提取时要避免酸碱的影响；当以提取次生苷为目的时，要注意利用上述的影响因素，采取诸如发酵以促进酶解，部分酸、碱水解等适当方法，以提高目标提取物的产量。

（1）强心苷的提取：强心苷的原生苷和次生苷，在溶解性上有亲水性、弱亲脂性、亲脂性之分，但均能溶于甲醇、乙醇中。一般常用甲醇或 70%～80% 乙醇作溶剂，提取效率高，且能使酶失去活性。

原料为种子或含脂类杂质较多时，需用石油醚或汽油脱脂后提取；原料为含叶绿素较多的叶或全草时，可用稀碱液皂化法或将醇提液浓缩，保留适量浓度的醇，放置，使叶绿素等脂溶性杂质成胶状沉淀析出，滤过除去。强心苷稀醇提取液经活性炭吸附也可除去叶绿素等脂溶性杂质。用氧化铝柱或聚酰胺柱吸附，可除去糖、水溶性色素、鞣质、皂苷、酸性及酚性物质。但应注意，强心苷亦有可能被吸附而损失。

经初步除杂质后的强心苷浓缩液，可用三氯甲烷和不同比例的三氯甲烷 - 甲醇（乙醇）溶液依次萃取，将强心苷按极性大小划分为亲脂性、弱亲脂性等几个部分，供进一步分离。

（2）强心苷的分离：分离混合强心苷，常采用溶剂萃取法、逆流分溶法和色谱分离法。对含量较高的，可用适当的溶剂，反复结晶得到单体。但一般需用多种方法配合使用。两相溶剂萃取法和逆流分溶法均是利用强心苷在两相溶剂中分配系数的差异而达到分离目的。前者的应用实例如毛花洋地黄苷甲、乙、丙的分离。后者的应用实例如黄夹苷甲、乙的分离。

分离亲脂性单糖苷、次生苷和苷元，一般选用吸附色谱，常以中性氧化铝、硅胶为吸附剂，用正己烷 - 乙酸乙酯、苯、丙酮、三氯甲烷 - 甲醇、乙酸乙酯 - 甲醇等作洗脱剂。对弱亲脂性的成分宜选用分配色谱，可用硅胶、硅藻土、纤维素为支持剂，以乙酸乙酯 - 甲醇 - 水、三氯甲烷 - 甲醇 -

水作洗脱剂。

7．强心苷的检识

（1）理化检识：强心苷的理化鉴别主要是利用强心苷分子结构中甾体母核、不饱和内酯环、α-去氧糖的颜色反应。常用的反应有 Liebermann-Burchard 反应、Keller-Killiani 反应、呫吨氢醇反应、Legal 反应和 Kedde 反应等。

如果样品的显色反应表明有甾体母核和 α-去氧糖，则基本可判定样品含强心苷类成分。若进一步试验，其 Legal 反应或 Kedde 反应等亦呈阳性，则表明样品所含成分可能属于甲型强心苷类，反之，则可能是乙型强心苷类。

（2）色谱检识：色谱法是检识强心苷的一种重要手段，主要有纸色谱、薄层色谱等平面色谱。

1）纸色谱：一般对亲脂性较强的强心苷及苷元，多将滤纸预先以甲酰胺或丙二醇浸渍数分钟作为固定相，以苯或甲苯（用甲酰胺饱和）为移动相，便可达到满意的分离效果。如果强心苷的亲脂性较弱，可改为极性较大的溶剂，如二甲苯和丁酮的混合液，或三氯甲烷、苯和乙醇的混合液、三氯甲烷-四氢呋喃-甲酰胺（50∶50∶6.5）、丁酮-二甲苯-甲酰胺（50∶50∶4）等溶剂系统作为移动相。对亲水性较强的强心苷，宜用水浸透滤纸作固定相，以水饱和的丁酮或乙醇-甲苯-水（4∶6∶1）、三氯甲烷-甲醇-水（10∶2∶5，10∶4∶5，10∶8∶5）作移动相，展开效果较好。

2）薄层色谱：强心苷的薄层色谱有吸附薄层色谱和分配薄层色谱，应用上各具特点。在吸附薄层色谱上，由于强心苷分子中含有较多的极性基团，尤其是多糖苷，对氧化铝产生较强的吸附作用，分离效果较差。因此常用硅胶作吸附剂，以三氯甲烷-甲醇-冰醋酸（85∶13∶2）、二氯甲烷-甲醇-甲酰胺（80∶19∶1）、乙酸乙酯-甲醇-水（8∶5∶5）等溶剂系统作展开剂。也可用反相硅胶薄层色谱分离强心苷类化合物，常用的溶剂展开系统有甲醇-水、三氯甲烷-甲醇-水等。对于极性较弱的苷元及一些单糖苷，亦可采用氧化铝、氧化镁、硅酸镁作吸附剂，以乙醚或三氯甲烷-甲醇（99∶1）等作展开剂。

8．强心苷的结构研究　强心苷结构研究方法除上述化学法（各种水解反应）、色谱法外，最主要的方法仍是各种波谱法。

（1）紫外光谱：具有 $\Delta^{\alpha\beta}$-γ-内酯环的甲型强心苷元，在 217～220nm（logε 4.20～4.24）处呈显最大吸收；具有 $\Delta^{\alpha\beta,\gamma\delta}$-$\delta$-内酯环的乙型强心苷元在 295～300nm（logε 3.93）处有特征吸收。借此可区分两类强心苷。

若甲型强心苷分子中有 $\Delta^{16(17)}$ 与 $\Delta^{\alpha\beta}$-γ-内酯环共轭，则上述最大吸收红移至 270nm 处产生强吸收；若有 $\Delta^{14(15),16(17)}$ 双烯和不饱和内酯共轭，该最大吸收进一步红移至 330nm 附近产生强吸收；若引入非共轭双键，对紫外光谱几乎无影响；若引入两个非共轭双键也不与内酯的双键共轭，在 244nm 处有吸收。苷元中有孤立羰基时，在 290～300nm 附近有低吸收（logε 约 1.8），若为苷时，该吸收更弱，几乎看不到。

（2）红外光谱：强心苷类化合物的红外光谱特征主要来自不饱和内酯环上的羰基。根据羰基吸收峰的强度和峰位，可以区分苷元中的五元不饱和内酯环和六元不饱和内酯环，即区分甲、乙型强心苷元。具有 $\Delta^{\alpha\beta}$-γ-内酯环的甲型强心苷元，一般在 1 800～1 700cm^{-1} 处有两个羰基吸收峰。其中较低波数的是 α、β 不饱和羰基的正常吸收，而较高波数的吸收峰为其不正常吸收，可受溶剂极性的影响，随溶剂极性的增大而减弱或消失。如果用溴化钾压片测定，此较高波数的吸收峰消失。例如，3- 乙酰毛花洋地黄毒苷元（3-acetylgitoxigenin）在二硫化碳溶液中测定时，其红外光谱在 1 800～1 700cm^{-1} 区间有 3 个羰基吸收峰，即 1 783cm^{-1}、1 756cm^{-1} 和 1 738cm^{-1}。其中 1 738cm^{-1} 为乙酰基上羰基的吸收；1 756cm^{-1} 是不饱和内酯环上羰基的正常吸收峰，由于羰基与 α、β 不饱和键共轭而向低波数位移 20～30cm^{-1}（α、β 饱和内酯的羰基峰在 1 786cm^{-1} 处）；1 783cm^{-1} 处的吸收峰则是羰基的不正常吸收峰，可随溶剂的性质不同而改变。

具有 $\Delta^{\alpha\beta,\gamma\delta}$-$\delta$- 内酯环的乙型强心苷元在 1 800～1 700cm^{-1} 区域内虽也有两个羰基吸收峰，但因其环内共轭程度高，故两峰均较甲型强心苷元中相应的羰基峰向低波数位移约 40cm^{-1} 左右。例如，嚏根草苷元（hellebrigenin）在三氯甲烷中测定时出现 1 740cm^{-1} 和 1 718cm^{-1} 两个吸收峰。

（3）核磁共振氢谱：在各种强心苷类化合物的 ^{1}H-NMR 谱中，高场区均可见饱和的亚甲基及次甲基信号相互重叠严重，较难准确地指定归属。但是，在强心苷类的 ^{1}H-NMR 谱中仍可见不少质子信号具有明显的特征，易于解析，且可为其结构确定提供重要信息。

甲型强心苷中，$\Delta^{\alpha\beta}$-γ- 内酯环 C_{21} 上的两个质子以宽单峰或三重峰或 AB 型四重峰（J=18Hz）出现在 δ 4.50～5.00 区域；C_{22} 上的烯质子因与 C_{21} 上的 2 个质子产生远程偶合，故以宽单峰出现在 δ 5.60～6.00 区域内。在乙型强心苷中，其 $\Delta^{\alpha\beta,\gamma\delta}$-$\delta$- 内酯环上的 H-21 以单峰形式出现在 δ 7.20 左右。H-22 和 H-23 各以二重峰形式分别出现在约 δ 7.80 和 6.30 左右。

强心苷元的 18-CH$_3$ 和 19-CH$_3$ 在 δ 1.00 左右有特征吸收峰，均以单峰形式出现，易于辨认，且一般 18-CH$_3$ 的信号位于 19-CH$_3$ 的低场。若 C_{10} 上连有羟甲基时，则在高场区仅见一个归属于 18-CH$_3$ 的单峰信号，在低场区则出现归属于 19-CH$_2$OH 的信号，酰化后更向低场位移，一般在 δ 4.00～4.50 区域内呈 AB 型四重峰，J 值约为 18Hz。若 C_{10} 上连有醛基时，在 δ 9.50～10.00 内出现一个醛基质子的单峰。H-3 为多重峰，约在 δ 3.90 处，成苷后，向低场位移。

强心苷糖部分的质子信号特征同其他苷类化合物。此外，由于分子中除常见的糖外，常连有一些去氧糖，它们在 ^{1}H-NMR 谱中均有特征信号。6- 去氧糖 C_5 上的甲基呈双峰（J=6.5Hz）或多重峰处于高场 δ 1.0～1.5 之间。α- 去氧糖的端基质子与 α- 羟基糖不同，呈四重峰（dd 峰），C_2 上的两个质子处于高场区，通过去偶实验或 ^{1}H-^{1}H 相关谱可以相互确认归属。含有甲氧基的糖，其甲氧基以单峰出现在 δ 3.50 左右。

（4）核磁共振碳谱：强心苷分子中的甾体母核各类碳的化学位移值范围见表 4-29 所示。

表 4-29 强心苷甾体母核各类碳的化学位移值范围

碳的类型	化学位移
伯碳	12～24
仲碳	20～41
叔碳	35～57
季碳	27～43
醇碳	65～91
烯碳	119～172
羰基碳	177～220

一般来说，在强心苷元的结构中引入羟基，可使羟基的 α- 位碳和 β- 位碳向低场位移。如洋地黄毒苷元与羟基洋地黄毒苷元比较，后者的 C_{16} 位有羟基，所以其 C_{15}、C_{16}、C_{17} 的化学位移值

（δ 42.6、72.8、58.8）均比洋地黄毒苷元相应碳原子的化学位移值大（δ 33.0、27.3、51.5）。如果 C_5 位引入 β-羟基，C_4、C_5、C_6 信号均向低场移动。当羟基被酰化后，与酰氧基相连的碳的信号向低场位移，而其 β-位碳则向高场位移。如洋地黄毒苷元 C_2、C_3、C_4 的 δ 值分别为 28.0、66.9、33.5，而 3-乙酰基洋地黄毒苷元的 C_2、C_3、C_4 的 δ 值为 25.4、71.4、30.8。

在 5α-甾体（如乌沙苷元）的 A/B 环中大多数碳的 δ 值比 5β-甾体（如洋地黄毒苷元）处于低场 2~8，而且前者 19-甲基碳的 δ 值约为 12.0，后者（5β-甾体）的 δ 值约为 24.0。两者相差约 11~12，易于辨认。因此，利用这一规律有助于判断 A/B 环的构象。

^{13}C-NMR 谱对于鉴定强心苷分子中糖链的结构以及糖链与苷元的连接位置等，同样具有重要作用。强心苷分子中常见的糖有 2,6-去氧糖、6-去氧糖及它们的甲氧基糖。这些糖的 ^{13}C-NMR 化学位移值见表 4-30。

表 4-30　2,6-去氧糖和 6-去氧糖 ^{13}C-NMR 谱的 δ 值（Pyr-d_6）

化合物	1′	2′	3′	4′	5′	6′	OCH$_3$
L-夹竹桃糖	95.9	35.8	79.3	77.1	69.1	18.6	56.9
D-加拿大麻糖	97.6	36.4	78.7	74.0	71.1	18.9	58.1
D-迪吉糖	98.2	33.1	79.1	67.0	71.2	17.6	55.1
D-沙门糖	97.3	33.6	80.3	67.9	69.9	17.5	56.7
L-黄花夹竹桃糖	98.9	73.8	84.8	76.6	68.9	18.5	60.6
D-洋地黄糖	103.6	70.9	85.1	68.7	71.0	17.4	57.2

（5）质谱：强心苷的主要开裂方式是苷键的 α-断裂，而苷元的开裂方式较多，也较复杂，除 RDA 裂解、羟基的脱水、脱甲基、脱 C_{17} 位侧链和醛基脱 CO 外，还有一些由复杂开裂产生的特征碎片。

甲型强心苷元可产生如下保留 γ-内酯环或内酯环加 D 环的碎片离子。

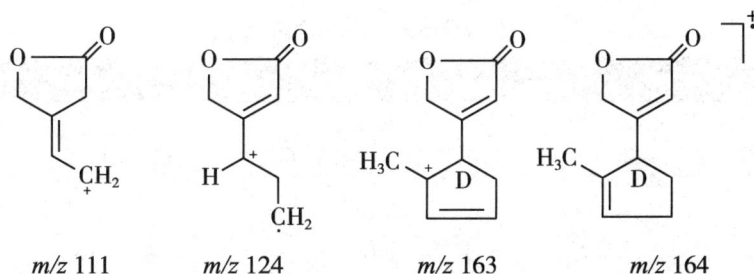

m/z 111　　　*m/z* 124　　　*m/z* 163　　　*m/z* 164

乙型强心苷元的裂解，可见以下保留 δ-内酯环的碎片离子峰，借此可与甲型强心苷元相区别。

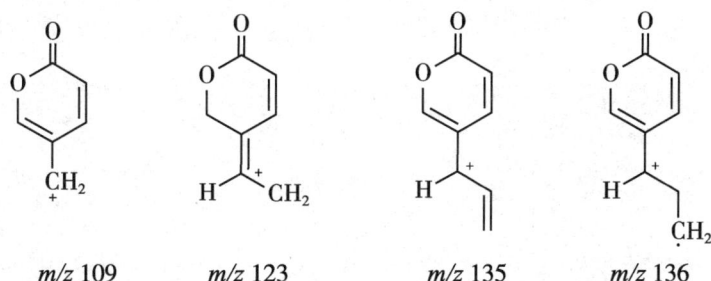

m/z 109　　　*m/z* 123　　　*m/z* 135　　　*m/z* 136

在强心苷的 EI-MS 中,一般难以观察到分子离子,有时只能出现丰度极低的分子离子。但可较清楚地看到分子离子连续失水或失糖基再失水而产生的碎片离子,以及来自苷元部分和糖基部分的碎片离子。以洋地黄毒苷为例:

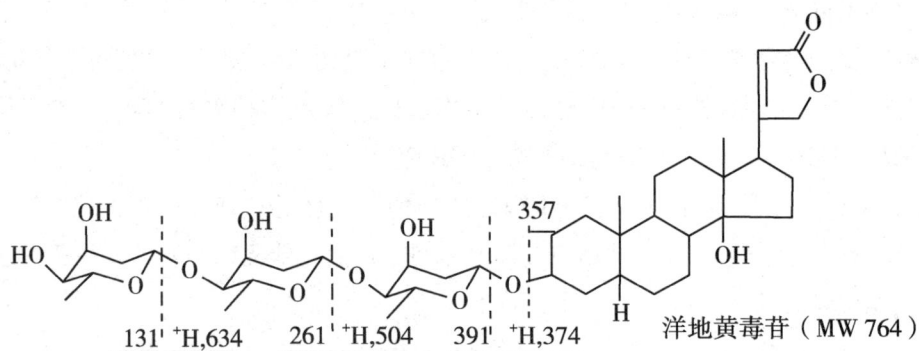

洋地黄毒苷（MW 764）

在其 EI-MS 中, m/z 764 是分子离子峰,极弱,相对丰度仅 0.05%。较强的离子有 m/z 634、504、374 和基峰 357。m/z 634 是 [M+H−洋地黄毒糖]$^+$ 碎片离子;m/z 504 是 [M+H−(洋地黄毒糖)$_2$]$^+$ 碎片离子;m/z 374 是苷元离子;m/z 357 为基峰离子,是苷元失去羟基形成的离子。

FD-MS 和 FAB-MS 均适于强心苷分子量和糖连接顺序的测定,是目前在对强心苷进行 MS 测定时常用的技术。

（6）结构鉴定实例:从黄花夹竹桃的乙醚提取物中分得 1 个强心苷成分（Ⅰ）,为无色微小针状结晶,mp 203～204℃,分子式为 $C_{30}H_{46}O_8$,TLC 显单一色点。Liebermann-Burchard 反应阳性,Legal 反应阳性,Keller-Killiani 反应阳性。

IR 光谱（ v_{max}, cm^{-1}）: 3 490, 3 420, 1 785, 1 740。

EI-MS（ m/z): 534(M$^+$, 0.2)、375、357、356、339、246、231、161、111、74（基峰）。

^{1}H-NMR 及 ^{13}C-NMR 谱数据分别见表 4-31,表 4-32。

表 4-31　化合物（Ⅰ）^{1}H-NMR 谱数据

编号	化学位移	偶合常数（Hz）
3	3.97br.m	
16α, β	2.0～2.25m	
17	2.28dd	9.0, 5.3
18	0.88s	
19	0.94s	
21α, β	4.82dd, 4.99dd	18.0, 1.5; 18.0, 1.5
22	5.88t	1.5
1′	4.92d	1.7
2′	4.02dd	3.1, 1.7
3′	3.42dd	9.2, 3.1
4′	3.50t	9.1
5′	3.73dq	9.0, 6.3
6′	1.29d	6.3
CH$_3$O	3.50s	

表4-32 化合物(Ⅰ)和洋地黄毒苷元(Ⅱ)的 ^{13}C-NMR 谱数据

编号	I	II	编号	I	II
1	30.4	30.0	16	26.9	27.3
2	26.5	28.0	17	50.9	51.5
3	71.7	66.8	18	15.8	16.1
4	29.4	33.5	19	23.8	23.9
5	36.5	35.9	20	174.6	177.1
6	26.6	27.1	21	73.5	74.5
7	21.2	21.6	22	117.7	117.4
8	41.8	41.9	23	174.6	176.3
9	35.7	35.8	1′	97.3	
10	35.2	35.8	2′	67.4	
11	21.4	21.7	3′	81.4	
12	40.0	40.4	4′	71.7	
13	50.35	50.3	5′	67.7	
14	85.55	85.6	6′	17.6	
15	33.1	33.0	CH₃O	57.0	

该化合物的显色反应表明,可能是甲型强心苷类化合物。IR 光谱显示羟基(3 490cm^{-1}、3 420cm^{-1})和 $\Delta^{\alpha\beta}$-γ- 内酯的羧基(1 785cm^{-1}、1 740cm^{-1})吸收。MS 的分子离子峰是 534, m/z 375(苷元 +H)、357(苷元−OH)、356(苷元−H$_2$O)、339(357−H$_2$O)、246(357−C$_6$H$_7$O$_2$)等。质谱显示化合物是洋地黄毒苷元的甲基去氧六碳糖苷。

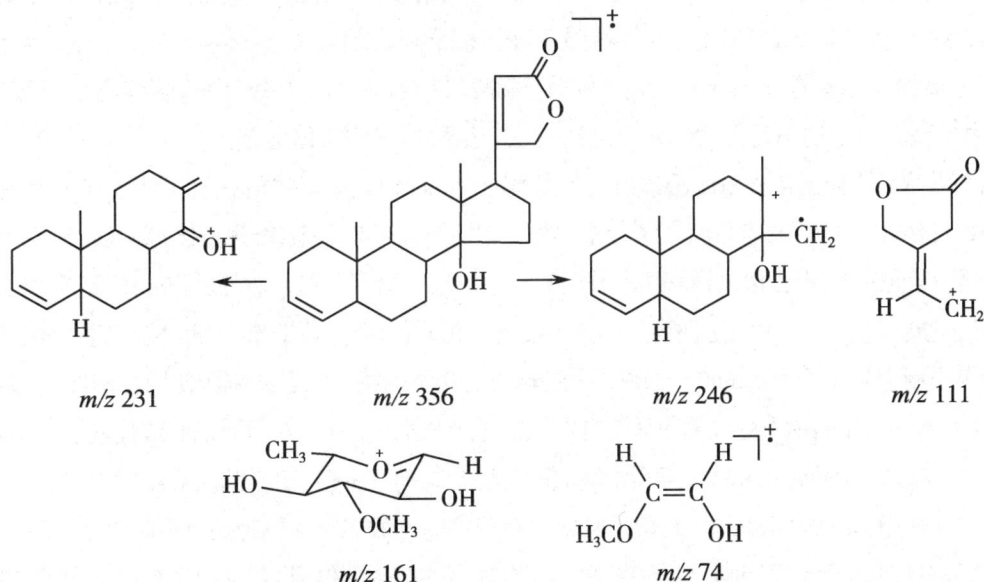

m/z 231 m/z 356 m/z 246 m/z 111

m/z 161 m/z 74

在 ^{1}H-NMR 谱中,化合物(Ⅰ)的 H-3 的化学位移值、峰形均与洋地黄毒苷元的 H-3 相同,表明二者 C$_3$ 的构型一致,即 C$_3$-OH 为 β- 构型。由 J 值显示其 C$_2$ 位氢为 e 键取代,C$_3$′、C$_4$′、C$_5$′ 氢均为 a 键取代。$J_{1',2'}$=1.7Hz,与报道的 α- 甘露糖苷的 $J_{1',2'}$ 一致,故推断化合物(Ⅰ)的 C$_1$′ 为 e 键取代,C$_1$′-OH 为 α- 构型(a 键取代)。C$_5$′-H(dq)、C$_6$′-CH$_3$(d)显示是 6- 去氧甘露糖(即 L- 鼠李糖)的衍生物。

化合物(Ⅰ)的 ^{13}C-NMR 谱数据与洋地黄毒苷元(Ⅱ)相比较(见表4-32,可见前者苷元部分的 C$_3$ 信号较后者的相应碳信号向低场位移 4.9,而 C$_2$ 和 C$_4$ 信号较后者分别向高场位移 1.5 和 4.1,

其余碳信号二者基本相同。这表明化合物（Ⅰ）中的糖基连接在苷元的 C_3 位上的。详细分析化合物（Ⅰ）糖部分碳信号的化学位移值，并与常见的鼠李糖苷相比较，其 $C_{3'}$ 信号向低场位移约 10，证明化合物（Ⅰ）分子中的甲氧基连接在鼠李糖的 $C_{3'}$ 位上。此外，将化合物（Ⅰ）制备成二乙酰衍生物，并测定其 MS，结果亦支持上述结论。因此，化合物（Ⅰ）的结构应为 3′-*O*-methylevomonoside。

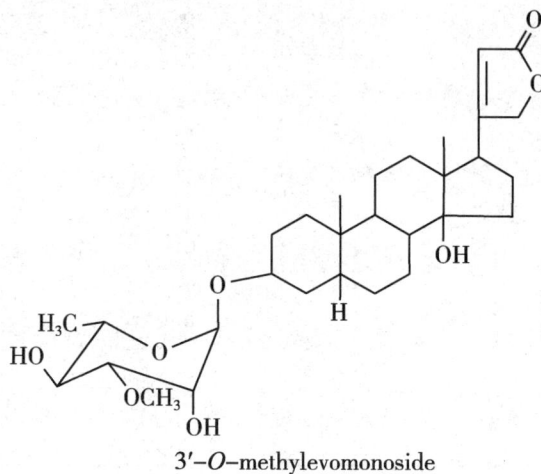

3′-*O*-methylevomonoside

（三）甾体皂苷

1. 概述　甾体皂苷（steroidal saponins）是一类由螺甾烷（spirostane）类化合物与糖结合而成的甾体苷类，其水溶液经振摇后多能产生大量肥皂水溶液样的泡沫，故称为甾体皂苷。

甾体皂苷类在植物中分布广泛，但在双子叶植物中较少，主要分布在单子叶植物中，大多存在于百合科、薯蓣科、石蒜科和龙舌兰科，菠萝科、棕榈科、茄科、玄参科、菝葜科、豆科、姜科、延龄草科等植物中也有存在。中药麦冬、薤白、重楼、百合、玉竹、知母、白毛藤等富含甾体皂苷。此外，由多种海洋生物和动物体内亦分离到一系列结构特殊的甾体皂苷。

由于甾体皂苷元是合成甾体避孕药和激素类药物的原料，国内外学者于 20 世纪 60 年代在寻找该类药物资源和改进工艺等方面做了大量工作。进入 80 年代后，随着分离技术、结构研究手段的飞速发展，促使极性较大、糖链较长的皂苷研究有了突破性进展。进入 20 世纪 90 年代，随着甾体皂苷化学的发展，许多新的生物活性物质逐渐被发现，特别是防治心脑血管疾病、抗肿瘤、降血糖和免疫调节等作用引起了国际上的广泛关注，一些新的皂苷类药物开始进入临床使用。例如，从黄山药 *Dioscorea panthaica* 植物中提取的甾体皂苷制成的地奥心血康胶囊，对冠心病心绞痛发作具有疗效。心脑舒通为蒺藜 *Tribulus terrestris* 果实中提取的总皂苷制剂，临床用于心脑血管疾病的防治，具有改善冠脉循环作用，对缓解心绞痛、改善心肌缺血有一定的疗效。甾体皂苷还具有降血糖、降胆固醇、抗菌、杀灭钉螺及细胞毒等活性。欧铃兰次皂苷有显著的抗霉菌作用，对细菌也有抑制作用；蜘蛛抱蛋皂苷具有较强的杀螺活性；大蒜中的甾体皂苷是其降血脂和抗血栓作用的活性成分之一。

甾体皂苷具有的表面活性和溶血作用与三萜皂苷相似，但 F 环开裂的皂苷不具溶血性，也无抗菌活性。

2. 甾体皂苷的结构与分类

（1）甾体皂苷的结构特征：甾体皂苷由甾体皂苷元与糖缩合而成。甾体皂苷元由 27 个碳原子组成，其基本碳架是螺甾烷的衍生物。

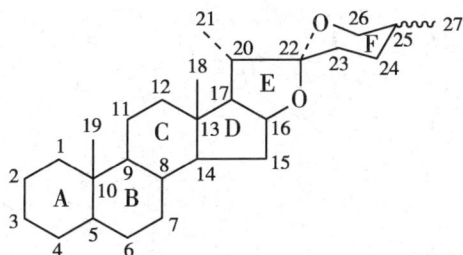

甾体皂苷元结构中含有六个环,除甾体母核 A、B、C 和 D 四个环外,E 环和 F 环以螺缩酮(spiroketal)形式相连接,构成螺旋甾烷结构。

一般 A/B 环有顺、反两种稠合方式,B/C 和 C/D 环均为反式稠合。

E 环和 F 环中有 C_{20}、C_{22} 和 C_{25} 三个手性碳原子。其中,20 位上的甲基均处于 E 环的平面后,属于 α 型($20\alpha_E$ 或 $20\beta_F$),故 C_{20} 的绝对构型为 S 型。22 位上的含氧侧链处于 F 环的后面,亦属 α 型($22\alpha_F$),所以 C_{22} 的绝对构型为 R 型。C_{25} 的绝对构型依其上的甲基取向的不同可能有两种构型,当 25 位上的甲基位于 F 环平面上处于直立键时,为 β 取向($25\beta_F$),其 C_{25} 的绝对构型为 S 型,又称 L 型或 neo 型,为螺旋甾烷;当 25 位上的甲基位于 F 环平面下处于平伏键时,为 α 取向($25\alpha_F$),所以其 C_{25} 的绝对构型为 R 型,又称 D 型或 iso 型,为异螺旋甾烷。螺旋甾烷和异螺旋甾烷互为异构体,它们的衍生物常共存于植物体中,由于 25R 型较 25S 型稳定,因此,25S 型易转化成为 25R 型。

皂苷元分子中常多含有羟基,大多在 C_3 位上连有羟基,且多为 β 取向。除 C_9 和季碳外,其他位置上也可能有羟基取代,有 β 取向,也有 α 取向。一些甾体皂苷分子中还含有羰基和双键,羰基大多在 C_{12} 位,是合成肾上腺皮质激素所需的结构条件;双键多在 Δ^5 和 $\Delta^{9(11)}$ 位,少数在 $\Delta^{25(27)}$ 位。

组成甾体皂苷的糖以 D- 葡萄糖、D- 半乳糖、D- 木糖、L- 鼠李糖和 L- 阿拉伯糖较为常见,也可见到夫糖和加拿大麻糖。在海星皂苷中还可见到 6- 去氧葡萄糖和 6- 去氧半乳糖。糖基多与苷元的 C_3-OH 成苷,也有在其他位如 C_1、C_{26} 位置上成苷。寡糖链可能为直链或分枝链。皂苷元与糖可能形成单糖链皂苷或双糖链皂苷。

甾体皂苷分子结构中不含羧基,呈中性,故又称中性皂苷。

(2)甾体皂苷的结构类型:按螺旋甾烷结构中 C_{25} 的构型和 F 环的环合状态,将其分为四种类型。

1)螺甾烷醇(spirostanol)型:由螺甾烷衍生的皂苷为螺甾烷醇型皂苷。从中药知母 *Anemarrhena asphodeloides* 中分得的知母皂苷 A-Ⅲ(timosaponin A-Ⅲ),其皂苷元是菝葜皂苷元(sarsasapogenin),化学名为 5β, $20\beta_F$, $22\alpha_F$, $25\beta_F$ 螺旋甾 -3β- 醇,简称螺旋甾 -3β- 醇。

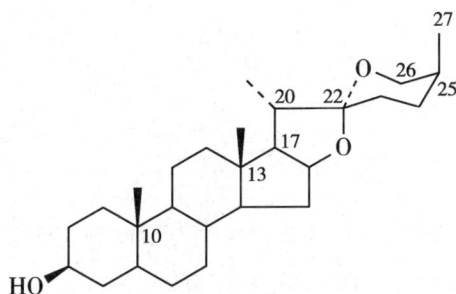

螺甾烷醇

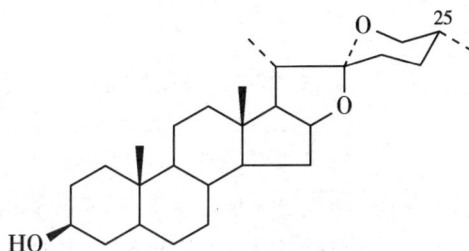

异螺甾烷醇

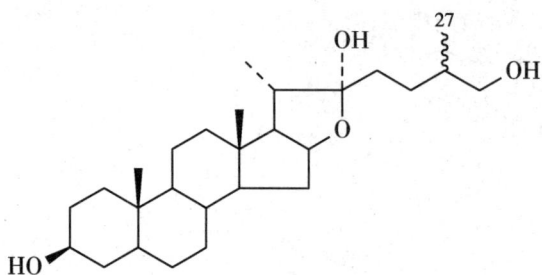

呋甾烷醇

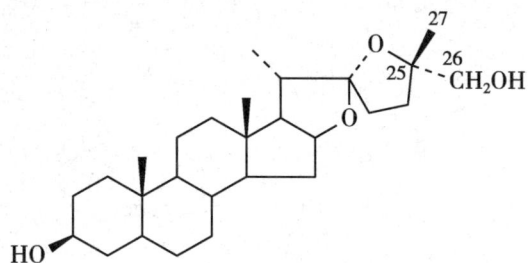

变形螺甾烷醇

2）异螺甾烷醇（isospirostanol）型：由异螺甾烷衍生的皂苷为异螺甾烷醇型皂苷。从薯蓣科薯蓣属多种植物根茎中分得的薯蓣皂苷（dioscin），其水解产物为薯蓣皂苷元（diosgenin），化学名为 $\Delta^5\text{-}20\beta_F,22\alpha_F,25\alpha_F$ 螺旋甾烯 -3β- 醇，简称 Δ^5- 异螺旋甾烯 -3β- 醇，是合成甾体激素类药物和甾体避孕药的重要原料。

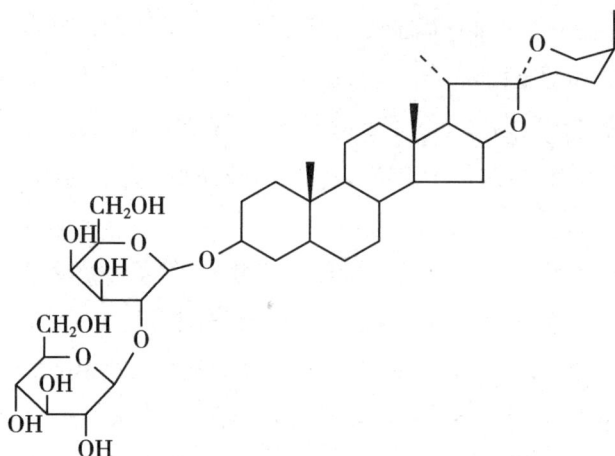

知母皂苷A–Ⅲ

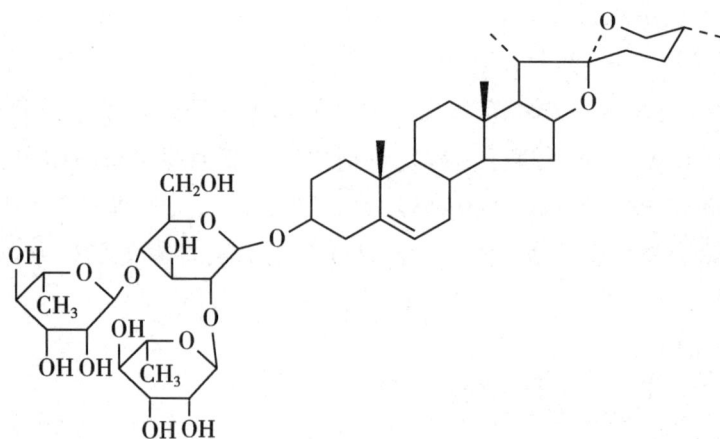

薯蓣皂苷

3）呋甾烷醇（furostanol）型：由 F 环裂环而衍生的皂苷称为呋甾烷醇型皂苷。呋甾烷醇型皂苷中除 C_3 位或其他位可以成苷外，C_{26}-OH 上多与葡萄糖成苷，但其苷键易被酶解。在 C_{26} 位上的糖链被水解下来的同时 F 环也随之环合，成为具有相应螺甾烷或异螺甾烷侧链的单糖链皂苷。例如，菝葜 *Smilax aristolochiaefolia* 根中的菝葜皂苷(parillin)，属于螺甾烷醇型的单糖链皂苷。与菝葜皂苷伴存的原菝葜皂苷(sarsaparilloside)，是 F 环开裂的呋甾烷醇型双糖链皂苷，易被 *β*- 葡糖苷酶酶解，失去 C_{26} 位上的葡萄糖，同时 F 环重新环合，转为具有螺甾烷侧链的菝葜皂苷。

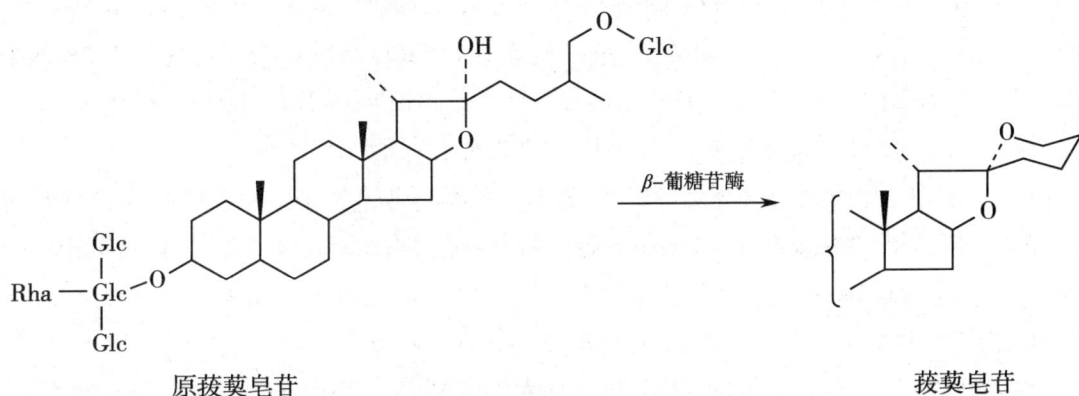

原菝葜皂苷 　　　　　　　　　　　　　　　　菝葜皂苷

4）变形螺甾烷醇(pseudospirostanol)型：由 F 环为呋喃环的螺甾烷衍生的皂苷为变形螺甾烷醇型皂苷。天然产物中这类皂苷较少。其 C_{26}-OH 为伯醇基，均与葡萄糖成苷。在酸水解除去此葡萄糖的同时，F 环迅速重排为六元吡喃环，转为具有相应螺甾烷或异螺甾烷侧链的化合物。如从新鲜茄属植物 *Solanum aculeatissimum* 中分得的 aculeatiside A，是纽替皂苷元(nuatigenin)的双糖链皂苷，当用酸水解时，可得到纽替皂苷元和异纽替皂苷元。

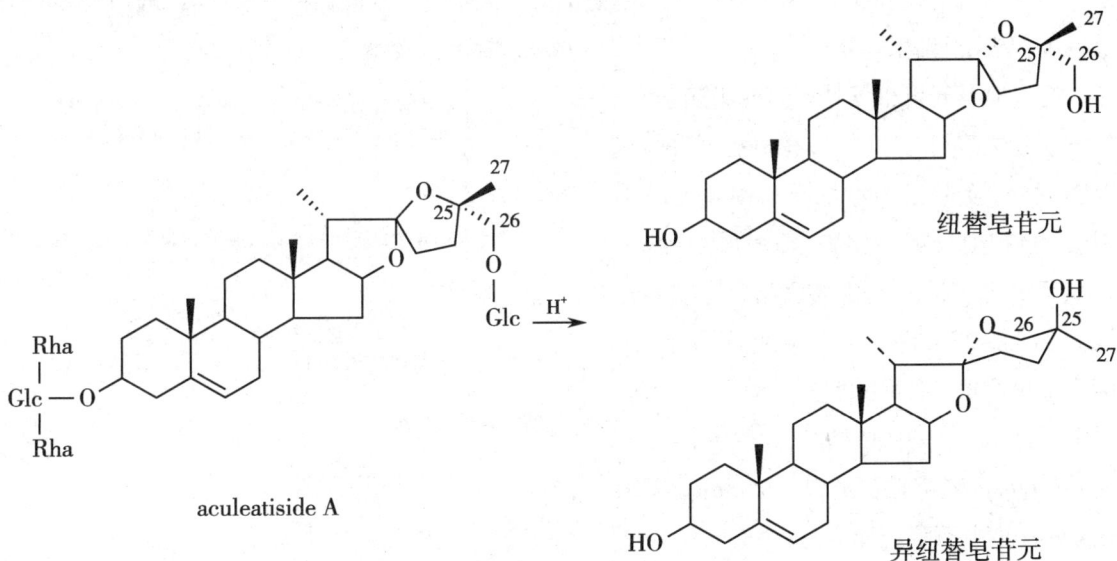

aculeatiside A

纽替皂苷元

异纽替皂苷元

3. 甾体皂苷的理化性质

（1）性状：甾体皂苷大多为无色或白色无定形粉末，不易结晶，而甾体皂苷元多有较好的结晶形状。它们的熔点都较高，苷元的熔点常随羟基数目增加而升高。甾体皂苷和苷元均具有旋光性，且多为左旋。

（2）溶解性：甾体皂苷一般可溶于水，易溶于热水、稀醇，难溶于丙酮，几乎不溶于或难溶于石油醚、苯、乙醚等亲脂性溶剂。甾体皂苷元则难溶或不溶于水，易溶于甲醇、乙醇、三氯甲烷、乙醚等有机溶剂。

（3）沉淀反应：甾体皂苷的乙醇溶液可与甾醇（常用胆甾醇）形成难溶的分子复合物而沉淀。生成的分子复合物用乙醚回流提取时，胆甾醇可溶于醚，而皂苷不溶。故可利用此性质进行分离精制和定性检查。除胆甾醇外，皂苷可与其他含有 C_3 位 β-OH 的甾醇结合生成难溶性分子复合物，而 C_3-OH 为 α 构型，或者是当 C_3-OH 被酰化或者生成苷键时，皂苷则不能与其生成难溶性的分子复合物。而且，与 A/B 环为反式相连或具有 Δ^5 结构的甾醇形成的分子复合物溶度积最小。因此，此沉淀反应还可用于判断、分离甾体化合物中的 C_3 差相异构体和 A/B 环顺反异构体。

甾体皂苷还可与碱式醋酸铅或氢氧化钡等碱性盐类生成沉淀。

（4）颜色反应：甾体皂苷在无水条件下，遇某些酸类亦可产生与三萜皂苷相似的显色反应。只是甾体皂苷在进行 Liebermann-Burchard 反应时，其颜色变化最后出现绿色，三萜皂苷最后出现红色；在进行 Rosen-Heimer 反应时，三萜皂苷加热到 100℃ 才能显色，而甾体皂苷加热至 60℃ 即发生颜色变化。由此可区别三萜皂苷和甾体皂苷。

在甾体皂苷中，F 环裂解的双糖链皂苷与盐酸二甲氨基苯甲醛试剂（Ehrlich 试剂，简称 E 试剂）能显红色，对茴香醛（Anisaldehyde）试剂（简称 A 试剂）则显黄色，而 F 环闭环的单糖链皂苷只对 A 试剂显黄色，对 E 试剂不显色。以此可区别两类甾体皂苷。

4. 甾体皂苷的提取与分离　甾体皂苷的提取分离方法基本与三萜皂苷相似，只是甾体皂苷一般不含羧基，呈中性，亲水性相对较弱，在提取分离时应加以注意。

（1）甾体皂苷的提取：提取皂苷多利用皂苷的溶解性，采用溶剂法提取。主要使用甲醇或稀乙醇作溶剂，提取液回收溶剂后，用丙酮、乙醚沉淀或加水后用水饱和正丁醇萃取，或用大孔树脂处理等方法，得到粗皂苷。

提取皂苷元可根据其难溶或不溶于水，易溶于有机溶剂的性质，以有机溶剂进行萃取。此外，实验室中常从原料中先提取粗皂苷，将粗皂苷加酸加热水解，然后用苯、三氯甲烷等有机溶剂从水解液中提取皂苷元。工业生产常将植物原料直接在酸性溶液中加热水解，水解物水洗干燥后，再用有机溶剂提取。例如，由盾叶薯蓣 *Dioscorea zingiberensis* 或穿龙薯蓣 *D. hipponica* 干燥根茎中提取薯蓣皂苷元，见图 4-8。

穿龙薯蓣饮片或干燥根

　加水浸透后，再加入3.5倍量水，加入浓硫酸
　使达3%浓度，通蒸汽加压进行水解8小时

水解物

　用水洗去酸液，干燥后粉碎，使含水量不超过6%

干燥粉

　加活性炭，然后加6倍量汽油（或甲苯），
　连续回流20小时

粗制薯蓣皂苷元

　乙醇或丙酮重结晶

薯蓣皂苷元（mp204~207℃）

● 图 4-8　从薯蓣中提取薯蓣皂苷元的流程图

（2）甾体皂苷的分离：分离混合甾体皂苷的方法与三萜皂苷相似，常采用溶剂沉淀法（乙醚、丙酮）、胆甾醇沉淀法、吉拉尔试剂法（含羰基的甾体皂苷元）、硅胶柱色谱法（洗脱剂多采用 $CHCl_3$-MeOH-H_2O 系统）、大孔吸附树脂柱色谱、葡聚糖凝胶 Sephadex LH-20 柱色谱及液滴逆流色谱（DCCC）等方法进行分离。对正丁醇部位极性较大的皂苷成分在上述分离的基础上，尚需用反相中低压 Lobar 柱色谱、反相制备 HPLC 或制备 TLC 等手段分离。例如，从新鲜大蒜 *Allium satyvum* 鳞茎的水溶性部位中分得的呋甾皂苷 protoisoeruboside-B（Ⅰ）和螺甾皂苷 eruboside-B（Ⅱ）、isoeruboside-B（Ⅲ）3 个甾体皂苷，见图 4-9。其中 protoisoeruboside-B 有显著的提高纤溶活性，isoeruboside-B 有明显的延长血液凝固时间和提高纤溶活性。

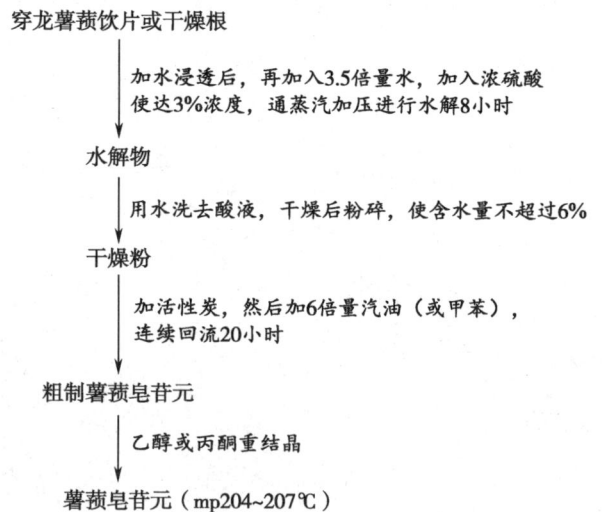

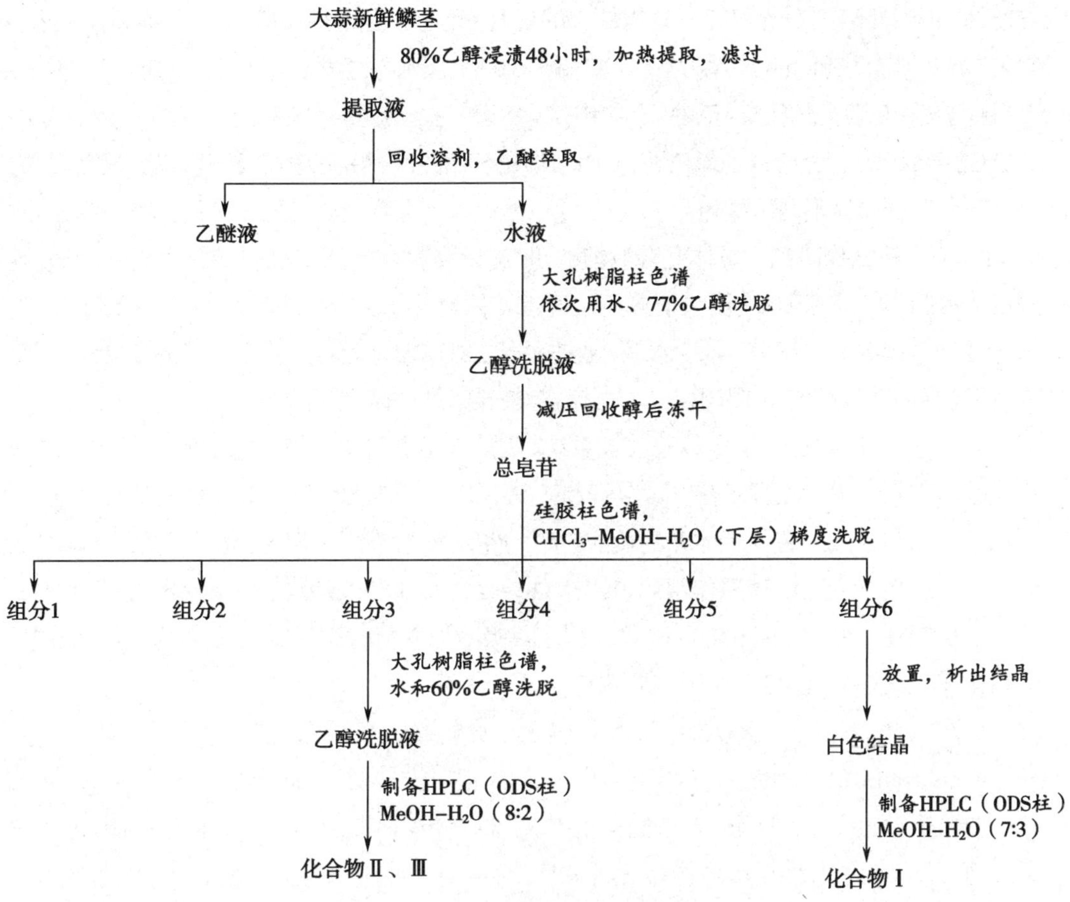

大蒜新鲜鳞茎
│ 80%乙醇浸渍48小时，加热提取，滤过
提取液
│ 回收溶剂，乙醚萃取
├─── 乙醚液
└─── 水液
│ 大孔树脂柱色谱
│ 依次用水、77%乙醇洗脱
乙醇洗脱液
│ 减压回收醇后冻干
总皂苷
│ 硅胶柱色谱，
│ CHCl₃-MeOH-H₂O（下层）梯度洗脱

组分1　组分2　组分3　组分4　组分5　组分6

组分3：
│ 大孔树脂柱色谱，
│ 水和60%乙醇洗脱
乙醇洗脱液
│ 制备HPLC（ODS柱）
│ MeOH-H₂O（8:2）
化合物Ⅱ、Ⅲ

组分6：
│ 放置，析出结晶
白色结晶
│ 制备HPLC（ODS柱）
│ MeOH-H₂O（7:3）
化合物Ⅰ

● 图4-9　从新鲜大蒜鳞茎中分离皂苷的流程图

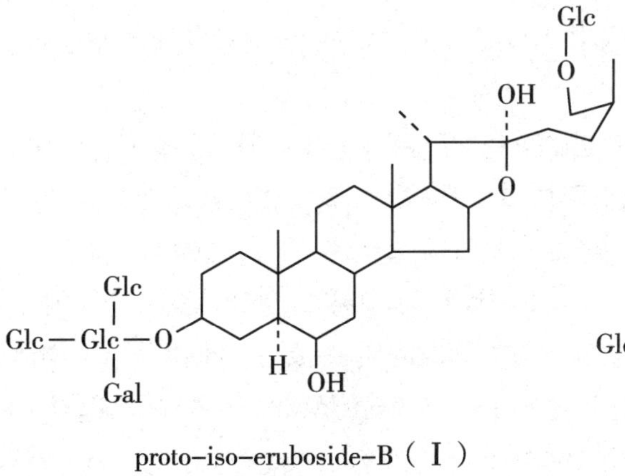

proto-iso-eruboside-B（Ⅰ）

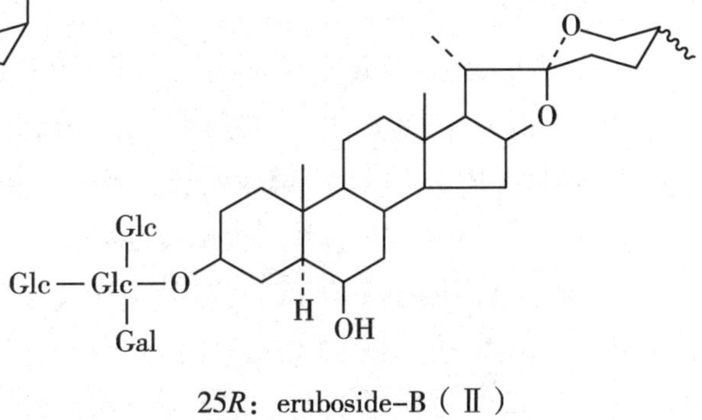

25R：eruboside-B（Ⅱ）
25S：iso-eruboside-B（Ⅲ）

5. 甾体皂苷的检识

（1）理化检识：甾体皂苷的理化检识方法与三萜皂苷相似，主要是利用皂苷的理化性质，如显色反应、泡沫试验、溶血试验等。常用的显色反应有 Liebermann-Burchard 反应、Salkowski 反应、Rosen-Heimer 反应、五氯化锑反应、茴香醛 - 硫酸和盐酸 - 对二甲胺基苯甲醛反应。其中 Liebermann-Burchard 反应和 Rosen-Heimer 反应可用于区别三萜皂苷和甾体皂苷；茴香醛 - 硫酸和盐酸 - 对二甲胺基苯甲醛反应可用于区别螺甾烷类和 F 环开环的呋甾烷类甾体皂苷。

（2）色谱检识：甾体皂苷的色谱检识可采用吸附薄层色谱和分配薄层色谱。常用硅胶作吸附剂或支持剂,用中性溶剂系统展开。亲水性强的皂苷,用分配色谱效果较好。若采用吸附薄层色谱,常用的展开剂有三氯甲烷 - 甲醇 - 水(65∶35∶10,下层)、正丁醇 - 冰醋酸 - 水(4∶1∶5,上层)等;亲脂性皂苷和皂苷元,用苯 - 甲醇、三氯甲烷 - 甲醇、三氯甲烷 - 苯等。

薄层色谱常用的显色剂有三氯乙酸、10% 浓硫酸乙醇液、磷钼酸和五氯化锑等,喷雾后加热,不同的皂苷和皂苷元显不同的颜色。

6. 甾体皂苷的结构研究　甾体皂苷的结构研究,除各种化学法(包括各种水解反应)外,随着结构测定技术的不断完善和发展,波谱分析是确定甾体皂苷化学结构的重要手段。

甾体皂苷中糖部分的研究,包括水解、糖的种类、糖与糖之间的连接顺序、连接位置、苷键的构型等,均与其他苷类相似,这里重点介绍甾体皂苷元的结构研究。

（1）紫外光谱:甾体皂苷元多数无共轭系统,因此在近紫外区无明显吸收峰。如果结构中引入孤立双键、羰基、α, β- 不饱和酮基或共轭双键,则可产生吸收。但不含共轭体系的甾体皂苷元,如先用化学方法制备成具有共轭体系的反应产物,然后测定产物的紫外光谱,可以为结构鉴定提供线索。当甾体皂苷元与浓硫酸作用后,则在 220～260nm 间出现吸收峰,甾体皂苷元中的 E 环和 F 环可能引起在 270～275nm 处的吸收。测定其吸收值并与对照品的光谱对照,可以检识不同的甾体皂苷元。此外,此法也可用于定量测定。

（2）红外光谱:螺甾皂苷及其苷元,由于分子中含有螺缩酮结构,在红外光谱中均能显示出 980cm^{-1}(A), 920cm^{-1}(B), 900cm^{-1}(C)和 860cm^{-1}(D)附近的 4 个特征吸收谱带,其中 A 带最强。B 带与 C 带的相对强度与 F 环上 C_{25} 位的构型有关,若 B 带>C 带,则 C_{25} 为 S 构型,相反则为 R 构型。因此可区别 C_{25} 位两种立体异构体。当 F 环上存在 C_{25}-CH_2OH 或 C_{26}-OH 时,红外吸收情况与上述不同,其特征是 C_{25} 为 S 型时,在 995cm^{-1} 处出现强吸收;C_{25} 为 R 型时,在 1 010cm^{-1} 附近呈强吸收。F 环开裂后,无螺缩酮的特征吸收。

（3）核磁共振波谱:甾体皂苷元的氢谱和碳谱具有较明显的谱带特征,因而核磁共振波谱是甾体皂苷结构研究的重要方法。

1）氢谱:甾体皂苷元在高场区亦出现因环上亚甲基和次甲基质子信号相互重叠堆积而成的复杂峰图。但是,在其中可明显地见有 4 个归属于甲基(18、19、21 和 27 位甲基)的特征峰,其中 18-CH_3 和 19-CH_3 均为单峰,前者处于较高场,后者处于较低场;21-CH_3 和 27-CH_3 均为双峰,且 27-CH_3 常处于 18-CH_3 的高场,21-CH_3 则常位于 19-CH_3 的低场;如果 C_{25} 位有羟基取代,则 27-CH_3 为单峰,并向低场移动。C_{16} 位和 C_{26} 位上的氢是与氧同碳的质子,处于较低场,易于辨认。需要特别指出的是,根据 27-CH_3 的化学位移值还可鉴别甾体皂苷元的两种 C_{25} 异构体,即 C_{25} 上的甲基为 α- 取向(25R 型)时,其 CH_3 质子信号(δ 约 0.70)要比 β- 取向(25S 型)的 CH_3 质子信号(δ 约 1.10)处于较高场。此外,C_{26} 上 2 个氢质子的信号,在 25R 异构体中化学位移值相近,而在 25S 异构体则中差别较大,故也可用于区别 25R 和 25S 两种异构体。

2）碳谱:一般甾体皂苷元碳原子上如有羟基取代,化学位移向低场位移 40～45。如羟基与糖结合成苷,则与糖基以苷键相连的碳原子(α 碳)信号发生苷化位移,再向低场位移 6～10;双键碳的化学位移在 δ 115～150 范围内;羰基碳信号出现在 δ 200 左右。16 位和 20 位连氧碳,其化学位移分别在 δ 80 和 δ 109 左右,这两个碳信号极具特征性,易于辨别。特别是后者,在螺旋甾烷型甾体皂苷中,其化学位移与 C_5、C_{22} 和 C_{25} 构型无关。18、19、21 和 27 位的 4 个甲基的化学位移一般均低于 δ 20。此外,^{13}C-NMR 谱对于鉴别甾体皂苷元 A/B 环的稠合方式及 C_{25} 异构体可提供极为重要的信息。甾体皂苷元 C_5 构型是 5α（A/B 反式）还是 5β（A/B 顺式），可根据其 C_5、C_9 和 C_{19} 信号的化学位移值予以区别。C_5 构型如为 5α，其 C_5、C_9 和 C_{19} 信号的化学位移值分别为 δ 44.9、54.4 和 12.3 左右；如为 5β，则其 C_5、C_9 和 C_{19} 信号的化学位移值分别为 δ 36.5、42.2 和 23.9 左右。

在螺旋甾烷型甾体皂苷中，27-CH_3 信号的化学位移值虽与 C_5 构型无关，但它却与 C_{25} 的构型有关，且因取向不同，还将显著影响 F 环上其他各碳信号的化学位移。在 22α-O、25R- 系列中，27-CH_3 信号位于 δ 17.1±0.1 处，而 F 环上的 C_{23}、C_{24}、C_{25} 和 C_{26} 信号，一般分别出现在 δ 31.3±0.3、28.8±0.3、30.3±0.3 和 66.9±0.2 处。在 22α-O、25S- 系列中，27-CH_3 信号位于 δ 16.2±0.2 处，而 F 环上的 C_{23}、C_{24}、C_{25} 和 C_{26} 信号，大多分别出现在 δ 27.3±0.3、25.8±0.3、26.1±0.3 和 65.1±.1ppm 处。

呋甾烷型甾体皂苷元，其 E 环和 F 环碳原子的化学位移与螺甾烷骨架显著不同，其 22 位碳信号出现在 δ 90.3；当 C_{22} 位连有羟基时，22 位碳信号出现在 δ 110.8 处；当 C_{22} 位连有甲氧基时，22 位的碳信号出现在 δ 113.5 处（其甲氧基碳在较高场，一般为 δ 47.2±0.2）。

变型螺甾烷类，F 环为五元呋喃环，22 位碳信号出现在 δ 120.9，25 位信号出现在 δ 85.6，可明显区别于其他类型。

（4）质谱：甾体皂苷元的质谱裂解方式很有特征，由于分子中具有螺缩酮结构，EI-MS 中均出现很强的 m/z 139 基峰，中等强度的 m/z 115 碎片离子峰及 1 个弱的 m/z 126 碎片离子峰。如果 F 环有不同取代，则上述 3 个碎片峰可发生相应质量位移或峰强度变化，因而对于鉴定皂苷元尤其是 F 环上的取代情况十分有用。

（四）C_{21} 甾体化合物

1. 概述　C_{21} 甾体化合物（C_{21}-steroides）是一类含有 21 个碳原子的甾体衍生物。此类化合物多具有抗炎、抗肿瘤、抗生育等生物活性，是广泛应用于临床的一类重要药物。

C_{21} 甾体化合物除存在于玄参科、夹竹桃科、毛茛科等植物中外，在萝藦科植物中分布较集中。例如，从中药白首乌基源植物萝藦科鹅绒藤属耳叶牛皮消 *Cynanchum auriculatum* 的块根中分离得到的细胞毒活性成分白首乌新苷 A、B（cynanauriculoside A，B）；从具有抗癫痫作用的萝藦科南山藤属植物苦绳 *Dregea sinensin* 中分离得到的苦绳苷 I（dresioside I）。

在药用植物资源中，C_{21} 甾体类成分多数以苷的形式存在，且大多与强心苷共存于同种植物中。例如洋地黄叶和种子中，既含有强心苷，也含有 C_{21} 甾苷，一般称为洋地黄醇苷类，它们没有强心作用，如与强心苷共存于紫花洋地黄叶中的地芰普苷、地芰帕尔普苷等。但也有一些植物，含 C_{21} 甾苷，而不含强心苷，如萝藦科植物。

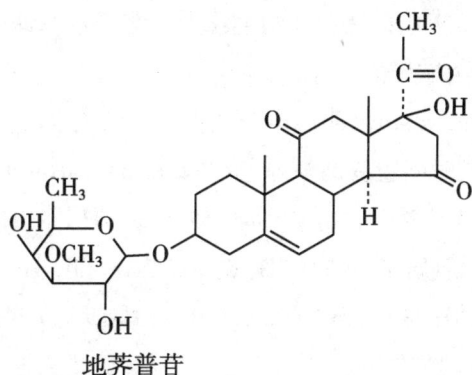

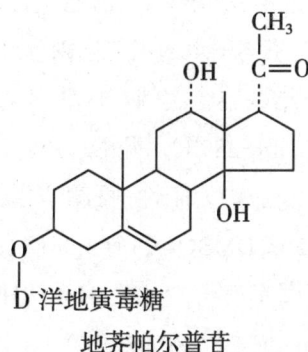

地芰普苷　　　　　　　　　　　　　　　　地芰帕尔普苷

2. 结构特点和主要性质　C_{21} 甾类成分都是以孕甾烷（pergnane）或其异构体为基本骨架的羟基衍生物。一般 A/B 环为反式稠合，B/C 环多为反式稠合，少数为顺式稠合，C/D 环为顺式稠合。甾体母核上多有羟基、羰基（多在 C_{20} 位）、酯基及双键（多在 C_5、C_6 位）。C_{17} 位侧链多为 α- 构型，但也有 β- 构型。

C_{21} 甾苷中除含有一般的羟基糖外，尚有 2- 去氧糖。糖链多与苷元的 C_3-OH 相连，少数与 C_{20}-OH 相连。有单糖苷和低聚糖苷。C_{20} 位苷键易被酸水解成次生苷。

C_{21} 甾类化合物具有甾核的显色反应，由于分子中具有 α- 去氧糖，还能发生 Keller-Kiliani 反应。

（五）植物甾醇

1. 概述　植物甾醇（phytosterol）为甾体母核 C_{17} 位侧链是 8～10 个碳原子链状侧链的甾体衍生物。在植物界分布广泛，几乎所有植物中均存在，是植物细胞的重要组分。在植物体中多以游离状态存在，且常与油脂共存于植物种子或花粉中，也有与糖形成苷的形式或高级脂肪酸酯的形式存在。

中药中常见的植物甾醇有 β- 谷甾醇（β-sitosterol）及其葡萄糖苷［又称胡萝卜苷（daucosterol）］、豆甾醇（stigmasterol）、α- 菠甾醇（bessisterol）等。此外，在低等植物中存在的如麦角甾醇（ergosterol），是维生素 D 的前体，经紫外光照射能转化为维生素 D_2。

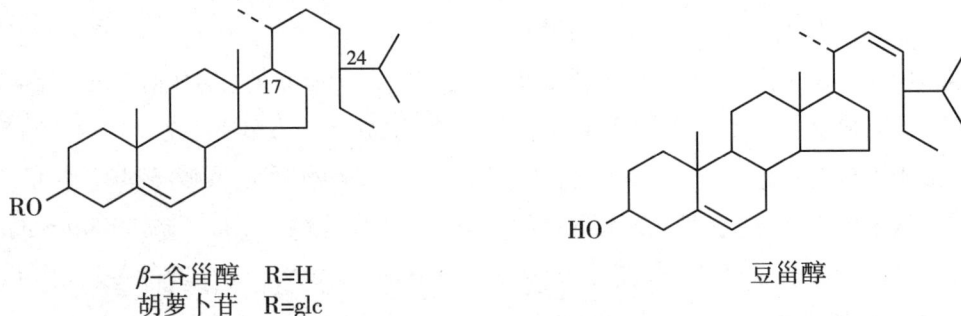

β-谷甾醇　R=H
胡萝卜苷　R=glc

豆甾醇

2. 结构特点和主要性质　甾体母核 A/B 环有顺式和反式两种稠合方式，B/C 环和 C/D 环均为反式稠合。甾体母核或侧链上多有双键。C_3-OH 可与糖成苷或形成脂肪酸酯。

游离的的植物甾醇都有较好的结晶形状和熔点，易溶于三氯甲烷、乙醚等有机溶剂，难溶于水，其苷能溶于醇中。具有甾体母核的颜色反应。

由于植物甾醇常与油脂共存，在提取分离时可用皂化法使油脂皂化为可溶于水的钠皂或钾皂，而与不溶于水的不皂化物分离，不皂化物中即含有甾醇。

3. 结构鉴定实例　从酸枣 *Ziziphus jujuba* var. *spinosa* 果肉中分离得到化合 I，为白色结晶性粉末，mp 289℃。硫酸 - 乙醇显色显紫红色，长时间置变成灰绿色，Liebermann-Burchard 及 Molish 反应均为阳性，推测该化合物为甾体苷类化合物。ESI-MS *m/z* 575［M−H］⁻。¹H-NMR（400MHz，DMSO-d_6）δ：5.34（1H，br s，H-6）为烯氢质子，4.24（1H，d，*J*=7.7Hz，Glc-H-1）为糖上端基质子信号，3.43（1H，m，H-3）为 3 位偕氧质子信号，高场 0.97（3H，s，H-19）、0.74～0.91（12H，m，H-21，26，27，29）、0.65（3H，s，H-18）为典型的甾类化合物谱图信号；碳谱数据显示在

低场处有如下信号：δ 140.4（C-5）、121.2（C-6）为烯碳信号，100.8（Glc-C-1）为葡萄糖端基碳信号，76.9（C-3）为3位连氧碳信号，73.4（Glc-C-2）、76.7（Glc-C-3）、70.1（Glc-C-4）、76.7（Glc-C-5）和61.1（Glc-C-6）为葡萄糖上信号。将化合物 I 的 ^{13}C-NMR 谱数据与结构已知的化合物胡萝卜苷的 ^{13}C-NMR 谱数据相比较，两者完全一致，故鉴定化合物 I 为胡萝卜苷，^{13}C-NMR 数据见表4-33。

表4-33 化合物 I（胡萝卜苷）的 ^{13}C-NMR 的化学位移（100MHz，DMSO-d_6）

编号	碳	编号	碳	编号	碳	编号	碳
1	36.8，CH_2	10	36.2，C	19	19.1，CH_3	28	22.6，CH_2
2	29.2，CH_2	11	20.6，CH_2	20	35.5，CH	29	12.1，CH_3
3	76.9，CH	12	38.3，CH_2	21	18.6，CH_3	1′	100.8，CH
4	40.0，CH_2	13	41.8，C	22	33.3，CH_2	2′	73.4，CH
5	140.4，C	14	56.2，CH	23	25.5，CH_2	3′	76.7，CH
6	121.2，CH	15	23.8，CH_2	24	45.1，CH	4′	70.1，CH
7	31.3，CH_2	16	27.8，CH_2	25	28.7，CH	5′	76.7，CH
8	31.4，CH	17	55.4，CH	26	18.9，CH_3	6′	61.1，CH_2
9	49.6，CH	18	11.6，CH_3	27	19.7，CH_3		

（六）胆汁酸类化合物

胆汁酸（bile acid）是胆烷酸（cholanic acid）的衍生物，存在于动物胆汁中，如动物药熊胆粉、牛黄等均含有胆汁酸，并是其主要有效成分。

1. 胆汁酸的结构特征及其在动物界的分布 胆汁酸甾核4个环的稠合方式与植物甾醇相同。在甾核的3、6、7、12等位都可以有羟基或羧基取代，各种动物胆汁中胆汁酸的区别，主要在于羟基数目、位置及构型的区别。胆汁酸在动物胆汁中通常以侧链的羧基与甘氨酸或牛磺酸结合成甘氨胆汁酸或牛磺胆汁酸，并以钠盐的形式存在，如牛磺胆酸（taurocholic acid）等。主要胆汁酸类成分及其在动物胆汁中的分布见表4-34。

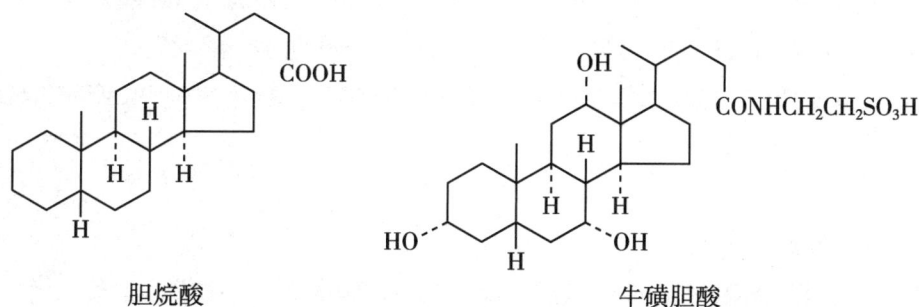

胆烷酸　　　　　　　　　　牛磺胆酸

表4-34 主要胆汁酸其在动物胆汁中的分布

名称	取代基位置	熔点/℃	$[\alpha]_D$	分布
石胆酸（lithocholic acid）	3α-OH	186	+35	牛、家兔、猪、胆结石
胆酸（cholic acid）	3α，7α，12α-OH	198	+37	牛、羊、狗、蛇、熊、鸟

名称	取代基位置	熔点/℃	$[\alpha]_D$	分布
去氧胆酸 （deoxycholic acid）	$3\alpha, 12\alpha$-OH	177	+53	牛、兔、羊、猪
α-猪胆酸 （α-hyocholic acid）	$3\alpha, 6\alpha, 7\alpha$-OH	189	+5	猪
α-猪去氧胆酸 （α-hydroxycholic acid）	$3\alpha, 6\alpha$-OH	197	+5	猪
β-猪去氧胆酸 （β-hydroxycholic acid）	$3\beta, 6\alpha$-OH $3\alpha, 6\beta$-OH	190 210	+5 +37	猪,特别在结石 猪
鹅去氧胆酸 （chenodeoxycholic acid）	$3\alpha, 7\alpha$-OH	140	+11	鹅、牛、熊、鸡、猪
熊去氧胆酸 （ursodeoxycholic acid）	$3\alpha, 7\beta$-OH	203	+57	熊

2. 胆汁酸的化学性质

（1）酸性：游离或结合型胆汁酸均呈酸性，难溶于水，易溶于有机溶剂，与碱成盐后则可溶于水。利用此性质可以精制各种胆汁酸。

（2）酯化反应：将胆汁酸的末端羧基酯化后，易得到胆汁酸酯结晶，胆汁酸酯类在酸水中回流数小时，即可得到游离的胆汁酸。此性质也可用于精制各种胆汁酸。

（3）羟基与羰基的反应：甾核上的羟基可以乙酰化，其乙酰化物容易结晶，有利于胆汁酸的纯化和精制。甾核上的羟基还可氧化成酮基，再用还原法除去酮基。利用此反应，以来源丰富的胆汁酸为原料，选择适宜的氧化剂和还原剂，可制备某些去氧胆酸。

（4）颜色反应：胆汁酸类除具有甾体母核的颜色反应外，尚具有以下颜色反应：

1）Pettenkofer 反应：取胆汁1滴，加蒸馏水4滴及10%蔗糖溶液1滴，摇匀，倾斜试管，沿管壁加入浓硫酸5滴，置冷水中冷却，则在两液分界处出现紫色环。其原理是蔗糖经浓硫酸作用生成羟甲基糠醛，后者可与胆汁酸结合成紫色物质。

2）Gregory Pascoe 反应：取胆汁1ml，加45%硫酸6ml及0.3%糠醛1ml，塞紧振摇后，在65℃水浴中放置30min，胆酸存在的溶液显蓝色。本反应可用于胆酸的定量分析。

3）Hammarsten 反应：取少量样品，用20%铬酸溶液溶解，温水浴中加热，胆酸为紫色，鹅去氧胆酸不显色。

（七）昆虫变态激素

1. 概述　昆虫变态激素（moulting hormone）可认为是甾醇的衍生物或甾醇类的代谢产物，是一类具有促蜕皮活性的物质。该类化合物最初在昆虫体内发现，是昆虫蜕皮时必要的激素。如蚕蛹中含的蜕皮甾酮（ecdysterone），有促进细胞生长的作用，能刺激真皮细胞分裂，产生新的表皮并使昆虫蜕皮。20世纪60年代后从植物界也逐渐分离得到蜕皮类化合物，如从中药牛膝和川牛膝中分得的蜕皮甾酮、牛膝甾酮（inokosterone）；从桑树中分得的 α-蜕皮素（α-ecdysone）和川牛膝甾酮（cyasterone）等。因此又将这类成分称为植物蜕皮素（phytoecdysones）。这类成分对人体除能促进蛋白质合成外，还具有排除体内的胆甾醇、降低血脂以及抑制血糖上升等作用。

牛膝甾酮　　　　　　　　　川牛膝甾酮

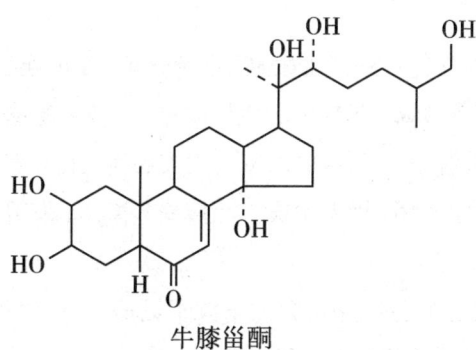

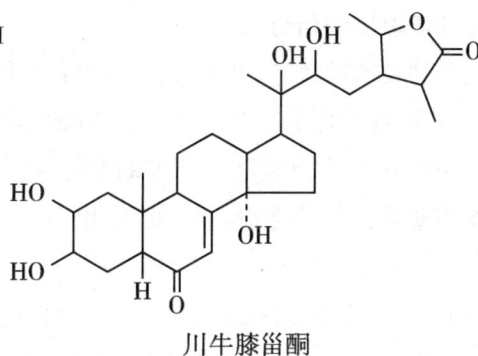

2.结构特点和主要性质　昆虫变态激素的甾体母核 A/B 环大多为顺式稠合,个别为反式,且反式者无蜕皮活性或活性减弱。甾核上有多个羟基取代,C_6 上有羰基,C_7 有双键,C_{17} 侧链为 8～10 个碳原子的多元醇。

由于昆虫变态激素类化合物分子中含多个羟基,在水中的溶解度较大,易溶于甲醇、乙醇、丙酮,难溶于正己烷、石油醚等。具有甾体母核的颜色反应。

从植物中提取昆虫变态激素类化合物多用醇类溶剂提取,提取物用乙醚除去脂溶性成分后以乙酸乙酯或正丁醇萃取,再结合沉淀法、结晶法及色谱法等分离。

九、生物碱类

（一）概述

生物碱(alkaloid)是指来源于生物界(主要是植物界)的一类含氮有机化合物,因多呈碱性,故称为生物碱。目前尚没有"完美"的生物碱定义,并不是任何含氮的化合物都是生物碱,如氨基酸、蛋白质、核苷酸等。

生物碱类主要发现于植物界,主要集中分布于裸子植物和被子植物。裸子植物麻黄科、红豆杉科、三尖杉科等类群中存在生物碱成分。被子植物中的双子叶植物是重点分布区,如石竹科、夹竹桃科、小檗科、毛茛科、防己科、罂粟科、胡椒科、番荔枝科、茜草科、芸香科、豆科、菊科、樟科、紫草科、黄杨木科、卫矛科等。其中生物碱分布较为丰富的生物类群有防己科植物汉防己、北豆根等,小檗科植物三棵针等,毛茛科植物黄连、乌头、附子等,罂粟科植物罂粟、延胡索等,茄科植物洋金花、颠茄、莨菪等以及豆科植物苦参、苦豆子等。单子叶植物如石蒜科、百合科、兰科等亦分布有生物碱,代表生物类群如百合科植物川贝母和浙贝母等。

植物体内生物碱可能存在的形式包括游离碱、生物碱盐、N- 氧化物等多种形式。少数碱性极弱的生物碱以游离态存在,如酰胺类生物碱,其他多以盐的形式存在,形成盐的酸类较多,如草酸、柠檬酸、酒石酸、琥珀酸、盐酸、硫酸等。迄今发现的 N- 氧化物生物碱有数百种之多。

生物碱多具有显著而特殊的生物活性,如紫杉醇、喜树碱、秋水仙碱、长春新碱、三尖杉碱等具有抗癌作用,利血平可降血压,吗啡、延胡索乙素可镇痛,阿托品可解痉,小檗碱、蝙蝠葛碱可抗菌消炎,麻黄碱可止咳平喘,奎宁可抗疟,苦参碱、氧化苦参碱等可抗心律失常等。

（二）生物碱的结构与分类

生物碱种类繁多、结构复杂，迄今主要有3种分类方法：①按植物来源分类，如黄连生物碱、苦参生物碱等；②按化学结构类型分类，如吡啶类生物碱、异喹啉类生物碱等；③按生源途径结合化学结构类型分类，如来源于鸟氨酸的生物碱、来源于萜类生物碱等。比较而言，生源途径结合化学结构类型分类法更能体现生物碱的生源和化学本质，越来越被广泛接受，本章即采用此种方法介绍生物碱的分类与结构。

总体说来，按生源途径结合化学结构类型分类法，生物碱可分为来源于氨基酸生物碱和来源于异戊烯生物碱两大类。前者进而可细化为来源于鸟氨酸、赖氨酸、邻氨基苯氨酸、苯丙氨酸（酪氨酸）、色氨酸的生物碱及来源于多种氨基酸的生物碱；后者主要包括来源于萜类（单萜、倍半萜、二萜、三萜）和甾体类（孕甾烷、环孕甾烷、胆甾烷）生物碱。

1. 源于鸟氨酸途径的生物碱类　来源于鸟氨酸的生物碱主要包括吡咯烷类、托品烷类和吡咯里西啶类生物碱。

（1）吡咯烷类生物碱：本类生物碱结构较简单，数量较少。常见的如益母草 *Leonurus heterophyllus* 中的水苏碱（stachydrine），山莨菪 *Anisodus luridus* 中的红古豆碱（cuscohygrine），新疆党参 *Codonopsis clematidea* 中的党参碱（codonopsine）等。

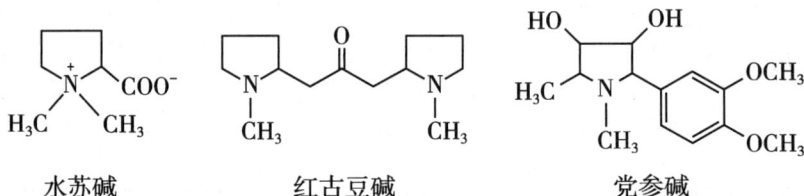

水苏碱　　　　　　红古豆碱　　　　　　党参碱

（2）托品烷类生物碱：本类生物碱具有吡咯烷与哌啶形成的托品烷基本骨架，常以有机酸酯的形式存在。主要存在于茄科的颠茄属、曼陀罗属、莨菪属和天仙子属中，典型的化合物如莨菪碱（hyoscyamine）等。

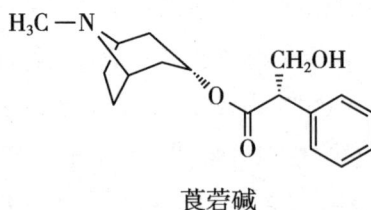

莨菪碱

（3）吡咯里西啶类生物碱：吡咯里西啶类生物碱基本骨架由一个四氢吡咯环和一个羟甲基取代的四氢吡咯环经氮原子和其邻位碳原子稠合而成的双环结构。该类生物碱主要分布在菊科、紫草科和豆科植物中，如菊科的千里光属、泽兰属、蜂斗菜属，紫草科的天芥菜属、紫草属以及豆科的猪屎豆属等。代表性化合物如大叶千里光碱（macrophylline）等。

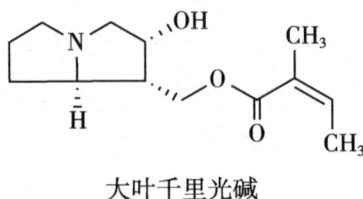

大叶千里光碱

2.源于赖氨酸途径的生物碱类　来源于赖氨酸的生物碱有哌啶类、吲哚里西啶类及喹诺里西啶类。

（1）哌啶类：哌啶类生物碱以哌啶环为母体结构，此类生物碱在植物、动物及微生物中均有发现。代表性化合物如：胡椒 *Piper nigrum* 中的胡椒碱（piperine）；槟榔 *Areca catechu* 中的槟榔碱（arecoline）；石榴 *Punica granatum* 果皮中的石榴皮碱（pelletierine）等。

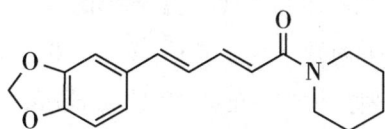　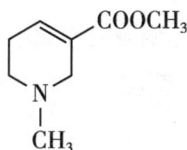　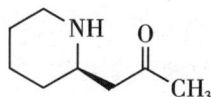

胡椒碱　　　　　　　　槟榔碱　　　　　　　　石榴皮碱

（2）吲哚里西啶类：吲哚里西啶类生物碱是哌啶环和吡咯环共用一个氮原子稠合而成的衍生物。该类生物碱结构复杂多变。代表性化合物如大戟科一叶萩 *Securinega suffruticosa* 植物中一叶萩碱（securinine）。

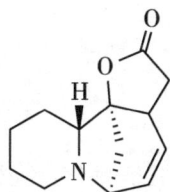

一叶萩碱

（3）喹诺里西啶类：喹诺里西啶类生物碱在高等植物中广泛分布，在动物及海洋生物中亦有发现。该类生物碱是由两个哌啶共用一个氮原子稠合而成的衍生物，分布于豆科、石松科、藜科、小檗科、茄科、石松科等多科植物中。代表性化合物如苦参 *Sophora flavescens*、苦豆子 *Sophora alopecuroides* 中的苦参碱（matrine），石松 *Diaphasiastrum veitchii* 中石松碱（lycopodine）等。金雀花碱（sparteine）亦属此类。

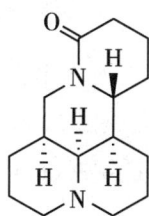　　　　　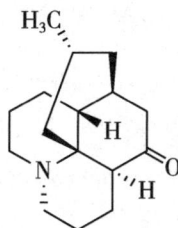

苦参碱　　　　　　　　石松碱

3.源于苯丙氨酸和酪氨酸途径的生物碱类　该类生物碱是由苯丙氨酸和酪氨酸为前体物生物合成，数量及类型多、分布广泛。

（1）苯丙胺类生物碱：苯丙胺类生物碱分布较广，除了分布于高等植物如麻黄属、罂粟属、金合欢属等外，在真菌中亦有发现。较为典型的化合物是麻黄中的麻黄碱（ephedrine）。

麻黄碱

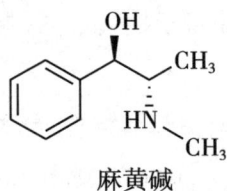

（2）异喹啉类生物碱：本类生物碱多以异喹啉或四氢异喹啉为基本结构，具有多样的生物活性，并有多个化合物应用于临床。该类生物碱类型和数目多，现将主要类型介绍如下。

1）小檗碱类与原小檗碱类：小檗碱类和原小檗碱类生物碱主要分布于小檗科、番荔枝科及木兰科。前者多为季铵碱，如分布于黄连、黄柏、三棵针等资源植物中的小檗碱（berberine）、巴马汀（palmatine）、药根碱（jatrorrhizine）等成分；后者多为叔胺碱，如存在于罂粟科植物延胡索中的延胡索乙素（tetrahydropalmatine）等。延胡索乙素多以外消旋的形式存在，具有镇痛、镇静、催眠及抗抑郁作用，研究表明，左旋延胡索乙素为其活性分子，而右旋体无类似作用。

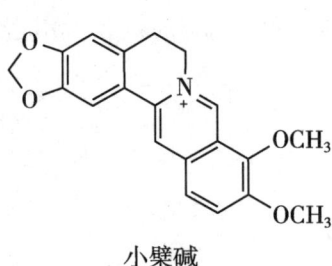

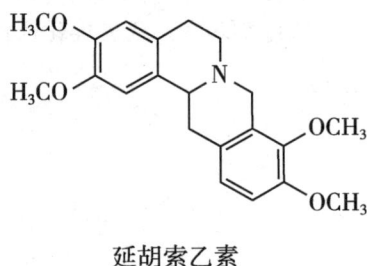

小檗碱

延胡索乙素

2）苄基四氢异喹啉及苄基异喹啉类：代表性化合物如厚朴 *Magnolia officinalis* 树皮中的厚朴碱（magnocurarine）及罂粟 *Papaver somniferm* 果实中的罂粟碱（papaverine）等。

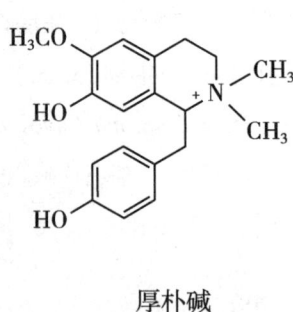

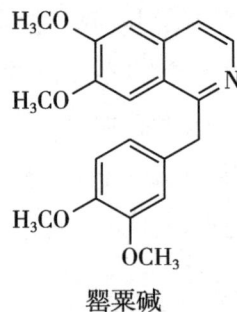

厚朴碱

罂粟碱

3）双苄基四氢异喹啉类：由苄基四氢异喹啉分子通过酚氧化偶联而形成的一类生物碱。根据其具体的链接方式可分为多种类型，如存在于防己科北豆根 *Menispermum dauricum* 中的蝙蝠葛碱（dauricine）以及汉防己 *Stephania tetrandra* 中的汉防己甲素（tetrandrine）等。

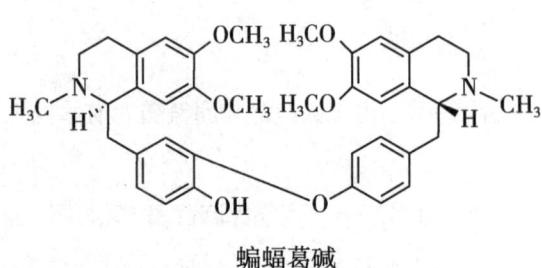

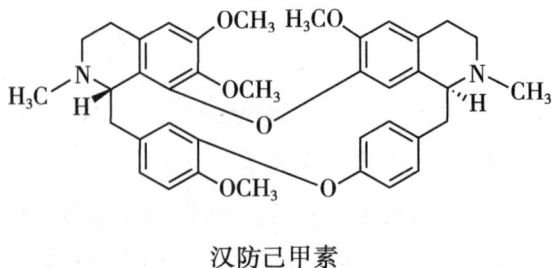

蝙蝠葛碱

汉防己甲素

4）吗啡烷类：吗啡烷类生物碱主要分布在罂粟科和防己科植物中。代表性的化合物有罂粟科罂粟中的吗啡（morphine）、可待因（codeine）、蒂巴因（thebaine）；防己科青风藤 *Sinomenium acutum* 中的青藤碱（sinomenine）等。

5）阿朴菲类与原阿朴菲类：阿朴菲类生物碱生源上认为是由苄基四氢异喹啉类生物碱经氧化偶联及结构重排而生成，原阿朴菲类生物碱可认为是这个结构转化过程的中间体。阿朴菲类生物碱分布于罂粟科、小檗科、木兰科、番荔枝科、防己科、大戟科等，原阿朴菲类生物碱分布于番荔枝科、百合科等。代表性化合物如防己科植物千金藤 *Stephania japonica* 中的千金藤碱（stephanine）以及罂粟科植物东罂粟中的东罂粟醇（orientalinol）等。

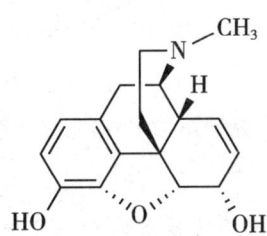
吗啡

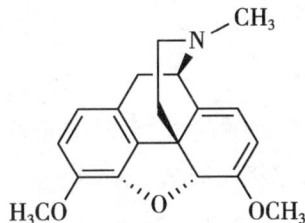
蒂巴因

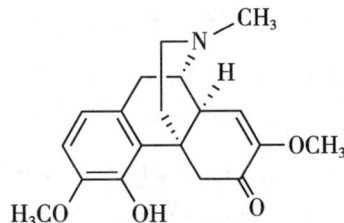
青藤碱

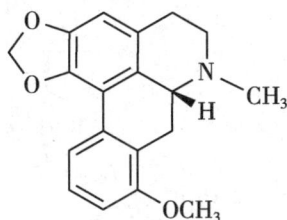
千金藤碱

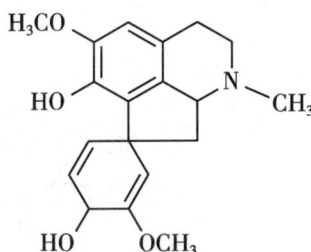
东罂粟醇

6）苯乙基四氢异喹啉类：苯乙基四氢异喹啉类生物碱主要分布于百合科、罂粟科及三尖杉科。除了简单苯乙基四氢异喹啉类外，该类生物碱还含有结构独特的化合物，仅从分子结构上很难判断其归属，但研究证明其生物途径源于苯丙氨酸和酪氨酸。代表性化合物如百合科植物秋水仙属 *Colchicum* 植物中发现的 autumnaline 和秋水仙碱（colchicine），三尖杉科三尖杉属 *Cephalotaxus* 植物中发现的三尖杉碱（cephalotaxine）等。

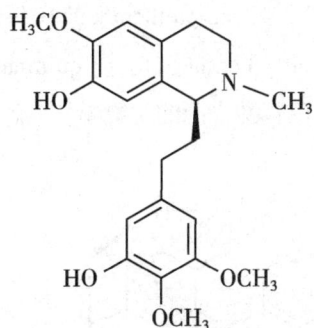
autumnaline

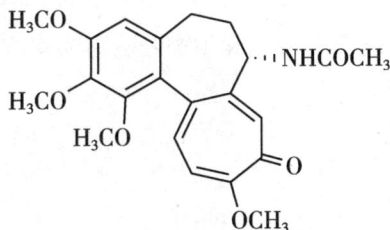
秋水仙碱

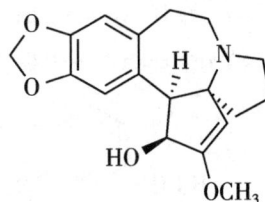
三尖杉碱

（3）苄基苯乙胺类生物碱：该类生物碱的基本骨架由苄基和苯乙胺两部分组成，可分为多种类型，主要分布于石蒜科的石蒜属、水仙属以及网球花属植物中，重要的化合物如石蒜碱（lycorine）、加兰他敏（galanthamine）等。

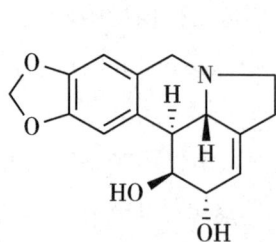

石蒜碱

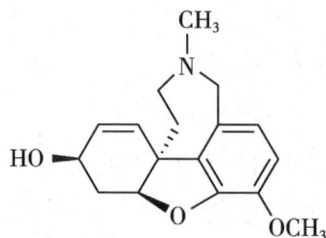

加兰他敏

4. 源于色氨酸途径的生物碱类 本类生物碱也称吲哚类生物碱,是类型、数目较多的一类生物碱成分,可分为简单吲哚类、*β*-卡波林碱类、半萜吲哚碱类及单萜吲哚碱类。

(1)简单吲哚类:结构特点为只有吲哚母核,而无其他杂环。代表化合物如存在于蓼蓝 *Polygonum tinctorium* 中的靛青苷(indican)。

(2)*β*-卡波林碱类:*β*-卡波林碱类生物碱存在于植物和海洋生物中,在植物中分布广泛。代表性化合物如蒺藜科植物骆驼蓬中的去氢骆驼蓬碱(harmine)。

(3)半萜吲哚碱类:半萜吲哚碱类又称麦角生物碱,由色胺构成的吲哚衍生物上连有一个异戊二烯单位后形成。主要分布于麦角菌类中,如麦角新碱(ergometrine)。

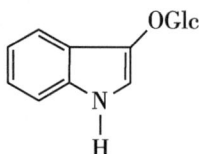

靛青苷

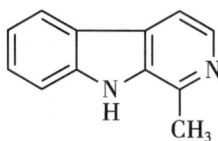

去氢骆驼蓬碱

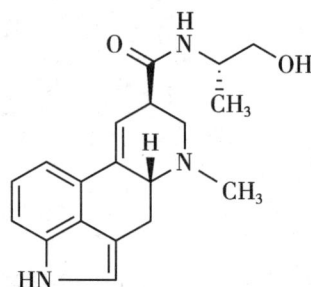

麦角新碱

(4)单萜吲哚碱类:迄今已从自然界发现超过 2 000 个单萜吲哚生物碱。该类分子具有一个吲哚母核和一个 C_9 或 C_{10} 的裂环番木鳖萜及其衍生物的结构单元,可分为单萜吲哚生物碱类、双聚单萜吲哚生物碱类及其他单萜吲哚碱相关生物碱类。代表性的化合物有:如萝芙木 *Rauvolfia veticillata* 中的利血平(reserpine)、番木鳖中的士的宁(strychnine);长春花 *Catharanthus roseus* 中的长春碱(vinblastine)等。另外,如喜树 *Camptotheca acuminata* 中的喜树碱(camptothecine)、10-羟基喜树碱(10-hydroxy camptothecine)和金鸡纳属植物中的金鸡宁碱(cinechonine)、奎宁(quinine)等,结构中具有喹啉母核,生源上与单萜吲哚生物碱密切相关,亦归于色氨酸来源的生物碱。

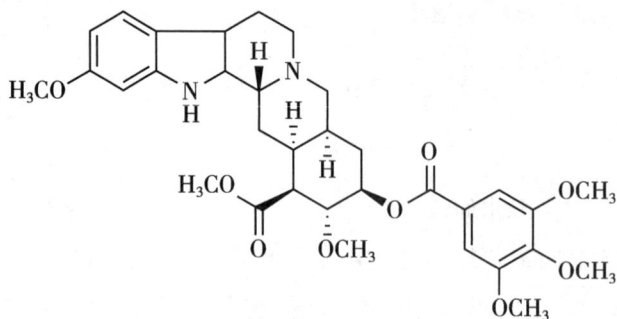

利血平

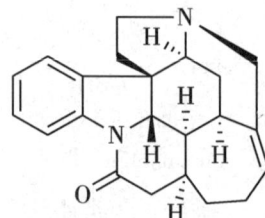

士的宁

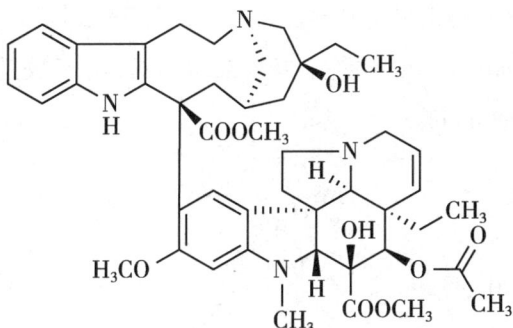

长春碱

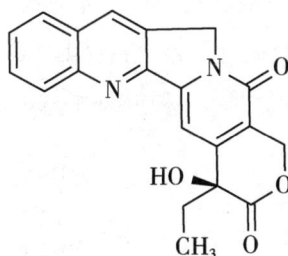

喜树碱

5. 源于邻氨基苯甲酸途径的生物碱类　本类主要为吖啶酮类生物碱,主要发现于芸香科植物,苦木科、胡椒科亦有发现。结构上可发生异戊烯化,进而衍生呋喃、吡喃环结构,亦有二聚体结构。代表性化合物如鲍氏山油柑 *Acronychia bauert* 树皮中具有的显著抗癌活性的山油柑碱(acronycine)等。

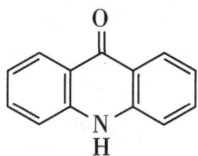

吖啶酮

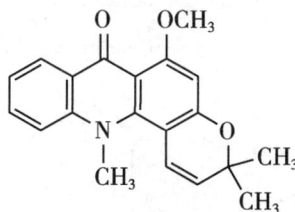

山油柑碱

6. 源于组氨酸途径的生物碱类　主要为咪唑类生物碱,数目较少。代表性化合物如芸香科植物毛果芸香 *Pilocarpus jaborandi* 中的毛果芸香碱(pilocarpine),该成分用于治疗青光眼。

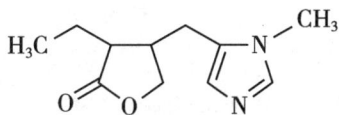

毛果芸香碱

7. 萜类生物碱　萜类生物碱形成过程中没有氨基酸的参与,而是遵循萜类化合物的生物合成路线形成骨架结构,进而通过氨基化产生萜类生物碱。可分为单萜生物碱、倍半萜生物碱、二萜生物碱以及三萜生物碱。

（1）单萜类生物碱:单萜类生物碱主要来源于环烯醚萜苷类,多分布于龙胆科、猕猴桃科、夹竹桃科、橄榄科等。结构上主要可分为环烯醚萜苷类单萜生物碱和裂环环烯醚萜苷类单萜生物碱,番木鳖苷(loganin)和裂环番木鳖苷(secologanin)分别是其生物合成的重要前体化合物。代表性化合物如猕猴桃碱(actinidine)、龙胆碱(gentianine)等。

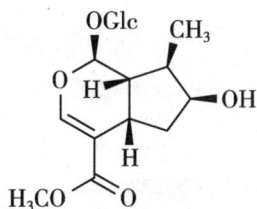

番木鳖苷

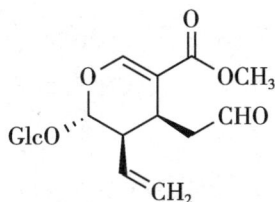

裂环番木鳖苷

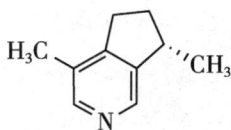

猕猴桃碱

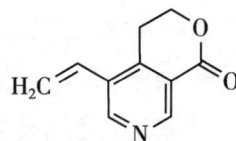

龙胆碱

（2）倍半萜类生物碱：倍半萜类生物碱数量不多，分布局限，主要发现于兰科石斛属及睡莲科萍蓬草属。代表性化合物有石斛 *Dendrobium nobile* 中的石斛碱（dendrobine）以及睡莲 *Nymphaea tetragona* 中的去氧萍蓬草碱（deoxynupharidine）等。

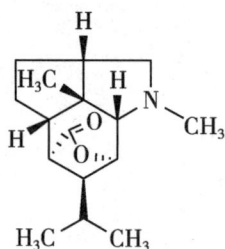 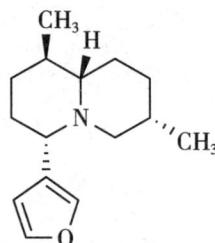

石斛碱　　　　　　　　　　去氧萍蓬草碱

（3）二萜类生物碱：二萜类生物碱主要分布于毛茛科乌头属、翠雀属植物中，基本母核为四环二萜或五环二萜。结构上可大体分为 C_{18}、C_{19}、C_{20} 及双二萜生物碱四大类型。代表性化合物有高乌甲素（lappaconitine）、乌头碱（aconitine）等。

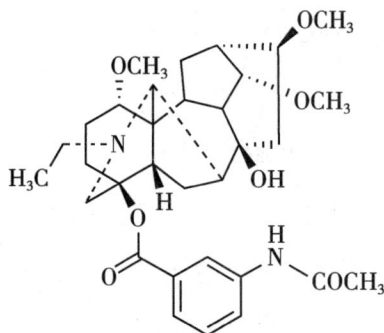 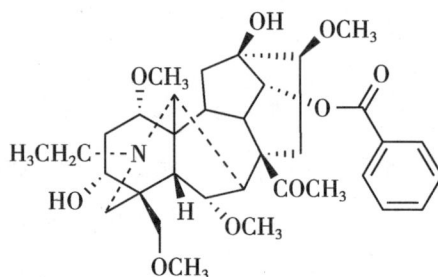

高乌甲素　　　　　　　　　　乌头碱

（4）三萜类生物碱：目前发现的三萜类生物碱主要集中分布于虎皮楠科虎皮楠属及黄杨科黄杨属植物中，结构复杂、多变。代表性化合物如虎皮楠生物碱 daphnilactone A 及黄杨生物碱 cyclovirobuxeine F 等。

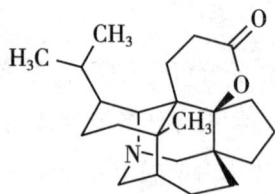 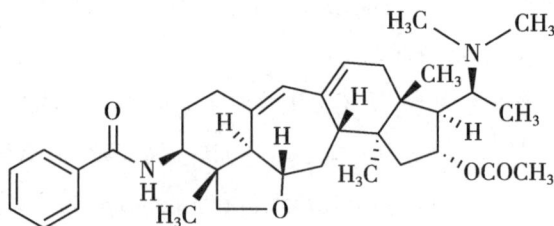

daphnilactone A　　　　　　　　　　cyclovirobuxeine F

8. 甾体类生物碱　甾体生物碱具有甾体母核，氮原子不在甾体母核内。结构上可分为 C_{21} 甾体（孕甾烷类）生物碱、C_{24} 甾体（环孕甾烷类）生物碱和 C_{27} 甾体生物碱；C_{27} 甾体生物碱又可分为胆甾烷类和异胆甾烷类生物碱。

孕甾烷类生物碱主要分布在夹竹桃科植物中，黄杨科有少量分布，动物中亦有发现（如箭毒蛙科毒蛙皮中）。代表性化合物如夹竹桃科鹿角藤中的鹿角藤碱（chonemorphine）。环孕甾烷类生物碱主要分布于黄杨科黄杨属植物中,代表性化合物如环常绿黄杨碱 D(cyclovirobuxine D)。胆甾烷类生物碱主要分布在茄科茄属植物中,而异胆甾烷类生物碱主要分布于百合科藜芦属和贝母属植物中,代表性化合物如番茄次碱(tomatidine)和藜芦胺碱(veratramine)。

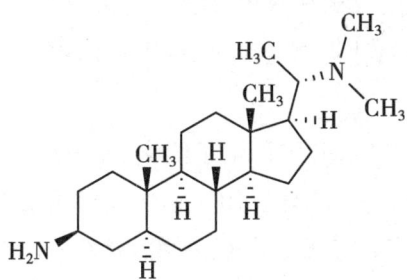

鹿角藤碱

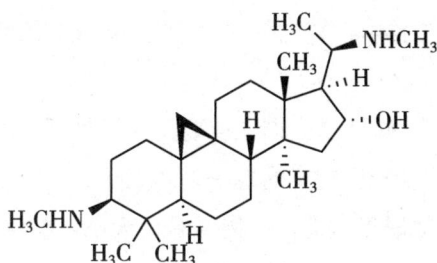

环常绿黄杨碱D

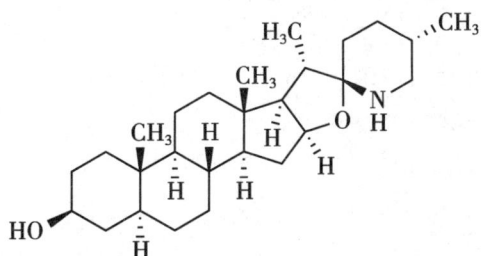

番茄次碱

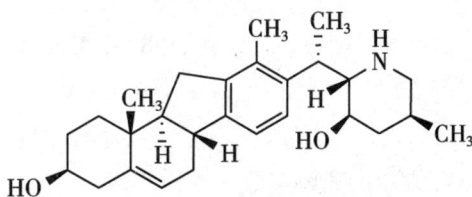

藜芦胺碱

（三）生物碱的理化性质

1. 物理性质

（1）性状：生物碱多为固体,少数为液体；多具苦味,少数呈辛辣味,成盐后较游离者味更大；一般无色或白色,少数有颜色。少数呈液体状态及小分子固体生物碱如麻黄碱、烟碱等具挥发性,咖啡因等少数生物碱类成分具有升华性。

（2）旋光性：影响生物碱旋光性的因素主要有手性碳的构型、溶剂及 pH 和溶液浓度等。如麻黄碱在水中测定呈右旋光性,而在三氯甲烷中测定则呈左旋光性。北美黄连碱(hydrastine)在95% 以上乙醇中呈左旋光性,而在稀乙醇中则呈右旋光性；同样该碱在中性条件下呈左旋光性,在酸性条件下呈右旋光性。生物碱的生理活性与其旋光性密切相关,通常左旋体的生理活性比右旋体强。例如 l- 莨菪碱的散瞳作用比 d- 莨菪碱大 100 倍。去甲乌药碱(higenaenine)仅左旋体具强心作用。

（3）溶解性：大多数叔胺碱和仲胺碱,一般能溶于亲脂性有机溶剂,如苯、乙醚、二氯甲烷、三氯甲烷、四氯化碳等,特别易溶于三氯甲烷。溶于酸水,不溶或难溶于水和碱水。季铵碱和某些含氮 - 氧化物的生物碱可溶于水、甲醇、乙醇,难溶于亲脂性有机溶剂。麻黄碱、苦参碱、氧化苦参碱、东莨菪碱、烟碱等有一定程度的亲水性,可溶于水、醇类,也可溶于亲脂性有机溶剂。具酚羟基或羧基的生物碱称为两性生物碱(具酚羟基者常称为酚性生物碱),如吗啡、小檗胺(berbamine)、槟榔次碱等,这些生物碱既可溶于酸水,也可溶于碱水溶液,但在 pH 8～9 时溶解性最差,易产生沉淀。具内酯或内酰胺结构的生物碱在正常情况下,其溶解性类似一般叔胺碱。但在碱水溶液中,其内酯(或内酰胺)结构可开环形成羧酸盐而溶于水中,酸化后还可环合析出。而生物碱盐一般易溶于水,可溶于醇类,难溶于亲脂性有机溶剂。

生物碱在酸水中成盐溶解,调碱性后又游离析出沉淀。通常生物碱的无机酸盐水溶性大于有机酸盐;无机酸盐中含氧酸盐的水溶性大于卤代酸盐;小分子有机酸盐大于大分子有机酸盐。有些生物碱盐的溶解性较为特殊,如高石蒜碱的盐酸盐、小檗碱盐酸盐、麻黄碱草酸盐等难溶于水。

2. 化学性质

(1)碱性:碱性是生物碱重要的化学性质。根据 Lewis 酸碱电子理论,凡是能给出电子的电子受体为碱,能接受电子的电子受体为酸。生物碱分子中氮原子上的孤电子对能给出电子或接受质子而使生物碱显碱性。生物碱碱性大小目前统一用其共轭酸的酸式离解常数 pK_a 表示,pK_a 越大,碱性越强。$pK_a<2$ 为极弱碱,pK_a 2～7 为弱碱,pK_a 7～11 为中强碱,pK_a 11 以上为强碱。不同类型生物碱基团碱性的一般顺序:胍基>季铵碱>N- 烷杂环>脂肪胺>芳香胺 ≈N- 芳杂环>酰胺 ≈吡咯。

$$B \ + \ H_2O \ \rightleftharpoons \ BH^+ \ + \ OH^-$$
$$碱 \qquad 酸 \qquad 共轭酸 \quad 共轭碱$$
$$pK_a=pK_w-pK_b=14-pK_b$$

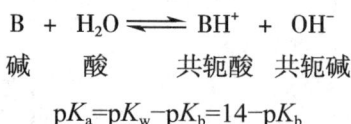

式中,pK_w 为水的离解常数。

生物碱的碱性大小与氮原子的杂化方式、电子云密度、空间效应及分子内氢键形成等密切相关。

1)氮原子的杂化方式:在杂化轨道中,p 电子因活动性大而易供给电子,故 p 成分比例越大,碱性越强,即 $sp^3>sp^2>sp$。四氢异喹啉(pK_a 9.5)为 sp^3 杂化;吡啶(pK_a 5.17)和异喹啉(pK_a 5.4)均为 sp^2 杂化;氰基呈中性(sp 杂化)。季铵碱的碱性强(pK_a 11.5 以上)则是因羟基以负离子形式存在,类似无机碱。

2)诱导效应:生物碱分子中的氮原子上的电子云密度受到氮原子附近基团的影响,烷基的供电子诱导效应会使氮原子上电子云密度增加,碱性增强;而苯基、羰基、酯基、醚基、羟基、双键(含双键或氧原子的基团)的吸电子诱导效应使氮原子上电子云密度减小,碱性降低。如麻黄碱的碱性(pK_a 9.58)强于去甲麻黄碱(pK_a 9.00),即是由于麻黄碱氮原子上的甲基供电诱导的结果。而二者的碱性弱于苯异丙胺(pK_a 9.80),则因前二者氨基碳原子的邻位碳上羟基吸电诱导的结果。

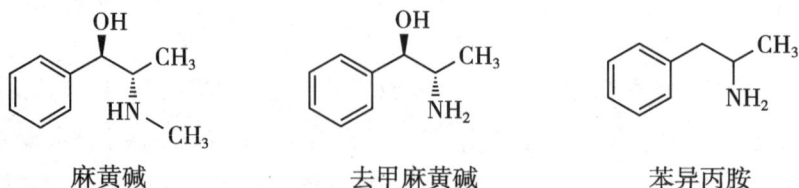

麻黄碱　　　　　　　去甲麻黄碱　　　　　　　苯异丙胺

3)诱导 - 场效应:当生物碱分子中存在两个或更多氮原子时,会相互影响导致各氮原子的碱性差异。一个氮原子质子化后,即成为强的吸电基团$-N^+HR_2$,它对另外的氮原子产生两种碱性降低的效应,即诱导效应和静电场效应。诱导效应如前所述,而静电场效应是通过空间直接传递的,故又称直接效应。例如,无叶豆碱(sparteine)中两个氮原子的碱性相差很大,ΔpK_a 为 8.1,主要原因为两个氮原子空间上接近，存在着显著的诱导 - 场效应。

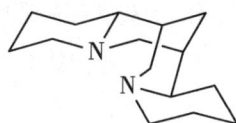

无叶豆碱

4）共轭效应：生物碱分子中氮原子的孤电子对与 π- 电子基团共轭时一般使生物碱的碱性减弱。常见的有苯胺和酰胺两种类型。

苯胺型：氮原子上的孤电子对与苯环 π- 电子形成 p-π 共轭体系后碱性减弱。如毒扁豆碱（physostigmine）的两个氮原子，其 N_1 的 pK_a 为 1.76，N_3 的 pK_a 为 7.88；环己胺的 pK_a 为 10.64，而苯胺的 pK_a 为 4.58。

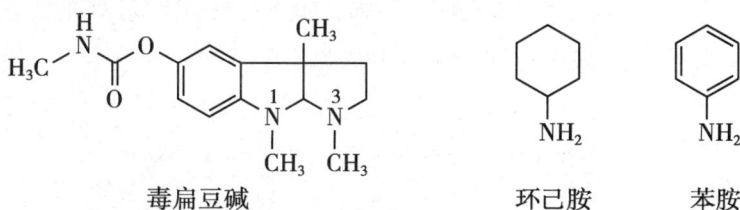

毒扁豆碱　　　　　　环己胺　　苯胺

酰胺型：酰胺中的氮原子与羰基形成 p-π 共轭效应，使其碱性极弱。胡椒碱 pK_a 为 1.42，秋水仙碱（colchiamine）pK_a 为 1.84，咖啡因（caffeine）pK_a 为 1.22。但是，并非所有的 p-π 共轭效应均减低碱性，如胍接受质子后形成季铵离子，呈更强的 p-π 共轭，体系具有高度共振稳定性，而显强碱性（pK_a 13.6）。

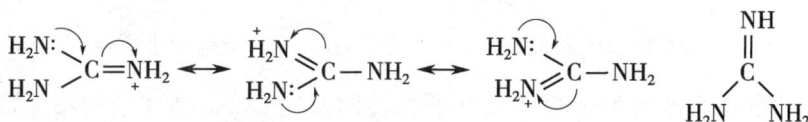

氮原子的孤电子对 p 电子的轴与共轭体系的 π 电子轴共平面是产生 p-π 共轭效应的必要条件。如邻甲基 N,N- 二甲苯胺（pK_a 5.15）的碱性强于 N,N- 二甲基苯胺（pK_a 4.39），即是因为邻甲基 N,N- 二甲苯胺中邻甲基产生的空间位阻使得 p-π 共轭效应减弱，从而使碱性增强。

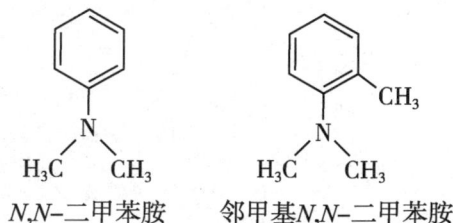

N,N-二甲苯胺　　　邻甲基N,N-二甲苯胺

5）空间效应：氮原子由于附近取代基的空间立体障碍或分子构象因素，而使质子难于接近氮原子，碱性减弱。如东莨菪碱（pK_a 7.50）及利血平（pK_a 6.07）等。甲基麻黄碱（pK_a 9.30）的碱性弱于麻黄碱（pK_a 9.58）的原因也是前者甲基的空间障碍。

6）氢键效应：当生物碱成盐后，氮原子附近如有羟基、羰基，并处于有利于形成稳定的分子内氢键时，氮上的质子不易离去，碱性增强。如麻黄碱的碱性（pK_a 9.58）小于伪麻黄碱（pK_a 9.74），即是因为麻黄碱分子中甲基和苯基重叠而成为不稳定构象，使其共轭酸和 C_1-OH 形成的分子内氢键稳定性差；而伪麻黄碱分子中的甲基和苯基为不重叠的稳定构象，其共轭酸和 C_1-OH 形成的分子内氢键稳定。

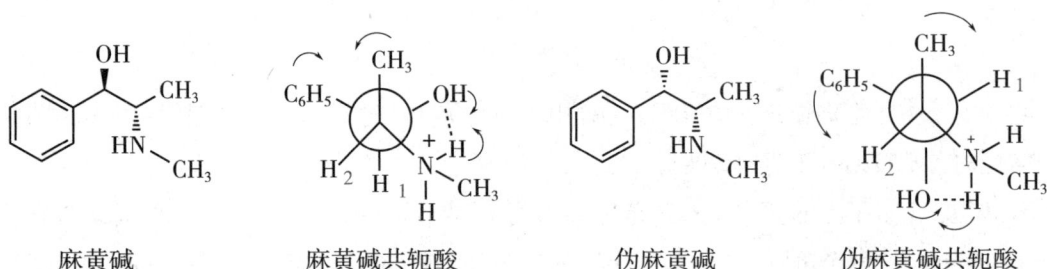

麻黄碱　　　　麻黄碱共轭酸　　　　伪麻黄碱　　　　伪麻黄碱共轭酸

另外，具有氮杂缩醛结构的生物碱常易于质子化而显强碱性。如氮原子的邻位碳上具 α、β 双键或 α-羟基者，则可异构成季铵碱，使碱性增强。如醇胺型小檗碱，其氮原子上的孤电子对与 α-羟基的 C—O 单键的 σ 电子发生转位，可形成季铵型小檗碱。

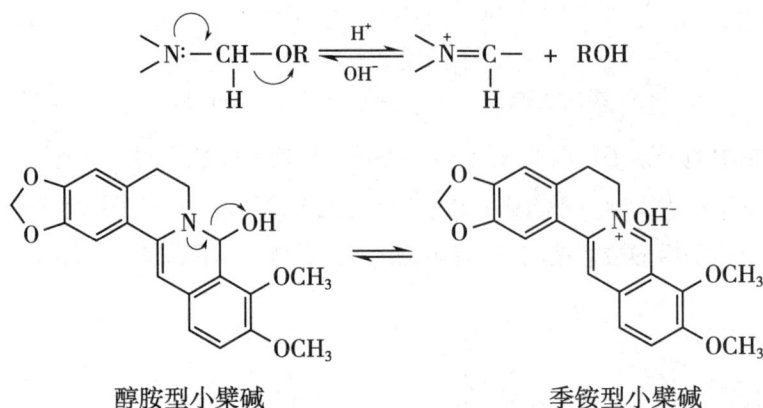

醇胺型小檗碱　　　　　　　　　　季铵型小檗碱

但当氮杂缩醛体系中氮原子处于稠环桥头氮时，因其具有刚性结构不能发生质子化异构，碱性不仅不会增强，反而会由于邻位羟基的吸电效应使碱性减小。这是因为根据 Bredts 规则，稠环系统中若有原子桥，桥头不可能存在 C＝C、C＝N。如阿马林（ajmaline）的 N_4 虽然有 α-羟基，但其为桥头氮，氮原子上的孤电子对不能转位，故碱性为中等（pK_a 8.15）。伪士的宁（pseudostrychnine）的碱性（pK_a 5.60）小于士的宁（pK_a 8.29），原因也是如此。

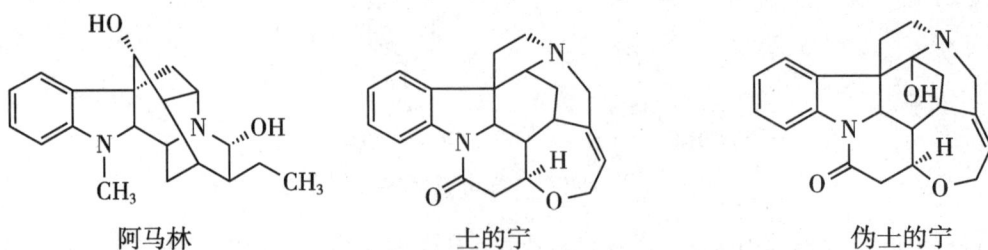

阿马林　　　　　　　士的宁　　　　　　　伪士的宁

对于具体生物碱来说，若影响碱性的因素不止一个，则需综合考虑。一般来说，空间效应与诱导效应共存，空间效应居主导地位；共轭效应与诱导效应共存，共轭效应居主导地位。

（2）生物碱沉淀反应：生物碱在酸性水或稀醇中可与某些试剂生成难溶性的复盐或络合物而发生沉淀，这些试剂称为生物碱沉淀试剂，见表 4-35。

表4-35　常用的生物碱沉淀试剂

生物碱沉淀试剂	与生物碱反应现象
碘化铋钾（Dragendorff）试剂	生成橘红色至黄色无定形沉淀
碘化汞钾（Mayer）试剂	生成类白色沉淀
硅钨酸（Bertrad）试剂	生成类白色或淡黄色沉淀
碘 - 碘化钾（Wagner）试剂	生成红棕色无定形沉淀
苦味酸（Hager）试剂	生成黄色沉淀
雷氏铵盐试剂	与季铵型生物碱反应生成红色沉淀或结晶

　　生物碱沉淀反应可用于生物碱的定性鉴别，但鉴别试验中应注意假阴性和假阳性反应。如仲胺一般不易与生物碱沉淀试剂反应，如麻黄碱。水溶液中如有蛋白质、多肽、鞣质等物质，易引起假阳性反应。可用如下方法准备生物碱试液，以尽可能避免假阳性反应：将酸水提取液碱化，三氯甲烷萃取，取三氯甲烷层，再用酸水萃取三氯甲烷层，酸水层即可用于沉淀反应。在生物碱定性鉴别中，应用三种以上试剂分别进行反应，以提高结果的可信度。

　　（3）生物碱显色反应：基于生物碱的类型和结构差异，某些试剂能与生物碱反应而产生不同的颜色，该现象可用于生物碱的检识。常见的生物碱显色试剂如 Mandelin 试剂、Fröhde 试剂和 Marquis 试剂等，具体检识信息如表4-36。

表4-36　生物碱显色反应

生物碱显色试剂	显色反应
Mandelin 试剂 （1% 钒酸铵的浓硫酸溶液）	莨菪碱及阿托品显红色 奎宁显淡橙色 吗啡、士的宁显蓝紫色 可待因显蓝色
Fröhde 试剂 （1% 钼酸钠的浓硫酸溶液）	乌头碱显黄棕色 吗啡显紫色转棕色 黄连素显棕绿色 利血平显黄色转蓝色
Marquis 试剂 （30% 甲醛溶液与硫酸 1∶50 混合溶液）	吗啡显橙色至紫色 可待因显洋红色至黄棕色

（四）生物碱的提取分离

　　1.生物碱的提取　可用水/酸水提取法或有机溶剂提取法来制备总生物碱，见表4-37。具有一定碱性的生物碱在植物体内常以盐的形式存在，故可选用水或酸水提取。常用无机酸水提取，以便将生物碱有机酸盐置换成无机酸盐，增大溶解度。酸水提取法常用 0.1%～1% 的硫酸、盐酸或醋酸、酒石酸溶液作为提取溶剂。有机溶剂提取法可用甲醇、乙醇或亲脂性有机溶剂（乙醚、二氯甲烷等）。但若直接用亲脂性有机溶剂提取，一般先将药材用少量碱水湿润以便使生物碱游离，同时也可增加溶剂对植物细胞的穿透力。水/酸水提取法和有机溶剂提取法各有优缺点，依据其原理，具体实践中可合理设计、充分发挥各自的优势，以达到获取较高纯度总生物碱的目的。阳离子树脂交换法处理生物碱过程原理见表4-38。

另外,挥发性生物碱如麻黄碱可用水蒸气蒸馏法提取;可升华的生物碱如咖啡因可用升华法提取。

表4-37　生物碱一般提取方法

	水/酸水提取法	有机溶剂提取法
优点	酸水提取可使生物碱的大分子有机酸盐变为小分子无机酸盐,增大在水中的溶解度	水溶性杂质少
缺点	提取液体积较大,浓缩困难,水溶性杂质多	脂溶性杂质多
优化方法	(1)碱化萃取法:酸水提取后碱化,继而以适当亲脂性有机溶剂萃取,回收溶剂,即得总生物碱。碱化过程中若有生物碱沉淀析出,过滤收集后再续作萃取操作。 (2)阳离子树脂交换法:酸水提取液通过强酸型阳离子交换树脂柱,生物碱阳离子与树脂阳离子进行交换,继而用中性水或乙醇洗除柱中的杂质。然后用碱性乙醇(含氨水)或酸水或酸性乙醇洗脱,即得较纯总生物碱。亦可将已交换上生物碱的树脂从色谱柱中倒出,氨水碱化至pH 10左右,再用二氯甲烷或乙醚等有机溶剂回流提取	酸水-碱化-萃取法:回收有机溶剂后提取物加稀酸水搅拌,放置,滤过,溶液调碱性,继而以适宜亲脂性有机溶剂萃取,回收溶剂即得总生物碱

表4-38　阳离子树脂交换法处理生物碱过程原理

处理过程	反应原理
酸性条件下离子交换	$BH^+Cl^- \longrightarrow BH^+ + Cl^-$ 生物碱盐酸盐　　生物碱阳离子 $R^-H^+ + BH^+ \longrightarrow R^-BH^+ + H^+$
碱性乙醇洗脱	$R^-BH^+ + NH_3 \cdot H_2O \longrightarrow R^-NH_4^+ + B + H_2O$ 游离碱
酸水或酸性乙醇洗脱	$R^-BH^+ + H^+ + Cl^- \longrightarrow R^-H^+ + BH^+ + Cl^+$

注:R代表阳离子交换树脂,B代表游离生物碱。

2．生物碱的分离　一般可根据生物碱成分间溶解度、碱性的差异对其进行初步分离,然后使用基于不同分离材料的色谱法进行分离纯化。

可基于pH调节的分步萃取法对生物碱进行分离(图4-10):将总生物碱溶于酸水,逐步加碱使pH由低至高,每调节一次pH即用二氯甲烷等有机溶剂萃取,即可将生物碱依碱性由弱至强,依次被萃取出而分离。该方法亦可反向操作,即用亲脂性有机溶剂溶解总生物碱,然后以不同酸性缓冲液依pH由高至低依次萃取,生物碱可按碱性由强至弱先后成盐依次被萃取出来。

可利用生物碱间溶解度的差异进行分离纯化,如氧化苦参碱难溶于乙醚,而苦参碱可溶于乙醚,将苦参总碱溶于三氯甲烷,再加入10倍量以上乙醚,氧化苦参碱即可析出沉淀。

还可利用生物碱特殊官能团的性质对其进行分离。如酚性生物碱在碱性条件下成盐溶于水,可与一般生物碱分离。在阿片生物碱中,吗啡具酚羟基而可待因则无酚羟基,用氢氧化钠溶液处理,吗啡成盐溶解而可待因沉淀,可将二者分离。

内酯或内酰胺结构的生物碱可在碱性水溶液中加热皂化开环生成溶于水的羧酸盐而与其他生物碱分离,在酸性下又环合成原生物碱而沉淀。如喜树碱具内酯环结构,在提取分离喜树碱工艺中即利用了这一结构特征所具有的理化性质。

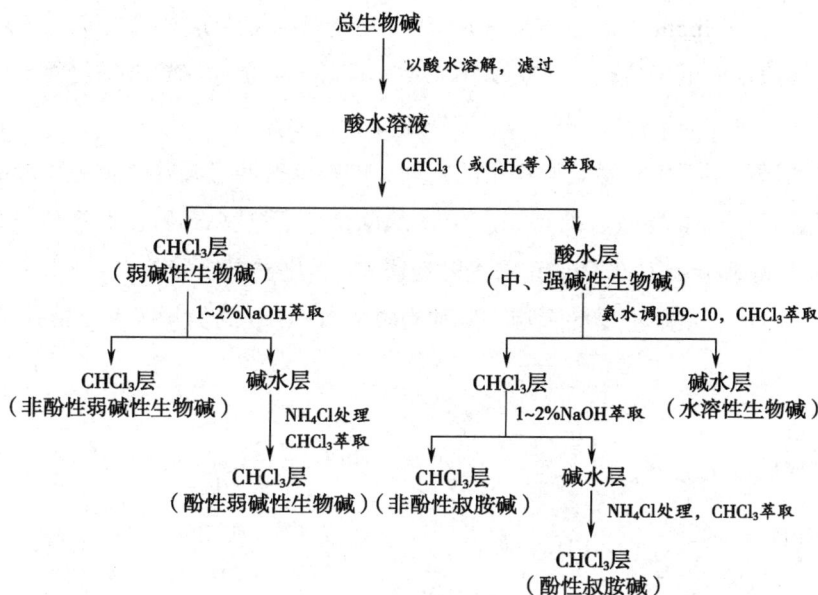

总生物碱
↓ 以酸水溶解，滤过
酸水溶液
↓ CHCl₃（或C₆H₆等）萃取

CHCl₃层（弱碱性生物碱）
↓ 1~2%NaOH萃取
　CHCl₃层（非酚性弱碱性生物碱）
　碱水层 ↓ NH₄Cl处理 CHCl₃萃取
　　CHCl₃层（酚性弱碱性生物碱）

酸水层（中、强碱性生物碱）
↓ 氨水调pH9~10，CHCl₃萃取
　CHCl₃层
　↓ 1~2%NaOH萃取
　　CHCl₃层（非酚性叔胺碱）
　　碱水层 ↓ NH₄Cl处理，CHCl₃萃取
　　　CHCl₃层（酚性叔胺碱）
　碱水层（水溶性生物碱）

● 图 4-10　生物碱的分离流程图

（五）生物碱的检识

可使用生物碱沉淀试剂和显色试剂对生物碱进行检识，亦可用色谱、质谱法对生物碱进行定性、定量检识，比较常用的包括正/反相薄层色谱、高效液相色谱、高效液相色谱-质谱联用等。

正相薄层色谱常用硅胶、氧化铝做固定相。由于硅胶本身显弱酸性，用于生物碱分析时有时会出现拖尾、分离度不佳等现象，可在碱性条件下执行，多在展开剂中加入少量碱性试剂，如二乙胺、氨水等。如《中国药典》2020 年版黄连项下生物碱薄层检测：以环己烷-乙酸乙酯-异丙醇-甲醇-水-三乙胺($V:V$，3：3.5：1：1.5：0.5：1)为展开剂，置于用浓氨试液预饱和 20 分钟的展开缸内展开。氧化铝的吸附性能较硅胶强，其本身显弱碱性，可用于生物碱薄层检识。

除了薄层色谱外，高效液相色谱、高效液相色谱-质谱联用等在生物碱定性、定量检识中亦得到了越来越多的应用。生物碱的高效液相分析可采用分配色谱法、吸附色谱法、离子交换色谱法等，其中以分配色谱法中的反相色谱法应用较多。

（六）生物碱类成分的结构研究

随着科技进步，目前化合物的结构解析多倚重于"四大谱"，即核磁共振波谱、质谱、紫外光谱和红外光谱，生物碱的结构解析也不例外。其中核磁共振波谱最为有力，一维/二维核磁共振波谱可提供化合物平面、立体结构的丰富信息，质谱特别是高分辨质谱可提供化合物分子组成的信息，而紫外和红外光谱可分别提供分子共轭结构及特征官能团的信息。

1. **核磁共振波谱**　生物碱类成分的核磁共振信号具有一些与氮原子相关的一般性规律，如核磁共振氢谱中，连氮氢原子信号：脂肪胺，δ 0.3～2.2ppm；芳香胺，δ 2.6～5.0ppm；酰胺，δ 5.2～10ppm。再以氮甲基为例，叔胺氮甲基，δ 1.97～2.56ppm；仲胺氮甲基，δ 2.3～2.5ppm；芳叔胺和芳仲胺氮甲基，δ 2.6～3.1ppm；杂芳环氮甲基，δ 2.7～4.0ppm；酰胺氮甲基，δ 2.6～3.1ppm；

季铵氮甲基,δ 2.7～3.5ppm 等。核磁共振碳谱中,生物碱结构中氮原子电负性产生的吸电诱导效应会使邻近碳原子向低场位移,一般影响规律为 α- 碳>γ- 碳>β- 碳,对 α- 碳的化学位移影响最大。

核磁共振氢谱可用于生物碱结构构象的判别。如在苄基四氢异喹啉类生物碱中,苄基的构象不同会导致相应信号高场效应的有无。如以 N,O,O- 三甲基乌药碱及其衍生物为例:I式构象中,A 环 C_7- 甲氧基受到 C 芳环的正屏蔽效应影响,其化学位移值较 C_6- 甲氧基处在较高场;而II式构象中,C_7- 甲氧基则不受此影响。两种构象中 N—CH_3 的信号区别也反映了相应的构象信息。

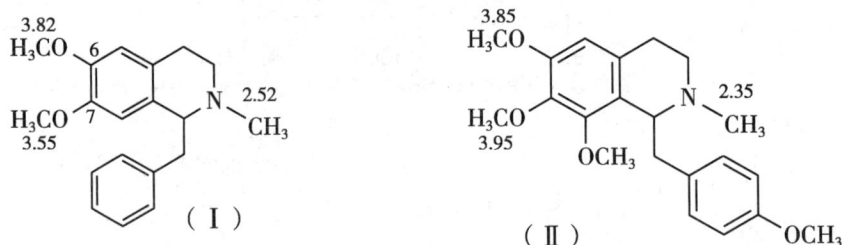

基于核磁共振碳谱可获知生物碱结构中 C 的个数和类型,推导其结构的骨架类型和立体构型。如育亨亭类单萜吲哚生物碱,可以凭借其碳谱数据判断其正、别、伪、表别各系,见表4-39。

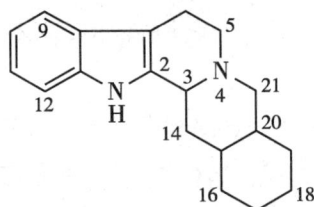

表4-39　育亨亭类单萜吲哚生物碱的 ^{13}C-NMR(δ,ppm)

类型	C-3	C-20
正育亨烷	60.1	41.6
别育亨烷	60.4	36.7
伪育亨烷	54.6	34.2
表别育亨烷	54.3	39.9

2. 质谱　质谱不仅可提供分子组成信息,还可基于裂解规律提供一定的结构信息。生物碱一般会发生 α- 裂解、RDA 裂解等。

α- 裂解发生在和氮原子相连的 α- 碳和 β- 碳之间的 α- 键上。α- 裂解后一般含氮部分为质谱基峰或强峰。当氮原子的 α- 碳连接的基团不同时,则所连接的大基团易于发生 α- 裂解。

当生物碱存在相当于环己烯结构时,常发生 RDA 裂解,即双键的 β 位键的裂解,产生一对互补离子。如四氢原小檗碱型生物碱从 C 环发生的 RDA 裂解,产生保留 A 环、B 环和 D 环的一对互补离子,不但可以证实该生物碱的类型,还可以由相应的碎片峰 m/z 值推断 A 环和 D 环上的取代基类型和数目。该类型生物碱裂解产生 a、b、c、d 四个主要离子碎片,具有诊断价值。需要注意的是,有些生物碱在发生 RDA 裂解后产生的不是一对互补离子,可进一步发生 α- 裂解,此时产生的含氮环部分离子峰的 m/z 也为基峰。

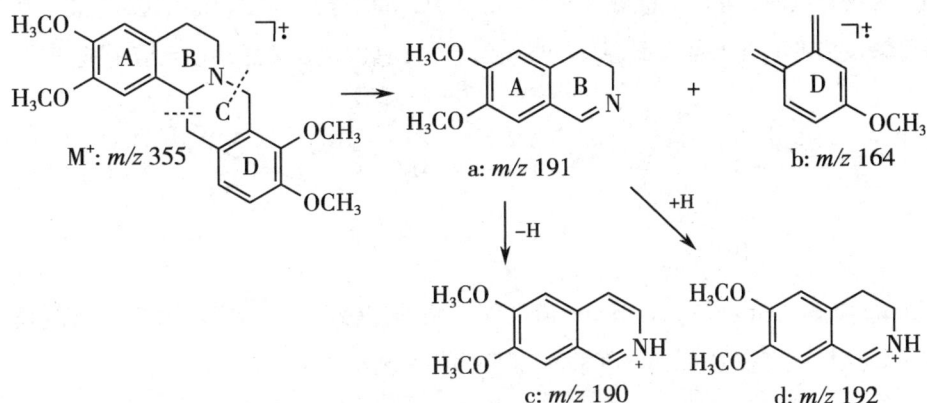

延胡索乙素的 RDA 裂解过程

有些多环或以芳香体系为主的生物碱,母核骨架环裂解较为困难,裂解主要发生在取代基或侧链上,此种裂解的 M^+ 或 $[M-1]^+$ 峰多为基峰或强峰,如喹啉类、去氢阿朴菲类、苦参碱类、吗啡碱类、萜类及某些甾体生物碱类等。苄基四氢异喹啉和双苄基四氢异喹啉生物碱可发生苄基裂解,裂解产生的二氢异喹啉离子碎片多数为基峰。

3. 紫外光谱和红外光谱　紫外光谱和红外光谱在生物碱类成分的结构鉴定中一般作为辅助手段,提供分子结构中共轭结构(如共轭双键及不饱和羰基等)以及特征官能团的信息。当生色团在生物碱的母核结构上,如吡啶类、吖啶酮类、小檗碱类、喹啉类、吲哚类、氧化阿朴菲类等,其紫外吸收光谱特征对结构母核判定有一定的参考作用;但若生色团仅连接在母核或边链上,则其紫外光谱对于母核结构的判断作用有限。

生物碱红外光谱除了提供特征官能团(如羰基)的信息外,Bohlmann 带吸收峰较为常用。当 N 上的孤对电子与两个邻位 C 上的 H 成反式双竖键关系且 N 孤对电子不参与共轭时,通常在 2 800~2 700cm^{-1} 出现两个以上的 vCH 吸收峰。如反式喹诺里西啶环在 2 800~2 700cm^{-1} 区域有两个以上明显的吸收峰,而顺式则没有。苦豆子中的莱曼碱(lchmannine)母核具喹诺里西啶结构,其 IR 有 2 798cm^{-1}、2 735cm^{-1} 两个峰,说明其喹诺里西啶环为反式结构。

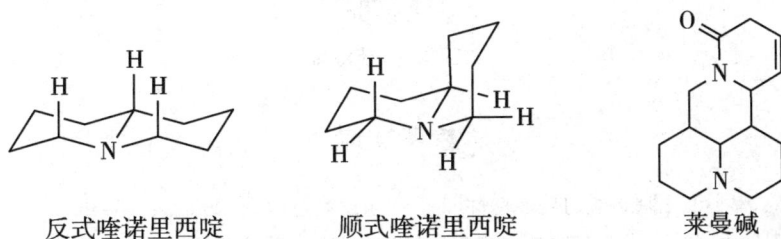

反式喹诺里西啶　　　　顺式喹诺里西啶　　　　莱曼碱

具有 Bohlmann 吸收峰的除喹诺里西啶外,还有吐根碱类、四氢原小檗碱类以及某些吲哚和甾体生物碱类。而反式喹诺里西啶的盐、季铵盐、N- 氧化合物及内酰胺等,因氮原子上没有孤电子对,故无 Bohlmann 吸收峰。

4. 化学方法　除了上述方法外,在早期含氮化合物结构研究中常用化学法,此处简述几种常用的 C—N 裂解反应，以便了解。

（1）Hofmann 降解反应：又称彻底甲基化反应。伯、仲、叔胺用 CH_3I 和 Ag_2O 进行彻底甲基化反应，生成季铵碱；再将季铵碱加热，消除 β-H，同时伴随 C—N 键断裂，生成三甲胺和烯。Hofmann 降解反应的必要条件是氮原子的 β 位应有氢，其次是 β-H 能够在反应中被消除。

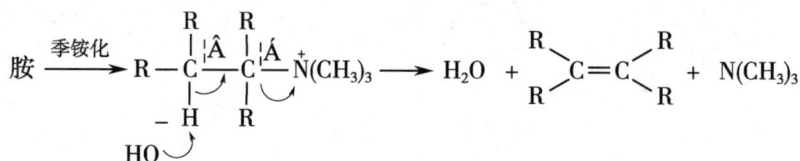

（2）Emde 降解：为改进的 Hofmann 降解法。将季铵碱溶液或水溶液用钠汞齐处理还原，使 C—N 键裂解，这样就使在 Hofmann 降解反应下不能降解的成分类型得到降解。

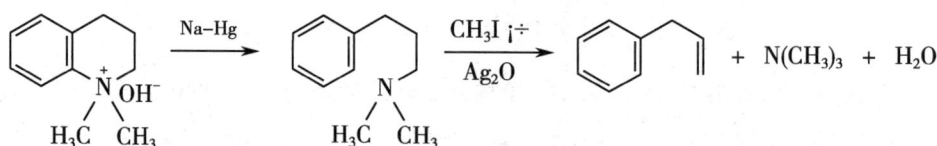

（3）Von Braun 反应：采用溴化氰与叔胺反应能裂解 C—N 键。反应中溴与碳结合，氰基与原子氮相连，生成溴代烷和二取代氨基氰化物，而后氰化物进一步水解成羧酸，脱羧即成仲胺。

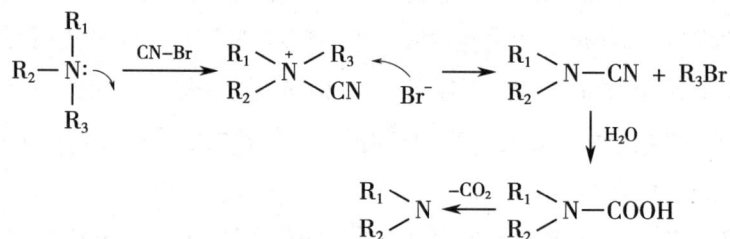

此反应可直接使 C—N 键断裂，不要求氮原子的 β 位有氢原子。可用于无 β- 氢、不能进行 Hofmann 降解的含氮化合物。

第四章　同步练习

参考文献

[1] 王炜,张伟敏. 单不饱和脂肪酸的功能特性[J]. 中国食物与营养,2005,4:44-46.

[2] 孙翔宇,高贵田,段爱莉,等. 多不饱和脂肪酸的研究进展[J]. 食品工业科技,2012,33(7):418-423.

[3] 张东明. 酚酸化学[M]. 北京:化学工业出版社,2009.

[4] 张囡,杜丽丽,王冬,等. 中药酚酸类成分的研究进展[J]. 中国现代中药,2006,(2):25-28.

[5] 谢星光,陈晏,卜元卿,等. 酚酸类物质的化感作用研究进展[J]. 生态学报,2014,34(22):6417-6428.

[6] 张琛武,郭佳琪,郭宝林. 紫苏中酚酸类成分研究进展[J]. 中国现代中药,2017,19(11):1651-1658.

[7] 阎新佳,项峥,温静,等. 中药连翘的酚酸类化学成分研究[J]. 中国药学杂志,2017,52(2):105-108.

[8] 曾慧婷,宿树兰,朱悦,等.丹参酚酸类成分生物合成途径及调控机制研究进展[J].中草药,2016,47（18）: 3324-3331.

[9] 梁文仪,陈文静,杨光辉,等.丹参酚酸类成分研究进展[J].中国中药杂志,2016,41(5): 806-812.

[10] 宋亚玲,王红梅,倪付勇,等.金银花中酚酸类成分及其抗炎活性研究[J].中草药,2015,46(4): 490-495.

[11] 张翠平,王凯,胡福良.蜂胶中的酚酸类化合物[J].中国现代应用药学,2013,30(1): 102-105.

第五章　植物类中药资源化学

我国拥有丰富的药用生物资源,其中以植物类资源为主。据第三次全国中药资源普查结果统计,药用植物资源种类达 11 000 余种,分属 383 科 2 309 属,占中药资源种类的 87%。按自然界生物演化程度,植物类中药资源又可分为藻类、菌类、蕨类、裸子及被子植物类,其中又以被子植物类中药资源所占比例最大。由于各类群药用生物资源中存在和表征的资源性化学成分与其类群的演化水平密切相关,形成了丰富多彩的、具有特征性化学成分的中药资源。揭示和利用这一规律,可为人类科学合理的开发资源、寻找和发现新资源与替代性或类效资源、开展植物化学分类学研究提供科学依据。

第一节　藻类中药资源化学

藻类植物是植物界中一群最原始的低等植物类群。它们的基本构造和功能与高等植物有着本质差别,在植物学上常把藻类植物称为原植体植物。藻类与细菌和原生动物不同之处是藻类产生能量的方式为光合自养型,可利用光能将无机物合成为有机物以供自身生长发育之需。

一、藻类中药资源化学概述

【资源类群概述】

藻类是一个庞大的原植体植物类群,约有 1 450 属 21 100 种。分布于陆地、各种淡水水体、咸水环境和海洋,从极区到赤道各个不同纬度带都有广泛分布。在水中生活的藻类,有的浮游于水中,也有的固着于水中岩石上或附着于其他植物体上。有些类群的海藻可在 100 米深的海底生活,或可在零下数十摄氏度的南、北极或终年积雪的高山上生活,有些蓝藻能在高达 85℃的温泉中生活。有的藻类能与真菌共生,形成共生复合体,如地衣。藻类植物体的类型多种多样,但它们具有许多共同特征。

藻类植物体构造简单,没有真正的根、茎、叶分化。多为单细胞、多细胞群体、丝状体、叶状体和枝状体等,仅少数具有组织分化和类似根、茎、叶的构造。常见单细胞的如小球藻、衣藻、原球藻等;多细胞呈丝状的如水绵、刚毛藻等;多细胞呈叶状的如海带、昆布等;多细胞呈树枝状的如马尾藻、海蒿子、石花菜等。藻类的植物体通常较小,小者仅有几微米,在显微镜下方可看出其形态构造,体形大者如生长在太平洋中的巨藻,长可达 60 米以上。

藻类植物细胞内具有和高等植物一样的叶绿素、胡萝卜素、叶黄素。此外,尚含有藻蓝素、藻红素、藻褐素等其他色素。因此,不同种类的藻体呈现不同颜色。由于藻类含有叶绿素等光合色素,能进行光合作用,是自养方式,故称自养植物。

【资源化学研究】

藻类植物中蕴藏着丰富的化学成分,一般大型藻类主要含有多糖和藻胶等碳水化合物,金藻类、隐藻类、甲藻类、蓝藻类、裸藻类和部分浮游藻类等微型藻类主要含蛋白质、脂肪酸类、维生素类和具有活性的胡萝卜素、虾青素、藻蓝素等色素类资源性化学成分。

1.多糖类 多糖类成分是藻类植物中的重要组成物质,在藻类各门中均广泛存在,其中尤以大型藻类含量为高,如组成绿藻类植物细胞壁的木聚糖、甘露聚糖、石莼多糖;存在于褐藻类植物中的褐藻胶、岩藻多糖、昆布多糖;存在于红藻类植物中的琼胶、卡拉胶、角叉菜胶等硫酸化多糖等。岩藻多糖(fucoidan)是褐藻中的一种水溶性杂聚多糖,属褐藻多糖硫酸酯,是褐藻特有的一种化学成分,具有抗凝血、降血脂、防血栓等作用。同时,海藻也是非动物、非合成硫酸化多糖最重要的来源。

2.蛋白质类 蛋白质类成分为微型藻类的重要组成物质,螺旋藻蛋白质含量可占干重的50%～70%,为重要的蛋白质资源;蓝藻和红藻中存在的一些蛋白质为重要的色素,如藻蓝素、藻红素、别藻蓝素。其中,藻蓝素可作为荧光探针材料,具有增进外周造血细胞功能的作用。此外,藻蛋白还具有抗氧化、抗凝血、抗肿瘤等多种药理活性。

3.甾醇类 褐藻类植物中存在植物甾醇类,多具抗菌活性,如岩藻甾醇、异岩藻甾醇、岩藻甾酮和异岩藻甾酮等。

4.萜类 凹顶藻类为富含卤代萜的重要资源生物,从中已分离出多种含卤倍半萜。褐藻科尤其是 Dictyota 属含有大量有意义的二萜,如从巴西沿海的网地藻中分离得到两个新的 Dolastane 型二萜类化合物,具有 Na^+, K^+-ATP 酶抑制活性。从绳岛水域的凹顶藻提取物中得到三种活性化合物,即三萜类四环素醚及其衍生物。此外,从红藻海头红属 Plocamium 中分离出含卤单萜、环状多卤单萜及含氧卤代单萜。

藻类中含有的四萜类化合物类胡萝卜素,是一类具有药用和保健前景的色素类资源性成分。到目前为止所发现的富含类胡萝卜素的微藻主要来自绿藻门,在这些藻种中,杜氏盐生藻 Dunaliella salina 和雨声红球藻 Haematococcus pluvialis 已经用于商业化生产类胡萝卜素。在各门中所含类胡萝卜素种类差异较大,衍生物较多,极具开发利用前景。但是,目前仅有 β- 胡萝卜素(β-carotene)、番茄红素(lycopene)、隐黄素(cryptoxanthin)、玉米黄素(zeaxanthin)、虾青素(astaxanthin)和叶黄素(lutein)等少数种类被大规模生产应用。

5.其他类 蓝藻中尚含有二吲哚类化合物,具抗炎、抗苯丙胺和抗惊恐作用;绿藻中含有异戊二烯和溴化物对苯二酚类化合物,如波纹藻酚(cymopol)、环波纹藻酚(cyclocymopol)、异波纹藻酮(isocymopolone)和波纹铬酚(cymopochromenol)等。

【资源开发与利用】

藻类植物养殖业在世界各地沿海地区都已蓬勃兴起,形成独具特色的藻类资源经济产业链。例如,我国的海带、紫菜、江蓠等;日本的裙带菜、紫菜、海带等;菲律宾和印度尼西亚的麒麟菜以及智利的江蓠均有大面积养殖。目前已经实现商业化或规模化栽培的大型藻类植物有 3 大类

11 种：褐藻类的海带、裙带菜、羊栖菜；红藻类的紫菜、江蓠、麒麟菜、卡巴藻；绿藻类的石莼、礁膜、浒苔、蕨藻。但其中年产量超过 10 万吨的仅有海带、裙带菜、紫菜、江蓠、麒麟菜、卡巴藻等。

我国利用藻类资源供食用、药用的历史悠久，在历代本草中均有记载。如海藻、昆布、紫菜、海蕴、石莼、鹧鸪菜、葛仙米等。其应用主要包括以下几方面。

1．药用　42 科 54 属 112 种。常用中药为昆布、海藻。

2．食用　紫菜属、浒苔属、石莼属多种，以及海带、裙带菜等。

3．保健食品　螺旋藻、海带滋补浸膏等。

4．琼脂原料　石花菜、麒麟菜属（生物培养基和纺织工业上的浆料）等。

5．固氮酶　许多蓝藻是新型的肥源。

6．天然色素　常被应用于食品、医药及化工等领域。

此外，随着对藻类植物研究的不断深入，藻类作为生长速度最快的太阳能生物质单元，目前已经成为其中一种最有前途的可更新能源来代替化石燃料。如藻类制生物柴油、厌氧发酵、燃料发电、制煤浆和水热产化学品等方式均为目前国内外藻类资源化的研究热点。

藻酸双酯钠（PSS）为中国首次自主研发的海洋类多糖药物，是从海洋褐藻中提取的一种多糖硫酸酯，为类肝素药物，具有抗凝血、降低血黏度、降血脂、抑制红细胞和血小板聚集等作用，是近年来常用的改善微循环的药物之一。甘糖酯（PGMS）为褐藻酸钠经水解、酯化而成的聚甘露糖醛酸丙酯的硫酸钠盐，是一种低分子量的果糖类药物，具有温和的抗凝作用和较好的抗血栓作用，可用于治疗高脂血症。以昆布、麒麟菜的提取物为主要原料，经降解、分级、纯化后，再经硫酸化而制成的制剂，对慢性肝炎有良好疗效。

二、藻类中药资源化学研究实例

海藻

海藻为马尾藻科植物海蒿子 *Sargassum pallidum*（Turn.）C. Ag. 或羊栖菜 *Sargassum fusiforme*（Harv.）Setch. 的干燥藻体。前者习称"大叶海藻"，后者习称"小叶海藻"。具有消痰，软坚散结，利水消肿的功效。

【资源类群概述】

马尾藻科 Sargassaceae 马尾藻属 *Sargassum* 植物全世界约有 250 种，广泛分布于暖水和温水海域；我国有近百种，其中包括羊栖菜 *S. fusiforme*、铜藻 *S. horneri*、半叶马尾藻 *S. hemiphyllum*、海蒿子 *S. pallidum*、无肋马尾藻 *S. fulvellum*、海黍子 *S. muticum*、鼠尾藻 *S. thunbergii* 等，分布于广东、广西、福建、浙江、山东等地沿海，生长在低潮带石沼中或潮下带 2～3m 水深处的岩石上。

海蒿子：藻体皱缩卷曲，黑褐色，有的被白霜，长 30～60cm。主干呈圆柱状，具圆锥形突起，主枝自主干两侧生出，侧枝自主干叶腋生出，具短小的刺状突起。初生叶披针形或倒卵形，全缘或具粗锯齿；次生叶条形或披针形，叶腋间有着生条状叶的小枝。气囊黑褐色，球形或卵圆形，长约 5～7cm，宽约 1cm，的有柄，顶端钝圆，有的具细短尖。质脆，潮润时柔软；水浸后膨胀，肉质，黏滑。气腥，味微咸。

羊栖菜:藻体较小,长 15～40cm。分枝互生,无刺状突起。叶条形或细匙形,先端稍膨大,中空。气囊腋生,纺锤形或球形,囊柄较长,质较硬。

【资源性化学成分】

海藻的资源性化学成分主要有糖类、多酚类、萜类、环状多硫代内酯、大环内酯类、脂肪酸类、蛋白质和氨基酸类、甾醇类、矿物质与微量元素等。此外,尚含有少量的黄酮类、糖脂类、生物碱类化学成分。

1. 糖类 羊栖菜多糖是一种水溶性多糖,包括褐藻酸、褐藻多糖硫酸酯和褐藻淀粉。其组成单糖有岩藻糖、半乳糖、甘露糖、葡萄糖、鼠李糖、木糖和阿拉伯糖等。

海蒿子多糖是海蒿子中一类重要的生物活性物质,主要由岩藻糖、木糖、甘露糖和半乳糖等构成。

2. 脂肪酸类 羊栖菜脂质中含有丰富的脂肪酸,其中饱和脂肪酸有肉豆蔻酸、棕榈酸等,不饱和脂肪酸有十六碳烯酸、油酸、亚麻酸、十八碳四烯酸、花生四烯酸等。

3. 氨基酸和蛋白质类 海藻中含有人体所需的 18 种重要氨基酸。其蛋白质中氨基酸的组成均以丙氨酸、天冬氨酸、甘氨酸等中性氨基酸居多。赖氨酸、蛋氨酸等必需氨基酸的含量均较低。

4. 甾醇类 海藻中甾醇类化合物有岩藻甾醇(fucosterol)、马尾藻甾醇(saringosterol)、过氧化麦角甾醇、24R,28R- 和 24S,28S- 环氧 -24- 乙基胆甾醇、24- 氢过氧基 -24- 乙烯基胆甾醇、29- 氢过氧基豆甾 -5,24(28)- 二烯 -3β- 醇、(24S)-5,28- 豆甾二烯 -3β,24- 二醇和(24R)-5,28- 豆甾二烯 -3β,24- 二醇等。

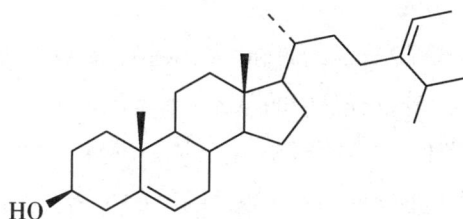

岩藻甾醇

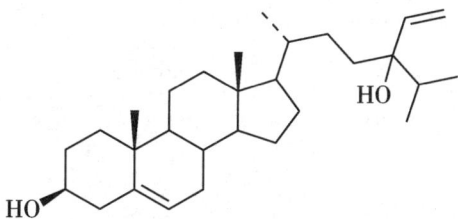

马尾藻甾醇

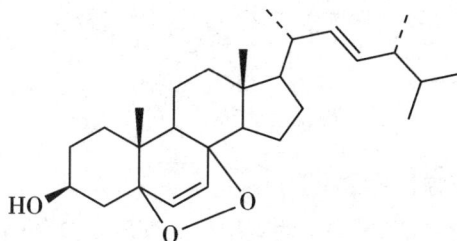

过氧化麦角甾醇

5. 矿物质与微量元素 海藻含有丰富的钾、钠、钙、镁、碘等人体必需矿物质,有天然矿物质食品的美誉。

【资源化学评价】

1. 多糖类成分的资源化学评价

(1)不同品种海藻中多糖含量分析:针对不同产地收集到的 5 个中药商品海藻(马尾藻科半叶马尾藻、海蒿子、羊栖菜、海黍子、铜藻),水提醇沉法提取海藻粗多糖,用苯酚 - 硫酸法测定多糖含量,结果显示:海蒿子和羊栖菜中多糖含量分别为31.84%、24.32%,其多糖含量远高于其他马尾藻品种。

（2）选育与野生羊栖菜多糖组成分析:研究发现选育羊栖菜和野生羊栖菜中褐藻胶、褐藻糖胶及褐藻淀粉含量分别为29.23%、1.89%、0.35%和32.18%、2.40%、0.54%,选育羊栖菜褐藻胶、褐藻糖胶及褐藻淀粉含量略低于野生羊栖菜。选育羊栖菜和野生羊栖菜褐藻糖胶中总糖、粗蛋白、硫酸根、糖醛酸含量分别为63.73%、4.86%、16.11%、15.88%和48.28%、7.95%、20.50%、24.76%,表明两种海藻的褐藻糖胶结构不同。

2．碘及金属元素资源化学评价　研究发现7种马尾藻属海藻羊栖菜、海蒿子、海黍子、鼠尾藻、铜藻、匍枝马尾藻和半叶马尾藻中,铜藻的含碘量最高,海蒿子和羊栖菜居中;7种海藻中铁、锌、钙的含量较高,重金属元素铜、铅、镉的含量均较低,海蒿子和羊栖菜中的铅含量均低于其他5种马尾藻属植物。

3．砷的资源化学评价　砷分为无机砷和有机砷。砷的毒性与其化学形态有关。无机砷包括三价砷(As Ⅲ)和五价砷(As Ⅴ),其毒性较强。有机形态中,一甲基砷(MMA)和二甲基砷(DMA)毒性较低,砷甜菜碱(AsB)、砷胆碱(AsC)和砷糖无毒。马尾藻科累积无机砷的能力高于其他海藻。采用电感偶合等离子体质谱法(ICP-MS)测定浙江沿海6个羊栖菜、9个海带和19个紫菜样品中的总砷和无机砷含量,结果表明羊栖菜的总砷含量范围为56.74～136.80mg/kg,无机砷含量范围为2.77～29.80mg/kg,无机砷含量超过了国家标准NY/T 1709—2011《绿色食品藻类及其制品》、GB 19643—2005《藻类制品卫生标准》和GB 2762—2017《食品安全国家标准 食品中污染物限量》的限量值(1.5mg/kg)。

采用ICP-MS测定15批羊栖菜样品的总砷:通过超声提取样品后,采用HPLC-ICP-MS对砷化学形态进行分析。结果显示:15批样品中的总砷含量范围为46.4～147.1mg/kg,As Ⅲ含量范围为0～5.32mg/kg,As Ⅴ含量范围为16.55～111.62mg/kg,MMA含量范围为0～0.17mg/kg,DMA含量范围为0.58～3.03mg/kg,其他砷形态的含量范围为6.13～26.10mg/kg。

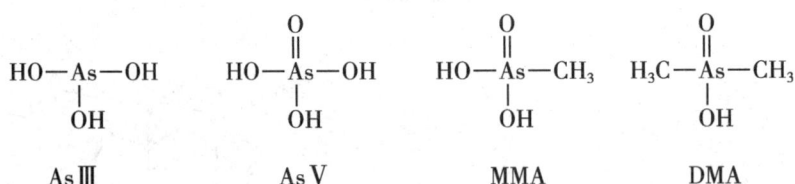

$$HO-\underset{\underset{OH}{|}}{\overset{}{As}}-OH \qquad HO-\underset{\underset{OH}{|}}{\overset{\overset{O}{\|}}{As}}-OH \qquad HO-\underset{\underset{OH}{|}}{\overset{\overset{O}{\|}}{As}}-CH_3 \qquad H_3C-\underset{\underset{OH}{|}}{\overset{\overset{O}{\|}}{As}}-CH_3$$

As Ⅲ　　　　　　　As Ⅴ　　　　　　　MMA　　　　　　　DMA

【资源利用途径】

1．在医药领域中的应用　海藻具有悠久的临床应用历史。早至《神农本草经》就有其食疗性质和利用方法。《本草纲目》记载,海藻有主治"瘿瘤结气""利小便""治奔豚气、脚气、水气浮肿、宿食不消"等功用。

现代研究表明,海藻水煎液及粗提物具有调节免疫功能、对抗肉毒毒素及抑制肿瘤的作用;多糖类成分能够清除体内自由基,抗脂质过氧化,提高红细胞免疫功能。

2．在保健食品中的应用　羊栖菜多糖具有良好的调血脂作用,可作为调血脂药物或保健食品的功能成分。已开发出海藻保健食品有羊栖菜多糖饮料等。

3．在化妆品中的应用　多糖本身含有大量的亲水性羟基,可以与水分子形成氢键,因而具有良好的吸水性保湿作用。此外,多糖还具有一定的黏度和成膜性。海藻多糖又是天然的植物多糖,非常符合当下化妆品行业发展的趋势。

参考文献

[1] 段金廒,周荣汉,宿树兰,等. 我国中药资源科学发展现状及展望[J]. 自然资源学报,2009,24(3):378-385.

[2] 吴久鸿,潘敏翔,迟家平,等. 中国海洋药用藻类资源[C]. 湖北:中国海洋生化学术会议,2005:411-418.

[3] 梁克红. 藻蛋白质的研究与应用进展[J]. 食品与生物技术学报,2015,34(6):569-574.

[4] 闫忠辉,李小平,刘煜. 海洋植物来源的天然产物的研究进展[J]. 药物生物技术,2017,24(3):269-274.

[5] 许颖颖,王晚晴,华威,等. 利用微藻提取类胡萝卜素方法研究进展[J]. 食品工业科技,2016,37(3):373-378,379.

[6] 严立文,黄海军,陈纪涛,等. 我国近海藻类养殖的碳汇强度估算[J]. 海洋科学进展,2011,29(4):537-545.

[7] 周婧斐,沈峥,周雪飞,等. 藻类资源化的研究进展[J]. 工业用水与废水,2011,42(2):6-10.

[8] 刘楠,孙永,曾帅,等. 海藻主要活性物质及其生物功能研究进展[J]. 食品安全质量检测学报,2015,6(8):2875-2880.

[9] 安杨,柴玉超,赵统德,等. 羊栖菜多糖的提取及其在化妆品中的应用[J]. 香料香精化妆品,2017,1:58-61,65.

[10] 李九零,朱鹏,陈海敏. 海藻中生物活性物质在药用化妆品中的研究进展[J]. 天然产物研究与开发,2015,27(11):1979-1984.

第二节　真菌类中药资源化学

真菌是生物界一个大的类群,世界上已被发现的真菌约有1万属12万余种。按照传统林奈(Linneaus)的两界分类系统,人们通常将真菌门分为鞭毛菌亚门、接合菌亚门、子囊菌亚门、担子菌亚门和半知菌亚门。其中,担子菌亚门大多能形成大型子实体,是一群多种多样的高等真菌,多数种具有食用和药用价值,如银耳、金针菇、竹荪、牛肝菌、灵芝等,但也有豹斑毒伞、马鞍菌、鬼笔蕈等有毒种。长久以来,真菌曾被认为和植物的关系相近,甚至曾被植物学家认为就是一类植物,但真菌的细胞壁以甲壳素为主要成分,而植物的细胞壁主要由纤维素组成。不同于有胚植物和藻类,真菌不进行光合作用,而是属于腐生生物——经由腐化并吸收周围物质来获取食物,其异养方式有寄生和腐生两种。因此,真菌的生长发育受到内、外双重因素的影响。内部因素由真菌自身遗传特性决定,外部因素为适应其特性的生态环境,以满足其生长发育的需要。外部因素主要包括营养、温度、湿度、光照、酸碱度、氧和二氧化碳浓度等,当这些因子相互协调时,真菌才能正常生长发育。

一、真菌类中药资源化学概述

【资源类群概述】

全世界有自记载的药用真菌约有2 500种,应用最多的是其子实体或菌核。至今我国已人工驯化栽培和利用菌丝体发酵培养的达百种,其中栽培生产的有60多种,形成商业化生产的有30多种。但《中国药典》2020年版仅收载8种,分别为马勃、云芝、冬虫夏草、灵芝、茯苓、茯苓皮、猪苓和雷丸,因此,绝大多数药用真菌仍处于野生状态,有些种类可能具有更好的药用价值,只是未被人们发现,药用真菌的巨大资源价值有待开发利用。

我国传统药用真菌多达400余种,分属51科,138属。药用菌物品种主要分布在子囊菌纲和担子菌纲,其中担子菌纲药用种数约占药用真菌的90%,主要集中分布于多孔菌科(27属74种)、口蘑科(18属45种)、红菇科(2属33种)、牛肝菌科(5属16种)、马勃科(6属13种)和蘑菇科(2属12种)等6个科。药用真菌种类较为集中的属有:灵芝属、多孔菌属、羊肚菌属、红菇属、侧耳属等,其中灵芝属多种灵芝菌物资源种类的研究和开发利用较为深入系统。中国是世界灵芝属真菌最为丰富的国家,据调查海南省灵芝资源种质就有54种,云南省约有30种。

担子菌纲中常用药用真菌有:香菇 *Lentinus edodes*、茯苓 *Poria cocos*、灵芝 *Ganoderma lucidum*、云芝 *Coriolus versicolor*、雷丸 *Polyporus mylittae*、马勃 *Calvatia craniiformis*、银耳 *Tremella fuciformis*、猴头菌 *Hericium erinaceus*、侧耳 *Pleurotus ostreatus*、木耳 *Auricularia auricula*、苦白蹄 *Laricifomes officinalis*、竹荪(短裙竹荪)*Dictyophora duplicata*、竹黄 *Shiraia bambusicola* 等。

子囊菌纲中药用真菌主要集中在:麦角菌科(5属10种)、肉座菌科(4属4种)、黑粉菌科(2属4种)。冬虫夏草属真菌中国共有58种,有药用价值并已利用或研究开发的有20种(包括无性型),主要有冬虫夏草 *Cordyceps sinensis*、蛹虫草 *Cordyceps militris*、蝉花 *Cordyceps sobolifera*、大蝉草 *Cordyceps cicadae* 等。台湾(22种)、广东(17种)、云南(13种)等地虫草真菌种类也较为丰富。

药用真菌在藻状菌纲和半知菌纲较少分布,仅有粟白发(糠谷老)、白僵菌等具有一定的药用价值。随着科学技术的进步,新的药用真菌种类不断被发现,如蜜环菌 *Armillaria mellea*、假蜜环菌(又名亮菌)*Armillariella tabescens* 等就是近些年发现其药用价值并加以开发利用的品种。

【资源化学研究】

药用真菌类资源化学成分种类丰富,在抗肿瘤、提高免疫力、降血压、降血糖、抗血栓形成等方面具有显著的药理活性。化学成分类型包括多糖类、萜类、生物碱类、甾醇类、鞘脂类、氨基酸类、肽类等。药用真菌所含次生代谢产物化学结构多样,这种化学结构的多样性对现代药物的发现至关重要。另外,药用真菌的菌种可以长期保存,许多种类容易发酵培养,一旦发现有应用价值的次生代谢产物,将可能通过发酵的方法解决原料来源问题。这方面已有成功的研究案例,如虫草素、灵芝三萜酸等。目前,药用真菌类资源化学研究日益引起人们重视,已成为探索和发掘具有药用价值新资源的重要领域。

1. 多糖类 真菌多糖是一类从真菌子实体、发酵液或菌丝体中分离得到的,一般由10个分子以上单糖通过糖苷键连接而成的高分子多聚物。部分多糖还与蛋白质或多肽结合,这部分多糖又称为糖蛋白或糖肽。与动植物多糖不同的是,真菌多糖分子单体之间的连接多以 β-(1,3)和 β-(1,6)糖苷键结合,形成链状分子,具有立体结构。从雷丸 *Omphalia lapidescens* 中得到的葡聚糖,分子主链为 β-D-(1→3)连接的葡聚糖,支链连在主链的 O-6 位,每隔3个主链单元连接2个支链。银耳 *Tremella fuciformis* 中含有甘露聚糖,分子主链为 β-D-(1→3)连接的甘露糖,支链分别连在主链的 O-2,O-4,O-6 位。松杉灵芝 *Ganoderma tsugae* 菌丝体中的杂多糖 GFb,其相对分子质量为9.8万,主链为1→6 葡萄糖基和1→6 半乳糖基构成,二者之比为1:1,侧链由1→3 葡萄糖基,1→4葡萄糖基,末端葡萄糖基及末端半乳糖基构成。泰山赤灵芝 *Ganoderma lucidum* 中分离得到的 7 个肽多糖,其中两个命名为 TGLP-2 和 TGLP-3。TGLP-2 相对分子质量为 20.9 万,为 β-(1→3)(1→4)连接的甘露葡聚糖肽,含肽量为 8.9%。TGLP-3 相对分子质量为 4.5 万,为 β-(1→3)(1→4)(1→6)连接的葡聚糖肽,含肽量为 4%。

2. 萜类

（1）三萜类:三萜类资源性成分是真菌活性成分中一类重要物质基础,具有广泛的药理活性,如神经保护、心血管保护、抗癌与抗炎等。按化合物分子中碳原子数可分为 C_{27}、C_{28}、C_{30} 和 C_{31} 四环三萜等化合物类型。灵芝子实体中的三萜类成分的研究最为深入,目前已发现了超过 150 多个三萜化合物,并且仍有新的灵芝三萜报道。灵芝三萜类化合物相对分子质量一般在 400～600,化学结构较为复杂,目前已知有 7 类不同的母核结构,三萜母核上有多个不同的取代基,常见有羧基、羟基、酮基、甲基、乙酰基和甲氧基等。另外,从茯苓、硫磺菌、多孔菌等担子菌中也分离出了多种类型的三萜化合物。

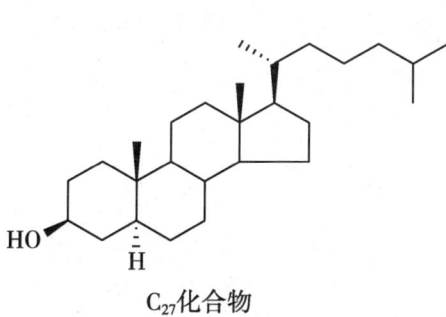

C₂₇化合物

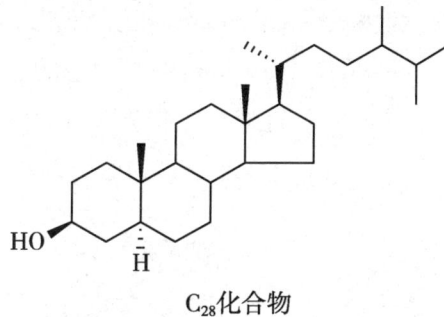

C₂₈化合物

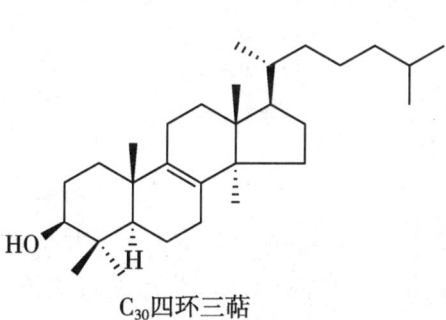

C₃₀四环三萜

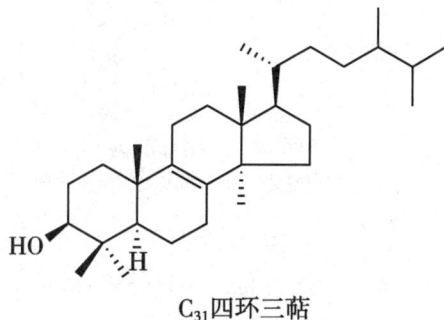

C₃₁四环三萜

（2）二萜类:相对于倍半萜和三萜化合物而言,真菌中发现的二萜成分无论是结构类型和数量都少得多。迄今为止已报道有 100 多个二萜化合物,主要分为链状二萜、单环二萜、二环二萜、三环二萜和其他类型二萜共五类。其中具有三环母核结构的鸟巢烷型（cyathane）二萜化合物研究的最为深入,该类化合物具有显著的刺激神经生长因子合成作用和杀菌作用,如猴头菌丝体中分离得到的二萜化合物 erinacine P。

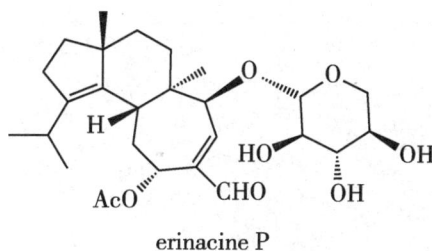

erinacine P

（3）倍半萜类：倍半萜类是真菌资源中化学结构类型最为丰富的一类资源性成分，也是研究最为深入的一类成分，其结构变化较大，生物活性显著。药用真菌中相继分离得到一系列的倍半萜，迄今已报道有100多个化合物，主要涉及13种类型。如我国学者从蜜环菌 *Armillaria mella* 菌丝体的石油醚、丙酮部位分离获得30多个原伊鲁烷型（protoilludane）倍半萜芳香酸酯，如armillanin和armillaridin。

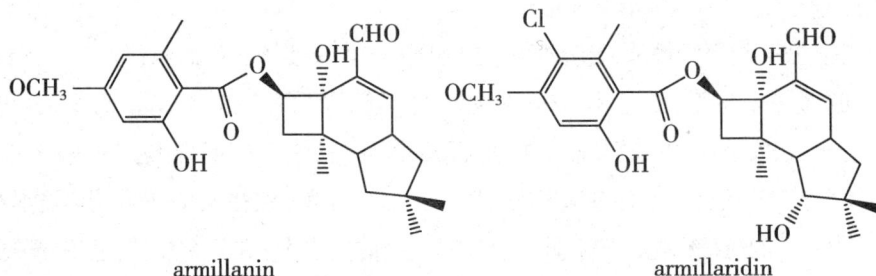

armillanin   armillaridin

3．生物碱类　真菌资源化学中生物碱类成分主要包括吲哚类、腺苷类、吡咯类、肽类等。从白蘑属的 *Tricholma sciodes* 和 *T. virgatum* 中分离到三个吲哚类生物碱（2,4-dimethylindole、4-hydroxymethyl-2-methylindole 和 4-methoxymethyl-2-methylindole）；从人工蛹虫草 *Cordyceps militaris* 子实体中分离得到腺苷类化合物虫草素（cordycepin）。

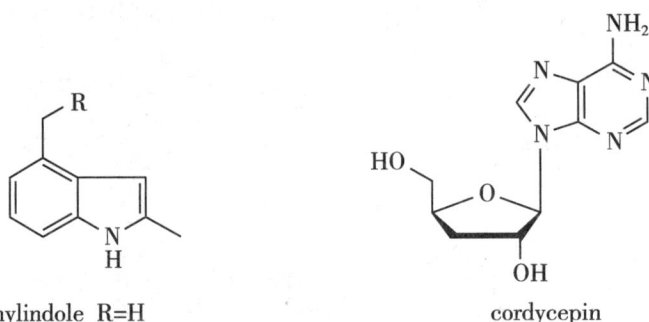

2,4–dimethylindole　R=H
4–hydroxymethyl–2–methylindole　R=OH
4–methoxymethyl–2–methylindole　R=OMe

cordycepin

4．鞘脂类　鞘脂广泛存在于各类型的真菌中，是真核生物细胞膜的成分。真菌来源的鞘脂基本结构为神经酰胺，即以（神经）鞘氨醇为基本骨架，与长链脂肪酸形成的酰胺类化合物。根据与神经酰胺1位羟基相连的基团不同，可将鞘脂分为以下几类：神经酰胺、脑苷、糖鞘脂、肌醇磷酸神经酰胺、二肌醇磷酸神经酰胺。在各类结构中，由于鞘氨醇和脂肪酸链的长度、双键以及羟基的多少和位置不同，鞘脂的结构变化较多。灰树花 *Grifola frondosa* 孢子粉中含有4个新神经酰胺，其鞘氨醇骨架均相同，区别仅在于脂肪链长短不同。脑苷为神经酰胺的1位羟基与糖连接而成。该类化合物的结构根据所连接糖的种类不同，可分为葡萄糖脑苷和半乳糖脑苷。药用真菌中常见的是葡萄糖脑苷，如脑苷脂D。

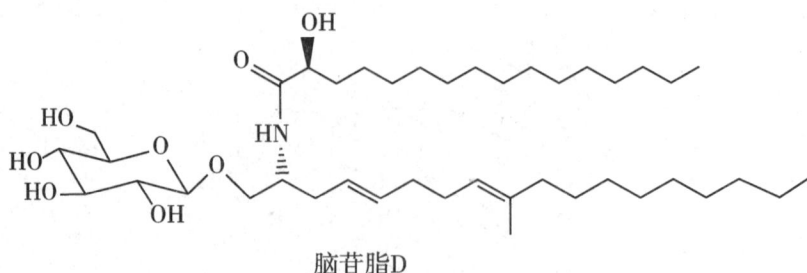

脑苷脂D

5. 甾醇类　真菌中普遍存在麦角甾醇类及其衍生物,亦有少部分豆甾醇类化合物。麦角甾醇环氧、过氧化物具有一定抗肿瘤活性。

【资源开发与利用】

真菌类资源主要通过野生采集、人工栽培和发酵培养 3 种途径获得。与野生采集和人工栽培相比,发酵培养可以提高真菌类药材的质量和产量。发酵过程中除菌丝或孢子大量增殖外,还会产生多糖类、多肽类、生物碱类、萜类、甾醇类、核酸和氨基酸类等多种资源性成分。因此,利用现代发酵工程技术进行真菌类资源性成分研究与开发利用具有重要意义和应用价值。

真菌类发酵可分为固体发酵和液体发酵两种类型。药用真菌固体发酵的历史悠久,中国在北魏时期就已利用酵母菌等微生物进行自然发酵而炮制成中药神曲。而真菌类液体发酵是随着抗生素工业发展和液体发酵技术的成熟逐步发展起来的,其应用历史相对较短,但已应用于冬虫夏草、云芝、灵芝、茯苓、灰树花、蜜环菌等菌类制品的生产。

二、真菌类中药资源化学研究实例

冬虫夏草

冬虫夏草为麦角菌科真菌冬虫夏草菌 *Cordyceps sinensi*(Berk)Sacc 寄生在蝙蝠蛾科昆虫幼虫上所形成的子座与幼虫尸体的干燥复合体。具有补肾益肺,止血化痰的功效。

【资源类群概述】

冬虫夏草菌属于真菌门 Eumycota,子囊菌亚门 Ascomycotina,球壳目 Sphaeriales,麦角菌科 Clavicipitaceae,虫草属 *Cordyceps*。冬虫夏草的生态环境较为复杂,主要取决于寄主昆虫的生态环境,受到光照、水分、温度及其他诸多自然和人为因子直接或间接的影响。土壤是冬虫夏草菌及其寄主蝙蝠蛾幼虫的重要生活场所,一般生长在高原草甸土、山地草甸土和高山草甸土中,尤以高原草甸土为多,其土壤草根盘结层发达而紧密,常超过 20cm 厚,一般呈细团粒状而不板结,水分的通透性和排水性能高,大多数是酸性砂壤土,土壤结构多为石砾或粉状小块及碎屑结构。其自然分布和地形、地貌、海拔的高低有着密切的关系,主要集中分布于海拔 3 000～5 000m 的高寒地区的草甸、灌丛、山坡、谷地等高山雪线附近。

冬虫夏草产区的气候特点是气温低,昼夜温差大,无绝对无霜期,冻土时间长,日照充足,紫外线强,局部存在冰川,气候差异较大,属青藏高原气候型。冬虫夏草的菌丝在平均气温 2℃左右时开始生长,当土壤温度达到 14～16℃时生长最好;在 10 月上、中旬地温低于零度时菌丝体停止生长,并在冻土中越冬;至翌年 5 月大气月均温达到 6℃左右时,子座开始长出地面,随着气温和地温的升高,子座渐渐伸长肥大。

冬虫夏草的生态植被主要以云杉属为主的针叶林及杜鹃、绣线菊、金露等灌木丛及蓼科、菊科、豆科、伞形科、虎耳草科、百合科等草甸层组成。湿度对冬虫夏草的生长亦有一定影响,大气相对湿度为 80%～98% 时,冬虫夏草生长最好,子座生长快而肥大;干旱、大气相对湿度低于 70% 时,则不利于冬虫夏草的生长。

目前世界上已发现虫草属真菌 400 余种,其中我国记录有 58 种。冬虫夏草在中国、日本、法国、美国、墨西哥、加拿大、新西兰、加纳、俄罗斯、荷兰、肯尼亚、澳大利亚、坦桑尼亚、挪威、意大利等国均有分布,在我国的分布北起祁连山,南至滇西北高山,东自川西高原山地,西达喜马拉雅山脉的大部分地区,包括西藏、青海、四川、云南、甘肃等省区。药材主产区为青海、四川、西藏等省区。

蛹虫草 Cordyceps militaris 又名北冬虫夏草,与冬虫夏草同属异种,其主要有效成分为虫草多糖、核苷类、虫草素、虫草酸、甾醇类、超氧化物歧化酶等,与冬虫夏草相似。由于蛹虫草具有良好的药用价值,已作为类效资源开发利用。此外,凉山虫草 Cordyceps liangshanensis 的子座及虫体在四川、云南等地也在开发利用。

【资源性化学成分】

野生冬虫夏草约含:水分 10.84%、粗蛋白 29.1%～33%、粗脂肪 8.62%、总糖 13.94%～24.20%、纤维素 18.55%、灰分 8.64%。资源性化学成分类型主要为:核苷类、多糖类、甾醇类、氨基酸类、肽类、脂肪酸类、维生素类、无机元素类等。

1. 核苷类　冬虫夏草中含有 43 种碱基、核苷及其类似物,并鉴定了其中 16 种,其中尿苷含量为最高,腺嘌呤含量为最低。

2. 多糖类　冬虫夏草中虫草多糖占总干重的 3%～8%。在人工培养的虫草属真菌中,功能性多糖源自菌丝体的分泌。虫草多糖具抗氧化、免疫调节和抗肿瘤等多种生理活性,其抗肿瘤活性与分子量相关,分子量大于 $1.6×10^4$ 时,才具有抗肿瘤活性。多糖活性除了与分子量有关外,与自身的溶解度、黏度、初级结构和高级结构也有关。天然虫草中分离纯化的多糖组分 CS-1、CT4N。其中,CS-1 为水溶性、高度分支的半乳甘露聚糖,主链为由 α-(1→2)糖苷键连接的 D-呋喃甘露聚糖,支链含(1→3)、(1→5)和(1→6)糖苷键连接的 D-吡喃半乳糖基,非还原性末端均为 D-吡喃半乳糖和 D-呋喃甘露糖;CT4N 为含少量蛋白质的高度分支半乳甘露聚糖。

尚从虫草粗多糖中获得分子量为 $9.25×10^4$ 的虫草多糖 Ck3-A 以及分子量为 $2.56×10^4$ 的中性虫草多糖 CPS1 和分子量为 $9.91×10^4$ 的酸性虫草多糖 CPS2。

3. 甾醇类　冬虫夏草中的甾醇类化合物主要有麦角甾醇及其过氧化物、β-谷甾醇、胆甾醇、啤酒甾醇和 5,6-epoxyergosta-7,22-dien-3β-ol,这些甾醇与 β-D-葡萄糖形成单糖苷,如胡萝卜苷、ergosteryl-3-O-β-D-glucopyranoside、5α,8α-epidioxyergosta-6,22-dien-3-O-β-D-glucopyranoside、22,23-dihydroergosteryl-3-O-β-glucopyranoside。麦角甾醇过氧化物的单葡萄糖苷可以抑制肿瘤细胞株 K562、Jurkat、HL-60、WM1341 和 RPMI8226 的增殖。

4. 氨基酸类　冬虫夏草含有丰富的氨基酸类成分,为虫草补益强壮及增强免疫力功能等生物活性的物质基础之一。游离氨基酸总量达到 18.755mg/g,其中 11 种人体必需氨基酸和 10 种非蛋白质氨基酸含量较高,其中以 Glu、Arg、Asp、Leu 的含量最高,以 Arg、Glu、Trp 和 Tyr 为主要药理活性成分,并以 Trp 为主,具有补益、抑菌以及增强免疫力等活性。

5. 肽类　冬虫夏草发酵菌丝中环二肽类化合物包括 L-甘-L-脯环二肽,L-亮-L-脯环二肽,L-缬-L-脯环二肽,L-丙-L-亮环二肽,L-苏-L-亮环二肽。其中 L-甘-L-脯环二肽等具有抗癌和增强免疫的生理活性。

6. 脂肪酸类　从冬虫夏草中已分离到软脂酸、硬脂酸、油酸、亚油酸、亚麻酸、棕榈酸等多种脂肪酸类化合物。其中,甘油脂肪酸类成分包括 4-甲基-2,6-二(1,1-二甲乙基)苯酚、十五烷酸、9-十六烯酸-(Z)、14-甲基-十六酸、9-十八烯酸-2、11-二十烯酸。此外,冬虫夏草子实体中至少存在 10 种脂肪酸,不饱和脂肪酸含量较高,其中反式油酸、亚油酸的含量分别为总脂肪酸的 58.38% 和 19%。

7. 维生素类　冬虫夏草含维生素 B_{12}、C、B_1、B_2，不含维生素 A、E 及 β- 胡萝卜素。人工发酵虫草菌丝含有维生素 B_1、B_2、B_{12}、E 和 K。

8. 无机元素类　冬虫夏草所含无机元素十分丰富，以磷含量最高，其次是钠、钾、镁、锰、铁、铜、锌。

【资源化学评价】

1. 核苷类成分资源化学评价　核苷类成分是冬虫夏草的主要活性成分。分析结果表明，冬虫夏草样品中以尿苷含量最高，达到 0.6mg/g。鸟苷和肌苷含量次之，腺苷和胸苷含量相对较低。冬虫夏草不同部位核苷类成分分析结果表明，西藏产冬虫夏草水溶性核苷类成分主要集中在子座部分，虫体部分含量较低。另外，冬虫夏草子实体中核苷类成分含量与样品处理方法有一定的关联。新鲜采集的天然冬虫夏草中腺苷等含量较低，而放置一段时间后核苷类物质含量明显提高，提示天然冬虫夏草中核苷类物质可能来源于贮存过程中大分子核苷（酸）的降解。

2. 氨基酸类成分资源化学评价　冬虫夏草虫体和子座中氨基酸含量差别显著，尤以天冬氨酸、谷氨酸和甘氨酸差异明显。气温、光照和降水等生态环境对冬虫夏草氨基酸含量也有显著影响。另外，虫草蝙蝠蛾幼虫和冬虫夏草中氨基酸类成分分析评价结果表明：虫草蝙蝠蛾幼虫含有 19 种氨基酸，总含量达 46.17%，其氨基酸组成与冬虫夏草一致，但含量以虫草蝙蝠蛾幼虫为高（约为幼虫含量的 1/2）。虫草子座部分的氨基酸种类与僵虫体（菌核）基本一致，但其含量是子座高于僵虫体。

3. 蛋白质类成分资源化学评价　我国不同产地冬虫夏草中可溶性蛋白质多样性差异明显，其中酸性蛋白质均最丰富，中性蛋白质次之，碱性蛋白质最少。蛋白质总量青海果洛的略低，四川康定、西藏那曲的相当。青海果洛冬虫夏草酸性蛋白质数量最少，四川康定、西藏那曲的数量相当；四川康定冬虫夏草中性蛋白质明显多于青海果洛和西藏那曲，平均蛋白质数量为 16.7%、29.6%；四川康定冬虫夏草碱性蛋白质数量最少，西藏那曲、青海果洛冬虫夏草碱性蛋白质数量相当。

4. 糖类成分资源化学评价　冬虫夏草中甘露醇（又称虫草酸）的含量主要与其产地、寄主及生长期等因素有关。对四川、青海、西藏、云南等省区的冬虫夏草中甘露醇分布量进行分析，结果表明：青海、西藏地区冬虫夏草中甘露醇的分布量较高。此外，冬虫夏草不同生长期子座中甘露醇含量均低于 7%，虫体中甘露醇含量均高于 7%；冬虫夏草第 2 生长期虫体中甘露醇含量最高；子座、虫体中甘露醇的总含量以第 3 生长期最高，第 1 生长期最低；甘露醇含量随子座发育成熟而增加。

5. 无机元素类成分资源化学评价　冬虫夏草不同部位所含元素不同，子座中钴、铬、硒、锌等元素含量高于僵虫体。蝙蝠蛾幼虫的微量元素含量与冬虫夏草相似。天然虫草与虫草菌丝体相比，尚含有镓、钒和锆 3 种元素。

【资源利用途径】

1. 在医药领域中的应用　冬虫夏草始载于《本草从新》，是传统名贵滋补中药。中医临床常用于肺肾两虚、精气不足、咳嗽气短、自汗盗汗、腰膝酸软、阳痿遗精、劳嗽痰血等病证。现代研究表明虫草提取物对免疫系统、心血管系统、呼吸系统、中枢神经系统和内分泌系统均具有显著活性，能够促进机体代谢，具有抗肿瘤、抗衰老、镇痛和抗辐射等作用。

冬虫夏草是虫草属真菌寄生在昆虫蝙蝠蛾上形成的结合体，因此人工开发利用首先要解决菌种问题。冬虫夏草包括分生孢子阶段（无性型）和子囊阶段（有性型）两个阶段。迄今为止，国内报道的与冬虫夏草有关的菌种达 10 属 30 种，开发成药品的真菌有 5 种，即中华被毛孢 *Hirsutella sinensis*、蝙蝠蛾拟青霉 *Paecilomyces hepiali*、虫草头孢 *Cephalosporium sinensis*、蝙蝠蛾被毛孢 *Mortierella hepiali* 和粉红粘帚 *Gliocladium roseum*。通过对以上菌种的液体发酵获得冬虫夏草菌菌丝体，已开发成系列药物或功能性保健产品。例如，中华被毛孢和虫草头孢菌是从青海产冬虫夏草中分离得到，通过液体发酵研制开发成，用于治疗缓慢型心律失常，能改变窦房结及房室传导功能，提高窦性心律的治疗药物；蝙蝠蛾拟青霉是从青海化隆县产冬虫夏草中分离得到，已被研制开发成胶囊药品，在临床上用于治疗慢性支气管炎、高脂血症等，对癌症亦有辅助治疗作用；蝙蝠蛾被毛孢从四川汶上县产冬虫夏草中分离得到，已被开发成临床上用于治疗支气管炎、哮喘的药物。亦有通过深层发酵方法亦获取虫草多糖、虫草氨基酸等资源性物质。

2．在保健产品中的应用　虫草相关的保健食品在市场上已形成一定的规模。例如：虫草精胶囊、虫草头孢胶囊、心肝宝胶囊、虫草丸、虫草玉胶囊、虫草花粉胶囊、肾康胶囊、虫草鸡精、虫草精口服液、虫草蚂蚁口服液、西洋参虫草口服液等。该类产品大多直接以虫草菌粉为原料，具有成本低，活性成分保留率高等特点。发酵虫草菌丝体中多糖含量丰富且活性显著，市场上的"虫草多糖胶囊"即以菌丝粗多糖或虫草胞外粗多糖为主。

灵芝

灵芝为多孔菌科真菌赤芝 *Ganoderma lucidum*(Leyss. ex Fr.)Karst 或紫芝 *Ganoderma sinense* Zhao, Xu et Zhang 的干燥子实体。具有补气安神，止咳平喘的功效。

【资源类群概述】

灵芝为腐生菌，常腐生在阔叶树的倒木、枯木、树桩上。在野生自然条件下，常在柞、栎、椴、桦、杨、白松等腐木上生长，或以这些树种的锯木屑为生长基质。灵芝菌丝在 4～35℃范围内均可生长，以 24～30℃为菌丝生长最适温度。灵芝为好气性真菌，菌丝的生长，尤其是子实体的生长需要通风和足够的氧气供给。菌丝生长不需要光，子实体的生长需要一定的光照。灵芝喜偏酸性基质，菌丝在 pH 3.5～7.5 的基质中都可以生长，但在 pH 5～6 的条件下生长较好。

按照 Ainsworth 真菌分类系统，灵芝隶属于担子菌亚门 Basidiomycotina 层菌纲 Aphyllophorales 无隔担子菌亚纲 Holobasidiomycetidae 多孔菌目 Polyporales 灵芝菌科 Ganodermataceae 灵芝属 *Ganoderma*。我国现已知灵芝属真菌 60 多种，分为 3 个亚属：

1．灵芝亚属　共有 44 种。分为两个组：灵芝组：有 21 种，分布于我国各省区；紫芝组：有 23 种，其中有 15 种分布在海南省，余者分布在以长江流域为中心的 11 个省区内。

2．粗皮灵芝亚属　仅有分布在广西壮族自治区的 1 种。

3．树舌亚属　有 17 种，分布较为广泛。

药用灵芝资源在我国主要分布于黑龙江、吉林、河北、山东、山西、内蒙古、安徽、江苏、浙江、江西、广东、广西、贵州、云南、湖南、福建及台湾等地。野生灵芝资源数量日趋减少，主要分布在长江以南各地阔叶林区。目前随着灵芝人工栽培技术的推广，其产量与品质得到显著提升。

【资源性化学成分】

灵芝中的主要资源性成分包括多糖类、三萜类、核苷类、生物碱类、麦角甾醇等。

1．多糖类　灵芝多糖大部分为 β- 型葡聚糖，少数为 α- 型葡聚糖，多糖链具有螺旋状立体结构，其立体构型和 DNA、RNA 相似，其螺旋形结构主要由氢键来保持其稳定性。分子量从数千到数十万,不溶于高浓度的乙醇,微溶于低浓度乙醇及冷水中,可在热水中溶解。大多数灵芝多糖存在于灵芝菌丝体、子实体细胞壁内壁,液体培养的发酵液以及固体培养的培养基中。

灵芝多糖的单糖组成一般为 D- 葡萄糖、D- 半乳糖、D- 甘露糖、D- 木糖、L- 岩藻糖、L- 鼠李糖、L- 阿拉伯糖等,差异主要体现在组成的种类和比例不同。单糖间通常以 β-（1→3）、（1→6）连接或以 β-（1→4）、（1→6）连接的糖苷键具有活性。灵芝多糖的药理活性还与其立体结构有关,分子量>10^4 时才具有较强的肿瘤抑制活性。灵芝多糖的主链越长,侧链频率越高,分子量越大,生物学活性越高。灵芝、紫芝、树舌、铁杉灵芝及其他几种灵芝属真菌多糖中,其中 4 种以 β-（1→3）糖苷键为主链的葡聚糖具有较强的抗肿瘤活性,其抗肿瘤活性与 β-（1→6）为支链的分支度有关。该类成分尚具有显著提高吞噬细胞的吞噬能力,增强体液免疫和细胞免疫功能,还能提高红细胞中超氧化物歧化酶的活性。

2．三萜类　灵芝中三萜类成分多数为高度氧化的羊毛甾烷衍生物,根据所含功能团和侧链的不同可分为灵芝酸、赤芝酸、灵芝醇、灵芝内酯等。现已从野生或人工种植的灵芝子实体以及人工培养的菌丝体中分离到部分三萜烯酸,如灵芝酸（gandenic acid）A、B、C、D、E、G、I、L、α、DM、ma、mb、mc、md、mg,赤芝酸（lucidunicacid）A、B、C、D、E、F、O, tsugaric acid A、B。灵芝三萜化合物基本结构为 6 个异戊烯首尾相连,经过乙酰 - 甲戊二酸途径生物合成,大部分为 30 个碳原子,部分为 27 个或 24 个碳原子,分为四环三萜和五环三萜两大类。灵芝的苦味主要是由于灵芝酸 A 和赤芝酸 A 的存在,而灵芝酸 D 和赤芝酸 B 则没有苦味。该类化合物具有护肝排毒、抗氧化、抗菌抗炎、抗 HIV 病毒和疱疹病毒、抑制肝脏肿瘤细胞等活性。

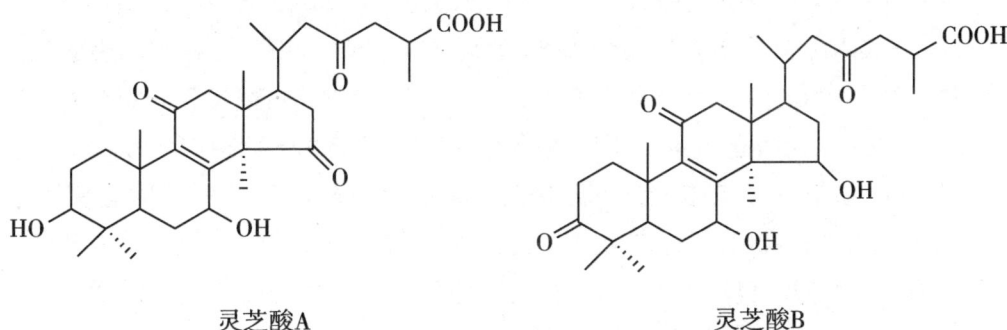

灵芝酸A　　　　　　　　　　　　　　　灵芝酸B

3．核苷类　灵芝中核苷类成分包括尿嘧啶、腺嘌呤、腺苷、尿苷等。从灵芝水溶性部分还分离获得尿苷和尿嘌呤。灵芝腺苷具有降低血液黏度,抑制体内血小板聚集,提高血红蛋白 2,3- 二磷酸甘油的含量,提高血液供氧能力和加速血液循环,提高血液对心、脑的供氧能力。

4．生物碱类　灵芝中生物碱类成分有胆碱、甜菜碱、γ- 三甲胺基丁酸、硫组氨酸甲基胺盐、灵芝碱甲和灵芝碱乙等。具有改善冠状动脉血流量、降低心肌耗氧量、增强心肌及机体对缺氧的耐受性和降胆固醇的作用,对心脑血管、高血压、高脂血症、肝炎和肌无力等疾病有一定的治疗作用。

5．无机元素　灵芝子实体中含有 Mn、Cr、Cu、Fe、Ca、K、Mg、Zn、Se、Ge 等多种无机元素,其中有机锗（Ge）是具有抗癌活性的中药资源性化学成分。

【资源化学评价】

1．灵芝多糖类成分资源化学评价　灵芝多糖是灵芝的主要功效成分之一,具有免疫调节、抗肿瘤、抗血液凝固及抗血栓等作用。灵芝多糖主要分布于子实体、孢子粉及发酵菌丝体,其中以子实体中多糖含量最高,可达 3.88%。不同灵芝品种的子实体及其不同部位多糖含量存在差异,对子实体的菌皮、皮层、菌肉、菌管 4 个部分中的多糖类成分分析表明:灵芝子实体多糖主要来源于灵芝菌管,菌皮和菌肉中含量较低。灵芝多糖类资源化学分析评价结果表明,不同生长期子实体中的多糖含量存在显著差异,现蕾期时最高,开伞期时有所降低,成熟期时又有所增加,衰老期时大幅度降低。成熟期及时采收子实体是有效收获灵芝多糖类资源性物质的最佳时期。另外,灵芝液体发酵过程中,外源添加茉莉酸甲酯、水杨酸可诱导并促进灵芝多糖的合成。

2. 灵芝三萜类成分资源化学评价　三萜类化合物为灵芝抗肿瘤、保肝、解毒、抗衰老等功效的物质基础。不同来源、不同品种的灵芝、同一品种不同培养基生产的灵芝、不同生长阶段的子实体中,三萜类成分的含量存在较大差异。以灵芝酸为例,福建的菌草鹿角状灵芝中灵芝酸含量最高,野生灵芝中灵芝酸含量较低;栽培灵芝中 12 种灵芝三萜中灵芝酸 A 所占比例最高。另外,灵芝子实体中灵芝酸的含量随着其成熟度的提高而递增,且集中在子实体的外周部位。灵芝三萜类成分的种类和含量与其生长状态有关。总体而言,野生灵芝子实体含有三萜烯酸的种类及含量较高,人工栽培次之,发酵菌丝体较少。

【资源利用途径】

1. 在医药领域中的应用　灵芝多糖主要作为抗癌药物应用于医药领域,有提高机体免疫力的作用,癌症病人在放疗、化疗过程中机体免疫力受损,期间配合使用灵芝多糖可有效降低放疗、化疗毒副作用。从灵芝菌丝体或子实体中获得的灵芝肽多糖,现已开发为临床治疗药物。日本将灵芝菌丝体或子实体用碱液提取,硫酸盐纯化处理得到一种灵芝蛋白多糖,作为处方类药物。利用灵芝子实体及其菌丝体开发而成的产品尚有以下几类。

(1)灵芝子实体制品:灵芝饮片、浸膏、颗粒、胶囊、片剂、蜜丸、糖浆、注射剂、酊剂及口服液等。

(2)灵芝菌丝体制剂:以薄盖灵芝菌丝为原料的薄芝片,具有镇痛、催眠等作用;增肌注射液可用于治疗硬皮症、红斑狼疮、肌营养不良、肌萎缩、肌炎以及妇女更年期综合征。

(3)灵芝孢子粉制剂:灵芝孢子粉(或经破壁处理后)可制成胶囊、颗粒、注射剂等。

2. 在保健食品中的应用　以灵芝提取物为原料,经配伍组方,制成具有一定功能的保健食品。如灵芝饮料、灵芝茶、灵芝冲饮片、灵芝药膳、灵芝酒等。灵芝子实体经提取、精制得到的灵芝蛋白多糖,可用于日常的膳食补充。另外,灵芝还具有润泽肌肤作用,以美容为目的的灵芝制品将是今后的开发方向之一。

茯苓

茯苓为担子菌纲多孔菌目多孔菌科茯苓属(卧孔菌属)真菌茯苓 *Poria cocos*(Schw.)Wolf 的干燥菌核,具有渗湿利尿,和胃健脾,宁心安神的功效。

【资源类群概述】

我国野生茯苓主产于云南、湖北、安徽、河南、广西、福建、贵州及四川等省区。世界范围内,美国、日本、韩国、印度、新西兰等国也有分布。一般腐生或寄生在松科植物赤松和马尾松根部。我国幅员辽阔、地形复杂、气候多变,优越的自然条件形成了丰富的茯苓种质资源。我国是茯苓主产国,产量约占世界总产量的 70%。但由于人们过度采挖,野生茯苓资源濒临灭绝,目前茯苓以人工栽培为主。传统茯苓以云南的"云苓"、安徽的"安苓"、福建的"闽苓"最为著名,湖北罗田、英山、麻城等地所产的茯苓也较出名。随着现代科学技术的发展，人们较为关注茯苓种质资源的合理开发利用。我国已有多个研究机构建立了茯苓种质资源库，一些种质资源比较丰富的地区也保藏了茯苓种质资源。目前，茯苓的栽培品种约有40多种。

全国各地栽培茯苓的工艺流程基本相似，即"分离菌种→菌种培育→袋料分装→置于松木窖（深30cm，宽40～50cm，长60～70cm）→田间管理→鲜茯苓→加工处理（发汗、剥皮、切制）→晒干→成品"。但在茯苓的种植环境选择、实施栽培技术和药材采集时间等方面，各地区仍存在一定差异。以湖北罗田茯苓栽培为例，一般选择海拔400～1 000m的种植场地，坡度为10°～35°，周围环境应为松木地带，排水性良好，土质为沙性，土壤pH 6～7，种植场地需隔年种植。茯苓采收时间分为春秋两季，即春季种植则秋季采收，秋季种植则第二年春季采收，但以春种秋收为主，产量也较高。

【资源性化学成分】

1. 多糖　茯苓多糖主要存在于茯苓细胞壁中，按照溶解度的不同又分为水溶性茯苓多糖和碱溶性茯苓多糖。通常采用水提醇沉法、碱提醇沉法提取。

茯苓多糖提取时常混有蛋白质、色素、低聚糖等杂质，需对其进行除杂纯化，所得茯苓多糖为粗多糖，是多糖的混合物，化学组成不均一，可通过季铵盐沉淀法、分步沉淀法、凝胶色谱法、超滤分级等方法分离纯化。茯苓多糖一般由核糖、阿拉伯糖、木糖、甘露糖、葡萄糖和半乳糖组成。一种抗肿瘤活性茯苓多糖ATPCP，其相对分子质量为16 850，单糖组成为岩藻糖、半乳糖、葡萄糖、甘露糖，各单糖的物质的量比为1:2.36:5.49:2.34。红外光谱与核磁共振光谱显示ATPCP含有α-型和β-型吡喃糖，其主链为1,6-糖苷键，并存在1,4-糖苷键支链。

2. 三萜　从茯苓干燥菌核中分离获得的四环三萜化合物已有20余种，可分为2种类型，即羊毛甾烷三萜烯型（lanostane triterpene）和3,4-开环羊毛甾烷三萜烯型（3,4-seco lanostane triterpene）。

（1）羊毛甾烷三萜烯型：目前发现的27种茯苓三萜成分中有18种属羊毛甾烷三萜烯型。按照其结构中双键数目及位置不同又可分为不同的骨架，而同一类骨架中各化合物的结构差异主要在于3位、6位、25位碳的取代情况不同。

（2）3,4-开环羊毛甾烷三萜烯型：属3,4-开环羊毛甾烷三萜型的三萜成分共9个，按其边链双键位置的不同可分为两类基本骨架，各化合物的结构差异除侧链双键外，主要在于3位羟基是否成酯和16位、25位、29位碳上是否有羟基取代。

茯苓中含量较高的三萜化合物有猪苓酸、茯苓酸、土莫酸、茯苓酸B和茯苓酸A等。

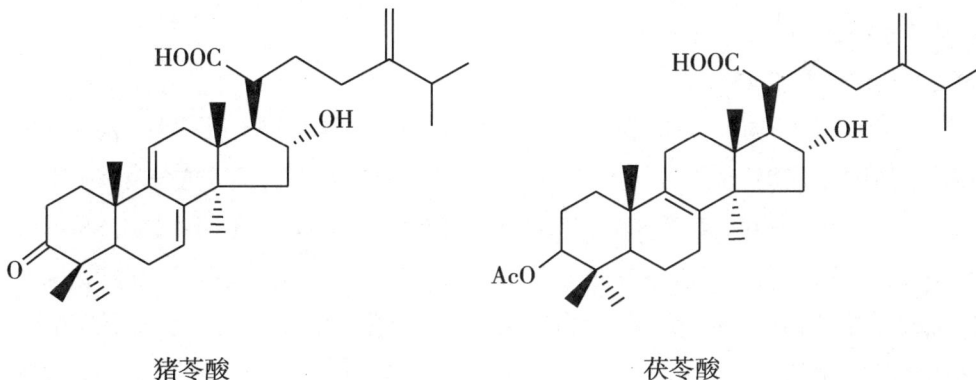

猪苓酸　　　　　　　　　　　　　　　茯苓酸

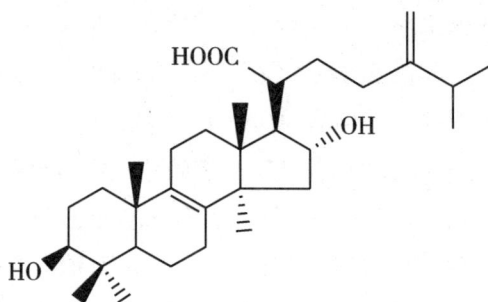

土莫酸

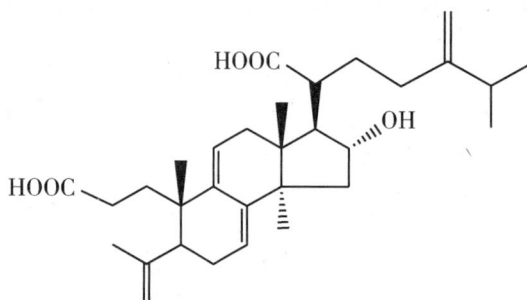

茯苓酸B

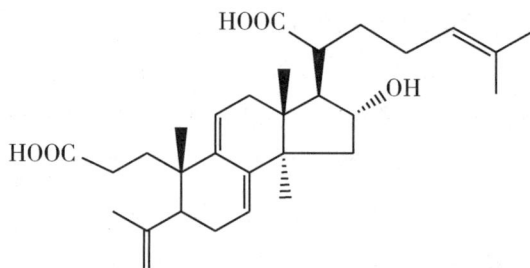

茯苓酸A

【资源化学评价】

1. 茯苓多糖类成分资源化学评价　茯苓多糖是茯苓的主要功效成分之一,具有抗肿瘤、增强免疫、抗病毒、抗炎等作用。茯苓多糖主要为酸性多糖,约占总多糖的90%,由 β-(1 → 3)-D- 葡聚糖组成,同时还含有少量的 β-(1 → 3)糖苷键侧链,分布于子实体、菌丝体及发酵液中。不同产地茯苓子实体的多糖含量存在差异,其中湖北罗田产的茯苓中多糖含量最高,依次为云南武定产茯苓和安徽金寨产茯苓。另外,茯苓不同部位中多糖含量也不一样,其中白茯苓高于茯苓皮。

2. 茯苓三萜类成分资源化学评价　茯苓三萜类化合物是茯苓抗肿瘤、抗炎、抗惊厥、免疫调节等功效的物质基础。不同生长阶段的茯苓子实体和发酵菌丝中三萜类成分的含量随着其成熟度的提高而递增,但茯苓菌丝体中三萜酸类成分含量远高于栽培药材。培养茯苓菌丝体中的成分种类与栽培茯苓无显著差异,但含量均显著高于栽培茯苓,且栽培茯苓中各成分比例亦有所差异。另外,通过比较不同产区和不同药用部位的茯苓三萜酸类成分的指纹图谱,发现湖北和安徽产区的 22 批茯苓药材指纹图谱中有 16 个共有峰,所含主要成分的类别基本一致。相似度和聚类分析结果表明,白茯苓、茯神与赤茯苓中三萜酸成分存在显著差异,赤茯苓中茯苓酸的含量最高,而茯苓药材的质量产地间无显著差异。

【资源利用途径】

1. 在医药领域中的应用　茯苓为常用中药,史载于《神农本草经》,被列为上品。茯苓单用或与其他药物配伍广泛应用于临床。近年来,国内外对茯苓多糖、三萜类等成分及其药理活性方面研究较多,取得较大的进展。茯苓多糖具有增强免疫功能的作用,有抗胸腺萎缩及抗脾脏增大和抑制肿瘤生长的功能。羧甲基茯苓多糖还具有免疫调节、保肝降酶、间接抗病毒、诱生和促诱生干扰素、减轻放射副反应、诱生和促诱生白细胞调节素等多种生理活性。另外,茯苓多糖在一定程度上加快造血功能的恢复,并可改善老年人免疫功能,增强体质,保护骨髓,减轻和预防化疗的毒副作用,发挥扶正固本、健脾补中的功效。

茯苓多糖能抑制小鼠 S_{180} 实体瘤的生长,延长艾氏腹水癌小鼠生存时间,使腹水量减少。研究表明,茯苓多糖主要通过以下 4 个途径来起到抗肿瘤作用。

(1)依赖宿主的免疫系统激活机体对肿瘤免疫监视系统(包括特异性和非特异性免疫),而抑制肿瘤细胞的增殖和杀伤肿瘤细胞。

(2)通过抑制肿瘤细胞 DNA、RNA 的合成而实现其对肿瘤细胞的直接杀伤作用。

(3)升高肿瘤细胞膜上的唾液酸含量。

(4)增强肝脏 SOD 活性而清除氧自由基。

临床上茯苓药用产品主要有茯苓多糖口服液、桂枝茯苓胶囊等。茯苓多糖口服液具有健脾益气的功效,用于肿瘤患者放化疗脾胃气虚证。桂枝茯苓胶囊具有活血、化瘀、消癥等功效,用于妇人瘀血阻络所致癥块、经闭、痛经、产后恶露不尽、子宫肌瘤、慢性盆腔炎包块、子宫内膜异位症、卵巢囊肿等证。

2. 在保健食品中的应用　茯苓作为药食两用品种,其保健功能历史悠久。随着人们生活水平的不断提高和中医治"未病"的理念不断深入,茯苓作为我国传统的药食两用品种越来越受到关注和市场的需求。除了茯苓饼之外,与茯苓相关的保健食品以胶囊为主,其他涉及茶、酒及点心类产品。目前已获批的茯苓相关保健食品涉及增强免疫力、缓解疲劳、改善睡眠、降血脂、保肝、保护胃黏膜等功能。

参考文献

[1] 麻兵继. 药食兼用真菌重要次生代谢产物及其生物活性研究[M]. 北京:中国农业科学技术出版社,2011.

[2] 丘雪红,曹莉,韩日畴. 冬虫夏草的研究进展、现存问题与研究展望[J]. 环境昆虫学报,2016,38(1):1-23.

[3] 黄长胜. 冬虫夏草[M]. 天津:天津科学技术出版社,2006.

[4] 任艳,邱工,万德光,等. 冬虫夏草可溶性蛋白质多样性与产地关联度初探[J]. 中国中药杂志,2013,38(9):1375-1377.

[5] ZENG X L, BAO H Y. Advances of researches on triterpene constituents and pharmacology of *Ganoderma lucidum*[J]. Journal of Fungal Research, 2004, 2(1):68-77.

[6] 贾红岩,王亚涛,张芝华,等. 高效液相色谱法测定不同产地及品种灵芝三萜类成分的含量[J]. 2017,44(1):238-244.

[7] 徐雷,张群,刘常丽,等. 茯苓菌核不同药用部位有效成分含量[J]. 江苏农业科学,2014,42(6):289-290.

[8] 张扬,胡高升,韩志福,等. 茯苓发酵菌丝体中 3 种主要三萜酸类成分积累动态研究[J]. 中国中药杂志,2013,38(9):1355-1359.

第三节　蕨类中药资源化学

蕨类植物(pteridophyte)是一类具有原始维管束的孢子植物,生活史有明显的配子体与孢子体世代交替。配子体与孢子体皆能独立生活,孢子体形态多样,有根、茎、叶器官的分化,有体形大如乔木状者，也有植株不足 1cm 的小草本。当孢子体产生的孢子成熟后散落在适宜的土壤条件下便萌发形成配子体，形状微小而简单。在蕨类植物中，孢子体占优势，平时所见的蕨类植物大多均为孢子体。

一、蕨类中药资源化学概述

【资源类群概述】

我国植物分类学家秦仁昌于 1978 年将蕨类植物门（Pteridophyta）分为 5 个亚门，即石松亚门 Lycophytina、水韭亚门 Isoephytina、松叶蕨亚门 Psinophytina、楔叶蕨亚门 Sphenophytina 和真蕨亚门 Flicophytina。前四个亚门为小叶型蕨类 microphyll，又称拟蕨植物（fern allies），是原始、古老的类型，现存种类较少，叶是由茎的表皮突出而形成，只有 1 个单一不分枝的叶脉。真蕨亚门是大型叶蕨类，又称真蕨类（ferns），现代蕨类大多属于此类，叶有叶柄、叶片两个部分，叶脉多分歧。这是依据形态解剖学证据的传统分类学观点，而最新的分子证据和形态性状联合分析的系统学研究提出现代蕨类植物的系统框架，分为两个大类：石松类（lycophytes）和蕨类（ferns），其中石松类包括了石松科 Lycopodiaceae、水韭科 Isoëtaceae 和卷柏科 Selaginellaceae，其他类群都称为蕨类。

全世界蕨类植物约有 12 000 种，广布于世界各地，尤以热带、亚热带最为丰富。我国产 2 600种，是世界上种类最为丰富的地区之一，主要分布于西南地区及长江以南各省区。其中，尤以云南省和台湾省蕨类物种丰富、分布广泛。蕨类植物适宜于生长在温带和热带荫蔽潮湿的环境。在高山、平原、森林、草地及沼泽等多种环境中均有生长，某些种类可生长在岩石上、附生或气生于树干上等。

在我国历史上，很早就对蕨类植物的应用有所认识。远在周代，《诗经》等古籍中已有蕨类、绵马羊齿等蕨类植物名称的记载，并认识到蕨可以食用。石韦、贯众、狗脊、卷柏、石长生和乌韭等 6 种蕨类植物最早在《神农本草经》中已有可以药用的记载，后在历代本草中均有关于蕨类植物药用的论述。根据第三次全国中药资源普查结果，我国药用蕨类植物 455 种。药用蕨类植物多为真蕨亚门和石松亚门，占药用蕨类植物总数的 98%，尤以真蕨亚门药用植物种类最多，常见的有紫萁、粗茎鳞毛蕨（贯众）、槲蕨（骨碎补）、庐山石韦、单芽狗蕨、乌毛蕨、金毛狗蕨和海金沙等。

【资源化学成分研究】

药用蕨类植物常以全草、根状茎或孢子入药，其所含有的化学成分主要有黄酮类、酚类、生物碱类、三萜类等。

1. 黄酮类 黄酮类成分是现代蕨类植物资源化学的重要组成部分。黄酮类以芹菜素、芫花素和木犀草素及其苷为主，其中蕨类以碳苷常见；黄酮醇类以山奈素、槲皮素及其苷为主；二氢黄酮（醇）以柚皮素、二氢山奈素、二氢槲皮素及其苷类等为主。卷柏科、松叶蕨科以及紫萁蕨科等植物多含有穗花杉双黄酮（amentoflavone）、扁柏双黄酮（hinokiflavone）、异柳杉素（isocrytomerin）、橡胶树双黄酮（heveaflavone）、野漆树双黄酮乙（rubustaflavone）、银杏双黄酮（ginkgetin）、苏铁双黄酮（sotetsuflavone）等双黄酮类资源性化学成分。

2. 酚酸类 蕨类植物中存在的酚酸类成分主要以香豆酸、咖啡酸和阿魏酸等羟基肉桂酸类，以及原儿茶酸和香草酸等羟基苯甲酸类为主。该类成分多以糖酯类、酰化糖苷类，以及各种醇酯的形式存在。

3．生物碱类　生物碱类资源性成分主要分布于石杉科、石松科等植物类群，此类生物碱通称为石松类生物碱。根据其结构可分为石松碱型（lycopodine class）、石松定碱型（lycodine class）、fawcettimine 型和 miscellaneous 型四种类型，其代表性化合物分别有石松碱、石松定碱、fawcettimine 和 phlegmarine。

此外，木贼科药用植物含有犬问荆碱、烟碱、犬问荆定碱等多种生物碱类成分；卷柏科药用植物含有吡咯吲哚生物碱、大麦芽碱及其苷等生物碱类成分。

4．三萜类　三萜类成分是蕨类药用植物中重要的资源性化学成分之一。石杉科和石松科药用植物中含有的石杉型三萜类成分，是一类特殊的五环三萜，其 C 环为七元环，另外四个环为六元环，常见的化合物有石松素（lycoclavanin）和石松醇（lycoclavanol）。该类化合物具有较强的抗肿瘤活性及抑制天冬氨酸蛋白酶的活性等。鳞毛蕨科药用植物中尚含有何帕烷型三萜类成分。

【资源开发与利用】

1．在医药领域中的应用　在我国古本草中记载蕨类植物药用的历史悠久。迄今，各民族已有药用记载的蕨类植物达到 450 余种。常见药用蕨类有：石松以全草入药，可用于肝炎、痢疾、关节酸痛、手足麻痹、小儿麻痹后遗症、外伤出血等病症的治疗；贯众以根状茎入药，具有驱除绦虫、蛔虫等作用；千层塔中含有的石杉碱甲是一种高效、高选择性胆碱酯酶抑制剂，可用于阿尔茨海默病及重症肌无力的治疗。

2．在食品领域中的应用　蕨类植物中有多种植物的嫩叶和叶柄可以作为蔬菜食用。凤尾蕨科蕨属植物蕨 *Pteridium aquilinum* var. *latiusculum* 的嫩叶称为蕨菜，可鲜食，也可盐渍或做干菜。紫萁科紫萁属植物紫萁 *Osmunda japonica* 的嫩叶可以鲜食，也可加工制成"薇干菜"。

蕨类植物中可供食用的植物还有中华蹄盖蕨 *Athyrium sinense*、桂皮紫萁 *Osmunda cinnamomea* var. *asiatica*、密毛蕨 *Pteridium revolutum*、南岳凤丫蕨 *Coniogramme centro-chinensis*、凤丫蕨 *Coniogramme japonica*、长羽凤丫蕨 *Coniogramme longissima*、乳头凤丫蕨 *Coniogramme rosthornii*、粗梗水蕨 *Ceratopteris pteridoides*、中华荚果蕨 *Matteuccia intermedia*、莲座蕨 *Angiopteris esculenta* 等。

从水龙骨科修蕨 *Selliguea feei* 的根茎中分离得到的修蕨素 A（selligueain A），其在 0.05%～0.06% 时，甜度相当于 2% 蔗糖水溶液；从欧亚水龙骨 *Polypodium vulgare* 根茎中分离得到的水龙骨甜素（osladin），是一种甜味皂苷，甜度是蔗糖的 300 倍；从甘草蕨 *Polypodium glycyrrhiza* 根茎中分离得到的多足蕨苷 A、B（polypodoside A、B），其中多足蕨苷 A 的甜度为蔗糖的 600 倍，可作为甜味剂。因此，从蕨类植物中寻找和发现非糖类甜味物质是重要的新资源发现途径之一。

3．在工业领域中的应用　石松中含有石松碱等多种化学成分，可作为蓝色染料资源；乌蕨中含有可开发的红色染料资源；蕨的叶片可做绿色染料。凤尾蕨属植物大多含有鞣质，全株可作为提取栲胶的资源，是皮革业、石油化工、医药等多领域需求的重要原料。石松孢子的含油量约为40%，为不干性油，不仅是铸造业的优良脱模剂，而且还可以在火箭、信号弹、照明弹中作为突然起火的燃料。凤尾蕨类等大型蕨类植物又是造纸等的良好纤维原料。

4．在农业领域中的应用　有些蕨类植物在农业上是优质的饲料和肥料。满江红的叶内有共生的固氮蓝藻，可以固定大气中的氮，其干重含氮量达 4.65%，可作为农用绿肥，同时还是家禽、家畜的良好饲料。里白 *Diplopterygium glancum* 和芒萁 *Dicranopteris dichotoma* 等植物不易腐烂和发生病虫害,常用作育苗床的覆盖材料。

部分蕨类植物的成熟叶中含有大量的亚硝酸化合物和有毒物质,对害虫具有胃毒和抑制种群生长的作用,可开发为无公害的植物源杀虫剂。

5. 在其他领域中的应用　蕨类植物还可以作为观赏植物栽培在岩石园或室内盆栽。常见的观赏蕨类植物有铁线蕨属 *Adiantum*、莲珠蕨属 *Aglaomorpha*、贯众属 *Cyrtomium*、骨碎补属 *Davallia*、蚌壳蕨属 *Dicksonia*、旱蕨属 *Pellaea*、耳蕨属 *Ploystichum*、多足蕨属 *Polypodium*、凤尾蕨属 *Pteris*、金毛狗属 *Cibotium* 等多种植物类群。

石松科、紫萁科、海金沙科、蹄盖蕨科、乌毛蕨科、球子蕨科的一些蕨类植物可作为酸性土壤的指示植物;中国蕨科、金星蕨科、乌毛蕨科、三叉蕨科、水龙骨科的一些蕨类植物可以作为碱性钙质土和石灰岩的指示植物等。

二、蕨类中药资源化学研究实例

卷柏

卷柏(Selaginellae Herba)为卷柏科植物卷柏 *Selaginella tarmariscina*(Beauv.)Spring 或垫状卷柏 *Selaginella pulvinata*(Hook. et Grev.)Maxim. 的干燥全草,具有活血通经的功效。

【资源类群概述】

卷柏为多年生草本。蜷缩似拳状。枝丛生,扁而有分枝,绿色或棕黄色,向内卷曲,枝上密生鳞片状小叶,叶先端具长芒。中叶(腹叶)两行,卵状矩圆形,斜向上排列,叶缘膜质,有不整齐的细锯齿;背叶(侧叶)背面的膜质边缘常呈棕黑色。基部残留棕色至棕黑色须根,散生或聚生成短干状。孢子叶卵状三角形,背部呈龙骨状。大孢子囊四面体型,小孢子囊肾形,孢子异型。质脆,易折断。气微,味淡。

垫状卷柏须根多散生。中叶(腹叶)两行,卵状披针形,直向上排列。叶片左右两侧不等,内缘较平直,外缘常因内折而加厚,呈全缘状。

卷柏属 *Selaginella* 植物全世界广布,主产于热带地区,约 700 余种,中国约 60 余种,其中可供药用者有 20 余种。深绿卷柏 *S. doederleinii*、翠云草 *S. uncinata*、江南卷柏 *S. moellendorffii*、中华卷柏 *S. sinensis*、兖州卷柏 *S. involvens*、细叶卷柏 *S. labordei* 等,多具有清热解毒、活血止血等功效。卷柏全国各地均有分布,资源丰富;垫状卷柏多见于西南各省区和华北太行山区一带。

【资源性化学成分】

卷柏植物所含化学成分类型丰富,主要包括黄酮类、炔多酚类、苯丙素类等,此外,尚含有有机酸类、糖类、核苷类以及挥发性成分等。

1. 黄酮类　卷柏中的黄酮类成分大多为双黄酮类化合物。从生源关系来看,它们均以芹菜素(apigenin)或其衍生物为基本母核,通过 C—C 和 C—O—C 连接而成的。根据这些黄酮母核连接方式的不同,可分为三种类型:3′,8″- 双芹菜素型(amentoflavone 型),3′,6″- 双芹菜素型(robustaflavone 型),4′-*O*-6″- 双苯醚型(hinokiflavone 型)。另外,尚含有 3,3′- 双柚皮素型

（3,3'-binaringenin 型）和 2',8''- 双芹菜素型（2',8''-biapigenin 型）化合物。该类化合物具有抗肿瘤、抗病毒、抗炎、抗菌等多种生物活性。

卷柏中的单黄酮种类和数量较少，主要为芹菜素（apigenin）及其衍生物。迄今发现的黄酮苷多为碳苷。

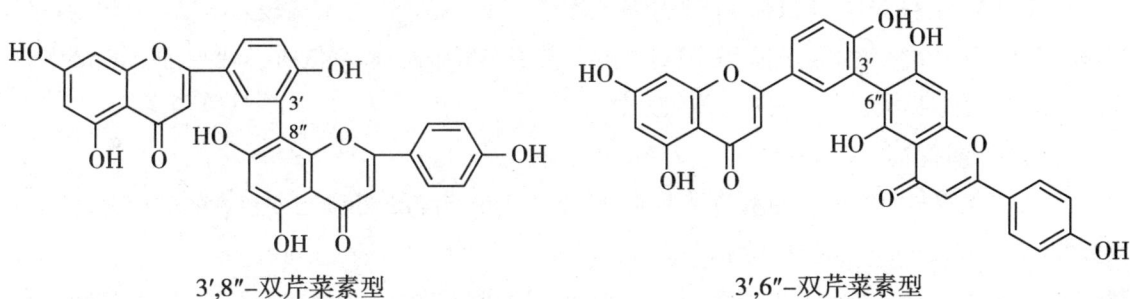

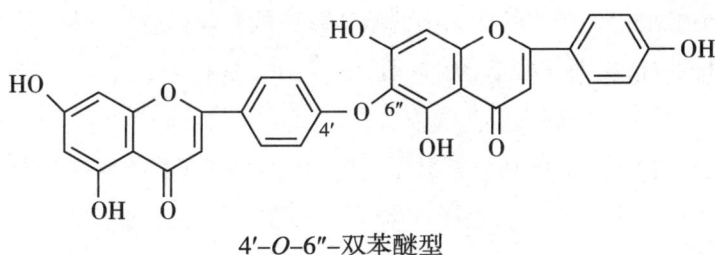

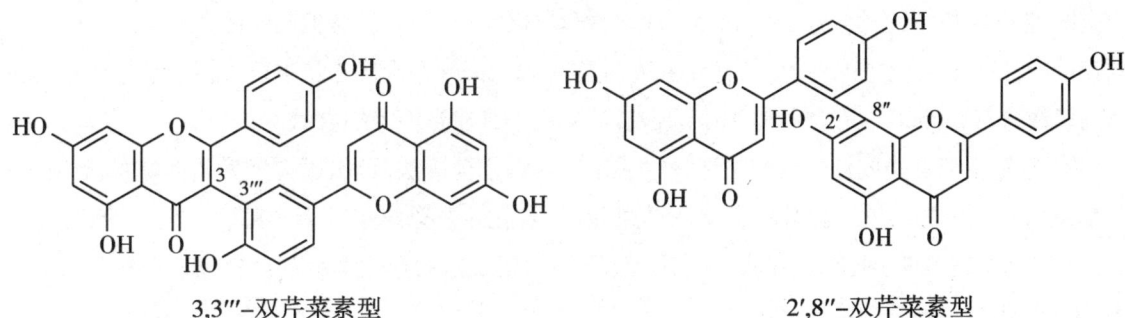

3',8''-双芹菜素型

3',6''-双芹菜素型

4'-O-6''-双苯醚型

3,3'''-双芹菜素型

2',8''-双芹菜素型

2. 炔多酚类　从卷柏植物中分离获得 selaginellins 等一系列骨架新颖的炔多酚类化合物，为天然的 Ⅳ 型磷酸二酯酶（PDE4）抑制剂，且具有明显的抗衰老、神经保护、抗肿瘤、抗微生物以及胰岛素样作用等。此类化学成分也是该类群植物中重要的特征性成分，可作为植物化学分类学的依据。

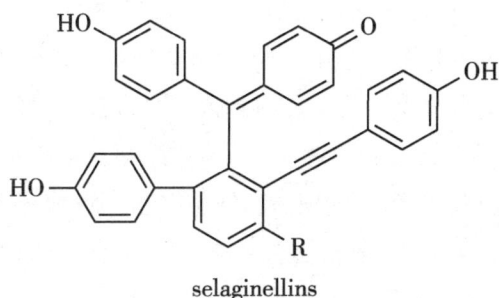

selaginellins

3. 苯丙素类　卷柏植物中的苯丙素类化合物包括：卷柏酯 A、卷柏苷 B、卷柏苷 C、(2R,3S)-二氢 -2-(3',5'- 二甲氧基 -4'- 羟苯基)-3- 羟甲基 -7- 甲氧基 -5- 乙酰基苯骈呋喃、1-(4- 羟基 -3- 甲氧基苯基)丙三醇、香荚兰酸、丁香脂素等。

4. **糖类** 卷柏中含有大量的海藻糖,正是该植物体在缺水条件下维持细胞膜及蛋白质结构和功能完整性的重要化学物质基础。该类植物中尚含丰富的木糖、果糖、阿拉伯糖、葡萄糖等单糖,以及多糖类资源性化学成分。研究证实卷柏多糖具有抗疲劳等作用。

5. **核苷类** 卷柏中含有腺苷、鸟苷等核苷类物质,其中腺苷的含有量较为丰富。外源性腺苷能够有效改善心功能,对再灌注心脏有保护作用,并具有舒张血管、降低血压、抑制血小板凝集的作用。因此,核苷类成分为卷柏的活性组分之一。

【资源化学评价】

1. **卷柏中双黄酮类成分的资源化学评价** 以卷柏中含有的四种主要双黄酮类成分穗花杉双黄酮(amentoflavone)、扁柏双黄酮(hinokiflavone)、异柳杉双黄酮(isocryptomerin)、穗花杉双黄酮-7-甲醚(sequoiaflavone)为评价指标,应用高效液相色谱法,对分布于我国不同产地的10个批次卷柏和12个批次的垫状卷柏样品中的双黄酮类成分含量进行分析,结果发现,4个双黄酮在卷柏中的含量范围依次为5.628~9.184mg/g、0.990~3.064mg/g、0.212~0.802mg/g、痕量至0.348mg/g;而在垫状卷柏中的含量范围依次为0.823~4.339mg/g、0.424~4.326mg/g、0.133~0.551mg/g、痕量至0.239mg/g。结果分析显示,卷柏中穗花杉双黄酮的含量普遍高于垫状卷柏,且4个双黄酮在卷柏与垫状卷柏中的含量分布呈现一定的规律性,分布量由高到低依次为:穗花杉双黄酮>扁柏双黄酮>异柳杉双黄酮>穗花杉双黄酮-7-甲醚。

2. **卷柏中炔多酚类成分 selaginellins 的分析与评价** 采用高效液相色谱法,对分布于全国不同产地的共计10个卷柏样品和12个垫状卷柏样品中 selaginellin 的含量进行分析。结果显示,炔多酚类成分 selaginellins 在垫状卷柏中的含量普遍高于其在卷柏中的含量。

3. **卷柏中腺苷类成分的分析与评价** 采用高效液相色谱法,比较采自河南省西峡县伏牛山、北京及新疆天山的卷柏中腺苷的含量。结果显示,卷柏中腺苷含量较为丰富(3.17~8.46mg/g),不同产地卷柏中腺苷的含量不同,同一产地、不同质量规格的卷柏中腺苷含量有较大差别,以个大、叶茂、色绿者腺苷含量较高。

【资源利用途径】

1. **在医药领域中的应用** 卷柏始载于《神农本草经》,列为上品。生用破血,治疗经闭,癥瘕,跌打损伤,腹痛,哮喘等病症。炒用止血,治疗吐血、便血、尿血、脱肛等病症。民间尚用于治疗癌症、降血压、降血糖、治疗呼吸道感染等。现代研究表明,卷柏中富含双黄酮类化合物,具有防治心脑血管系统疾病、降血糖、抗病毒、防治老年痴呆、治疗子宫内膜异位症的药理活性。另一类特征性成分 Selaginellin 类化合物具有神经保护、抑制 PDE4、PTP1B(蛋白酪氨酸磷酸酶1B)和 sEH(可溶性环氧化物水解酶),及良好的抗微生物的活性,可用于抗衰老、防治阿尔茨海默病、哮喘、降血糖、心血管疾病及真菌增效剂等。卷柏多糖具有抗疲劳、抗衰老、提高人体免疫力的功能。江南卷柏全草具有治疗各种内出血和外伤出血、血栓性疾病、胃病、肝炎及抗病毒的作用;翠云草具有止咳平喘作用;中华卷柏具有治疗肾炎和气管炎的作用;深绿卷柏具有治疗肿瘤、阿尔茨海默病作用。

2. **在日用化工品中的应用** 卷柏中的黄酮类化合物可改善肌肤由紫外线引起的伤害,具有皮肤抗皱作用,并具有刺激毛发生长的作用,可用于发蜡或发乳中;其具有的抗氧化、抑制酪氨酸酶及黑色素形成的活性,亦可产生良好的美白效果。

参考文献

[1] 刘红梅,王丽,张宪春,等.石松类和蕨类植物研究进展:兼论国产类群的科级分类系统[J].植物分类学报,2008,46(6):808-829.

[2] ZHANG L P, LIANG Y M, WEI X C, et al. A new unusual natural pigment from *Selaginella sinensis* and its noticeable physicochemical properties[J]. J Org Chem, 2007, 72: 3921-3924.

[3] LIU X, LUO H B, HUANG Y Y, et al. Selaginpulvilins A−D, New phosphodiesterase-4 inhibitors with an unprecedented skeleton from *Selaginella pulvinata*[J]. Org Lett, 2014, 16: 282-285.

[4] ZHENG X K, ZHANG L, WANG W W, et al. Anti-diabetic activity and potential mechanism of total flavonoids of *Selaginella tamariscina*(Beauv.)Spring in rats induced by high fat diet and low dose STZ[J]. J Ethnopharmacol, 2011, 137: 662-668.

[5] CAO Y, ZHAO M, ZHU Y, et al. Diselaginellin B, an unusual dimeric molecule from *Selaginella pulvinata*, inhibited metastasis and induced apoptosis of SMMC-7721 human hepatocellular carcinoma cells[J]. J Nat Prod, 2017, 80: 3151-3158.

第四节 裸子植物类中药资源化学

裸子植物(Gymnospermae)是种子植物中较低级的一类,是一群介于蕨类植物与被子植物之间的维管植物。具有颈卵器,胚珠和种子裸露。裸子植物常具多胚现象,孢子体发达。

一、裸子植物类中药资源化学概述

【资源类群概述】

裸子植物是原始的种子植物,其发生发展历史悠久。最初的裸子植物出现在古生代,在中生代至新生代它们是遍布各大陆的主要植物。现在生存的裸子植物有不少种类出现于第三纪,后又经过冰川时期而保留下来,并繁衍至今。据统计,目前全世界生存的裸子植物约有850种,隶属5纲(苏铁纲、银杏纲、松柏纲、红豆杉纲和盖子植物纲),9目15科79属。裸子植物种数虽仅为被子植物的0.36%,但却分布于世界各地,特别是在北半球的寒温带和亚热带地区。

我国是世界上裸子植物最为丰富的国家,现已发现有5纲8目11科41属,236种及一些变种和栽培种。许多资源种质是北半球其他地区早已灭绝的古残遗种或子遗种,并常为特有的单型属或少型属。例如,特有单种科:银杏科(Ginkgoaceae);特有单型属:水杉属(*Metasequoia*)、水松属(*Glyptostrobus*)等。在药用植物资源中,裸子植物药用种类有10科27属126种,最重要的是松科,有10属113种29变种,柏科有8属29种7变种。三尖杉科中多种植物含有抗癌活性物质,颇受关注,我国有1属10种,均可药用。

【资源化学研究】

我国药用裸子植物的化学成分类型主要有黄酮类、萜类、生物碱类、木质素类、甾酮类等。

1. 黄酮类　黄酮类和双黄酮类成分在药用裸子植物中普遍分布,特别是双黄酮在银杏科、苏铁科、杉科、柏科、红豆杉科植物中广泛存在，是裸子植物的特征性成分。多种药用裸子植物中都含有双黄酮类化合物，其中穗花杉双黄酮（amentoflavone）在苏铁中的含量较高；扁柏双黄酮（hinokiflavone）在罗汉松中积累丰富；银杏双黄酮（ginkgetin）在银杏中含量较高。

2. 生物碱类　生物碱类成分多见于红豆杉纲（三尖杉科、红豆杉科）、盖子植物纲（麻黄科、买麻藤科）。三尖杉科植物含有粗榧碱类和高刺桐碱类生物碱，且粗榧碱是该科的特征性成分。生物碱是麻黄科植物的主要活性成分，含量较高的为三对立体异构的生物碱，即：左旋麻黄碱（占总生物碱含量的 60% 以上）和右旋伪麻黄碱、左旋去甲基麻黄碱和右旋去甲基伪麻黄碱、左旋甲基麻黄碱和右旋甲基伪麻黄碱。

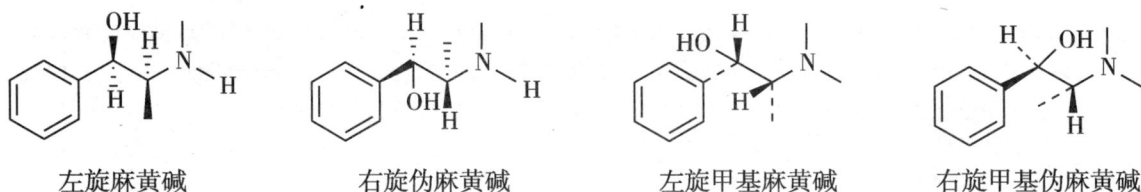

左旋麻黄碱　　　　右旋伪麻黄碱　　　　左旋甲基麻黄碱　　　　右旋甲基伪麻黄碱

3. 萜类　萜内酯化合物是银杏叶中一类重要的生物活性物质，银杏萜内酯包括二萜内酯和倍半萜内酯。松杉纲植物叶中多含有挥发油，其主要组成为单萜类和倍半萜类化合物；其枝干含有树脂，经蒸馏得松节油和松香，松节油主要含单萜和倍半萜类化合物；松香含 90% 以上树脂酸（松香酸）。红豆杉属植物树皮和枝叶中含有紫杉烷型二萜及二萜生物碱类成分，是重要的资源性化学成分。

4. 其他类　罗汉松科的罗汉松、红豆杉科的红豆杉植物中含有昆虫蜕皮激素类物质——羟基蜕皮甾酮。此外，苏铁科植物种子含有的苏铁苷及其系列偶氮化合物，具有致癌作用；银杏外种皮含白果酸、白果二酚等，对皮肤有刺激作用，可引起皮炎等。

【资源开发与利用】

1. 在医药领域中的应用　裸子植物中具有药用价值的种类较多。银杏叶具有益气活血作用；银杏种子称为白果，具有止咳平喘之功。侧柏的枝叶具有凉血止血的功能；种仁称柏子仁可养心、安神、润燥。油松、马尾松的针叶能祛风止痛、活血消肿、明目。三尖杉植株所含多种生物碱类物质可作为治疗白血病、淋巴肿瘤等宝贵的资源性化学成分。麻黄是提取麻黄素的重要资源，同时麻黄药材具有发汗、平喘、利尿等功效。买麻藤的茎藤可入药，具有祛风行血、消肿止痛、接骨等功效。此外，圆柏、金钱松、杉木等裸子植物都具有一定的药用价值。

2. 在林产化工领域中的应用　裸子植物为重要的林产化学工业原料资源植物，可供提取和制备松节油、松香、树脂、栲胶等，并延伸形成特色鲜明、效益可观的林产化工资源经济产业链。

3. 在其他领域中的应用　裸子植物是林业生产上的主要用材树种，东北的红松、南方的杉木等松柏类植物为我国社会和民用建筑、造船等提供了资源保障。多数裸子植物为常绿树种，可作为园林观赏和重要的行道树种。

二、裸子植物类中药资源化学研究实例

银杏叶

银杏叶为银杏科植物银杏 *Ginkgo biloba* L. 的干燥叶，具有活血化瘀，通络止痛，敛肺平喘，化浊降脂的功效。银杏的干燥成熟种子作为白果入药，具有敛肺定喘，止带缩尿的功效。

【资源类群概述】

银杏科植物全世界现存仅 1 属 1 种，主要分布在中国的温带和亚热带气候区内。

银杏为落叶乔木，叶片具细长的叶柄，扇形，在宽阔的叶缘具缺刻或 2 裂，多数具二分歧平行脉，光滑无毛，易纵向撕裂。雌雄异株，稀同株，球花单生于短枝的叶腋；雄花成下垂的柔荑花序，雄蕊多数，各有 2 个花药；雌花有长梗，梗端常分两叉，又端生 1 个具有盘状珠托的胚珠，常 1 个胚珠发育成种子。种子核果状，具长梗，下垂；假种皮肉质，被白粉，成熟时淡黄色或橙黄色；种皮骨质，白色，常具 2 个纵棱；内种皮膜质，淡红褐色。

【资源性化学成分】

1. 银杏叶中资源性化学成分　银杏叶中资源性成分主要为黄酮类、萜内酯类、聚戊烯醇类、酚酸类。此外，尚含有多糖类、甾醇类、氨基酸类等。

（1）黄酮类：银杏叶中黄酮类成分含量较高，约为 2.5%～5.9%，主要为双黄酮、黄酮醇及其苷等，其中双黄酮化合物为银杏科植物特征性化学成分。银杏双黄酮类主要成分有穗花杉双黄酮、去甲银杏双黄酮、银杏双黄酮、异银杏双黄酮、金钱松双黄酮和 5'-甲氧基去甲银杏双黄酮等。黄酮醇及其苷类成分主要有槲皮素、山柰酚、异鼠李素、芫花素、洋芹素、木犀草素、槲皮素 3-*O*-α-L-(6'''-*p*-香豆酰葡萄糖基 -*β*-D-1,2-*O*-鼠李糖苷)、异鼠李素 3-*O*-α-L-(6'''-*p*-香豆酰葡萄糖基 -*β*-D-1,2-鼠李糖苷)、山柰酚 3-*O*-α-L-(6'''-*p*-香豆酰葡萄糖基 -*β*-D-1,2-鼠李糖苷)、小麦黄酮 4'-甲醚 -3'-*O*-*β*-D-葡萄糖苷等。

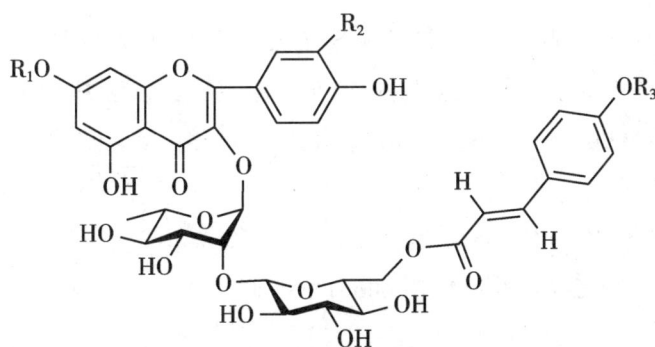

银杏香豆酰黄酮醇苷类

（2）萜内酯类：萜内酯化合物是银杏叶中重要的生物活性物质。银杏萜内酯包括二萜内酯和倍半萜内酯。二萜内酯又称银杏内酯，包括银杏内酯 A、B、C、J、K(ginkgolides A，B，C，J and K)。银杏内酯类化合物的结构特征是：存在着 2 个戊烷环、3 个内酯环，并在侧链上连有一个叔丁基，该类结构在天然产物中极为少见，目前仅在银杏中发现。含有的倍半萜内酯主要是白果内酯(bilobalide)。

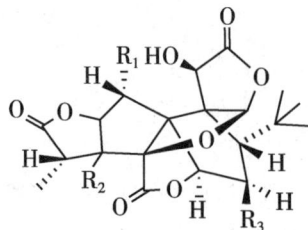

银杏内酯A　R₁ = H　　R₂ = H　　R₃ = OH
银杏内酯B　R₁ = OH　R₂ = H　　R₃ = OH
银杏内酯C　R₁ = OH　R₂ = OH　R₃ = OH
银杏内酯K　R₁ = OH　R₂ = H　　R₃ = H
银杏内酯J　R₁ = H　　R₂ = OH　R₃ = OH

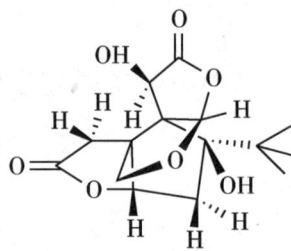

白果内酯

（3）聚戊烯醇类：银杏叶所含聚戊烯醇类化学成分主要是以乙酸酯的形式存在，极少量是以游离醇形式存在。银杏叶中的聚戊烯醇主要为桦木聚戊烯醇型，具有促进造血干细胞增殖的作用，可用于再生障碍性贫血的治疗。

（4）酚酸类：银杏叶中的烷基酚和烷基酚酸类成分属漆树酸类化合物。该类化合物包括白果酸（ginkgolic acid）、氢化白果酸（hydroginkgolic acid）、氢化白果亚酸（ginkgolinic acid）、白果酚（ginkgol）和银杏酚（bilobal）等。该类成分对皮肤具有一定的刺激性，但可用于治疗痤疮，亦可开发生物农药等。

2. 银杏种子（白果）中资源性化学成分　银杏为裸子植物，其种子具种皮三层：外种皮为肉质；中种皮为骨质；内种皮为膜质。除去外种皮的干燥种子称白果入药。

银杏外种皮含有多种黄酮类、内酯类、酚酸类及多糖类成分，其中酚酸类成分被认为具有潜在致敏和致突变作用，该类成分包括白果酸、氢化白果酸、氢化白果亚酸、银杏二酚和白果醇等。银杏酚酸类成分在银杏提取物或制剂产品中作为限量成分（一般要求小于5ppm）进行控制；近年来研究表明，银杏酚酸类成分具有抑菌、抗肿瘤、杀虫、提高机体免疫功能等多种活性。

银杏种仁中含有银杏内酯类、银杏双黄酮类、银杏酚酸类、脂肪酸类、氨基酸类、蛋白质类、多糖类等，其中脂肪酸类成分包括亚油酸、油酸、柠檬酸、硬脂酸、亚麻酸等；氨基酸类成分包括赖氨酸、苯丙氨酸、亮氨酸、异亮氨酸、缬氨酸、组氨酸、酪氨酸等。尚含有 Na、Mg、P、Ca、Fe、Zn、Mn、Cu、Ni 等无机元素。

3. 银杏树干心材资源性化学成分　银杏心材含木脂素类 *d*-芝麻素（*d*-sesamin）约0.52%，另含挥发性物质约5%，其中主要为银杏木酮（bilobanone）。

【资源化学评价】

1. 黄酮类成分的资源化学评价

（1）不同生长季节银杏叶中黄酮类成分的积累规律：对不同生长季节银杏叶中以槲皮素、山奈素及异鼠李素为苷元的总黄酮含量进行分析，结果显示：4～5月份幼嫩叶片中的总黄酮含量最高，随后逐月下降，11月份总黄酮含量降至最低（图5-1）。

对银杏叶中黄酮醇苷类、酰基黄酮苷类及双黄酮类成分在营养生长期内积累规律进行分析，结果显示：黄酮醇苷类成分在叶芽中即具有较高的含量，且随叶芽生长发育其含量迅速增加，在4

月份即达到全年含量的最高点,此后随着叶片的逐渐生长,黄酮醇苷含量逐日下降,10月份是全年含量最低点,11月份又开始缓慢上升,见图5-2;酰基黄酮苷类成分的含量在叶芽中就达到全年含量的最高点,然后随着叶片的生长,其含量呈下降趋势;双黄酮类成分在叶芽中未检测到,之后在整个营养生长期内呈现出缓慢的递增趋势,见图5-3。

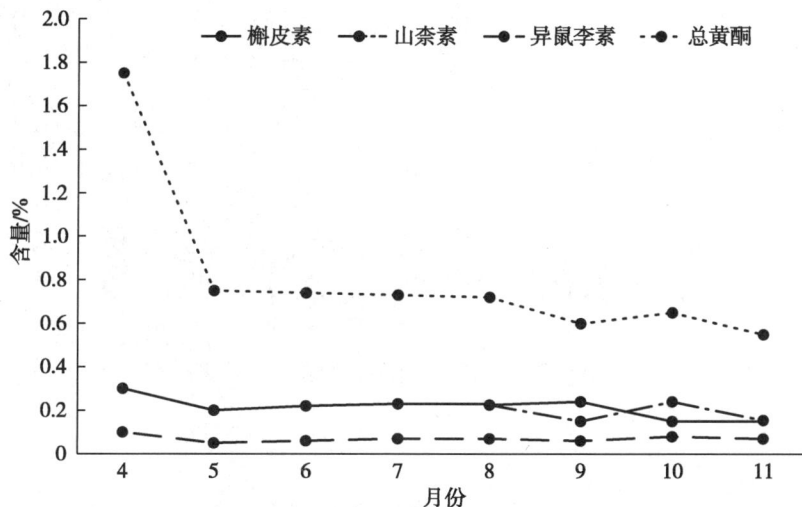

● 图5-1 不同季节银杏叶总黄酮积累动态

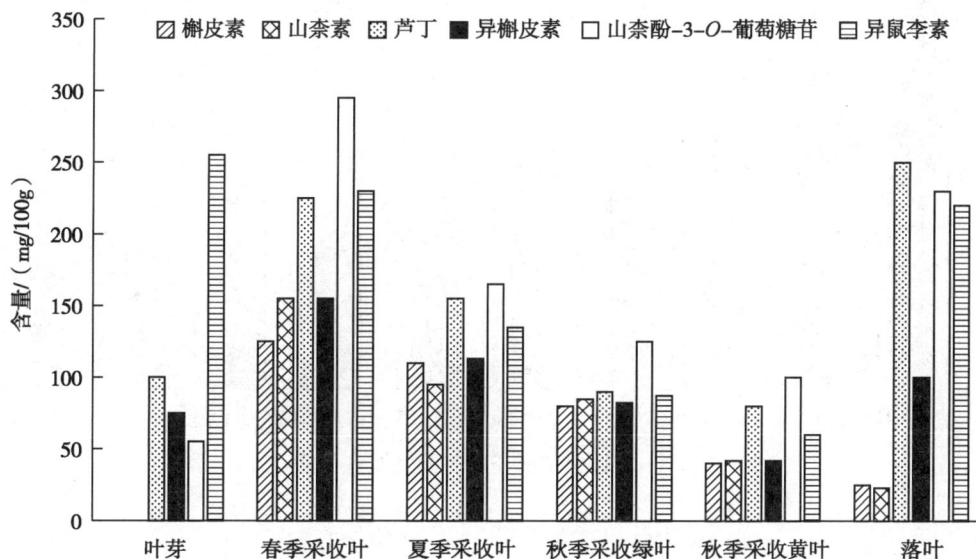

● 图5-2 不同季节银杏叶黄酮醇苷类成分积累动态

(2)不同树龄银杏叶黄酮类成分的含量变化:银杏叶黄酮类成分含量随树龄增长呈递减趋势,见图5-4。数年生幼株比10年以上大树叶片中的黄酮类成分含量高出近1倍;10年以下(含10年)银杏植株叶片黄酮含量与树龄线性关系良好,20年以上成年植株叶片黄酮含量较低且变化不大。

(3)不同产地银杏叶黄酮类成分的含量变化:对我国19个产地银杏叶中总黄酮含量进行分析,结果显示:不同产地银杏叶中总黄酮类含量差异较大,其中银杏产量较大的江苏邳州、广西兴

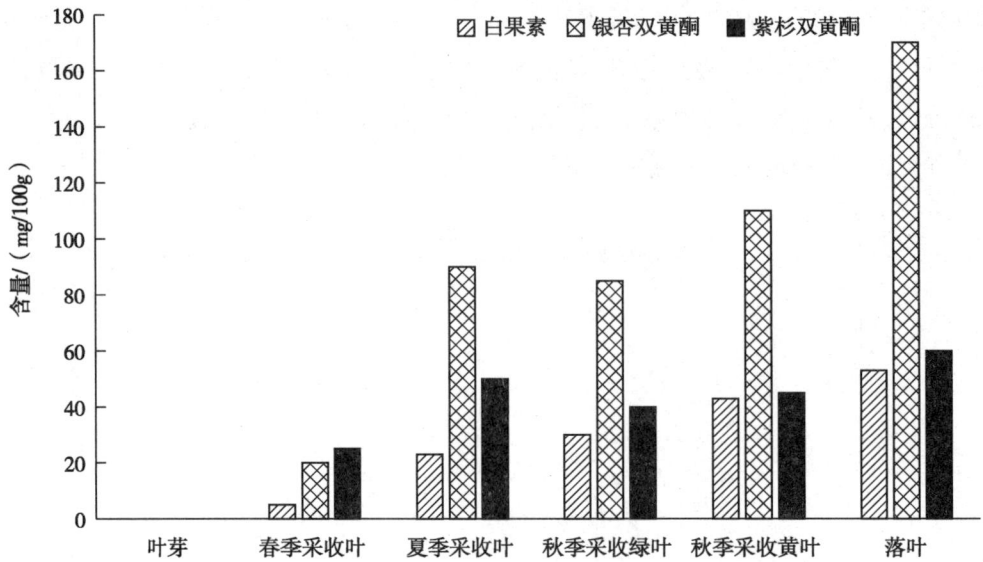

● 图5-3　不同季节银杏叶双黄酮类成分积累动态

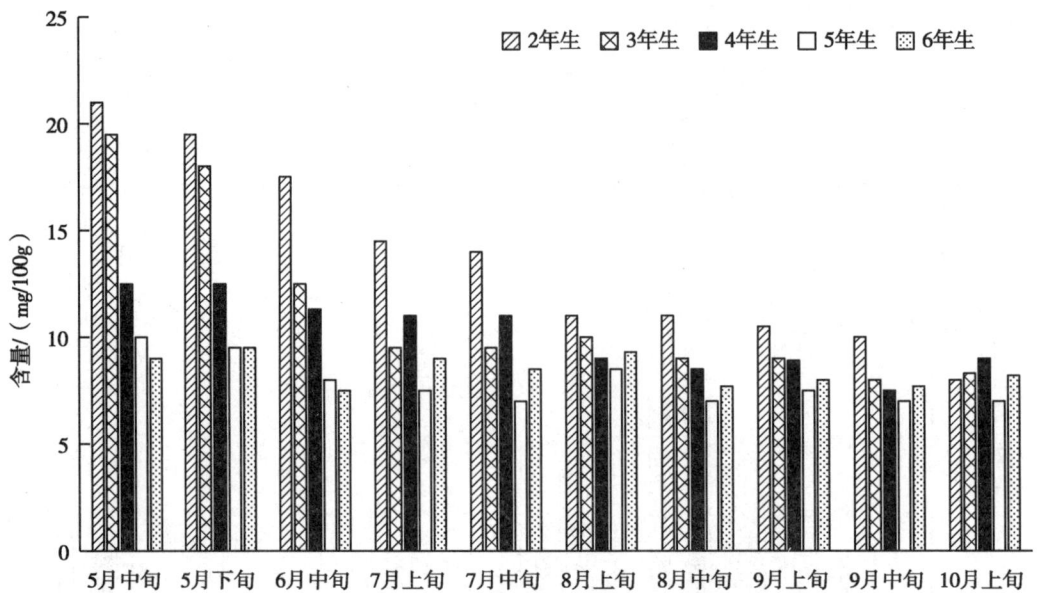

● 图5-4　不同树龄银杏叶黄酮类成分积累动态

安、贵州正安、湖北安陆等地的银杏叶总黄酮含量较高,见图5-5。

（4）银杏不同部位黄酮类成分的分布规律：银杏的不同部位均含有黄酮类成分,银杏营养器官黄酮含量由高到低依次为：芽>叶>根>枝>树皮>树干,但不同器官、组织及不同来源的样品表现出较大的变异性。实生苗的顶芽黄酮含量>侧芽黄酮含量,而嫁接苗则反之。长枝上定型叶黄酮含量高于短枝上的叶含量,一年生枝上、中、下枝段上的叶黄酮含量呈下降趋势;叶片黄酮含量大于叶柄;吸收根黄酮含量>根皮部>根木质;一年生长枝皮部黄酮含量大于木质部。

2. 萜内酯类成分的资源化学评价

（1）不同生长季节银杏叶中萜内酯类成分的积累规律：对不同生长季节银杏叶中萜内酯类成分白果内酯、银杏内酯A、B、C的积累规律进行分析,结果显示：萜内酯类成分在初春开始富集,

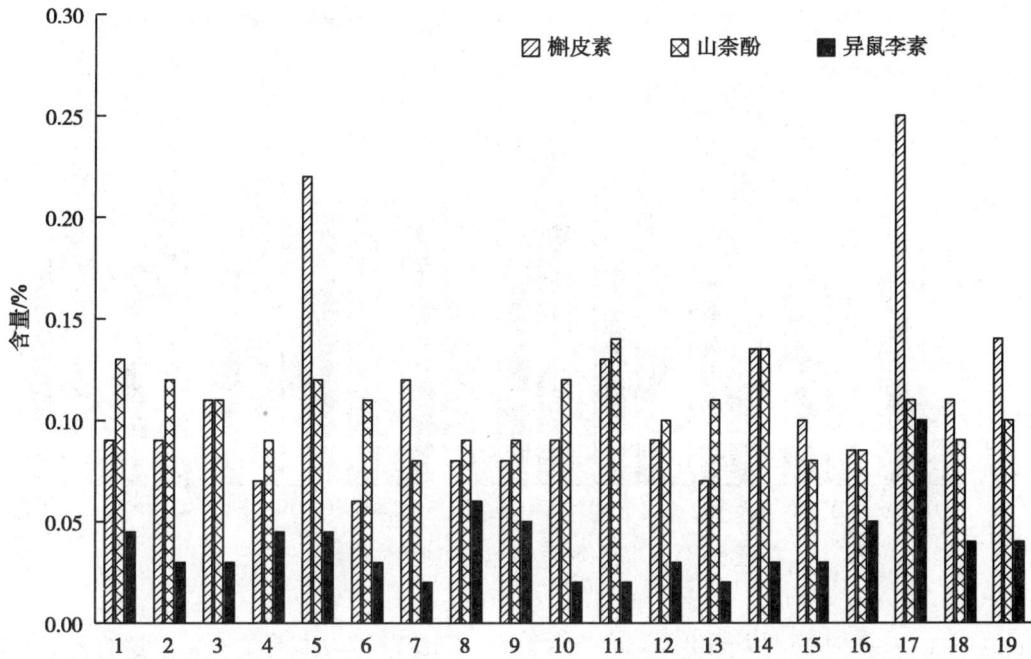

1. 辽宁大连；2. 河北石家庄；3. 山西太原；4. 山东济南；5. 江苏邳州 6. 陕西西安 7. 江苏如皋；
8. 江苏泰兴；9. 江苏南京；10. 湖北随州；11. 湖北安陆；12. 四川成都；13. 浙江杭州；14. 贵州正安；
15. 福建宁德；16. 贵州惠水；17. 广西兴安；18. 广西桂林；19. 广东南雄。

● 图 5-5　不同产地银杏叶黄酮类成分含量变化

随着叶片的逐渐生长其内酯含量呈上升趋势，其中白果内酯从 5～10 月含量上升 8 倍；各指标成分及总萜内酯含量在 10 月以后均急剧下降，总萜内酯含量以 9 月最高，见图 5-6。

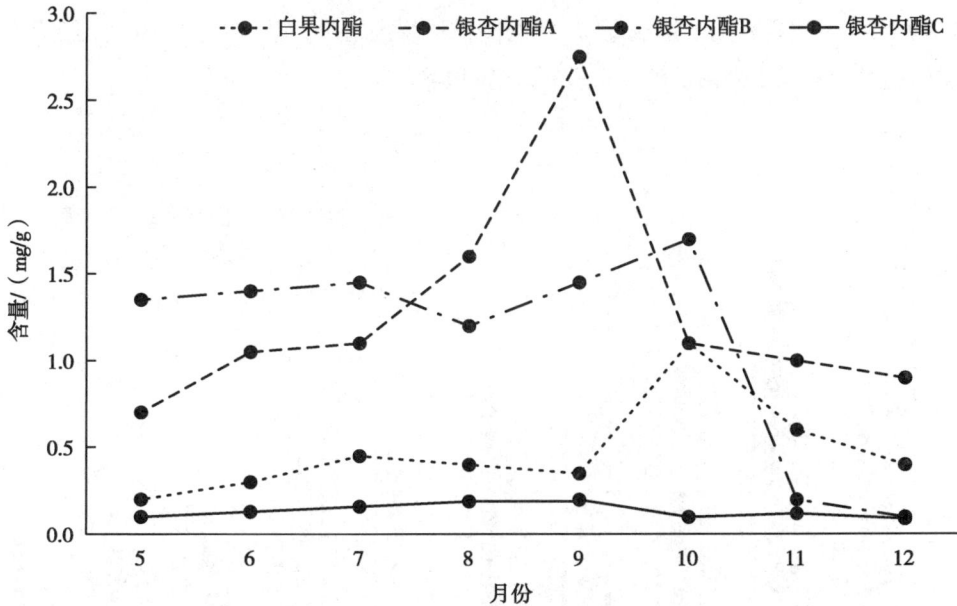

● 图 5-6　不同季节银杏叶萜内酯积累动态

（2）不同树龄银杏叶萜内酯类成分的变化规律：不同树龄银杏叶总内酯含量不同，幼苗叶的萜类内酯含量明显高于老树叶，并伴随树龄的增长，总萜内酯含量逐渐下降，见图 5-7。

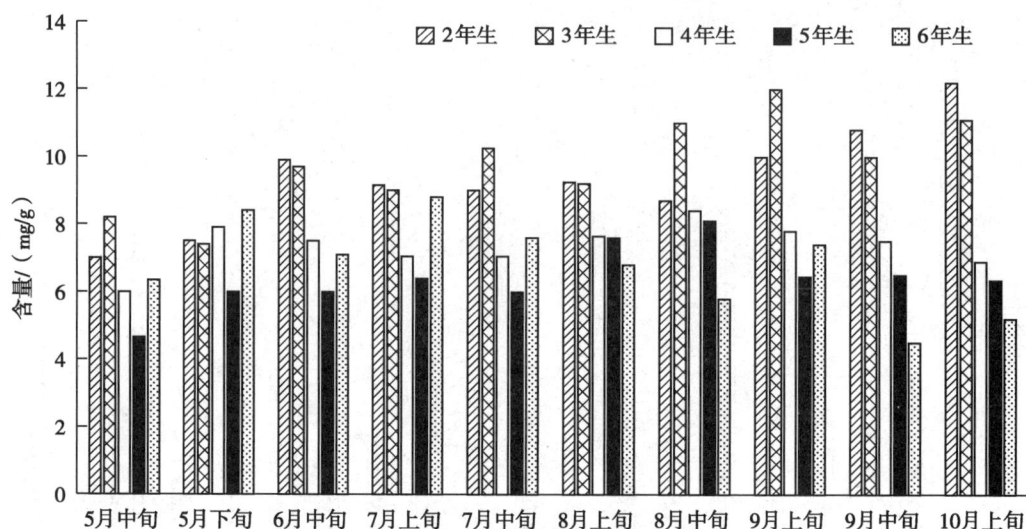

● 图5-7　不同树龄银杏叶萜内酯类成分积累动态

（3）不同产地银杏叶萜内酯类成分的分布规律：不同产地银杏叶中萜内酯类成分含量差异较大。其中银杏叶产量较大的江苏邳州、贵州正安、安徽亳州等地的银杏叶萜内酯含量较高。

3.聚戊烯醇类成分的资源化学评价　银杏叶随着生长季节的改变，其聚戊烯醇类成分的含量也在不断变化。老树叶和幼树叶中聚戊烯醇的含量在春季（4～5月）均最低。从6月开始，聚戊烯醇的富集增幅加大，秋季增幅最快。老树叶至11月底，聚戊烯醇含量达到最大，约为1.1%，直到叶黄落叶时聚戊烯醇的含量基本不变。幼树叶中聚戊烯醇含量在9月底达到最高，约1.5%，10月下旬开始下降，落叶时下降至0.7%左右。

4.银杏酸类成分的资源化学评价　银杏叶中总银杏酸含量随季节的变化呈现出先上升后逐渐下降的趋势，5月底6月初含量最高，后随时间推移逐渐下降，9月中旬到10月初含量较低；银杏叶中总银杏酸含量随着树龄的增长而降低，见图5-8。

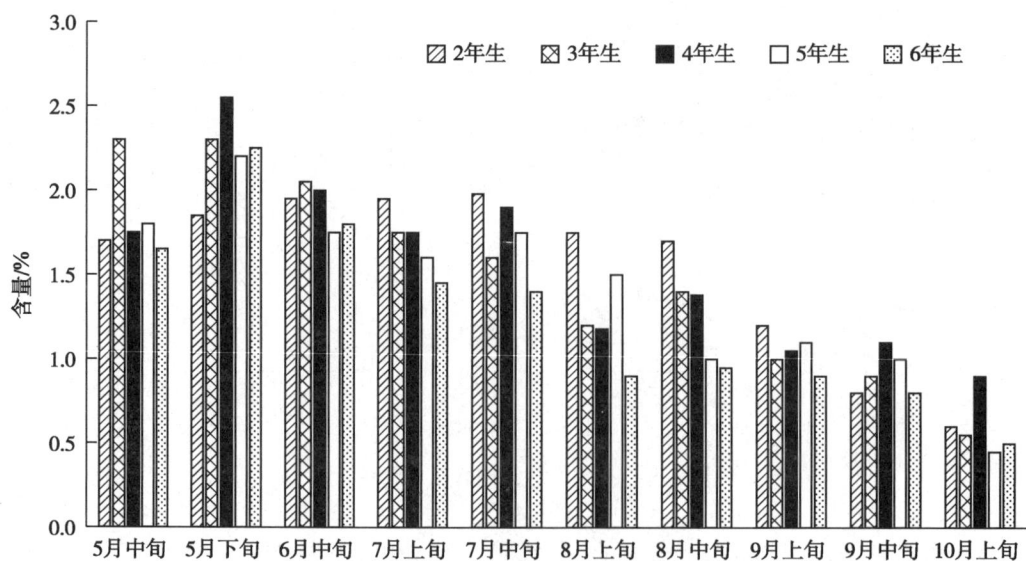

● 图5-8　不同树龄银杏叶银杏酸积累动态

5. 加工过程中资源性成分的转化　对银杏叶在自然晒干、阴干、35℃、45℃、60℃、80℃烘干过程中黄酮及其苷类、内酯类、银杏酚酸类及儿茶素类成分含量进行分析,结果表明银杏叶中含有的黄酮苷类成分在干燥过程中可转化为苷元,木犀草素、槲皮素、芹菜素和异鼠李素含量均在晒干条件下有较明显的上升趋势,制干后这4种成分含量分别增加95.0%、162.5%、109.0%、13.5%;银杏内酯A、B、C及白果内酯含量都呈先升高后降低的趋势,其中80℃和晒干趋势明显高于其他,且这4种成分制干后含量均为80℃>晒干>阴干>60℃>45℃>35℃;白果新酸在干燥前后含量变化较小,而银杏酸变化明显,除35℃、45℃时呈平稳下降趋势外,均呈先升高后降低的趋势,其中80℃条件下最为明显;(－)-表没食子酸儿茶素、(＋)-儿茶素、(－)-表儿茶素三者在各干燥条件下含量均有不同程度的降低,其中80℃烘干损失最少,晒干条件下损失最多且趋势最明显,损失高达60%~90%,三者制干后含量均为80℃>60℃>45℃>35℃,阴干>晒干,儿茶素类成分在干燥加工过程中可能的变化机制见图5-9。

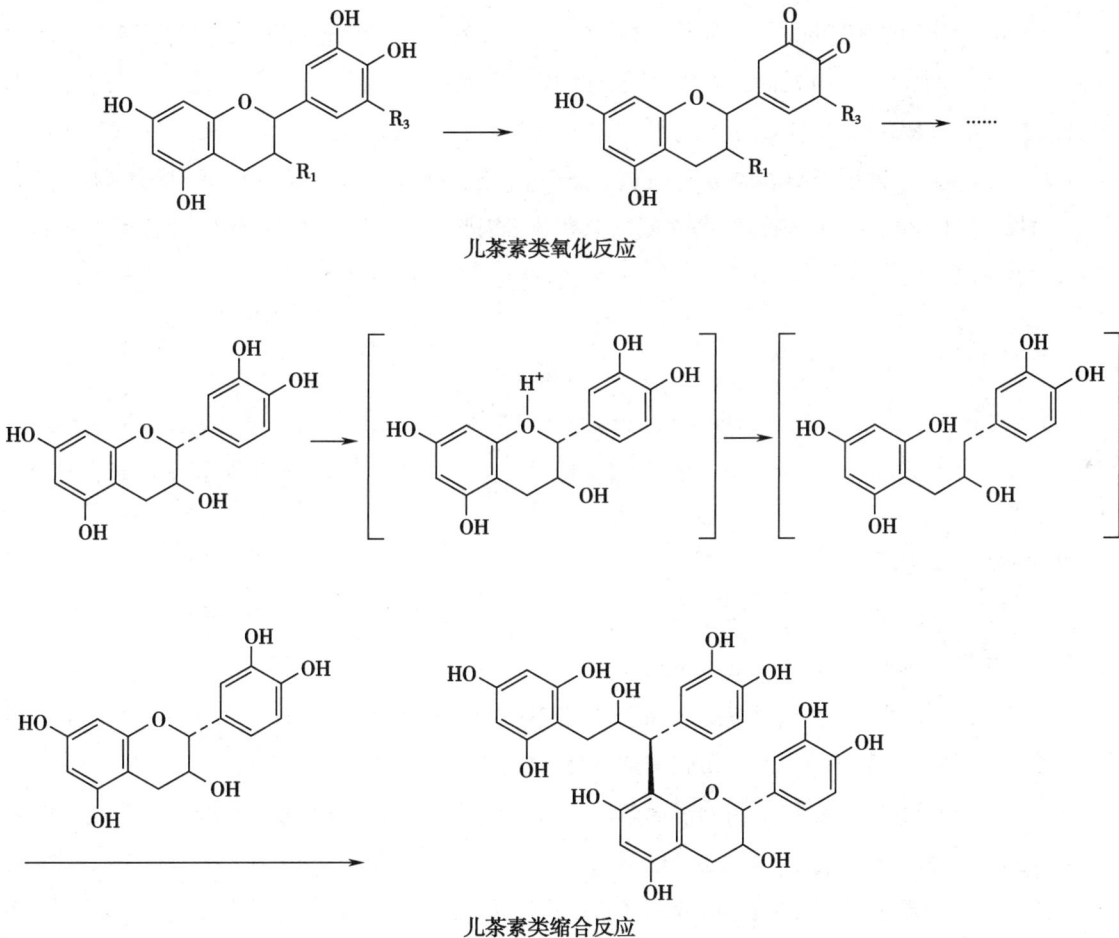

● 图5-9　银杏叶干燥过程中儿茶素类化学成分可能发生的转化反应

【资源利用途径】

1. 在医药领域中的应用　银杏叶的药用在中医药古籍中并无记载。现代研究表明,银杏叶黄酮类和内酯类物质对动物循环系统、改善脑功能具有良好的作用。以银杏叶提取物或黄酮类及内酯类成分为原料开发的制剂对治疗冠心病、心绞痛和高脂血症有明显的效果,可明显改善冠心病患者的头晕、胸闷、心悸、气短、乏力等症状；改善心脏血流、保护缺血心肌、降低胆固醇、甘油三酯、升高高密度脂蛋白，改善血液流变学等。聚戊烯醇类成分具有抗肿瘤、辅助化放疗、促进肿瘤细胞凋亡、抗病毒和保护肝损伤及免疫调节等作用。

白果始载于《日用本草》，具有敛肺定喘、止带缩尿的功效，用于治疗咳嗽、哮喘、遗精遗尿、白带等症。现代研究表明白果具有抑制真菌、抗过敏、通畅血管、改善大脑功能、延缓老年人大脑衰老、增强记忆能力、治疗老年痴呆症和脑供血不足等多种生物活性。

2. 在保健食品中的应用　银杏叶提取物除用于药品生产外，亦广泛用于保健食品中，有关银杏保健食品的制备方法和加工工艺已获得多项国家专利，以银杏叶提取物为原料的保健食品十分丰富。银杏外种皮多糖具有抗癌、抗衰老、抗过敏、提高免疫力、降血脂、止咳祛痰等生理活性，对人体无毒副作用，以银杏外种皮多糖为原料可开发免疫调节的保健食品。

白果不仅药用，且富含脂肪、淀粉、蛋白质、粗纤维、维生素、蔗糖、氨基酸、矿物质等，营养丰富，是药食兼用的重要品种。新鲜白果含有白果酸等有毒成分，食用时注意熟化与用量。

3. 在园林及林产中的应用　银杏树形优美，叶片雅致，是重要的行道树种和观叶盆景等颇受青睐。银杏木材浅黄色，有光泽，纹理直，质地细软，干缩性小，不易变形，不反翘，不开裂，干缩性小，耐腐性强，易加工，用途广泛，可制作成雕刻工艺品、家具、玩具和室内装饰材料等。银杏外种皮中含有近 20 种银杏酚酸类成分，且含量较高，该类成分具有较好的抑菌、杀虫作用，同时用银杏外种皮中酚酸成分制得的生物农药具有高效、广谱、无毒、无残留的优良特性，可作为园林防虫、杀虫的生物农药。

麻黄

麻黄为麻黄科植物草麻黄 *Ephedra sinica* Stapf、中麻黄 *Ephedra intermedia* Schrenk et C. A. Mey. 与木贼麻黄 *Ephedra equisetina* Bge. 的干燥草质茎。具有发汗解表，利水消肿，宣肺平喘的功效。

【资源类群概述】

草麻黄为多年生草本状小灌木，高 30～70cm。木质茎匍匐卧于土中；草质茎直立，黄绿色，节间细长，长 2～6cm，直径 1～2mm。鳞叶膜质，鞘状，长 3～4mm，下部 1/3～2/3 合生，围绕茎节，上部 2 裂，裂片锐三角形，中央有 2 条脉。花成鳞球花序，雌雄异株，少有同株者；雄花序阔卵形，通常 3～5 个成复穗状，顶生及侧枝顶生，稀为单生；苞片 3～5 对，革质，边缘膜质，每苞片内各有 1 雄花；雄花具无色膜质倒卵形筒状假花被；雄蕊 6～8 枚，伸出假花被外，花药长方形或倒卵形，聚成一团，花丝合生 1 束；雌花序多单生枝端，卵圆形；苞片 4～5 对，绿色，革质，边缘膜质，最上 1 对合生部分占 1/2 以上，苞片内各有 1 朵雌花；雌花有厚壳状假花被，包围胚珠之外，珠被先端延长成细长筒状直立的珠被管，长 1～1.5mm。雌花序成熟时苞片增大，肉质，红色，成浆果状。种子 2 枚，卵形。花期 5 月。种子成熟期 7 月。

中麻黄与草麻黄的主要区别：鳞叶上部 3 裂（稀 2 裂），裂片钝三角形或三角形。雄花序数个簇生节上，卵形；苞片 3 片 1 轮，有 5～7 轮，或 2 片对生，共有 5～7 对；假花被倒卵形或近圆形；雄蕊 5～8 枚，花丝完全合生，或大部分为 2 束；雌花序 3 个轮生或 2 个对生于节上，长椭圆形；苞片 3～5 轮或 3～5 对，最上 1 轮或 1 对苞片有雌花 2～3 朵。

木贼麻黄与草麻黄的主要区别：鳞叶下部 3/4 合生。雄花序多单生；假花被窄倒卵形；雌花序单生，常在节上成对，花序窄椭圆形，苞片 3 对，最上 1 对约 2/3 合生，胚珠 1～2 枚，珠被管长 1.5～2.5mm，常略弯曲。种子多为 1 枚，窄长卵形。花期 6～7 月。种子成熟期 8～9 月。

麻黄属植物在世界上分布较广，广泛分布于亚洲、欧洲东南部、北美洲西部、南美洲大部和非洲北部的干旱、半干旱和荒漠地区，分布范围在东经 86°～125°、北纬 34°～49°之间，全世界有 67 种。主产于我国的麻黄有 15 种、2 变种和 1 变型，主要分布在黑龙江、吉林、辽宁、河北、北京、山西、内蒙古、陕西、甘肃、青海、宁夏、新疆、云南、西藏、四川及山东等地。目前作为入药所用的麻黄主要分布于我国新疆、内蒙古、青海、甘肃、宁夏等地，其中以新疆和内蒙古蕴藏量最大，约占全国蕴藏量的 85% 以上。

【资源性化学成分】

麻黄中资源性化学成分类型主要包括生物碱类、黄酮类、酚酸类、鞣质类、挥发油类、多糖类等。

1. 生物碱类　麻黄属植物中生物碱主要为苯丙胺类生物碱，其中 *l*- 麻黄碱、*d*- 伪麻黄碱、*l-N*- 甲基麻黄碱、*d-N*- 甲基伪麻黄碱、*l*- 去甲基麻黄碱、*d*- 去甲基伪麻黄碱，这三对立体异构体被认为是麻黄的主要有效成分；此外还有麻黄噁唑酮、三甲基苯噁唑烷、3,4- 二甲基苯噁唑烷等苯丙胺类生物碱。在麻黄属植物的后续研究中还发现了喹啉类生物碱：4- 羟基 -7- 甲氧基 -2- 喹啉羧酸、4- 羟基 -6- 甲氧基 -2- 喹啉羧酸、4,6- 二羟基 -2- 喹啉羧酸、4- 羟基 -2- 喹啉羧酸及其同分异构体。麻黄根中还含有阿魏酰组胺、酪胺甜菜碱以及一类具有大环精胺结构母核的生物碱，其通过大环精胺的 16 位羧基和 17 位碳分别与苯骈呋喃木脂素类衍生物的 3 位碳和 6 位碳相连而成，主要有麻黄根碱 A、B、C 和 D。该类成分具有舒张平滑肌、发汗、降血压、平喘等多种生理活性。

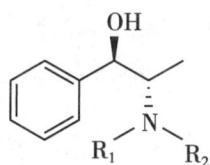

| *l*–麻黄碱 | R₁=H | R₂=Me | | *d*–伪麻黄碱 | R₁=H | R₂=Me |

l–麻黄碱	R_1=H	R_2=Me
l-N–甲基麻黄碱	R_1=Me	R_2=Me
l–去甲基麻黄碱	R_1=H	R_2=H

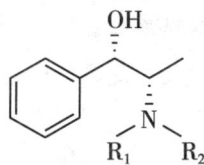

d–伪麻黄碱	R_1=H	R_2=Me
d-N–甲基伪麻黄碱	R_1=Me	R_2=Me
d–去甲基麻黄碱	R_1=H	R_2=H

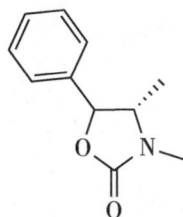

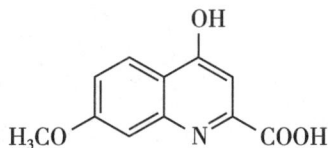

麻黄噁唑酮　　　4–羟基–7–甲氧基–2–喹啉羧酸　　　　　　麻黄根碱

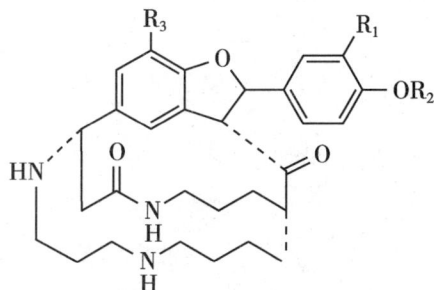

2. 黄酮类　黄酮类化合物是麻黄属植物中的一类重要成分，以黄酮和黄酮醇及其苷类成分多见。例如苜蓿素、芹菜素、草棉黄素、芹菜素 -5-*O*-α-L- 鼠李糖苷、3- 甲氧基草棉黄素、山柰酚 -3-*O*-α-L- 鼠李糖苷、牡荆素、槲皮素、芦丁、草棉黄素 -8- 甲醚 -3-*O*-β-D- 葡萄糖苷、木犀草素、

橙皮苷、草棉黄素 -7- 甲醚 -3-O-β-D- 葡萄糖苷、芹菜素 -6-C- 新橙皮苷等。该类成分具有抗氧化、抗菌等生理活性。

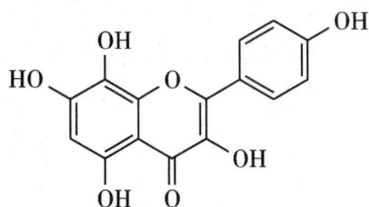

草棉黄素

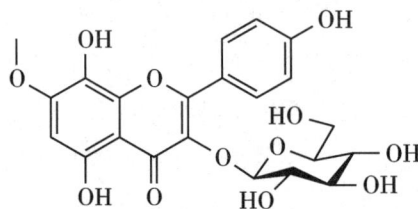

草棉黄素–7–甲醚–3–O–β–D–葡萄糖苷

3．酚酸类　麻黄植物中酚酸类化合物是以反式肉桂酸衍生物为主。例如：反式肉桂酸、咖啡酸、对羟基苯乙酸、绿原酸、杜鹃醇 -4-O-β-D- 葡萄糖苷、对氨基苯酚、紫丁香苷。该类成分具有抗氧化、抗菌、抗炎等生理活性。

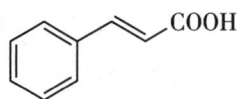

反式肉桂酸

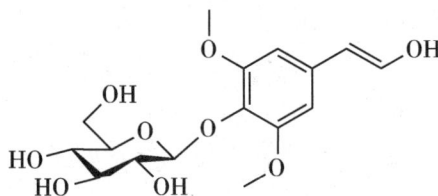

紫丁香苷

4．鞣质类　鞣质类成分在麻黄的根及其草质茎中均有分布。麻黄根中含有鞣质类成分麻黄宁 A～E、麻黄根素 A 和 B，其中麻黄宁 A、B、C 为两分子的黄烷醇通过吡喃环稠合而成；麻黄宁 D 和麻黄宁 E 是通过一分子黄烷和一分子黄烷醇通过吡喃环聚合而成；麻黄根素 A 和麻黄根素 B 是由黄烷和一分子黄酮醇稠合而成。草麻黄的草质茎中也含有鞣质类成分，包括儿茶素、表儿茶素、没食子儿茶素、表没食子儿茶素以及多聚体，均由黄烷醇通过吡喃环稠合而成。

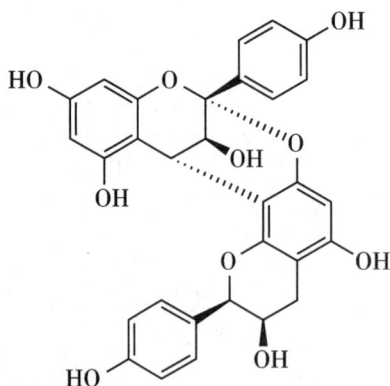

麻黄宁A

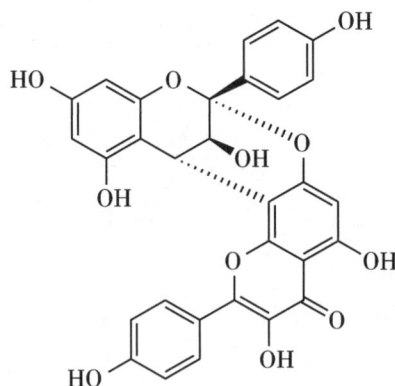

麻黄根素A

5．挥发油类　挥发油是麻黄的一类重要组成成分，目前从麻黄中鉴别了数百种挥发油类成分。主要有效的挥发油类成分有 2,3,5,6- 四甲基吡嗪、1-α- 萜品烯醇；此外，还含有 β- 萜品烯醇、萜品烯醇 -4、桂叶烯、二氢葛缕醇、对孟烯 -2- 醇 -7,1,3,4- 三甲基 - 环己烯 -3- 醛等。其中四甲基吡嗪和萜品烯醇的含量为 2.26% 和 1.92%。该类成分具有发汗等生理活性。

6．多糖类　多糖在不同的麻黄中各有不同，目前国内研究主要是对麻黄果多糖的研究，麻黄中分离得到 5 个多糖，测得其相对分子量为 $1.2×10^6$、$1.5×10^6$、$1.9×10^6$、$6.6×10^6$、$3.4×10^6$，组成该种麻黄聚糖的单糖有鼠李糖、海藻糖、木糖、阿拉伯糖、甘露糖、半乳糖、葡萄糖。该类成分具有降糖、免疫调节和抗氧化等生理活性。

【资源化学评价】

1. 生物碱类资源性成分的动态评价　对不同地区中麻黄生物碱(包括麻黄碱和伪麻黄碱)类成分进行分析,结果显示,四个产地样品麻黄碱含量和伪麻黄碱含量有显著性差异,不同产地的麻黄样品中麻黄碱的含量由高到低的顺序为:新疆>青海>甘肃>山西,伪麻黄碱的含量由高到低的顺序为:新疆>甘肃>青海>山西。见图5-10。

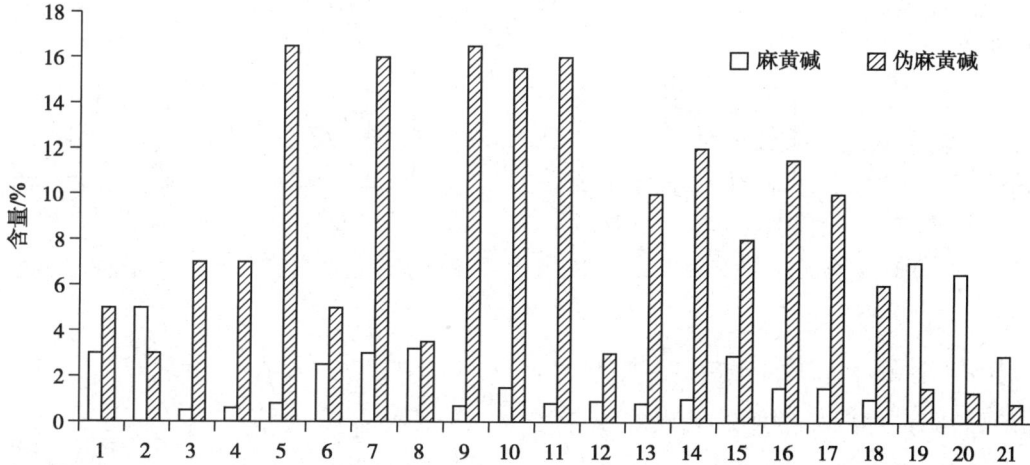

1. 甘肃省古浪县黄花滩镇二墩村;2. 甘肃省古浪县海子滩镇;3. 甘肃省古浪县大靖镇洋湖塘村;4. 甘肃省民勤沙生植物园;5. 甘肃省玉门市玉门油区入口1～2km东北坡;6. 甘肃省兰州市榆中县兴隆山;7. 甘肃省腾格里沙漠;8. 甘肃省庆阳市宁县早胜镇刘家畔;9. 新疆哈密市巴里坤县煤矿山;10. 新疆哈密市巴里坤县北山三趟户;11. 新疆和硕县曲惠乡芳香科技种植基地;12. 新疆和硕县红蝶谷;13. 青海省民和县巴州镇;14. 青海省同仁市;15. 青海省同德市;16. 新疆共和县英德尔乡;17. 新疆共和县切吉乡;18. 新疆民和县;19. 山西省大同市;20. 山西省大同市开发区;21. 山西省朔州市窑子头乡。

● 图 5-10　不同产地麻黄中两种生物碱类含量变化

对不同生长期人工种植的草麻黄和中麻黄的生物碱含量进行分析,结果显示:生长期18个月的草麻黄总碱含量接近《中国药典》(2020年版)规定标准,中麻黄的总碱含量已超过《中国药典》(2020年版)规定标准;生长期27个月的草麻黄和中麻黄均远高于《中国药典》(2020年版)规定标准。见图5-11。

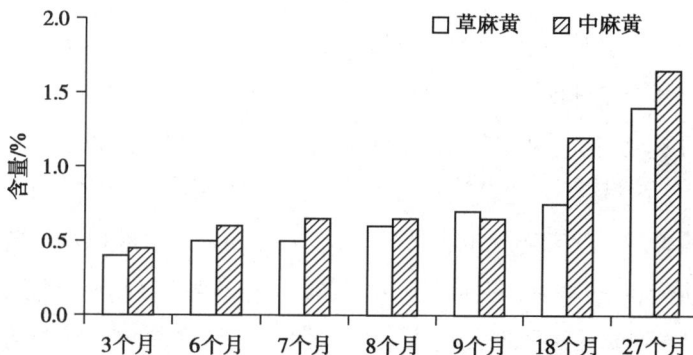

● 图 5-11　不同生长期麻黄中生物碱类含量变化

对麻黄、结果实麻黄、麻黄果实中麻黄碱含量进行分析,结果显示:麻黄碱含量由高到低的顺序为麻黄>结果实麻黄>麻黄果实,其中麻黄中麻黄碱的含量是麻黄果实的20倍。见图5-12。

对草麻黄三个不同部位中的生物碱含量进行分析,结果表明,草质茎中生物碱含量为0.873%、木质茎中生物碱含量仅为0.024 9%,草质茎中生物碱的含量约为木质茎的35倍,而过渡茎中生物碱含量不到0.1%。见图5-13。

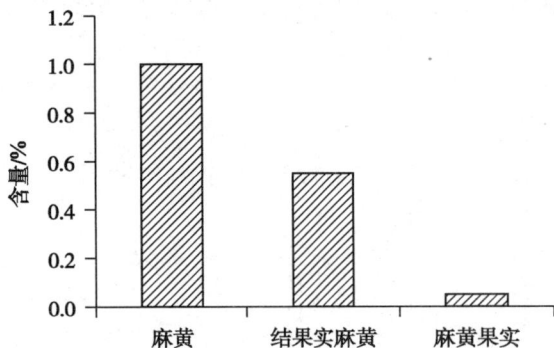

● 图 5-12　麻黄、结果实麻黄、麻黄果实中麻黄碱含量变化

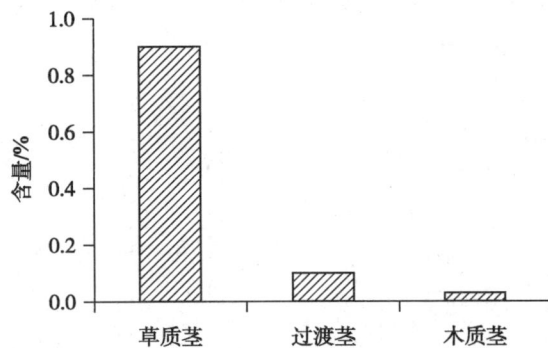

● 图 5-13　麻黄不同部位生物碱的分布规律

对中麻黄一年内各月的生物碱含量进行分析,结果表明,中麻黄的生物碱含量在5月为最低点(0.36%),12月达到最高点(1.05%),建议中麻黄最佳的采挖时间为白露开始到次年春节前。见图5-14。

2.挥发油类资源性成分的动态评价　对草麻黄、木贼麻黄、中麻黄中挥发油成分进行分析,结果从草麻黄中得到82个化合物,木贼麻黄中有39个化合物,中麻黄有63个化合物。其中1-α-松油醇的含量较高占31.64%、

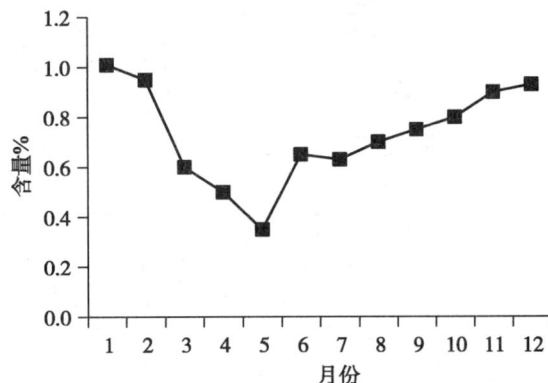

● 图 5-14　麻黄不同采收月份茎中生物碱的变化规律

1,4-桉叶素其次占12.80%、十六烷酸占16.22%。对草麻黄三个不同部位中挥发油的含量进行分析,结果显示,挥发油含量由高到低的顺序为草质茎>过渡茎>木质茎,草质茎中挥发油含量为0.21ml/100g、木质茎中生物碱含量仅为0.075ml/100g,草质茎中挥发油含量约为木质茎的3倍。

【资源利用途径】

1.在医药领域中的应用　麻黄始载于《神农本草经》,列为中品,历代本草均有收载。在中医临床常用作解表药,具有发汗解表、宣肺平喘、利水消肿的功效。现代研究表明麻黄的药理作用广泛,主要有发汗利尿、镇咳平喘、抗过敏、升高血压、兴奋中枢神经系统、解热、抗病毒等生理活性。临床使用麻黄治疗感冒的复方药物有特酚伪麻片、氨酚伪麻那敏片、氨酚伪麻片、氨酚伪麻那敏片、布洛伪麻胶囊等。治疗咳嗽的中成药有定喘宁胶囊、小儿止咳糖浆等;治疗鼻炎的药物有氯雷他定硫酸伪麻黄碱缓释片;羟苄羟麻黄碱在临床用于治疗月经不调以及先兆性流产和早产。在欧美国家,含有麻黄提取物的药物达300余种,其中含有盐酸伪麻黄碱的抗感冒药物就达200多种。

2．在保健食品中的应用　麻黄果实汁液浓稠，味甜可食，含有多种糖类、蛋白质、脂肪、氨基酸、维生素及微量的麻黄碱，可制成平喘止咳糖浆和保健补益药等。

3．在畜牧业和建材业中的应用　提取麻黄素后产生的大量麻黄草渣中，含有丰富的鞣质，是制革的原料；草渣也可用来制造隔音板、层顶防寒保温材料、硬质纤维板和纸浆等，草渣经过处理也可作为肥料等。

参考文献

[1] KRIZEVSKI R，BAR E，SHALIT O，et al. Composition and stereochemistry of ephedrine alkaloids accumulation in *Ephedra sinica* Stapf[J]. Phytochemistry，2010，71：895-903.

[2] 张丹，草麻黄表观型化学组成特征研究与柳叶白前化学成分的研究[D]. 北京：中国医学科学院，2014.

[3] MEHENDALE S R，BAUER B A，YUAN C S. Ephedra-containing dietary supplements in the US versus ephedra as a Chinese medicine[J]. Amer J Chin Med，2004，32：1-10.

[4] KAKIUCHI N. Phylogenic analysis and evaluation of Ephedra plants and aconites for medicinal use[J]. Yakugaku Zasshi，2017，137：1193-1200.

第五节　被子植物类中药资源化学

一、被子植物类中药资源化学概述

被子植物的演化形成并呈爆发式发展是距今约一亿四千万年前的白垩纪。现代地球上最为繁盛的植物类群和植被构成的主体部分是被子植物。全世界约有被子植物 24 万种，为人类的生存繁衍提供了重要的物质资源，其中约有四分之一的品种具有药用价值。

被子植物类群中资源性化学成分的类型多样，种类十分丰富，几乎包含了天然产物的各种类型。由于其各自的生物合成途径不同，其衍化产物由简单到复杂呈现出系统而具有一定规律的化学式样。

被子植物依演化水平和类群关系，其资源性化学成分的分布具有一定的规律与特点：①次生代谢产物的分布具有一定的局限性；②亲缘关系相近的植物常含有结构类型相同或相似的植物次生代谢产物；③同一植物在不同生长发育阶段或不同组织器官中资源性化学成分的分布与积累存在差异；④同一植物相同药用部位因生态环境、生产技术、加工方法等的不同其资源性成分含量存在差异。

【不同类型资源性化学成分的分布特点】

1．糖苷类成分　糖苷类成分在植物体内存在的特点是：苷与其分解酶共存于植物的同一器官（组织）不同的细胞中，因此当组织粉碎、细胞死亡或细胞膜失去半渗透性时，酶与苷可接触，在适宜的温度与水分条件下发生水解。因此采收的药用植物组织器官需及时加工处理，避免苷的水解发生。苷类分布广泛，化合物类型具有多样性，是普遍存在的次生代谢产物，尤以被子植物中分布最为丰富。据统计，现已知的氰苷有数十种，分布在 60 个科的植物中，其中以蔷薇科、毛茛科、亚麻科、忍冬科、菊科、禾本科及大戟科最为丰富；硫苷在十字花科、番木瓜科 Caricaceae、大戟科、环蕊科 Gyrostemonaceae 及木犀草科 Resedaceae 等植物类群中集中分布。

2. 醌类成分　被子植物中含有醌类化合物的种类包括 50 余科的百余属植物，含量较为丰富的类群是紫草科、茜草科、紫葳科、蓼科、胡桃科、鼠李科、百合科等。自然界中醌类化合物多具有酚羟基或羟基，如多元酚、鞣质等，易氧化为醌类。因此，植物界中存在的蒽醌、萘醌等醌类物质常与鞣质类等酚性化学成分伴生。新鲜植物往往含有蒽酚或蒽酮，需经氧化而生成蒽醌，使其性质稳定。

3. 苯丙素类成分　苯丙素类成分包括简单苯丙素类、香豆素类、木脂素类等。富含香豆素的被子植物类群有：伞形科、芸香科、菊科、豆科、茄科、瑞香科、兰科、木犀科、五加科、藤黄科等。香豆素类成分生物合成起源于对羟基桂皮酸，仅在 7 位有含氧官能团取代。木脂素类是由两分子或 3 分子苯丙基（C_6-C_3）以不同形式聚合而成，主要存在于植物的木质部和树脂道中，多数呈游离状态，少数与糖形成苷。绝大多数是通过侧链的中间碳原子（β-碳原子）相连接而成。

4. 黄酮类成分　被子植物是黄酮类化合物最集中分布的类群，其中豆科、蔷薇科、芸香科、伞形科、杜鹃花科、报春花科、苦苣苔科、唇形科、玄参科、马鞭草科、菊科、蓼科、鼠李科、冬青科、桃金娘科、桑科、大戟科、鸢尾科、兰科、莎草科以及姜科植物尤为富集。同一种植物随着地区和季节的不同，黄酮类化合物含量也大不相同。一般开花季节含量最高，然后逐渐减少。在阳光充足的地区生长的植物中黄酮成分含量比其他地区要高。在各类型黄酮化合物中黄酮醇含有最多（占总黄酮的 40% 左右），二氢黄酮、邻羟基查耳酮等含有量较少。

5. 萜类和挥发油类成分　萜类化合物在被子植物中分布广泛，尤其是芳香植物类群极为富集。在我国野生与栽培的芳香植物有 56 科 136 属约 300 种。特别是菊科、芸香科、伞形科、唇形科、姜科及樟科植物中较多。挥发油主要存在于植物的腺毛、油室、油管、分泌细胞或树脂道中，大多数成油滴状存在。

6. 皂苷类成分　根据苷元不同分为甾体皂苷和三萜皂苷类成分。甾体皂苷在植物中已发现近百种，大部分集中分布于单子叶植物纲的薯蓣科、百合科、龙舌兰科及姜科植物；双子叶植物仅在豆科、玄参科、蒺藜科、苦木科及茄科少数属种中有分布。富含三萜皂苷的科有：伞形科、五加科、桔梗科、忍冬科、石竹科、山茱萸科、葫芦科、玄参科、豆科、唇形科、商陆科和远志科等被子植物类群。

7. 强心苷类成分　强心苷是生物界中存在的一类对心脏具有显著生理活性的甾体苷类。主要分布于夹竹桃科、玄参科、百合科、萝藦科、十字花科、毛茛科、卫矛科、大戟科、豆科、桑科及梧桐科等十几个科的百余种植物中。强心苷类资源性成分结构复杂，性质不稳定，易发生水解而生成次生苷。

8. 生物碱类成分　被子植物类群许多科含有生物碱，尤其是双子叶植物。例如，毛茛科、防己科、罂粟科、茄科、马钱子科、小檗科、豆科等；单子叶植物类群中富含生物碱的有：石蒜科、百合科等。生物碱类化学成分主要是以有机酸盐的形式存在于植物体内，还有无机酸盐、游离型、苷和酯等。生物碱类资源性成分在资源利用时，应避免与大分子有机酸产生沉淀。

9. 有机酸类成分　有机酸类资源性化学成分根据组成不同分为芳香族、脂肪族、萜类等。被子植物中的脂肪族有机酸除呈酯的形式存在外，在植物体中也有呈游离状态的。当归酸（angelic

acid)、草酸、琥珀酸、乌头酸、柠檬酸、晃模酸、奎尼酸等；芳香族有机酸（包括多酚酸类）常见的有苯甲酸、水杨酸、咖啡酸、阿魏酸、绿原酸、马兜铃酸 A（aristolochic acid A）、肉桂酸（cinnamic acid）和莨菪酸（tropic acid）等。萜类有机酸如松香酸、甘草次酸、齐墩果酸等。

10. 鞣质类成分　迄今发现含鞣质的植物资源约 90 科 600 余种。种子植物中富含鞣质的类群有：漆树科、红树科、豆科、壳斗科、使君子科、桃金娘科等，而在十字花科、罂粟科则缺少。资源利用时应避免鞣质被氧化。

11. 甾体类成分　含有甾体母核结构的化合物类型较为丰富，除了甾体皂苷和强心苷外，还有昆虫变态激素、甾醇类、甾苷类、甾体生物碱、胆汁酸、蟾毒甾类等。植物甾醇是植物细胞的重要组分，常与油脂共存于植物的种子和花粉中。常见的有谷甾醇、豆甾醇、波甾醇类（spinasterols）等。分布于茄科、百合科等植物类群的甾体生物碱类成分为提取甾体化合物的重要原料，是一类具有重要药用资源价值的天然产物。昆虫变态激素包括蜕皮酮、羟基蜕皮甾酮等脱皮激素。被子植物中以苋科、桑科、唇形科、鸭跖草科及泽泻科等比较丰富。鸭跖草科的露水草 *Cyanotis arachnoidea* 地上部分含量为 1.2%，地下部分含量高达 2.9%。

二、被子植物类中药资源化学研究实例

桑叶

桑叶（Mori Folium）为桑科植物桑 *Morus alba* L. 的干燥叶。初霜后采收，除去杂质，晒干。其性寒，味甘、苦。具有疏散风热，清肺润燥，清肝明目的功效。桑的干燥根皮作为桑白皮（Mori Cortex）入药，具有泻肺平喘、行水消肿的功效。桑的干燥嫩枝作为桑枝（Mori Ramulus）入药，具有祛风湿、利关节、行水气的功效。桑的干燥果穗作为桑椹（Mori Fructus）入药，具有滋阴补血、生津润燥的功效。

【资源类群概述】

桑科 Moraceae 桑属 *Morus* 植物全世界约 30 种 10 变种。中国桑属植物资源有 15 种 4 变种，是世界上桑树种质资源最为丰富的国家，其中栽培种有鲁桑、白桑、广东桑、山桑、瑞穗桑，野生种有长穗桑、长果桑、黑桑、华桑、细齿桑、蒙桑、川桑、唐鬼桑、滇桑、鸡桑等；变种有蒙桑的变种鬼桑、白桑的变种大叶白桑、垂枝桑、白脉桑等。分布于全国不同地区。其中作为药用的桑品种有桑 *M. alba*，鸡桑 *M. australis*，吉隆桑 *M. serrala*，黑桑 *M. nigra*，华桑 *M. cathayana*，长穗桑 *M. wittlorum*，蒙桑 *M. mongolica* 等。

桑为落叶灌木或小乔木，有乳汁。单叶互生，卵形，有时分裂，托叶早落。花单性，雌雄异株，柔黄花序；花被片 4 片；雄花的雄蕊 4 枚，中央有退化雌蕊；雌花 1 室 1 胚珠。瘦果包于肉质化的花被片内，组成聚花果，黑紫色、红色或乳白色。

【资源性化学成分】

桑属药用植物所含资源性化学成分类型主要包括黄酮类、生物碱类、酚酸类、甾酮类、香豆素类、芪类、多糖类等。

1. 黄酮类及酚酸类　桑属植物中分布的黄酮类成分包括：黄酮、异黄酮、黄烷酮、查耳酮、连有异戊烯基的黄酮，以及花青素类化合物等结构类型。例如，桑色素、6- 甲氧基 -5,7,4′- 三羟基异

黄酮、桑根素、2′- 甲氧基 -7,4′- 二羟基 -8- 异戊烯基黄烷、2,2′,4,4′- 四羟基查耳酮、矢车菊素等。该类成分具有降血糖、抗高血压、抗肿瘤、抗菌、抗病毒、抗微生物等多种生理活性。

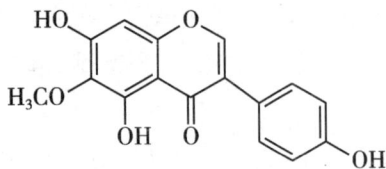

6-甲氧基-5,7,4′-三羟基异黄酮

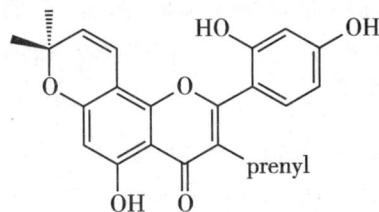

桑根素

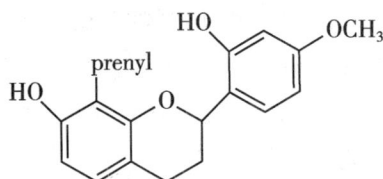

4′-甲氧基-7,2′-二羟基-8-异戊烯基黄烷

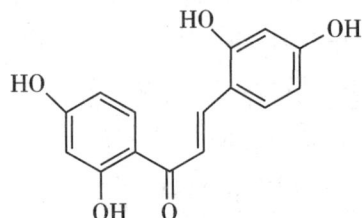

2,2′,4,4′-四羟基查耳酮

Diels-Alder 型加合物是桑属植物的特征性化学成分，其生源途径由异戊二烯基衍生物与查耳酮的 α,β 双键发生[4+2]环加成而形成。常见的加成方式包括：查耳酮与异戊二烯基黄酮（醇）的加合物，查耳酮与异戊二烯基二氢黄酮（醇）的加合物，查耳酮与异戊二烯基查耳酮的加合物，查耳酮与异戊二烯基二苯乙烯的加合物，查耳酮与异戊二烯基苯并呋喃的加合物等。从桑白皮中发现多种结构新颖的 Diels-Alder 型加合物，例如，桑皮酮类化合物、桑呋喃类化合物等。

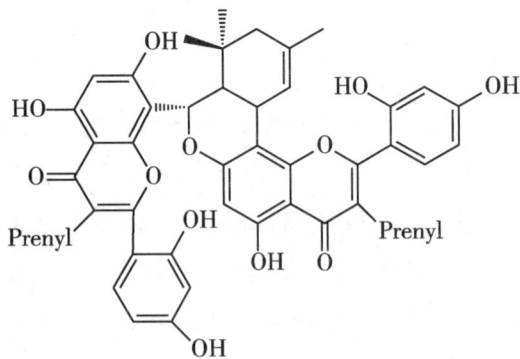

桑皮酮M

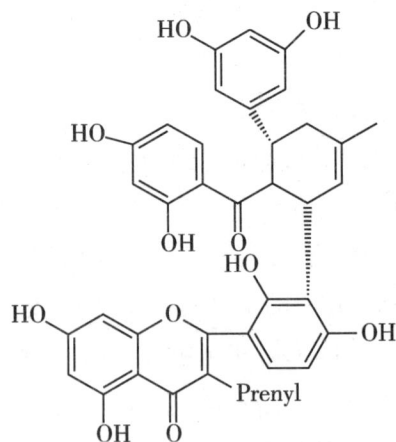

桑皮酮K

2. 生物碱类　多羟基生物碱及其苷类化合物集中分布于桑属植物的亲水性较强的部位，常与氨基酸、甜菜碱等化合物共存。根据化合物结构特点，可分为多羟基哌啶类、多羟基吡咯烷类和多羟基降托品烷类。由于其结构具有与糖类似的多羟基结构，2 位被还原，故多被看成含氮糖类化合物，性质较为稳定。其中代表性成分为 1- 脱氧野尻霉素（1-deoxynojirimycin，1-DNJ）及其系列衍生物。桑叶中含有的丰富生物碱主要包括 1-DNJ、N- 甲基 -1-DNJ、2- 氧 -α-D- 半乳吡喃糖苷 -1-DNJ 以及 1,4- 二脱氧 -1,4- 亚氨基 -D- 阿拉伯糖醇等化学成分。从桑白皮中也发现多羟基生

物碱类化合物的存在。1- 脱氧野尻霉素及其系列衍生物具有显著的对糖苷酶的抑制作用，从而降低血糖水平。

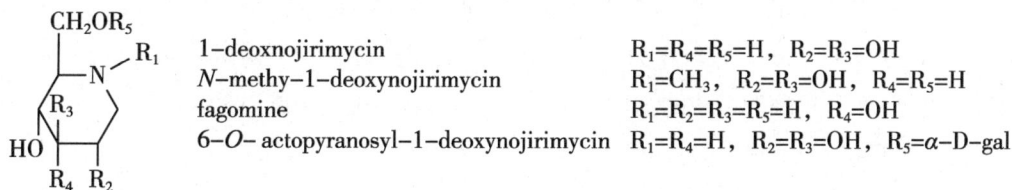

1–deoxnojirimycin	$R_1=R_4=R_5=H$，$R_2=R_3=OH$
N–methy–1–deoxynojirimycin	$R_1=CH_3$，$R_2=R_3=OH$，$R_4=R_5=H$
fagomine	$R_1=R_2=R_3=R_5=H$，$R_4=OH$
6–O– actopyranosyl–1–deoxynojirimycin	$R_1=R_4=H$，$R_2=R_3=OH$，$R_5=\alpha$–D–gal

3．甾酮类　桑叶中含有丰富的甾酮类成分，包括牛膝甾酮、β- 蜕皮甾酮、昆虫变态激素等。蜕皮激素作用于人体具有促进蛋白质合成、排除体内胆固醇、降血脂、抑制血糖升高等生理活性。在蚕业上，用于促使桑蚕龄期缩短，促进吐丝结茧的作用。在养殖业上，对虾、蟹、土鳖虫的养殖过程中广泛运用。蜕皮激素能影响昆虫从孵化的幼虫到成虫的全部发育阶段，因而可控制或杀死害虫，现已将它作为农药进行开发和应用。蜕皮激素在农作物丰产助剂方面也有很好的开发应用前景。

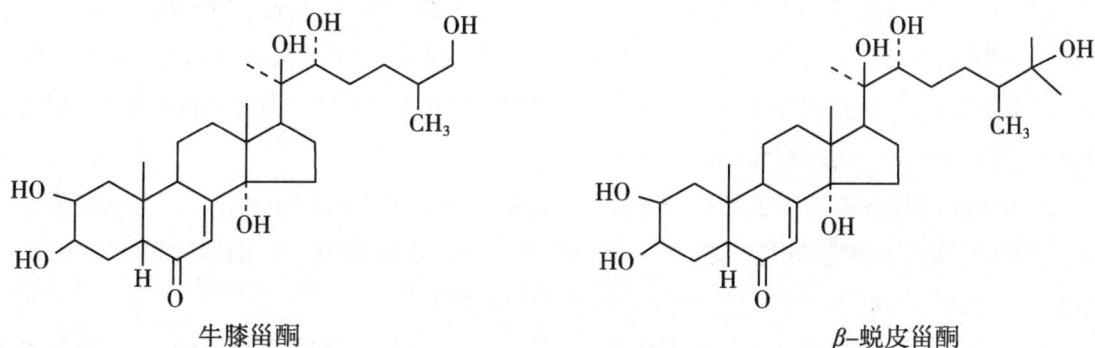

牛膝甾酮　　　　　　　　　　　　　　　　β–蜕皮甾酮

4．香豆素类　桑属植物的叶、根皮中均含有香豆素类成分，具有调节血脂等活性。这些苯并呋喃衍生物是以 2- 苯基苯并呋喃为基本骨架，5、7、2′、4′、6′ 位常有异戊烯基或牻牛儿基取代，也有的是异戊烯基与邻位羟基形成六元、七元杂环，有的则形成 Diels-Alder 加合物。

5．芪类　桑属药用植物中芪类化合物主要包括：二苯乙烯类、2- 苯基苯并呋喃类和芪类低聚物三类。二苯乙烯类化合物之间或 2- 苯基苯并呋喃类化合物分别通过环己烯环如 alboctalol，或二氢呋喃环如 macrourin、andalasin B、austrafuran B 或部分不饱和的二氧六环如 austrafuran A、austrafuran C 形成低聚物。从桑属植物中分离得到的苯并呋喃类化合物多连有异戊烯基。桑叶、桑白皮中均含有芪类化合物。

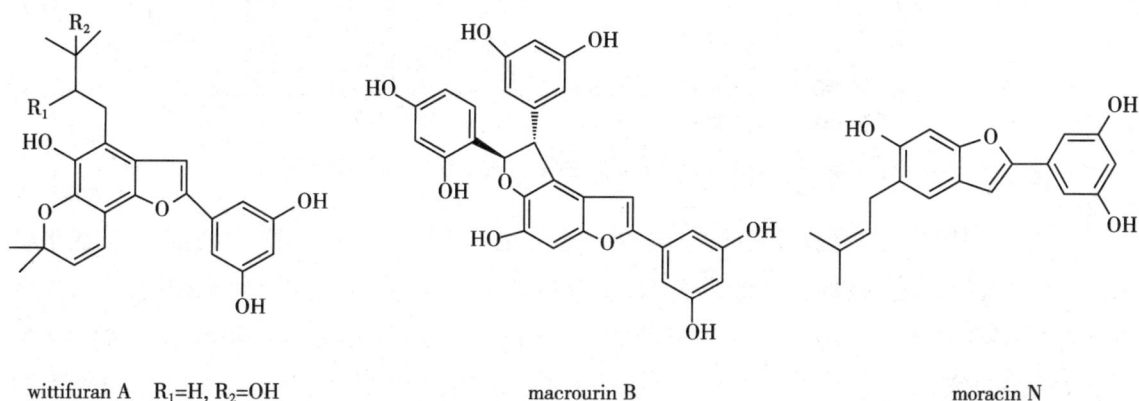

wittifuran A　$R_1=H, R_2=OH$　　　　　　　　macrourin B　　　　　　　　moracin N

6．多糖类　多糖是桑叶中的主要活性成分之一，具有降血糖、抗肿瘤、抗氧化等多种生理活性，其降血糖机制主要通过直接影响激素水平的同时修复胰岛细胞。桑叶多糖由鼠李糖（Rha）、阿拉伯糖（Ara）、半乳糖（Gal）和葡糖醛酸（GluA）组成，其摩尔比为 Rha∶Ara∶Gal∶GluA=1.00∶1.56∶1.57∶1.08。桑叶中分离纯化获得的均一多糖 MP-3b 由鼠李糖、阿拉伯糖、木糖、葡萄糖、半乳糖、半乳糖醛酸组成的结构复杂的酸性多糖，相对分子量为 $8.9×10^4$。

【资源化学评价】

1．桑叶中黄酮类成分的动态评价

（1）不同生长期桑叶中黄酮类成分动态分析：不同生长时期桑叶的总黄酮含量差异较大，桑树生长前期的桑叶总黄酮含量较低，桑树停止生长后至晚秋后桑叶中总黄酮含量较高。经霜后不同品种桑叶黄酮含量变化趋势与总酚含量变化趋势相同，即 10 月下旬最高，而后含量下降。因此，以黄酮类成分为利用目的时，其适宜采收季节为 10 月下旬至 11 月上旬经初霜后，且符合桑叶药用须经霜的传统要求。

（2）不同产地桑叶中黄酮类成分的动态分析：对浙江省不同产地桑叶中黄酮类成分的含量进行分析，结果显示，嘉兴、金华、临安、温州、湖州、宁波、仙居、余杭、湖州 9 个产地桑叶中黄酮类成分的含量差异明显，范围在 0.753%～4.849% 之间；在 9 个产地中，以临安产的桑叶中黄酮类成分含量较高，而嘉兴产者相对较低。

2．桑椹成熟期资源性化学成分的动态变化规律　随着果实成熟度的增加，不同品种果实的单果重、出汁率及可溶性固形物、总糖、总酚物质和单宁含量均逐渐增加，而酸度逐渐降低；果实的蛋白质含量则出现 2 个高峰，分别在果实红色期和紫黑色期。

3．不同干燥加工方法桑叶生物碱类成分的动态变化　鲜桑叶采用不同干燥方法、不同烘干温度，其所含生物碱类化合物的含量有明显差异，由高到低的烘干方法依次为：阴干>冷冻干燥>烘干>晒干>红外干燥>微波干燥。桑叶中 1-DNJ 含量以 75～85℃烘干为最高，55～65℃烘干为最低；荞麦碱（fagomine）含量以 85～95℃烘干为最高，45℃烘干为最低，见图 5-15。

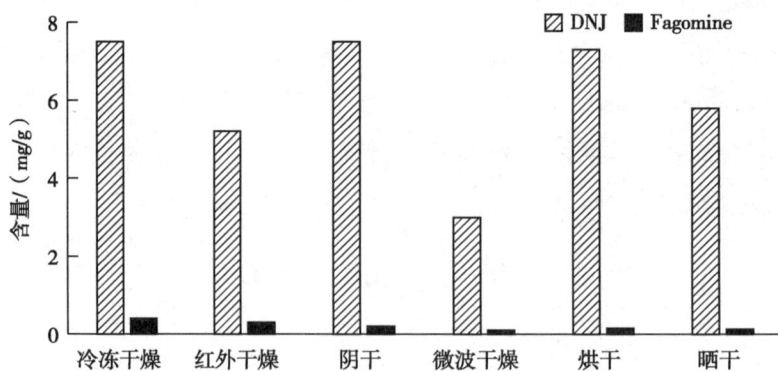

● 图 5-15　不同干燥方法桑叶中生物碱类成分变化

4．不同干燥加工方法桑叶黄酮类成分的动态变化　鲜桑叶采用不同干燥方法、不同烘干温度，其所含黄酮类化合物的含量有明显差异，黄酮类化合物由高到低的烘干方法依次为：冷冻干燥>阴干>烘干>晒干>微波干燥>红外干燥，见图 5-16。随着烘干温度的升高桑叶中黄酮类化合物的含量先升高后降低，以 75～85℃烘干桑叶中黄酮类化合物含量为最高，55～65℃烘干含量均为最低。不同含水量的桑叶中黄酮类化合物含量有差异，含水量 30%～60% 时，黄酮类化合物含量较低；含水量 10% 时黄酮类化合物含量为最高。

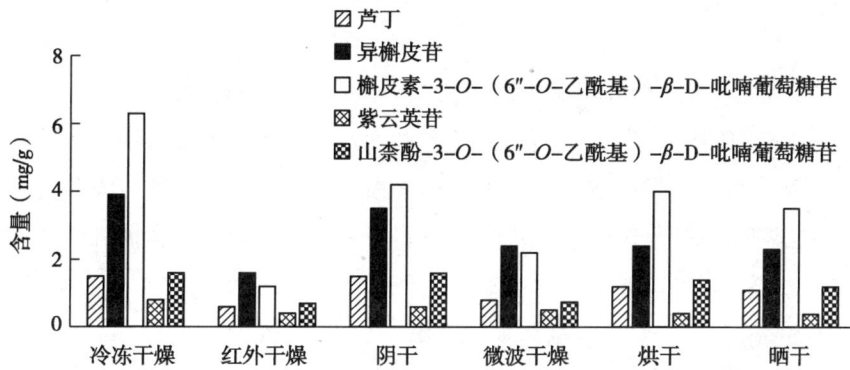

● 图 5-16　不同干燥方法桑叶中黄酮类成分变化

【资源利用途径】

1. 在医药领域中的应用　桑叶始载于《神农本草经》列为中品，自古即有"止消渴"的功效。现代研究表明桑叶具有降血糖、降血压、抗病毒等活性。多羟基生物碱类成分 1- 脱氧野尻霉素及其衍生物具有明确的降血糖作用，其中荞麦碱能显著提高唾液中蛋白含量，对糖尿病症状有显著改善作用。桑叶中所含的 Diels-Alder 型加合物黄酮类成分 moracin, kuwannons G、M, mulberrofuran G, sanggenon D 等均能抑制蛋白激酶 C 的活性，其中 moracin 有显著抑制小鼠皮肤肿瘤的生长作用。桑叶黄酮类成分对副流感病毒、流感病毒、柯萨奇病毒 B3、2 型鼻病毒具有良好的抑制作用，对丙型肝炎病毒也有较强的抑制作用。1-DNJ 具有抗牛病毒性腹泻病毒、GB 病毒 B 型、土拨鼠肝炎病毒、乙型肝炎病毒的活性。桑叶多糖可降低血糖浓度和增加肝葡萄糖激酶的活性，以改善肝中葡萄糖代谢及氧化应激；通过增加机体内胰岛素水平和敏感度，使胰岛细胞免于氧化应激并保护其功能，从而达到治疗糖尿病的目的。除具有抗高血糖和高血脂功能外，桑叶也具有抗炎和抗菌活性。

桑白皮具有止咳平喘、利尿、降血压等功效。桑白皮降压成分为 kuwanons G、H、M, sanggenons C、D, mulberrofuran C、F、G 等黄酮类成分，其降压机理可能与抑制 cAMP 磷酸二酯酶活性有关。桑白皮中异戊烯基黄酮类化合物、苯并呋喃化合物均显示出较强的抗 HSV-1 病毒活性。

桑枝始载于《本草图经》，用于治疗风寒湿痹、四肢拘挛、脚气浮肿、肌体风痒等病症。近年来利用桑枝开发出新药品，如桑枝颗粒可用于糖尿病引起的关节疼痛等症。

桑椹载于《新修本草》，具有补肝益肾、滋阴养血、黑发明目、祛斑延年的功效。以桑椹为原料制成的制剂具有降低血清总胆固醇、甘油三酯、低密度脂蛋白胆固醇、过氧化脂质、动脉硬化指数及升高血清锌的作用，并具有升高血清高密度脂蛋白胆固醇和红细胞中 SOD 活性的效应，预防动脉硬化和血管老化及延缓衰老的作用。桑椹水煎液能降低红细胞膜的 Na^+, K^+-ATP 酶活性。

2. 在保健食品中的应用　桑叶有着较高的营养价值和药用价值，早在 1992 年已被我国卫生部列为药食两用品种，作为绿色、健康食品被推广。桑叶保健食品有桑叶茶、桑叶保健饮品等。另外，桑叶多酚开发成抗氧化和保护肝脏等功能性食品。此外，桑叶粉还可添加到食品中。桑叶具有清香气味,富含天然活性物质,在绿色保健食品产业中具有广阔的开发前景。

桑白皮与其他药味伍用开发辅助降血糖类保健食品。桑椹对眩晕、失眠、消渴、便秘及风湿关节炎等不适症状有一定的改善和调节作用,已开发的保健食品有桑椹保健酒、饮料、糖果、蜜饯、蜜膏等。

3. 在畜牧业中的应用　桑叶是优质的蛋白饲料资源,所含氨基酸种类多,含量高且营养均衡。桑叶除了作为桑蚕的饲料外,还应用于动物养殖业。桑叶含有丰富的糖、蛋白质、昆虫蜕皮激素、维生素和矿物元素及天然活性物质,可有效提高畜产品的质量和产量。饲喂出栏前 4 周的肉鸡,添加桑叶可提高产肉率、改善鸡肉的品质。桑叶作为泌乳奶牛的补充饲料能够提高产奶量。

大黄

大黄为蓼科植物掌叶大黄 *Rheum palmatum* L.、唐古特大黄 *Rheum tanguticum* Maxim. ex Balf. 或药用大黄 *Rheum officinale* Baill. 的干燥根及根茎。具有泻下攻积,清热泻火,凉血解毒,逐瘀通经,利湿退黄的功效。

【资源类群概述】

掌叶大黄为高大粗壮草本,高 1.5～2 米,根及根茎粗壮木质。茎直立中空,叶片长宽近相等,通常掌状半 5 裂,每一裂片有时再羽裂或具粗齿;叶柄粗壮,圆柱状,与叶片近等长,托叶鞘大,内面光滑,外表粗糙。圆锥花序大型且顶生;花小,数朵成簇,通常为紫红色;果枝多聚拢,果实矩圆状椭圆形到矩圆形,种子宽卵形,棕黑色。花期 6～7 月,果期 7～8 月。与掌叶大黄相比,唐古特大黄的叶片深裂,裂片通常窄长,呈三角状披针形或窄线形。药用大黄的叶片浅裂,浅裂片呈大齿形或宽三角形。花较大,黄白色。果枝开展。

掌叶大黄主要分布于甘肃、四川、青海、西藏、陕西、湖北、贵州、云南、宁夏等地,现今多为栽培。唐古特大黄主要分布于青海、西藏、甘肃等地,野生或栽培。药用大黄主要分布于陕西、四川、湖北、贵州、云南、河南等地,栽培或野生,产量较少。大黄是我国特产的重要药材之一。青海东部、甘肃南部、四川北部和西藏东北部是我国大黄资源的分布中心,资源丰富,所产大黄药材质地坚实,香气浓郁,品质上好。道地品种皆产自这些地域,"西宁大黄"产于青海同仁、同德等地,"铨水大黄"产于甘肃礼县,"凉州大黄"产于甘肃武威、永登等地,"雅黄"产于四川雅安、九龙等地。

【资源性化学成分】

大黄中资源性化学成分类型主要包括蒽醌类、蒽酮类、二苯乙烯类、苯丁酮类、色原酮类、鞣质类等。

1. 蒽醌类　大黄中蒽醌类化合物分为游离型与结合型两类,含量约为 3%～5%,目前已发现 30 余个蒽醌类化合物。游离型蒽醌主要包括大黄酸(rhein)、大黄素(emodin)、芦荟大黄素(aloe-emodin)、大黄素甲醚(physcion)、大黄酚(chrysophanol)、异大黄素(isoemodin)、虫漆酸 D(laccaic acid D)等。结合型蒽醌是由游离型蒽醌和糖基组合而成的糖苷类,如大黄素 -8-*O*-*β*-D- 吡喃葡萄糖苷、芦荟大黄素 -8-*O*-*β*-D- 吡喃葡萄糖苷、大黄酚 -1-*O*-*β*-D- 吡喃葡萄糖苷、大黄酚 -8-*O*-*β*-D-(6'-*O*- 没食子酰)- 吡喃葡萄糖苷、大黄酚 -8-*O*-*β*-D- 吡喃葡萄糖苷、大黄素甲醚 -8-*O*-*β*-D- 吡喃葡萄糖苷等。

大黄酚	$R_1 = H$	$R_2 = CH_3$
大黄素	$R_1 = OH$	$R_2 = CH_3$
大黄素甲醚	$R_1 = OCH_3$	$R_2 = CH_3$
芦荟大黄素	$R_1 = H$	$R_2 = CH_2OH$
大黄酸	$R_1 = H$	$R_2 = COOH$

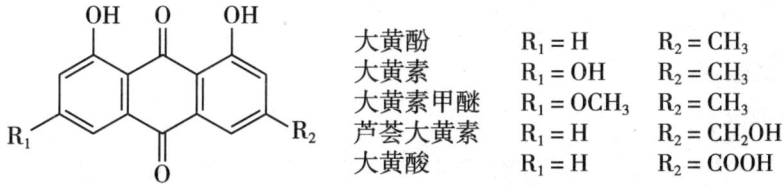

2．蒽酮类　蒽酮及二蒽酮类化合物也是大黄的特征性成分，目前已发现近 30 个蒽酮类成分，包括大黄酸苷（rheinoside）A～D、大黄二蒽酮（rheidin）A～C、番泻苷（sennoside）A～F、掌叶二蒽酮（palmidin）A～C 等。

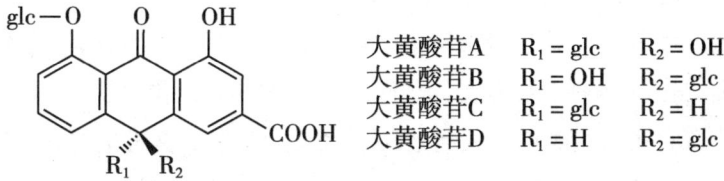

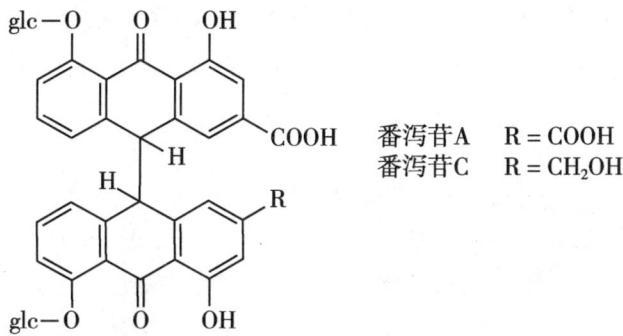

大黄酸苷A	$R_1 = glc$	$R_2 = OH$
大黄酸苷B	$R_1 = OH$	$R_2 = glc$
大黄酸苷C	$R_1 = glc$	$R_2 = H$
大黄酸苷D	$R_1 = H$	$R_2 = glc$

番泻苷A	$R = COOH$
番泻苷C	$R = CH_2OH$

3．二苯乙烯类　大黄中含有多种二苯乙烯类化合物，即芪类化合物，主要包括丹叶大黄素（rhapontigenin）、异丹叶大黄素（isorhapontigenin）、去氧丹叶大黄素（deoxyrhapontigenin）、土大黄苷（rhaponticin）、异土大黄苷（isorhapontin）、去氧土大黄苷（deoxyrhaponticin）、白皮杉醇（piceatannol）、白藜芦醇（resveratrol）、白皮杉醇 -4'-*O*-*β*-D-（6″-*O*- 没食子酰）- 吡喃葡萄糖苷、白藜芦醇 -3-*O*-*β*-D- 吡喃葡萄糖苷、顺式 -3,5,3'- 三羟基 -4'- 甲氧基芪、顺式 -3,5,3'- 三羟基 -4'- 甲氧基芪 -3-*O*-*β*-D- 吡喃葡萄糖苷等。

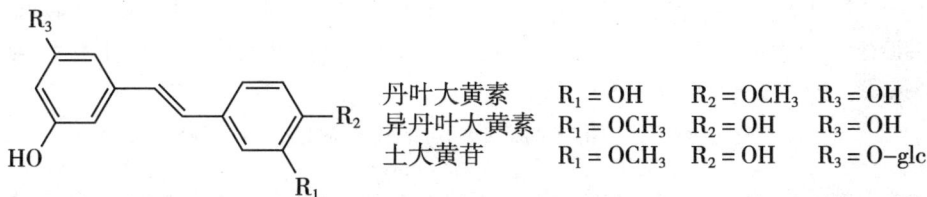

丹叶大黄素	$R_1 = OH$	$R_2 = OCH_3$	$R_3 = OH$
异丹叶大黄素	$R_1 = OCH_3$	$R_2 = OH$	$R_3 = OH$
土大黄苷	$R_1 = OCH_3$	$R_2 = OH$	$R_3 = O–glc$

4．苯丁酮和色原酮类　大黄还含有苯丁酮类和色原酮类化合物，苯丁酮类主要包括莲花掌苷（lindleyin）、异莲花掌苷（isolindleyin）、6- 桂皮酰异莲花掌苷（6-cinnamoyl-isolindleyin）、4-（4'- 羟基苯基)-2- 丁酮、4-（4'- 羟基苯基)-2- 丁酮 -4'-*O*-*β*-D-（2″-*O*- 没食子酰基 -6″-*O*- 桂皮酰基)- 吡喃葡萄糖苷等。色原酮类包括 2,5- 二甲基 -7- 甲氧基色原酮、2- 甲基 -5- 羧甲基 -7- 羟基色原酮等。

5．鞣质及黄烷醇类　大黄根及根茎富含鞣质，已分离得到的有 40 余个，分为可水解鞣质类和缩合鞣质类，主要包括没食子酸（gallic acid）、没食子酸 -3-O-β-D- 吡喃葡萄糖苷、(−) 表儿茶素 -3-O- 没食子酸酯等。

【资源化学评价】

1. 蒽醌类成分的资源化学评价　对不同品种大黄的游离蒽醌类成分进行分析，结果显示，唐古特大黄中大黄酸均高于 0.75%，而掌叶大黄和药用大黄中均低于 0.75%。各品种大黄中大黄酸与大黄酚含量的比值存在显著差异，唐古特大黄该比值均大于 1.5，有的样品甚至大于 3.0，而掌叶大黄和药用大黄该比值为 0.4～1.1。非正品大黄河套大黄、天山大黄中大黄酸含量甚微，但大黄酚含量很高，二者比值近为零，可轻易将各品种区分。

对分布于四川成都、四川阿坝、甘肃宕昌、甘肃礼县、青海果洛、青海大通不同产地掌叶大黄中 5 种游离蒽醌类成分和 5 种结合蒽醌类成分进行比较分析。结果显示，不同产地之间大黄中各成分含量差异较大。甘肃大黄中芦荟大黄素、大黄酸、大黄素的含量相对其他产地较高，而大黄素甲醚含量较其他产地低，大黄酚在四川成都大黄中含量最高。结合蒽醌在不同产地的含量最大的相差近 6 倍，芦荟大黄素 -8-O- 葡萄糖苷、大黄酚 -8-O-β-D- 葡萄糖苷、大黄素 -8-O- 葡萄糖苷在甘肃礼县样品中含量最高，大黄酸 -8-O-β-D- 葡萄糖苷在青海果洛样品中含量最高，而大黄素甲醚 -8-O-β-D- 葡萄糖苷在各产地中含量均较小，见图 5-17。

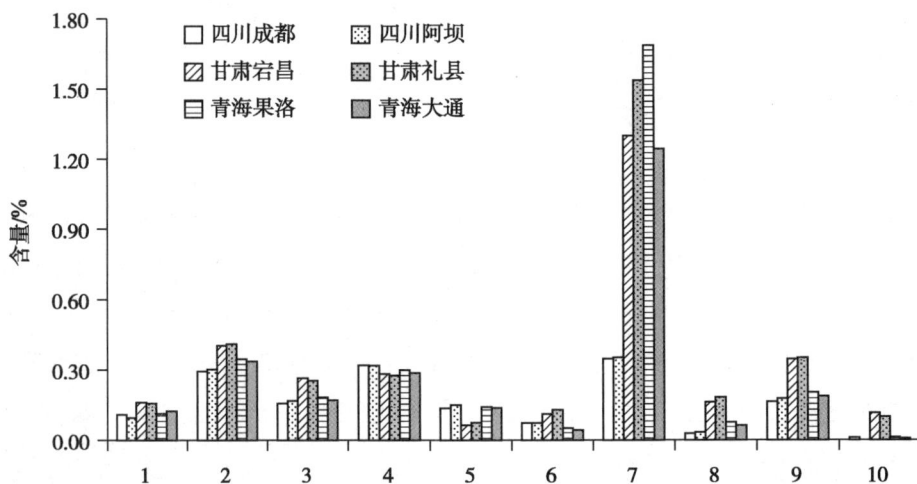

1. 芦荟大黄素；2. 大黄酸；3. 大黄素；4. 大黄酚；5. 大黄素甲醚；6. 芦荟大黄素 -8-O- 葡萄糖苷；7. 大黄酸 -8-O-β-D- 葡萄糖苷；8. 大黄酚 -8-O-β-D- 葡萄糖苷；9. 大黄素 -8-O- 葡萄糖苷；10. 大黄素甲醚 -8-O-β-D- 葡萄糖苷。

● 图 5-17　不同产地掌叶大黄中蒽醌类成分含量比较

对大黄不同部位（主根、根头、支根、根皮、叶柄和叶片）的蒽醌类成分进行分析，结果显示，蒽醌类成分在根中的种类和量总体高于叶柄和叶片。但叶片中大黄素量为根中的 5 倍，此外，叶片还含有芦荟大黄素和大黄酸，量约为根中的 1/5 和 1/2，叶柄中未检测到这 5 个蒽醌类成分，见图 5-18。

对不同生长年限的大黄中游离蒽醌类成分进行比较分析，结果显示游离蒽醌含量随生长年限的增加而增加，栽培 1 年的大黄游离蒽醌总量为 0.2%～0.8%，栽培 2 年为 0.4%～0.9%，栽培 3 年为 0.6%～1.4%，栽培 4 年为 1.5%～1.8%，栽培 5 年为 2.0%～2.2%。《中国药典》（2020 年版）规定，大黄的总蒽醌应不低于 1.5%，在保证药材品质的前提下，大黄在种植 4 年后采收较为合适。

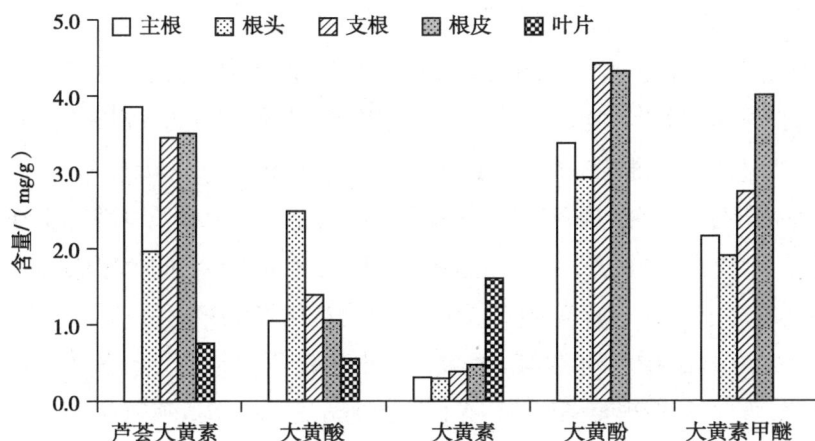

● 图5-18　大黄不同部位中蒽醌类成分含量比较

对不同采收期大黄叶中游离蒽醌的含量进行分析,结果显示,4月中旬(叶茂期)大黄叶片中大黄素、大黄酚含量最低,7月中旬(果期)大黄叶片中大黄素、大黄酚含量最高。

2.加工过程中资源性成分的转化　大黄产地加工是切去大黄根茎顶端的生长点、修剪除去粗皮及水根以达净制的目的。并依据个体形状切成片或块状晾晒,至切面处收缩并现油状颗粒时,再行阴干、烘干或熏烤至干。现代研究表明,大黄中主要含有游离型、结合型蒽醌类成分,以及二苯乙烯类、鞣质类等成分在干燥过程中伴随着一系列的化学成分转化:鲜大黄中的蒽酚类化合物在干燥过程中可缓慢被氧化为蒽醌衍生物,结合型蒽醌可转化为游离型蒽醌,鞣质可发生氧化聚合等。

【资源利用途径】

1.在医药领域中的应用　大黄药用历史悠久,功效独特,是临床常用中药。《景岳全书》中云"人参、熟地、附子、大黄为药中之四维……大黄者乱世之良将也。"《神农本草经》中记述"大黄,味苦寒,归胃、肝大肠经。主下淤血、血闭寒热、破症、积聚、留饮宿食、荡涤肠胃、推陈致新、通利水谷、调中化食、安合五脏。"《中国药典》(2020年版)记述大黄具有"泻下攻积,清热泻火,凉血解毒,逐瘀通经,利湿退黄"的功效。现代药理研究表明,大黄具有多重药理活性,主要表现为调节胃肠道,抗病原微生物及抗炎,保护心脑血管,抗肿瘤,保肝利胆作用。临床上常用于便秘及各种急腹症,如急性胰腺炎、急性胆囊炎、肠梗阻;急性肾功能衰竭;急性感染性疾病及各种菌痢肠炎;以及出血性疾病、高脂血症、病毒性肝炎等疾病的治疗。

2.在保健食品与功能性食品领域中的应用　以大黄为原料制成的保健食品有胶囊、片剂的形式,多具有调节血脂、改善胃肠道的保健功能,大黄叶片也可制成大黄叶茶,具有健胃消食、润肠通便的功能。

3.在其他行业中的应用　在《中华人民共和国兽药典》(2020年版)中,大黄是重要和常用的畜禽兽药。常用于抗病原微生物、抗炎,以及泻下、利胆等,对消化系统疾病具有良好的治疗作用。

芡实

芡实(Euryales Semen)为睡莲科植物芡 *Euryale ferox* Salisb. 的干燥成熟种仁。具有益肾固精、补脾止泻、除湿止带的功效。

【资源类群概述】

芡属植物只有芡 1 种,分为南芡(苏芡)和北芡(刺芡)2 个变种。南芡为芡实的栽培变种,原产苏州市郊区,植株个体较大,地上部器官除叶片被刺外,其他部分均光滑无刺,种子较大,外种皮厚,表面光滑,棕黄色或棕褐色,种仁圆整,糯性,煮食不易碎裂,产量高,但适应性和抗逆性相对较差。北芡多为野生,也有栽培,植株个体和器官均较小,地上部器官均密生刚刺,花深紫色,种子和种仁近圆形,较小,欠整齐,粳性,品质中等,但外种皮较薄,适应性较强。按照芡的花色分类,目前南芡常见的有紫花、白花和红花 3 种,北芡有紫花和红花 2 种。

芡是睡莲科芡属一年生大型水生草本植物。沉水叶箭形或椭圆肾形,长 4～10cm,两面及叶柄无刺;浮水叶革质,椭圆肾形至圆形,直径 10～130cm,盾状,有或无弯缺,全缘,上面深绿色,有皱褶,下面带紫色,有短柔毛,两面在叶脉分枝处有锐刺;叶柄及花梗粗壮,有硬刺。萼片披针形,内面紫色,外面密生稍弯硬刺;花瓣矩圆披针形或披针形,长 1.5～2cm,紫红色,成数轮排列,向内渐变成雄蕊;子房下位,柱头红色,成凹入的柱头盘。浆果球形,直径 3～5cm,紫红色,外面密生硬刺。种子球形,直径约 1cm,黑色。花期 7～8 月,果期 8～9 月。

芡分布于中国、俄罗斯、朝鲜、日本以及印度等国家,我国江苏、山东、湖南、安徽等省为主产区。

【资源性化学成分】

芡实中含大量碳水化合物,蛋白质和氨基酸含量也较高,为其主要营养成分。而含有的生育酚类、黄酮类、倍半新木脂素类、脑苷脂类、环肽类、葡萄糖基甾醇类等为主要功效成分。

1. 生育酚类　生育酚类属维生素 E 类,芡实中含有 α- 生育酚(α-tocopherol)、β- 生育酚、δ- 生育酚,以及 4 种新的生育酚类化合物 ferotocotrimer E、C、D 及 ferotocodimer A。生育酚类成分具有较强的抗氧化活性,对于维持和促进生殖功能具有重要作用,还能改善脂质代谢、防治动脉粥样硬化等,被认为是芡实的主要活性成分。

ferotocotrimer C   ferotocotrimer D

2. 黄酮类　芡实中含有的黄酮类成分主要有 5,7,4′- 三羟基 - 二氢黄酮、5,7,3′,4′,5′- 五羟基二氢黄酮、5,7- 二羟基色原酮、5,7- 二羟基 -6,4′- 二甲氧基黄酮。

3. 倍半新木脂素　新木脂素是一类由苯丙烯或烯丙苯氧化聚合而成的天然产物,其三聚体称为倍半新木脂素。目前从芡实中发现有 3 种倍半新木脂素,为芡实素(euryalins)A、B、C。

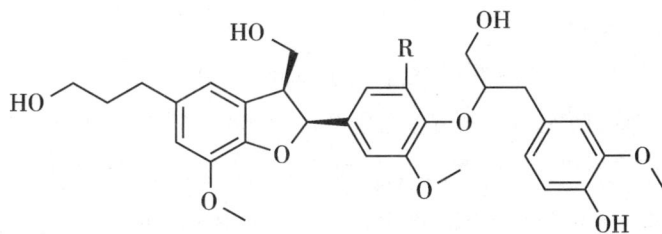

芨实素A　R=OCH₃
芨实素B　R=H

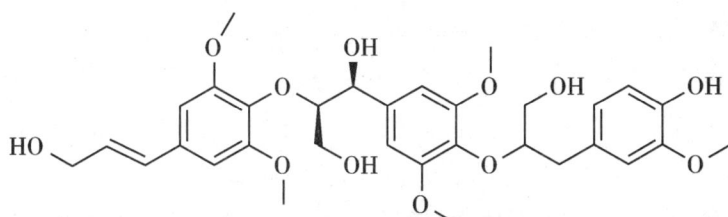

芨实素C

4．环肽和脑苷脂类　芡实中含有的环肽类化合物有环(脯氨酸-丝氨酸)[Cyclo(Pro-Ser)]、环(苯丙氨酸-丝氨酸)Cyclo(Phe-Ser)、环(丙氨酸-脯氨酸)[Cyclo(Ala-Pro)]、环(苯丙氨酸-丙氨酸)[Cyclo(Phe-Ala)]、环(异亮氨酸-丙氨酸)[Cyclo(Ile-Ala)]和环(亮氨酸-丙氨酸)[Cyclo(Leu-Ala)]。最近又分离得到两种新的脑苷脂类,分别为(2S,3R,4E,8E,2′R)-1-O-(β-glucopyranosyl)-N-(2′-hydroxydocosanoyl)-4,8-sphingadienine和(2S,3R,4E,8E,2′R)-1-O-(β-glucopyranosyl)-N-(2′-hydroxytetracosanoyl)-4,8-sphingadienine。

【资源化学评价】

1．芡实中碳水化合物的动态积累评价　碳水化合物在芡实种子的成熟过程中含量不断变化,还原糖含量逐渐降低至成熟期达到最低,可溶性糖含量呈先上升后下降的趋势。白花苏芡和白花刺芡在花后15天总糖含量最高,而紫花苏芡、红花苏芡和紫花刺芡在花后20天总糖含量达到峰值。淀粉的含量随着种子的成熟不断上升,花后10～15天上升较快,20～25天上升的幅度趋于平缓。支链淀粉与直链淀粉含量的比值越大黏性越强,食用品质越高,芡实成熟时支链淀粉与直链淀粉含量的比值由高到低依次为紫花苏芡、白花苏芡、红花苏芡、紫花刺芡、白花刺芡。

2．芡实中氨基酸类成分的动态积累评价　采用氨基酸自动分析仪检测了不同产地芡实中氨基酸的组成和含量,15个产地的芡实中均含有15种或16种氨基酸,其中人体必需氨基酸种类齐全,且比例均衡;谷氨酸、亮氨酸是芡实氨基酸的主成分,总氨基酸平均值为103.33mg/g。以氨基酸判定各产地芡实的品质,四川中江、四川成都、山东菏泽、安徽芜湖、江苏建湖、江西武穴等地的芡实品质较高,可能与其生态环境有关。

3．芡实中水溶性蛋白质的动态积累评价　各产地芡实水溶性蛋白质含量均较低,平均值为0.457 7mg/g。芡实水溶性蛋白质含量有明显的产地差异,长江流域含量较高,南方芡实次之,而北方芡实的水溶性蛋白质含量最少。

4．芡实中生育酚的动态积累评价　采用高效液相色谱测定了15个产地芡实中不同构型生育酚的含量,结果表明:除山东枣庄芡实中的δ-生育酚含量较(β+γ)-生育酚含量高以外,其他各产地芡实中生育酚含量均符合α-生育酚>(β+γ)-生育酚>δ-生育酚的规律。总生育酚含量以安徽安庆含量最高,达 2.263 3mg/g。

5. 新技术应用提升芡实资源性化学成分利用效率

（1）超声波、微波辅助酶法、超声波复合酶法提取对芡实多糖提取效率的影响：采用超声波辅助提取,通过正交试验优化芡实多糖提取的最佳工艺为温度 55℃、提取时间 40 分钟、料液比 1∶15(g/ml),在该条件下,测得的多糖得率为 4.65%。采用响应面法优化微波辅助酶法提取芡实多糖的工艺为 α- 淀粉酶添加量 0.5%、酶解温度 82℃、酶解时间 20 分钟、微波功率 600W、微波时间 4.5 分钟,此条件下芡实多糖的提取率为 3.21%。超声波协同复合酶提取芡实中多糖的最佳工艺为纤维素酶 1.5%、果胶酶 1.0%、酶解温度 35℃、复合酶处理 80 分钟,酶解后进行超声处理,料液比 1∶10、超声温度 60℃、超声时间 1.5 小时,在此条件下的多糖提取率为 12.38%。超声强化提取得率高于微波辅助酶法提取,超声波复合酶法提取率远高于仅超声或微波辅助酶法,但所需提取时间较长。

（2）复合酶法提取芡实中蛋白质成分：采用响应面法优化酶法提取芡实蛋白工艺。考察了料液比、酶解时间、酶添加量、酶解温度和酶解 pH 对芡实蛋白提取率的影响,结果表明,在料液比 1∶20(g/ml)、酶解时间 2 小时、pH 5.0、酶添加量 0.35%、酶解温度 49℃ 的优化条件下,芡实蛋白平均提取率达 80.38%。

【资源利用途径】

1. 在医药领域中的应用　芡实药用始载于《神农本草经》,列为上品。其味甘、涩,性平,有健脾止泻、益肾固精、祛湿止带的功效,主要用于遗精滑精、遗尿尿频、脾虚久泻、白浊、带下。现代药理研究表明,芡实具有抗氧化、抗心肌缺血、延缓衰老、改善学习记忆、抗疲劳、抗肿瘤、降血糖等作用。现代中医临床中用于治疗肾炎、原发肾病综合征、乳糜血尿、慢性肠炎、中风后遗症、性功能障碍、糖尿病等。

2. 在保健食品与功能性食品领域中的应用　芡实具有较高的营养价值,且保健功效显著,作为一种传统的药食两用食材,在食品、饮料等工业中广泛应用。研究发现,芡实与荸荠、莲子为主要原料制作的复合饮料,对小鼠抗氧化及学习记忆能力均有改善。选用保加利亚乳杆菌及乳酸链球菌作为菌种,发酵制作的芡实酸奶,具有发酵乳特有的气味和滋味,且组织细腻、均匀。芡实还可加工成芡实粥、芡实罐头、芡实醋、芡实酒、芡实香肠,或将芡实作为营养成分添加到蛋糕、面包、奶粉、挂面中,均具有较好的营养和保健价值。

黄连

黄连为毛茛科植物黄连 *Coptis chinensis* Franch.、三角叶黄连 *Coptis deltoidea* C. Y. Cheng et Hsiao 或云连 *Coptis teeta* Wall. 的干燥根茎,分别习称"味连""雅连""云连"。具有清热燥湿,泻火解毒的功效。

【资源类群概述】

黄连属 *Coptis* 植物约 16 种,分布于北温带,多数分布于亚洲东部。我国有 6 种,2 个变种,包括黄连 *C. chinensis* Franch、三角叶黄连 *C. deltoidea* C. Y. Cheng et Hsiao、云南黄连 *C. teeta* Wall、峨眉黄连 *C. omeiensis*、五裂黄连 *C. quinquesecta*、五叶黄连 *C. quinquefolia*、短萼黄连 *C. chinensis* var. *brevisepala*、黄连(原变种)*C. chinensis* var. *chinensis*。主要分布于西南、中南、华东地区和台湾省。

味连、雅连、云连均为多年生草本。根状茎黄色,生多数须根。黄连叶有长柄,叶片稍带革质,全部基生,三或五全裂,花葶1~2条;花序为单歧、二歧或多歧聚伞花序,或只含单花;苞片披针形,三或五羽状深裂;花小,辐射对称;萼片5片,黄绿色或白色,花瓣比萼片短;种子少数,褐色,长椭圆球形。花期3~4月,果期4~5月。

味连:高20~50cm,根茎多分枝,多聚成簇或束状,常常弯曲,形如鸡爪,习称"鸡爪连",其单枝根茎长约3~6cm,直径0.3~0.8cm。表面粗糙,有不规则结节状隆起。

雅连:植株稍高于味连。药材多呈单枝状,有结节,节膨大,节间较细(俗称"过桥"),微弯曲,长约4~8cm,直径0.5~1cm,"过桥"较长。顶端有少数残基。以身干粗壮,无须根,形如蚕者为佳品。

云连:药材弯曲呈钩状,形如"蝎尾",多为单枝,较细小。以干燥、条细、节多、须根少,色黄者为佳品。

味连、雅连、云连分布于秦岭以南各省区。味连主要分布于长江中游的30余个县,位于川鄂湘黔山地,多为栽培,产量占全国总产量的80%。产于重庆石柱、南川和湖北恩施利川、来凤等地的称南岸连;产于重庆城口、巫溪和湖北巴东、竹溪等地者称北岸连。雅连分布于川西南山区、秦巴山地海拔1 600~2 200m处的山坡林下,野生植株少见,主要栽培于四川峨眉与洪雅。云连生于川滇藏南山地海拔2 000~3 000m的高山寒湿林荫下,分布于云南、西藏昌都地区。

【资源性化学成分】

黄连根茎中主要含有生物碱类成分,还含有黄酮类、酚酸类、多糖、甾体类和氨基酸等多种资源性化学成分,其中以生物碱最为重要,该类成分也是黄连具有多种药理活性的主要资源化学成分,尤其在抗肿瘤、治疗糖尿病和防治心血管疾病等方面有很好的发展前景。

1.生物碱类 黄连根茎中生物碱主要是原小檗碱型生物碱,以季铵形式存在,总含量高达10%,主要包括:小檗碱(berberine)、黄连碱(coptisine)、巴马汀(palmatine)、表小檗碱(epiberberine)、药根碱(jatrorrhizine)、非洲防己碱(columbamine)、甲基黄连碱(worenine)等,其中以小檗碱含量最高,可达5%以上,是黄连抗菌的主要资源性成分。其次是黄连碱、巴马汀和表小檗碱。此外,黄连中还含格兰地新、小檗胺、木兰花碱、小檗红碱、8-氧黄连碱、8-氧表小檗碱、8-氧小檗碱等。

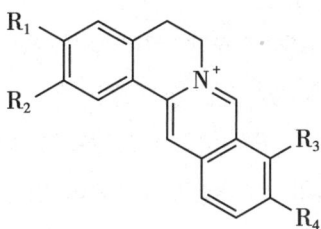

	R_1	R_2	R_3	R_4
小檗碱	$-O-CH_2-O-$		$-OCH_3$	$-OCH_3$
黄连碱	$-O-CH_2-O-$		$-O-CH_2-O-$	
表小檗碱	$-OCH_3$	$-OCH_3$	$-O-CH_2-O-$	
药根碱	$-OH$	$-OCH_3$	$-OCH_3$	$-OCH_3$
巴马汀	$-OCH_3$	$-OCH_3$	$-OCH_3$	$-OCH_3$
非洲防己碱	$-OCH_3$	$-OH$	$-OCH_3$	$-OCH_3$
格兰地新	$-OH$	$-OCH_3$	$-O-CH_2-O-$	

2.酚酸类 黄连中除了含有碱性成分生物碱外,还含有酸性成分,如以苯丙酸为母核的苯丙素类化合物,如阿魏酸(ferulic acid)、绿原酸(chlorogenic acid)、原儿茶酸(protocatechuic acid)、香草酸(vanillic acid)、2,3,4-三羟基苯丙酸、邻二羟基苯基乳酸等酸性成分。

3．木脂素类　木脂素类在黄连中也较丰富，如松脂醇（pinoresinol）、皮树脂醇（medioresinol）、二氢去氢二愈创木基醇（dihydrodehydrodiconiferyl alcohol）等。

4．黄酮类　味连中含有鼠李亭（rhamnetin）和汉黄芩素（wogonin）；云连中含有 3,5,7- 三羟基 -6,8- 二甲基黄酮（3,5,7-trihydroxy-6,8-dimethyl flavone）。

5．其他类成分　黄连根茎中还含有黄柏酮（obacunone）、黄柏内酯（obaculactone）、胆碱、3,4-二氢 -6,7- 二甲氧基异喹诺酮、氨基酸、多糖、微量元素等化学物质。

【资源化学评价】

《中国药典》以生物碱作为黄连质量评价指标，以盐酸小檗碱计，要求含小檗碱、黄连碱、巴马汀和表小檗碱分别不少于 5.5%、1.6%、1.5% 和 0.8%。但黄连品种、发育阶段、种植方式等对生物碱的积累和生物碱种类均有一定影响。

1．不同品种黄连中生物碱类成分的分析评价　对不同品种黄连中 7 种小檗碱型生物碱的含量进行分析，结果显示：不同品种黄连在化学成分上存在较大差异。与黄连 C. chinensis Franch 药材比较，日本黄连中不含有表小檗碱；西藏黄连中不含有非洲防己碱与药根碱。云南黄连中格兰地新、非洲防己碱和表小檗碱的含量甚微；峨眉野连中非洲防己碱的含量只有 0.10%；日本黄连中格兰地新和非洲防己碱含量甚微，但药根碱含量最高可达到 1.65%；西藏黄连中巴马汀的含量在 8 种黄连中含量最低，仅为 0.16%，小檗碱含量为最高，可达到 13.79%；线萼黄连中格兰地新的含量在 8 种黄连中含量最高，可达到 0.49%。

2．不同生长发育期黄连中生物碱类成分的积累规律　对黄连不同生长发育期样品中小檗碱、巴马汀、黄连碱、药根碱、表小檗碱和非洲防己碱共 6 种生物碱的含量变化进行了分析，结果显示 6 种生物碱的含量随植株的生长发育而波动，小檗碱是整个生长发育阶段最丰富的生物碱，含量介于 35.22～79.45mg/g，最大积累量在 5 月初；巴马汀的含量变化介于 9.92～23.99mg/g，变化趋势与小檗碱相似。黄连碱、药根碱和表小檗碱最大积累量也均在 5 月初，它们的含量变化分别介于 17.09～41.85mg/g、2.98～6.88mg/g 和 7.52～21.08mg/g；而非洲防己碱最大积累量在 7 月初，整个发育阶段其含量变化介于 5.02～10.84mg/g。6 个生物碱的总含量变化介于 77.96～183.7mg/g，春季总生物碱的积累量达到最大，7 月和 10 月末采集的样品，生物碱的含量也比其他采集时间高，见图 5-19。黄连传统采收期（每年的 10～11 月）的生物碱含量并不是最大积累量，提示黄连最佳采收期的选择应结合次生代谢产物即药材的内在质量及产量综合判断。

3．不同种植方式黄连中生物碱类成分分析　黄连为多年阴生草本植物，在种植过程中需要通过采取不同的遮阴方式来调节荫蔽度，以满足黄连生长需要，传统采用人工棚架方式种植，但该种植方式毁林严重，造成水土流失，破坏生态平衡。随着黄连市场需求量增长及生态栽培技术的发展，其栽培方式由传统的人工棚架遮阴方式发展成林药间作、药药间作、粮药间作等现代的生态技术模式。为探讨生态技术模式替代人工棚架这种传统方式栽培黄连的可行性，采用 HPLC法，分别对人工棚下、马桑林下、经果林下、玉米林下、五倍子林下、柳杉林下、厚朴林下、遮阳网 8 种遮阴栽培模式下生长的黄连中小檗碱、巴马汀和药根碱的含量进行分析，发现遮阴条件对黄连中 3 种生物碱的含量影响较为显著，结果见表 5-1。除人工棚方式毁林造成了生态环境的破坏外，其余方式对保护生态环境都有积极的作用。说明生态技术栽培黄连与传统人工搭棚方式栽培黄连对其质量影响不大，生态栽培技术替代传统人工搭棚方式栽培黄连是可行的。

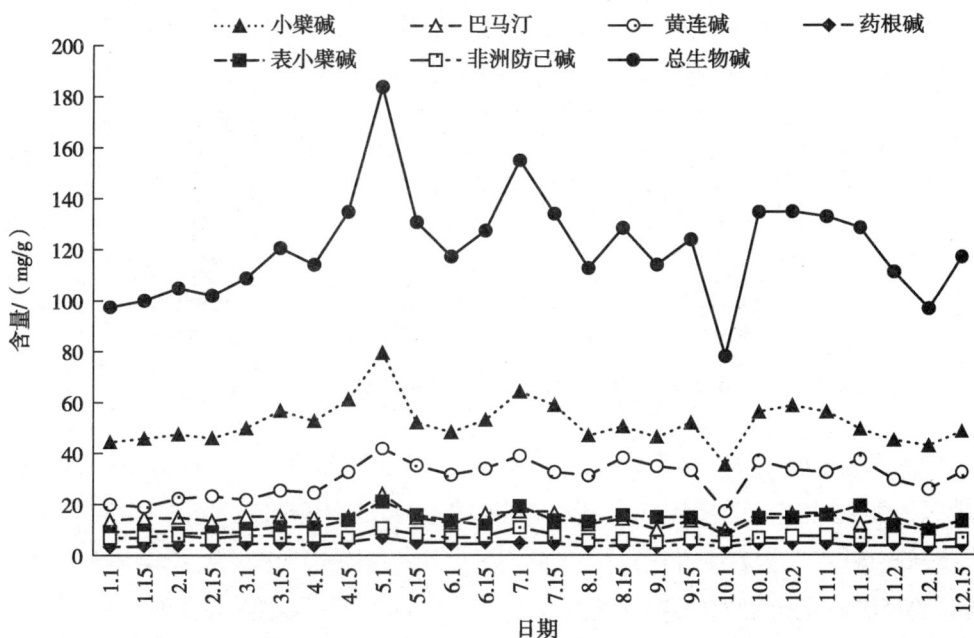

● 图 5-19 5 年生黄连不同发育期生物碱类成分的积累规律

表 5-1 不同种植方式黄连中生物碱类成分 /%

种植方式	小檗碱	巴马汀	药根碱
遮阳网	8.69	2.18	0.57
经果林下	9.77	2.74	0.67
人工棚下	10.19	2.66	0.70
厚朴林下	10.28	2.26	0.63
五倍子林下	11.26	2.15	0.55
马桑林下	8.45	2.04	0.58
柳杉林下	9.92	2.09	0.49
玉米林下	10.05	2.09	0.54

4. 黄连不同部位中生物碱类和氨基酸类成分的分布规律 对 3 年生云南黄连根茎、须根、叶柄和叶片 4 个部位的盐酸小檗碱、巴马汀、药根碱进行了分析,结果显示:不同组织器官中的生物碱的分布及其含量不同。三种生物碱的总含量由高至低依次为:根茎>须根>叶柄>叶片。根茎中总生物碱的含量是须根的 2 倍,是叶片的 5 倍。而 4 个部位中均以小檗碱含量最高,巴马汀含量最低,见图 5-20。说明黄连以根茎为用药部位有一定的科学道理。但须根生物碱的含量也较高,可加以利用。

对味连根茎、花和叶中氨基酸进行了测定,共检测到 16 种氨基酸,其中 7 种为人体必需氨基酸,不同部位氨基酸的含量相差较大,味连花中的氨基酸最丰富,其总含量可高达 20% 以上,并且氨基酸种类齐全,含量较高的是天冬氨酸和谷氨酸。根茎中氨基酸含量最低。黄连花不仅含有丰富的氨基酸等营养成分,而且含有一定量的小檗碱等生物碱成分,是开发保健食品的较好原料。黄连花、叶、须根这些被丢弃的副产物如能被合理利用,可大幅度提高种植黄连的附加值。

5. 地形对黄连中生物碱的影响 对来源于重庆坡度、坡向、海拔不同的 46 个样地的黄连样本中总生物碱的含量进行了分析,结果表明,坡度、坡向、海拔对黄连总生物碱含量影响较大。重庆黄

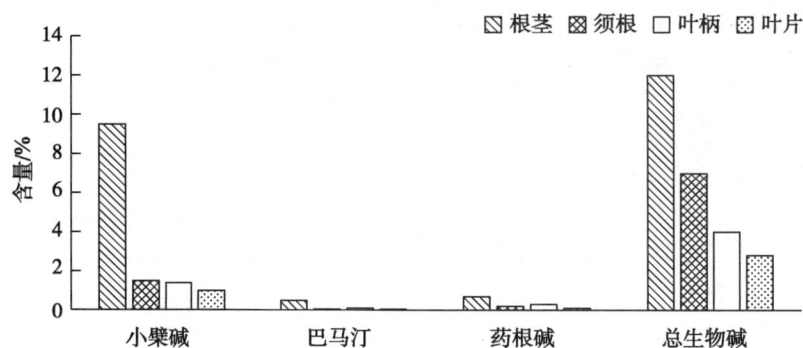

● 图 5-20　3 年生云连不同部位中生物碱含量比较

连种植区域内海拔较低,阴坡、坡度大的地区,黄连总生物碱的含量较高;海拔较高、向阳坡、坡度较小的地区,黄连总生物碱含量较低。受海拔高度的影响,低海拔地区黄连总生物碱含量较高,高海拔地区较低。对陕西省汉中市同一时期不同海拔生长的黄连进行了研究,结果发现,在低海拔地区(600m)的黄连中小檗碱的含量高于高海拔地区(1 200m),进一步说明不同海拔对黄连的量有一定的影响。但也有文献通过测定不同海拔(2 100~2 700m)下野生和人工栽培云南黄连的有效成分含量,发现随着海拔的不断升高生物碱含量存在显著差异,高海拔地区更适宜云南黄连的生长。说明不同种黄连特有的生物学性质以及对环境的适应性,引起了不同种类黄连对海拔要求的不同。

6. 不同生长年限黄连不同部位中酚酸类成分动态的研究　对 2~5 年生黄连根茎,须根和茎叶中绿原酸,阿魏酸和总酚酸的含量变化规律进行了比较分析,结果见表 5-2。黄连各部位中总酚酸的含量均较高,总体上根茎和须根中总酚酸的含量高于茎叶,而茎叶中的绿原酸、阿魏酸含量远高于根茎与须根中 2 个成分的含量。而从 2~5 年生长期间,绿原酸和阿魏酸的含量在茎叶,根茎和须根中基本均呈下降趋势,2 年生含量最高。在黄连生产中,农民在采收黄连后一般将黄连叶与须根丢弃于种植地,而植物可通过残茬降解释放次生代谢产物,黄连茎叶与须根腐解后可产生大量的酚酸类物质,此种生产方式会引起土壤中黄连自毒化感物质含量的升高,加剧其连作障碍的发生,因此在生产过程中应加以避免。

表 5-2　不同生长年限黄连不同部位中酚酸类成分含量变化 /(mg/g)

部位	生长年限	总酚酸	绿原酸	阿魏酸
茎叶	2 年	119.13	2.23	0.40
	3 年	116.52	1.56	0.51
	4 年	98.44	1.22	0.46
	5 年	118.50	1.16	0.26
根茎	2 年	184.46	0.85	0.14
	3 年	138.60	0.58	0.12
	4 年	139.26	0.23	0.06
	5 年	136.26	0.19	0.04
须根	2 年	149.94	0.32	0.08
	3 年	150.85	0.31	0.15
	4 年	134.29	0.20	0.07
	5 年	147.92	0.18	0.08

【资源利用途径】

1. 在医药领域中的应用　黄连始载于《神农本草经》列为上品，在中医临床各科均有应用。内服用于治疗湿热痞满、呕吐吞酸、泻痢、黄疸、高热神昏、心火亢盛、心烦不寐、血热吐衄、目赤、牙痛、消渴、痈肿疔疮等病症；外用治疗湿疹、湿疮、耳道流脓等疾病。以黄连为主配伍的经典方剂有黄连解毒汤、黄连温胆汤、黄连阿胶汤、黄连紫草汤、生地黄连汤、黄连上清汤、葛根芩连汤、三黄泻心汤等。

现代研究表明，黄连具有较广的生物活性谱：抗菌、抗炎、抗病毒、抗心律失常、降血脂、降血糖，调节机体免疫功能等。临床用于治疗痢疾、急性胃肠炎、慢性腹泻、呼吸道感染、白喉、百日咳、结核性胞膜炎、萎缩性鼻炎、流行性结膜炎、化脓性中耳炎、口疮、牙周炎、痔疮、脓疱疮，婴儿湿疹、萎缩性胃炎、胃炎、胃及十二指肠溃疡、慢性胆囊炎、急性肾盂肾炎、心律失常、高血压、中风后遗症、肿瘤和糖尿病等多种疾病。

小檗碱是黄连中主要活性成分之一，临床上主要用于治疗细菌性痢疾和肠胃炎，副作用较小。现代药理学研究证实小檗碱具有显著的抗心力衰竭、抗心律失常、降低胆固醇、抗制血管平滑肌增殖、改善胰岛素抵抗、抗血小板、抗炎等作用，因而在心血管系统和神经系统疾病方面将可能有广泛、重要的应用前景。并且临床研究证实，小檗碱不仅有显著的降血糖作用，而且对糖尿病人伴有的合并症高血压血栓形成等也有良好的防治作用。

2. 在保健食品中的应用　目前已有以黄连组方的保健食品的发明专利，如牛蒡黄连枳实茶等，具有清热泻火、凉血解毒的效果。且有与地黄组合开发的降糖降脂的保健食品。

黄连的花中含有丰富的氨基酸类资源性成分，总量可达 20% 以上，必需氨基酸的含量与总氨基酸之比为 38%，基本达到 WTO/FAO 提出的理想蛋白质 EAA/TAA 为 40% 的要求。因此，黄连花丰富的营养价值和保健功能具有良好的开发应用及产业化价值。黄连花、叶和须根这些副产物加以合理利用，可以提高种植黄连的经济价值。目前已有黄连花或叶茶的发明专利，其产品具有清热、降血糖、降血脂、降血压等保健功能。

3. 在畜牧业中的应用　黄连可开发为兽药，用于治疗多种动物疾病，尤其在痢疾（猪冬痢疾）、肠胃炎、顽固性肠炎及湿热等疾病中较为常用。如由白头翁、黄连、黄柏、苍术等组方的家禽止泻中药散剂，掺入本散剂的饲料数日后，腹泻停止，排便正常，能够有效达到家禽止泻健脾的目的。

芍药

芍药在中药中分为赤芍和白芍两种。赤芍来源于毛茛科植物芍药 *Paeonia. lactiflora* Pall. 或川赤芍 *Paeonia. veitchii* Lynch 的干燥根，春、秋二季采挖，除去根茎、须根及泥沙，晒干。具有清热凉血，散瘀止痛的功效。白芍为毛茛科植物芍药 *Paeonia lactiflora* Pall. 的干燥根，夏、秋二季采挖，洗净，除去头尾和细根，置沸水中煮后除去外皮或去皮后再煮，晒干。具有养血调经，敛阴止汗，柔肝止痛，平抑肝阳的功效。

【资源类群概述】

芍药属 *Paeonia* 芍药组（Sect. *Paeonia*）植物在全球约有 30 种，分布广泛。我国有 8 种 5 变种，包括草芍药 *P. obovata* 及其变种毛叶草芍药 *P. obovata* var. *willmottiae*、美丽芍药 *P. mairei*；芍药 *P. lactiflora* 及其变种毛果芍药 *P. lactiflora* var. *trichocarpa*，多花芍药 *P. emodi*，白花芍药

P. steriana、川赤芍 *P. veitchii* 及其变种毛赤芍 *P. veitchii* var. *woodwrdii*、光果赤芍 *P. veitchii* var. *leiocarpa* 及单花赤芍 *P. veitchii* var. *uniflora*、新疆芍药 *P. sinjiagennsis*、窄叶芍药 *P. anomala* 及其变种块根芍药 *P. anomala* var. *intermedia* 等。主要分布于长江流域以北各地和西南、西北地区。

白芍、赤芍商品药材的主要划分依据是：①家种与野生；②经过去皮、水煮等加工处理与否。一般将家种，其根肥大平直，经过刮皮、煮后修整并晒干的称为白芍。随着历史发展，全国逐渐形成了安徽亳州、浙江杭州、四川中江 3 个白芍道地产区；野生的芍药属芍药品种，其根较家种品形瘦而多筋，大小不整，统称为赤芍。内蒙古多伦县出产的赤芍为道地药材，称"多伦赤芍"。

【资源性化学成分】

芍药中的资源性化学成分类型主要包括单萜苷类、黄酮类、鞣质类、苷类、三萜类、酚酸类及挥发油类等。其中，单萜苷类为特征性成分，其含量高且药用价值大。

1. 单萜苷类　芍药中单萜苷类成分的化学结构特征为 α- 蒎烯单萜苷，分布于芍药属植物的各个部位，尤以根部含量最高。该类化合物为芍药属植物的特征性化学成分，主要包括：芍药苷（paeoniflorin）、苯甲酰芍药苷（benzoylpaeoniflorin）、氧化芍药苷（oxypaeoniflorin）、芍药内酯苷（albiflorin）、芍药苷元酮（paeoniflorigenone）、芍药新苷（lactiflorin）、芍药内酯（paeonilactone）A、B、C 等 70 余个单萜苷类化合物。

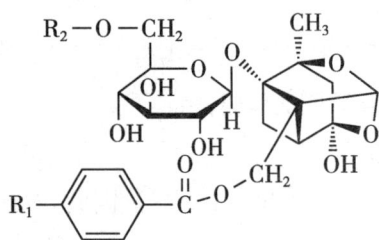
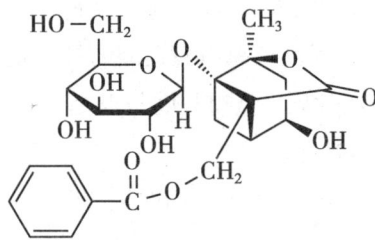
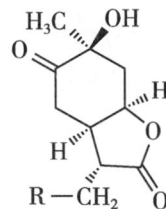

芍药苷　　　　R₁=H，R₂=H
苯甲酰芍药苷　R₁=H，R₂=benzoyloxy
氧化芍药苷　　R₁=OH，R₂=H

芍药内酯苷

芍药内酯A　R=H
芍药内酯B　R=benzoyloxy

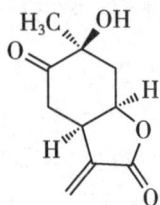
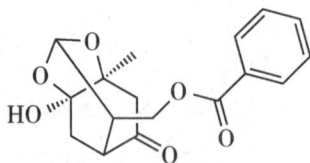
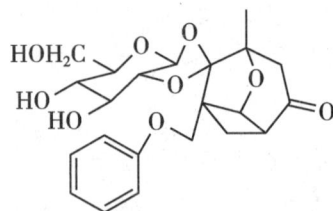

芍药内酯C　　　　　芍药苷元酮　　　　　芍药新苷

2. 黄酮类　黄酮类成分主要分布于芍药花中，按照结构类型可分为黄酮、黄酮醇、查耳酮、二氢黄酮、黄烷 -3- 醇和花色素等，包括：天竺葵色素 -3- 葡萄糖苷、花青素 -3- 葡萄糖苷、花青素 -3,5- 双葡萄糖苷、芍药素 -3- 葡萄糖苷、芍药素 -3,5- 二 -*O*-β-D- 吡喃葡萄糖苷、山奈酚 -3,7-β-D- 二葡萄糖苷等。

3. 鞣质类　鞣质类成分主要分布于芍药的果实及根部，按结构类型可分为没食子鞣质、鞣花鞣质和缩合鞣质等，包括：1,2,3,4,6-penta-*O*-galloyl-β-D-glucose、1,2,3,6-tetra-*O*-galloyl-β-D-

glucose、paeonianin A～D 等化合物。

【资源化学评价】

1. 不同品种（变种）芍药中芍药苷类成分的分析　对不同种（变种）芍药中的主要成分氧化芍药苷、芍药内酯苷、芍药苷、苯甲酰芍药苷进行分析评价，结果表明：种（变种）间芍药苷类成分含量差异较大，且受采收时间及生长环境的影响较大。就芍药苷而言，以芍药和川赤芍为高，见图 5-21。

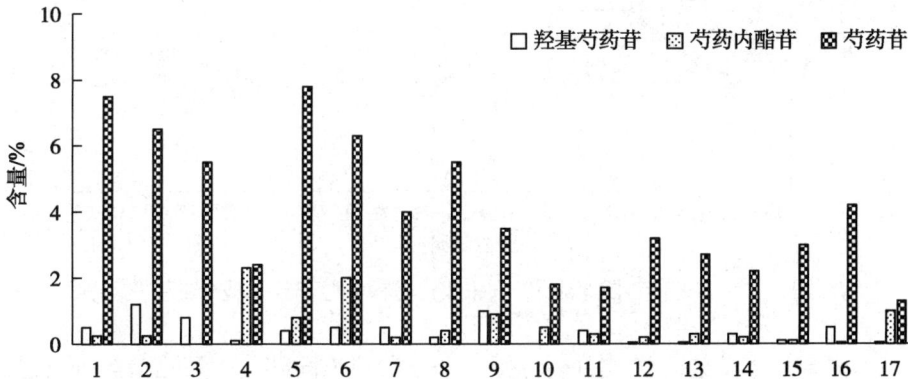

1.芍药（黑龙江密山）；2.芍药（黑龙江宁安）；3.芍药（吉林前郭）；4.毛果芍药（四川峨眉）；5.毛果芍药（浙江磐安）；6.毛果芍药（安徽亳州）；7.川赤芍（四川茂汶）；8.川赤芍（四川松潘）；9.毛赤芍（四川卧龙）；10.草赤芍（吉林左家）；11.美丽芍药（四川茂汶）；12.美丽芍药（四川南坪）；13.窄叶芍药（新疆塔城）；14.块根芍药（新疆塔城）；15.新疆芍药（新疆塔城）；16.毛果新疆芍药（新疆塔城）；17.日本芍药（黑龙江）。

● 图 5-21　不同种（变种）芍药中单萜苷类化合物的含量比较

2. 不同产地和规格的芍药中芍药苷类成分的的分析　对不同产地和规格的芍药（野生和栽培）中芍药苷含量进行分析，结果显示：赤芍与白芍成分存在差异，不同的芍药根茎中芍药苷含量普遍高于根中的含量，见图 5-22。

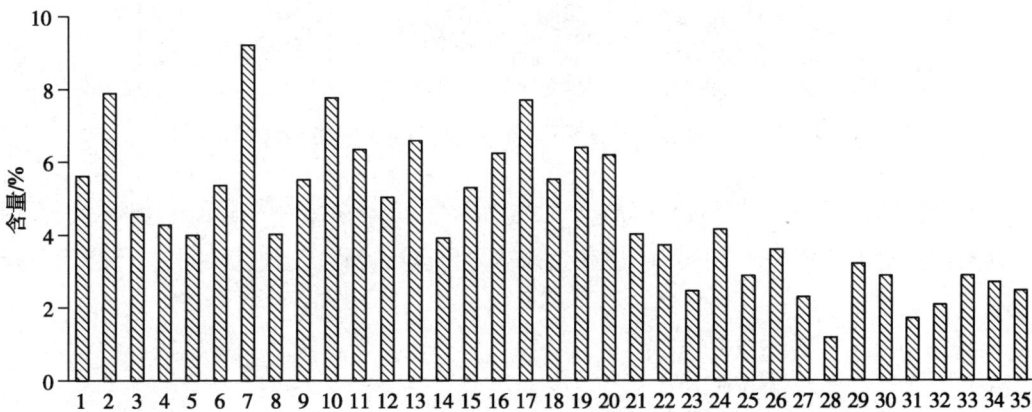

1～4 黑龙江黑河（大，中，小，根茎）；5.黑龙江克山；6～7.黑龙江桦南（野根，根茎）；8.辽宁西丰（根）；9～12.内蒙古多伦（大，中，小，根）；13.内蒙古克什克腾旗（根）；14～17.河北围场（大，中，小，根茎）；18～19.陕西黄龙（根，根茎）；20.陕西旬邑（根）；21.湖北恩施（根）；22 俄罗斯贝加尔（根）；23～24.北京（根，根茎）；25～26.陕西紫阳（根，根茎）；27～28.安徽亳州（根，根茎）；29～31 浙江缙云（主根，支根，白芍）；32～34.浙江东阳（主根，支根，须根）；35.甘肃漳县（川赤芍根）。

● 图 5-22　不同产地和规格的芍药（野生和栽培）中芍药苷的含量比较

3. 不同采收期白芍中芍药苷类成分的分析　白芍(亳州产)中芍药苷与白芍总苷含量均以开花时期4月和5月最高;6~8月生长期芍药苷与白芍总苷含量较低;9~10月亳白芍地上部分逐渐枯萎,芍药苷与白芍总苷含量趋于稳定,见图5-23。

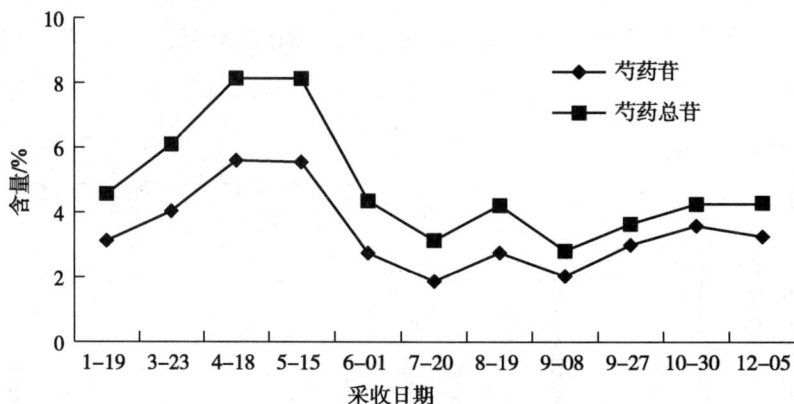

● 图5-23　亳白芍(四年生)不同采收月份根中芍药苷类成分的变化规律

4. 白芍不同部位中芍药苷类成分的分析　亳州白芍不同部位中氧化芍药苷含量以主根最高,去皮主根最低;芍药内酯苷含量以根皮最高,支根次之,去皮主根最低;芍药苷含量以支根最高,主根最低;苯甲酸含量支根最高,去皮炮制主根最低,见图5-24。

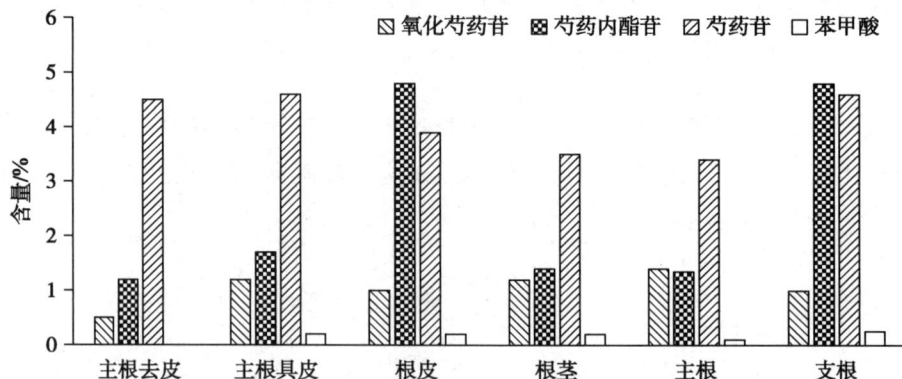

● 图5-24　亳州产芍药不同部位芍药苷类成分的分布规律

5. 芍药苷的转化研究　芍药苷具有很好的生物活性,但是它在体内很难被吸收,生物利用度极低,其药效是由于芍药苷在体内经肠道微生物转化为容易吸收且活性更好的芍药苷代谢素-Ⅰ而体现出来的。

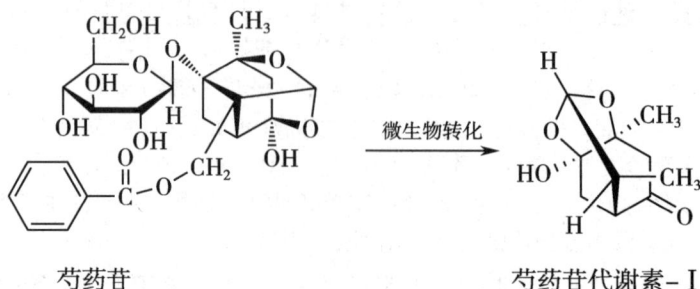

芍药苷　　　　　　　　　　　　　　　　芍药苷代谢素-Ⅰ

有学者从 15 株纯培养中筛选出 10 株对芍药苷具有转化活性的菌株,其中 *Lactobacillus brevis* AS.1.12 转化活性最好,从转化液中分离鉴定了芍药苷代谢素 - Ⅰ,苯甲酸等代谢产物,采用正交实验设计和单因子实验对培养基及转化条件进行了优化,确定了目前相对合理的工艺条件,为寻找活性更好的化合物及创新药物的研究提供了基础研究素材。

【资源利用途径】

1. 在医药领域中的应用 芍药始载于《神农本草经》列为中品,陶弘景始分为赤、白两种,在中医临床、方药配伍中多有应用。

白芍养血敛阴,补而不腻,柔肝缓中,止痛收汗,在中医临床上尤擅长于妇科疾病的治疗。现代药理研究表明白芍具有镇痛、解痉、护肝、抗炎和抗心肌缺血作用,主要用于治疗肌肉型痉挛、疼痛、类风湿等症,对心血管系统具有扩张冠状动脉,降低血压的作用。

赤芍具有清热凉血、活血化瘀等功效。现代研究表明其具有增加冠状动脉血流量、抗血栓形成和抗动脉粥样硬化、抗菌抗炎、抗脑缺血等生物活性。临床上赤芍单用或配伍应用治疗冠心病及急性脑血栓效果良好。

芍药苷为芍药(赤芍、白芍)重要的资源性化学物质。现代研究表明,芍药苷在免疫系统调节、心血管和中枢系统保护方面均呈现出显著的药理作用;可显著降低总胆固醇、低密度脂蛋白和甘油三酯水平;明确的抗心肌缺血作用;对多种伤害和过敏症产生的痛觉具有良好的对抗作用;对于治疗脑功能退化症和认知功能障碍具有潜在的应用价值。芍药总苷可用于类风湿性关节炎和全身性红斑狼疮等症。

2. 在保健食品及功能性产品中的应用 芍药根提取物可作为化妆品原料,其产品具有抗炎、抗衰老、美白、抗过敏、改善血液、保持皮肤健康等功效。芍药苷可显著抑制并改善内在性皮肤老化、抑制并改善由紫外线引起的 DNA 损伤和皮肤起皱等,因此芍药苷及其组合物的化妆品是具有拓展前景的皮肤护理保养产品。芍药种子作为单萜苷的来源,也具有较大研究价值。

3. 在畜牧业中的开发利用 芍药属植物提取物可用于杀灭大豆蚜虫和防治小麦秆锈病等的农药原料资源。毛果芍药的植物提取物尚可用于制备家畜的促生长剂。白芍常在兽药复方中用于治疗家畜腹泻。

4. 在化工领域的开发利用 芍药种子榨油可供制肥皂的资源性原料;也可作为油漆和油性涂料的稀释剂及溶媒剂。芍药根和叶片中富含鞣质,可提制栲胶。

牡丹皮

牡丹皮为毛茛科植物牡丹 *Paeonia suffruticosa* Andr. 的干燥根皮,具有清热凉血、活血化瘀之功效。秋季采挖根部,除去细根和泥沙,剥取根皮,去除木心,晒干称为连丹皮或黑丹皮,或刮根部外表皮,除去木心晒干者习称刮丹皮或粉丹皮。

【资源类群概述】

牡丹为落叶小灌木,茎直立有分支,高 0.5～1.5m。当年新生枝基于木质茎,可达 40cm,新枝叶的中部叶为二回羽状复叶。叶互生,两面近无毛或有疏生短毛,根外皮黄褐色至紫棕色。花单生于枝顶,苞片 5～7 片,长椭圆形;萼片 5 片,宽卵形,大小不等;花瓣玫瑰色、红紫色、粉红色或白色,药用牡丹多白色,少数植株花瓣内面带有粉红色晕,数量 5～15 片或更多,栽培品观赏品种多为重瓣,变异很大,通常倒卵形,顶端有不规则的缺刻。药用牡丹雄蕊多数,花丝紫红色,花药长圆形呈黄色;花盘革质,杯状,全包心皮;心皮通常 5 或多数,密生柔毛,柱头紫红色。果实为聚合蓇葖果 3～8 枚不等,纺锤形呈角状,外皮密被黄褐色的硬毛。种子卵形,黑色,光滑具光泽,直径约 10mm。花期 4 月,果期 6～8 月。

安徽铜陵、南陵为牡丹皮传统的道地产区,而安徽亳州产牡丹皮由于产量大,目前逐步成为牡丹皮的重要来源地。此外,四川、河南、山东等地也是牡丹皮的主要产区。

【资源性化学成分】

牡丹中的资源性化学成分类型主要包括酚类、萜类、黄酮、芪类及其苷或聚合物等多种结构类型,其中丹皮酚是牡丹皮的代表性成分。

1. 酚及酚苷类　酚及酚苷类是牡丹皮中特征性、含量较高的一类化合物,从牡丹皮中分离到的酚及酚苷类化合物有:丹皮酚(paeonol)、2,5-dihydroxy-4-methylacetopheone、2,5-dihydroxy-4-methyoxyacetophenone、香草乙酮(acetovanillone)、resacetopheone、acetoisovanillone、4-hydroxyacetophenone、丹皮酚苷(paeonoside)、丹皮酚原苷(paeonolide)、丹皮酚新苷(apiopaeonoside)、suffruticosides A～E 等。

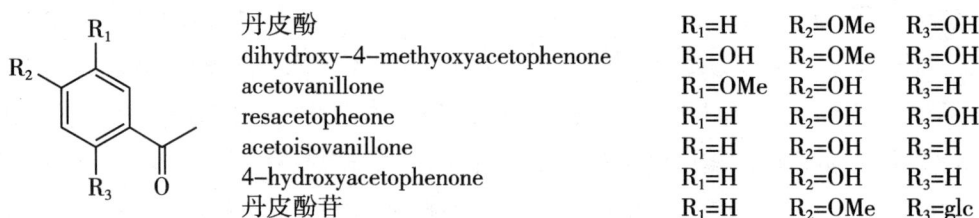

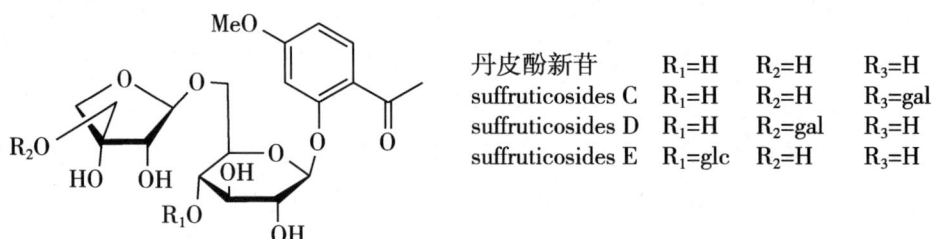

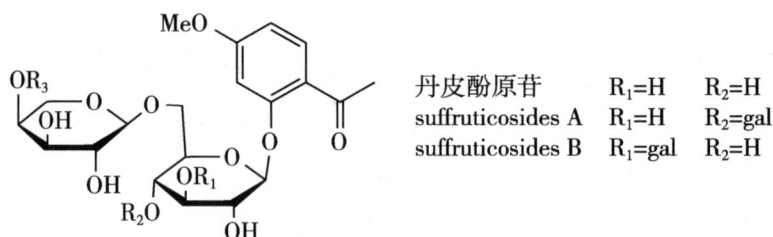

丹皮酚	$R_1=H$	$R_2=OMe$	$R_3=OH$
dihydroxy-4-methyoxyacetophenone	$R_1=OH$	$R_2=OMe$	$R_3=OH$
acetovanillone	$R_1=OMe$	$R_2=OH$	$R_3=H$
resacetopheone	$R_1=H$	$R_2=OH$	$R_3=OH$
acetoisovanillone	$R_1=H$	$R_2=OH$	$R_3=H$
4-hydroxyacetophenone	$R_1=H$	$R_2=OH$	$R_3=H$
丹皮酚苷	$R_1=H$	$R_2=OMe$	$R_3=glc$

丹皮酚新苷	$R_1=H$	$R_2=H$	$R_3=H$
suffruticosides C	$R_1=H$	$R_2=H$	$R_3=gal$
suffruticosides D	$R_1=H$	$R_2=gal$	$R_3=H$
suffruticosides E	$R_1=glc$	$R_2=H$	$R_3=H$

丹皮酚原苷	$R_1=H$	$R_2=H$
suffruticosides A	$R_1=H$	$R_2=gal$
suffruticosides B	$R_1=gal$	$R_2=H$

2. 单萜及其苷类　萜类化合物是牡丹的根、花及种子中普遍存在的一类化合物,其中以芍药苷、氧化芍药苷和苯甲酰芍药苷为代表的 α-蒎烷型的单萜最为多见。

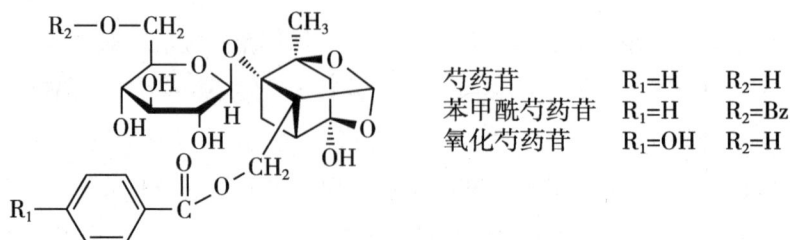

芍药苷	$R_1=H$	$R_2=H$
苯甲酰芍药苷	$R_1=H$	$R_2=Bz$
氧化芍药苷	$R_1=OH$	$R_2=H$

3. 黄酮类　黄酮类化合物广泛存在于牡丹的花中,其中以芹菜素、木犀草素、山柰酚和槲皮素的氧苷衍生物最为多见。包括芹菜素、芹菜素 -3-*O*-*β*-D- 葡萄糖苷、芹菜素 -7-*O*-*β*-D- 葡萄糖苷、芹菜素 -7-*O*-*β*-D- 新橙皮苷、木犀草素、山柰酚、山柰酚 -3-*O*-*β*-D- 葡萄糖苷、山柰酚 -7-*O*-*β*-D-葡萄糖苷、槲皮素 -3-*O*-*β*-D- 葡萄糖苷、柑橘酮 -4-*O*-*β*-D- 葡萄糖苷等。其中,柑橘酮 -4-*O*-*β*-D- 葡萄糖苷是使花瓣表现出黄色的主要色素。

4. 芪类及其聚合物　芪类及其聚合物在牡丹种子中普遍存在。从结构上来看,分别由顺式白藜芦醇和反式白藜芦醇为基本单元,聚合形成二聚体葡萄素的顺反异构体,包括 *trans-ε-viniferin*, *cis-ε-*viniferin、hopeafuran、(＋)-ampolopsin B、pauciflorol、vitisinol 及三聚物 suffruticosol A～D、gnetin H、*cis*-ampelopsin。

【资源化学评价】

1. 牡丹不同药用部位资源性成分分布　在牡丹根中蔗糖、丹皮酚以及丹皮酚苷等成分的含量较高,而酚酸、黄酮和单萜苷类成分的含量较低。在二级侧根、一级侧根和主根等不同根部位中,丹皮酚及丹皮酚苷类成分的含量依次较高,而蔗糖的含量依次降低,这与根部位的植物生理有关。由于主根对丹皮酚及丹皮酚苷等活性成分较高的储存量,推测主根的药用价值优于侧根,这为市场上牡丹根的等级划分提供了重要的科学依据。

2. 不同产地牡丹皮药材中丹皮酚及单萜苷类成分分析　对不同产地牡丹皮(四年生)中的丹皮酚及单萜苷类含量进行分析,结果显示:亳州作为牡丹皮的新兴产地,其牡丹皮药材中的丹皮酚及单萜苷类成分含量较高,见图 5-25。

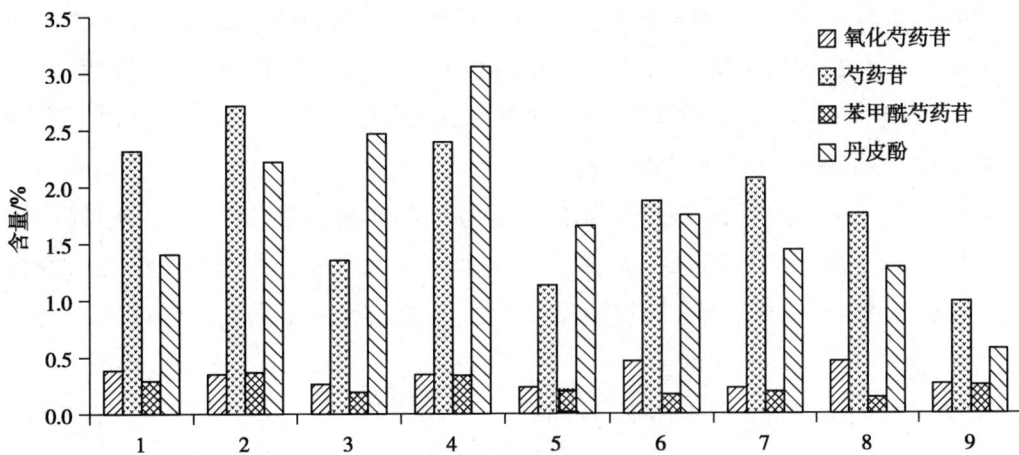

1. 铜陵凤凰山;2. 南陵丫木脚村民组;3. 亳州十八里镇;4. 亳州华佗镇;5. 菏泽牡丹产业园;
6. 垫江太平镇 A;7. 垫江太平镇 B;8. 垫江太平镇 C;9. 邵阳郦家坪镇。

● 图 5-25　不同产地的牡丹皮中丹皮酚及单萜苷类成分的的分析

3. 不同年限、采收期牡丹皮的资源性成分分析　牡丹皮中丹皮酚的含量随生长年份增加而增加,五年生牡丹皮中丹皮酚的含量明显高于三年生与四年生牡丹皮;此外,牡丹皮中丹皮酚的含量随季节不同呈规律性变化,10月份的丹皮酚含量基本达到最高点,但季节对三年生牡丹皮中丹皮酚积累的影响不大。药用牡丹皮中丹皮酚的含量符合季节性代谢规律,同时随着生长年限的增加,丹皮酚含量呈逐年上升趋势,见图 5-26。

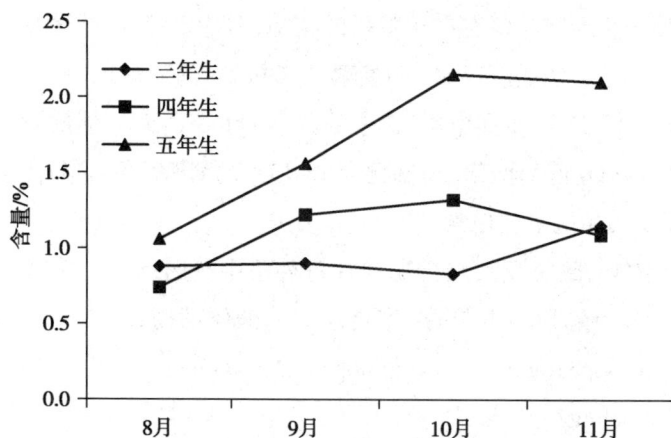

● 图 5-26 不同年限、采收期川丹皮中丹皮酚的含量

4．优化提取方法，提高资源利用效率 牡丹籽中低聚芪类化合物含量丰富，是一种很有潜力的天然、安全、高效的抗氧化剂。采用 HPD-100 大孔吸附树脂可以富集纯化牡丹籽壳中的低聚芪类化合物。

【资源利用途径】

1．在医药领域中的应用 牡丹皮性微寒，味辛、苦，归心、肝、肾经，始载于《神农本草经》，列为中品，具有清热凉血、活血化瘀之功效。因其具有"凉血止血而不致血液瘀滞，散瘀活血而不致血液妄行"的特点，被广泛应用于妇科疾病的治疗。古代医典中载有许多以牡丹皮为主药用以治疗月经不调、闭经、不孕症等妇科病证的要方。现代药理研究表明牡丹皮具有解热，降温，解痉，抗炎，降低全血黏度、血浆黏度，抗血小板凝聚，免疫调节，保护肝脏，调节性激素等多种作用。随着对牡丹皮作用的深入研究，发现牡丹皮提取物还能抑制细胞内氧自由基的产生，具有消瘀化斑、消炎、消肿止痛、抗过敏、抗病毒等作用。

丹皮酚是牡丹皮中最具代表性有效成分，具有保肝护肾、降血糖、抗菌消炎、抗过敏、抗心律失常、保护心血管、神经保护、增强免疫力等多种药理作用。以丹皮酚单体为主料做成的胶囊剂、注射剂、口服液、颗粒剂、酊剂，外用性软膏剂、膜剂、片剂、凝胶剂、磷脂复合体等已广泛应用于临床。

2．在保健食品及功能性产品中的开发利用 牡丹花瓣和花粉可制作保健食品和饮料，又是调配高级化妆品的重要原料。牡丹花做成牡丹饮料、牡丹花茶、牡丹花酒、牡丹酱、牡丹鲜花糕点及牡丹花白酒。牡丹精油中含有丰富的天然香味物质，如香茅醇、香叶醇、芳樟醇等，还含有丰富的萜烯及烃类化合物，能舒缓、镇静、消炎，对调节女性内分泌有很好的作用，可以广泛应用在功能性食品和美容化妆品中。牡丹籽是近年来新开发的一种油料作物，油脂和蛋白质含量丰富，营养价值很高，作为一种新的油料资源，近年来颇受关注。

3．在畜牧业中的开发利用 将牡丹饼粕中剩余的油脂进一步萃取油脂，剩余的牡丹饼粕可用于食品生产、加工饮料、提取多糖、进行饲料加工等。

4．在化工领域的开发利用 牡丹籽油在生产的过程中会产生大量的废油脂，以牡丹籽油脚或牡丹籽油的废弃油脂为主要原料，可制作成牡丹香皂。

淫羊藿

淫羊藿为小檗科淫羊藿属 *Epimedium* 植物淫羊藿 *E. brevicornu* Maxim.、箭叶淫羊藿 *E. sagittatum*（Sieb. et Zucc.）Maxim.、柔毛淫羊藿 *E. pubescens* Maxim. 或朝鲜淫羊藿 *E. koreanum* Nakai 的干燥叶。具有补肾阳，强筋骨，祛风湿之功效。

【资源类群概述】

淫羊藿为多年生草本，落叶或常绿。根状茎粗短或横走。茎单生或数茎丛生，基部被有褐色膜状鳞片。叶片成熟后常革质，一至二回三出复叶，基生或茎生；小叶片卵圆形，先端微尖，顶生小叶基部心形，两侧小叶较小，偏心形，外侧较大，呈耳状，边缘具黄色刺毛状细锯齿；主脉 7～9 条，细脉两面突起，网脉明显。

箭叶淫羊藿为三出复叶，小叶片长卵形至卵状披针形，先端渐尖，两侧小叶基部明显偏斜，外侧呈箭形。叶片革质。

柔毛淫羊藿叶下表面及叶柄密被绒毛状柔毛。

朝鲜淫羊藿小叶较大，先端长尖。叶片较薄。

小檗科 Berberidaceae 淫羊藿属 *Epimedium* 全球约有 56 种，分布于中国、朝鲜、日本、西喜马拉雅、意大利北部至黑海及北非。我国约 47 种，是世界上淫羊藿属植物的地理分布中心。包括：淫羊藿 *E. brevicornu*、箭叶淫羊藿 *E. sagittatum*、柔毛淫羊藿 *E. pubescens*、朝鲜淫羊藿 *E. koreanum*、巫山淫羊藿 *E. wushanense* 等，均为野生。除淫羊藿 *E. brevicornu* 分布于暖温带，朝鲜淫羊藿 *E. koreanum* 分布于寒温带，其余种类分布于我国亚热带地区，以中部和西南部种类最为丰富。

上述 5 种淫羊藿资源呈现区域分块分布特点，重叠较少。柔毛淫羊藿分布于陕西秦岭以南、四川中部和北部以及甘肃东南部；淫羊藿分布于甘肃南部、陕西秦岭以北、山西南部、河南西北部；朝鲜淫羊藿分布于辽宁和吉林长白山脉中低海拔地区；巫山淫羊藿分布于四川北部、重庆北部和陕西安康地区，年提供资源量较少；箭叶淫羊藿主要分布于江西、安徽、浙江、福建等省。此外，尚有天平山淫羊藿 *E. myrianthum*、黔岭淫羊藿 *E. leptorrhizum* 和粗毛淫羊藿 *E. acuminatum* 供地区药用。

【资源性化学成分】

淫羊藿中资源性化学成分类型主要包括黄酮及其苷类、木脂素类、酚苷类、萜醇苷类、生物碱类等。

1. 黄酮及其苷类　淫羊藿含有丰富的黄酮、黄酮醇及其苷，以及双黄酮类资源性成分。黄酮苷元主要为淫羊藿素（icaritin）和去甲淫羊藿素（noranhydroicaritin），尚有 wushanicaritin、brevicornin、麦黄酮（tricin）、槲皮素（quercetin）、木犀草素（luteolin）、芹菜素（apigenin）、金圣草黄素（chrysoeriol）、山奈酚（kaempferol）、芹菜素二甲醚等。双黄酮类包括银杏双黄酮（ginkgetin），异银杏双黄酮（isoginkgetin）、去甲银杏双黄酮（bilobetin）等。黄酮醇苷类（亦称淫羊藿苷类）成分普遍存在于淫羊藿属、美洲淫羊藿属 *Vancouveria* 植物的根、茎、叶中，为其特征性成分。该类成分化学结构多在 8 位含有异戊烯基。迄今已获得 60 余个黄酮醇苷类化合物，主要包括：淫羊藿苷（icariin），朝藿定（epimedin）A、B、C，淫羊藿苷 I（icariin I），鼠李糖基淫羊藿次苷 II（2″-*O*-rhamnosyl icariside II），宝藿苷（baohuoside）I、III、IV、VII，宝藿苷

Ⅱ(baohuosideⅡ或 icarisoside A)、宝藿苷Ⅴ(baohuoside Ⅴ或 diphylloside B)、宝藿苷Ⅵ(baohuoside Ⅵ或 epimedin C)、ikarisosides B、D、E、F,ikarisoside C(diphylloside A)、二叶淫羊藿苷 C(diphylloside C)、柔藿苷(rouhuoside)、粗藿苷(cuhuoside)、箭藿苷 A(sagittatoside A 或 icariin A)、箭藿苷(sagittatoside)B、C、朝藿苷(caohuoside)A、B、C、D、E、朝藿苷(korepimedoside)甲、乙、丙、epimedokoreanosides Ⅰ、Ⅱ、Ⅲ、巫山淫羊藿苷(wushanicariin)、sagittasines B、C,茂藿苷 A(maohuoside A)等。此外尚含有金丝桃苷(hyperoside)、黄芪苷(astragalin)、山奈黄苷(kaempferin)、山奈苷(kaempferitrin)、栎素(quercitrin)等。

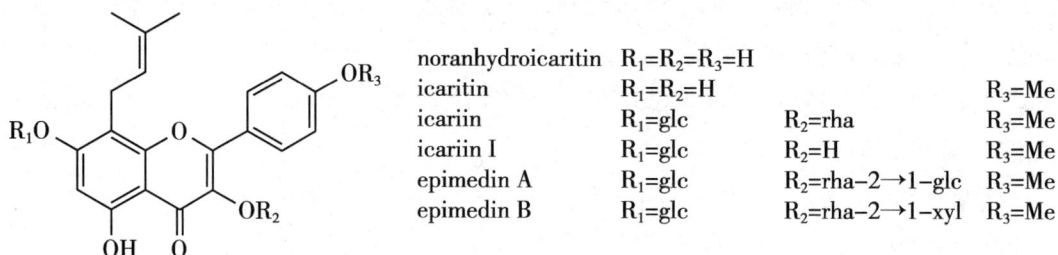

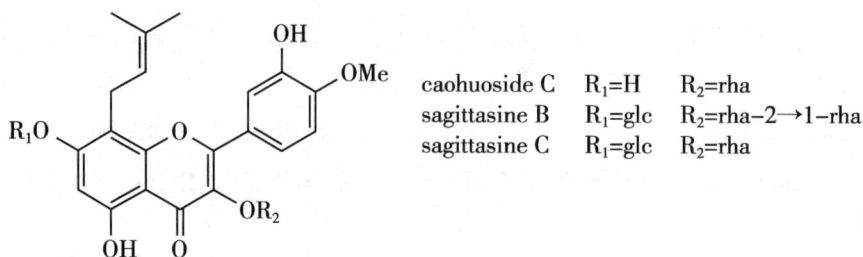

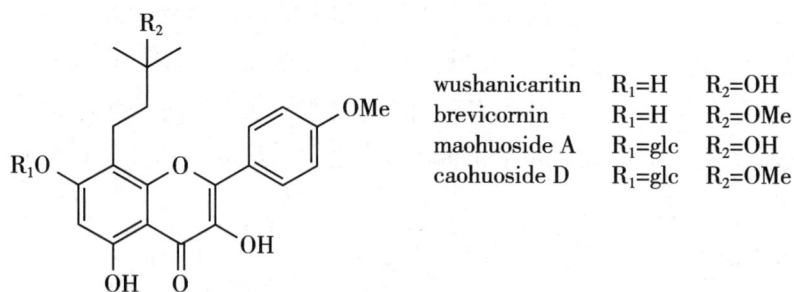

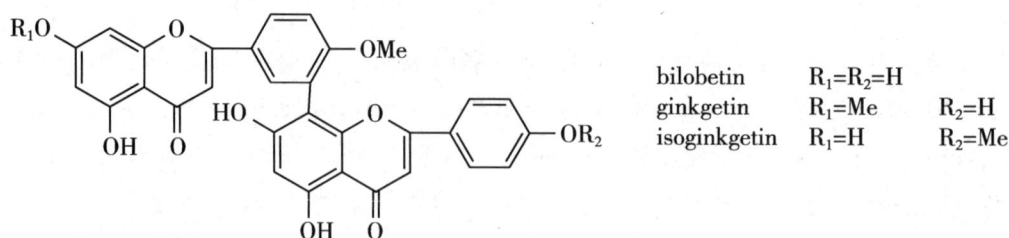

noranhydroicaritin	$R_1=R_2=R_3=H$		
icaritin	$R_1=R_2=H$		$R_3=Me$
icariin	$R_1=glc$	$R_2=rha$	$R_3=Me$
icariin I	$R_1=glc$	$R_2=H$	$R_3=Me$
epimedin A	$R_1=glc$	$R_2=rha-2\rightarrow1-glc$	$R_3=Me$
epimedin B	$R_1=glc$	$R_2=rha-2\rightarrow1-xyl$	$R_3=Me$

caohuoside C	$R_1=H$	$R_2=rha$
sagittasine B	$R_1=glc$	$R_2=rha-2\rightarrow1-rha$
sagittasine C	$R_1=glc$	$R_2=rha$

wushanicaritin	$R_1=H$	$R_2=OH$
brevicornin	$R_1=H$	$R_2=OMe$
maohuoside A	$R_1=glc$	$R_2=OH$
caohuoside D	$R_1=glc$	$R_2=OMe$

bilobetin	$R_1=R_2=H$	
ginkgetin	$R_1=Me$	$R_2=H$
isoginkgetin	$R_1=H$	$R_2=Me$

2. 木脂素类化合物 近年来,不断有木脂素类成分从淫羊藿属植物中被发现,目前已报道木脂素成分有 40 余种,包括淫羊藿醇(icariol)A_1、A_2,淫羊藿次苷(icariside)E_1、E_2、E_3、E_4、E_5、E_6、E_7,柏木苷(cupressoside)A、C,(+)-南烛木树脂酚[(+)-lyoniresinol]、(+)-异落叶松树脂醇[(+)-isolariciresinol]、(+)-环橄榄树脂素[(+)-cycloolivil];黄酮木脂素类化合物次大风

子素(hydnocarpin), 5″-methoxyhydnocarpin, (±)-hydnocarpin D, 5′-methoxyhydnocarpin D, 5′, 5″-dimethoxyhydnocarpin D 等。

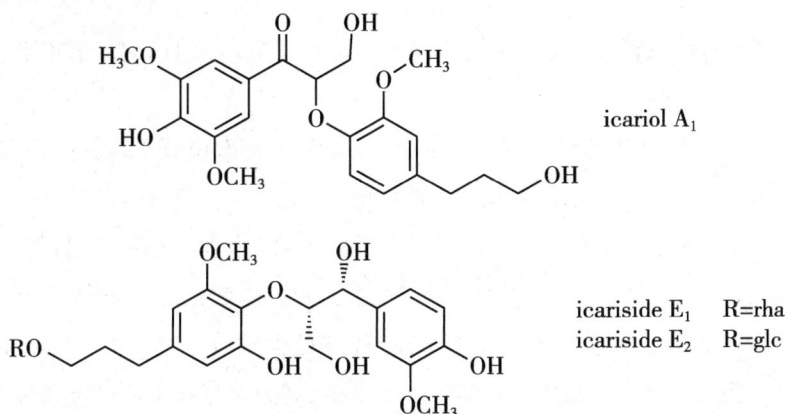

icariol A$_1$

icariside E$_1$　　R=rha
icariside E$_2$　　R=glc

3. 酚苷类和萜醇苷类　淫羊藿中酚苷类和萜醇苷类化合物,主要结构类型有:还原型菲醌类 icarisides A$_1$、A$_2$、A$_3$、A$_5$、A$_7$;二苯乙烯苷类 icarisides A$_4$、A$_6$;苯乙苷类 icarisides D$_1$、D$_2$、D$_3$、F$_1$、F$_2$; 萜醇苷类 icarisides B$_1$~B$_{10}$、C$_1$~C$_4$ 等。

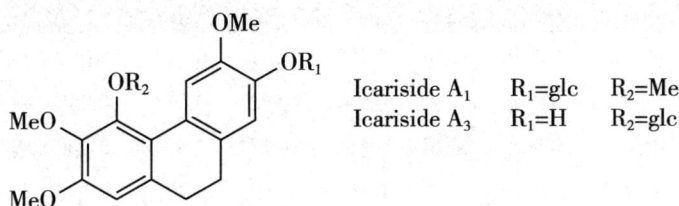

Icariside A$_1$　　R$_1$=glc　　R$_2$=Me
Icariside A$_3$　　R$_1$=H　　R$_2$=glc

4. 生物碱类　淫羊藿含有生物碱类成分,以木兰花碱(magnoflorine)为主,根茎中含量居多。尚含有一种特殊结构的季铵碱——淫羊藿碱 A。

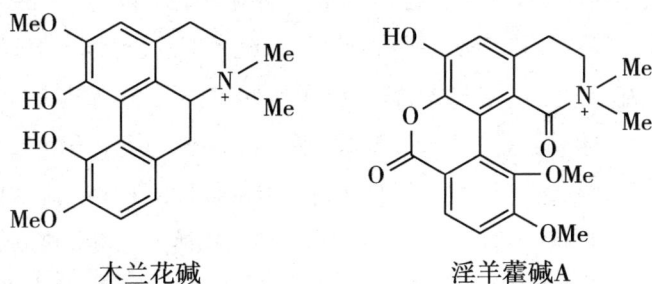

木兰花碱　　　　　　　　淫羊藿碱A

5. 多糖类　淫羊藿多糖研究始于 20 世纪 80 年代中期,其体现出的免疫促进作用十分引人注目。淫羊藿多糖经分离纯化后得到 10 种,相对分子质量在 122~656 679,其中量大的相对分子质量为 70 374。另外,淫羊藿多糖为杂多糖,构成的单糖主要包括葡萄糖、半乳糖醛酸、鼠李糖、半乳糖、阿拉伯糖等。

【资源化学评价】

1. 黄酮类成分资源化学评价

(1)不同品种及不同产地黄酮类成分动态变化:淫羊藿富含黄酮类成分,但不同品种淫羊藿中淫羊藿苷和总黄酮含量相差较大。以淫羊藿、柔毛淫羊藿、巫山淫羊藿、朝鲜淫羊藿 4 种药材为例,淫羊藿中含淫羊藿苷 1.18%、总黄酮 5.36%,巫山淫羊藿中含淫羊藿苷 0.46%、总黄酮 4.60%,朝鲜淫羊藿中含淫羊藿苷 3.69%、总黄酮 8.81%,柔毛淫羊藿中含总黄酮 6.08%。此外,同一品种不同产地的淫羊藿苷和总黄酮含量相差也显著,尤其淫羊藿苷含量差异大于总黄酮含量差异。以箭叶淫羊藿为例,陕西安康、贵州桃松产淫羊藿苷含量均大于 1%,而湖南花垣一带所产未能检出淫羊藿苷。

（2）不同品种不同部位黄酮类成分分布规律:淫羊藿不同部位淫羊藿苷和总黄酮类含量有显著差异,朝鲜淫羊藿叶片淫羊藿苷含量最高,地下部分次之,叶柄及茎含量最低,只为叶片含量的 20%;总黄酮的含量次序与淫羊藿苷相同。从黄酮种类来看,由表 5-3 可知,地上部分（叶与茎）主要成分是朝藿定 B、朝藿定 C 与淫羊藿苷,个别种类另有其他较高含量成分,如箭叶淫羊藿的箭藿苷 B 含量较高,朝鲜淫羊藿的宝藿苷Ⅰ含量较高;与地上部分不同的是,淫羊藿的根茎及根中均含有较多的大花淫羊藿苷 C 或淫羊藿次苷 A,以及较高的大花淫羊藿苷 F 和宝藿苷Ⅱ,即在化合物结构上具 4′-OH 的成分所占比例远远高于地上部分。

表 5-3 淫羊藿不同品种及不同部位黄酮类成分含量（%）

样品来源	部位	大花淫羊藿苷 C	淫羊藿次苷 A	朝藿定 B	朝藿定 C	淫羊藿苷	大花淫羊藿苷 F	宝藿苷Ⅱ	箭藿苷 B	宝藿苷Ⅰ	总量
淫羊藿	叶	0.445	0.229	2.000	1.193	1.181	0.032	0.080	0.109	0.094	5.363
箭叶淫羊藿	叶	0.190	0.073	0.349	0.961	0.502	0.053	0.038	0.798	0.329	3.293
	根	1.926	0.511	痕量	2.961	0.092	0.624	0.440	0.755	0.091	7.309
朝鲜淫羊藿	叶	0.104	0.207	1.244	0.890	3.962	0.072	0.790	0.506	1.043	8.818
	根	0.710	0.409	0.113	0.837	0.099	痕量	0.625	0.333	0.099	3.225

注:痕量为含量<0.05%。

（3）不同物候期黄酮类成分的积累规律:不同种淫羊藿总黄酮、淫羊藿苷含量随物候期改变呈现相近的变化趋势,即萌发早期花开前后含量最高,随后下降,至地上部分生长晚期,含量有回升。以淫羊藿药材为例,大花淫羊藿苷 C、淫羊藿次苷 A、朝藿定 B、朝藿定 C、淫羊藿苷和宝藿苷Ⅰ六种黄酮类化合物含量随季节变化的规律基本一致,4 月初长成时含量最高,然后迅速降低,5 月之后降低缓慢,8~9 月又缓慢回升;其中最高 4 月淫羊藿苷含量为 1.47%,约为最低 8 月（0.25%）6 倍,总黄酮含量变化趋势与淫羊藿苷变化趋势相同,最低和最高总黄酮相差约 3 倍,见图 5-27。

2. 多糖类成分资源化学评价　不同种淫羊藿多糖含量差异较大,含量变化范围为 22.47%~31.11%,其中朝鲜淫羊藿含量较高;同品种不同产地淫羊藿多糖含量差异较小。此外,淫羊藿不同部位的多糖含量存在差异,多糖含量整体趋势为根>叶>茎和叶柄。

3. 优化提取工艺,提高资源利用效率　采用微波辅助提取技术提取淫羊藿中的淫羊藿苷,可使淫羊藿苷提取率达到 84.53%,干浸膏得率 22.47%。闪式提取法和高压提取技术也可提高淫羊藿苷和总黄酮的提取率,缩短提取时间。

【资源利用途径】

1. 在医药领域中的应用　淫羊藿始载于《神农本草经》列为中品,具有补肾阳,强筋骨,祛风湿功效。用于肾阳虚衰,阳痿遗精,筋骨痿软,风湿痹痛,麻木拘挛。现代药理研究表明淫羊藿具

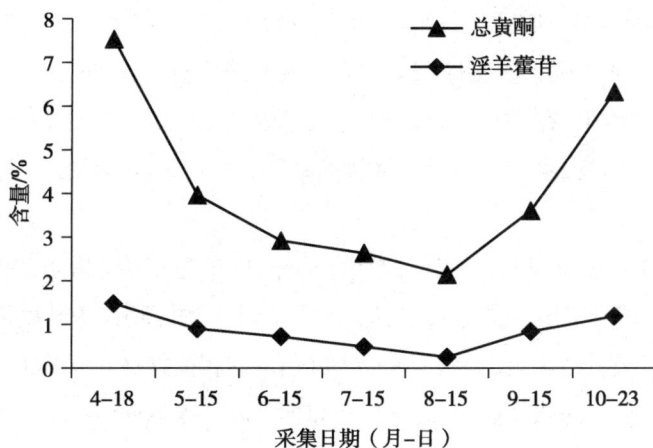

● 图 5-27　不同物候期淫羊藿黄酮类成分积累规律

有改善心血管系统功能、调节内分泌、增强免疫能力、促进代谢功能、抗骨质疏松、抗衰老等活性。利用淫羊藿为原料制成的中成药种类繁多,主要用于治疗骨质疏松、前列腺炎、妇女更年期综合征、抗风湿等症,如抗骨增生丸、汇仁肾宝、仙骨参芪口服液、抗骨增生口服液、冠心康片、心痛宁胶囊、补肾壮骨胶囊、助孕胶囊、更年平颗粒、安心颗粒、骨疏康颗粒、补血养颜合剂等。

2. 在保健食品中的应用　淫羊藿的黄酮类和多糖类成分具有良好的增强免疫功能,是多种抗衰老、抗骨质疏松保健食品、欧美市场中食品补充剂的主要原料。目前我国已将淫羊藿列入"可用于保健食品的物品名单"之中,淫羊藿在保健食品的应用将有广阔前景。

五味子

五味子为木兰科植物五味子 *Schisandra chinensis*(Turcz.)Baill. 和华中五味子 *S. sphenanthera* Rehd. et Wils. 的干燥成熟果实,具有收敛固涩,益气生津,补肾宁心的功效。五味子传统上作为木兰科的亚科或属,经后人的不断研究及分子生物学分类方法的运用,发现它们的染色体基数为 $n=14$。该种染色体组与木兰科(狭义的)的木兰属和鹅掌楸属不同($n=19, 38$);此外,比较木兰科与五味子属形态,二者在花的结构、雄蕊、心皮、花药、花粉、种子和果实,染色体数目和木材解剖方面有明显区别,因而《中国植物志》将五味子属和南五味子属独立成五味子科。《中国药典》(2000 年版)之前的历版《中国药典》是将五味子和华中五味子的干燥成熟果实都作为五味子使用,研究发现二者在生境分布、化学成分及药效等方均具有一定的差异,故 2000 年起《中国药典》将二者分开,分别称为"北五味子"和"南五味子"。

【资源类群概述】

五味子属 *Schisandra* 植物全世界约 50 余种,主要产于亚洲的中国、日本、马来西亚、朝鲜等国。我国有近 30 种,除新疆、青海、海南未见记载外,全国大部分省(自治区、直辖市)均有分布。五味子为多年生木质落叶藤本,生于海拔 1 200～1 700m 的沟谷、溪旁、山坡,常缠绕在其他林木和灌丛上,东北地区(黑龙江、吉林、辽宁)是北五味子的主产地。北五味子的药用以前多依赖于野生资源,近年来由于国内外市场对五味子的需求日益增加,而野生资源日益减少,所以人工栽培的面积增加很快。

北五味子为落叶木质藤本,小枝褐色。单叶互生,叶卵形、宽倒卵形至宽椭圆形,长 5～

11cm,宽3～7cm,边缘疏生有腺体的细齿,上面有光泽,无毛。花单性,雄花:花被片6～9片,粉白色或粉红色,长圆形或椭圆状长圆形,雄蕊仅5(或6)枚,直立排列于短的柱状花托顶端,形成近倒卵圆形的雄蕊群;雌花:花被片和雄花相似,雌蕊群近卵圆形,心皮17～40,子房卵圆形或卵状椭圆体形。聚合果;小浆果红色,近球形或倒卵圆形;种子肾形,淡褐色,种皮光滑。花期5～7月,果期7～10月。

华中五味子分布于我国湖北、河南、陕西、山西、甘肃等华中、华东及西南地区,生于海拔600～2 400米的密林中、溪沟边或湿润山坡边。与北五味子的区别在于叶质稍厚、叶片倒卵形、卵状披针形。花单生于叶腋,橙黄色,果实干燥后为红色。同属植物绿叶五味子 *S. viridis* A. C. Smith、红花五味子 *S. rubriflora*(Franch)Rehd. et Wils 及翼梗五味子 *S. henryi* Clarke 在地理分布上与华中五味子相重叠,其干燥果实也在民间药用。

【资源性化学成分】

五味子资源性化学成分类型主要包括木脂素类、三萜类、有机酸类、挥发油类和多糖类等,尚含有丰富的氨基酸类、维生素类以及环二肽类化合物。

1. 木脂素类　木脂素类化合物为五味子中的主要活性成分,主要有联苯环辛烯类木脂素(dibenzocyclooctadiene)、二芳基丁烷类木脂素(diarylbutanes)及四氢呋喃类木脂素(tetrahydrofurans)。从生源途径上来说,二芳基丁烷类木脂素是其他类木脂素的生物合成前体。这些木脂素具有肝脏保护作用、抑制中枢神经系统、抗癌等多种生物活性。

(1)联苯环辛烯类木脂素:联苯环辛烯类木脂素在植物界中集中分布于五味子属,极少数存在于与其亲缘关系较远的植物中,因此是五味子属的特征性成分,具有明显的分类学意义。

五味子果实及藤茎中的主要木脂素类成分包括:五味子醇甲(五味子素, schisandrin)、五味子醇乙(戈米辛 A, gomisin A)、五味子甲素(去氧五味子素, deoxyschisandrin)、五味子乙素(schisandrin B)、五味子丙素(schisandrin C)、五味子酯甲(schisantherin A)、五味子酚(schisanhenol)、戈米辛 J(gomisin J)等联苯环辛烯类木脂素,其中五味子醇甲、五味子醇乙和五味子丙素含量较高。华中五味子中木脂素类成分包括:五味子甲素、五味子酯甲、五味子酯乙、五味子酯丙和五味子酚等,以五味子甲素、五味子酯甲为主。

北五味子中五味子醇甲、五味子醇乙的含量高于南五味子,且北五味子中的总木脂素的含量高于南五味子;北五味子中五味子醇甲、五味子醇乙及五味子乙素的含量高于五味子甲素和五味子酯甲,但南五味子恰与之相反。不同来源的南五味子药材中五味子醇甲、醇乙、酯甲、甲素及乙素等成分的含量差异较大,而不同来源的北五味子中它们的含量却较稳定。

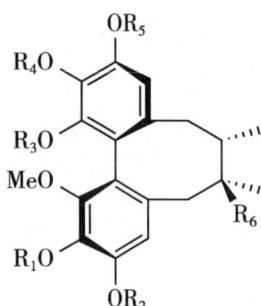

五味子甲素	$R_1=R_2=R_3=R_4=R_5=Me$　　$R_6=H$
五味子乙素	$R_1+R_2=CH_2$　$R_3=R_4=R_5=Me$　$R_6=H$
五味子酚	$R_1=R_2=Me$　$R_3=H$　$R_4=R_5=Me$　$R_6=H$
五味子醇甲	$R_1=R_2=R_3=R_4=R_5=Me$　　$R_6=OH$
五味子醇乙	$R_1=R_2=R_3=Me$　　$R_4+R_5=CH_2$　$R_6=OH$

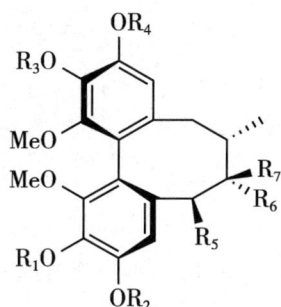

五味子丙素　$R_1+R_2=CH_2$　$R_3+R_4=CH_2$　$R_5=R_7=H$　$R_6=Me$
戈米辛J　　$R_1=Me$　$R_2=H$　$R_3=Me$　$R_4=R_5=R_7=H$　$R_6=Me$
五味子酯甲　$R_1=R_2=Me$　$R_3+R_4=CH_2$　$R_5=Benzoyl$
　　　　　　$R_6=OH$　$R_7=Me$

（2）二芳基丁烷类木脂素：北五味子中含有前戈米辛（pre-gomisin）、2,3- 二甲基 -1,4- 二芳基丁烷类木脂素等。华中五味子含有安五脂素、华中五脂素（sephenanlignan）等二芳基丁烷类木脂素，具抗肿瘤活性。

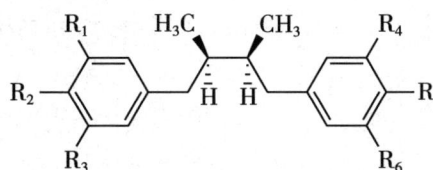

前戈米辛　　$R_1=R_4=OH$　　$R_2=R_3=R_5=R_6=OMe$
华中五脂素　$R_1+R_2=OCH_2O$　$R_3=H$　$R_4=R_5=OMe$　$R_6=OH$
安五脂素　　$R_1+R_2=OCH_2O$　$R_3=R_4=H$　$R_5=OH$　$R_6=OMe$

（3）四氢呋喃类木脂素：南五味子尚含有 *d*- 表加巴辛（*d*-epigalbacin）等四氢呋喃类木脂素类成分。

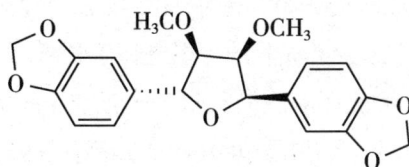

d-表加巴辛

2．三萜类　五味子属植物中分离鉴定出的另一大类成分为三萜，从五味子中分离鉴定出约 10 余种，多为高度氧化的降三萜类化合物，其结构类型主要分为六种：schiartane 型、schisanartane 型、18-norschiartane 型、pre-schisanartane 型、18（13 → 14）-*abeo*-schiartane 型和 wuweiziartane 型。该类化合物多具有抗 HIV 病毒和抗肿瘤等活性。

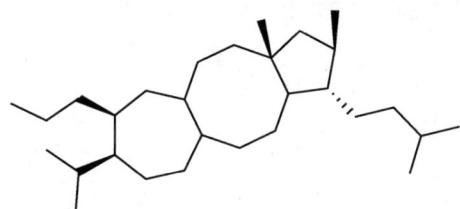

schisanartane

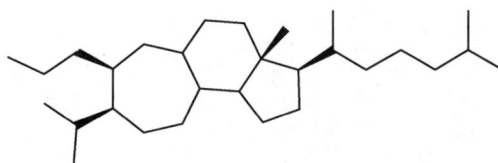

schiartane

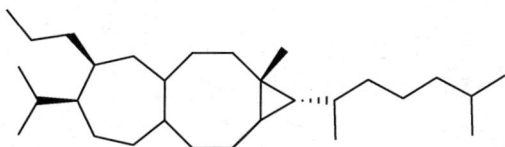

pre–schisanartane

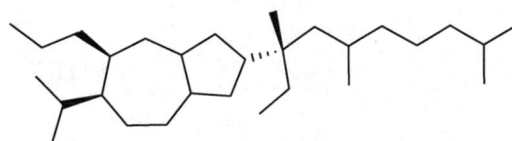

wuweiziartane

3．挥发油类　南、北五味子果实和种子中均含有丰富的以倍半萜类成分为主的挥发性成分。

北五味子果实中的主要挥发性成分包括：β- 月桂烯、γ- 杜松烯、δ- 杜松烯、橙花叔醇及 δ- 杜松醇等。

五味子种子中挥发性成分约占种子的 1.6%，其中以古巴烯（copaene）、α- 金合欢烯、α- 荜澄茄油烯含量最高，三者之和占总挥发油的 55.72%。而南五味子种子中的挥发性成分以 α- 檀香烯、δ- 榄香烯、β- 雪松烯和 γ- 杜松萜烯为主，且南五味子中不含 α- 蒎烯、莰烯及 β- 蒎烯等萜类化合物。此外，北五味子中依兰烯的含量远远高于南五味子，可作为区分南北五味子的重要依据。五味子挥发性成分具有良好的镇咳作用，其镇咳效力为可待因的 75%；对中枢神经系统具有调节作用；增强机体对非特异性刺激的防御能力。

4．多糖类　多糖类成分为五味子中一类重要的活性物质，具有保肝、增强免疫、抗衰老、抗肿瘤、抗氧化、抗疲劳等多方面药理作用。五味子多糖类主要存在于果肉中，主要是葡萄糖、半乳糖、阿拉伯糖、鼠李糖、甘露糖等单糖组成，且南五味子多糖中半乳糖含量高，而北五味子多糖中葡萄糖的含量高。

5．有机酸类　五味子中有机酸类成分是五味子"味酸"的物质基础，五味子果实中含有苹果酸、柠檬酸、酒石酸、奎尼酸、原儿茶酸等有机酸类成分，此外，尚含有游离脂肪酸，如油酸、亚油酸、硬脂酸、棕榈酸、棕榈油酸和肉豆蔻酸等。其中苹果酸、柠檬酸等有机酸具有祛痰和镇咳等作用。

【资源化学评价】

1．五味子果实中木脂素类成分的分析　采用 HPLC 法，对产于黑龙江、辽宁、山西、河北等10 个产地的五味子果实中 4 种木脂素类成分的含量进行了分析，结果显示，不同产地药材中五味子醇甲含量参差不齐，其中产于河北石家庄的五味子中五味子醇甲含量最高（0.95%），而产于大兴安岭的五味子果实中五味子醇甲含量最低（0.01%），二者相差 95 倍。五味子酯甲含量最高的是产于山西阳泉的五味子（0.78%），最低的是黑龙江依兰县五味子（0.14%），五味子甲素含量最高与最低的药材产地分别为大兴安岭（0.31%）、黑龙江依兰县（0.03%），吉林长春产的五味子中五味子乙素含量最高（0.46%），黑龙江安达产的五味子未检测到五味子乙素，详见图 5-28。以上说明五味子醇甲的含量高低与其余三种主要木脂素无明显的相关性，评价药材质量优劣时应综合考虑多个成分的含量变化。

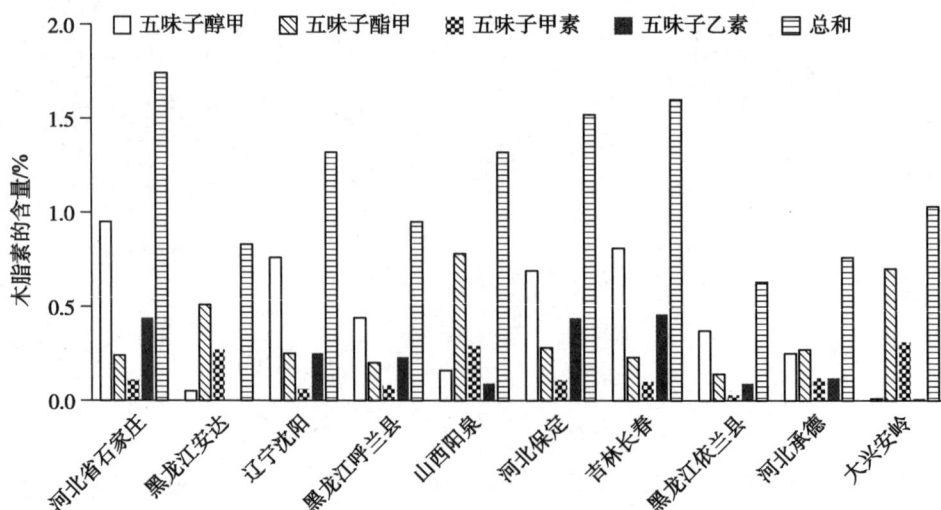

● 图 5-28　不同产地五味子果实中 4 种木脂素类成分的含量比较

2.五味子果实不同生长期中木脂素类成分的动态分析 以五味子醇甲、五味子醇乙、五味子酯甲、五味子甲素和五味子乙素五种木脂素为指标,对辽宁省不同生长期的野生种和栽培种五味子果实木脂素含量动态变化进行分析,发现不同生长期的五味子果实,除栽培种中的五味子酯甲和平原地区栽培种中的五味子甲素外,其他指标成分及五种指标成分总含量均随生长期延长而逐渐升高,在半成熟期时含量达最高值;五味子果实进入成熟期后,除平原地区栽培种中的五味子酯甲和五味子甲素外,其他木脂素指标性成分的含量与半成熟期含量相比均有不同幅度降低。

3.五味子果实不同部位中木脂素类成分的动态分析 以五味子醇甲、戈米辛D、戈米辛J、五味子醇乙、当归酰戈米辛H、戈米辛G、五味子酯甲、五味子甲素、五味子乙素、五味子丙素10种木脂素成分为指标,对采自黑龙江省、吉林省、辽宁省12个不同产地五味子样品进行分析,发现十种木脂素类成分在五味子果实的三个不同部位的含量差异很显著,不同产地五味子种仁、种皮和果肉中总木脂素质量分数分别为30.08mg/g、9.76mg/g、2.24mg/g,五味子种仁的木脂素类成分含量最高,种皮次之,果肉最低,12个不同产地五味子样品均表现出相同的趋势(图5-29)。

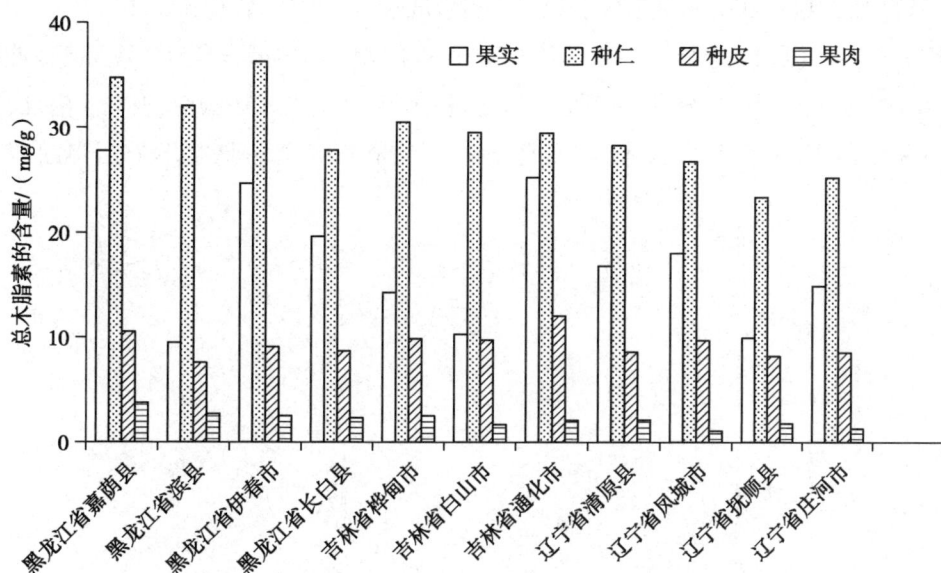

● 图5-29 不同产地五味子果实中不同部位的总木脂素类含量

4.五味子藤茎中木脂素类成分的动态分析 五味子藤茎中含有与五味子果实类似的木脂素类成分,三年生以上的藤茎可以代替五味子果实作为提取五味子木脂素的原料。以五味子甲素、五味子乙素及五味子醇甲为指标,对产自吉林通化市佐安村的五味子藤茎中的木脂素成分进行分析。

不同年限:五味子藤茎中五味子甲素和五味子乙素的含量均随生长年限的增长而递增,三年生藤茎中的五味子甲素、五味子乙素的含量及二者之和已与五味子果实接近,四年生以上的五味子藤茎中的木脂素含量均高于五味子果实(图5-30)。

不同部位:五味子藤茎中的木脂素类成分90%存在于韧皮部。

不同采收期:对五味子藤茎中木脂素的含量在12个月内的变化规律进行考察,发现五味子醇甲的含量在12月最高、3月最低,五味子甲素的含量在11月最高、3月最低,五味子乙素的含量在1月最高、4月最低。比较五味子藤茎中三种木脂素的总和发现,其含量在秋、冬季节较高,春季较低,因此五味子藤茎的最佳采收期应确定为秋、冬季。

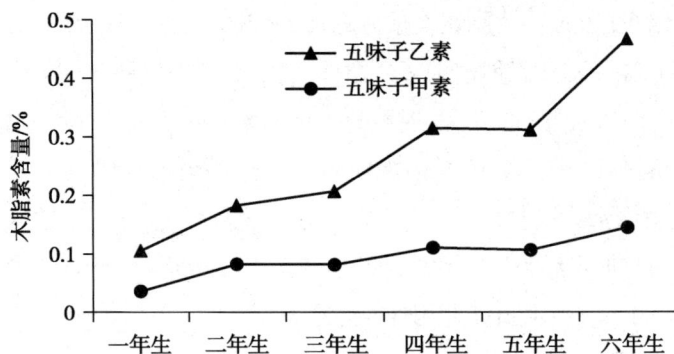

● 图 5-30 不同生长年限五味子藤茎中木脂素的含量变化

5. 五味子果梗中木脂素类成分分析　五味子果梗年产量也很大,大约占五味子年产量的10%。五味子果梗中含有五味子醇甲、五味子醇乙、五味子乙素、五味子丙素、五味子酯乙、戈米辛 M_1、戈米辛 L_1、戈米辛 G、前戈米辛等木脂素类成分,与五味子果实类似。五味子果梗中五味子乙素含量约为果实的40%,说明五味子果梗中有效成分含量也较高,但低于果实。

6. 五味子叶中木脂素类成分分析　五味子叶每年秋天落下的量非常大。采用高效液相色谱法,对五味子叶中木脂素类成分进行指认,发现五味子叶中含有五味子醇甲、五味子醇乙、五味子酯乙、五味子乙素、五味子丙素、戈米辛 G、戈米辛 L_1、戈米辛 M_1 等木脂素类成分,见图5-31。

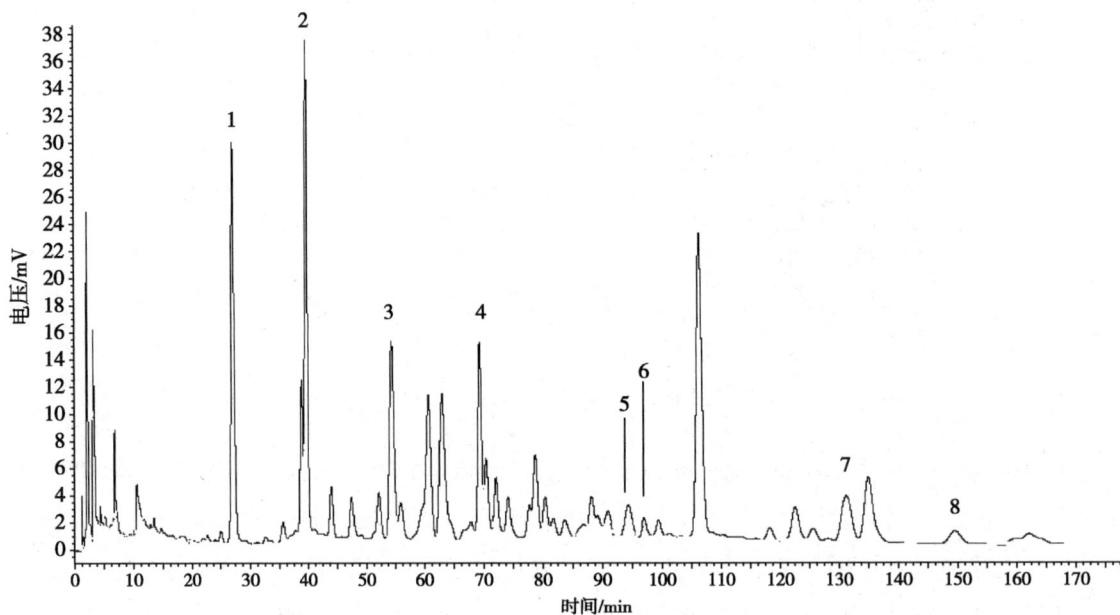

1. 五味子醇甲;2. 五味子醇乙;3. 戈米辛 G;4. 五味子酯乙;5. 戈米辛 L_1;6. 戈米辛 M_1;7. 五味子乙素;8. 五味子丙素。

● 图 5-31　五味子叶中木脂素类成分的高效液相色谱图

7. 五味子果实中木脂素类成分分析　南五味子中木脂素类成分的种类及含量与北五味子的明显不同,前者主含五味子酯甲、五味子甲素和安五脂素等,其中安五脂素可作为鉴别北五味子与南五味子的指标性成分。应用高效液相色谱法,对不同产地华中五味子果实及藤茎中十种木脂素类成分的含量进行了考察。

不同部位：华中五味子果实中木脂素成分的含量显著高于藤茎。藤茎中五味子酯甲、五味子醇甲、五味子醇乙等10种木脂素总含量仅0.18%～0.22%，而果实中为0.45%～2.00%，见图5-32，说明南五味子的藤茎在替代果实提取五味子木脂素的原料方面不如北五味子。

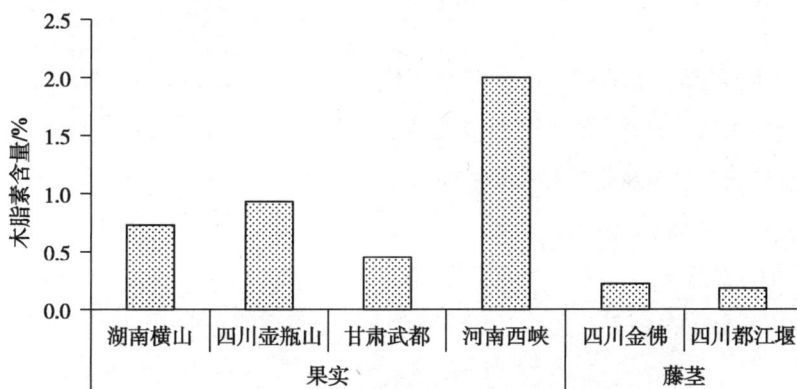

● 图5-32　华中五味子果实与藤茎中10种木脂素类成分的总含量

不同产地：华中五味子广泛分布在我国西北、华中、华东和西南地区。随着地理分布的不同，华中五味子中木脂素成分的结构类型及其含量有显著的差异。产于秦岭南侧、东侧、中条山及太行山南端的华中五味子果实含有保肝降酶、抗炎、抗氧化及抗肿瘤的主要活性木脂素五味子酯甲、五味子甲素、安五脂素等，且总木脂素含量较高，质量较优。产于秦岭西侧宝鸡、天水者主要含有安五脂素和 d- 表加巴辛，不含五味子醇甲、五味子醇乙和五味子酯甲，而秦岭南侧安康、恩施产者也不含联苯环辛烯型木脂素类成分，但含有四氢呋喃类木脂素。

【资源利用途径】

1. 在医药领域中的应用　五味子始载于《神农本草经》列为上品，为传统的滋补强壮药。在中医临床主要用于久嗽虚喘、梦遗滑精、遗尿、尿频、久泻不止、自汗盗汗、津伤口渴、内热消渴、心悸失眠、肝炎等。《图经本草》记载："五味子皮肉甘酸，核中辛苦，均有咸味，此则五味俱也"。

（1）作为药品直接使用：在1 000余种中医临床常用中成药中，共有98个品种中使用了五味子，用于治疗内科、妇科、儿科、男性科、皮肤科、耳鼻咽喉科、口腔科和眼科的疾病。现代药理研究表明，五味子在中枢神经系统主要具有镇静、安神、神经保护作用；作用于肝脏主要表现为降低血清谷丙转氨酶，对化学毒物所致的肝损伤具保护作用，可增强肝脏解毒功能，抗脂质过氧化，促进蛋白质合成和肝糖元生成等；作用于心血管系统主要表现为钙拮抗作用、心肌保护作用等；作用于呼吸系统主要表现为镇咳、祛痰作用；作用于免疫系统主要表现为免疫增强作用。此外，五味子还表现出抗炎、抗肿瘤、抗病毒、延缓衰老等作用。

（2）作为制备提取物的原料：木脂素是五味子中最主要的活性成分，以五味子果实为原料制备五味子脂溶性未精制提取物、半精制提取物与选择性提取物，用于不同制剂的调配。

（3）作为提取化学对照品的原料：五味子果实、五味子果梗、五味子叶片中均含有较高含量的木脂素类成分，以五味子果实、果梗及叶片为原料分离五味子醇甲、五味子醇乙等木脂素类成分，可作为化学对照品使用。

2．在保健食品中的应用　由于五味子功能属性独特，被列入"可用于保健食品的物品名单"，进而为其用于保健食品开发创造了得天独厚的条件。用五味子果实可酿造果酒和保健酒，具有缓解疲劳、保肝益肾、安神等保健作用。五味子的根、茎、叶可用以泡茶饮用，五味子果实原汁含有丰富的营养成分和木脂素、多糖等抗氧化、增强免疫的活性成分，可以作为保健饮品的原料。

3．在食品中的应用　五味子提取木脂素后残渣一般作为废物丢弃，造成药用资源的浪费。五味子中除含有木脂素成分外，还含有较多的多糖和有机酸等活性成分，因此以五味子残渣为原料制备五味子有机酸提取物及粗多糖提取物可用于食品工业中，五味子的藤茎在东北有被用作炖肉料使用的传统。

4．在畜牧业中的应用　五味子提取物可用作断乳仔猪、肉仔鸡和蛋雏鸡等畜禽养殖过程中的饲料添加剂，可显著提高畜禽的免疫功能，并能调节肠道微生态平衡，减少病害的发生。

板蓝根

板蓝根为十字花科植物菘蓝 *Isatis indigotica* Fort. 的干燥根，具有清热解毒、凉血利咽的功效。菘蓝的干燥叶作为大青叶（Isatidis Folium）入药，具有清热解毒、凉血消斑的功效。此外，叶片可作为提取蓝色染料的原料。

【资源类群概述】

菘蓝属 *Isatis* 植物全世界约有 30 余种，分布于中欧、地中海、西亚及中亚地区。我国有 6 个种 1 个变种，作为药用的主要为菘蓝，其他如长圆果菘蓝 *I. oblongata* DC.、宽翅菘蓝 *I. violascens* Bunge、三肋菘蓝 *I. costata* C. A. Mey、毛果菘蓝 *I. tinctoria* L. var. *praecox*（Kit.）Koch、小果菘蓝 *I. minima* Bunge 和欧洲菘蓝 *I. tinctoria* L. 等，在不同区域或民族也作为代用资源应用。

菘蓝为二年生草本植物，高 40～100cm；主根圆柱形深长，全株光滑无毛。茎直立，顶部多分枝，绿色带白粉霜。基生叶莲座状，长圆形至宽倒披针形，长 5～15cm，宽 1.5～4cm，顶端钝或尖，基部渐狭，全缘或稍有波状齿，具叶柄；茎生叶互生，蓝绿色，长椭圆形至长圆状披针形，基部叶耳不明显或为圆形，半抱茎，全缘或有不明显锯齿。复总状花序呈圆锥状；萼片 4 片，宽卵形或宽披针形；花瓣 4 片，黄色，宽楔形，顶端近平截，具短爪；雄蕊 6 枚，4 强雄蕊；雌蕊 1 枚，长圆形。短角果近长圆形，扁平无毛，边缘有翅；果梗细长，微下垂。种子 1 枚，长圆形，长 3～3.5mm，淡褐色。花期 4～5 月。果期 5～6 月。

菘蓝原产我国，野生于湿润肥沃的沟边或林缘。多栽培于气候温暖、地势平坦、土质疏松、肥沃的砂质壤土。其适应性较强，喜光、喜肥、耐寒、怕水涝，属深根性植物，对气候和土壤要求不严，全国大部分地区均可种植，以土层深厚、肥沃、疏松的栽培为好。主产于河北、陕西、江苏、安徽、浙江等地。

【资源性化学成分】

板蓝根中资源性化学成分类型主要有生物碱类、硫代葡萄糖苷类、有机酸类、苯丙素类、黄酮类、蒽醌类、核苷类、甾醇类、氨基酸类等。

1．生物碱类　板蓝根中生物碱类成分可分为：吲哚类生物碱、喹唑酮类生物碱、喹啉类生物碱、中氮茚类生物碱。

（1）吲哚类生物碱：大部分均含有酮基，也有成苷形式存在的。常见取代基主要有：3位大多为醛基、乙腈基或酮基，2位、5位羟基取代，1位氮原子上大多为甲氧基取代。其代表性化合物有：靛蓝（indigo）、靛玉红（indirubin）、羟基靛玉红（hydroxyindirubin）、靛红（isatin）、依靛蓝酮（isaindigodione）、吲哚-3-乙腈-6-O-β-D-葡萄糖苷（indole-3-acetonitrile-6-O-β-D-glucopyranoside）、（E）-2-[（3′-吲哚）腈基亚甲基]-3-吲哚酮（（E）-2-[（3′-indole）cyanomethylene]-3-indolinone）、1-甲氧基-3-吲哚醛（1-methoxy-3-indolecar-baldehyde）、1-甲氧基-3-乙腈基吲哚（1-methoxy-3-indoleacetonitrile）、3-醛基吲哚（3-formyl-indole）等。

大青叶新鲜叶片中主要含有大青素B（isatan B）；干燥加工后叶片中主要含有靛蓝、靛玉红、5-羟基-2-吲哚酮（5-hydroxy-2-indolinone）、青黛酮（qingdainone）等。

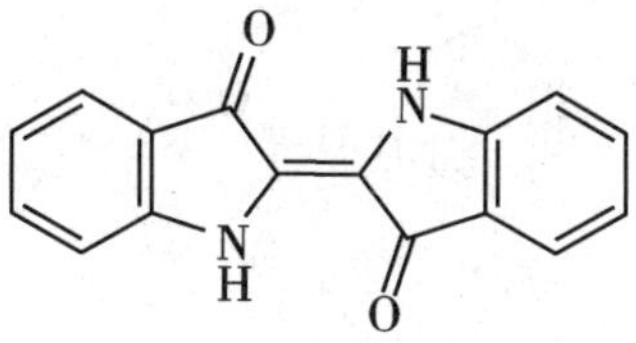

靛蓝

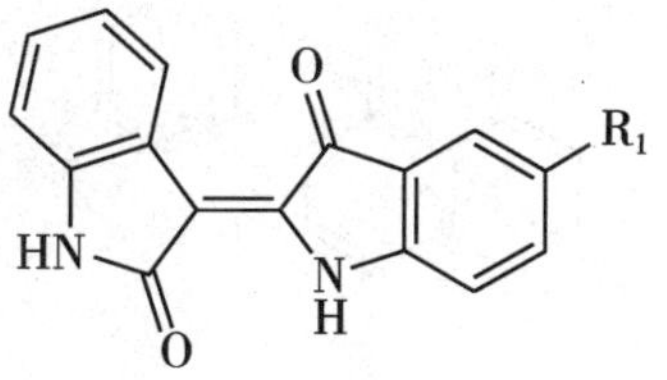

靛玉红　R_1=H
羟基靛玉红　R_1=OH

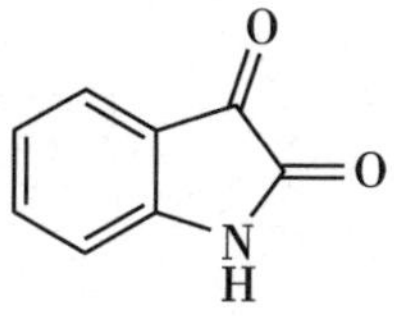

靛红

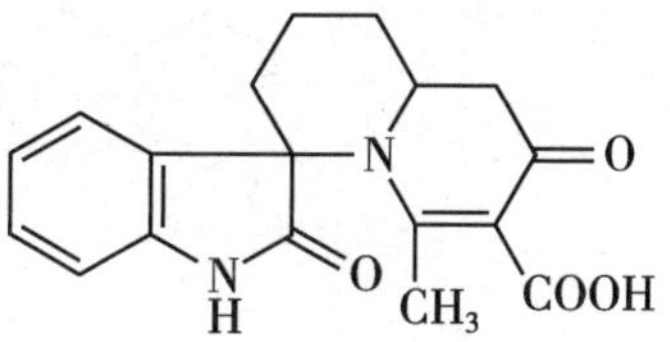

依靛蓝酮

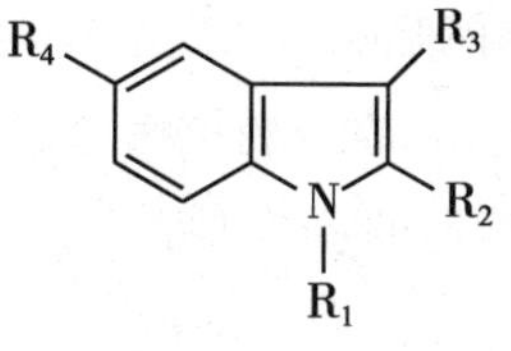

1-甲氧基-3-吲哚醛　R_1=OCH$_3$，R_2=H，R_3=CHO，R_4=H
1-甲氧基-3-乙腈基吲哚　R_1=OCH$_3$，R_2=H，R_3=CH$_2$CN，R_4=H

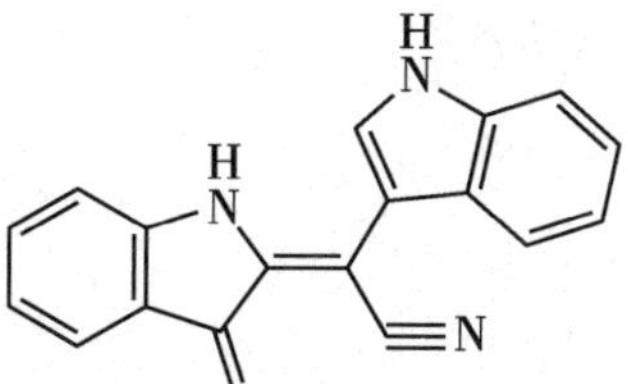

（E）-2-[（3′-吲哚）腈基亚甲基]-3-吲哚酮

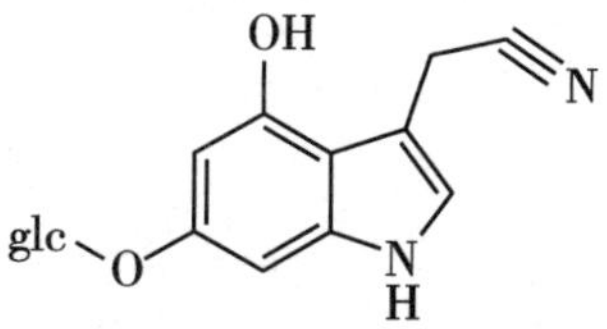

吲哚-3-乙腈-6-O-β-D-葡萄糖苷

（2）喹唑酮和喹啉类生物碱：板蓝根中喹唑酮类生物碱主要有：脱氧鸭嘴花酮碱（deoxyvasicinone）、色胺酮（tryptanthrin）、3-（2′-羟基苯基）-4（3H）-喹唑酮[3-（2′-hydroxyphenyl）-4（3H）-quinazolinone]、isaindigotone等。大青叶中也含有此类生物碱成分：2,4-（1H,3H)喹唑二酮、色胺酮、脱氧鸭嘴花酮碱、4（3H)喹唑酮、3-（2-羧苯基）-4-（3H)-喹唑酮等。

板蓝根中喹啉类生物碱代表化合物如板蓝根甲素（isatan A）。

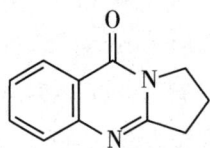

脱氧鸭嘴花酮碱

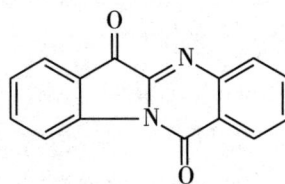

色胺酮

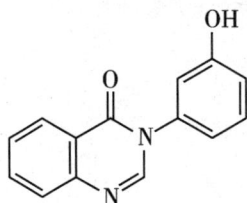

3-（2'-羟基苯基）-4（3H）-喹唑酮

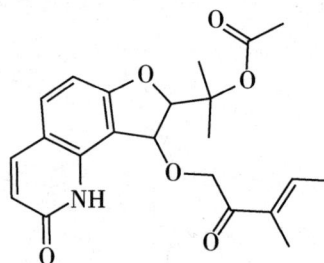

板蓝根甲素

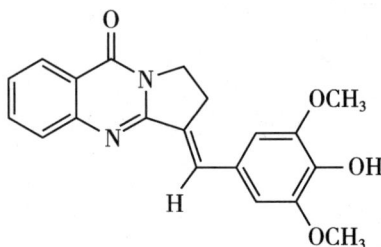

isaindigotone

（3）中氮茚类生物碱：具有含一个氮原子的五元和六元骈环体系的吲哚类似物。板蓝根中依靛蓝双酮（isaindigotidione）化合物即为中氮茚生物碱衍生物。该类化合物具有抗病毒、抗肿瘤、抗炎、抗真菌、抗利什曼原虫、抗氧化、组胺 H_3 受体拮抗及免疫调节等多种生物活性。

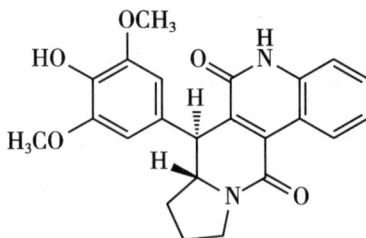

依靛蓝双酮

2. 含硫类化合物　板蓝根中还含有 5- 甲氧基 -3- 吲哚甲基芥子油苷（5-hydroxy-3-indolylyl-methyl-gluosinolate）、5- 羟基 -3- 吲哚甲基芥子油苷（5-hydroxy-3-indolylylmethylglucosinolate）、1- 硫氰基 -2- 羟基 -3- 丁烯（1-thiocyano-2-hydroxy-3-butene）、表告依春（epigoitrin）、告依春（goitrin）等。

菘蓝鲜叶中含芸苔葡糖硫苷（glucobrassicin）、新芸苔葡糖硫苷（neoglucobrassicin）、1- 磺酰 -3-

呵哚甲基葡萄糖异硫氰酸盐，即 1- 磺酰芸苔苷等。

3．有机酸类　板蓝根中有机酸类成分包括芳香酸、高级不饱和脂肪酸、小分子有机酸等类型的化合物。主要有烟酸（nicotinic acid）、2- 羟基 -1,4- 苯二甲酸（2-hydroxy-1,4-benzenedicarboxylic acid）、琥珀酸（succinic acid）、苯甲酸（benzoic acid）、水杨酸（salicylic acid）、丁香酸（syringic acid）、亚油烯酸（linolenic acid）、芥酸（erueic acid）等。

4．苯丙素类　板蓝根中含有一个新型结构的香豆素，即板蓝根异香豆素 A（indigotiisocoumarin A）。

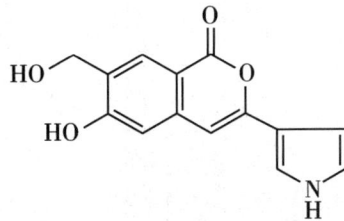
板蓝根异香豆素A

板蓝根中木脂素类化合物多为单体、二聚物及其苷。包括落叶松树脂醇（lariciresinol）及其糖苷等。

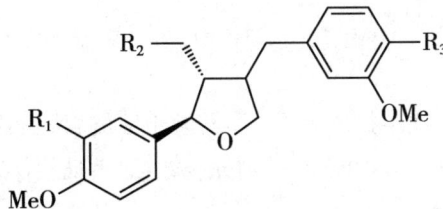

落叶松树脂醇　R₁=OH, R₂=OH, R₃=OH
落叶松树脂醇-4-O-β-D-吡喃型葡萄糖苷　R₁=glc, R₂=OH, R₃=OH
落叶松树脂醇-4,4′-二- O-β-D-吡喃型葡萄糖苷　R₁=glc, R₂=OH, R₃=glc
落叶松树脂醇-4′-O-β-D-吡喃型葡萄糖苷　R₁=OH, R₂=OH, R₃=glc
落叶松树脂醇-9-O-β-D-吡喃型葡萄糖苷　R₁=OH, R₂=glc, R₃=OH

5．黄酮类　菘蓝植物中黄酮类成分有：异牡荆苷（homovitexin）、蒙花苷（linarin）、甜橙素（sinensetin）、半齿泽兰素（eupatorin）、新橙皮苷（neohesperidin）、异甘草素（isoliquiritiqenin）、甘草素（liquiritiqenin）等。

6．蒽醌类　板蓝根中还含有大黄素（emodin）、大黄素 -8- 氧 -β-D- 葡萄糖苷（emodin-8-O-β-D-glucoside）等蒽醌类成分。

7．核苷类　板蓝根中含有的核苷类成分有腺苷、尿苷、次黄嘌呤、尿嘧啶、鸟嘌呤等。

8．甾醇类　菘蓝等十字花科植物中普遍含有丰富的甾醇类化合物。主要有：β- 谷甾醇、γ- 谷甾醇、胡萝卜苷、扶桑甾醇、豆甾醇、胆甾醇、β- 谷甾醇十二烷酸酯、（24R）- 乙基 -3β,5α,6β- 三羟基胆甾烷、3β,6α- 二羟基豆甾烷等。

9．氨基酸类　板蓝根中含有的氨基酸类成分：精氨酸、谷氨酸、酪氨酸、脯氨酸、缬氨酸、γ-氨基丁酸、亮氨酸、色氨酸、天冬氨酸、苏氨酸、丝氨酸、甘氨酸、丙氨酸、异亮氨酸、苯丙氨酸、组氨酸、赖氨酸等。

【资源化学评价】

1. 生物碱类成分的分析与评价

（1）不同产地板蓝根中靛蓝、靛玉红含量比较分析：对不同产地板蓝根药材中的靛玉红和靛蓝含量进行比较分析，结果显示：河南清丰产板蓝根药材中靛玉红和靛蓝含量最高，见图 5-33。

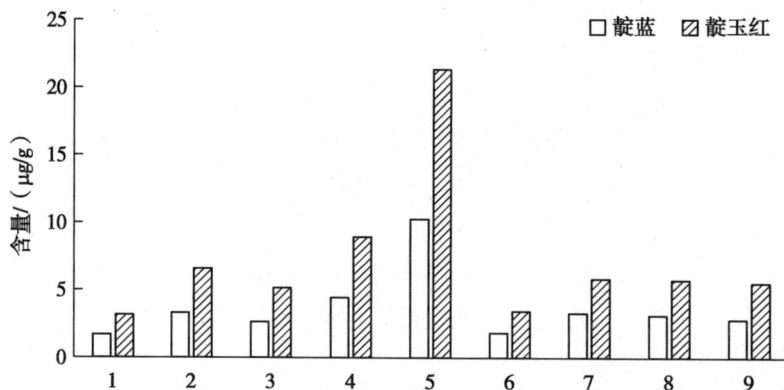

1. 山东临沂；2. 河北玉田 - 同仁堂 GAP 基地；3. 安徽阜阳；4. 河北祈新；
5. 河南清丰；6. 内蒙赤峰；7. 安徽阜阳 - 白云山 GAP 基地；8. 安徽太和；
9. 黑龙江哈尔滨。

● 图 5-33　不同产地板蓝根中靛玉红和靛蓝含量

各地的大青叶因土壤、气候、栽培技术等不同，其靛玉红的含量也各有差异。通过对不同产地大青叶中靛玉红的含量进行分析，结果显示：河北、河南、吉林、山东、安徽 5 个产地中，以河南、吉林产大青叶中靛玉红含量最高，见图 5-34。

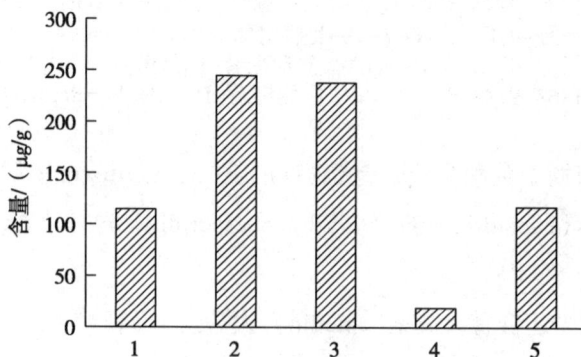

1. 河北；2. 河南；3. 吉林；4. 山东；5. 安徽。

● 图 5-34　不同产地大青叶中靛玉红含量

（2）不同采收时间对板蓝根中靛玉红、靛蓝积累规律：同一产地不同采集期的板蓝根，11月的靛玉红和靛蓝含量均达到最高，分别为 1 004μg/g 和 12.3μg/g，前者是其他月份的 95.6～215 倍，后者是含量最低月份的近 3 倍。同产地不同采收期对大青叶中靛玉红的含量具有明显的影响，大青叶中靛玉红的含量在 6～7 月递增率为 24.5%，而 6～8 月的递增率为 113.2%，到 8 月中旬达到最高值；从靛玉红累积含量的角度分析，大青叶的采收时间以 8 月中旬为最佳时机。

（3）采收茬次对大青叶中靛玉红含量的影响：比较大青叶采收茬次对靛玉红含量影响，结果显示：同一季节，10～11 月中，第一茬药材中靛玉红含量达 0.300% 以上；第二茬含量约为 0.140%；第三茬含量在 0.065% 以下。靛玉红含量与大青叶药材色泽相关，以色泽紫或灰紫含量较高，绿色至灰绿色含量较低。

2．硫代葡萄糖苷类成分表告依春的分析与评价　板蓝根产地对表告依春含量影响较大。以板蓝根药材中表告依春的含量对山西、河南、河北、安徽、内蒙古、黑龙江、甘肃七个产地板蓝根药材进行分析考察，结果表明，黑龙江产地含量最高，见图 5-35。

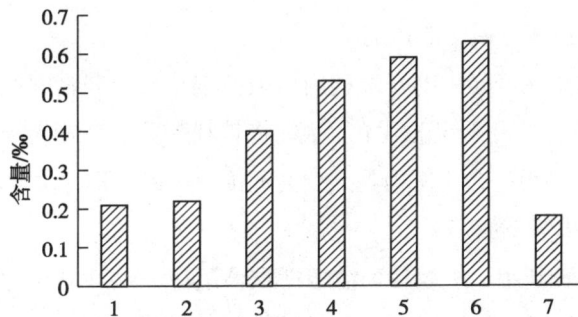

1．山西；2．河南；3．河北．；4．安徽；5．内蒙古；6．黑龙江；7．甘肃。

● 图 5-35　不同产地板蓝根中表告依春的含量

3．核苷类成分的分析与评价　不同采收期板蓝根药材中腺苷的积累有一定规律性，从 8～11 月，腺苷积累逐渐增加，在 9 月腺苷快速积累，在 10～11 月间达到较高积累量（300mg/kg），11 月其积累量均达最大值，此后板蓝根中腺苷的含量略有增长。

不同产地板蓝根药材中腺苷的含量存在一定差异，对甘肃、江西、陕西、安徽、吉林五个产地的板蓝根药材中腺苷进行定量分析，五个产地的板蓝根药材均能检测到腺苷，含量分别为 0.216‰、0.383‰、0.262‰、0.316‰、0.32‰。

4．多糖、氨基酸类成分的分析与评价　对不同产地板蓝根中多糖和氨基酸类成分进行定量分析，结果显示，不同产地的板蓝根药材中多糖和总氨基酸含量均存在明显差别，且多糖含量差别较总氨基酸含量差别幅度稍大。不同生长期板蓝根中总多糖含量均高于大青叶中的总多糖。在不同的生长季节，板蓝根及大青叶中总多糖含量均随生长期延长而逐月增加，在 11 月含量最高。根中游离氨基酸含量逐月上升，11 月含量最高；叶中游离氨基酸含量先上升，后下降，以 8 月和 10 月含量较高。

【资源利用途径】

1．在医药领域中的开发利用　板蓝根始载于《神农本草经》，具有清热解毒、凉血利咽之功效，用于温毒发斑、舌绛紫暗、痄腮、喉痹、烂喉丹痧、大头瘟疫、丹毒和痈肿等；在临床上用途较广，主要用于治疗病毒感染性疾病，对流行性感冒有良好的预防和治疗作用。此外，可与其他中药如荆芥、薄荷、贯众、金银花等组成复方广泛用于治疗多种疾病，如感冒发热、咽喉肿痛、流行性腮腺炎、扁桃体炎、流行性乙型脑炎、各种肝炎、带状疱疹等。常用的板蓝根中药制剂如：复方板蓝根颗粒、板蓝根糖浆、板蓝根注射液、板蓝根滴丸、板蓝根软胶囊等。

菘蓝茎叶可加工制成青黛,其中所含靛玉红用于治疗慢性粒细胞白血病、银屑病。青黛酮、色胺酮、板蓝根组酸等在体内外均具有一定程度的抗肿瘤活性。依靛蓝双酮具有抗炎作用;2,4-(1H,3H)-喹唑二酮和表告依春有抗流感病毒作用;3-(2′-羟基苯基)-4(3H)-喹唑酮等具有体外抗内毒素作用;木脂素类化合物落叶松脂素和落叶松脂素苷具有显著的抗病毒活性,落叶松脂素苷可以抑制流感病毒诱导的炎症反应且其衍生物落叶松脂素-4,4′-二-O-β-D-二葡萄糖苷(clemastanin B)具有抗甲型和乙型流感病毒的活性;板蓝根凝集素对流感病毒具有显著预防和治疗作用;板蓝根蛋白及多肽对甲型 H_1N_1 流感感染小鼠具有一定的保护作用,可以减轻流感病毒引起的小鼠肺部病变,抑制流感病毒的复制,提高机体的免疫功能;板蓝根多糖有促进或激发免疫功能、抗肿瘤、抗病毒、抗氧化、抗辐射、降血糖、降血脂、护肝等功效,还可促进抗流感病毒 IgG 抗体的生成,可作为抗病毒疫苗的佐剂。

2. 在保健食品及功能性产品中的开发利用　板蓝根是传统药食同源的中药,具有抗氧化及降血糖、护肝等功效。充分利用板蓝根生药资源,将其制药残渣开发为板蓝根多糖保健酒,不但有效地保持多糖活性,而且也符合中医引药入食的理论。以板蓝根为主要原料开发有复合功能性饮料、果冻、营养保健糖果等健康产品。

3. 在畜牧业中的开发利用　板蓝根药渣粗纤维含量在 29%～35% 之间,其中还含有大量的木质素、半纤维素等。经过化学处理后可作饲料使用,特别是用氨化(氨化处理是通过氨化与碱化双重作用以提高药渣的营养价值,药渣经氨化处理后粗蛋白质含量可提高 100%～150%,纤维素含量降低 10%,有机物消化率提高 20% 以上饲料后,日增重明显,是牛、羊反刍家畜良好的粗饲料。同时大青叶、板蓝根药渣有预防流感的作用。将药渣用作饲料,不仅节省饲料成本,同时也减轻生态压力。

板蓝根药渣中含有大量的纤维素、淀粉、粗蛋白、磷、钾等,用 20% 药渣与其他农家肥混合发酵形成肥效更高的有机复合肥。以板蓝根药渣作为原料生产水稻育秧基质,能够有效培育壮秧,应用后可降低苗期的病害。采用板蓝根药渣培养基培养的平菇栽培种,菌丝性状均优于棉籽壳,该方法简便可行且获得良好的制种效果。板蓝根水提醇沉物可进行液态发酵培养益生菌,开发饲用微生态制剂。

4. 在化工领域的开发利用　板蓝根药渣能快速吸附大量的铅,对低浓度的铅溶液吸附率更高。用碱预处理或次氯酸钠氧化处理,能提高板蓝根药渣对铅的吸附能力。板蓝根药渣活性炭对溶液中的砷具有良好的吸附效能。采用板蓝根药渣发酵生产微生物絮凝剂具有良好的絮凝能力,可降低絮凝剂生产成本,提高效率。板蓝根粗多糖采用化学交联和与疏水性材料共混相结合的方法可制作缓释肥料,达到比较理想的缓释效果。

杜仲

杜仲为杜仲科植物杜仲 *Eucommia ulmoides* Oliv. 的干燥树皮。具有补肝肾、强筋骨、安胎的功效。杜仲的干燥叶作为杜仲叶入药,具有补肝肾、强筋骨的功效。

【资源类群概述】

杜仲为多年生落叶乔木,高达 20 米。小枝光滑,黄褐色或较淡,具片状髓。皮、枝及叶均含胶质。单叶互生；椭圆形或卵形，长 7～15cm，宽 3.5～6.5cm，先端渐尖，基部广楔形，边缘有锯齿，幼叶上面疏被柔毛，下面毛较密，老叶上面光滑，下面叶脉处疏被毛；叶柄长 1～2cm。花单性，雌雄异株，与叶同时开放，或先叶开放，生于一年生枝基部苞片的腋内，有花柄；无花被；雄花有雄蕊 6～10 枚；雌花有一裸露而延长的子房，子房 1 室，顶端有二叉状花柱。翅果卵状长椭圆形而扁，先端下凹，内有种子 1 粒。花期 4～5 月，果期 9 月。

杜仲自然分布在我国亚热带长江流域和暖温带黄河流域的湖南、湖北、河南、陕西、四川、重庆、贵州、云南、江苏、上海、江西、浙江、安徽、山东等地，在自然分布区内其垂直分布范围约在海拔 300～2 500m 之间，无论是丘陵山区还是平原沙区杜仲生长均良好。杜仲属耐干旱、耐瘠薄的树种，年降雨量 200mm 以上就可满足杜仲生长发育的需要，现各地均有栽培。

【资源性化学成分】

杜仲中的资源性化学成分主要有苯丙素类化合物、环烯醚萜类化合物、黄酮类化合物、杜仲胶、甾体和三萜类等，且含有多糖类和氨基酸等营养成分，此外，还含有丰富的 Ca、Fe 等无机元素和 Be、Se 等微量元素。

1. 苯丙素类　苯丙素类是一类基本母核具有一个或几个 C_6-C_3 单元的天然有机化合物，包括简单苯丙素类、香豆素类和木脂素类等。

苯丙素类是形成木脂素的前体，普遍存在于杜仲的各个部位，杜仲中的苯丙素类化合物主要有间羟基苯丙酸（tropicacid）、寇布拉苷（kaobraside）、咖啡酸（caffeic acid）、松柏苷（laricin）、丁香苷（syringin）、二氢咖啡酸（dihydrocaffeic acid）、松柏酸（coniferol）和绿原酸（Chlorogenic acid）及其甲酯等。

木脂素是一类由苯丙素氧化聚合而成的天然产物，多以二聚体的形式存在，少数为三聚体和四聚体。木脂素类化合物是杜仲中含量最丰富的活性物质。按其结构可分为双环氧木脂素（Ⅰ）、单环氧木脂素（Ⅱ）、环木脂素（Ⅲ）、新木脂素（Ⅳ）和倍半木脂素（Ⅴ）；包括松脂酚类、丁香树脂醇类、橄榄树脂素类、松柏醇类、吉尼波西狄克酸甲脂等化合物。

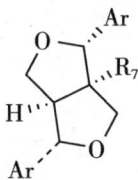

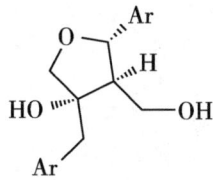

双环氧木脂素类（Ⅰ）　　单环氧木脂素类（Ⅱ）　　环木脂素类（Ⅲ）

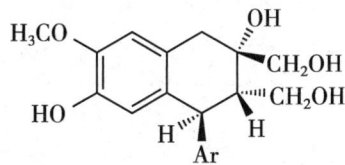

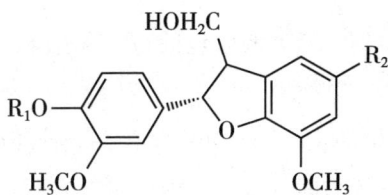

新木脂素类（Ⅳ）

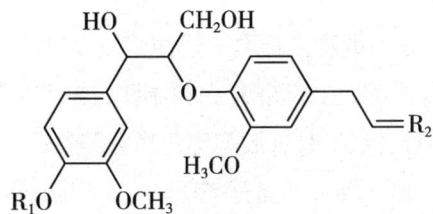

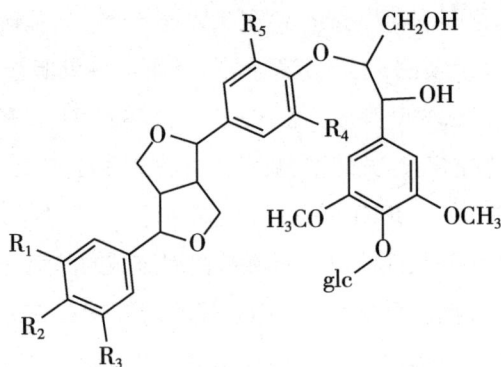

倍半木脂素类（V）

杜仲中木脂素类化合物多为苷类化合物,包括松脂醇二葡萄糖苷、丁香脂素二葡萄糖苷、杜仲素A、橄榄素、柑橘素B、1-羟基松脂醇葡萄糖苷和1-羟基松脂醇二葡萄糖苷等,其中松脂醇二葡萄糖苷(pinoresinol diglucoside,PDG)为其主要降压成分。

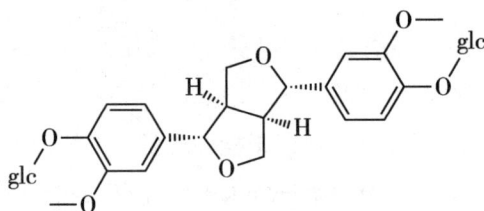

松脂醇二葡萄糖苷

2. 环烯醚萜类　环烯醚萜类是臭蚁二醛的缩醛衍生物,在新鲜的杜仲植物组织中量较高,主要分布于杜仲皮及叶中。杜仲中环烯醚萜类化合物包括:杜仲醇类(eucommiols)、京尼平苷(geniposide)、京尼平苷酸(eniposidic acid)、桃叶珊瑚苷(aucubin)、车叶草苷(asperuloside)等。

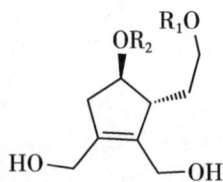
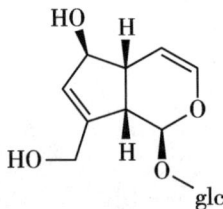
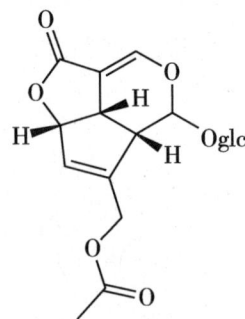

| 杜仲醇 | $R_1=R_2=H$ | 桃叶珊瑚苷 | 车叶草苷 |

杜仲醇苷-Ⅰ　$R_1=glc, R_2=H$
杜仲醇苷-Ⅱ　$R_1=H, R_2=glc$

3. 甾醇类及三萜类　杜仲树皮及叶片中含有的甾醇及三萜类成分包括:β-谷甾醇、胡萝卜苷、杜仲二醇、白桦脂醇、白桦脂酸、熊果酸等。

4. 杜仲胶　杜仲胶习称古塔波胶(cutta-percha)或巴拉塔胶(balata),广泛存在于杜仲皮、叶、果皮内,是一种天然高分子物质,与天然橡胶的化学组成一致,即$(C_5H_8)_n$,但分子链构型不同,二者互为异构体。杜仲胶易溶于乙醇、难溶于水,属于硬性树胶,具有耐腐蚀性强、可塑性好、耐压强度高、绝缘性强等特点,是一种重要的化工原料。

5．黄酮类　杜仲中的黄酮类化合物大多以黄酮醇苷的形式存在,主要有:槲皮素 -3-O-α- 阿拉伯糖（1 → 2）-β-D- 葡萄糖苷［quercetin-3-O-α-arabinosyl-（1 → 2）-β-D-glucoside］、芦丁（rutin）、槲皮素 -3-（6″-O- 乙酰基）-β-D- 葡萄糖苷［quercetin-3-（6″-O-acetyl）-β-D-glucoside］、黄芪苷（astragalin）、山奈酚（kaempferol）、异槲皮苷（isoquercitrin）、槲皮素（quercetin）等。杜仲中总黄酮的含量在不同部位也有差别,其富含于杜仲叶和雄花中,皮和果实中较少。

6．其他类　杜仲中还含有多糖、蛋白质、氨基酸和微量元素等其他成分。

杜仲含有多糖如杜仲多糖 A（eucomman A）、杜仲多糖 B（eucomman B）等。杜仲多糖对网状内皮系统有活化作用,可增强机体非特异性免疫功能,还有降血糖、抗肝纤维化、抗肿瘤和提高机体耐缺氧能力的作用。

杜仲抗真菌蛋白具有单链、不含糖、相对分子质量小和热稳定的特点,与其他抗真菌蛋白相比还具有抗菌谱广的优点。主要分布在杜仲树皮中,根中分布较少,在叶中未检测到,且分布较稳定,不随生长季节而改变。

杜仲还含有人体所必需的 17 种游离氨基酸,包括苏氨酸、蛋氨酸、异亮氨酸、赖氨酸等。

【资源化学评价】

1．杜仲中绿原酸的动态评价

（1）不同生长年限杜仲中绿原酸含量的变化:对同一生长环境下 8 年生、13 年生、22 年生及 30 年生杜仲中绿原酸含量进行分析,结果显示,不同年限杜仲内皮部位绿原酸含量变化不明显,最高含量与最低含量相差 2.4 倍,22 年生杜仲内皮部位绿原酸含量相对较高;不同年限杜仲栓皮部位绿原酸含量差异显著,最高者与最低者相差 10 余倍,13 年生杜仲栓皮部位绿原酸含量最高,见图 5-36。

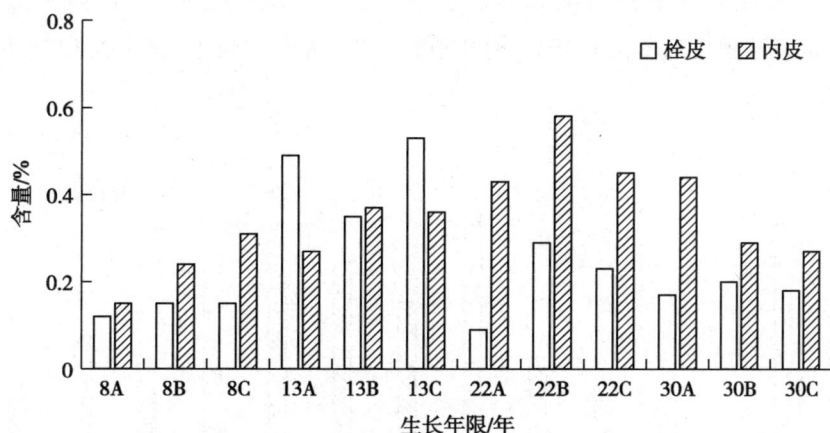

● 图 5-36　不同生长年限杜仲内皮、栓皮绿原酸含量比较

（2）杜仲不同部位绿原酸的分布规律:杜仲各个部位均含有绿原酸,分别对同一株杜仲树的栓皮层、内皮层、雄花、叶片、翅果中的绿原酸进行分析,结果显示,其含量高低顺序为:杜仲叶>杜仲雄花>杜仲>杜仲翅果,叶中绿原酸含量最高可达 5.28%,是树皮中含量的 18.57 倍。

2．杜仲中松脂醇二葡萄糖苷的动态评价

（1）不同生长年限杜仲中松脂醇二葡萄糖苷含量的变化:对同一生长环境下 8 年生、13 年生、

22年生及30年生杜仲中松脂醇二葡萄糖苷含量进行分析,结果显示,不同年限杜仲栓皮层部位松脂醇二葡萄糖苷含量明显低于内皮层部位,尤其13年生、22年生杜仲两部位含量差异显著,见图5-37。

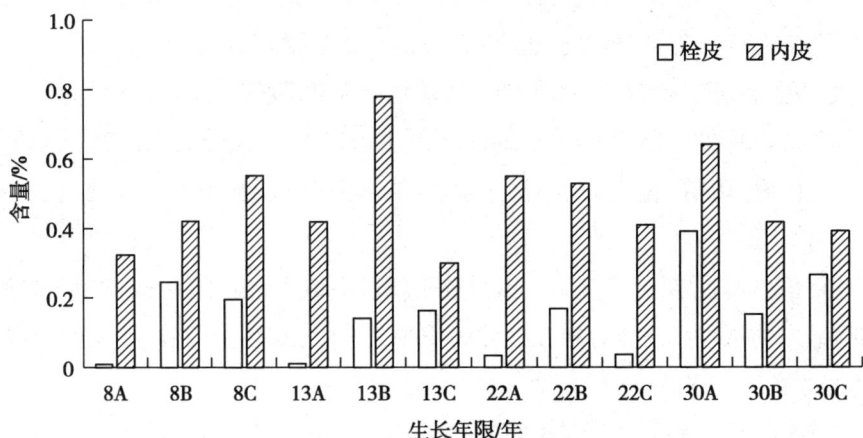

● 图5-37 不同生长年限杜仲内皮、栓皮松脂醇二葡萄糖苷含量比较

（2）杜仲不同部位松脂醇二葡萄糖苷的分布规律:分别测定同一株杜仲树的栓皮层、内皮层、茎枝、叶片中松脂醇二葡萄糖苷的含量,结果显示,杜仲各部位松脂醇二葡萄糖苷含量由高至低依次为:内皮>栓皮>茎皮>叶。分别对杜仲、杜仲叶与杜仲雄花三者中的松脂醇二葡萄糖苷进行分析,含量由高至低依次为:杜仲>杜仲叶＝杜仲雄花。

3．杜仲中桃叶珊瑚苷的动态评价

（1）不同年限杜仲中桃叶珊瑚苷含量的变化:对同一生长环境下8年生、13年生、22年生及30年生杜仲树干栓皮及内皮部位桃叶珊瑚苷含量进行分析,结果显示,杜仲树干内皮部位桃叶珊瑚苷的含量明显高于栓皮部位,内皮部位桃叶珊瑚苷的含量差异较小,其中以13年生含量相对较高,见图5-38。

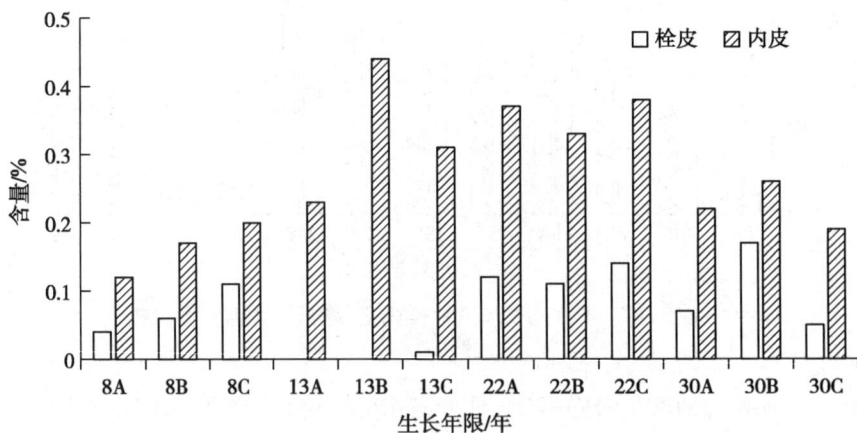

● 图5-38 不同生长年限杜仲栓皮、内皮中桃叶珊瑚苷含量比较

（2）杜仲不同部位桃叶珊瑚苷的分布规律:分别对同一株杜仲树的栓层皮、内皮层、茎枝、叶片中的桃叶珊瑚苷进行比较分析,结果显示:以上4个部位均含有桃叶珊瑚苷,各部位含量由高

至低依次为:内皮>叶>枝>栓皮。分别对杜仲、杜仲叶与杜仲雄花三者中的桃叶珊瑚苷进行分析评价,结果表明:杜仲各部位桃叶珊瑚苷含量由高至低依次为:杜仲>杜仲雄花>杜仲叶。

4. 杜仲胶类成分的分析与评价　杜仲胶在杜仲中含量比较高,存在于多个组织中,其中成熟的果皮里含量最高;果皮,10%～18%;树根的皮,10%～12%;树干的皮,6%～10%。

【资源利用途径】

1. 在医药领域中的开发利用　杜仲始载于《神农本草经》列为上品,是传统名贵滋补中药。具有补肝肾、强筋骨、安胎功效。久服能轻身耐老,可治腰膝酸软、肾虚阳痿、阴下湿痒、胎动不安等。现代研究表明,杜仲富含绿原酸、桃叶珊瑚苷、松脂醇二葡萄糖苷等活性成分,具有促进代谢、增强免疫、延缓衰老、调节血压等生物活性。

以杜仲配伍补骨脂、胡桃仁对肝肾不足、腰膝酸痛,或足膝痿软无力者尤佳;或配伍续断、桑寄生、熟地黄等,以增强补肾固胎作用;或配伍人参、阿胶、当归等对于妊娠下血者效良。

目前,杜仲在医药领域中的开发主要分为两个方面,一是直接和其他中药配伍入药,二是从皮、叶或果实中分离出一些具有药理活性的化学成分。如国内众多厂家生产的"杜仲颗粒""杜仲胶囊""杜仲壮骨丸""杜仲降压片""杜仲酊"及相关制剂均采用杜仲皮或叶为基础原料制备而成。

2. 在保健食品及功能性产品中的开发利用　杜仲中的叶、花、种子、皮都含有多种活性成分,具有抗疲劳、改善睡眠、辅助改善血压和血脂等作用,且无毒副作用。

我国自古就有杜仲保健应用的记载,如羊肉杜仲汤、杜仲补酒等。国家药监局已批准近200种关于杜仲的保健食品。另外杜仲还可作为功能性食品,目前已开发出杜仲醋、杜仲木耳、杜仲香菇、杜仲茶、杜仲饮料、杜仲面条、杜仲糕、杜仲豆芽等产品。杜仲籽油和杜仲雄花(杜仲雄株3月开的花)作为新食品原料,具有辅助降血压、调节血脂、减肥、改善睡眠等功效。

3. 在畜牧业中的开发利用　杜仲叶及其提取物是一种天然中药饲料添加剂,具有提高畜禽及鱼类免疫和抗病力、促进生长、改善肉质等独特功效,且无毒、无公害、无残留,饲养效果良好,成为今后饲料添加剂的新品,推动国内饲料工业的进步,促进绿色畜牧、水产、禽类等养殖业的发展,开发应用前景广阔。

4. 在化工领域的开发利用　杜仲果皮、树叶、树皮等部位均含有丰富的杜仲胶,是非常珍贵的优质天然橡胶资源。杜仲胶采用不同的临界转变及受交联度控制,可以开发出热塑性、高弹性和热弹性这三种不同性质的材料。杜仲胶开发的热塑性材料,运用于医疗、康复等医用功能的材料;杜仲胶开发的高弹性材料,可作为开发长寿、安全、节能的"绿色轮胎"的原料;杜仲胶开发的热弹性材料,被应用于储能、换能等。

山楂

山楂(Crataegi fructus)为蔷薇科植物山里红 *Crataegus pinnatifida* Bge. var. *major* N. E. Br. 或山楂 *Crataegus pinnatifida* Bge. 的干燥成熟果实。其味酸、甘,性微温。具有消食健胃、行气散瘀、化浊降脂的功效。山楂叶为其干燥叶,具有活血化瘀、理气通脉、化浊降脂的功效。

【资源类群概述】

蔷薇科 Rosaceae 山楂属 *Crataegus* 植物广泛分布于北半球,北美洲种类较为丰富,据记载有1 000种以上。我国约产17种,包括:山楂 *C. pinnatifida*、云南山楂 *C. scabrifolia*、湖北山楂 *C.*

hupehensis、陕西山楂 *C. shensiensis*、野山楂 *C. cuneata*、华中山楂 *C. wilsonii*、滇西山楂 *C. oresbia*、毛山楂 *C. maximowiczii*、桔红山楂 *C. aurantia*、辽宁山楂 *C. sanguinea*、光叶山楂 *C. dahurica*、中甸山楂 *C. chungtienensis*、甘肃山楂 *C. kansuensis*、阿尔泰山楂 *C. altaica*、裂叶山楂 *C. remotilobata*、绿肉山楂 *C. chlorosarca*、准噶尔山楂 *C. songorica* 等，分布于全国各地，野生或栽培。

山里红为落叶乔木，高达 6m。刺长 1～2cm，或无刺。单叶互生；叶柄长 2～6cm；叶片阔卵形或三角卵形，稀菱状卵形，有 2～4 对羽状裂片，先端渐尖，基部宽楔形，下面沿叶脉被短柔毛，边缘有不规则重锯齿。伞房花序；萼筒钟状，5 齿裂；花冠白色，花瓣 5 片，倒卵形或近圆形；雄蕊约 20 枚，雌蕊 1 枚，子房下位，5 室，花柱 5 枚。梨果近球形，深红色，有黄白色小斑点；小核 3～5 月。花期 5～6 月。果期 8～10 月。

山楂植物形态与山里红极为相似，仅果形较小，直径约 1.5cm；叶片较小，且分裂较深。

【资源性化学成分】

山楂属植物富含黄酮类、有机酸类及三萜类等资源性化学成分。

1. 黄酮类　山楂属植物中黄酮类成分主要包括黄酮、黄酮醇、二氢黄酮、二氢黄酮醇和黄烷醇类及其聚合物等。

（1）黄酮类：已从该属植物分得的黄酮及其苷类成分多以洋芹素（apigenin）和木犀草素为主要苷元类型。糖和苷元大多以碳 - 碳键相连成碳苷。以洋芹素为苷元的成分有牡荆素（vitexin）、异牡荆素（isovitexin）及其衍生物，以及洋芹素己酮呋喃糖苷类成分山楂苷 A、山楂苷 B、山楂苷 I 等；以木犀草素为苷元的碳苷类成分则主要为红蓼素（orientin）和异红蓼素（isoorientin）及其衍生物。

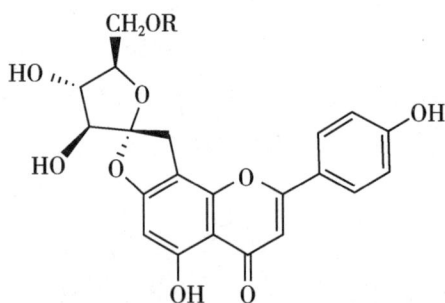

山楂苷A　R = H
山楂苷B　R = Acetyl

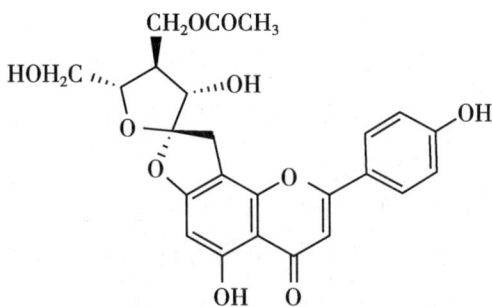

山楂苷 I

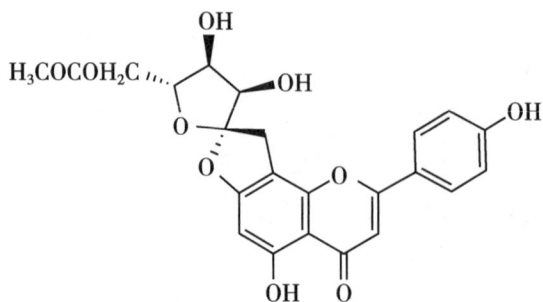

山楂苷C

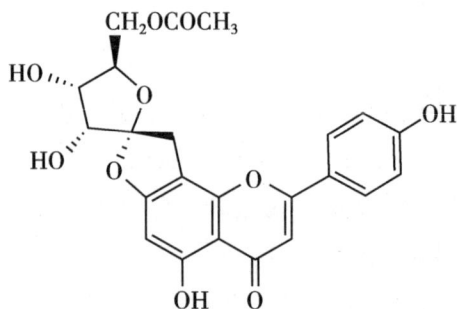

山楂苷D

（2）黄酮醇类：山楂属植物中的黄酮醇及其苷类成分以槲皮素及其苷类为主，尚含有山柰酚及其苷类、草质素（herbacetin）衍生物及苷类、散亭（santin）、5-羟基酸橙素等。糖和苷元大多以碳-氧键相连成氧苷类化合物。

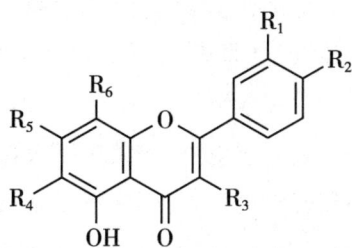

	R$_1$	R$_2$	R$_3$	R$_4$	R$_5$	R$_6$
山柰酚	H	OH	OH	H	OH	H
槲皮素	OH	OH	OH	H	OH	H
草质素	H	OH	OH	H	OH	OH
散亭	H	OCH$_3$	OCH$_3$	OCH$_3$	OH	H
5-羟基酸橙素	H	OCH$_3$	OCH$_3$	OCH$_3$	OCH$_3$	OCH$_3$

（3）二氢黄酮与二氢黄酮醇类：华盛顿山楂 *C. phaenopyrum* 叶中含有柚皮素 5,7-双-葡萄糖苷和北美圣草素 5,3′-双-葡萄糖苷；*C. sinaica* 中含有花旗松素、花旗松 3-*O*-β-阿拉伯吡喃糖苷和花旗松 3-*O*-β-吡喃木糖苷等。

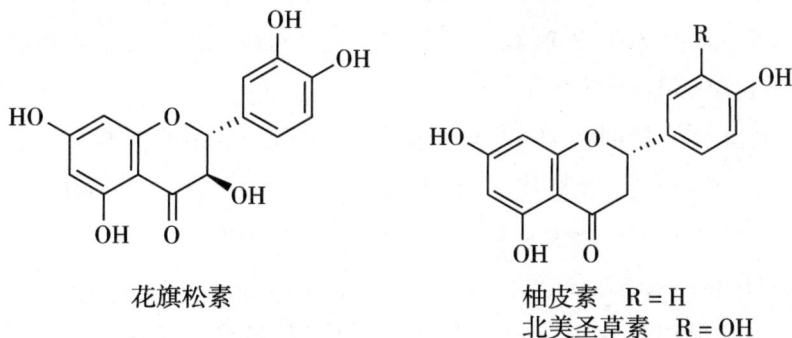

花旗松素

柚皮素　R = H
北美圣草素　R = OH

（4）黄烷醇类及其聚合物：山楂属植物中富含黄烷醇类成分，包括花青素（anthocyanin）、无色花青素（proanthocyanin）及儿茶精（catechins）等，多以单体或二聚体、多聚体形式存在。其基本单元为儿茶素[（＋）-catechin]、表儿茶素[（－）-epicatechin]和白矢车菊素（leucocyanidin），聚合物则以三者相互聚合的一系列化合物，主要有二聚体前花靛 A$_2$（proanthocyanidin A$_2$）、四聚体前花青素 D$_1$（procyanidin D$_1$）、五聚体前花青素 E$_1$（procyanidin E$_1$）等。

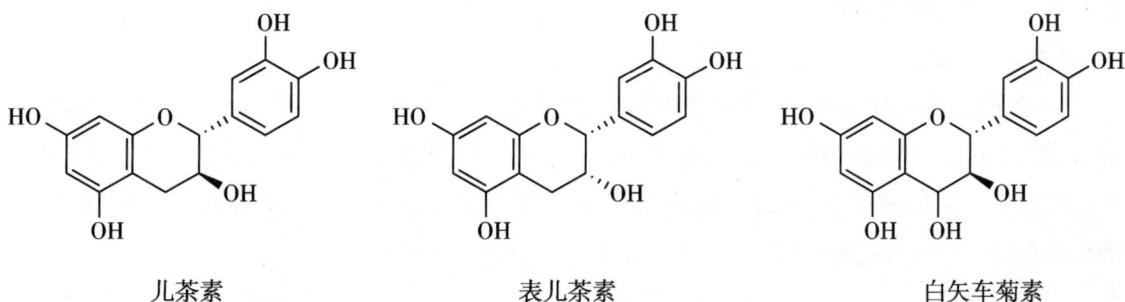

儿茶素　　　　　　　　表儿茶素　　　　　　　　白矢车菊素

此外,也有报道从山楂中获得花色苷类化合物:矢车菊素 -3-O-β- 半乳糖苷和矢车菊素 -3-O-α- 阿拉伯糖苷。

2.三萜类　山楂属植物果实中含有丰富的三萜类资源性成分,主要有乌苏烷型、环阿屯烷型、齐墩果烷型、羊毛脂烷型和羽扇豆烷型五种类型。乌苏烷型化合物主要有熊果酸;环阿屯烷型有环阿屯醇;齐墩果烷型有齐墩果酸、山楂酸(crataegolic acid);羊毛脂烷型有牛油树醇;羽扇豆烷型有白桦醇等。

3.有机酸类　酚酸类和有机酸成分是构成山楂果实风味的主要物质基础。酚酸类成分组成有:安息香酸(p-hydroxybenzoic acid)、没食子酸、原儿茶酸等;其他有机酸类包括:苹果酸(malic acid)、枸橼酸(citric acid)、奎尼酸(quinic acid)、丙酮酸、棕榈酸(palmitic acid)、硬脂酸(stearic acid)、油酸(oleic acid)、亚油酸(linoleic acid)、亚麻酸(linoleninc acid)等。

【资源化学评价】

1.黄酮类成分的动态变化　通过比较不同时期(5～10月)的山里红叶的总黄酮含量,结果显示:从5月起,山里红叶总黄酮含量一直持续增长,到7～8月趋于稳定,9月总黄酮含量到达最高点。此外,对于不同部位的研究发现,山里红叶中黄酮类成分的含量最高,其次是山里红的茎部、果实,最后是山里红的根部。

对山楂叶中5种主要黄酮类成分(牡荆素葡萄糖苷、牡荆素鼠李糖苷、牡荆素、芦丁、金丝桃苷)和总黄酮进行不同月份含量考察。结果显示总黄酮、牡荆素鼠李糖苷含量在6月、8月含量较高,尤以6月最高,8月次之。牡荆素葡萄糖苷、牡荆素、芦丁的含量整体水平均较低,其中牡荆素葡萄糖苷含量为6月最高,牡荆素、芦丁含量均为7月最高。金丝桃苷含量有3个高峰期:6月、8月、11月,且以6月含量最高。

对山楂叶中牡荆素、牡荆素 2″-O- 鼠李糖苷、牡荆素 4″-O- 葡萄糖苷、牡荆素 4‴-O- 乙酰 -2″-O- 鼠李糖苷、槲皮素、金丝桃苷、芦丁、槲皮素 3-O-[鼠李糖(1-4)芸香糖苷]等黄酮类成分进行分析,结果显示:野山楂叶含量最高,云南山楂叶次之,山楂叶、山里红叶和单子山楂叶三者含量相当;不同种所含的主要成分不同,云南山楂叶中主要成分为牡荆素 4‴-O- 乙酰 -2″-O- 鼠李糖苷,山楂叶、山里红叶和单子山楂叶中主要成分为牡荆素 2″-O- 鼠李糖苷、牡荆素 4″-O- 葡萄糖苷等。

2.三萜类成分的动态变化　南山楂和北山楂中均含有山楂酸、科罗索酸、桦木酸、齐墩果酸和熊果酸,随品种和产地不同,桦木酸含量相对稳定,而山楂酸、科罗索酸、齐墩果酸和熊果酸的含量存在较大差异,特别是产地对山楂酸影响最大。对不同品种、不同产地山楂果实中羽扇豆醇的积累动态分析表明,果实中羽扇豆醇含量存在一定差异,最高者为辽宁锦州产山楂,最低为宁夏银川产山楂,见图 5-39。

【资源利用途径】

1.在医药领域中的应用　山楂药用始见于《本草衍义补遗》。生山楂用于饮食积滞、脘腹胀痛、泄泻痢疾、血瘀痛经、经闭、产后腹痛、恶露不尽、疝气或睾丸肿痛、高脂血症等症。单用或临床配伍应用。《中国药典》(2020 年版)记载的中药制剂有大山楂丸、山楂化滞丸、开胃山楂丸等。焦山楂在消食导滞方面的功用增强,用于肉食积滞、泻痢不爽等症。

山楂叶为山楂干燥叶,主要用于气滞血瘀、胸痹心痛、胸闷憋气、心悸健忘、眩晕耳鸣、高脂

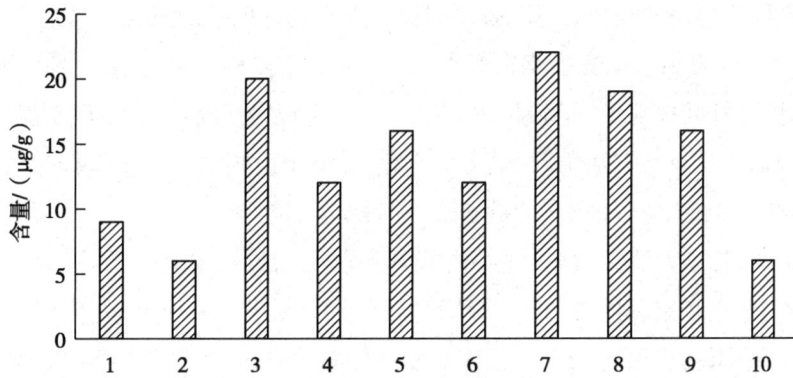

1. 青海西宁；2. 天津；3. 辽宁抚顺；4. 吉林四平；5. 陕西西安；6. 黑龙江哈尔滨；7. 辽宁锦州；8. 河南郑州；9. 黑龙江黑河；10. 宁夏银川。

● 图 5-39 不同产地山楂果实中羽扇豆醇积累变化

血症。中药制剂主要有：①山玫胶囊，用于冠心病、脑动脉硬化气滞血瘀证，症见胸痛、痛有定处、胸闷憋气，或眩晕、心悸、气短、乏力、舌质紫暗；②复方夏天无片，用于风湿瘀血阻滞、经络不通引起的关节肿痛、肢体麻木、屈伸不利、步履艰难，风湿性关节炎、坐骨神经痛、脑血栓形成后遗症及小儿麻痹后遗症见上述证候者；③益心酮片，用于瘀血阻脉所致的胸痹，症见胸闷憋气、心前区刺痛、心悸健忘、眩晕耳鸣、冠心病心绞痛、高脂血症、脑动脉供血不足见上述证候者。此外，欧洲将山楂叶制剂用于充血性心力衰竭，在临床上与银杏叶制剂统称为"两叶制剂"而倍受重视。

2．在食品和保健食品中的应用

（1）山楂果实类产品：山楂糕、山楂饼、山楂片、山楂果丹皮、山楂果茶、山楂果酱、山楂软糖等以山楂为原料的特色风味健康食品。

（2）尚有以山楂整果制成的食品：山楂蜜饯、果脯、山楂罐头、山楂干片等。

（3）山楂叶类产品：以山楂单用或与其他植物叶、花、果实共同配制的茶类有山楂叶茶、山楂花茶等。

（4）山楂类加工产品：通过发酵等加工方法将山楂果肉、果汁与其他原料混合制成的山楂果醋、山楂低黄酮酒、山楂勾兑果酒、果汁类饮料等。

甘草

甘草（Glycyrrhizae Radix et Rhizoma）为豆科植物甘草 *Glycyrrhiza uralensis* Fisch.、胀果甘草 *G. inflata* Bat.、光果甘草 *G. glabra* L. 的干燥根及根茎。具有补脾益气、清热解毒、祛痰止咳、缓急止痛、调和诸药的功效。

【资源类群概述】

全世界甘草属 *Glycyrrhiza* 植物有 29 种 6 变种，分布于全球各大洲，以欧亚大陆为多，又以亚洲中部分布最为集中。我国有 14 种 2 变种，包括乌拉尔甘草、胀果甘草、光果甘草、无腺毛甘草 *G. eglandulosa*、黄甘草 *G. eurycarpa*、粗毛甘草 *G. aspera*、圆果甘草 *G. squamulosa*、大叶甘草 *G. macraphylla*、平卧甘草 *G. prostrata*、刺果甘草 *G. pallidiflara*、石河子甘草 *G. shihezis*、云南甘草 *G. yunnanensis*、蜜腺甘草 *G. glabra* L. var. *glandulosa* 及变种、疏小叶甘草 *G. glabra* L. var.

laxifoliolata 及变种,主要分布于黄河流域以北各省区,个别种见于云南西北部。

甘草、胀果甘草、光果甘草为多年生草本。通常被腺毛或鳞片状腺体。根和茎粗壮,常木质化。奇数羽状复叶;托叶棕褐色,干膜质,宿存;总状花序腋生,花萼钟状,花冠蓝紫色或白色;雄蕊为二体雄蕊(9+1),花丝长短互生,花药大小不等,药室于顶端联合。荚果革质,具刺或瘤突起,稀光滑不开裂或稍2瓣裂。种子肾形或近球形,无种阜。

作为药用资源的甘草、胀果甘草、光果甘草主要分布在西北干旱区域的温带荒漠区域和温带草原区域,其中内蒙古和新疆为主产区。部分地区作甘草药用的品种还有:分布于新疆的粗毛甘草,分布于甘肃、新疆的黄甘草,分布于云南的云南甘草,分布于内蒙古、河北、山西、宁夏、新疆、河南等地的圆果甘草。

【资源性化学成分】

甘草属植物所含资源性化学成分类型丰富,主要包括三萜类、黄酮类、香豆素类、木脂素类、糖类以及氨基酸类等多种类型化学成分,其中尤以三萜类、黄酮类、香豆素类成分资源价值大,开发利用程度高。

1. 三萜类　甘草属植物中的三萜及其皂苷类成分多分布于根及根茎中。目前发现的三萜及其皂苷类成分多以齐墩果烷型化合物为主。其中,含量较高的是甘草酸(glycyrrhizic acid),其钾、钙盐为甘草甜素,是甘草中的甜味成分,水解后产生两分子葡糖醛酸(glucuronic acid)和一分子 18β- 甘草次酸(18β-glycyrrhetic acid)。其他的三萜皂苷及其苷元有:乌拉尔甘草皂苷(uralsaponin)A、B、C、D、E、F,甘草皂苷(licoricesaponin)A$_3$、B$_2$、C$_2$、D$_3$、E$_2$、F$_3$、G$_2$、H$_2$、J$_2$、K$_2$、M$_3$、N$_4$、O$_4$,18α- 羟基甘草次酸,24- 羟基甘草次酸,24- 羟基 -11- 去氧甘草次酸,11- 去氧甘草次酸,甘草萜醇(glycyrrhetol),甘草内酯(glabrolide),去氧甘草内酯(deoxyglabrolide),21α- 羟基异光果甘草内酯,甘草环氧酸(liquoric acid)等。甘草酸类成分在抗病毒、抗炎、抗肿瘤、降血脂以及免疫调节等方面具有较好的生物活性,甘草酸还具有抗射线伤害及治疗某些皮肤病等作用。

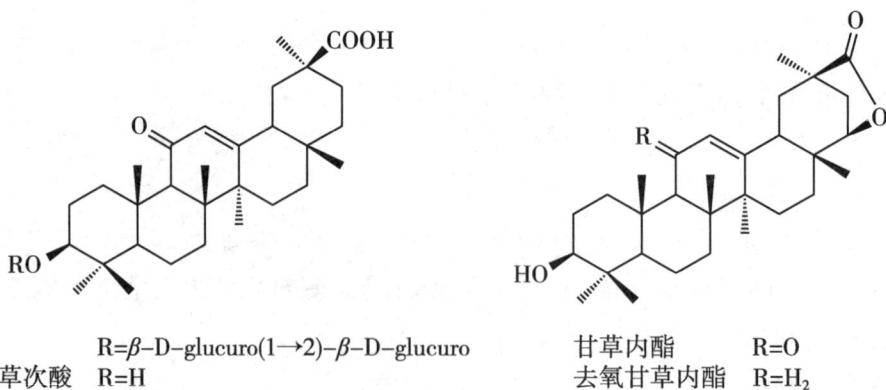

甘草酸　　　　R=β–D–glucuro(1→2)–β–D–glucuro
18β–甘草次酸　R=H

甘草内酯　　　　R=O
去氧甘草内酯　　R=H$_2$

2. 黄酮类　甘草属植物全草中黄酮类成分丰富,目前分离到的黄酮类化合物超过 200 个。结构类型包括:黄酮及其醇类、二氢黄酮及其醇类、异黄酮类、二氢异黄酮类、查耳酮类、异黄烷类等。已分离鉴定的成分有:甘草苷(liquiritin)、异甘草苷、甘草苷元(liquiritigenin)、甘草素(liquiritigenin)、异甘草素、新甘草苷(neoliquiritin)、新异甘草苷(neoisoliquiritin)、甘草黄酮(licoflavone)、甘草查耳酮(licochalcone)、甘草利酮(licorieone)、芒柄花苷(ononin)、异芒柄花苷、芒柄花素（formononetin）、甘草西定（licoricidin）等。现代药理学研究表明，甘草中黄酮类成分在抗心血管疾病作用、抗病原微生物作用、抗肿瘤作用、降血糖以及对多种药物性溃疡等方面均有明显活性。甘草黄酮尚对环磷腺苷磷酸二酯酶（PDE）、醛糖还原酶（AR）、单胺氧化酶（MAO）等多种酶具有抑制作用。

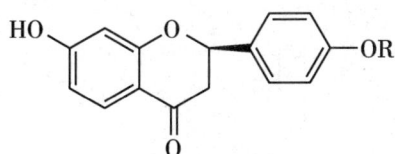 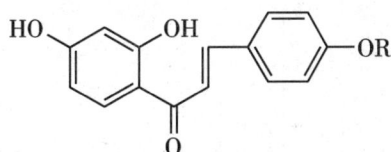

甘草素　R=H
甘草苷　R=glc

异甘草素　R=H
异甘草苷　R=glc

3．香豆素类　香豆素类活性成分主要存在于乌拉尔甘草中，光果甘草及粗毛甘草中亦有少量分布。甘草中香豆素类成分的典型特征为羰基邻位上有苯环取代，如甘草香豆素（glycycoumarin）、甘草香豆素 -7- 甲醚（glycyrin）、甘草吡喃香豆素（licopyranocoumarin）、甘草香豆酮（licocoumarione）等，少数成分结构中的取代苯环与母核之间环合成呋喃环，如甘草酚（glycyrol）、异甘草酚（isoglycyrol）、新甘草酚（neoglycyrol）等。研究表明，甘草中香豆素类成分具有抗氧化、抗菌、抗病毒等多种生物活性。

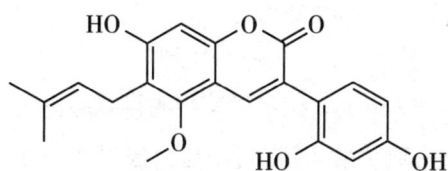 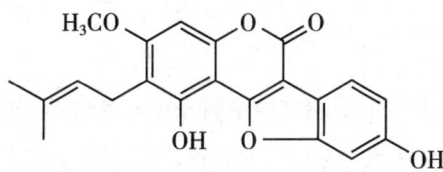

甘草香豆素　　　　　　　　　　　　甘草酚

【资源化学评价】

1．甘草根中甘草酸的积累动态评价

（1）不同品种甘草中甘草酸的含量比较：对来自同一产地的 2 年生乌拉尔甘草、光果甘草及胀果甘草中的甘草酸（18β- 甘草酸）和异甘草酸（18α- 甘草酸）进行含量分析。结果显示，《中国药典》（2020 年版）规定的 3 种不同基源甘草中，光果甘草中甘草酸和异甘草酸的含量最高，乌拉尔甘草次之，而胀果甘草的含量最低，见图 5-40。

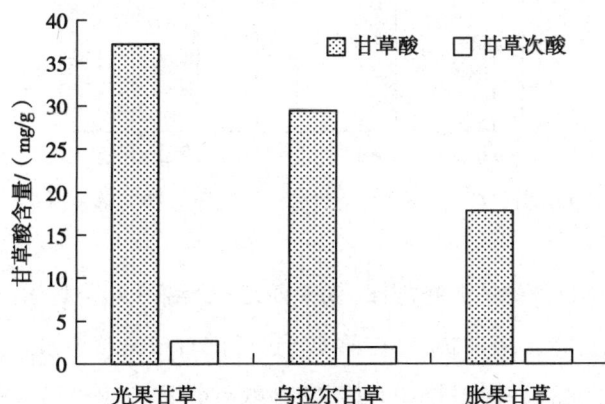

● 图 5-40　不同品种甘草中甘草酸含量比较

（2）不同产地甘草中甘草酸的含量变化：对不同产地野生乌拉尔甘草中甘草酸的含量进行分析。结果显示，不同产地甘草中甘草酸含量差异较大，以甘肃陇西产的甘草酸含量最高，为5.28%，而含量最低的是甘肃泉山，甘草酸含量为1.71%，见图5-41。

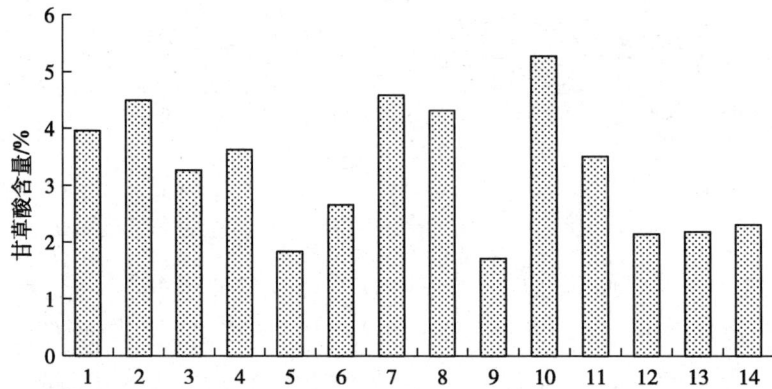

1. 内蒙古杭锦旗；2. 内蒙古和林格尔；3. 新疆新源中坡；4. 新疆新源高坡；5. 新疆库尔勒；6. 新疆阜康；7. 新疆和硕；8. 宁夏盐池；9. 甘肃泉山；10. 甘肃陇西；11. 甘肃东坝；12. 甘肃景泰；13. 甘肃金塔；14. 陕西定边。

● 图5-41　不同产地甘草中甘草酸含量比较

（3）不同生长期甘草中甘草酸的积累规律：对1～5年生乌拉尔甘草中的甘草酸进行分析，结果显示，甘草酸含量在1～3年内增加趋势较快，但是到了第4年，甘草酸含量仍然增加，但是增加幅度明显减小（图5-42），综合考虑成本，甘草最佳收获时间为3年生长期。对产于内蒙古的人工栽培乌拉尔甘草4年生根不同生长期甘草酸含量分析，结果显示：5月甘草酸含量最高，6月含量下降，7月含量升高，7～10月又经历一个小幅下降后再上升的过程。

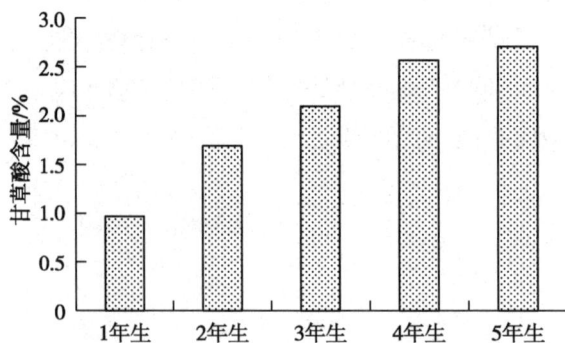

● 图5-42　不同生长期甘草中甘草酸的含量分析

（4）甘草不同部位中甘草酸的分布规律：对黑龙江省西部3年生野生与栽培乌拉尔甘草不同部位的甘草酸含量进行分析。结果显示：甘草地下部分的甘草酸含量较高，其中野生甘草的甘草酸含量主根＞横根茎＞不定根，栽培甘草的甘草酸含量不定根＞主根＞横根茎，地上部分甘草酸含量甚微，见图5-43。

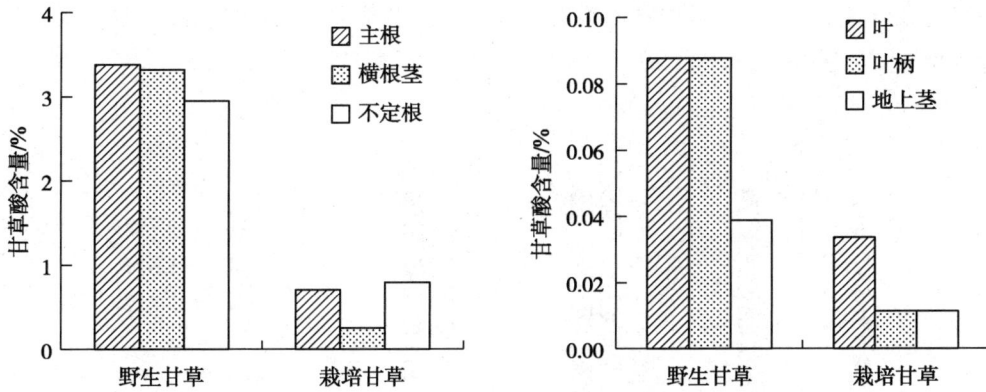

● 图5-43 甘草不同部位中甘草酸的分析评价

2. 甘草根中皂苷类成分的积累动态评价

（1）不同品种甘草中总皂苷类成分的含量比较：对相同栽培条件下乌拉尔甘草、光果甘草及胀果甘草中的总皂苷类成分进行含量分析。结果显示，《中国药典》（2020年版）规定的3种不同基源甘草中，乌拉尔甘草中总皂苷类成分的含量最高，胀果甘草次之，而光果甘草的含量最低。甘草中皂苷类成分 uralsaponin D、22β-acetoxyl-glycyrrhizin、licorice-saponin G_2 及甘草酸的含量占到甘草总皂苷的80%以上。uralsaponin D、22β-acetoxyl-glycyrrhizin 在胀果甘草和乌拉尔甘草中可检测到，而光果甘草中不含有这些皂苷，见图5-44。这说明甘草的品种是决定甘草中皂苷成分种类和含量的主要因素。

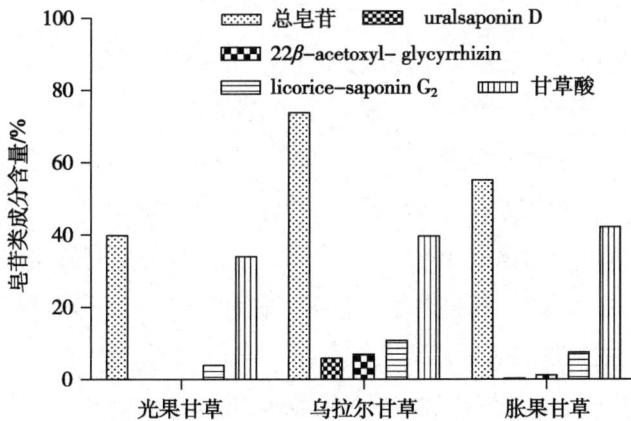

● 图5-44 不同品种甘草中皂苷类成分的含量比较

（2）不同产地甘草中皂苷类成分的含量变化：对8个产地野生乌拉尔甘草中总皂苷类成分的含量进行分析，结果显示：不同产地甘草中总皂苷类成分含量差异较大，以宁夏吴忠产的总皂苷类成分含量最高，为19.37%，其次为甘肃民勤>内蒙古赤峰>宁夏灵武>内蒙古鄂尔多斯>内蒙古通辽>甘肃金塔>甘肃金昌，而含量最低的是甘肃金昌，总皂苷类成分含量为2.77%。

3. 甘草中黄酮类成分的积累动态评价

（1）不同品种甘草中总黄酮动态积累规律：比较相同栽培条件下乌拉尔甘草、胀果甘草、光果甘草根中总黄酮的含量差异。结果显示，光果甘草中总黄酮含量最高，其次为乌拉尔甘草、胀果甘草。主要成分甘草苷、甘草素和异甘草素也是在光果甘草中含量均为最高,乌拉尔甘草次之,胀果甘草的含量最低,见图5-45。

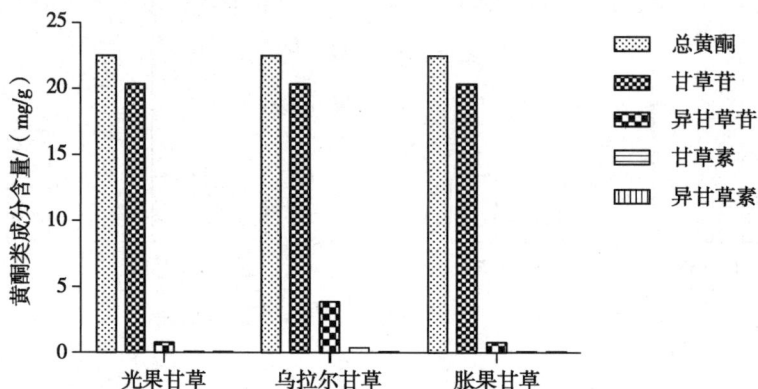

● 图5-45　不同品种甘草中黄酮类成分含量比较

（2）不同产地甘草中总黄酮的含量变化:对7个产地野生乌拉尔甘草中总黄酮的含量进行测定分析。结果表明,不同产地甘草中总黄酮含量差异较大,以山西乌拉尔甘草的总黄酮含量最高,为24.33%,其次为内蒙古>陕西>宁夏>黑龙江>甘肃,而含量最低的是吉林,总黄酮含量为4.44%。

（3）不同生长期甘草中总黄酮动态积累规律:生长年限是影响甘草黄酮含量的重要因素。随着生长年限的延长,甘草中黄酮类成分的含量呈先上升后下降趋势:1年生甘草黄酮含量最低,2年、3年逐渐升高,4年、5年逐渐降低。以4年生甘草为例,黄酮含量5月最高,6月最低,5～10月是黄酮含量由高到低而后上升的过程。

4. 甘草根中多糖类成分的积累动态评价　比较不同生长期甘草中多糖的含量变化。结果显示,不同生长期栽培甘草多糖含量随生长年限延长含量逐渐降低,1、2年生甘草中甘草多糖含量无显著差异,3年生甘草多糖的含量降低幅度较大。同一年限不同月份中,5月最高,6月最低,5～9月多糖含量经历一个由缓慢下降至7月而后大幅上升的过程。

5. 甘草中氨基酸类成分的积累动态评价　甘草不同部位的氨基酸类成分分析测定表明,甘草根、茎、叶中含有18中氨基酸,其中人体必需氨基酸8种;总氨基酸含量由高至低依次为:叶>根>茎,其中以精氨酸、谷氨酸的含量较高。

6. 新技术应用提升甘草资源性化学成分利用效率

（1）超声强化与微波辅助提取对甘草中甘草酸类成分提取效率的影响。以甘草酸得率为考察指标,通过正交试验设计,确定超声强化提取的最佳工艺:温度为30℃,超声电功率密度为80W/cm²,超声作用时间为90分钟,酸化pH为1.0,此条件下甘草酸平均得率为12.20%。微波辅助提取的最佳工艺为:加入混合提取剂(10%乙醇和0.5%氨水等体积混合),微波功率550W加热3次,加热时间为20秒,此条件下甘草酸平均得率为10.77%。超声强化提取的得率高于微波辅助提取,并且粗品纯度高,但提取所需时间较长;微波辅助提取虽然提取所需时间较短,但产品纯度不高。通过多因素分析,以超声强化提取方法为优选。

（2）超高压技术提取甘草中的甘草酸成分。通过正交试验优化超高压提取光果甘草中甘草酸的最佳提取条件为:60%乙醇作为提取溶剂、提取压力500MPa、提取时间3分钟、料液比1:40

（g/ml），此条件下甘草酸的提取率为 49.84mg/g。超高压提取法同超声提取法、热回流提取法进行比较，超高压条件下的甘草酸提取率略低于热回流提取，高于超声提取，并且超高压提取时间短，提高了工作效率，是一种快速、简单、常温的提取方法。

（3）复合酶法和超声 - 微波法提取甘草废渣中黄酮类成分。采用复合酶法结合醇提法提取甘草废渣中黄酮类成分。通过考察不同酶、酶的添加量、酶的配比、作用温度、pH、时间等因素对甘草废渣中甘草黄酮提取率的影响，结果表明：在纤维素酶添加量为 50U/ml，果胶酶 100U/ml，反应 pH 6.0、温度 55℃，作用 120 分钟的条件下，甘草黄酮类成分的最终得率可达到 2.25%，较传统直接醇提法可使黄酮得率提高 25% 以上。以微波功率、提取时间、液料比、乙醇体积分数为影响因素，总黄酮提取率为评价指标，响应面法优化甘草渣总黄酮超声 - 微波提取工艺，最佳条件为微波功率 125W，提取时间 32 分钟，液料比 28.4:1，超声功率 300W，乙醇体积分数 79%，此条件下总黄酮提取率达 2.59%。

【资源利用途径】

1. 在医药领域中的应用　甘草药用始载于《神农本草经》，列为上品，在传统中医临床遣药组方调剂配伍和现代中药制药中均占有重要地位，故有"十方九草"之誉。主要用于脾胃虚弱、倦怠乏力、心悸气短、咳嗽痰多、脘腹及四肢挛急疼痛、痈肿疮毒、缓解药性。现代药理研究表明，甘草具有肾上腺皮质激素样作用、抗消化性溃疡、抗炎、抗变态反应、抗病毒、抗肿瘤、解痉止痛、镇咳祛痰、降血脂、解毒等作用。中医临床和制药中被广泛用于治疗胃溃疡和十二指肠溃疡、咽喉肿痛、支气管炎、咳嗽、病毒性肝炎、关节炎、过敏等，可起到护肝、降血脂、增强细胞免疫调节等作用。

2. 在保健食品中的应用　甘草在人们生活中，尤其是食品、饮料等工业中有着重要的作用。甘草甜素的甜度是蔗糖的 50 倍，与其他甜味剂合用时可达 200～250 倍。因此，甘草甜素作为甜味、调味、矫味等添加剂已广泛应用于食品工业。在生产糖果中，可用甘草甜素代替蔗糖，其甜味持久，香甜浓郁；在饮料中加入甘草，具有一定的降火解毒、润肺养颜、清爽提神等保健作用；在啤酒生产中，也使用甘草及其提取物作添加剂，不仅可除去苦涩味，而且可使啤酒泡沫丰富持久，风味独特。

3. 在化妆品及日用品中的应用　甘草中黄酮类化合物具有多种生物活性，可用作抗氧化剂、皮肤调理剂和保湿剂，能深入皮肤内部并保持高活性，有效抑制黑色素生成过程中多种酶的活性，美白祛斑效果显著。同时甘草还具有防止皮肤粗糙、抗菌及抗炎作用。采用甘草配制的美白润肤乳，能较好地抑制黑色素的形成，达到良好的美白效果。此外，含甘草成分的牙膏、口腔洗漱液以及口腔含片等具有无毒无刺激、杀菌洁齿、香甜多泡等特点，是理想的口腔清洁剂。

4. 在其他行业的应用　甘草废渣可用于生产绝缘人造板、食用菌培养基和肥料等，还可用于生产稳定剂和灭火剂以及黏着剂和散开剂等。甘草茎叶中含有丰富的蛋白质和脂肪。甘草在营养期粗蛋白质、粗脂肪、粗纤维、粗灰分含量分别约为 14%、7%、19%、7%，营养成分较高，是干旱、半干旱地区优良的冬春牧草或辅助性草料。此外，甘草还具有固沙、改良土壤及改善生态环境等作用。

黄芪

黄芪（Astragali Radix）原名"黄耆"，始载于《神农本草经》，历代本草均有记载，为豆科植物

蒙古黄芪 *Astragalus membranaceus*(Fisch.)Bge. var. *mongholicus* Bge. Hsiao 或膜荚黄芪 *Astraglus membranaceus*(Fisch.)Bge. 的干燥根。味甘,性温,具有补气升阳、固表止汗、利水消肿、生津养血、行滞通痹、托毒排脓、敛疮生肌的功效。

【资源类群概述】

蒙古黄芪为多年生草本植物。主根圆柱形,长 25～75cm,木质,有的有分枝,上端较粗,直径 1～3.5cm。表面淡棕黄色或淡棕褐色,有不整齐纵皱纹或纵沟。质硬而韧,不易折断,断面纤维性强,并显粉性,皮部黄白色,木部淡黄色,有放射状纹理及裂隙,老根中心偶呈枯朽状,黑褐色或呈空洞。气微,味微甜,嚼之微有豆腥味。茎直立,上部多分枝。奇数羽状复叶,小叶整体为椭圆形或长圆状卵形,先端钝圆或微凹,基部圆形。总状花序腋生,花萼钟状,被短柔毛,具 5 个萼齿,花冠黄色至淡黄色,旗瓣长圆状倒卵形;子房无毛。荚果下垂,有长柄,薄膜质,无毛,有显著网纹。花期 6～8 月,果期 7～9 月。

膜荚黄芪与蒙古黄芪植物形态的主要区别在于:小叶数目少,较大;子房具毛;荚果伏生黑色或白色毛。

黄芪属药用植物喜凉爽,喜光,耐旱,怕涝。多生长在海拔 800～1 300m 之间的山区或半山区的干旱向阳草地上,或向阳林缘树丛间,主要分布于我国北方各省,四川、云南等省也有分布。其中膜荚黄芪主要分布于我国北方多个省份;蒙古黄芪主要分布于黑龙江、内蒙古、河北、山西等地。随着野生资源的减少,目前市场多使用栽培品,以甘肃为代表的多地采用育苗移栽生长 2 年的种植方式,所生长的黄芪商品总量较大,约占 80% 以上;而以山西恒山山脉为主产地的黄芪,仍保留野生或半野生生长方式,采用种子直播生长 6 年以上。为此,药材市场上的蒙古黄芪因生长方式的不同而分为两大类,其中,育苗移栽 2 年的黄芪被称为"速生芪";种子直播生长 6 年以上的黄芪被称为"传统芪"。

【资源性化学成分】

黄芪属植物所含资源性化学成分类型丰富,主要包括三萜类、黄酮类、多糖类、甾醇类、有机酸类、氨基酸、微量元素等,其中以三萜类、黄酮类和多糖类成分为主。

1. 三萜类　三萜类是黄芪中的主要活性成分之一,苷元多为环阿尔廷烷型四环三萜,是黄芪属特征性成分。目前已从黄芪及其同属近缘植物中分离出 40 多种三萜皂苷类化合物,主要有黄芪皂苷、乙酰基黄芪皂苷、异黄芪皂苷、大豆皂苷等四大类。其中,黄芪皂苷Ⅳ(亦称黄芪甲苷)是一种羊毛酯醇型的四环三萜皂苷,是黄芪的主要特征性成分。

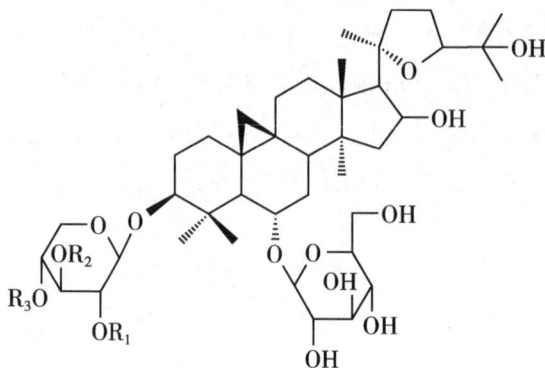

黄芪甲苷	$R_1=R_2=R_3=H$
黄芪皂苷 Ⅰ	$R_1=R_2=Ac\ R_3=H$
黄芪皂苷 Ⅱ	$R_1=Ac\ R_2=R_3=H$
乙酰黄芪皂苷 Ⅰ	$R_1=R_2=R_3=Ac$
异黄芪皂苷 Ⅰ	$R_1=R_3=Ac\ R_2=H$
异黄芪皂苷 Ⅱ	$R_2=Ac\ R_1=R_3=H$

2. 黄酮类　黄芪的根与地上部分均含有丰富的黄酮类,主要类型包括黄酮、异黄酮、紫檀烷和异黄烷四大类。从黄芪属植物中分得黄酮类或异黄酮类物质约 40 种。

已分离鉴定的黄酮类成分有甘草素等;异黄酮类成分有:毛蕊异黄酮苷、毛蕊异黄酮、芒柄花苷、芒柄花素等;紫檀烷类成分有:(6aR,11aR)-10- 羟基 -3,9- 二甲氧基紫檀烷、3,9,10- 三甲氧基紫檀烷、9,10- 二甲氧基紫檀烷 -3-O-β-D- 吡喃葡萄糖苷等;异黄烷类成分有:2′- 羟基 -3′,4′ 二甲氧基异黄烷 -7-O-β-D- 吡喃葡萄糖苷等。还含查耳酮类成分如 4,2′,4′- 三羟基查耳酮。

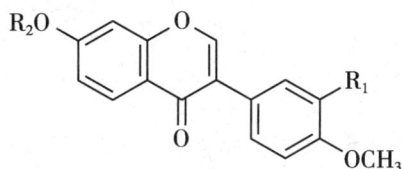

毛蕊异黄酮苷	R_1=OH	R_2=β-D-glc
毛蕊异黄酮	R_1=OH	R_2=H
芒柄花苷	R_1=H	R_2=β-D-glc
芒柄花素	R_1=R_2=H	

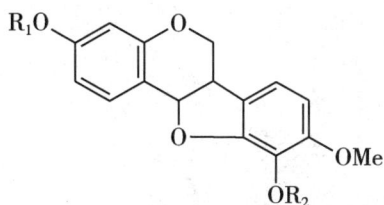

(6aR,11aR)-10-羟基-3,9-二甲氧基紫檀烷　R_1=Me,　R_2=H
3,9,10-三甲氧基紫檀烷　R_1=R_2=Me
9,10-二甲氧基紫檀烷-3-O-β-D-吡喃葡萄糖苷　R_1=glc,　R_2=Me

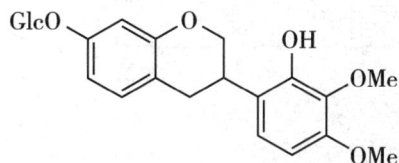

2′-羟基-3′,4′-二甲氧基异黄烷-7-O-β-D-吡喃葡萄糖苷

3. 多糖类　黄芪根中多糖类成分含量高达 10% 以上,主要是葡聚糖和杂多糖。其中葡聚糖又有水溶性葡聚糖和水不溶性葡聚糖,分别是 $α(1→4)(1→6)$ 葡聚糖和 $α(1→4)$ 葡聚糖。黄芪中所含的杂多糖多为水溶性酸性杂多糖,主要由葡萄糖、鼠李糖、阿拉伯糖和半乳糖组成,少量含有糖醛酸,由半乳糖醛酸和葡糖醛酸组成;而有些杂多糖仅由葡萄糖和阿拉伯糖组成。具有免疫调节、抗肿瘤、抗辐射、抗菌、抗病毒、双向调节体内血糖、神经损伤修复、延缓细胞衰老、器官保护等多种生物活性。

4. 氨基酸类　黄芪富含 25 种氨基酸如 γ- 氨基丁酸、天冬酰胺、天冬氨酸、苏氨酸、丝氨酸、谷氨酸、脯氨酸、甘氨酸、丙氨酸、胱氨酸、蛋氨酸、异亮氨酸和亮氨酸等。γ- 氨基丁酸为降血压的有效成分之一。

5. 微量元素和其他　黄芪中还含有多种微量元素(如 Sc、Se、Cr、Zn、Mn、Co、Cu)、甾醇类物质、叶酸、亚麻酸、亚油酸、甜菜碱、胆碱、咖啡酸、香豆素、烟酸、维生素 B_2、维生素 P、淀粉E 等。

【资源化学评价】

1. 黄芪中三萜皂苷类成分的资源化学评价

(1) 不同生长年限黄芪根中黄芪甲苷积累动态评价:黄芪甲苷主要分布在黄芪根的表皮或韧皮部,据实验研究,不同生长年限的蒙古黄芪中黄芪甲苷含量随着生长年限的增长,药材中黄芪甲苷含量基本呈上升趋势,该成分在 1 年生、2 年生蒙古黄芪含量较低,且 2 年生含量略高于 1 年生的含量；3年生、4年生蒙古黄芪中含量出现明显升高的趋势，尤其是4年生含量急剧上升，幅度最大。5年生、6年生药材中其含量变化不大，有微弱的下降趋势，且生长年限过久可产生黑心，影响品质。综合考虑，得出了以4年生采收最为适宜。

（2）黄芪不同部位皂苷的动态积累规律：黄芪皂苷 I 在黄芪不同部位中的含量高低顺序为须根>侧根>主根>芦头>叶>地中茎>地上茎，黄芪皂苷 II 在黄芪不同部位中的含量高低顺序为叶>须根>侧根>主根>地上茎>芦头>地中茎，黄芪皂苷 III 在黄芪不同部位中的含量高低顺序为叶>侧根>须根>地上茎>主根>芦头>地中茎，黄芪皂苷 IV 在黄芪不同部位中的含量高低顺序为叶>须根>侧根>地上茎>主根>芦头>地中茎。见图5-46。

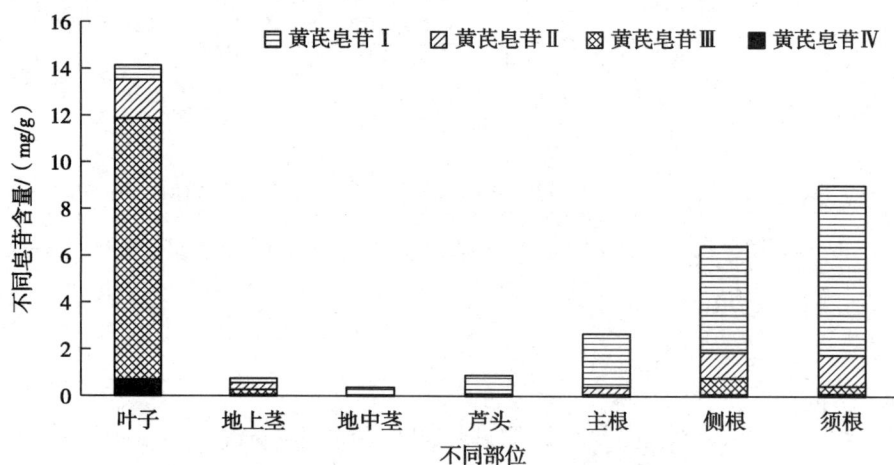

● 图5-46　黄芪植株不同部位中4种皂苷成分的含量图

4种皂苷类成分含量之和在黄芪不同部位中的含量高低顺序为叶>须根>侧根>主根>芦头>地上茎>地中茎。

2. 黄芪中黄酮类成分的资源化学评价　不同生长年限膜荚黄芪中黄酮类成分含量随着年限的增长而增高，黄酮类成分的种类基本保持不变。毛蕊异黄酮葡萄糖苷等黄酮类成分在根的各解剖部位均有分布，主要是生长年限积累导致其量的差异，但以木质部较多。在一定生长年限内，年限越长，木质部所占比例越大，该成分量越高；但当年限过长，木质部中心腐朽中空时，黄酮类成分量则下降。

3. 不同基源成分资源性化学评价　黄酮类成分蒙古黄芪中的含量高于膜荚黄芪的有：毛蕊异黄酮葡萄糖苷、芒柄花苷、(6aR,11Ar)-9,10-二甲氧基紫檀烷 -3-O-β-D- 葡萄糖苷、7,2′- 二羟基 -3′,4′- 二甲氧基异黄烷 -7-O-β-D- 葡萄糖苷、芒柄花素，其中毛蕊异黄酮葡萄糖苷和芒柄花苷在二者中的含量有显著性差异。膜荚黄芪中的含量高于蒙古黄芪的有毛蕊异黄酮。

皂苷类成分蒙古黄芪中的含量高于膜荚黄芪的有：黄芪皂苷 IV、黄芪皂苷 II，其中黄芪皂苷 IV 在二者中的含量有显著性差异。膜荚黄芪中的含量高于蒙古黄芪的有：黄芪皂苷 III、黄芪皂苷 I。

4. 不同光照对黄芪根部多种化学成分的影响　光的强度不同对黄芪主要活性成分会产生综合影响，黑暗条件有利于毛蕊异黄酮苷、毛蕊异黄酮和黄芪甲苷的积累，膜荚黄芪和蒙古黄芪毛蕊异黄酮苷含量在黑暗条件下比中度光强分别增加了 6.39 倍和 4.42 倍；低光有利于环黄芪醇的积累,低光条件下环黄芪醇在膜荚黄芪和蒙古黄芪根中分别比中光增加了4.80倍和1.75倍,高光有利于芒柄花苷的积累,高光比中光条件下膜荚黄芪和蒙古黄芪根中芒柄花苷分别增加了1.32倍和1.49倍。

5.仿野生和栽培蒙古黄芪多种化学成分的对比　比较山西浑源仿野生和栽培蒙古黄芪的质量差异,发现5～6年生的仿野生栽培的蒙古黄芪中毛蕊异黄酮苷、芒柄花苷、黄芪皂苷Ⅰ、Ⅱ、Ⅲ的量高于多年生野生黄芪,相应的黄酮总量、皂苷总量高于野生黄芪,而芒柄花素和黄芪皂苷Ⅳ的量低于野生黄芪。

比较仿野生栽培1～6年生黄芪中8种成分的量发现,随着年限的增长,毛蕊异黄酮苷、芒柄花苷及总黄酮量都逐渐升高,其中6年生仿野生黄芪毛蕊异黄酮苷量最高,黄芪皂苷Ⅰ、Ⅱ及总皂苷量则逐渐降低。

对半野生黄芪药材中毛蕊异黄酮苷和芒柄花素进行定量分析,发现2年生黄芪毛蕊异黄酮苷量最高。

【资源开发利用途径】

1.在医药领域中的开发利用　黄芪在《神农本草经》中被列为上品,是中医临床常用药物之一,被称为"补气固表之圣药"。以黄芪为主要药物的方剂应用范围涉及内、外、妇、儿、五官、骨伤各科。著名的经典方剂如当归补血汤、玉屏风散、补中益气汤、防己黄芪汤、补阳还五汤等均以黄芪为主要组成药味。

临床上用于治疗心脑血管疾病、肾病、糖尿病、胃肠道疾病、呼吸道疾病、皮肤病及肿瘤放化疗后机体康复等。黄芪多糖能使脾脏的浆细胞增殖,进而使低的免疫反应恢复正常;同时,注射用黄芪多糖灭菌粉末能促进造血细胞再生和调节免疫功能,对多种癌症化疗后的患者能显著提升其白细胞数目,同时提高其生活质量。另外,黄芪还有保肝、抗衰老、抗菌、抗病毒、抗辐射、抗肾炎等作用。

2.在保健食品及功能性产品中的开发利用　黄芪除药用外,尚可作保健食品及功能性产品等,我国传统药膳便有黄芪粥、黄芪枣姜茶、黄芪枸杞茶、黄芪红枣茶、黄芪鸡、归芪酒、黄芪风湿药酒、党参黄芪酒、芍药黄芪酒等。我国大北安坊地区用其幼嫩茎叶制成的袋泡黄芪茶,用于增强机体免疫力。

3.在畜牧业中的开发利用　黄芪具有的药性和功效在经济类动物生产过程也得到了利用,并发挥了重要作用。其中地上部分富含蛋白质、粗纤维、脂肪等,内蒙古地区利用其茎、叶作家畜饲料。此外,雏鸡饲料添加1%黄芪干粉,还可使雏鸡食欲旺盛,消化力增强,抗病力提高,成活率高。在猪饲料中添加黄芪可促进猪仔生长,对感冒、肠炎等常见病有显著的预防作用。黄芪与其他中药配伍,可用于禽、畜病的治疗,如对鸡传染性法式囊病、鸡肾型传染性支气管炎、家畜囊肿、母畜胎动不安、产后泌乳不足及无乳、仔猪缺铁性贫血等有治疗作用。

4.在化工领域的开发利用　用黄芪的根、茎重量的10倍浸液作杀菌剂,对马铃薯晚疫病菌抑菌效果可达到50%。黄芪中含有多种氨基酸、甜菜碱及人体必需微量元素锌、铜和叶酸,因其全面的营养作用可用做化妆品添加剂。含有黄芪提取物的化妆品性状柔和,适合儿童使用,如和蒲公英提取物配合使用,可治疗儿童及婴幼儿湿疹、尿布疹;黄芪用于发用化妆品有防止脱发、促进毛发生长作用,常用于乌发配方中。

大枣

大枣为鼠李科植物枣 *Ziziphus jujuba* Mill. 的干燥成熟果实。具有补中益气，养血安神的功效。

【资源类群概述】

枣属 *Ziziphus* 是鼠李科 Rhamnaceae 中最具经济价值的一个属，全球约有 170 种，主要分布于亚洲和美洲的热带和亚热带，少数种在非洲，两半球温带也有分布。我国是世界上枣属植物资源较为丰富的国家，原产我国的有 12 种，3 变种。除枣全国栽培外，其余多野生，分布于我国西南和华南地区。目前本属植物作为药用的主要为枣、酸枣 *Z. jujuba* var. *spinosa* 和滇刺枣 *Z. mauritiana*。

枣为落叶小乔木，稀灌木；树皮褐色或灰褐色；短枝和无芽小枝比长枝光滑，紫红色或灰褐色，具 2 个托叶刺。叶纸质，卵形，卵状椭圆形，或卵状矩圆形，上面深绿色，无毛，下面浅绿色，无毛或仅沿脉多少被疏微毛；托叶刺纤细，后期常脱落。花黄绿色，两性，5 基数，无毛，具短总花梗，单生或 2～8 个密集成腋生聚伞花序。核果矩圆形或长卵圆形，成熟时红色，后变红紫色，中果皮肉质，厚，味甜，核顶端锐尖，基部锐尖或钝。花期 6～7 月，果期 8～9 月。

我国枣种质资源丰富。据统计，在我国有 1 000 余个枣栽培品种，且近年来仍有新品种不断培育成功的报道。全世界约 98% 的枣种质资源和枣产量集中在我国。同时，枣也是我国当今第一大干果。枣树是我国特有的果树资源和独具特色的优势果树树种，其对气候、土壤的适应能力很强，是我国分布最广的果树之一。

【资源性化学成分】

目前已从大枣植物中发现的化合物已有 70 余种，主要包括三萜类、生物碱类、黄酮类、核苷类及糖类等成分。

1. 三萜类　大枣植物中三萜类成分按其是否与糖结合形成苷可分为两大类，即游离三萜类成分和三萜皂苷类成分。

大枣植物中游离三萜类成分多分布于果肉及种子中。现发现的游离三萜类成分以羽扇豆烷型、齐墩果烷型、乌苏烷型及美洲茶烷型化合物为主。常见化合物主要有：羽扇豆烷型的白桦脂酸（betulinic acid）、麦珠子酸（alphitolic acid）和白桦脂酮酸（betulonic acid）；齐墩果烷型的齐墩果酸（oleanolic acid）、马斯里酸（maslinic acid）和齐墩果酮酸（oleanonic acid）；乌苏烷型的熊果酸（ursolic acid）、2α- 羟基乌苏酸（2α-hydroxyursolic acid）和乌苏酮酸（ursonic acid）；美洲茶烷型的美洲茶酸（ceanothic acid）、表美洲茶酸（epiceanothic acid）、大枣新酸（zizyberanal acid）、zizyberanalic acid、zizyberenalic acid 和 ceanothenic acid 等。此外，尚有 2 位或 3 位羟基的对香豆酰基取代产物，如 3-*O*- 反式 - 对香豆酰基麦珠子酸（3-*O*-*trans*-*p*-coumaroylalphitolic acid）、3-*O*- 顺式 - 对香豆酰基麦珠子酸（3-*O*-*cis*-*p*-coumaroylalphitolic acid）、2-*O*- 反式 - 对香豆酰基麦珠子酸（2-*O*-*trans*-*p*-coumaroylalphitolic acid）、2-*O*- 顺式 - 对香豆酰基麦珠子酸（2-*O*-*cis*-*p*-coumaroylalphitolic acid）、3-*O*- 反式 - 对香豆酰基马斯里酸（3-*O*-*trans*-*p*-coumaroylmaslinic acid）、3-*O*- 顺式 - 对香豆酰基马斯里酸（3-*O*-*cis*-*p*-coumaroylmaslinic acid）等。其中，美洲茶烷型化合物被认为是由 2，3 位邻羟基羽扇豆烷型化合物经水解，A 环开环后重新闭合为五元环而形成的产物，是自然界较为少见的一类三萜酸类化合物，主要分布于鼠李科，在枣属植物中较为常见。

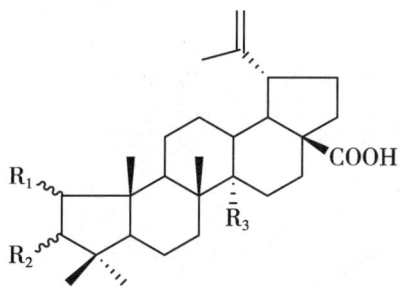

美洲茶酸　　　R₁=αCOOH，R₂=βOH，R₃=Me

$$\text{美洲茶酸} \quad R_1=\alpha COOH, R_2=\beta OH, R_3=Me$$

美洲茶酸　　$R_1=\alpha COOH$，$R_2=\beta OH$，$R_3=Me$
表美洲茶酸　$R_1=\beta COOH$，$R_2=\beta OH$，$R_3=Me$
大枣新酸　　$R_1=\alpha CHO$，$R_2=H$，$R_3=COOH$
zizyberanalic acid　$R_1=\beta CHO$，$R_2=\alpha OH$，$R_3=Me$

　　大枣植物中发现的三萜皂苷类成分主要分布于叶中，以达玛烷型三萜皂苷为主，其苷元母核又可分为Ⅰ～Ⅲ三个类型。糖多取代在 C-3 位或 C-20 位，有 L- 鼠李糖、D- 葡萄糖、L- 阿拉伯糖、D- 半乳糖、D- 木糖、L-6- 脱氧塔络糖和乙酰鼠李糖等。其中属于Ⅰ型母核的化合物主要有枣树皂苷（jujubasaponin）Ⅰ～Ⅲ、大枣皂苷（zizyphus saponin）Ⅰ～Ⅲ、酸枣仁皂苷（jujuboside）A 和 B 及大枣苷（ziziphin）等；属于Ⅱ型母核的化合物主要有枣树皂苷Ⅳ和Ⅴ；属于Ⅲ型母核的化合物主要有枣树皂苷Ⅵ。

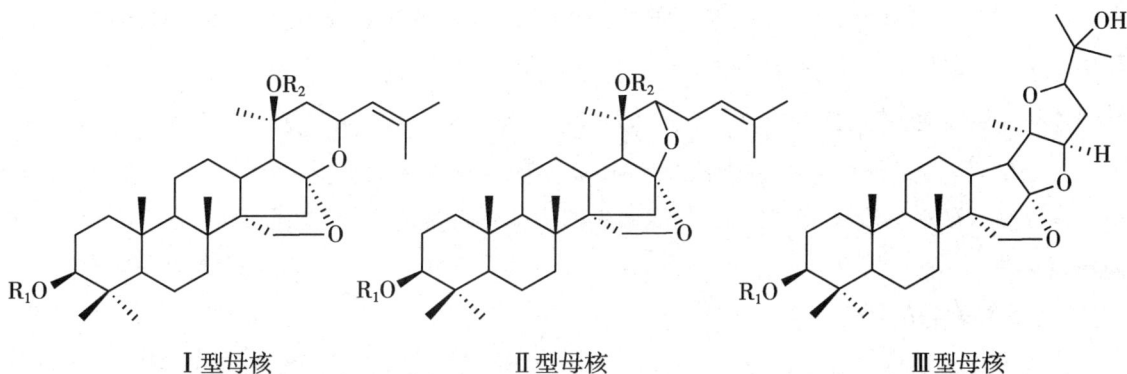

Ⅰ型母核　　　　　　　　Ⅱ型母核　　　　　　　　Ⅲ型母核

　　2. 生物碱类　　大枣植物中富含生物碱类成分，主要分布于其根皮与干皮部位。目前发现的生物碱类成分主要有环肽类和异喹啉类两大类。枣属植物是自然界发现的环肽类生物碱主要集中的属之一，且数量较多，特征性强。在大枣植物中发现的环肽类生物碱有 20 余个，根据其骨架结构可分为两个类型：具十三元环的间柄型，如无刺枣环肽（daechucyclopride）Ⅰ、无刺枣因（daechuine）S3 和 S6～10、jubanine A、B、D 等；具十四元环的对柄型，如无刺枣因 S1、S2、S4、S5、jubanine C 等。该类化合物具弱碱性，分子中边链氨基酸主要有亮氨酸（Leu）、异亮氨酸（Ile）、缬氨酸（Val）、脯氨酸（Pro）、苏氨酸（Thr）、色氨酸（Trp）、苯丙氨酸（Phe）、丙氨酸（Ala）及它们的氮甲基衍生物。异喹啉类生物碱主要包括在果实中存在的光千金藤碱（stepharine）、N- 去甲基荷叶碱（N-nornuciforine）和巴婆碱（asimilobine），根皮中含有的异欧鼠李碱（frangulanine）及衡州乌药碱（coclaurine），叶片中含有普洛托品（protopine）、小檗碱（berberine）、异波尔定碱（isoboldine）、降异波尔定碱（norisoboldine）等。

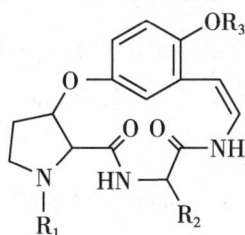

无刺枣环肽Ⅰ　　　$R_1=N,N-Me_2Phe$　　　$R_2=C_3H_6(Me)$　　　$R_3=H$
无刺枣因S3　　　　$R_1=N,N-Me_2Ile-Ile$　　$R_2=C_3H_6(Me)$　　　$R_3=Me$
无刺枣因S6　　　　$R_1=N,N-Me_2Phe$　　　$R_2=C_3H_6(Me)$　　　$R_3=Me$
无刺枣因S7　　　　$R_1=N,N-Me_2Leu$　　　$R_2=(CH_3)_2CHCH_2$　　$R_3=Me$

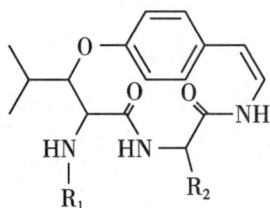

无刺枣因S1　R₁=N,N–Me₂Phe　R₂=(CH₃)₂CHCH₂
无刺枣因S2　R₁=N,N–Me₂Ile　R₂=(CH₃)₂CHCH₂
无刺枣因S4　R₁=N,N–Me₂Leu　R₂=(CH₃)₂CHCH₂
无刺枣因S5　R₁=N,N–Me₂Val　R₂=(CH₃)₂CHCH₂

3．黄酮类　大枣植物中发现的黄酮类成分数量不多，主要分布于果实及叶中。除芦丁（rutin）外，大多为黄酮碳苷，如当药黄素（swertisin）、棘苷（spinosin）、6,8- 二 -C- 葡萄糖 -2（S）- 柚皮素［6,8-di-C-glucosyl-2（S）-naringenin］和6,8- 二 -C- 葡萄糖 -2（R）- 柚皮素［6,8-di-C-glucosyl-2（R）-naringenin］等。

4．核苷类　大枣果肉中富含环核苷酸类成分，其中环磷腺苷（cAMP）含量可达 100～500nmol/g 鲜枣重，环磷鸟苷（cGMP）含量可达 30～40nmol/g 鲜枣重。此外，大枣果肉中还含有尿苷（uridine）、鸟苷（guanosine）、胞苷（cytidine）、次黄嘌呤（hypoxanthine）、腺嘌呤（adenine）、鸟嘌呤（guanine）等核苷及碱基类化学成分。

5．糖类　大枣果肉中含葡萄糖、果糖等单糖类成分及蔗糖等双糖类成分，这三种糖类成分的总量可达干果重的 50% 以上。大枣果肉中还含有具有生物活性的多糖类成分，大致可分为水溶性中性多糖和酸性多糖，其中酸性多糖又称为大枣果胶。酸性多糖其单糖组成主要为 L- 鼠李糖、L- 阿拉伯糖、D- 半乳糖和 D- 甘露糖和 D- 半乳糖醛酸；其主链多为 a-D-（1 → 4）- 聚半乳糖醛酸或与（1 → 2）-L- 鼠李糖残基和（1 → 2,4）-L- 鼠李糖残基交联形成，多具支链，且多连接于主链鼠李糖基 O-4 位。

【资源化学评价】

1．三萜类成分的资源化学评价　对分布于我国河南、山东、河北、山西、陕西、甘肃、宁夏及新疆共计 22 个产地的 36 个大枣栽培品种共计 42 批样品中三萜酸类成分含量进行考察，以大枣果肉中的 10 种三萜酸类成分（白桦脂酸、麦珠子酸、齐墩果酸、乌苏酮酸、美洲茶酸、表美洲茶酸、大枣新酸、zizyberanalic acid、zizyberenalic acid、ceanothenic acid）为指标，结果显示，所有大枣样品均富含三萜酸类成分，各样品中白桦脂酸与乌苏酮酸的含量相对较高。不同品种、不同产地大枣三萜酸含量存在较大差异，总三萜酸含量最高的为山东沾化产冬枣品种，达到 8.2mg/g，为其他样品中总三萜酸含量的 3～10 倍。

对大枣果实不同部位（果肉、果核、种子）中三萜酸类成分进行比较分析，以宁夏产大枣为研究对象，结果显示，三萜酸类成分主要分布于果肉，果肉中含量较高的成分为白桦脂酮酸、白桦脂酸、齐墩果酸、乌苏酮酸。

对大枣果实整个发育过程中三萜酸类成分含量变化进行分析，以 10 种三萜酸类成分为检测指标，结果显示，随着果实的逐渐成熟，羽扇豆烷型及美洲茶烷型成分含量均随果实的逐渐成熟呈现递增趋势，至成熟时含量达到最高；而齐墩果烷型和乌苏烷型成分则随果实逐渐成熟其含量渐增，至白熟期含量达到最大值，之后又下降。其总三萜酸含量以白熟前最高，随果实成熟含量逐渐下降。见图 5-47。

2．核苷及碱基类成分资源化学评价　对分布于我国河南、山东、江苏、河北、山西、陕西、甘肃、宁夏及新疆共计 26 个产地的 43 个大枣栽培品种共计 49 批大枣果肉中核苷及碱基类成分进

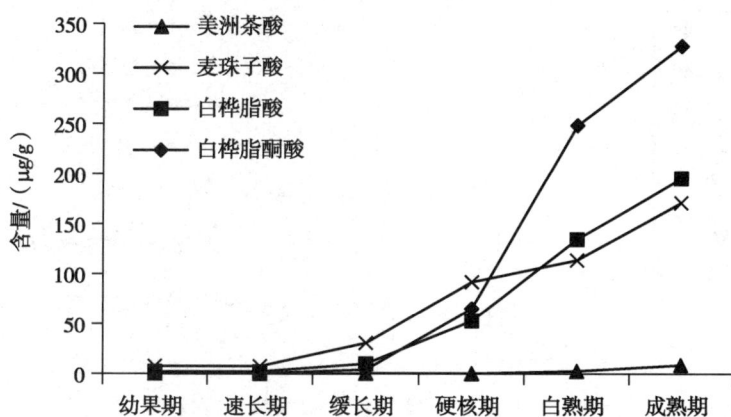

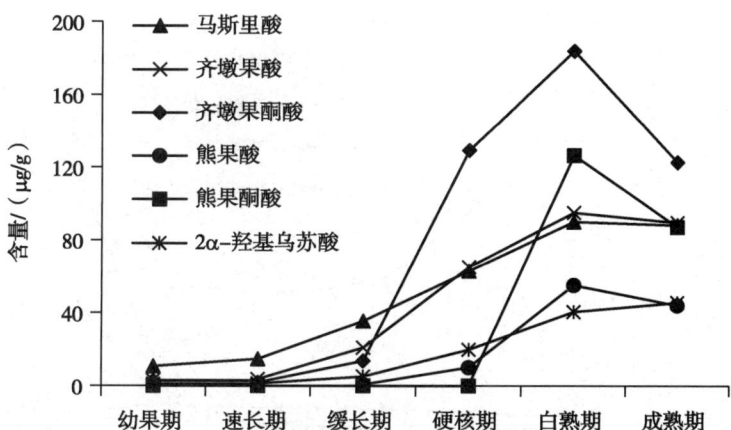

● 图5-47　不同发育期大枣果肉中三萜酸类成分积累动态

行分析，结果显示，大枣样品中普遍含有环磷腺苷、环磷鸟苷、尿苷、鸟苷、腺嘌呤、次黄嘌呤、鸟嘌呤、胞苷及尿嘧啶九种核苷及碱基类成分。不同栽培品种，其核苷含量差异较大。其中，平均含量较高的成分为环磷腺苷和尿苷，分别达到189.24μg/g和152.25μg/g样品干重，平均含量最小的为次黄嘌呤，为5.77μg/g。九种核苷总量含量最高的为陕西彬县产的晋枣品种，达1.2mg/g，而最低的为河北沧县产的绵枣品种，其含量不足0.3mg/g。

　　对大枣果肉、果核、种子、叶片中核苷和碱基类成分进行分析，结果显示，除果核样品外均富含核苷及碱基类成分，其中尤以叶片部位含量最高。所有部位样品中核糖核苷类成分含量均普遍高于脱氧核糖核苷类成分，且后者多存在于叶片部位。环核苷酸类成分含量在果肉样品中较高，最高可分别达984μg/g和675μg/g。

　　以灵武长枣为受试样品进行核苷类成分积累规律研究，结果显示，多数核苷及碱基类成分均伴随大枣果实生长发育全过程；尿苷、腺嘌呤、腺苷随大枣果实逐渐成熟，其含量渐次降低，至成熟时含量最低；胞苷含量随果实逐渐成熟而递增；次黄嘌呤在硬核期前其含量呈下降趋势，后逐渐升高，至白熟期含量最高，成熟时含量有所下降；环磷腺苷和环磷鸟苷在白熟期前含量呈缓慢增长趋势，之后其含量迅速升高，至成熟时达到最高。见图5-48。

　　3. 糖类成分资源化学评价　　对分布于我国新疆、宁夏、山西、河南、山东、河北等共计28个产地的49个大枣不同栽培品种主要单糖及双糖类成分进行分析，结果显示，葡萄糖、果糖、蔗糖

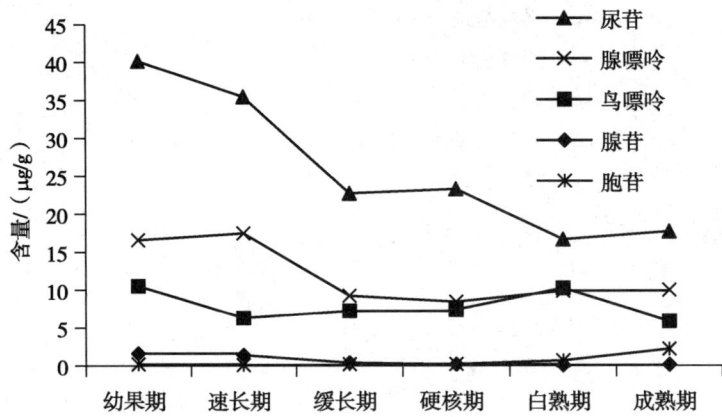

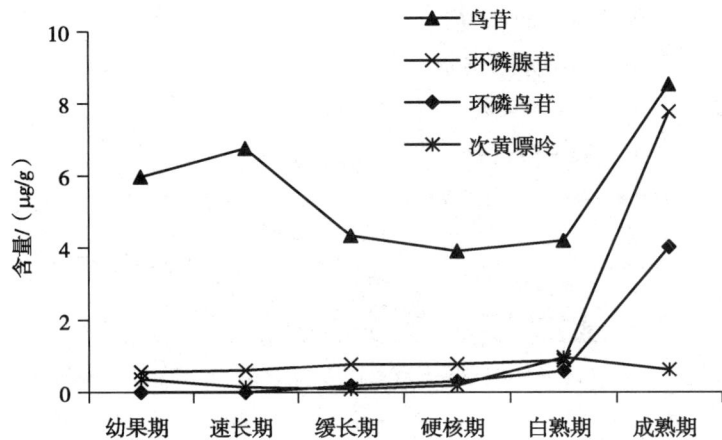

● 图 5-48　果实不同成熟期大枣样品中核苷及碱基类成分动态变化

的含量差异显著,尤以蔗糖含量差异最大,新疆产区所产大枣蔗糖平均含量(58.68%)显著高于全国平均水平(13.58%),而葡萄糖(12.40%)及果糖(8.90%)平均含量显著低于全国平均水平(葡萄糖为20.18%,果糖为14.34%);同一产地相同栽培品种中,果形较大的样品其蔗糖含量显著高于果形较小的样品;壶瓶枣、骏枣为富含蔗糖的栽培品种。

　　对大枣果实整个发育期中主要单糖及双糖类成分变化规律进行分析,结果显示,随着果实的逐渐成熟,葡萄糖及果糖含量呈递增趋势,蔗糖在硬核期前未检测到,之后随果实逐渐成熟含量持续上升。三种糖类成分均为白熟期后增长显著,表明大枣果实在白熟期后进入糖类成分快速积累阶段,见图5-49。

　　4.加工过程中资源性化学成分的转化与评价　　大枣果实在干燥过程中,多数三萜酸类成分在烘制24小时后,含量均明显增加,但之后随干燥时间延长,其变化不显著;新鲜大枣样品蒸制后,其多种三萜酸类成分含量显著增加。核苷类成分随干燥时间延长,总量呈递增趋势,其中尤以烘制96小时以前变化最为明显,各成分中以cAMP和cGMP含量增加最为显著;蒸制大枣样品与未蒸制大枣样品相比,其cAMP和cGMP含量均不同程度地降低。新鲜大枣在45℃干燥过程中,蔗糖随干燥时间延长含量渐次降低,葡萄糖和果糖随干燥时间延长含量逐渐增加;新鲜大枣样品蒸制后,其蔗糖含量降低,葡萄糖和果糖含量升高。

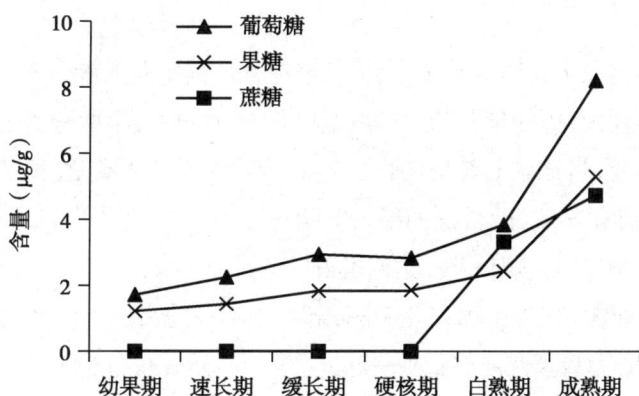

● 图5-49 果实不同成熟期大枣样品中糖类成分动态变化

【资源利用途径】

1. 在医药领域中的应用 大枣作为药用始载于《神农本草经》列为上品，在中医临床中应用广泛，常与生姜、甘草同用，主治脾虚食少、乏力便溏、妇人脏躁等症。经典名方如桂枝汤、小柴胡汤、十枣汤、甘麦大枣汤、葶苈大枣泻肺汤等均含有大枣。现代药理研究表明，大枣具有多重药理活性，主要表现为免疫调节、抗氧化、保肝、降血脂、抗肿瘤等作用。

已发现大枣果实中含有的三萜酸类资源性成分具有抗衰老、抗肿瘤、抗炎、抗病原微生物等生理活性，有望成为提升大枣资源价值和延伸资源经济产业链的切入点。

此外，大枣非药用部位也多在医药领域中应用。枣核烧后研末敷，具解毒、敛疮之功，可用于治疗敛疮、牙疳；枣树叶可用于治疗小儿发热、疮疖、热痱、烂脚、烫火伤等症；枣树皮煎汤内服可用于治疗泄泻、痢疾、咳嗽、崩漏等症，煎汤外洗或研末撒可治疗外伤出血、烧烫伤等；枣树根则具有调经止血、祛风止痛、补脾止泻之功。

2. 在保健食品及功能性产品中的应用 大枣具有较高的营养价值和药用价值，为药食同源品种。大枣果肉富含多种氨基酸、维生素和矿物质元素，某些品种鲜枣中维生素 C 含量可高达800mg/100g；大枣果肉中富含的 cAMP 具有多种生理活性，参与体内多种代谢过程的调控。大枣多糖具有增强免疫、改善胃肠环境等作用，在保健领域具有较好的应用前景。

随着人们对大枣营养保健作用认识的深入，以大枣为原料加工制成的保健食品日益丰富，主要包括红枣饮料、红枣糖果、红枣发酵品及红枣膳食纤维等。

3. 在其他行业的应用 枣果中的香味成分可在食品行业及烟草行业中用作矫味剂；枣核可用于烧制活性炭；枣花芳香，富含蜜腺，为华北地区的重要蜜源植物之一。

人参

人参为五加科植物人参 *Panax ginseng* C. A. Mey. 的干燥根和根茎，具有大补元气、复脉固脱、补脾益肺、生津养血、安神益智的功效。栽培的俗称"园参"，播种后在山林野生状态下自然生长的称"林下山参"，习称"籽海"。红参为蒸制后干燥的人参根和根茎，具有大补元气、复脉固脱、益气摄血的功效。人参叶为人参的干燥叶，具有补气、益肺、祛暑、生津的功效。人参花，具有补气强身的功效。

人参属 *Panax* 植物在全世界共有 8 个种，3 个变种。其中有人参、三七和西洋参根茎短、直立、肉质根发达，种子较大，以四环三萜达玛烷型皂苷为特征性化学成分，被认为是人参属的古老类群，竹节参、姜状三七、屏边三七等根茎长、匍匐，肉质根不发达或无，种子较小，以五环三萜齐墩果烷型皂苷为特征性化学成分，被认为是人参属的进化类群，假人参在形态上基本属于第一类群，但在化学成分上与第二类群相一致，是两类群间的过渡类群。

该属植物分布于亚洲东部、中部和北美洲，起源于第三纪古热带山区的东亚、北美分布的植物区系。现代分布中心为我国西南部。除三叶人参 *P. trifolius* 仅分布于北美洲外，其他种类我国皆有。

人参为多年生草本。根据其生长方式分为野生人参（山参类）和栽培人参（园参类）二大类。常见的山参类人参有野山参和林下参，园参类有趴货和园参。其中野山参属国家 I 级保护的濒危野生药用植物资源；人工栽培品一般栽培 4～6 年后收获。园参主根肥大，圆柱形或纺锤形，长 3～15cm，直径 1～2cm。表面灰黄色，下面有支根 2～3 条。地下根状茎（芦头）长 1～4cm，每年增生 1 节。地上茎直立，不分枝。一年生植株无茎，基生 1 片三出复叶；二年生植株茎具有 1 片五出复叶；以后逐年递增 1 片叶，最多可达 6 片复叶，均轮生于茎顶。复叶具长柄，小叶多为 5 片，少为 3 片，均呈椭圆形至长椭圆形，边缘有细锯齿。伞形花序单个顶生；花小，淡黄绿色；萼片、花瓣、雄蕊均为 5 枚；子房下位，花柱顶部 2 裂，花盘杯状。浆果状核果，肾形或扁球形，成熟时鲜红色；种子多 2 枚，肾形。

人参为第三纪孑遗植物，是一种古老稀有的物种，在自然界很稀少。经长期采挖，目前野生人参（山参）已近绝迹，历史曾记载山西有山参出产，现已绝迹。我国山参仅产于东北长白山和张广才岭、完达山等地，数量极少。在俄罗斯远东地区，还有一定量的山参分布。目前人参主要是人工栽培品（园参）。

【资源性化学成分】

人参的化学成分复杂，生物活性广泛，药理作用独特。目前，人参中主要资源性化学成分类型包括皂苷类、黄酮类、聚炔类、木脂素类、挥发油类、甾醇类、氨基酸类、多肽类和多糖类等。

1. 人参皂苷类　人参皂苷被认为是人参的主要有效物质，含量约为 4%。人参皂苷几乎可以重现人参粗制剂的全部生理活性，目前已鉴定的有 123 种。人参属植物均含有皂苷类成分，按其皂苷元的基本骨架可分为五环三萜类（齐墩果酸型皂苷）、四环三萜类（达玛烷型皂苷）两大类。人参属植物竹节参 *P. japonicus*、狭叶竹节人参 *P. japonicus* var. *angustifolius*、假人参 *P. pseudoginseng*、姜状三七 *P. zingiberensis*、羽叶三七 *P. japonicus* var. *bipinnatifidus*、珠子参 *P. japonicus* var. *major*、屏边三七 *P. stipuleanatus* 等所含皂苷以五环三萜类的齐墩果烷型皂苷为主，总皂苷含量为 10%～20%，而人参、西洋参 *P. quinquelifolium*、三七 *P. notoginseng* 所含皂苷则以四环三萜类达玛烷型皂苷为主，已从鲜人参、人参（生晒参、白参类）、红参、人参叶、人参花（花蕾）、人参果实中分离出 40 多种达玛烷型人参皂苷。西洋参根中所含皂苷种类大多与人参相近。

（1）齐墩果酸（oleanolic acid）类：最早分离得到的齐墩果酸型人参皂苷为人参皂苷 Ro（ginsenoside Ro），后来又分离得到了人参皂苷 Ri、人参皂苷 Ro 甲酯（ginsenoside Ro methyl ester）、聚乙酰烯醇苷 Ro(polyacetyleneginsenoside-Ro)。

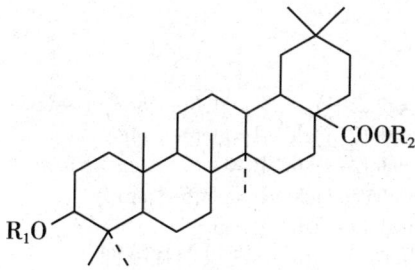

齐墩果烷型人参皂苷结构

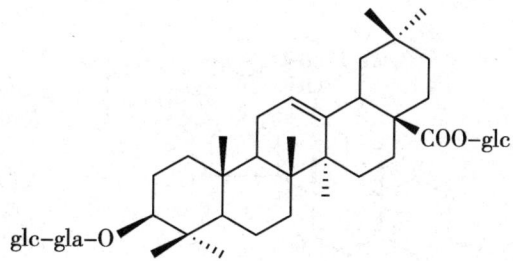

人参皂苷Ro

（2）达玛烷型皂苷：从人参属植物中分离得到的皂苷大多数属于此类。该类皂苷属于四环三萜型，依据 C-6 位上是否含羟基，可分为原人参二醇型皂苷（protopanaxadiol）和原人参三醇型皂苷（protopanaxatriol）。其中人参皂苷 Rb_1、Rb_2、Rc、Rd、Re、Rg_1 的含量占人参总皂苷的 90% 以上，为人参中最主要的皂苷类成分。

原人参二醇类（PPD）：该类人参皂苷主要有人参皂苷 Ra_1、Ra_2、Ra_3、Rb_1、Rb_2、Rb_3、Rc、Rd、Rg_3、Rh_2、Rs_1、Rs_2，丙二酰基人参皂苷 Rb_1、丙二酰基人参皂苷 b_2、丙二酰基人参皂苷 Rc、丙二酰基人参皂苷 Rd，三七皂苷 R_4、西洋参皂苷 R_1、西洋参皂苷 R_2、20(S)- 人参皂苷 Rg_3、20(R)- 人参皂苷 Rh_2、20(S)- 人参皂苷 Rh_2 等。

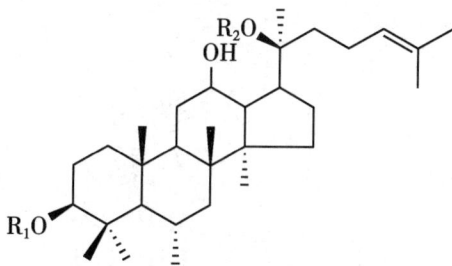

20(S)-原人参二醇型皂苷结构

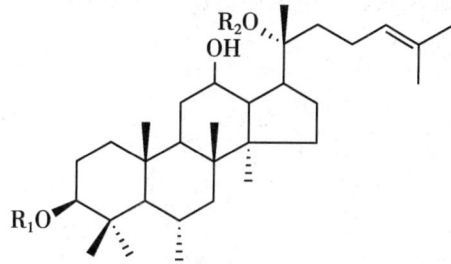

20(R)-原人参二醇型皂苷结构

原人参三醇类（PPT）：该类人参皂苷主要有人参皂苷 Re、Rf, 20-glu- 人参皂苷 Rf、Rf_1、Rg_1、Rg_2、20(R)- 人参皂苷 Rg_2、Rh_1, 20(R)- 人参皂苷 Rh_1，三七人参皂苷 R_1，假人参皂苷 R_{11}、Rp_1、Rt_1，竹节参皂苷 -Ⅳ 和Ⅳa, 20(R)- 原人参三醇等。

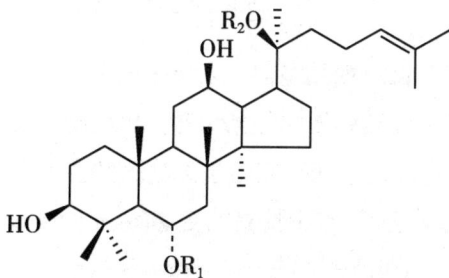

20(S)-原人参三醇型皂苷结构

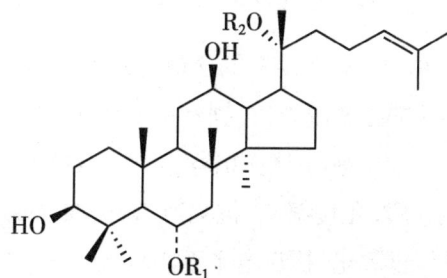

20(R)-原人参三醇型皂苷结构

原人参二醇和三醇型人参皂苷衍生物：有部分皂苷的苷元母核属于二醇或三醇类型，只是在侧链上有变化，丰富了四环三萜类皂苷的结构库，主要有人参皂苷 Rh_3、Rg_4、Rh_4、F_4、La、25- 羟

基 - 人参皂苷 Rg_2，伪人参皂苷 RT_5、Rg_7，珠子参皂苷 F_2、F_4，珠子参皂苷 Ib、Rh_5、Rh_6、Rh_7、Rh_8、Rh_9 等。

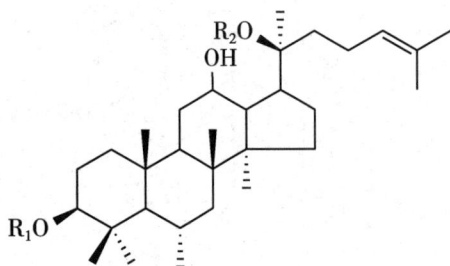

人参皂苷 Ra_1　R_1=glc(2-1)glc　R_2=glc(6-1)ara(p)(4-1)xyl
人参皂苷 Rb_1　R_1=glc(2-1)glc　R_2=glc(6-1)glc
人参皂苷 Rg_3　R_1=glc(2-1)glc　R_2=H
人参皂苷 Rc　R_1=glc(2-1)glc　R_2=glc(6-1)ara(f)
人参皂苷 Rd　R_1=glc(2-1)glc　R_2=glc
ara(f)阿拉伯呋喃糖苷　ara(p)=阿拉伯吡喃糖苷

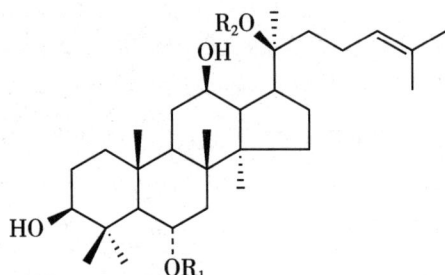

人参皂苷Re　　R_1=glc(2-1)rha　R_2=glc
人参皂苷Rf　　R_1=glc(2-1)glc　R_2=H
人参皂苷Rg_1　R_1=R_2=glc
人参皂苷Rh_1　R_1=glc　　　　R_2=H

（3）其他类皂苷：奥克梯隆型皂苷（ocotillol）、24（R）- 伪人参皂苷 RT_5 与 24（R）- 伪人参皂苷 F_{11} 均属于奥克梯隆型皂苷，其中后者为西洋参特征皂苷成分，人参皂苷 Rf 是人参的特征成分，通过检查这两个成分可区分人参和西洋参。这种方法不仅适用于生药鉴别，也适用于其制剂的鉴别。

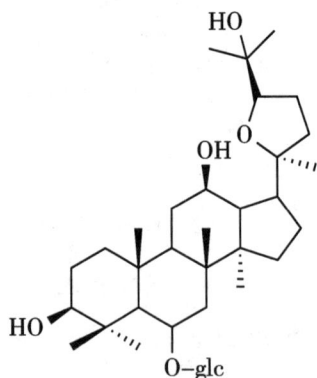

20(R)-伪人参皂苷RT_5　　　　　　　　　　20(R)-伪人参皂苷F_{11}

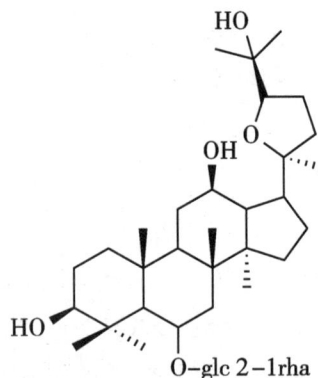

2．糖类　人参中总糖含量约为 4%～6%，包括单糖、低聚糖和多糖。人参多糖也是人参发挥药效活性的重要成分，依据其单糖组成不同，人参多糖主要被分为中性糖和酸性果胶两大类。中性糖包括葡聚糖、阿拉伯半乳糖（AG）等。酸性果胶常为杂多糖，富含半乳糖醛酸。人参多糖具有抗肿瘤、免疫调节、抗辐射、降血糖等多方面药理活性。红参中特有的麦芽醇（maltol），具有显著的抗过氧化、抗衰老作用。

3．聚乙炔醇类　迄今已经从人参根中分离得到 12 种聚乙炔醇类化合物。人参与红参共同含有的聚乙炔醇类化合物有人参炔醇（panaxynol）、人参环氧炔醇（panaxydol）、17- 碳 -1- 烯 -4,6- 二炔 -3,9- 二醇、人参炔三醇（panaxytriol）。该类成分均具有明显的抗肿瘤活性。

4. 挥发油类 人参挥发油含量较低,约占 0.1%～0.5%,具有人参的特殊香味。红参经过蒸制加工挥发油成分平均损失 69.5%。人参挥发油中主要成分为倍半萜烯,其次为含氧化合物及长链烷烃类,多数成分具有消炎和抗癌等效用。

5. 氨基酸类 人参中含有普通氨基酸 17 种以上,含量最高的是精氨酸,须根中氨基酸的含量高于侧根、高于主根。特殊氨基酸如 γ- 氨基丁酸(GABA)具有抑制神经传导递质作用;红参中尚含有具有抗疲劳、增强细胞免疫功能、改善末梢循环等作用的精氨酸双糖苷(Arg-fru-glc,AFG)和精氨酸果糖苷(Arg-fru,AF),是较有前途的抗衰老化合物。

6. 多肽类 人参中的多肽类化合物约有 22 余种,具有降血脂和肝糖原作用。代表性人参多肽 -Ⅵ氨基酸序列为 Glu-Thr-Val-Glu-Ile-Ile-Asp-Ser-Glu-Gly-Gly-Asp-Ala。

7. 其他类 人参中还含有木脂素类成分,主要有戈米辛 A(gomisin A)和戈米辛 N(gomisin N),研究发现有明显的抗肝毒活性。红参及生晒参中均含有钙、镁、铁、锌、铝、锰、锶等微量元素。

【资源化学评价】

1. 人参皂苷的动态积累规律

(1)不同生长年限及不同部位人参皂苷类成分的动态评价:收集吉林省和龙市头道镇大阳沟栽培的 5 年生、8 年生和 18 年生人参主根,对不同栽培年限人参不同部位的皂苷成分进行分析,结果显示:随着生长年限的增加,各部位皂苷类成分含量均有所提高,且以须根提高的幅度最大即从 5 年生人参的 41.06mg/g 增加至 8 年生人参的 59.32mg/g,其次为芦头;而主根与侧根中的增加量较少。18 年生的人参主根中皂苷含量达到 24.78mg/g,是 5 年生栽培人参的 3 倍,是 8 年生人参的 2.55 倍,见图 5-50。因此,人参的生长年限是皂苷含量增加的关键因素之一。

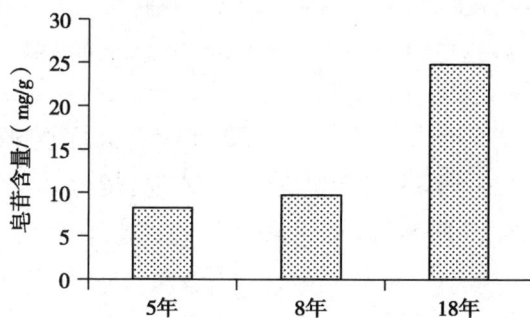

● 图 5-50 不同生长年限人参根中皂苷类成分积累动态

对 5 年生人参不同部位皂苷含量进行测定可知,各单体皂苷成分含量不同,但均以原人参二醇型人参皂苷 Rb_1 含量最高;而原人参三醇型皂苷则以人参皂苷 Rg_1 与人参皂苷 Re 含量较高,但均低于人参皂苷 Rb_1。对于二醇型、三醇型及总皂苷含量分析结果发现,所有部位中原人参二醇型皂苷成分含量均远高于原人参三醇型皂苷。总皂苷以侧根和须根中的含量最高,而主根中皂苷含量最低,见图 5-51。8 年生人参不同部位中单体皂苷以人参皂苷 Rb_1 含量最高,尤其在须根中为主根中的 5.55 倍;各部位的原人参三醇型皂苷则以人参皂苷 Re 的含量最高,其次是人参皂苷 Rg_1 和人参皂苷 Rf。与 5 年生人参相似,8 年生人参各部位中原人参二醇型皂苷含量明显高于原人参三醇型皂苷,不同部位总皂苷含量也同样在须根含量最高,然后是侧根,其次是芦头,主根中最低,见图 5-52。

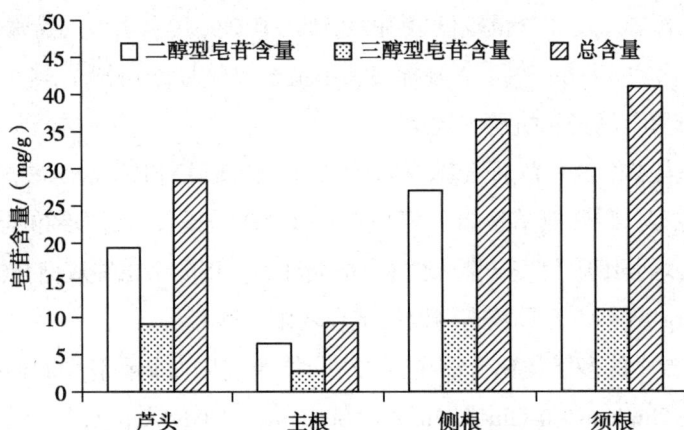

● 图 5-51　5 年生人参中不同部位皂苷的含量

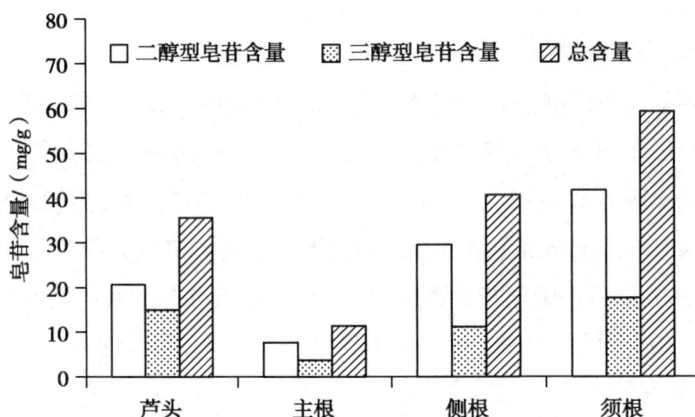

● 图 5-52　8 年生人参中不同部位皂苷的含量

（2）不同产地人参中人参皂苷类成分的分析与评价：比较东北不同产地生晒参及红参中总皂苷的含量，结果显示不同产地生晒参和红参总皂苷量存在显著差异。其中抚松生晒参中总皂苷含量最高，达到平均 4.87%，通化生晒参总皂苷量最低，平均总皂苷量为 2.31%。长白的红参总皂苷含量最高，达到平均 3.47%，汪清参王乡的红参总皂苷含量最低，平均含量为 2.05%。见图 5-53。通过对不同产地生晒参和红参的总皂苷和单体皂苷量进行 DTOPSIS 分析，长白、集安、抚松、靖宇 4 个产地的生晒参和红参皂苷类成分的综合评价值较高，因这 4 个产地的人参都来自国家 GAP 人参种植基地，提示 GAP 规范化种植对于保障人参质量的重要性。

（3）人参不同部位中皂苷类成分的分析与评价：采用 HPLC 法分析比较延边敦化产四年生白参根茎、主根和须根部位皂苷成分的组成。结果表明，根茎、主根和须根部分中均含有原人参二醇型皂苷（人参皂苷 Rb_1、Re、Rc、Rb_2、Rg_1、Rd、Rf）和原人参三醇型皂苷（人参皂苷 Rg_1、Re、Rf）。其中参头总皂苷含量最高，其次为须根，最后为主根。总皂苷质量分数分别为根茎 0.781%，须根 0.308%，主根 0.068%。根茎部分总皂苷的含量最高，其中人参皂苷 Rb_1（0.22%）、人参皂苷 Re（0.19%）、人参皂苷 Rc（0.15%）含量较高，人参皂苷 Rf（0.034%）含量最低。人参主根部分中，人参皂苷 Rb_1、人参皂苷 Rg_1 在皂苷总量中所占比例最高，分别为 0.025%、0.011%，人参皂苷 Rd 比例最低，为 0.001 3%，见图 5-54。

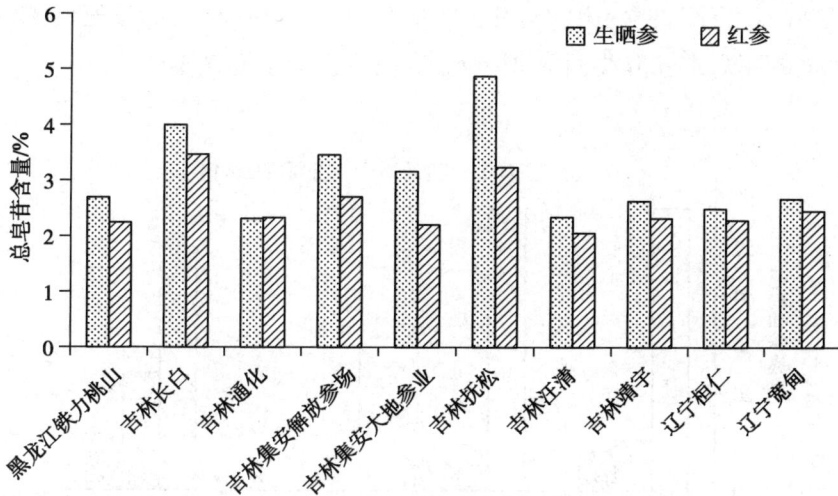

● 图 5-53　不同产地生晒参及红参中总皂苷含量变化

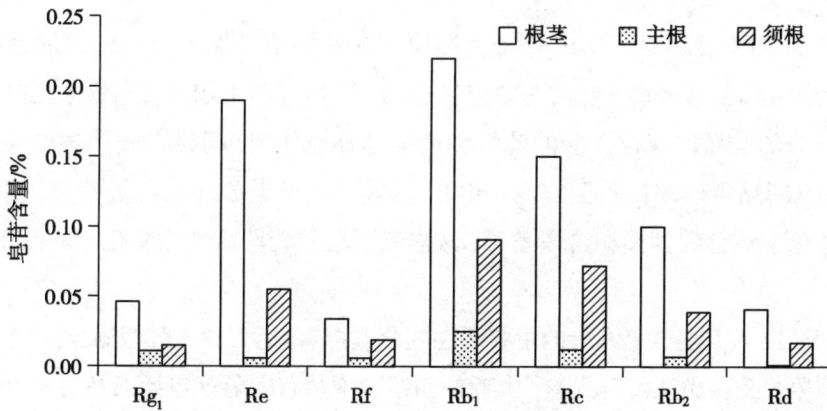

● 图 5-54　敦化人参不同部位中皂苷类成分分布规律

（4）不同品种人参中皂苷类成分的分析与评价：我国人参种质资源丰富，在不同生态条件下，分布着各种栽培型和野生型的人参品种和类型，是我国最有价值的育种材料。依据生态条件、植株形态、栽培特点、商品价值等对其进行了系统分类：普通参、边条参、石柱参是栽培人参的三个商品类型；大马牙、二马牙、圆膀圆芦、长脖等类型或地方品种是以人参的根及根茎的形态为分类特征；黄果人参类型、红果人参类型、橙果人参类型、紫茎人参类型、青茎人参类型、紧穗类型、散穗类型等是以人参地上部分形态为分类特征，其中橙果类型人参是目前收集到的国内独有的种质资源。通过比较长白山不同种质资源人参的总皂苷含量，差异顺序为：集安长脖参>左家黄果参>抚松大马牙参>抚松长脖>集安二马牙参>集安园膀园芦参>集安大马牙参>抚松二马牙参>桓仁竹节芦。

2. 糖类成分的动态变化规律　人参根中糖类成分的含量约占人参根干重的 60%～80%，是人参根的主要成分。现代药理学研究证明，人参中的糖类（尤其人参多糖）具有免疫调节、抗肿瘤、细胞保护、降血糖等功效，且对人参其他药理活性起协同调节作用。

不同生长年限人参中糖类成分的积累动态：采用紫外分光光度法对不同生长年限园参中的糖类成分包括总糖、还原糖和可溶性多糖进行测定，结果显示，不同生长年限园参中可溶性多糖的含量无显著区别,而还原糖的含量以7年生园参最高,4～6年生园参中含量无明显差别。而总糖含量为7年生园参最低,4～6年生园参总糖含量也无明显差别,见图5-55。

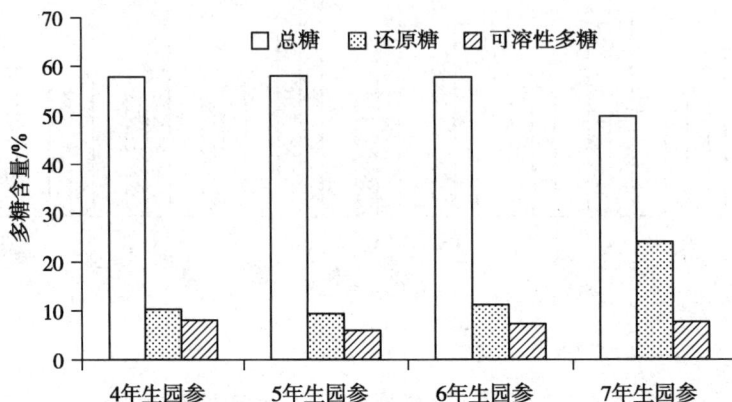

● 图5-55 不同生长年限的园参中糖类成分分布规律

3．人参产品加工过程中化学成分转化规律 人参的诸多加工方法的目的都在于清洁药材、防止人参虫蛀和发霉变质、有利于贮存和运输、抑制人参中酶活性、减少在自然干燥过程中酶对有效成分的破坏以保存人参的药性和增强其补益作用、同时降低其对神经产生的毒害作用,使人参炮制品用作滋补药更安全、可靠、有效。由于人参加工方法不同,使得人参各炮制品之间存在化学成分的种类和含量差异,这样就引起其药理活性的变化,使临床应用亦不尽相同。

(1)人参皂苷:人参皂苷是人参的主要活性成分,主要分为人参二醇型皂苷、人参三醇型皂苷和齐墩果酸型皂苷三种类型。鲜人参、生晒参和红参中共有的皂苷包括人参皂苷 Ro、Rb_1、Rb_2、Rc、Rd、Re、Rf、Rg_1、Rg_2、F_{11}、Rh_1、Rg_3。鲜人参和生晒参中特有成分包括丙二酸单酰基人参皂苷 Rb_1、丙二酸单酰基人参皂苷 Rb_2、丙二酸单酰基人参皂苷 Rc 和丙二酸单酰基人参皂苷 Rd,而鲜人参加工成红参过程中,人参皂苷发生脱羧、水解和异构化反应,致使有些成分转化为活性更强的新化合物。鲜人参在加工过程中,人参皂苷的含量有一定量的损失,但冻干参损失的相对少些,因为降温冷冻干燥既能破坏人参体内的酶类,又防止人参皂苷的破坏和流失;而鲜人参加工成红参过程中,由于丙二酸单酰基人参皂苷在加工过程中发生水解生成丙二酸及其相应皂苷,使整体环境偏酸性,人参皂苷在酸性的环境下容易水解生成人参皂苷元及糖类,使得人参总皂苷平均损失31.55%左右;在糖参加工过程中,人参皂苷大量流失,使糖参中人参总皂苷的含量在所有人参炮制品种中最低,被认为是一种不甚理想的加工方法。

(2)人参多糖:人参根中已经分离得到21种多糖类化合物。人参中的糖类成分有单糖、低聚糖和多糖。有一定生理活性的为人参多糖,包括38.3%左右的水溶性多糖和7.8%～10.0%的碱性多糖。从人参根中提取的人参多糖,80%是人参淀粉,经淀粉酶脱去淀粉后的人参果胶主要由半乳糖醛酸、半乳糖、阿拉伯糖残基组成,还有少量鼠李糖及未知的戊糖衍生物。而在蒸制和烘烤过程中,人参淀粉糊化,转变为白糊精,最后变成红糊精,使人参颜色变红。鲜人参在蒸制、烘干等过程中部分淀粉降解为低聚糖和单糖。在单寡糖的组成上,红参中麦芽糖含量很高,同时含有较多的阿拉伯糖、鼠李糖、半乳糖、半乳糖醛酸等,而果糖较少。因此,红参中游离糖以蔗糖和麦芽糖为主(而生晒参以蔗糖为主),使得红参的棕色提取物(淀粉糊化降解物)的紫外吸收、还原性和抗氧化性均比白参强。

(3)聚乙炔类:人参炔醇是聚乙炔醇类化合物的一种,在植物界中分布甚广。1964年,高桥三雄等首次从生晒参中分离得到一种聚炔醇类化合物单体,定名为人参炔醇。目前已从人参中分离得到12个聚烯炔类化合物。人参环氧炔醇在人参加工过程中环氧环经水解作用后开环生成人参炔三醇和人参炔二醇,因此人参炔三醇和人参炔二醇成为红参的特有成分之一。

(4)其他成分:人参根中的麦芽糖和氨基酸化合物在蒸制和烘烤干燥中产生梅拉德反应生成麦芽酚,因此麦芽酚为红参特有成分之一,白参中均不含有。在加工成红参的过程中,人参的各种氨基酸都有不同程度的损失。田七素是一种特殊的氨基酸,在炮制过程中田七素受热发生脱羧降解反应,会使其含量降低一半;同时在人参加工过程中,鲜人参中的麦芽糖或葡萄糖与精氨酸经梅拉德反应生成的精氨酸双糖苷(AFG)和精氨酸果糖苷(AF),使得红参中游离精氨酸含量急剧下降。另外,由于温度高、时间长的炮制对蛋白质也产生影响,使红参中总蛋白质损失较多;人参脂肪酸中含量最高的亚油酸是人体必需的脂肪酸,也是人体组织、细胞的组成成分。鲜人参蒸制成红参过程中,加工热处理使甘油糖脂、甾醇苷脂肪酸酯等脂质类成分发生水解,使亚油酸的相对含量上升,而棕榈酸、硬脂酸、油酸、亚麻油酸的含量下降。

【资源利用途径】

1. 在医药领域中的应用 现代研究表明,人参在心血管系统、免疫系统、消化系统等多方面具有显著的药理作用。人参及其制剂产品可加强机体新陈代谢功能,对治疗心血管疾病、胃和肝脏疾病、糖尿病、不同类型的神经衰弱症、调节脂肪代谢、提高生物机体免疫力等均有良好疗效。

(1)作为中药直接使用:人参始载于《神农本草经》列为上品,是名贵传统滋补中药。具有"补五脏,安精神,定魂魄,止惊悸,除邪气,明目"等功效,是补益养生之良药。其功重在大补正元之气,以壮生命之本,进而固脱、益损、止渴、安神。中医临床常用于体虚欲脱、脾虚食少、肺虚喘咳、津伤口渴、内热消渴等病症。以人参为主要药味的方剂众多,著名的传统人参单方和复方包括:独参汤、参芦散、参附汤、生脉散、龟龄集、人参败毒散、人参再造丸等。

人参叶始载于《本草纲目拾遗》,具有清肺解表、生津止渴、醒酒等功效,用于表虚之感冒,以及虚热、肺燥等病症的治疗。

(2)作为原料使用

1)作为提取总皂苷提取物的原料:人参茎、叶等非药用部位,不仅含有与根相似的活性成分,而且其总皂苷含量明显高于根,由人参的干燥茎、叶加工制成的人参茎叶总皂苷,主要成分有人参皂苷Rg_1、Re、Rc、Rb_2、Rd等,具有滋补强壮、安神益智、增强免疫的功效。以人参茎叶总皂苷为原料制备的人参茎叶总皂苷片、人参茎叶皂苷胶囊,用于冠心病,具有健脾益气的功效。

2)作为提取人参多糖提取物的原料:人参多糖具有抗肿瘤、免疫调节等多方面药理活性。以人参为原料提取人参多糖制备的人参多糖注射液,可作为免疫增强剂,用于减轻肿瘤放、化疗引起的副作用,亦可作为肿瘤治疗的辅助用药。

3)作为提取人参皂苷单体的原料:人参皂苷Rg_3是从红参中提取的一种皂苷,以其为主要成分制成的参一胶囊,是经国家药品监督管理部门批准上市的第一个肿瘤新生血管抑制剂。

2．在保健食品中的应用　人参根、茎、叶、花、果实具有抗疲劳、抗衰老、辅助降低血糖和血脂等功用,可加工成形式多样的保健食品和功能性产品。加工红参时产生的人参露可制成人参酒,人参饮料。利用人参叶、参花、果肉还可制成人参叶茶、人参花茶、果肉饮品等。人参的不同部位提取物可用于人参酒、人参糖果、人参饼干、人参面条、人参烟等的添加剂,形成独具风味的系列产品群。

3．在美容化妆品中的应用　人参中的人参皂苷是其主要的活性成分,具有护肤、抗紫外线功能。人参提取液具有很强的抑菌消炎作用,是高档化妆品的天然添加物,对妇女雀斑、褐斑、蝴蝶斑及老年皮肤色素沉着疗效显著。人参中含有多种人参皂苷、氨基酸、维生素及矿物质,加在护肤品中具有促进皮下毛细血管的血液循环,增加皮肤的营养供应,防止动脉硬化,调节皮肤水分平衡等作用,所以它能延缓皮肤衰老,防止皮肤干燥脱水,增加皮肤的弹性,从而起到保护皮肤光泽柔嫩,防止和减少皮肤皱纹的作用。因此,以人参及其组分或成分为补充剂或添加剂形成的具有一定美容功能的化妆品系列十分丰富多样。如市售的有人参精华露、人参雪花膏等。

三七

三七为五加科植物三七 *Panax notoginseng*(Burk.)F. H. Chen 的干燥根和根茎。具有散瘀止血、消肿定痛的功效。

【资源类群概述】

三七为多年生草本植物。三七的根分为块根、支根、须根和不定根;根茎俗称羊肠头,呈暗绿色,形状弯曲似鹦哥嘴状,俗称"鹦哥嘴";茎直立,有纵行条纹或呈棱状,绿色或紫色;叶为掌状复叶,1～5 枚,轮生于茎顶,少数二级轮生,叶缘呈锯齿状;伞形花序,单生于茎的顶端;花两性,花萼 5 片,花瓣 5 片,雄蕊 5 枚;柱头 2 裂,子房下位,2～3 室;果实为核状浆果,肾形或球形,成熟时鲜红色;种子卵形或卵圆形,1～3 枚。

三七是我国特有的药用植物,主产于我国云南、广西。主要分布于北纬 23°30′ 附近的中高海拔 1 300～2 200m 地区。适宜于冬暖夏凉的气候,不耐严寒与酷暑,喜半荫和潮湿的生态环境。主产于云南文山及广西那坡、靖西。

【资源性化学成分】

三七植物中资源性化学成分类型主要包括皂苷类、黄酮类、糖类、挥发油、氨基酸等。

1．皂苷类　皂苷类成分是三七的主要活性成分。已从三七的不同部位分离得到 70 余种皂苷类化学成分,多为达玛烷型的 20(S)- 原人参二醇型[20(S)-protopanaxdiol]和 20(S)- 原人参三醇型[20(S)-protopanaxtriol]。三七所含皂苷类成分种类与人参和西洋参中所含皂苷类成分部分相同:人参皂苷 Rh$_1$、Rb$_1$、Rb$_2$、Rb$_3$、Rc、Rg$_1$ 等,尤以人参皂苷 Rg$_1$ 和 Rb$_1$ 含量最高。三七所独有的皂苷类成分有:三七皂苷 R$_1$、R$_2$、R$_4$、R$_5$、R$_7$～R$_9$、Fa、Fc、Fe,三七皂苷 A～E、三七皂苷 G～N 等。迄今尚未在三七植物中发现含有齐墩果烷型皂苷。三七根及根茎中含有的皂苷类成分以20(S)- 原人参三醇型皂苷为主,此类成分表现为对中枢神经的兴奋作用;三七地上茎叶部分以20(S)- 原人参二醇型皂苷为主,对中枢神经有抑制作用。

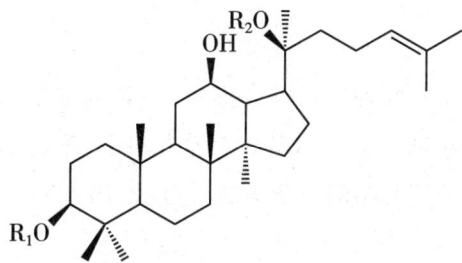

20(*S*)–原人参二醇型　　　　　　　　20(*S*)–原人参三醇型

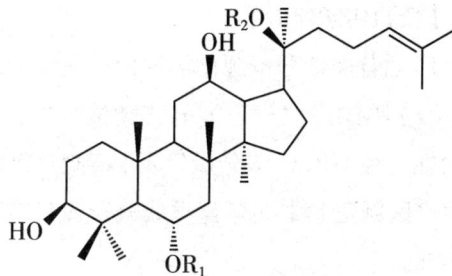

2. 黄酮类　三七绒根中主要含有的黄酮类成分为三七黄酮 A 和三七黄酮 B 等。三七茎叶中含有黄酮类成分如槲皮素 -3-*O*- 槐糖苷，山奈酚、山奈酚 7-*O*-α-L- 鼠李糖苷、山奈酚 -3-*O*-β-D- 半乳糖苷、山奈酚 -3-*O*-β-D- 半乳糖（2→1）葡萄糖苷、槲皮素及槲皮素 -3-*O*-β-D- 半乳糖（2→1）葡萄糖苷，甘草素，芹糖甘草苷。三七花中含有山奈酚 -3-*O*-α-L- 鼠李糖苷、山奈酚 -3-*O*-（2″,3″- 二反式对羟基桂皮酰基)-α-L- 鼠李糖苷。三七中的黄酮类化学成分可显著增加冠脉流量，并具有抗炎、抗过敏、祛痰、镇咳、平喘、降血压、增强肾上腺素的作用。

3. 糖类　三七中含有鼠李糖、木糖和葡萄糖等单糖及低聚糖和多糖类成分。三七含有多种多糖类活性物质，有三七多糖Ⅰ、Ⅱ、Ⅲ三大类，主要由半乳糖、葡萄糖、甘露糖、阿拉伯糖、鼠李糖组成。三七多糖具有增强免疫功能的作用。三七多糖 A（sanchinan A）存在于三七根中，其分子量为 150 000，具有显著的激活网状内皮系统的作用。

4. 挥发油类　三七挥发油中的成分组成主要为：酮、烯烃、环烷烃、倍半萜类、脂肪酸酯、苯取代物、萘取代物等。三七花挥发油成分主要有：樟脑、龙脑等单萜类，δ- 荜澄茄烯、δ- 波旁烯、δ- 丁香烯等倍半萜组成。具有消毒及杀菌作用，有一定局部刺激作用；内服可促进胃肠蠕动和止泻作用；挥发油中的部分成分尚具有镇静安神等活性。从三七花挥发油中的分离得到的 β- 榄香烯具有抗癌的作用。

5. 炔醇类　三七中尚含有人参炔醇（panaxynol）、人参环氧炔醇（panaxydol）、法卡林二醇（falcarindiol）和人参炔三醇（panaxytriol）等聚炔醇类成分。

6. 氨基酸类　三七含有 19 种以上氨基酸类成分，其中 8 种人体必需氨基酸约占三七氨基酸总量的 32.69%。含量较高的有精氨酸（Arg）、天冬氨酸（Asp）、谷氨酸（Glu），约占三七总氨基酸的 39.72%。三七素（dencichine）是三七的止血活性成分，为非蛋白质氨基酸类成分，能够显著增加血小板的数量而发挥止血作用，其结构为 β-*N*- 乙二酸酰基 -L-α,β- 二氨基丙酸，现已能人工合成。

三七根中不含有 γ- 氨基丁酸（γ-GABA），而地上部分的茎叶与花中则含有。γ-GABA 作为神经递质，具有调节血压与心率、治疗神经退行性病变、保肝利尿、抗衰老等作用。

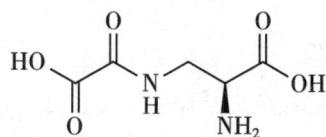

三七素

【资源化学评价】

1. 皂苷类成分资源化学评价

（1）不同产地三七中皂苷类成分的含量比较：三七的产地相对较为集中，主要为云南和广西两地。经 HPLC 法分析显示，不同产地三七中皂苷类成分的含量有一定差异，同一产地的不同生产区域三七中的皂苷类成分含量也有不同。云南产三七中的皂苷类成分含量高于广西。见图 5-56。

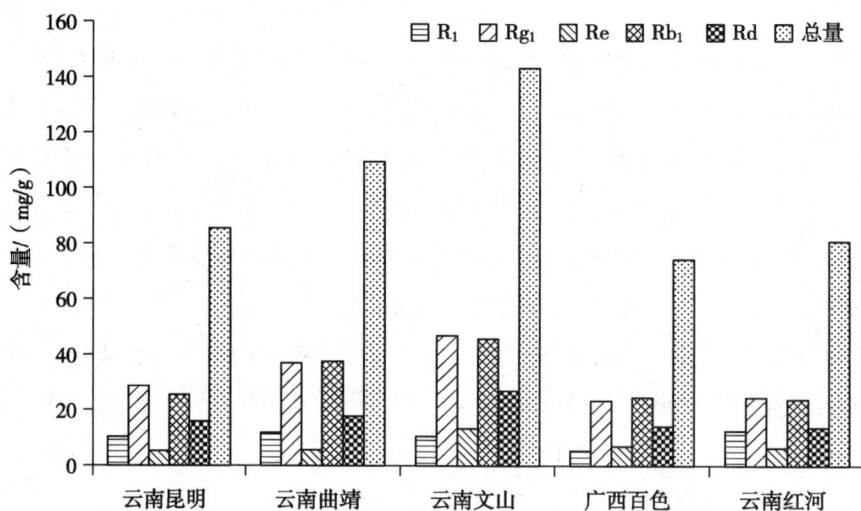

● 图 5-56　不同产地三七中皂苷类成分的含量比较

（2）不同商品规格三七中皂苷类成分的比较分析：按传统分级方法，依单位重量中三七的个数，可分为 20、30、40、60、80、120、160、200 头等不同商品规格。对不同规格的三七中皂苷类成分含量分析表明，以 20 头规格皂苷类成分含量最高，4 种皂苷类成分含量从 20～60 头的有逐步递减的趋势。表明三七药材中皂苷类资源性成分的积累量与其生长年限长短、个头大小密切相关。见图 5-57。

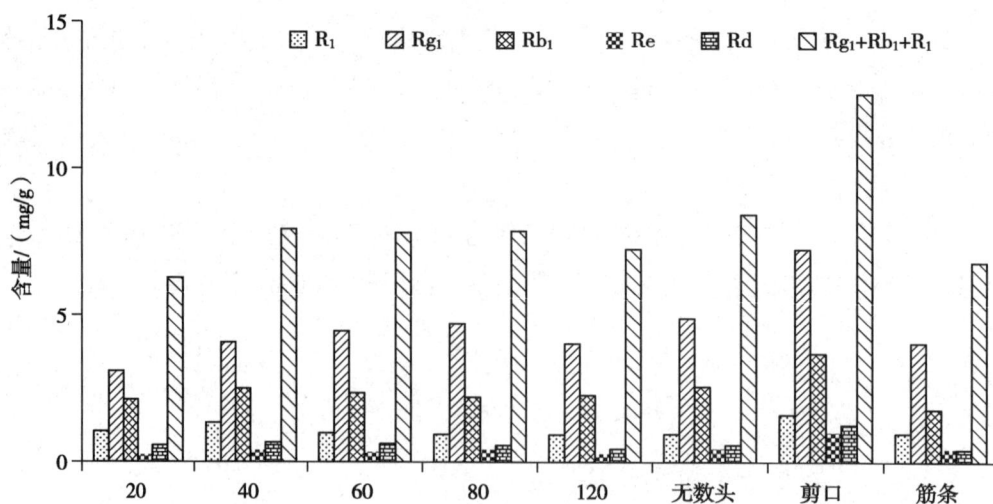

● 图 5-57　不同商品规格三七中皂苷类成分的比较分析

（3）不同生长期三七中皂苷类成分的积累动态：对三年生云南产三七的不同生长期中三七皂苷的积累动态分析结果显示，在出苗期三七根中的皂苷类成分积累最高，开花期明显下降，至药材收获期皂苷类成分出现积累增加的趋势。见图5-58。

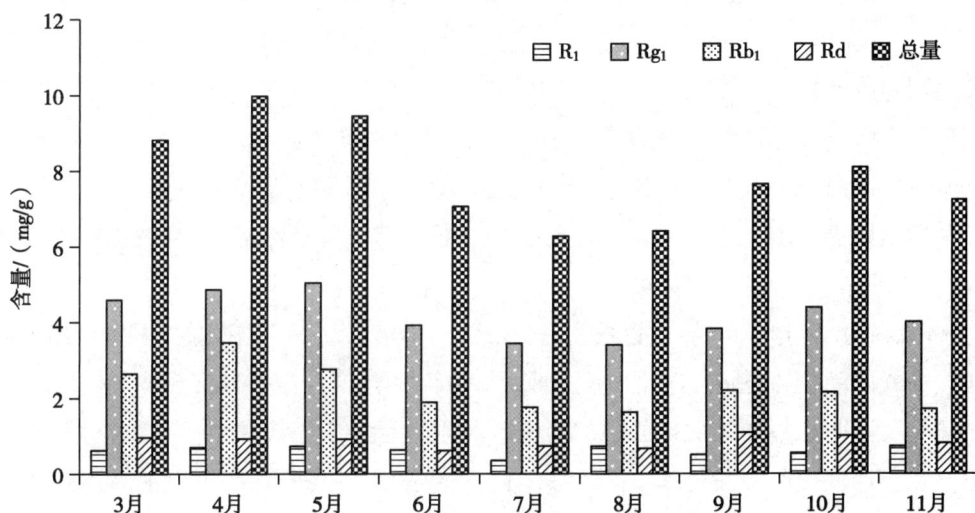

● 图5-58　三七不同生长期皂苷类成分的积累动态

以云南文山产三七为研究对象，采用UPLC-ESI-MS方法，考察其不同部位皂苷类成分的分布规律，结果显示：人参皂苷Rb_1、Rg_1和三七皂苷A、B是三七根的主要成分；三七皂苷Q、S、Fc和人参皂苷Rb_2、Rb_3、F_2是三七花的主要成分；根中20(S)-原人参三醇型皂苷含量高于茎和花，茎和花中20(S)-原人参二醇型皂苷含量高于根，花中人参皂苷的含量最高。

2．三七素资源化学评价

（1）不同产地三七中三七素含量比较：三七素是三七中主要的止血活性成分。采用HPLC法，对不同产地三七中的三七素含量进行分析评价，结果表明，三七药材中的三七素的含量在0.33%～0.62%之间，不同产地三七中三七素含量有一定差异，总体上云南道地产区的三七素含量高于广西。

（2）不同规格三七中三七素含量比较：三七规格不同，三七素含量有明显差异，含量最高的是200头规格，达1.17%，最少的是120头规格，仅为0.49%，相差2倍多。20～60头规格的三七素含量无显著差异。

（3）三七不同部位中三七素含量比较：三七不同部位中均含有三七素，其含量差异显著。表现为：根茎、须根、花蕾3个部位的三七素含量高，主根、侧根和茎叶中三七素含量低。

（4）不同生长期三七中的三七素的积累规律：不同生长期的三七中三七素含量最低为5月，为0.44%；最高为8月，达0.76%。总的趋势是3～5月三七出苗展叶期三七素含量较低，进入花蕾期（7～8月）到采收期（9～10月）三七素含量较高。

3．糖类成分资源化学评价

（1）不同产地三七中单糖和多糖类成分的分析比较：三七中多糖类成分含量因产地不同存在显著差异，最高者为云南砚山者腊产三七，其多糖含量达0.18%，与最低者广西靖西产三七（0.011%）相差达12倍之多。单糖含量差异较小，最高的是云南文山老回龙产三七，总单糖含量为 3.66%，与最低的文山坝心产三七含量（2.21%）相差不到一倍。

（2）不同商品规格三七中单糖和多糖类成分的分析比较：不同商品规格的三七中总单糖含量有一定差异。从总的趋势来看，大规格三七单糖含量较低，小规格三七单糖含量较高。三七多糖含量的结果与单糖含量正好相反，最高的是 20 头，为 1.43mg/g，最低的是 160 头，仅有0.36mg/g。

【资源利用途径】

1. 在医药领域中的应用　三七始载于《本草纲目》为传统名贵中药，被誉为"金不换"。中医临床用于咳血、吐血、衄血、便血、崩漏、外伤出血、胸腹刺痛、跌仆肿痛等病症。能治一切血症，为止血、理血之妙品，为"外伤科的圣药"。此外，三七尚用于血瘀腹痛、产后恶露不尽、腹痛、痛经等症。

现代研究表明，三七对心、脑血管系统、神经系统、血液系统等具有明确的药理作用。能增加冠脉供血、供氧，降低全血黏度，防止血栓生成，抗心律失常；抗疲劳，镇静、镇痛等作用。

三七根茎、茎叶也具有活血化瘀、镇痛消炎、消肿生肌、降血脂、抗疲劳、滋补强壮、镇静安神、促进消化等药理作用。三七花味甘性凉，具有清热解毒、平肝明目、生津止渴、降血压、增强免疫之功效，用于头晕目眩、耳鸣、失眠、高血压、偏头痛、急性咽炎等症。

2. 在保健食品中的应用　三七具有较高的营养价值，被广泛应用于保健食品的开发，如保健茶、保健酒、保健糖、保健饮料等。三七中的多糖成分及皂苷成分可有效抑制人饮酒后对酒精的吸收而保护肝脏，故可利用三七皂苷提取过程中的副产物多糖来开发糖果、糕点、饮品等系列产品。此外，还有三七花茶、三七花糕、三七花藕粉、三七花菜肴等。

三七茎、叶在产地以食品或食品添加剂形式的应用，如袋泡茶、饮料等。未来三七茎、叶能广泛应用于食品中，主要原因是三七茎叶含有较为丰富营养物质，气味温和又有传统烹饪膳食相辅助。此外，三七花也是一种优质的食品原料，气清香味独特，也可以进行深度研究开发。

3. 在日用护理产品中的应用　利用三七所含有皂苷类、三七素等活性物质的功效，开发应用于日用护理产品。例如，利用三七消炎、止血、活血、抑菌和抗氧化的功效开发三七牙膏。以三七为原料制成的化妆品，通过抑制酪氨酸酶而抑制色素沉积，具有美白的功效等。

刺五加

刺五加为五加科植物刺五加 *Acanthopanax senticosus*（Rupr. et Maxim.）Harms. 的干燥根和根茎或茎，具有益气健脾、补肾安神的功效。

【资源类群概述】

刺五加为落叶灌木，高达 2 米。老枝灰褐色，幼枝黄褐色，密生细刺。掌状复叶，互生，无毛或疏生毛；小叶通常 5 片，小叶柄具褐毛，小叶片椭圆状倒卵形至长圆形，边缘具尖锐的重锯齿或单锯齿。伞形花序呈球形，单个顶生或 3～4 个集合顶生于枝端；花萼绿色，与子房合生，花瓣 5 片；核果浆果状，成熟时紫黑色，干后具明显 5 棱；种子 4～6 板。花期 6～7 月，果期 8～10 月。

刺五加主要生长在寒温带的我国东北地区及西伯利亚地区，其中以我国黑龙江省产量最大。

辽宁、吉林、河北等地也有分布；往南、往西可经长白山、雾灵山到太行山，往北、往东可达朝鲜和日本北海道。

【资源性化学成分】

刺五加中含有三萜皂苷类、黄酮类、香豆素类、木脂素类等多种资源性化学成分。

1. 皂苷类　刺五加根及根茎中含有大量皂苷类成分，大部分属于三萜皂苷类，主要以羽扇豆烷型和齐墩果酸型为主。根茎中的刺五加苷 A_1、A_2、A_3、A_4 以及刺五加叶中的五加叶苷 I、K、L、M 均为齐墩果烷型配基上连有单糖链或双糖链的三萜皂苷。该类成分均具有抑制心肌收缩，减慢心率，扩张血管，降血压等多种作用。

2. 黄酮类　刺五加植物全株均含有黄酮类物质，以花、叶中含量最为丰富。刺五加叶中黄酮类成分含量可达 37.25%，其中以金丝桃苷的含量最高，此外还有槲皮素、芦丁、槲皮苷、异鼠李素 -3-O- 刺槐二糖苷、槲皮素 -3-O-α-L- 阿拉伯糖基 -（1→2）-β-D- 半乳糖苷、山柰酚 -3-O- 刺槐二糖苷、异鼠李素 -3-O-β-D- 半乳糖苷、异鼠李素 -3-O-β-D- 鼠李糖基 -（1→6）-[α-L- 鼠李糖基 -（1→2）]-β-D- 半乳糖苷。

3. 木脂素类　刺五加不同药用部位均含有木脂素类化合物，主要类型为二苯基四氢呋喃并四氢呋喃类木脂素、丁烷衍生物类木脂素以及新木脂素类。如刺五加苷 D，右旋 - 丁香树脂酚，d- 丁香树脂酚 -O-β-D- 葡萄糖苷，刺五加苷 E，d- 松脂醇 -O-β-D- 葡萄糖苷，L- 芝麻素等。刺五加茎和叶中含有新刺五加酚，刺五加酮等新木脂素类成分。

4. 香豆素类　刺五加的茎叶和根皮中含有刺五加苷 B_1、异秦皮啶（Isofraxidin，6,8- 二甲氧基 -7- 羟基香豆素）、异秦皮啶 -7-O-β-D- 葡萄糖苷，该类资源性成分具有明显的镇静作用。

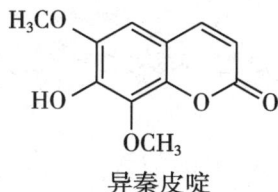

异秦皮啶

5. 酚酸类成分　刺五加茎叶中酚酸类成分主要有咖啡酸、绿原酸、原儿茶酸、香草酸、丁香酸等。刺五加叶子中还含有阿魏酸、对羟基苯甲酸、原儿茶酸甲酯以及松柏苷。刺五加根和根茎中含有丰富的酚苷类化合物，如刺五加苷（eleutheroside）B、D、E，去羟栀子苷。刺五加叶中含有阿魏酸葡萄糖苷、刺五加叶苷 A～F。

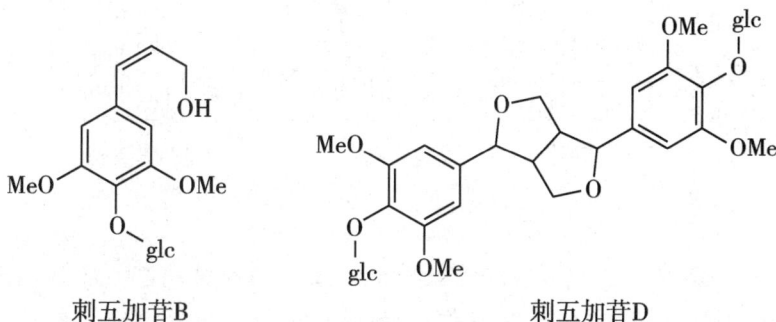

刺五加苷B　　　　　　刺五加苷D

6. 多糖类　刺五加多糖为刺五加的免疫活性物质组成，可分为水溶性多糖（2.3%～5.7%）和碱溶性多糖(2%～6%),包含葡萄糖、果糖、阿拉伯糖等,具有抗肿瘤、免疫调节等作用。水溶性多糖的保肝作用较好。

【资源化学评价】

1. 不同生长期刺五加不同组织器官中资源性成分积累动态　对不同生长期刺五加两年生枝及其地下茎中资源性成分变化规律进行研究,结果表明:刺五加苷B、刺五加苷E和异嗪皮啶等4种成分具有相似的季节积累规律,其中以刺五加苷B最为典型,均表现出春季高,随生长发育进行,含量逐渐下降,至8月下旬绿果期达到最低点,以后又逐渐升高。长花丝型和短花丝型两种性别类型的刺五加以春、秋两季采收为宜;无论是地下部分或是地上部分,长花丝类型的刺五加苷E的含量均显著高于短花丝类型。见图5-59、图5-60。

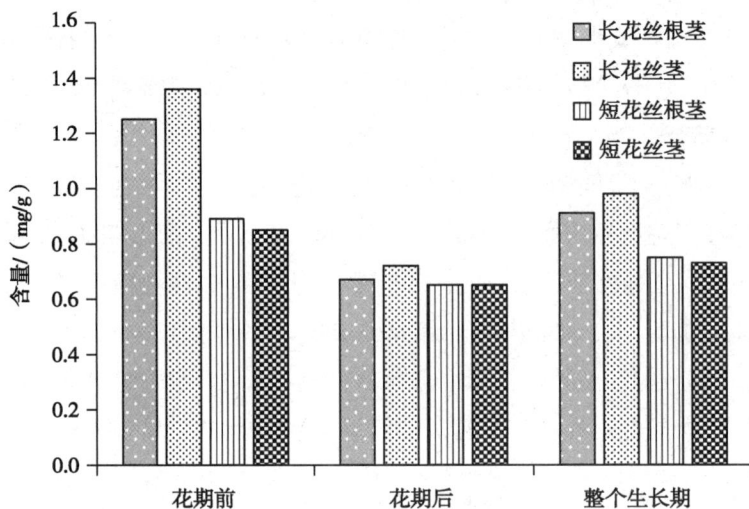

● 图5-59　不同类型、不同生长期刺五加苷B的积累动态

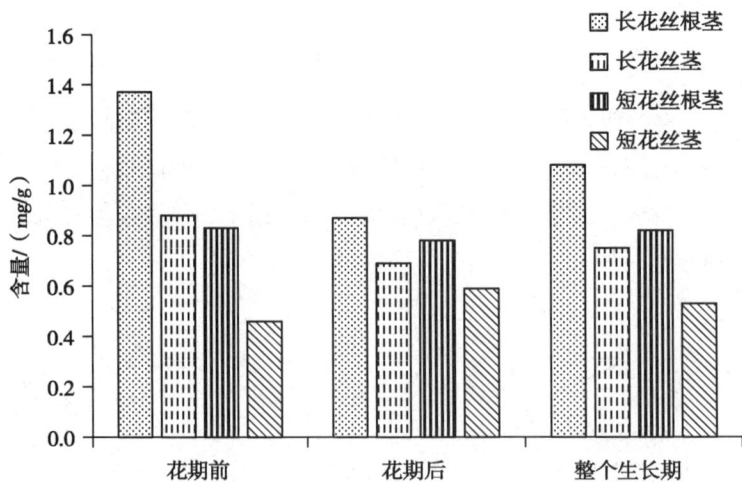

● 图5-60　不同类型、不同生长期刺五加苷E的积累动态

2. 不同产地环境对刺五加资源性成分积累的影响　伊春、清河产刺五加中各化学成分含量高于其他产地,而密山、亚布力产刺五加中各化学成分含量低于其他产地(图5-61)。不同产地刺五加含量上存在的差异揭示了其种质资源在活性成分含量上的差异。

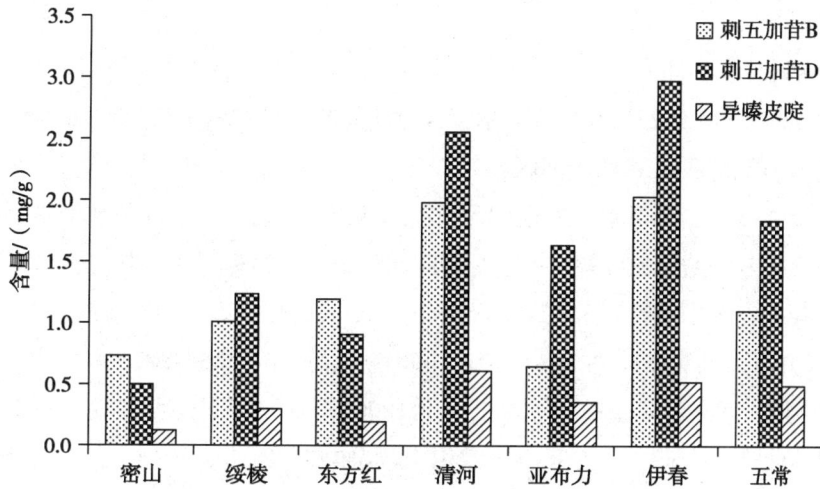

● 图 5-61 不同产地刺五加中有效成分含量比较

3. 刺五加不同药用部位资源性成分分布规律 考察刺五加不同药用部位根、根茎、茎及其木质部、韧皮部中刺五加苷 B、刺五加苷 E、异嗪皮啶、绿原酸的分布规律表明：刺五加苷 B 在茎中的含量略高于根部，而绿原酸、刺五加苷 E、异嗪皮啶在茎中的含量则略低于根部，4 种成分主要分布在韧皮部，木质部和韧皮部含量总和差异较小。总体分析评价结果表明，刺五加的根、根茎和茎枝所含主要活性成分及其含量相近，均可作为药用部位。

【资源利用途径】

1. 在医药领域中的应用 刺五加始载于《神农本草经》列为上品，主治心腹邪气、腹痛、益气、疗躄、小儿不能行。临床常用于脾肺气虚，体虚乏力，食欲不振，肺肾两虚，久咳虚喘，肾虚腰膝酸痛，心脾不足，失眠多梦等症。

现代药理研究表明，刺五加具有抗风湿、抗炎、抗疲劳、抗氧化、抗衰老、调节血糖、有促性腺、抗肿瘤等多种生物活性。可增强机体的防御功能，防止记忆力衰退等适应原样的作用。目前临床上刺五加主要用于对神经衰弱、糖尿病、动脉硬化、风湿性心脏病、心血管病、阳痿、听觉视觉疾病等的治疗和调理。

近年来，随着人们对刺五加资源价值的不断发现和拓展，已形成了以刺五加根、根茎、茎枝、叶片和果实为原料开发生产的系列中药制剂品种主要有：刺五加片、刺五加注射液、安神补脑胶囊、脑安片、救尔心胶囊、刺五加脑通脉颗粒、刺五加脑灵液、刺五加养生茶等。在临床用于治疗冠心病、脑血栓及神经衰弱等病症。

2. 在保健食品中的应用 刺五加的根、茎、叶、果实都可以食用，在产地民间有着悠久的食用习俗，其嫩茎是辽东人们习食的最佳山野菜之一，有着以嫩叶鲜食或腌渍长期保存食用的习惯。刺五加嫩茎叶及其加工产品用于健康养生已有较长的应用历史，是保健食品的良好原料。以刺五加叶、花、果实为原料制作保健茶品和饮料，并有出口外销的需求。

当归

当归为伞形科植物当归 Angelica sinensis (Oliv.) Diels 的干燥根。秋末采挖，除去须根和泥沙，待水分稍蒸发后，捆成小把，上棚，用烟火慢慢熏干。其性温，味甘、辛，具有补血活血、调经止痛、润肠通便的功效。

【资源类群概述】

伞形科 Umbelliferae 当归属 *Angelica* 植物全世界约 80 种,在我国有 26 种 5 变种 1 变型,分布于南北各地,主产东北、西北和西南地区。

当归为两年生或三年生草本。主根肥大、肉质、有香气。茎直立,绿色或稍带紫色。叶互生,基部扩大呈鞘状抱茎,紫褐色。基生叶及茎下部叶为 2~3 回奇数羽状复叶,边缘有齿状缺刻或粗锯齿。复伞形花序,顶生,每个小伞形花序具小花 12~36 朵。花瓣 5 片,雄蕊 5 枚,子房下位;双悬果,扁平,有膜翅,长椭圆形,熟时黄褐色。花期 6~7 月,果期 7~8 月。

当归药用历史悠久,栽培生产历史可上溯至 1800 年前。目前,当归产地分布于甘肃定西、陇南(岷归),云南曲靖、丽江、大理(云归),四川阿坝、雅安(川归),湖北恩施等地(窑归)。其中,以甘肃产"岷归"产量大,品质优,世为地道,为当归商品药材主流,约占我国当归总产量的 80% 以上。

在我国西南地区将大叶当归 *A. magaphylla*、金山当归 *A. valida*、隆萼当归 *A. oncosepala* 和疏叶当归 *A. laxifoliata* 等作为地区民族、民间习用当归品种使用。东当归 *A. acutiloba* 为《日本药局方》法定当归品种,我国四川以及东北部分地区有一定规模引种。朝鲜当归 *A. gigas* 在韩国、朝鲜作为当归使用,我国吉林省延边朝鲜族自治州部分地区亦有代当归使用者。

【资源性化学成分】

当归资源性化学成分中主要为挥发油类、有机酸类、核苷类、氨基酸类、糖类等化学成分。此外,尚含有神经酰胺类、多炔类、维生素类等。

1. 挥发油类 当归植物中富含挥发性成分。根中挥发性成分主要由萜类和内酯类成分组成,主要包括藁本内酯、正丁烯基酞内酯、α-蒎烯、月桂烯、双环榄香烯、别罗勒烯、β-金合欢烯、α-柏木烯法尼烯、匙叶桉油烯醇、小豆蔻烯、石竹萜烯、朱栾倍半萜等。当归叶的挥发油组成主要为 α-蒎烯、佛手相烯等。该类成分具有抑菌、抑制子宫收缩等生理活性。

(1)苯酞类:当归挥发油中的特征性化学组成为富含烷基苯酞类成分。已分离鉴定的烷基苯酞类化学成分有:*Z*-藁本内酯(*Z*-ligustilide)、*E*-藁本内酯(*E*-ligustilide)、*Z*-正丁烯基酞内酯、*E*-正丁烯基酞内酯、3-丁基酞内酯、butylphthalide、新蛇床内酯等。其中以 *Z*-藁本内酯含量最高。

(2)苯酞类二聚体:除苯酞类成分外,当归中尚含有其二聚体: *Z,Z'*-3,3',8,8'-diligustilide、riligustilide、新藁本内酯(angelicide)、*Z,Z'*-6,8',7,3'-diligustilide、levistolide A、*Z*, *E*-ligustilide dimmer、*E,Z'*-6,6',7,3'α-diligustilide 等,通常认为这些二聚体是由不同类型的苯酞单分子通过环加成反应伴随进一步氧化或开裂而形成的系列衍生物。

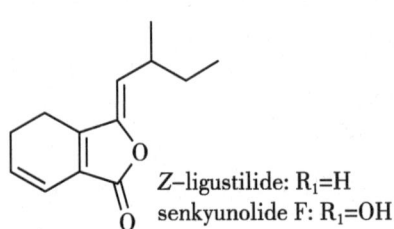

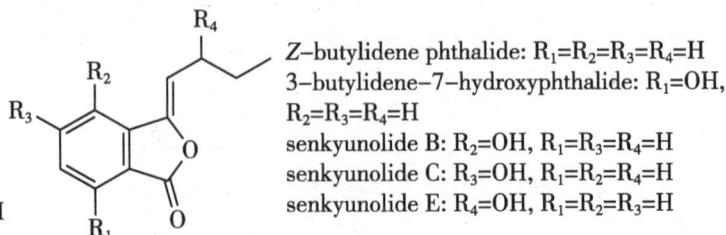

Z-ligustilide: R$_1$=H
senkyunolide F: R$_1$=OH

Z-butylidene phthalide: R$_1$=R$_2$=R$_3$=R$_4$=H
3-butylidene-7-hydroxyphthalide: R$_1$=OH, R$_2$=R$_3$=R$_4$=H
senkyunolide B: R$_2$=OH, R$_1$=R$_3$=R$_4$=H
senkyunolide C: R$_3$=OH, R$_1$=R$_2$=R$_4$=H
senkyunolide E: R$_4$=OH, R$_1$=R$_2$=R$_3$=H

（3）其他类：当归挥发油中含有以 *α*- 蒎烯、*p*- 雪松烯、氧化石竹烯等为代表的萜类化合物；以丁烯基苯酚、丁香油酚、对 - 乙烯基愈创木酚等为代表的酚类化合物；以十四烷、壬烷、正十一烷等为代表的烷烃类化合物等。

2．有机酸及其酯类　当归中有机酸及其酯类成分主要为阿魏酸及阿魏酸松柏醇酯（coniferylferulate），阿魏酸是《中国药典》（2020 年版）中当归质量控制的指标成分。该类成分具有抑制血小板聚集、抗氧化、抗自由基、抗菌、抗肿瘤、抗突变等较为广泛的生理活性。此外，尚含有香草酸、咖啡酸、绿原酸、丁二酸、邻羧基苯正戊酮、烟酸、二十四烷酸、棕榈酸、邻苯二甲酸二丁酯等。

3．神经酰胺类　从当归根部 80% 乙醇提取物中分离鉴定出神经酰胺类（脑苷脂）成分 angelicamide A、angelicamide B，该类成分具有保护神经细胞等重要的生物活性。

4．糖类　当归多糖类资源性化学成分具有抗肿瘤、抗突变、增强机体免疫功能等作用。当归中分离得到两种葡聚糖 APS-1cⅠ和 APS-1cⅡ。APS-1cⅠ仅由（1→4）*α*-D- 葡萄糖聚合而成的直链葡聚糖；APS-1cⅡ由（1→4）*α*-D- 葡萄糖和（1→6 位）*α*-D- 葡萄糖以摩尔比 4∶1 重复聚合而成的葡聚糖。其分子量范围分别为 $1.7×10^5$Da 和 $3.9×10^4$Da。尚含有阿拉伯葡聚糖（APS-1d），由葡萄糖和阿拉伯糖以 13.8∶1 摩尔比组成；由阿拉伯糖、半乳糖、葡萄糖、鼠李糖组成的杂多糖，其摩尔比为 1.38∶1.27∶1.00∶1.07，平均分子量大于 $2×10^6$。当归中的低聚糖主要为蔗糖。

5．氨基酸类　从岷归中测得含有 19 种氨基酸，以精氨酸含量最高达 1.72%，谷氨酸次之0.97%，尚含有赖氨酸、缬氨酸、色氨酸、蛋氨酸等 8 种人体必需氨基酸。

【资源化学评价】

当归栽培生产过程中，从播种到收获种子需要跨三年、越二冬，全生育期约 500 天，从栽培的角度上可分为三个生育期：育苗期（第一年）、成药期（第二年）和留种期（第三年）。当归的资源化学动态评价主要集中在当归成药期。

1．不同产地传统采收期当归资源化学评价　对我国各主产区传统采收期的 25 批次当归药材样品中总挥发油、藁本内酯、正丁烯基酞内酯、阿魏酸、总多糖进行分析，运用主成分分析法对各产地样品进行综合评价。结果显示：岷归（甘肃）、云归（云南）、川归（四川）、窑归（湖北）中，以甘肃产岷归质量为优；其中藁本内酯含量对当归质量的影响较为显著。见图 5-62。另对不同产地当归药材中鸟苷、尿苷、腺苷和胞苷等核苷类成分进行分析评价，结果发现依含量高低顺序依次为：岷归>川归>云归>窑归。

2．不同产地不同采收期当归挥发性成分 GC-MS 分析研究　采用 GC-MS 方法，对当归中主要共有成分正丁烯基酞内酯、异丁烯基酞内酯、*Z*- 藁本内酯、*E*- 藁本内酯相对含量的变化进行分析，探讨当归中挥发性成分动态积累变化规律。结果显示，GC-MS 法分析鉴别当归挥发油中 32个成分，其中正丁烯基酞内酯、异丁烯基酞内酯、*Z*- 藁本内酯、*E*- 藁本内酯 4 种主成分总量约占总挥发油量的 53% 以上。相似度与聚类分析结果表明，不同产地当归在 10 月时挥发性成分组成及相对含量具有良好相似性，而同一产地不同采收期当归药用部位挥发性成分的组成及相对含量变幅较大。

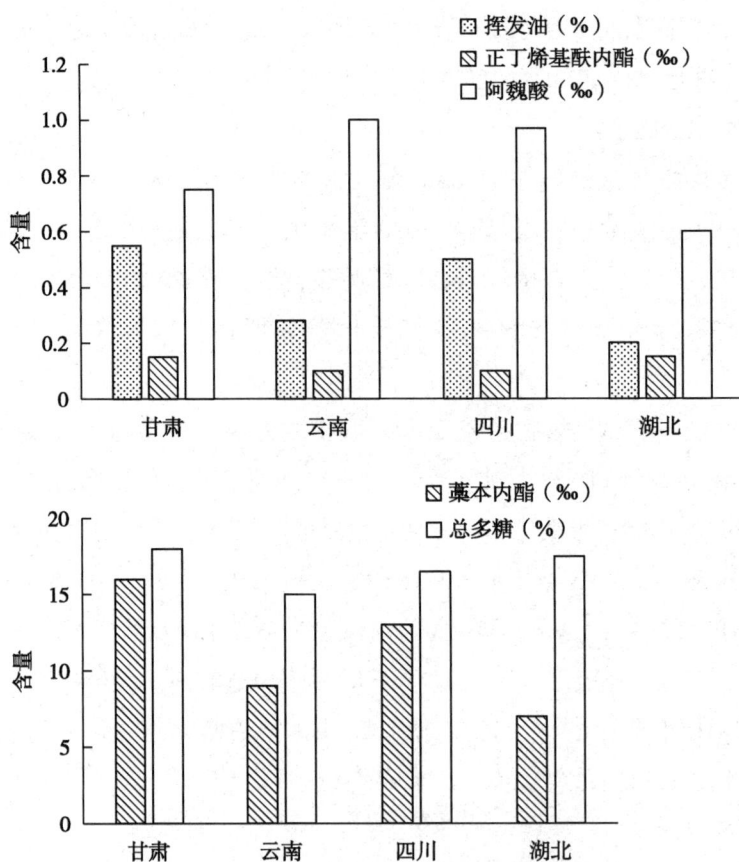

● 图 5-62　不同产地当归药材多指标成分比较分析

3. 不同产地不同品种当归资源品质评价　应用 HPLC-DAD-MS 测定 30 份不同产地的中国当归，6 份日本当归，4 份韩国当归和 4 份欧洲当归样品中 Z- 藁本内酯和 E- 藁本内酯的含量，以 Z- 藁本内酯和 E- 藁本内酯的含量之和为指标进行样品间比较。中国当归 A. sinensis 中藁本内酯的含量为 5.63～24.53mg/g，样品间差异较大，平均值为 11.02mg/g（n=30）。其中，云南、四川、甘肃和陕西产当归中藁本内酯的含量分别为 13.90mg/g（n=6），12.51mg/g（n=6），10.04mg/g（n=13），5.631mg/g（n=1）；同一省内各县产的当归中藁本内酯的含量也有差异。药材性状以当归小、侧根多而细、断面色黄白、气味浓郁者，藁本内酯的含量高。6 份日本当归 A. acutiloba 和 A. acutiloba var. sugiyamae 和 2 份欧当归 Levisticum officinale 中藁本内酯的含量分别为 1.00mg/g（n=6），2.78mg/g（n=2），分别为中国当归的 9.12%，25.23%。4 份韩国当归 A. gigas 和 2 份欧洲当归 A. archangelica 中未检测到藁本内酯。由此可见，不同产地中国当归的性状不同，藁本内酯的含量和药材质量也有差异；中、日、韩和欧洲当归原植物的来源不同，藁本内酯等活性成分有显著差异，其功效也会不同，因此不宜替代、混淆用药。

4. 不同产地当归药材及其土壤无机元素类成分关联分析　采用微波消解法 - 电感偶合等离子体发射法，测定了我国 4 个主产区 40 余份当归药材及其土壤中 14 种无机元素的含量。通过对不同产地当归药材及其土壤无机元素类成分的关联分析，结果显示，当归药材与土壤中 Ca、Na、Ni 显著相关，当归可能对 Mg 元素具有富集作用；Zn、Cu、Mn、Mg 等元素可能是影响当归地道性最为显著的无机元素。

5．不同产地当归药材中核苷类成分的分析与评价　对采自我国当归药材 4 个主产区的 14 个样品中核苷类成分进行分析与评价,结果表明,14 个当归样品均含有鸟苷、尿苷、腺苷和胞苷。不同产地当归样品中 4 个核苷类成分含量高低排序为:岷归>川归>云归>窑归。当归药材所含核苷类成分可能与其地道性和补益功效有一定相关性。

6．当归药材加工过程中的化学成分转化　甘肃定西地区的道地药材岷当归,其产地加工流程为:净制→堆闷软化→扎把→熏制→干燥→修剪→商品规格。加工后的药材色泽均匀、肥厚柔润、芳香气味浓厚。通过 GC-MS、HPLC 法测定不同加工方法当归药材中挥发性成分藁本内酯、正丁基酞内酯的含量,均表明两者呈现负相关,相关系数为 −0.863,表明加工过程中化学成分间可发生相互转化。

有研究结果表明,通过熏制加工不仅有利于当归药材及时干燥,还使其挥发油组成及相对含量发生了有利于形成功效物质的转化,苯酞类、有机酸类活性成分含量得以提高,说明了传统产地加工方法的科学性与合理性。传统加工过程中尚有硫黄熏制方法,以利干燥及防虫杀虫的工艺环节。研究表明,挥发性成分及香豆素类成分经硫黄熏制后其含量大幅度降低。当归药材加工过程中化学成分转化途径见图 5-63。

【资源利用途径】

1．在医药领域中的应用　当归始载于《神农本草经》列为上品,具有补血活血、调经止痛、润肠通便的功效。在众多医药典籍中对当归的功用和特点均有记载,《日华子本草》谓其:"治一切风,一切血,补一切劳,破恶血,养新血及主癥癖";《珍珠囊》对当归不同药用部位归头、归身、归尾商品规格功效特点记载曰:"头破血,身行血,尾止血"。因此,当归被广泛应用于临床各科,尤善妇科血瘀证诸疾的治疗和调养,素有"十方九归"之称。以当归为主的代表性中医经典方剂有当归补血汤、四物汤等。

研究表明,当归具有镇痛、抗氧化、抗辐射、抗炎、抗凝血、调节神经系统、抑制血小板聚集、抑制子宫收缩、改善造血功能、增加冠脉流量、抗心律失常、增强免疫功能、抗肿瘤、调节血脂、促进肠蠕动等作用。应用于气血不足,原发或继发性痛经,妇女产后血虚血瘀,血栓性脉管炎,偏头痛,疲劳综合征,低剂量辐射损伤,肠燥便秘等病症。

依据当归具有的独特功效,采用现代制药技术研究开发出一系列资源性产品,有效带动当归资源的生产和利用。目前,以当归为主要组成药味开发生产的中药制剂有当归补血口服液、当归油胶丸、当归浓缩膏、四物汤颗粒、少腹逐瘀汤胶囊、血府逐瘀口服液等。目前,当归多糖开发为当归多糖铁,用作补血剂治疗缺血性贫血;硫酸酯化当归多糖,临床抗肿瘤药物;当归保肝胶囊降糖制剂等。

2．在健康护理与化妆品中的应用　当归具有扩张外周血管,降低血管阻力,增加循环血液量等作用,其水溶液具有良好的抗皮肤衰老和美容作用,显著抑制酪氨酸酶的活性,从而抑制黑色素的形成,对黄褐斑、雀斑等色素性皮肤病效果良好。因此,以当归为主要原料开发生产的当归养生抗衰老和美容美白系列健康护理产品在国内外市场获得消费者的认可。

3．在药膳等保健食品中的应用　当归是重要而广为应用的膳食滋补品,尤其深受广东、福建、台湾等地以及东南亚国家民众所喜爱,在日常煲汤滋补和健康调养中占有不可或缺的地位。因此,各种当归膳食饮片、当归与枸杞子、黄芪、党参、大枣等补益类中药配伍而成的当归养生系列产品应运而生。

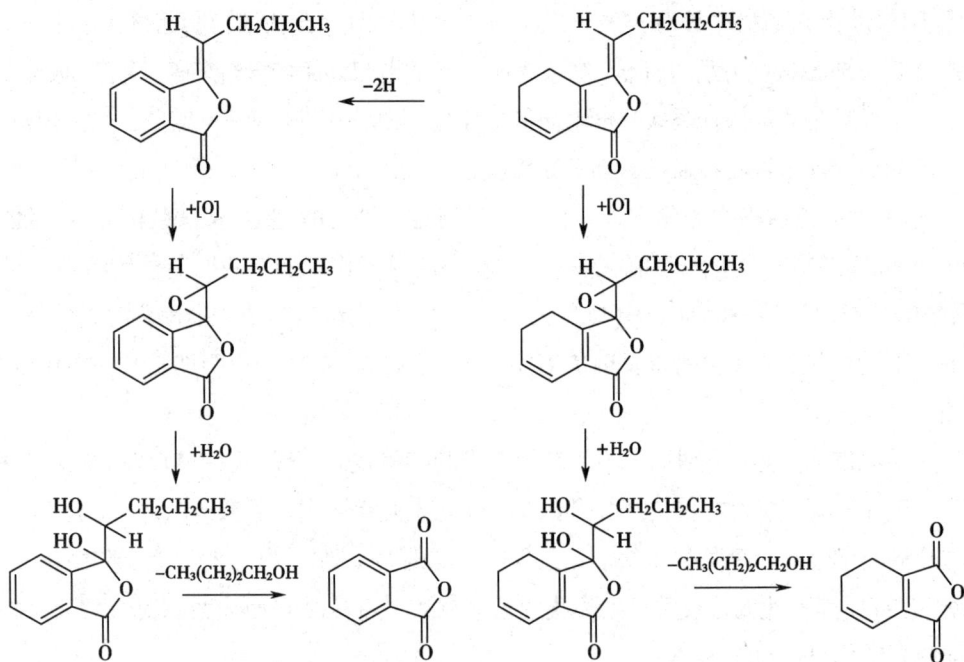

藁本内酯在加工过程中的转化方式与产物

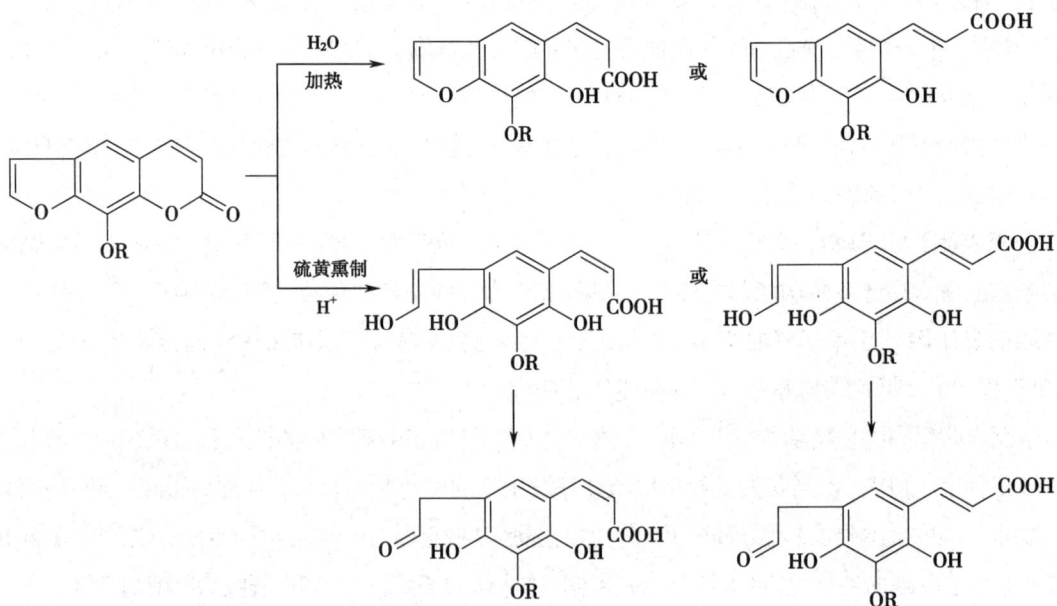

硫黄熏制过程香豆素类成分可能的变化途径

● 图 5-63 当归药材加工过程中化学成分转化途径

  当归富含挥发油,具有独特的风味,作为兼具增香调味和保健功能已形成独具特色的健康产品、日用调味品、食用或功能香料应用。

  4. 在畜牧业及兽药开发中的应用 当归地上部分茎叶中含有多类有效成分,如黄酮类、酚酸类等,且具有较强的抑菌活性。因此,可拓展当归的资源利用途径,开发新的家畜抗菌药物。

白芷

白芷为伞形科植物白芷 *Angelica dahurica*（Fisch. ex Hoffm.）Benth. et Hook. f. 或杭白芷 *Angelica dahurica*（Fisch. ex Hoffm.）Benth. et Hook. f. var. *formosana*（Boiss.）Shan et Yuan 的干燥根。具有解表散寒，祛风止痛，宣通鼻窍，燥湿止痛，消肿排脓的功效。

【资源类群概述】

白芷为多年生草本，高 1～2.5m。根圆柱形，外皮黄棕色，有浓烈气味。茎中空，粗壮，常带紫色。基生叶 1 回羽状分裂，有长柄，茎生叶 2～3 回羽状分裂，有囊状膨大的膜质叶鞘。复伞形花序顶生或腋生，直径 10～30cm，花小白色。双悬果黄棕色，扁圆形，无毛，背棱厚而钝圆，侧棱翅状。杭白芷为白芷的变种，主要区别在于其果实和种子有毛。

药用白芷栽培历史悠久，商品药材几乎全部来源于栽培，商品白芷主要有川、杭、祁、禹四大主流品种：前两者主要来源于杭白芷 *Angelica dahurica*（Fisch. ex Hoffm.）Benth. et Hook. f. var. *formosana*（Boiss.）Shan et Yuan，产于浙江杭州等地者称杭白芷，产于四川遂宁地区者称川白芷，其中川白芷产量最大；后两者主要来源于白芷 *Angelica dahurica*（Fisch. ex Hoffm.）Benth. et Hook. f.，产于河北安国地区者称祁白芷，产于河南禹州地区者称禹白芷。此外还有亳白芷、山东白芷、甘肃白芷等。

【资源性化学成分】

白芷中资源性化学成分类型主要包括香豆素类、挥发油类、多糖类等。

1. 香豆素类　白芷中香豆素类成分以线型呋喃香豆素（Ⅰ）为主，以欧前胡素（imperatorin）为其代表性产物。尚有异欧前胡素（isoimperatorin）、氧化前胡素（oxypeucedanin）、白当归素（byakangelicin）、佛手柑内酯（bergapten）等。此外，从白芷中还分得苯并四氢呋喃型香豆素（Ⅱ）、简单香豆素（Ⅲ）、双香豆素等。具有抗炎、镇痛、抗病原微生物、扩张血管改善血液循环、解痉止痛及光敏等活性。

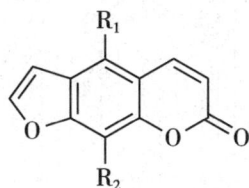

欧前胡素（imperatorin）：R_1=H，R_2=—OCH$_2$CH=C(CH$_3$)$_2$
异欧前胡素（isoimperatorin）：R_1=—OCH$_2$CH=C(CH$_3$)$_2$，R_2=H
氧化前胡素（oxypeucedanin）：R_1=—OCH$_2$CH—C(CH$_3$)$_2$，R_2=H

白当归素（byakangelicol）：R_1=H，R_2=—OCH$_2$CH—C(CH$_3$)$_2$

佛手柑内酯（bergapten）：R_1=—OCH$_3$，R_2=H

2. 挥发油类　白芷挥发油类主要成分为：甲基环癸烷、1- 十四碳烯、月桂酸乙酯、（*Z*）-1- 单亚油精、榄香烯、α- 古芸烯（α-guriunene）等烷、烯、醇和酯类。该类成分具有明显的中枢性镇痛作用。

3. 多糖类　从白芷根中获得的水溶性大分子多糖物质，由鼠李糖、阿拉伯糖、木糖、甘露糖、葡萄糖和半乳糖等 7 种单糖组成。白芷多糖对体外培养细胞的生长具有明显的促进作用。

【资源化学评价】

1. 不同产地白芷中白当归素、欧前胡素和异欧前胡素的分析评价　白芷中欧前胡素、异欧前胡素和白当归素具有较好的吸收特性，能在大鼠血浆中检测到，是其主要活性成分。采用 HPLC

法对 10 批不同产地的白芷药材进行分析评价,结果表明:白当归素、欧前胡素和异欧前胡素的含量分别在 0.018～0.099mg/g、0.395～0.993mg/g、0.170～0.477mg/g 之间,其中安徽亳州产白芷中欧前胡素含量最高。结果见图 5-64。

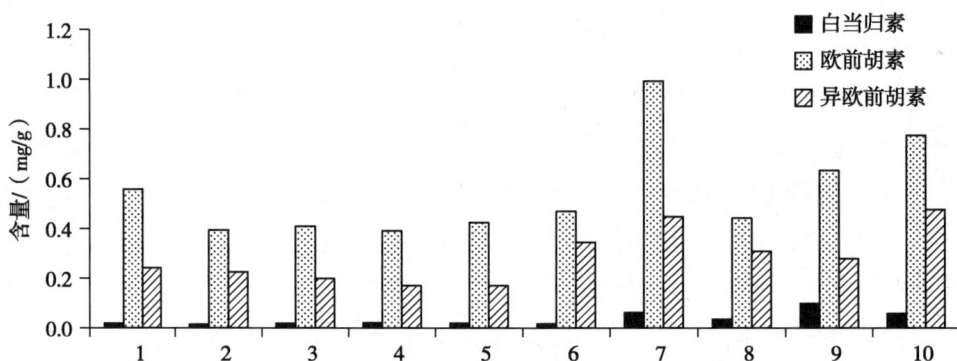

1～5.四川;6.安徽华佗;7.安徽亳州;8.河北安国;9.山东;10.河南长葛。

● 图5-64　不同产地白芷药材中白当归素、欧前胡素和异欧前胡素的含量

　　白芷中香豆素类资源性成分的积累与产地的生态环境、栽培技术密切相关。收集 7 省(市)15 个白芷产地的药材及种子,并种植在四川遂宁白芷种质资源圃内,于次年采收期时正常采挖、干燥后,对其中的欧前胡素的含量进行测定,结果显示:不同产地白芷栽种于同一环境下,欧前胡素的含量均有明显提高,化学表达也随产地及栽培方法的一致而趋同。结果见图 5-65。

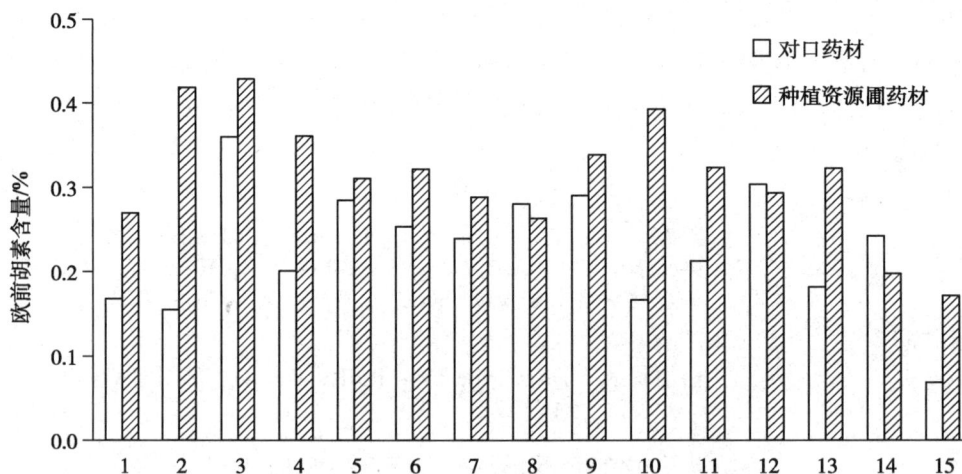

1.川白芷(四川南充);2.川白芷(四川渠县A);3.川白芷(四川渠县B);4.川白芷(四川达县B);5.川白芷(四川达县C);6.川白芷(重庆南川A);7.川白芷(重庆南川B);8.川白芷(四川遂宁);9.川白芷(四川安岳);10.祁白芷(河北安国);11.杭白芷(浙江磐安);12.亳白芷(安徽亳州A);13.亳白芷(安徽亳州B);14.禹白芷(河南禹州);15.兴安白芷(吉林延边)。

● 图5-65　不同产地白芷中欧前胡素含量比较分析

　　2. 不同生长期白芷中异欧前胡素的动态变化　白芷根中异欧前胡素的含量以 7 月底、8 月初最高,10 月底最低。但 10 月底时白芷根生物产量最大,单株异欧前胡素积累量在 10 月底时达到最高。

3. 不同部位白芷香豆素类成分的分布与积累 对白芷不同药用部位中香豆素类成分进行分析,果实中的欧前胡素含量较高;叶片中几乎不含欧前胡素和异欧前胡素;根的木质部中含量极低,而韧皮部是欧前胡素和异欧前胡素的运输和储藏部位,根尾和侧根中欧前胡素和异欧前胡素含量高,根尖则可能是欧前胡素和异欧前胡素合成部位。

4. 不同生长年限、土壤类型对药材产量和有效成分积累的影响 二年生栽培白芷药材中欧前胡素的积累量约为一年生的 9 倍;异欧前胡素的积累量为一年生的 7.7 倍。对不同栽培土壤类型白芷根中的资源性化学成分评价表明,沙壤环境中栽培白芷的欧前胡素和异欧前胡素含量最高,其次为黏性土壤,壤土中含量最低。

5. 熏硫加工对药材质量的影响 白芷经硫黄熏蒸后,总香豆素含量下降为原来的 60% 左右,其中氧化前胡素、水合氧化前胡素、佛手柑内酯、白当归脑的含量下降明显,氧化前胡素损失 26 倍,欧前胡素损失 3 倍,挥发油损失 2.5 倍,见图 5-66。说明熏硫加工方法使香豆素类成分有较大损失,降低了药材质量。

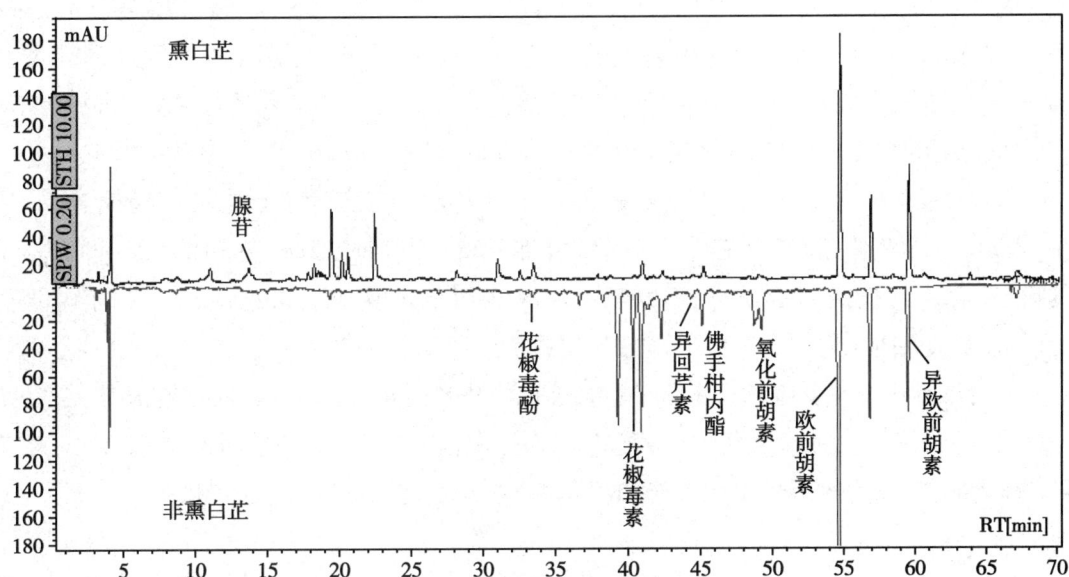

● 图 5-66 白芷熏硫后化学成分的变化

6. 不同干燥方法对药材质量的影响 将杭白芷鲜品洗净后,分别经烘干、晒干、阴干、硫熏后晒干、石灰掩埋干燥、冷冻干燥、微波干燥等 24 种不同干燥方法处理后,采用 UHPLC-PAD 测定香豆素类成分含量,采用 GC-MS 测定挥发油类成分含量。结果表明不同干燥加工方法对杭白芷药材中香豆素和挥发油类成分均有影响,以传统带皮石灰掩埋干燥处理为最佳的产地加工方法,次之为带皮热风(100℃)干燥方法。

【资源利用途径】

1. 在医药领域中的开发利用 白芷药用始载于《神农本草经》,列为中品。具有解表散寒、祛风止痛、宣通鼻窍、燥湿止痛、消肿排脓的功效,是参桂再造丸、上清丸、牛黄上清丸等中成药的主要原料。医家使用白芷用于止痛的频率极高,如九味羌活汤、柴葛解肌汤,白芷菊花粉。白芷具有化湿通鼻窍的功效,常与苍耳子、辛夷等药同用,治疗鼻渊、鼻鼽等症。白芷具有活血散结、消肿止痛的功效,与牛蒡子、硼砂等制成白芷消炎散,可治疗扁桃腺炎;与乳香、没药等制成白芷散剂,治疗乳痈肿痛。

白芷所含有的线性香豆素类成分具有光敏活性,临床上应用复方白芷酊治疗白癜风,采用长波紫外线照射配合白芷制剂加黑光照射治疗银屑病。所含白当归素具有保护肾损伤细胞的作用,可用于开发肾损伤保护药物。

我国民间有在端午节采用白芷烟熏以辟邪气的习俗,或在香包中放入白芷、檀香等香料,挂在胸前,有祛风之效。现代药理实验证明,白芷烟熏可杀灭白喉杆菌、伤寒杆菌、金黄色葡萄球菌等多种病菌,具有较强的消毒作用。

2. 在保健食品及功能性产品中的开发利用 白芷广泛应用于日化品领域,尤以美容保健作用最佳。《雷公炮制药性解》中记载白芷:"润肤除皱、悦泽容颜、去斑白面、长发洁发、乌须黑发、除臭香身、白牙香口。"《神农本草经》中谓白芷"长肌肤,润泽,可作面脂"。在《千金面脂方》《玉容散》等健康养生典籍中,均将白芷作为制作面脂的主药。

白芷可抑制体外多种致病菌,改善微循环,促进皮肤新陈代谢,具有生肌敛疮、美白护肤、延缓皮肤衰老等功效。例如,白芷与桃仁、白僵蚕、白蔹、白芍等制成的化妆品、香皂等产品,对皮肤疾病、延缓衰老、美白肌肤等方面作用非常显著。白芷挥发油可用于制作白芷润肤面膜、香水、防晒霜等。白芷提取物制作白芷复合皂、白芷抑菌洗手液、白芷凝露。白芷药材制成细粉用于制作白芷面膜,纳米白芷牙膏、纳米白芷沐浴露液、白芷湿巾等产品。

在保健食品加工领域,有白芷保健饼干、白芷白术粉丝、白芷营养粥、白芷柠檬茶等产品。与桃花、当归、白芍等制成桃花白芷酒,能祛除脸部黧黑斑,治疗面色晦暗、黑斑或产后面暗等。白芷气味芳香浓郁,还可用作食用香料和调味品。常与砂仁、豆蔻等芳香药物配合使用制作药膳及加工食品,如腌菜川冬菜、"十三香"中均使用了白芷。

3. 在畜牧业中的开发利用 白芷具有散结消肿、排脓止痛的功效,附子白芷散用于家畜疮癀症。白芷地上秸秆是白芷栽培生产采收后的废弃物,其含有丰富的营养物质和大量的纤维素,利用秸秆作为原料来栽培平菇等食用真菌,取得良好成效,实现了变废为宝的资源化价值。

柴胡

柴胡为伞形科植物柴胡 *Bupleurum chinense* DC. 和狭叶柴胡 *Bupleurum scorzonerifolium* Willd. 的干燥根,分别习称为"北柴胡"和"南柴胡"。具有疏散退热,疏肝解郁,升举阳气的功效。

【资源类群概述】

柴胡属 *Bupleulum* 植物约 100 余种,主要分布在北半球的亚热带地区。我国有 36 种,其中约有 20 余种在不同地区作为地区习用品药用。这些同属植物的根,在有效成分种类及含量上与北柴胡相似,市场上常有混淆。除根入药外,还有用全草入药,收载于各地的地方标准中或仅作为民间草药使用。

柴胡为多年生草本,主根较粗大,黄棕色至灰褐色,质坚硬,纤维性强,故又称"硬柴胡"。茎直立,上部多次分枝略呈之字形。叶互生;基生叶和下部的茎生叶为披针形或倒披针形;茎生叶倒披针形或广线状披针形,顶端有短芒尖,基部收缩成叶鞘抱茎,具平行脉 5～9 条,表面绿色,背面淡绿色,常有白霜。复伞形花序多数,花序梗细;总苞片甚小,狭披针形;伞幅 3～8,不等长;小总苞片 5 枚,3 脉;小伞有花 5～10 朵;花瓣 5 片,鲜黄色,上部向内折,中肋隆起;雄蕊 5 枚。双悬果椭圆形，淡棕色，每棱槽中常有油管3条，合生面具油管4条。

　　狭叶柴胡主根发达，棕红色至红褐色，上端有横环纹，质地较柔软，故又称"软柴胡"。复伞形花序多而小，生于叶腋，伞幅5～13；总苞片极细小，小总苞片5枚，等于或略超过小伞形花序，花瓣黄色。双悬果每棱槽中有油管5～6条，合生面具油管4～6条。

【资源性化学成分】

　　柴胡类药用植物资源中主要化学成分类型包括皂苷类、挥发油类、黄酮类、苯丙素类、聚炔类、多糖类等。

　　1. 皂苷类　皂苷类成分为柴胡属植物中主要的资源性化学成分。根据其苷元的结构分为7种类型：$13\beta,28$-环氧醚（Ⅰ），异环双烯（Ⅱ），12-烯（Ⅲ），同环双烯（Ⅳ），12-烯-28-羧酸（Ⅴ），异环双烯-30-羧酸（Ⅵ），18-烯（Ⅶ）。其中Ⅰ型、Ⅴ型、Ⅵ型是柴胡中的原生皂苷。含量较高的皂苷类成分有柴胡皂苷（saikosaponin）A、C、D，具有显著的抗炎、镇静、镇痛、抗惊厥作用。

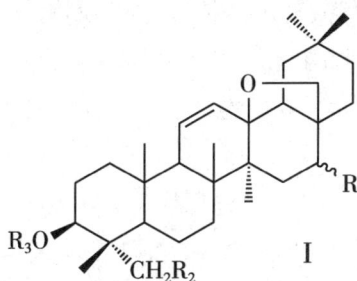

柴胡皂苷A：$R_1=-\beta$-OH；R_2=OH；$R_3=-\beta$-D-glc-(1→3)-β-D-fuc-
柴胡皂苷C：$R_1=-\alpha$-OH；R_2=OH；$R_3=-\beta$-D-glc-(1→3)-β-D-fuc-
柴胡皂苷D：$R_1=-\beta$-OH；R_2=OH；$R_3=$-6-deoxy-α-L-man-(1-4)-O-β-D-glc-(1-6)-β-D-glc

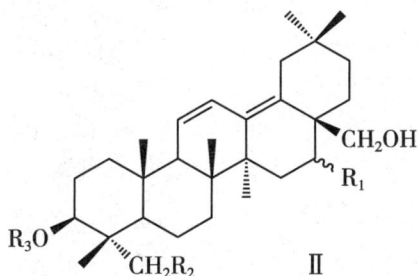

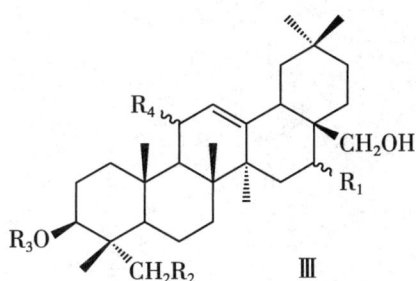

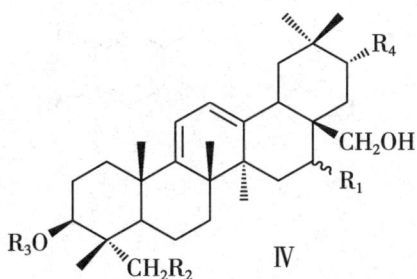

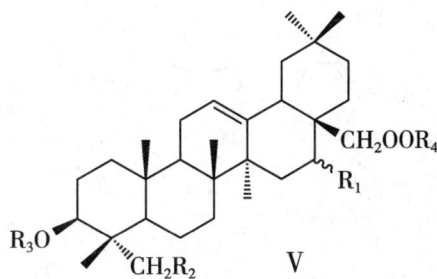

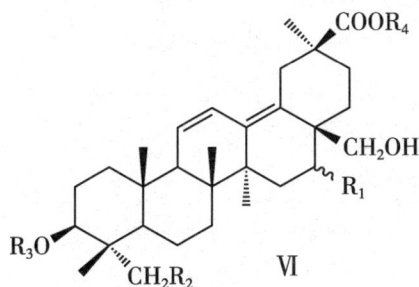

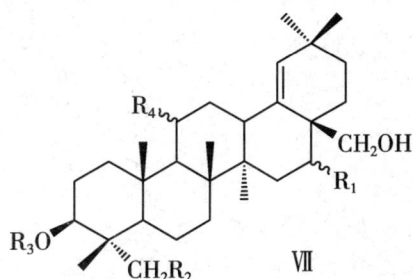

2．挥发油类　柴胡属植物不同种之间，甚至是同种植物的地上和地下部分，挥发油类成分的组成差异很大。北柴胡挥发油中含有己醛、月桂烯、柠檬烯、2-甲基环戊酮、长叶薄荷酮、反式石竹烯、十五烷、十六（烷）酸、姚金娘烯醇、里哪醇、α-萜品醇、δ-荜澄茄油烯、β-瑟林烯、百里酚等80多种成分。南柴胡挥发油中含有β-萜品烯、柠檬烯、茨烯、长叶薄荷酮、β-荜烯、里哪醇、γ-依兰油烯、异冰片、α-胡椒烯等60多种成分。此类成分具有镇痛、解热、抗炎活性。

3．黄酮类　柴胡中黄酮类成分主要存在其地上部分，根中含量很低。主要是以山奈酚、槲皮素、异鼠李素为主要苷元的黄酮醇类物质。北柴胡中主要含有槲皮素、槲皮素-3-L-鼠李糖苷、芦丁、柴胡色原酮酸、山奈酚-3,7-二鼠李糖苷、山奈酚-7-鼠李糖苷、山奈酚、异鼠李素、葛根素、福寿草醇等；南柴胡主要含有槲皮素、异鼠李素、水仙苷、芦丁等。该类成分具有抗流感病毒的作用。

4．木脂素类　柴胡属植物中的木脂素类大多为油状物，且多存在其叶片中。已从该属植物中获得40多个木脂素类化合物，该类化合物有3种结构类型：木脂内酯类（Ⅰ）、单环氧木脂素（Ⅱ）及双环氧木脂素（Ⅲ）。该类化合物具有抗肿瘤及神经抑制等多种生理活性。

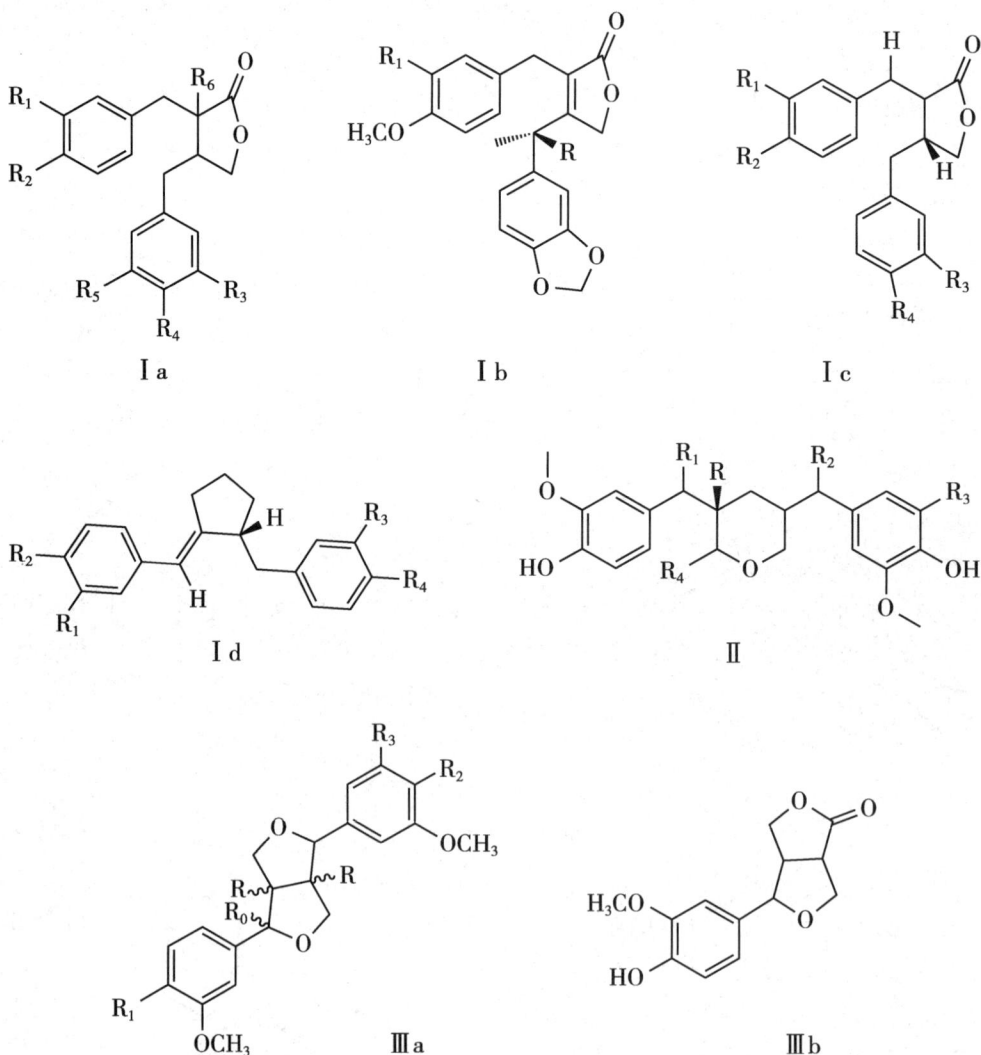

Ⅰa　　　　　Ⅰb　　　　　Ⅰc

Ⅰd　　　　　Ⅱ

Ⅲa　　　　　Ⅲb

5. 香豆素类　柴胡属植物中香豆素类成分多为简单香豆素类, 代表性化合物有: 脱肠草素(herniarin)、莨菪亭(scopoletin)、蒿属香豆素(scoparone)、白柠檬素(citropten)、白蜡树亭(fraxetin)、七叶亭(aesculetin)等。

6. 聚炔类　聚炔类成分是柴胡属植物的特征性化学成分之一。从大叶柴胡中分离出的多炔类化合物为: 柴胡毒素、柴胡酮醇、乙酰柴胡毒素, 柴胡炔醇、水芹毒素和水芹醇等。其中柴胡毒素、乙酰柴胡毒素和水芹毒素具有神经毒性。

7. 多糖类　北柴胡多糖主要由 L- 阿拉伯糖、核糖、D- 木糖、L- 鼠李糖、D- 葡萄糖、D- 半乳糖等组成。南柴胡多糖主要由阿拉伯糖、核糖、木糖、甘露糖、葡萄糖、半乳糖组成。具有抗溃疡、抗肿瘤、免疫调节及促有丝分裂原的作用。

【资源化学评价】

1. 皂苷类资源性化学成分的分析与评价

（1）不同产地北柴胡中资源性化学成分的分析评价: 不同产地北柴胡药材中柴胡皂苷含量的差异较大。与产地生态环境、栽培方式与采收时期等多种因素有关。不同生境的柴胡皂苷含量差异明显, 草甸生境下的柴胡皂苷含量较高, 柴胡品质较好; 林下生境及灌丛生境下柴胡皂苷含量相对较低, 见图 5-67。研究表明, 柴胡皂苷类成分的合成与积累与其生境的坡向、海拔、透光性、通风性、积温等因素密切相关。

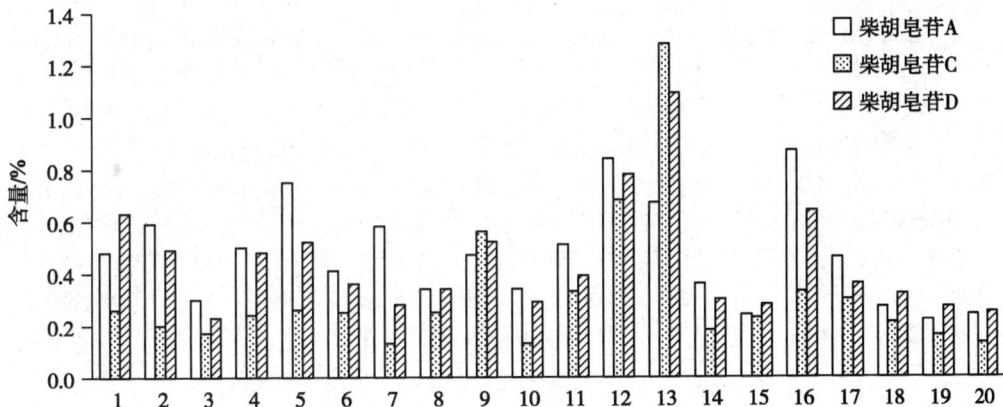

1. 河北石家庄; 2. 河北赞皇; 3. 河北承德; 4. 河南洛阳; 5. 河南郑州; 6. 天津市; 7. 辽宁沈阳; 8. 黑龙江庆安; 9. 湖北武汉; 10. 山西太原; 11. 陕西西安; 12. 陕西略阳; 13. 江西高安; 14. 江西萍乡; 15. 安徽阜阳; 16. 浙江临安; 17. 福建福州; 18. 福建泉州; 19. 福建厦门; 20. 广西南宁。

● 图 5-67　不同产地的北柴胡中皂苷类成分含量比较

（2）不同采收期、生长年限北柴胡中皂苷类成分的积累动态: 在一级花序至二级花序开花期间, 比较 8~11 月之间采收的北柴胡, 其根中柴胡皂苷 A、D 的含量和柴胡皂苷 A、D 总含量在 8 月最高, 此后呈不断下降趋势, 至一级花序达到果熟期(10 月 19 日)后趋于稳定。不同生长年限采收的北柴胡, 1 年生成熟根中总皂苷及柴胡皂苷 a 含量高于 2 年生成熟根。

（3）皂苷类成分在植物不同组织中的分布特点: 柴胡皂苷在柴胡不同组织部位中的分布不同, 侧根中含量高于主根。根中柴胡皂苷主要分布在维管形成层和次生韧皮部及次生木质部靠近维管形成层的木薄壁细胞中, 在茎中主要分布在表皮、皮层、维管形成层及韧皮薄壁细胞中, 在叶中主要分布于表皮和叶肉中。

（4）不同种类柴胡属植物中皂苷类成分分析评价：我国柴胡属植物较多，除海南省外，全国各地均有分布。除南、北柴胡外，同属 20 多种植物也作为区域性习用品种。不同种柴胡中柴胡皂苷 A、C、D 含量差异悬殊。多枝柴胡 *B. polyclonum*、韭叶柴胡 *B. kunmingense*、汶川柴胡 *B. wenchuanese*、丽江柴胡 *B. rockii*、四川柴胡 *B. sichuanense*、马尔康柴胡 *B. malconense*、柴首 *B. chaishoui*、黑柴胡 *B. smithii*、竹叶柴胡 *B. marginatum* 等柴胡皂苷类成分含量较高，有些种的含量甚至高于药典收载品种。空心柴胡 *B. longicaule* var. *franchetii*、小柴胡 *B. tenue* 等品种中柴胡皂苷类成分的含量较低，药用价值值得商榷。见图 5-68。大叶柴胡 *B.longiradiatum* 有毒，不可当柴胡用。

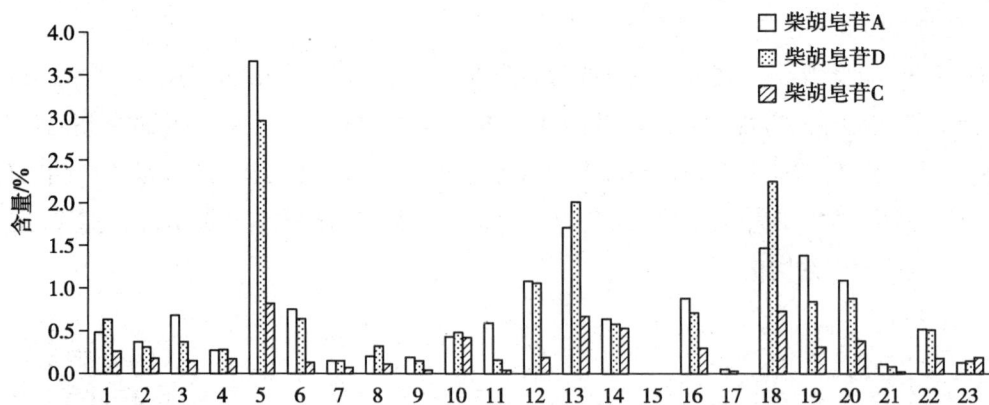

1. 北柴胡（河北石家庄）；2. 狭叶柴胡（天津市）；3. 银州柴胡（宁夏吴中）；4. 线叶柴胡（内蒙古包头）；5. 多枝柴胡（云南会泽）；6. 窄竹叶柴胡（广西柳州）；7. 锥叶柴胡（内蒙古呼伦贝尔盟）；8. 小叶黑柴胡（宁夏银川）；9. 大叶柴胡（吉林通化）；10. 黑柴胡（辽宁沈阳）；11. 阿尔泰柴胡（新疆乌鲁木齐）；12. 四川柴胡（四川汶川）；13. 韭叶柴胡（云南昆明）；14. 泸西柴胡（云南建水）；15. 川滇柴胡（云南会泽）；16. 柴首（四川汶川）；17. 空心柴胡（贵州毕节）；18. 汶川柴胡（四川汶川）；19. 丽江柴胡（云南丽江）；20. 细茎有柄柴胡（云南丽江）；21. 小柴胡（云南昆明）；22. 马尔康柴胡（四川汶川）；23. 黄花鸭跖柴胡（青海湟中）。

● 图 5-68　不同品种柴胡属植物中皂苷类成分含量分析

2. 挥发油类资源性化学成分的积累动态　柴胡属植物挥发油类成分在种及其变种间存在相似性，但是同种植物的地上与地下部分，挥发油的组成差异较大，而且地上部分挥发油的含量仅为根部的一半。

对辽宁桓仁产北柴胡不同采收期挥发油的含量测定发现，北柴胡中挥发油的含量以 7 月最高，11 月最低。江苏产狭叶柴胡，4～5 月当植株生长到 30cm 左右时，全株采收入药，称为"春柴胡"。对"春柴胡"的挥发油含量积累动态分析表明，全株中挥发油的含量从 3 月至 4 月初呈上升趋势，4 月中旬呈现峰值，此后又呈下降趋势。

3. 黄酮类资源性化学成分的积累动态　柴胡属植物中黄酮类成分主要存在于叶及生殖器官中，根中含量很少。比较不同发育时期柴胡茎、叶的黄酮类成分的含量，发现盛花期时含量最高。"春柴胡"不同部位总黄酮含量由高至低顺序依次为：春柴胡叶＞全草＞茎＞根，5 月采收的"春柴胡"总黄酮含量最高。柴胡果实中总黄酮含量不少于 2.3%。

4. 多糖类资源性化学成分的积累动态　不同采收期的柴胡中总多糖含量不同，随着柴胡地上部分的发育，根部总多糖含量呈下降趋势，至 10 月，柴胡地上部分基本停止生长，其体内的代谢产物向根内转移，根部总多糖含量又达到较高水平。

【资源利用途径】

1. 在医药领域中的开发利用　柴胡始载于《神农本草经》，列为上品。临床上用于治疗感冒发热、寒热往来、疟疾、肝郁气滞、胸肋胀痛、脱肛、子宫脱垂、月经不调等症。

柴胡主要以根入药，具有抗炎、镇静、镇痛、保肝、解热、免疫调节等多种药理活性。以柴胡为主要原料的中药制剂有：小柴胡颗粒、柴胡舒肝丸、柴胡滴丸、柴黄口服液、平肝舒络丸、舒肝止痛丸、逍遥丸、清宫丸、清瘟解毒丸、黄疸肝炎丸等。

有些地区，以柴胡的全草或地上部分入药。柴胡地上茎叶部分含有 6～8% 的黄酮类成分，具有抗病毒、增强毛细管功能及镇痛活性。烟台柴胡 *B. chinense* DC. f. *vanheurckii* 是北柴胡的变种，从其地上部分获得的黄酮醇类成分，可用于上呼吸道感染所致颈痛发热、咳嗽咽痛等症。竹叶柴胡 *B. marginatum* 为全草入药，作为主要原料生产的口服液，可用于上呼吸道感染引起的发热。

2. 在保健食品及功能性产品中的开发利用　以柴胡为原料可制成多种保健食品。5～6 月采集的柴胡茎、叶、花阴干，可制成柴胡茶，具有疏肝平肝的作用。与透骨草、细辛等药材制成柴胡通络饮料，能有效地活血通络，可用于治疗头痛症；与甘草、桂心制成饮品，起到养肺益气的作用。与白芍、粳米等加工制成柴胡疏肝粥，适用于慢性肝炎、肝郁气滞胁痛的低热患者。

3. 在畜牧业中的开发利用　柴胡的茎、叶中含有丰富的粗蛋白、粗脂肪、粗纤维和微量元素。我国北方地区如甘肃、山西等地大面积种植柴胡，其根作为药材被利用后，地上部分还可用于制备配方饲料。此外，兽用小柴胡口服液，与饮用水混合后混饮，能显著缓解畜禽外感热病，提高饲料转化率。

4. 在化工领域中的开发利用　以柴胡皂苷元为主料，制成护肤膏，能有效地抵抗皮肤衰老、促进伤口愈合。柴胡提取物可作为乳液、洗衣粉等的原料。

丹参

丹参为唇形科植物丹参 *Salvia miltiorrhiza* Bge. 的干燥根和根茎。其味苦，性微寒，具有活血祛瘀、通经止痛、清心除烦、凉血消痈的功效。

【资源类群概述】

我国唇形科 Labiatae 鼠尾草属 *Salvia* 植物共有 78 种，24 变种，8 变型，遍布全国各地，尤以西南为最多。丹参主要分布于辽宁、河北、河南、山东、山西、江苏、安徽、浙江、江西、广东、广西、宁夏、陕西、甘肃、四川、湖南、贵州等省区，生于山坡、草地、林下、溪旁等处。

丹参为多年生草本，全株密被长柔毛及腺毛，触手有黏性。根肥壮，外皮砖红色。羽状复叶对生；小叶常 3～5 片，卵圆形或椭圆状卵圆形，上面有皱，下面毛较密。轮伞花序组成假总状花序；花萼二唇形；花冠紫色，管内有毛环，上唇略呈盔状，下唇 3 裂；能育雄蕊 2 枚，药隔长而柔软，上端的药室发育，下端的药室不发育。

【资源性化学成分】

丹参植物所含资源性化学成分类型主要包括脂溶性醌类及水溶性酚酸类,包括丹参酮II_A、丹参酮I、隐丹参酮、二氢丹参酮I、丹酚酸B等功效成分。此外,尚含有挥发油类及无机元素等化学成分。

1. 醌类 丹参中醌类成分可分为邻醌型的丹参酮类二萜、对醌型的罗列酮类二萜和其他类型的二萜。邻醌型的丹参酮类二萜在丹参中含量较高,代表性化合物主要有:丹参酮II_A(tanshinone II_A)、丹参酮I(tanshinone I)、丹参酮II_B(tanshinonez II_B)、丹参酮III(tanshinonez III)、隐丹参酮(cryptotanshinone)、丹参酸甲酯(methyltanshinone)、丹参新酮(miltirone)、二氢丹参酮I、羟基丹参酮、次甲丹参醌、红根草邻醌(saprorthoquinone)、丹参二醇A(tanshindiol A)、紫丹参甲素~己素等。对醌型的罗列酮类二萜在丹参中含量较低,主要有:异丹参酮I(isotanshinone I)、异丹参酮II_A、异丹参酮II_B、异隐丹参酮、7α-乙氧基罗列酮、异二氢丹参酮I、丹参新醌甲~丁等。其他类型的二萜主要有:丹参螺缩酮内酯(danshenspiroketallactone)、新隐丹参酮(neocryptotanshinone)、表丹参螺缩酮内酯、丹参隐螺内酯、表丹参隐螺内酯、阿罗卡二醇、丹参缩酮二酯、鼠尾草卡偌醇、鼠尾草酚酮、丹参酮二酚等。该类成分具有确切的心血管活性以及抗菌、抗肿瘤活性。研究发现,铁锈醇是催化次丹参酮二烯生成的代谢中间产物。

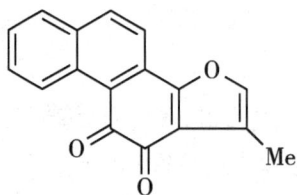

邻醌型丹参酮类结构　　　　　　　　对醌型罗列酮类结构

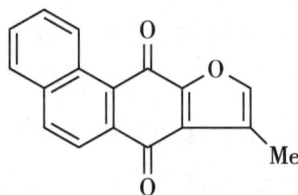

2. 酚酸类 丹参中酚酸类成分多含有苯丙烷结构以及该类成分缩合形成的多酚芳酸。主要包括丹参素、原儿茶醛、迷迭香酸及其甲酯、咖啡酸、阿魏酸、异阿魏酸、紫草酸、鼠尾草酚、鼠尾草列醇,以及丹酚酸(salvianolie acid)A、B、C、D、E、F、G等成分。丹酚酸类化合物具有抗血小板聚集、抗血栓形成及抗氧化等生物活性,是丹参在临床应用中发挥疗效的重要化学物质。

该类成分在心脑管疾病治疗方面应用最为广泛,其在鼠尾草植物资源中的分布丰富且具有一定规律性,尤其是在宽球苏组和丹参组植物中更为丰富;这两个类群中的药用植物在传统疗效方面具有活血通经、通络的功效,在民间作为丹参使用的植物皆来自这两组。同时,鼠尾草亚属植物具有清热、凉血的传统疗效,是寻找抗菌、抗病毒、抗癌等药物的重要资源。

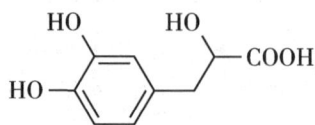

丹参素

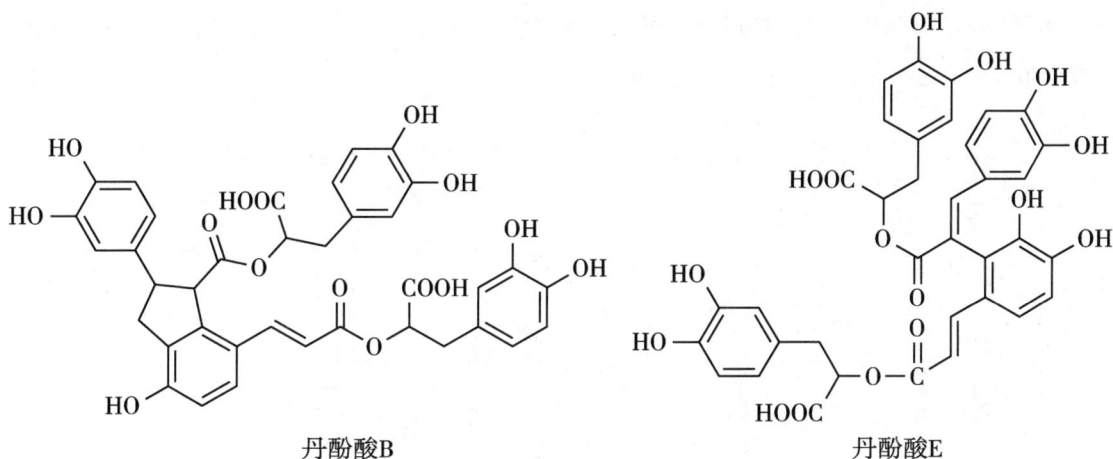

丹酚酸B   丹酚酸E

3.挥发油类　丹参中挥发油类成分主要含有正十六酸、正二十烷、邻苯二甲酸二异丁酯等。地上茎叶部分挥发油类成分主要包括萜类、烷烃类、酯类、酸类、芳香烃类、醛类和醇酮类等百余种化合物,其中萜类化合物含量最高。

4.无机元素　丹参中含有丰富的无机元素,主要为 Ca、Mg、Fe、Mn、Cu、Zn,其中以 Ca 含量最高。

【资源化学评价】

1.丹参酮类资源性成分的动态评价

（1）不同生长期丹参酮类成分积累规律:对不同生长期丹参中 4 种丹参酮类成分(丹参酮Ⅰ、丹参酮ⅡA、隐丹参酮、二氢丹参酮)进行分析评价,结果显示:丹参酮Ⅰ在 4 月展叶后呈现上升趋势,12 月积累量最高;丹参酮ⅡA 含量在整个生长季节中变化不大;隐丹参酮含量在 4 月展叶后至 6 月呈下降趋势,6 月以后逐渐上升;二氢丹参酮 8 月前积累量平稳,8 月后开始上升,12 月积累量达到最大,见图5-69。

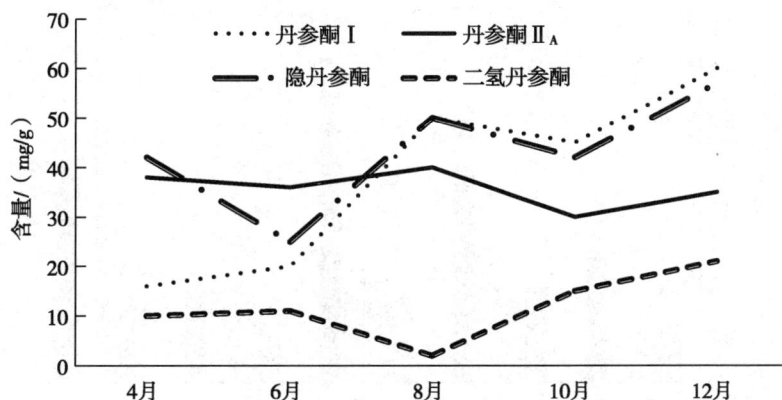

● 图 5-69　不同采收期丹参酮类成分积累动态

（2）不同产地丹参中丹参酮类成分分析评价:采用 HPLC 法,对全国 7 个不同气候带主产地的丹参脂溶性成分丹参酮ⅡA、丹参酮Ⅰ、隐丹参酮、二氢丹参酮进行分析评价,结果显示,不同产地丹参药材之间丹参酮类成分含量差异显著,不同产地野生及栽培丹参药材中丹参酮类成分含量差异较大。豫西栽培丹参各丹参酮类成分含量高于其他地区,野生丹参普遍高于栽培丹参。见图 5-70。

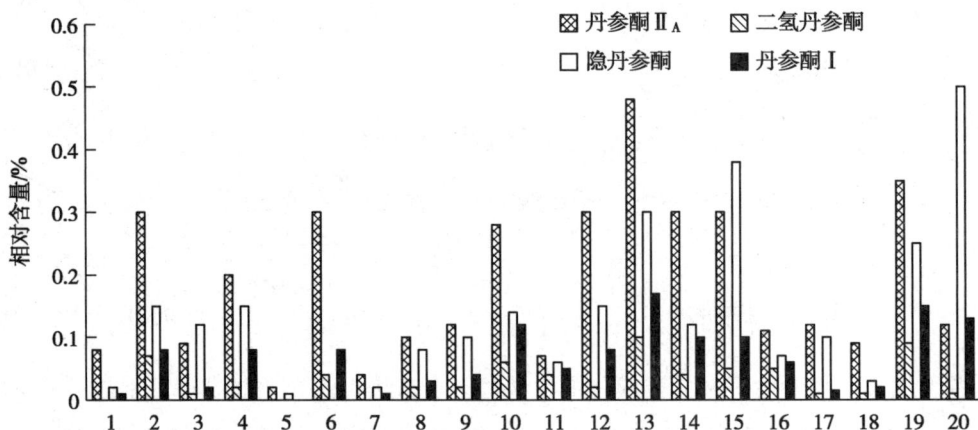

1. 河北安国;2. 河北北治;3. 陕西太行山;4. 山东沂水;5. 甘肃正定;6. 山东临沂;7. 陕西彬县;8. 河南渑池;9. 河南渑池野生;10. 河南新安;11. 河南洛阳;12. 河南宜阳;13. 河南宜阳野生;14. 河南禹州;15. 河南禹州野生;16. 河南卢氏;17. 陕西商洛;18. 安徽亳州;19. 河南方城;20. 四川中江。

● 图 5-70　不同产地丹参中丹参酮类成分分析评价

（3）丹参不同部位丹参酮类成分分布与积累:对丹参药材中木质部、皮层、芦头、上端根、下端根和须根中资源性成分丹参酮II_A的含量变化进行分析评价,结果显示,丹参酮II_A在芦头中的含量均较低,在须根中含量较高,丹参酮II_A在丹参根的纵向分布规律大体呈上端含量高、下端含量低的趋势。河南南阳野生品丹参酮的变化趋势与其他样品不同,表现出从上端到下端逐渐升高的趋势,其下端根中丹参酮II_A含量高于须根中含量。还发现,丹参酮II_A主要分布在皮层中,木质部中含量甚微。见图 5-71。

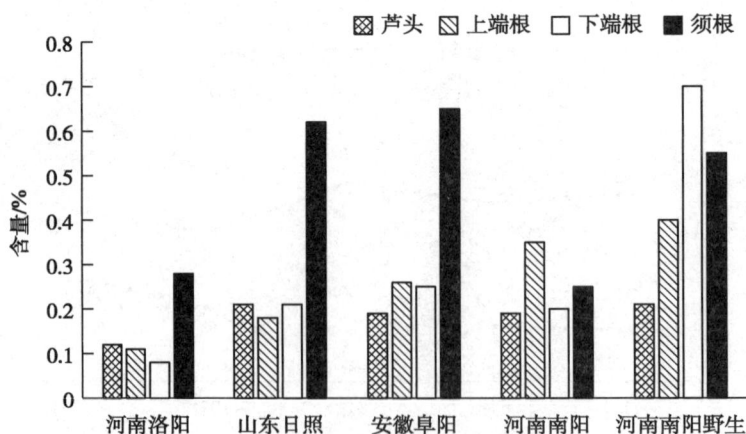

● 图 5-71　丹参不同部位中丹参酮II_A的分布与积累

2. 丹参酚酸类资源性成分的动态评价

（1）不同生长期丹参酚酸类成分的积累动态:采用 HPLC 法分析 6～10 月的丹参中 5 种水溶性酚酸类成分的积累规律,结果显示,咖啡酸、丹酚酸 C、丹酚酸 B、迷迭香酸均呈现逐渐上升达到最大后又逐渐下降的趋势,其中咖啡酸、丹酚酸 C 在 8 月达到最大值分别为:0.22%、0.10%,而丹酚酸 B、迷迭香酸在 9 月份达到最大值分别为 10.81%、0.38%;丹酚酸 A 从 6~10 月呈现逐渐增加的趋势,在 10 月其含量为 0.07%;5 种水溶性酚酸类成分总量在 9 月达到了积累的峰值。见图 5-72。

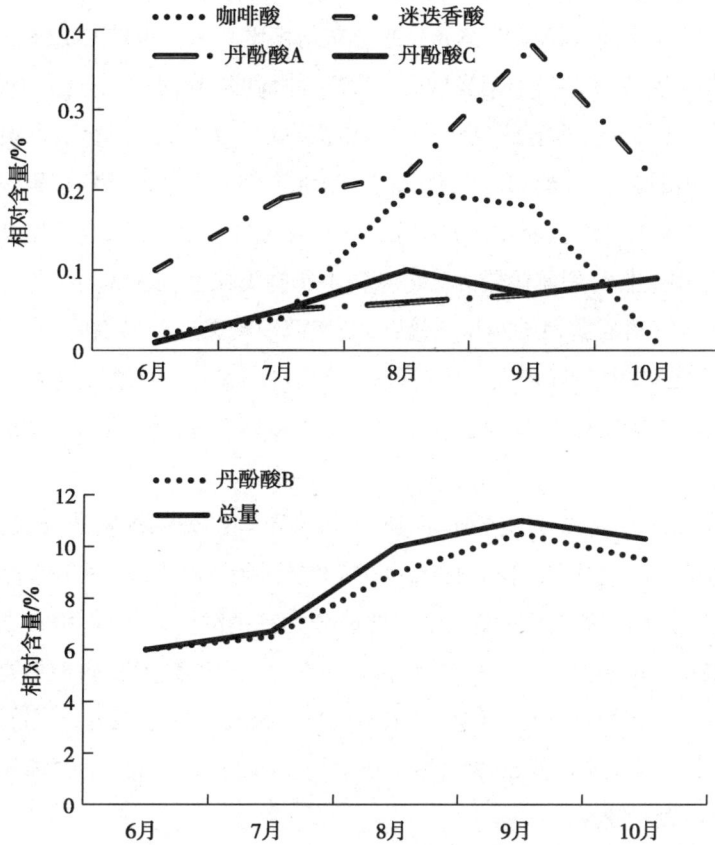

● 图 5-72　丹参酚酸类成分的积累动态

（2）不同产地丹参酚酸类成分分析评价:采用 HPLC 法对河北安国、山东济南、山西临汾、陕西商洛、河南信阳、湖北隋县、四川成都、湖北黄冈、江西景德镇的丹参中原儿茶醛、咖啡酸、迷迭香酸甲酯、丹酚酸 A、迷迭香酸、丹酚酸 C、丹酚酸 B 等 7 种水溶性酸类成分进行分析评价,结果显示,山西临汾、四川成都产丹参中 7 种酚酸类成分总量相对较高,原儿茶醛、迷迭香酸、丹酚酸 B 的含量最高;迷迭香酸甲酯和丹酚酸 C 含量较低;丹酚酸 A 在各产区样品中含量差异较大,山西临汾地区含量最高;咖啡酸在各产区均有分布,在四川、陕西两地含量最高。

（3）丹参不同部位酚酸类成分的分布规律:采用 HPLC 法比较紫花丹参、白花丹参不同部位中丹参素钠、原儿茶醛和丹酚酸 B 的分布规律,结果显示,丹参素钠、原儿茶醛和丹酚酸 B 在紫花丹参和白花丹参的根中普遍较高,在白花丹参中丹参素钠、原儿茶醛和丹酚酸 B 的含量都呈现根>叶>花>茎的趋势,其中原儿茶醛在白花丹参的茎与花中未被检测到。白花丹参根、茎、叶、花中丹参素钠、原儿茶醛和丹酚酸 B 含量高于紫花丹参中相应部位。

（4）丹参非药用部位中酚酸类成分的动态积累与分布规律:采用 UPLC-TQ/MS 检测丹参不同部位中丹酚酸类成分(丹参素、原儿茶醛、咖啡酸、迷迭香酸、紫草酸、丹酚酸 B 和丹酚酸 A)、丹参酮类成分（二氢丹参酮Ⅰ、丹参酮Ⅰ、丹参酮ⅡA、次丹参酮二烯、隐丹参酮、丹参酮ⅡB、新隐丹参酮和丹参新酮）、黄酮类成分（芦丁、异槲皮苷和紫云英苷）和三萜类成分（齐墩果酸和熊果酸），发现丹参地上部分（茎、叶和花）中主要资源性化学成分为丹酚酸类、黄酮类和三萜类，未检测到脂溶性的丹参酮类成分。丹参总酚酸含量在丹参不同部位中分布为根>叶>花>茎，总黄酮含量分布特征为叶>花>茎，三萜类含量分布特征为花>茎>叶。

3. 丹参不同采收期不同部位中糖类成分的分布与积累　采用 HPLC-ELSD 法测定不同采收期丹参不同部位（根、茎、叶和花）中糖类成分（果糖、葡萄糖、蔗糖和水苏糖）含量，结果发现，丹参根中富含水苏糖，且在冬季地上部分枯萎时含量最高（29.97%）。丹参茎中果糖和葡萄糖分别在枯萎期及出苗期含量最高，蔗糖和水苏糖则在 7 月地上部分生长旺盛期积累量最高。丹参叶中果糖和葡萄糖则在春季 5 月含量最高，分别为 3.73%、4.62%，而蔗糖和水苏糖则在 7 月地上部分生长旺盛期，光合作用最强时积累量最高。丹参花中单糖类化合物在 5 月中旬盛花期时积累量最高，其中果糖为 6.91%、葡萄糖为 5.20%，双糖和低聚糖积累量达到最高时为 6 月中下旬末花期。多糖含量在丹参不同部位中差异较大，分布呈现不均匀性，尤以根中含量最为丰富，茎、叶、花和种子 4 个部位的多糖与根相比含量较低，其中丹参花中多糖的含量稍高，达到 4.59%，种子中含量最低，仅为 0.75%。

4. 丹参不同部位挥发性成分的分布与积累　丹参不同部位的挥发油类成分组成差异较大。茎、叶、花中的挥发油成分主要集中在 130～165℃ 的低沸点区域，而根中的挥发油主要集中在 200℃ 以后的高沸点区域。丹参根挥发油中主要成分为铁锈醇（44.39%）和 7- 异丙基 -1,1,4a- 三甲基 -1,2,3,4,4a,9,10,10a- 八氢菲内酯（23.41%）；丹参茎、叶与花挥发油中主要化学成分基本相同，含量较高的 3 种为：大根香叶烯 D（茎 15.47%，叶 36.68%，花 23.42%）、石竹烯（茎 15.37%，叶 15.32%，花 22.77%）、α- 石竹烯（茎 5.97%，叶 6.06%，花 10.37%）。其中石竹烯与大根香叶烯 D 在丹参各部位的相对含量均较高。

5. 不同产地丹参中元素含量分布与积累　丹参在栽培和野生条件下药材中的钠和铁含量高，铜和硼的含量较低，主产区（四川、河南、山东）的药材中的铜、锌含量均比非主产区（河北）高。丹参药材中的无机元素含量因生长方式（栽培或野生）不同也有显著差异。就栽培药材而言，四川中江的丹参，其钾、钙含量较丰富，磷、钠、铁元素含量低；山西丹参的磷、钾、镁、钠、铁元素含量高；河南丹参的磷、钾、镁、钠、铁、锰元素含量均高；山东丹参的磷、镁、钠、铁、锰含量亦较高；而河北丹参含量较高的元素有磷、镁、钠、铁、锰。与栽培丹参相比，河南和山东的野生丹参的氮、磷、钾、镁、钠、铁元素含量低于栽培者，锌、铜、硼元素变化不大，而钙元素的含量则比栽培者高。

6. 药材加工过程中资源性成分的转化　传统加工过程中"发汗"至丹参药材变为紫红色是其性状优良的评判标准之一。研究表明，经"发汗"加工后其所含酚酸类和菲醌类成分含量均有增加。"发汗"过程有利于丹参根中酪氨酸、苯丙氨酸等氨基酸类成分在保持活性的相关酶作用下转化形成丹酚酸类成分而使其含量积累增加。丹参颜色变化与其中所含菲醌类成分的组成及其含量密切相关。代表化合物丹参酮ⅡA 的含量增加，可能与所含共轭系统较小和颜色较浅的隐丹参酮等成分在相关活性酶如脱氢酶等条件下转化为共轭系统较大和颜色较深的丹参酮ⅡA 有关。

丹酚酸类成分具热不稳定性,不同干燥方式对该类成分影响较大;晒干样品中丹酚酸 B 质量分数为 4.41%,50℃烘干样品中丹酚酸 B 的质量分数为 3.12%,100℃烘干样品中未检出丹酚酸 B。反映出该类成分消长变化规律是随着温度的升高,以丹酚酸 B 为代表的缩合酚酸含量不断下降,以丹参素、原儿茶醛为代表的小分子含量不断上升,并有新的小分子生成,这些酚酸之间存在相互转化此消彼长的关系。其内在机制是丹酚酸 B 的酯水解和苯并呋喃开环是丹酚酸 B 降解的主要途径。见图 5-73。

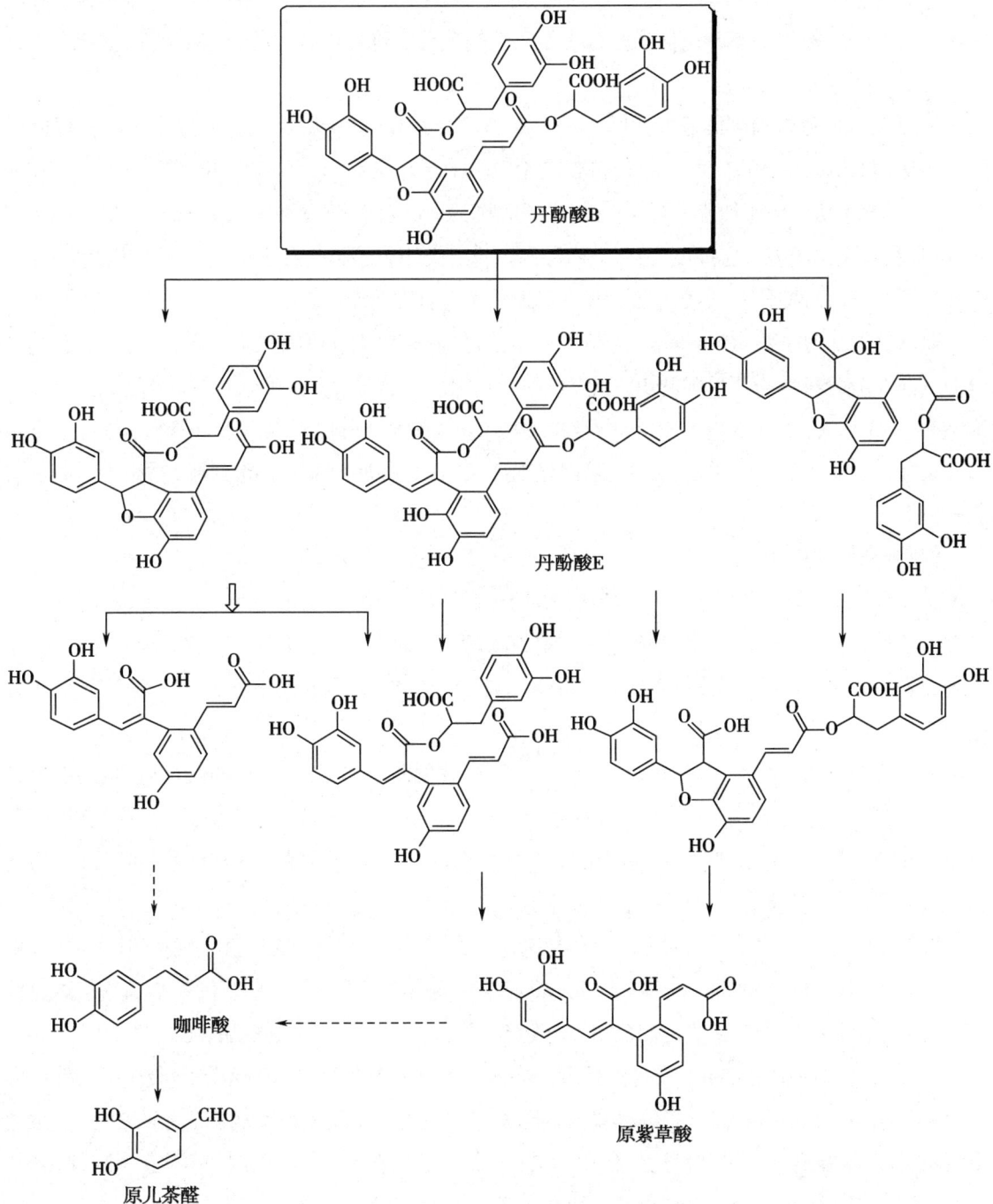

● 图 5-73　丹参中丹酚酸 B 的可能降解途径

【资源利用效率的提升】

1. 采用 USMM 技术提取丹参中多种类型资源性成分 USMM 技术是指超临界流体萃取 - 超声波提取 - 大孔树脂分离技术 - 膜分离多元技术联合应用。采用 USMM 联用技术提取丹参中多种类型资源性成分,其中超临界 CO_2 萃取丹参药材中丹参酮类脂溶性活性成分,超声水提取丹参 SFE 渣中丹酚酸类水溶性活性成分,大孔树脂、膜分离纯化丹酚酸类成分。结果表明,丹参 SFE-CO_2 渣超声提取物中,丹酚酸类成分提取率提高;大孔树脂纯化丹参超声水提物,提高了丹酚酸 B、总丹酚酸的纯度。USMM 联用技术较单独使用可提高丹参活性成分的提取率和产品纯度。

2. 丹参地上部分的资源化利用 丹参茎叶富含酚酸类成分,其中迷迭香酸含量约为丹参根中含量的 20 倍,故丹参茎叶可作为提取丹参酚酸类成分的优良原料。此外,尚含有黄酮类、三萜皂苷类及香豆素类成分。

采用大孔吸附树脂富集丹参茎叶中总酚酸类成分,其工艺参数为:以 50% 乙醇 8 倍量回流提取 3 次,每次提取 1.0 小时为最佳提取工艺;以 AB-8 型大孔吸附树脂纯化富集,1.0g/ml 药液上样,上样量为每 10g 干树脂上样 1.5g 干燥提取物,40% 乙醇洗脱,洗脱用量 3BV 为最佳纯化工艺,酚酸类及黄酮类成分总纯度可达到 41.83%。酚酸类和黄酮类化合物多具有抗氧化活性,在治疗心血管疾病、慢性肝炎、改善记忆功能障碍等方面具有重要作用。

以丹参茎叶为原料,经水提取、冷藏及离心过滤、调 pH、大孔吸附树脂分离、干燥等工艺制备得到资源性成分丹参素及丹酚酸 B。此外,丹参叶中富含营养成分,其中蛋白质含量为 17.90%,粗脂肪 4.48%,总糖 30.30%。丹参叶中 K、Zn、Cu、Fe 的含量也明显高于丹参根,并且还含有 Mg、Mn、Co、Cr、Ni 等多种微量元素,可降低血压,纠正人体胆固醇的异常代谢,对防治冠心病具有积极作用。

【资源利用途径】

1. 在医药领域中的应用 丹参药用始载于《神农本草经》,列为上品。谓:"丹参味苦微寒,主心腹邪气、肠鸣幽幽如走水、寒热积聚、破癥除瘕、止烦满、益气"以后历代本草均有收载。临床多用于治疗月经不调,经闭痛经,癥瘕积聚,胸腹刺痛,热痹疼痛,疮疡肿痛,心烦不眠,肝脾肿大,心绞痛等。

现代药理研究表明丹参具有强心、抗血栓形成、改善微循环、促进组织的修复与再生、抑制过度增生、保肝、抗菌、降血脂等作用。常用丹参方剂有天王补心丸、丹参大黄汤、丹参瓦楞子汤、丹参五味汤、复方丹参汤、丹参金铃子饮等,现代剂型有复方丹参滴丸、复方丹参口服液、复方丹参注射液、复方丹参胶囊、丹参多酚酸盐注射液、丹参酮 II_A 磺酸钠注射液等。

丹参茎叶作为药材已收录至《陕西省药材标准》,其富含丹参酚酸类、黄酮类成分等,具有保护心脑血管、降血糖、降血脂、增强免疫力、美容养颜等功效。丹参茎叶中丹酚酸和黄酮类成分经提取富集可用于制备天然抗氧化剂、治疗或改善心血管疾病药品或保健食品。

2. 在保健食品中的应用 在丹参提取丹参酮类及丹酚酸的残渣和制备丹酚酸注射液的废液中,含有丰富的水苏糖类物质。该糖具有促进双歧杆菌增殖、改善脾胃功能、调节免疫力、降血糖、降血脂、瘦身美容等保健和治疗作用,可用于制备成速溶粉末、颗粒剂、口服液等制剂,是重要的天然资源性化学成分。尚富含维生素 E 和多种微量元素,亦可作美容美发用。

丹参花作为蜜源丹参蜂蜜,其香气和味道具有浓厚的丹参花香气味,口感佳。

3．在其他行业中的应用　经水提醇沉工艺的丹参药渣中尚富含丹参酮类成分和少量丹参酚酸类成分。可从中获得高纯度的总丹参酮（纯度大于 60%）和丹参酮ⅡA、丹参酮ⅡB、隐丹参酮等（纯度大于 95%）。同时，剩余药渣可进一步经发酵转化为纤维素酶应用于医药及化工行业；或丹参药渣直接经热解炭化为生物炭，进一步制备生物炭菌剂用于土壤改良，使得丹参药渣成为再生资源。此外，丹参渣作为肥猪和肉牛的饲料使用，能提高肥猪和肉牛的生产性能。

黄芩

黄芩为唇形科植物黄芩 *Scutellaria baicalensis* Georgi 的干燥根。具有清热燥湿，泻火解毒，止血，安胎的功效。

【资源类群概述】

黄芩属 *Scutellaria* 植物全世界约 300 种，我国约 100 种，南北均产。供入药的黄芩主要有 7 种，除分布地区较广的主流品种黄芩外，尚有滇黄芩 *S.amoena*、连翘叶黄芩 *S.hypericifolia*、甘肃黄芩 *S.rehderiana*、粘毛黄芩 *S.viscidula*、丽江黄芩 *S. likiangensis*、展毛韧黄芩 *S. tenax* var. *patentipilosa*；此外，乌苏里黄芩 *S. pekinens* var. *ussuriensis*、念珠根茎黄芩 *S. moniliorrhiza* 和狭叶黄芩 *S. regeliana* 在长白山也称黄芩供药用。

黄芩为多年生草本植物，根粗壮，圆锥形，断面鲜黄色。茎四棱形。单叶对生，近无柄，披针形，两面无毛或疏被柔毛，下面密被下陷的腺点。总状花序顶生，具叶状苞片；花偏向一侧，花萼二唇形，上唇背部有盾状附属物，果时增大；花冠二唇形，紫、紫红至蓝色，上唇盔状，下唇宽，中裂片三角状卵圆形，两侧裂片向上唇靠合，花冠筒细；雄蕊 4 枚，2 强；子房 4 深裂，生于环状花盘上，花柱基生，先端二浅裂。小坚果 4 枚，卵球形，黑褐色，具瘤。花期 7～8 月，果期 8～9 月。

黄芩主要分布于黄河流域和东北地区：辽宁、吉林、黑龙江、河北东部和北部、山西、内蒙古东部、山东半岛、河南、陕西、甘肃、宁夏以及四川、贵州、云南等地。同属其余种分布于东北、华北及西南地区。

【资源性化学成分】

黄芩中资源性化学成分主要为黄酮类。此外，尚含有挥发油类、二萜类、苯乙醇苷类和植物甾醇类等。

1．黄酮类　黄芩中黄酮类成分主要有黄酮及其醇类、二氢黄酮及其醇类、黄烷酮类、查耳酮类等。黄酮类成分通常在 C-5 位上具有羟基取代，黄酮苷化常在 C-5、C-7、C-6、C-8 位，黄酮醇类成分较少。代表性化合物有黄芩苷（baicalin）、黄芩素（baicalein）、汉黄芩苷（wogonoside）、汉黄芩素（wogonin）、千层纸素 A（oroxylin A）、5,7,2',6'- 四羟基黄酮（5,7,2',6'-tetrahydroxyflavone）、粘毛黄芩素Ⅲ（viscidulin Ⅲ）、千层纸素 A-7-*O*-*β*-D- 葡糖醛酸苷（oroxyloside）、白杨素 -6-C-*α*-L- 阿拉伯吡喃糖 -8-C-*β*-D- 吡喃葡萄糖苷（chrysin-C-*α*-L-arabinoside 8-C-*β*-D-glucoside）、白杨素 -8-C-*β*-D- 吡喃葡萄糖苷（chrysin 8-C-*β*-D-glucoside）、粘毛黄芩素Ⅲ-2'-*O*-*β*-D- 吡喃葡萄糖苷（viscidulin Ⅲ-2'-*O*-*β*-D-glucoside）等。

二氢黄酮类多在 C-5 和 C-7 位有羟基取代，并且 C-7 位的羟基通常连接糖成苷。二氢黄酮醇化合物的 C_3 位羟基常与吡喃葡萄糖连接成苷。如二氢黄芩素（dihydrobaicalin）、红花素（carthamine）、异红花素（isocarthamidin）及滇黄芩中的滇黄芩苷（amoenin）B、C、（*trans-*）D、（*cis-*）E 等。

黄烷酮类成分 C-5、C-7 位均连有羟基，尚未见到糖苷的报道。

查耳酮成分有 2,6,2′,4′- 四羟基 -6′- 甲氧基查耳酮和滇黄芩苷甲（amoenin A）。

黄芩茎叶中黄酮类成分主要为：野黄芩苷（scutellarin）、白杨素 -7-O-β- 葡糖醛酸苷（chrysin-7-O-β-D-glucoronide）、黄芩苷（baicalin）、红花素（carthamine）、5,6,7- 三羟基 -4′- 甲氧基黄酮（5,6,7-trihydroxy-4′-methoxy flavanone）、异红花素（isocarthamidin）等。黄芩花中含有丰富的野黄芩苷（scutellarin）、黄芩苷（baicalin）、汉黄芩苷（wogonoside）、芹菜素（apigenin）、汉黄芩素（wogonin）、黄芩素（baicalein）和白杨素 7-O-β-D- 葡糖醛酸苷（chrysin-7-O-β-D-glucoronide）等成分；黄芩籽种壳中含有野黄芩苷（scutellarin）与白杨素（chrysin）等。

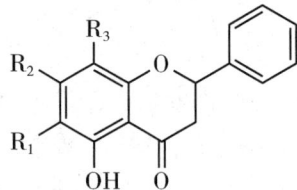

黄芩素　　R₁=OH，R₂=OH，R₃=H
黄芩苷　　R₁=OH，R₂=OGluA，R₃=H
汉黄芩苷　R₁=H，R₂=OGluA，R₃=OCH₃
汉黄芩素　R₁=H，R₂=OH，R₃=OCH₃

2．挥发油类　黄芩根中挥发性成分主要为烯类成分和酮类成分，烯类成分有 β- 广藿香烯（β-patchoulene）、α- 愈创木烯（α-guaiene）等；酮类成分有薄荷酮、番薄荷酮等；酯类成分有癸基 - 己基 - 邻苯二甲酸二酯、邻苯二甲酸二异己酯等。

黄芩茎叶中挥发性成分主要有香叶烯 D（19.44%）、石竹烯（18.9%）、γ- 榄香烯（6.23%）等。

3．二萜类　黄芩中二萜类成分均为新克罗烷（neo-clerodance）型二萜。从黄芩地上部分分离得到的二萜类成分有：scutebaicalin，即 6α,7β-dibenzoyloxy-8β-hydroxy-neo-cleroda-4(18),13-dien-15,16-olide。

4．苯乙醇苷类　黄芩根中苯乙醇苷类成分主要有 2-（3- 羟基 -4- 甲氧基苯基）- 乙基 -1-O-α-L- 鼠李糖 -（1→3）-β-D-（4- 阿魏酰）- 葡萄糖苷、salidroside、darendoside A、darendside B 等。

此外，黄芩茎叶中尚含有对羟基苯甲酸（p-hydroxybenzoic acid）、咖啡酸（caffeic acid）、对香豆酸（coumalic acid）以及阿魏酸（ferulic acid）等有机酸类成分。

【资源化学评价】

1．黄酮类成分的分析评价

（1）不同品种黄芩中黄酮类成分的分析与评价。采用 RP-HPLC 法，对 4 个品种共 16 份黄芩样品中黄芩苷、汉黄芩苷、黄芩素、汉黄芩素和千层纸素 A 进行分析评价，结果表明：北京、山东、甘肃产正品黄芩中黄芩苷含量较高，非正品黄芩中，滇黄芩的黄芩苷含量较高，滇黄芩中汉黄芩苷与汉黄芩素的含量明显偏低；各样品的黄芩素、汉黄芩素含量差异很大。从整体上看 5 个成分的含量，滇黄芩与正品黄芩的差别较明显，而粘毛黄芩、甘肃黄芩与正品黄芩的差别较小。

（2）不同生长期黄芩中黄酮类成分的动态变化规律。对陕西省商洛地区一至四年生黄芩中 3 种主要黄酮类成分进行分析比较，结果表明：第 2 年和第 3 年栽培黄芩的有效成分的量相当，第 2 年 10 月以后增长趋势不再明显；到第 4 年，地下根部已开始干朽，药材有效成分的量呈下降趋势。考虑到土地的合理利用，应在第 2 年采收为宜。

二年生栽培黄芩不同采收时期黄酮类成分的变化结果显示，苷元类物质（黄芩素和汉黄芩素）在 9 月下旬达到最高值，而苷类物质（黄芩苷）以 10 月下旬的量最高。

（3）不同生态环境因子对黄芩中黄酮类成分积累的影响：对河北、北京、内蒙古、山西、山东等地栽培和野生条件下黄芩中黄酮类成分进行分析评价，结果表明，各产地栽培品的黄芩苷含量高于野生品，黄芩素和汉黄芩素差异不明显。栽培品中以河北承德产黄芩中黄芩苷含量最高，为19.98%；野生品中以山东济南历城区产黄芩中黄芩苷含量最高，为16.50%。

测定不同土壤营养条件下黄芩中黄芩苷的含量，结果显示：在同一施氮水平下，随着磷肥施用量的增加，黄芩苷含量明显增高。

不同海拔条件下所产黄芩中的黄酮类成分分析结果显示：随着海拔升高，黄芩苷和汉黄芩苷含量总体呈增长趋势；黄芩素、汉黄芩素和千层纸素 A 含量与海拔的相关性不显著。

（4）黄芩不同部位中黄芩苷的分布规律：采用 HPLC 法，对黄芩不同部位中的黄芩苷分布规律进研究，结果显示黄芩根中黄芩苷分布量较高，各部位中黄芩苷含量分别为根 10.41%、根皮11.82%、须根皮 14.40%、叶 1.849%、茎 2.556%、茎皮 4.160%。对山东省临沂栽培黄芩有效成分积累规律进行研究，发现叶在 8 月黄芩苷含量最高，茎在 9 月黄芩苷含量最高，根在 10 月黄芩苷含量最高。见图 5-74。

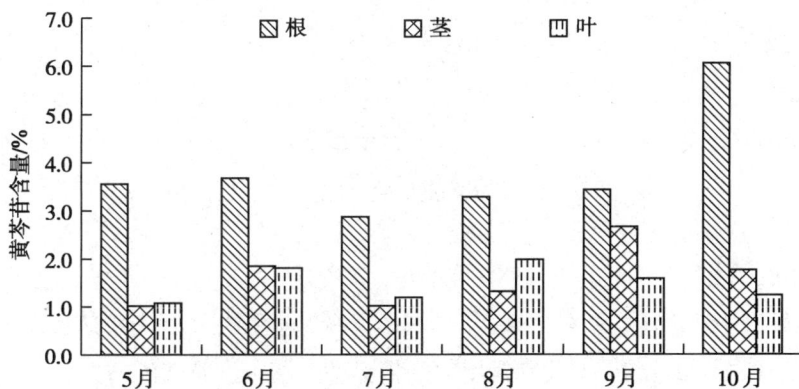

● 图 5-74 不同生长月份黄芩不同部位中黄芩苷的分布规律

（5）不同产地黄芩茎叶中黄酮类、酚酸类成分评价：采用 UPLC-TQ/MS 同时测定黄芩茎叶中11 种黄酮类（野黄芩苷、黄芩苷、木犀草苷、汉黄芩苷、芹菜素 -7-O-β-D- 葡糖醛酸苷、木犀草素、芹菜素、黄芩素、汉黄芩素、白杨黄素、千层纸素 A）及 4 种酚酸类（对羟基苯甲酸、咖啡酸、对香豆酸、阿魏酸）成分，结果发现，不同产地黄芩茎叶中化学成分的种类差异不大，但含量差异较大；河北、陕西产黄芩茎叶中野黄芩苷和总黄酮的含量较高，野黄芩苷含量达 3.61%～4.8%，总黄酮含量达 40% 以上。经聚类分析发现，北京、河北和陕西的黄芩茎叶在测定的 15 种指标性化学成分含量上具有较高的相似度。

2. 黄芩中多糖类成分的分析与评价　采用分光光度法，测定不同种质黄芩中多糖及可溶性糖的含量，结果发现多糖及可溶性糖含量由高至低依次为：黄芩>甘肃黄芩>沙滩黄芩；不同产地的黄芩中，山东泰安、临朐、文登的黄芩多糖含量较高；黄芩中多糖及可溶性糖的含量与生长时间有关，二年生黄芩含量最高。

3. 黄芩不同部位中无机元素的分析与评价　对河北承德黄芩中无机元素含量及黄芩根际土壤中无机元素含量进行比较分析，结果显示：黄芩对磷有明显富集作用，且黄芩苷与药材中的磷显著正相关,与 Sr、Se 呈显著负相关。

采用电感偶合等离子质谱(ICP-MS)方法对 8 个产地 35 批黄芩茎叶中的 23 种无机元素进行分析与评价,结果发现:黄芩茎叶含有丰富的无机元素,不同产地无机元素种类组成几无差异,但含量差异较大。23 种无机元素中,Fe 含量最高,平均含量达 $700.62\mu g/g$,其次为 Al($516.83\mu g/g$)、Ba($89.68\mu g/g$)、Mn($65.64\mu g/g$)、Sr($62.27\mu g/g$)、B($31.54\mu g/g$)和 Ti($23.10\mu g/g$)。江苏样品中的 Sr 平均含量最高;甘肃样品中的 B、Ni 平均含量最高;山东样品中的 Ba、Ga 和 Mn 平均含量最高;山西样品中的 Al、As、Be、Co、Cr、Cu、Fe、Li、Sb、Sn、Ti 和 V 平均含量最高;陕西样品中的 Cd、Hg、Pb、Tl 和 Zn 平均含量最高。

4．黄芩干燥加工过程中的化学成分转化　黄芩根在自然晒干过程中黄芩苷及黄酮总量均呈先升高后降低的倒"V"字变化趋势,这种变化趋势是由黄芩根自身的抗干旱胁迫生理机制所决定。但黄芩遇水后,其有效成分黄芩苷可被黄芩苷酶水解生成苷元(黄芩素),呈现黄色。黄芩素具有邻二酚羟基,易进一步氧化生成绿色化合物。见图 5-75。

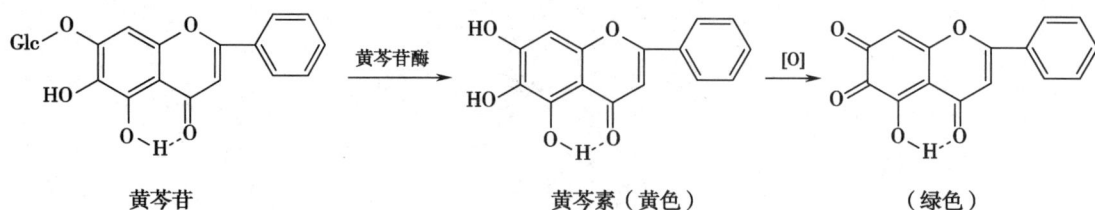

黄芩苷　　　　　黄芩素（黄色）　　　　　（绿色）

● 图 5-75　在水解酶作用下的黄芩苷化学转化

【资源利用途径】

1．在医药领域中的应用　黄芩始载于《神农本草经》列为中品,具有清热燥湿、泻火解毒的功效。药用历史已有 2 000 余年,系大宗常用中药材品种。除中医临床配方外,大量用作中药制药原料。据统计,我国中药制剂目录中含有黄芩的中药蜜丸 45 种、水丸 25 种、片剂 46 种,临床广泛用于治疗胃、十二指肠溃疡、急慢性胃炎、慢性胆囊炎、慢性胰腺炎、细菌性痢疾、黄疸、崩漏、褐斑病、过敏性鼻炎、糖尿病、白内障、银屑病、白癜风、感染性脑水肿、心肌缺血、人类肝细胞瘤等多种病症。

黄芩苷为黄芩药材中的主要有效物质,在抗氧化、抗肿瘤、抗感染、抗 HIV 以及治疗心血管疾病等方面具有潜在的开发应用价值。黄芩酊剂可治疗动脉硬化性高血压及神经性功能障碍,也可消除高血压引起的头痛、失眠、胸闷等症。

2．在化妆保健产品中的应用　黄芩因其广谱抗菌活性常作为女性化妆品、保健护肤品,以消除颜面及肌肤疮癣疹、痤疮、黑斑和皮炎等,效果显著。含有黄芩苷的提取物尚可用作化妆品和牙膏的添加剂,以防紫外线、抗过敏、抑制黑色素及消炎抑菌等。

3．在纺织印染行业中的应用　黄芩可作为一种天然植物染料对羊毛织物、真丝织物等进行染色。将黄芩用于真丝绸染色,可赋予织物某些特殊的保健功能。经黄芩染色的织物具有抗菌的功效和保健功能。因此,黄芩是一种值得开发的绿色植物染料。

4．在农林生产中的应用　黄芩根提取物稀释 30 倍,可防治草地真菌的侵染,作为杀菌剂开发利用。可与桔梗、红花等轮作,以提高药材产量和促进药材生长发育。也可与落叶松、杨树等农田防护林间作。

5. 黄芩叶的开发应用　黄芩茎叶中所含黄酮类成分具有较强的抗炎、抗氧化、抑制肿瘤和较强的记忆改善作用。

黄芩叶可作茶饮，习称黄芩茶，具有清热解毒的作用，尤其在东北、河北、山西等黄芩药材生产地。除此之外，从黄芩叶中提取的总黄酮提取物具有广阔的市场。

冬凌草

冬凌草为唇形科香茶属植物碎米桠 *Rabdosia rubescens*(Hemsl.)Hara 的干燥地上部分。霜降后，因遇霜周身结满薄如蝉翼的银白色冰凌，故又称冰凌花、冰凌草、冰水草，具有清热解毒、消炎止痛、健胃活血及抗肿瘤之功效。

【资源类群概述】

冬凌草为多年生草本植物或亚灌木，一般高 30～130cm。叶对生，有柄，叶片皱缩，展平后呈卵形或棱状卵圆形，先端锐尖或渐尖，基部楔形，骤然下延成假翅，边缘具粗锯齿，齿尖具胼胝体，上表面为棕绿色，有腺点，疏被柔毛，下表面淡绿色。茎直立，地上茎部分木质化，中空，基部浅褐色，上部浅绿色至浅紫色；无毛纵向剥落，茎上部表面红紫色，有柔毛；质硬脆，断面淡黄色。根系庞大，单墩毛根达 200～1 000 条，可有效地固结土壤。冬凌草的根系为浅根系，多分布在土壤表层中，呈水平状纵横交错，构成密集的根网，幼根黄白色，老根黑褐色。聚伞花序 3～5 朵花。花冠淡兰色或淡紫红色，二唇形，上唇外反，先端具 4 圆裂，下唇全缘，通常较上唇长，常呈舟状，花冠基部上方常呈浅囊状；雄蕊 4 枚，2 强，伸出花冠外，花柱先端相等 2 浅裂，花盘杯状。小坚果倒卵状三棱形，褐色无毛。花期 8～10 月，果期 9～11 月。

冬凌草主要分布在我国湖北、四川、贵州、广西、陕西、甘肃、山西、河南、河北、浙江、安徽、江西及湖南等省区。

【资源性化学成分】

冬凌草中资源性化学成分主要为二萜类。此外，尚含有挥发油类、三萜及甾体类、黄酮类及其他类成分。

1. 二萜类　迄今为止，共从冬凌草中分离得到了两百多个二萜类化合物，主要骨架结构类型为对映贝壳杉烷型和螺断贝壳杉烷型。其中对映贝壳杉烷型二萜主要有冬凌草甲素、冬凌草乙素、冬凌草丙素、lasiodonin、suimiyain A、effusanin E、冬凌草丁素、冬凌草戊素、鲁山冬凌草甲素、鲁山冬凌草乙素、鲁山冬凌草丙素、鲁山冬凌草丁素、鲁山冬凌草戊素、信阳冬凌草甲、信阳冬凌草乙素、lasiodonin acetonide、16,17-exoepoxide-oridonin、11,15-*O*,*O*-di-acetyl-abdotemins D；螺断贝壳杉烷型包括：卢氏冬凌草甲素、卢氏冬凌草乙素、贵州冬凌草素、二萜二聚体、双冬凌草丁素和二萜形成的糖苷。

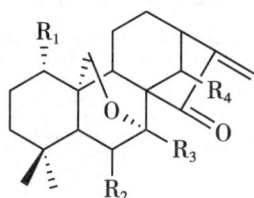

冬凌草甲素　　　$R_1=R_2=R_3=R_4=OH$
毛栲利素　　　　$R_1=OAc$　$R_2=R_3=R_4=OH$
肾形香茶菜丙素　$R_1=OH$　$R_2=R_3=H$　$R_4=OH$
拟缺香茶菜乙素　$R_1=OAc$　$R_2=R_3=H$　$R_4=OH$

2. 挥发油类　冬凌草中挥发性类成分主要为单萜及长链烃类，冬凌草茎叶的精油中主要含有 α- 蒎烯、β- 蒎烯、柠檬烯、1,8- 桉叶素、对 - 聚伞花烯、β- 榄香烯等一系列单萜和倍半萜类化合物以及壬醛、癸醛、棕榈酸等小分子脂肪族化合物。

3. 三萜及甾体类　包括 α- 香树脂醇、α- 香树脂素、熊果酸、2β- 羟基熊果酸、β- 谷甾醇、β- 胡萝卜苷、β- 香树脂醇、2β- 羟基齐墩酸、齐墩果酸、木栓酮、豆甾醇等。

4. 黄酮类　冬凌草中的黄酮类成分包括：槲皮素、蓟素、胡麻素、3,4,5- 三羟基 -6,7- 二甲氧基黄酮、大黄素 -8-O-β-D- 葡萄糖苷、大黄素甲醚等。

5. 其他类　冬凌草中尚含有有机酸类成分，主要有 1,5- 二 -（3,4- 二羟基苯基）- 乙烯醚、3-（3,4- 二羟基苯基）-2- 异丙氧基 - 丙酸、邻苯二甲酸双 -（2- 乙基己基）酯、咖啡酸、水杨酸、迷迭香酸、迷迭香酸甲酯、阿魏酸、丹参素甲正丁酯、3,4- 二羟基苯乳酸、香草酸、原儿茶醛、（10Z,14Z)-9,16- 二羰基 -10,12,14- 三烯 - 十八碳酸等；此外，冬凌草中还含有 α-D- 呋喃果糖、葡萄糖、甘露糖等单糖及大量多糖及氨基酸类成分。

【资源化学评价】

1. 二萜类成分的分析评价

（1）不同产地冬凌草中二萜类成分的分析与评价。采用 HPLC 法，对采自河南辉县、贵州施秉县、山西绛县、河南淇县、河南鲁山县、山西阳城县、河南栾川县的冬凌草样品中的冬凌草甲素、冬凌草乙素和迷迭香酸进行分析评价，结果显示：河南辉县冬凌草中冬凌草甲素含量最高，而贵州施秉县及河南鲁山县冬凌草中冬凌草甲素含量最低。见图 5-76。

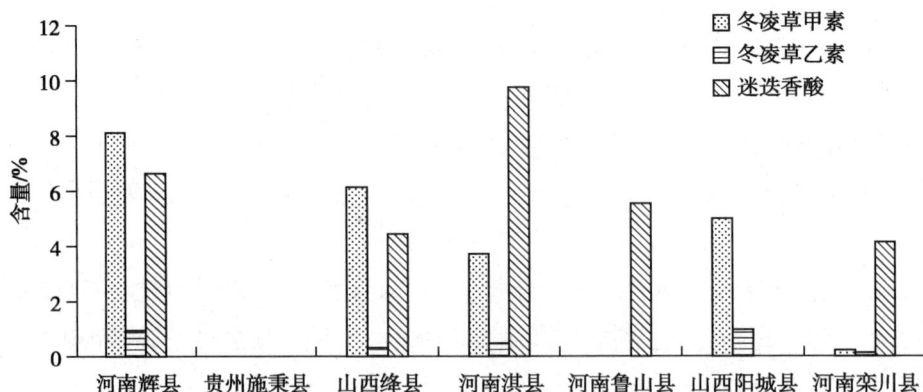

● 图 5-76　不同产地冬凌草二萜类化合物的含量

（2）不同生长期冬凌草中二萜类成分的动态变化规律。对河南省淇县地区野生冬凌草和湖北广水、武汉引种冬凌草不同生长期冬凌草中冬凌草甲素的含量进行分析，结果表明，气象因素对引种地与原产地冬凌草的质量没有明显影响，冬凌草叶中冬凌草甲素的含量均在 6 月左右达到峰值且十分接近；但气象因素对冬凌草产量有显著影响，气候不同导致引种地野生转家种药材的分枝数比原产地野生药材多 2～4 倍，综合质量和产量的考察结果，冬凌草的最佳采收期在开花前，引种地武汉宜定在 6 月，引种地广水宜定在 6～7 月，原产地河南淇县宜定 6～8 月。见图 5-77。

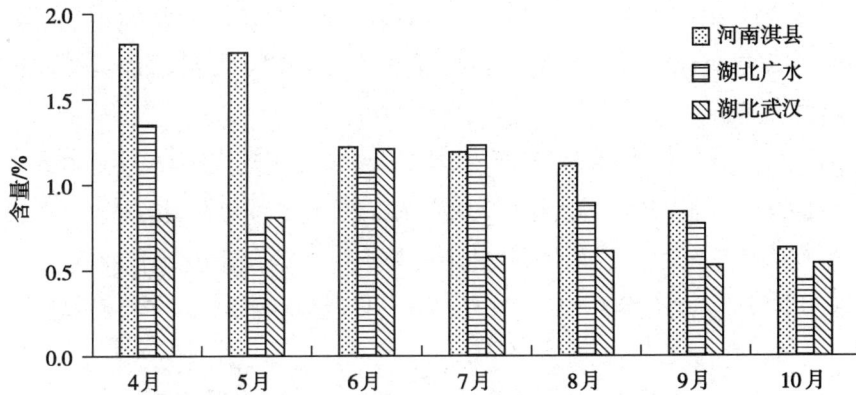

● 图 5-77　不同产地 4～10 月冬凌草中冬凌草甲素的含量

（3）不同生态环境因子对冬凌草中二萜类成分积累的影响。对河南、湖北、武汉等地栽培和野生条件下冬凌草中冬凌草甲素成分进行分析评价,结果表明:对不同产地的冬凌草中冬凌草甲素进行了含量测定。结果显示河南济源冬凌草中冬凌草甲素含量最高,而河南焦作冬凌草中冬凌草甲素含量最低。冬凌草甲素的含量因药材产地、药材部位而异,文献报道,河南济源市五龙口镇冬凌草的甲素含量较高,最高测得值约为 1.50%,河南济源市太行山冬凌草的甲素含量测得有0.42%、0.65% 和 0.76%,河南林县 0.51%,河南辉县 0.53%,河南密县 0.49%,河北涉县 0.57% 等。

测定不同土壤营养条件下冬凌草中冬凌草甲素的含量,结果显示:在同一施锌水平下,随着锌肥施用量的增加,冬凌草甲素含量明显增高。

（4）冬凌草不同部位中总二萜的分布规律。采用 HPLC 法,对冬凌草不同部位中的总二萜的分布规律进行研究,结果显示冬凌草叶中总二萜分布量较高,各部位中总二萜含量分别为:种子0.4%、花 2.5%、茎 1.0%、叶 7.1%。对济源大峪乡叶、山西绛县叶、济源下冶乡叶有效成分积累规律进行研究,发现济源大峪乡叶的总二萜含量最高。

2. 冬凌草中多糖类成分的分析与评价　采用分光光度法,测定冬凌草中冬凌草多糖、葡萄糖、鼠李糖的含量,结果发现在相同显色条件下冬凌草多糖的紫外吸收行为较为接近的鼠李糖;不同产地的冬凌草中,多糖类含量有一定差异;冬凌草中多糖类成分的含量与生长时间有关。

3. 冬凌草中无机元素的分析与评价　对冬凌草中无机元素含量进行考察分析,结果显示:锌对冬凌草的产量及冬凌草甲素的含量有明显富集作用,且在冬凌草生长发育的初期,叶面喷施浓度为 0.18% 的锌肥,有利于提高冬凌草的产量及有效成分的含量。

4. 冬凌草干燥加工过程中的化学成分含量变化　不同工艺所制冬凌草茶中冬凌草甲素含量差别较大,烘干茶中的冬凌草甲素含量较高,清炒茶中的冬凌草甲素含量较低,其中有的甚至低于起草标准中的含量最低限(2.5mg/g)。可能是清炒法中冬凌草局部受热温度过高引起,且清炒法所制的冬凌草茶不同批次间冬凌草甲素含量差别亦较大。

【资源利用途径】

1. 在医药领域中的应用　冬凌草最早见于《救荒本草》,具有清热解毒、活血止痛的功效。药用历史悠久,系大宗常用中药材品种。除中医临床配方外,大量用作中药制药原料。如冬凌草片,冬凌草糖浆等,临床广泛用于治疗咽喉肿痛、扁桃体炎、蛇虫咬伤,对食管癌、贲门癌、原发性肝癌、肺癌、前列腺癌、膀胱癌等有一定疗效,对食管上皮增生有显著疗效。

二萜类化合物为冬凌草的主要有效物质,在抗炎、抗肿瘤、抗感染等方面具有潜在的开发应用价值。冬凌草甲素具有较好的抗癌活性,对食管癌、肝癌、结肠癌、宫颈癌、肺癌、鼻咽癌、人黑色素瘤、胆囊癌、胃癌等有一定的疗效。

2. 在健康饮品中的应用　冬凌草叶可作茶饮,习称冬凌草茶,具有清热解毒的作用,尤其在河南、河北等冬凌草药材生产地,为民众所习用。研究发现冬凌草还具有解热、降燥润喉、降血脂、降血压等功效对感冒发热、口舌生疮、焦热上火等都有较好的预防和治疗作用。

3. 在纺织印染行业中的应用　冬凌草可作为一种天然植物染料对羊毛织物、真丝织物等进行染色。

4. 在农林生产中的应用　冬凌草甲醇浸膏水溶性组分可以诱导小麦和黄瓜产生明显的抗病性。在一定的诱导间隔期和诱导次数下,随着诱导浓度的增加,防病效果有增强趋势。其中以水溶性组分浸膏浓度为 1% 时处理的效果最好。

肉苁蓉

肉苁蓉为列当科植物肉苁蓉 *Cistanche deserticola* Y. C. Ma 或管花肉苁蓉 *Cistanche tubulosa*（Schenk）Wight 的干燥带鳞叶的肉质茎,具有补肾阳、益精血、润肠通便的功效。

【资源类群概述】

肉苁蓉属于列当科 Orobanchaceae 肉苁蓉属 *Cistanche*。肉苁蓉属植物全世界约 22 种,我国共有 4 种,1 变种。其中除供药用的荒漠肉苁蓉和管花肉苁蓉外,还有盐生肉苁蓉 *C. salsa*（C. A. Mey.）G. Beck、沙苁蓉 *C. sinensis* G. Beck 和白花盐生苁蓉 *C. salsa* var. *albiflora* P. F. Tu et Z. C. Lou。

肉苁蓉为多年生寄生草本植物,大部分地下生;茎不分枝或自基部分 2～4 枝,下部直径可达 5～10(～15)cm,向上渐变细,直径 2～5cm。茎下部的叶较密,宽卵形或三角状卵形,上部的较稀疏并变狭,披针形或狭披针形,两面无毛。花序穗状,小苞片 2 枚,花萼钟状,花冠筒状钟形。蒴果卵球形,长 1.5～2.7cm,直径 1.3～1.4cm;种子椭圆形或近卵形,长约 0.6～1mm,外面网状,有光泽。花期 5～6 月,果期 6～8 月。

我国肉苁蓉资源比较丰富。其中,荒漠肉苁蓉自然分布于内蒙古西北部(阿拉善盟、巴彦淖尔市)、甘肃(民勤、金昌、昌马、酒泉、金塔)及新疆北部,生于有梭梭分布的荒漠地区,海拔 225～1 250m,寄生于梭梭的根部。主产于内蒙古阿拉善盟和新疆北疆,甘肃也有少量出产。目前野生荒漠肉苁蓉的年产量约为 400 吨。管花肉苁蓉自然分布于新疆南疆地区的塔克拉玛干沙漠及其周边地区,生于有柽柳属 *Tamarix* 植物分布的荒漠地区,海拔 800～1 400m,寄生于柽柳属植物的根部,主产于新疆和田地区和巴州的且末县,塔克拉玛干沙漠周边的阿克苏地区、喀什地区、巴州的其他县也有出产。目前野生管花肉苁蓉的年产量约 500 吨。由于传统用药和地方用药的习惯,盐生肉苁蓉也在宁夏、新疆、青海等地使用。

【资源性化学成分】

肉苁蓉中所含化学成分比较复杂。目前国内外学者已分离鉴定的化合物类型主要包括苯乙醇苷类、环烯醚萜及其苷类、木脂素及其苷类、氨基酸、糖类及其衍生物等多种资源化学成分。

1. 苯乙醇苷类　苯乙醇苷类(phenylethanoid glycoside, PhG)化合物为肉苁蓉属植物肉质茎的主要成分,包括肉苁蓉苷(cistanoside)A～I 等、松果菊苷(echinacoside)、红景天苷(salidroside)等。其中松果菊苷是肉苁蓉中的主要指标性成分。从该属植物中分离得到的苯乙醇苷类化合物的糖构成主要有葡萄糖和鼠李糖两种。与苷元直接相连的内侧糖均为葡萄糖,内侧葡萄糖 2 位常连有乙酰基,3 位连有鼠李糖,4 位或者 6 位常与咖啡酰基、阿魏酰基或香豆酰基等苯丙酰基类成酯,少数 6 位连接葡萄糖、鼠李糖或者木糖而成为三糖苷。

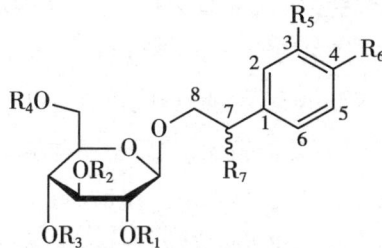

tubuloside A	R_1 = Ac	R_2 = Rha	R_3 = Cf	R_4 = Glc	R_5 = OH	R_6 = OH	R_7 = H
tubuloside B	R_1 = Ac	R_2 = Rha	R_3 = H	R_4 = Cf	R_5 = OH	R_6 = OH	R_7 = H
salsaside D	R_1 = Ac	R_2 = Rha	R_3 = Cf	R_4 = H	R_5 = H	R_6 = OH	R_7 = H
salsaside E	R_1 = Ac	R_2 = Rha	R_3 = Cf	R_4 = H	R_5 = OMe	R_6 = OH	R_7 = H

2.环烯醚萜及其苷类　环烯醚萜及其苷类(iridoid and iridoid glycoside)是肉苁蓉属植物的主要化学成分类别之一,广泛存在于植物界,具有广泛的生物活性。目前分离出的化合物有马钱子酸、去氧马钱子酸、京尼平酸,苁蓉素、钱子酸葡萄糖苷等。该类化合物 1 位常连有葡萄糖而成苷,4 位常连有甲基或羧基,5 位和 9 位的氢为 β 构型,6 位、7 位、8 位或 10 位常连有羟基、形成双键或形成三元氧环。

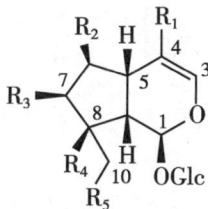

gluroside	R_1 = H	R_2 = H	R_3 = H	R_4 = OH	R_5 = H
leonuride	R_1 = H	R_2 = OH	R_3 = H	R_4 = OH	R_5 = H
kankanoside A	R_1 = Me	R_2 = H	R_3 = H	R_4 = OH	R_5 = H

3.木脂素及其苷类　目前,从肉苁蓉中分离鉴定的木脂素及其苷类(lignan and lignan glycoside)化合物主要包括新木脂素苷、芳香四氢萘类木脂素苷及双四氢呋喃型木脂素。例如松脂素、(＋)-syringaresinol-O-β-D-glucopyranoside、liriodendrin、(＋)-pinoresinol-O-β-D-glucopyranoside 和(＋)-pinoresinol 等化合物。

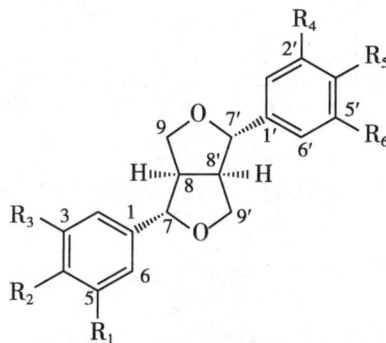

肉苁蓉中木脂素及其苷类结构母核

4. 其他类成分　肉苁蓉中含有大量脂溶性成分,主要包括: $C_{16}\sim C_{28}$ 的直链烷烃、酯类化合物、低相对分子质量的含氧、含氮化合物三大类。此外,肉苁蓉中还包括三萜、酚苷、生物碱、黄酮类、糖类、糖醇、甾醇等化合物,如 β-谷甾醇、胡萝卜苷、甜菜碱、半乳糖醇等。

【资源化学评价】

1. 苯乙醇苷类成分的资源化学评价

(1)不同产地、不同部位苯乙醇苷类成分含量分析:以管花肉苁蓉为研究对象,以两种主要苯乙醇苷类成分松果菊苷和毛蕊花糖苷为指标,应用 HPLC-UV 分析方法,对新疆和田地区不同产地的管花肉苁蓉不同部位中松果菊苷和毛蕊花糖苷成分含量进行考察。结果显示:不同产地管花肉苁蓉中松果菊苷和毛蕊花糖苷含量差异较大,且野生品种整体比栽培品种含量较高。管花肉苁蓉不同部位中的松果菊苷含量差异很大,根部的含量最高,顶部的含量最低,两者最大差异达22.4倍。此外,毛蕊花糖苷在管花肉苁蓉不同部位的含量差异也很大,依次为根部>中部>顶部,其中根部和顶部的最大差异达16.7倍。并且同一产地管花肉苁蓉根部,松果菊苷的含量比毛蕊花糖苷高。见图5-78、图5-79。

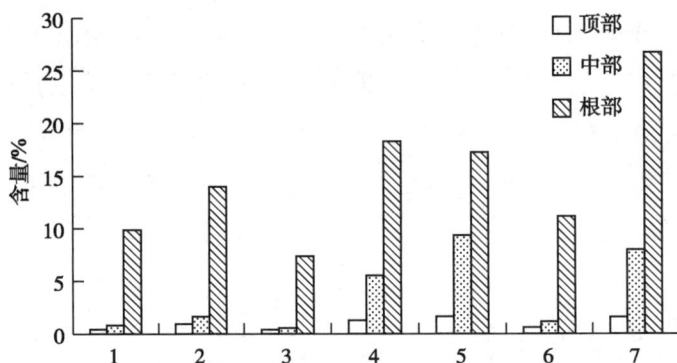

● 图5-78　不同产地、不同部位松果菊苷含量比较

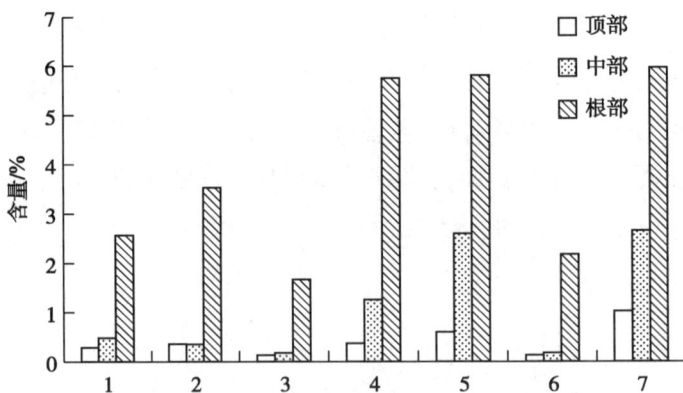

1. 于田劳改农场;2. 224团大芸基地;3. 帝辰公司大芸基地;
4. 墨玉县野生;5. 策勒县野生;6. 民丰县野生;7. 和田英阿瓦提乡野生。

● 图5-79　不同产地、不同部位毛蕊花糖苷含量比较

(2)不同生长时期苯乙醇苷类成分含量分析:以管花肉苁蓉为研究对象,以两种主要苯乙醇苷类成分松果菊苷和毛蕊花糖苷为指标,应用 HPLC-UV 分析方法,对管花肉苁蓉不同生长时期

松果菊苷和毛蕊花糖苷成分含量进行考察。结果显示：随着管花肉苁蓉的寄生生长，不同物候期的松果菊苷、毛蕊花糖苷含量差异显著，松果菊苷和毛蕊花糖苷含量的变化均为 11 月>10 月>12 月。此外，无花序的肉苁蓉药材中松果菊苷和毛蕊花糖苷的质量分数分别为 5.46%、0.46%，均明显高于花序长出地面未开花的样品 1.18%、0.31%，以及花序长出地面且已开花的样品 0.66%、0.31%，且开花后期的样品其含量分别降低到 0.01%，远低于《中国药典》(2020 年版)标准。这说明肉苁蓉开花时消耗了大量的营养成分，使其有效成分大大降低，因此传统的采收时期为春季苗未出土或刚出土时采挖，或秋季冻土之前采挖。故为保证管花肉苁蓉采收质量，应严格控制在开花以前，以每年 11 月左右为最佳采收时间。

2. 不同产地管花肉苁蓉有效成分的资源化学评价　以管花肉苁蓉为研究对象，以松果菊苷、毛蕊花糖苷和半乳糖醇为指标，其中半乳糖醇是肉苁蓉润肠通便的主要有效成分。应用高效液相色谱法，对新疆不同产地管花肉苁蓉的三种主要活性成分含量进行考察。结果显示：不同栽培地点或同一栽培地点的不同批次的样品所含有效成分的量差异较大，究其原因可能与产地、采收因素、炮制因素等影响有关。在以下对比的 10 个地区中，以和田地区民丰县栽培的管花肉苁蓉质量为佳，见图 5-80。建议以后可以在该地区进行大面积的栽培种植以加强种质资源优化的管理。

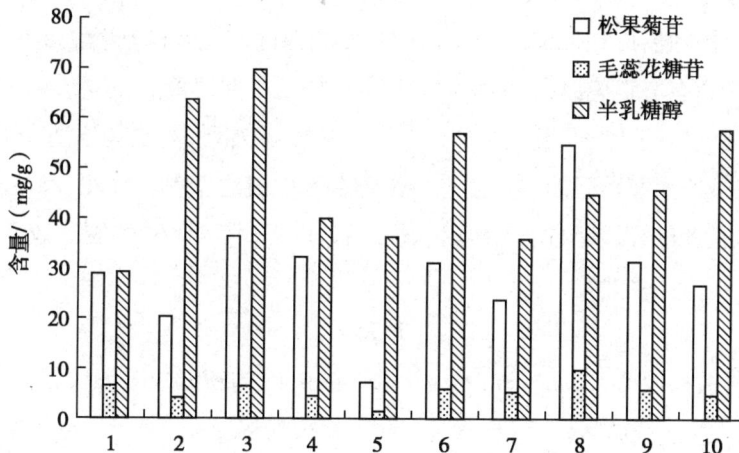

1. 阿克苏地区阿瓦提县；2. 巴州轮台县；3. 巴州且末县；4. 喀什地区巴楚县；5. 喀什地区莎车县；6. 和田地区墨玉县；7. 和田地区策勒县；8. 和田地区民丰县；9. 和田地区于田县(达里雅布依乡)；10. 和田地区于田县(奥依托拉克乡)。

● 图 5-80　不同产地管花肉苁蓉有效成分含量比较

3. 不同加工工艺对管花肉苁蓉有效成分的资源化学评价　以鲜管花肉苁蓉为研究对象，以松果菊苷和毛蕊花糖苷为指标，应用 HPLC 法，对鲜管花肉苁蓉饮片加工过程的主要影响因素，包括切片厚度、加热温度和杀酶时间进行考察。结果显示：采用优化工艺加工后(鲜管花肉苁蓉切成 4mm 厚片，70℃杀酶 6 分钟)与鲜管花肉苁蓉直接切片晒干及按传统的方法晒干的工艺相比，其有效成分的含量有显著的提高。其中，松果菊苷的含量，按优化后工艺加工的饮片其含量是鲜管花肉苁蓉直接切片晒干的 7.3 倍，是传统晒干方法的 12.8 倍；毛蕊花糖苷的含量，按优化后工艺加工的饮片其含量是直接切片晒干的 6.5 倍，是传统晒干方法的 14.9 倍。

【资源开发利用途径】

1. 在医药领域中的应用　肉苁蓉为常用中药之一，素有"沙漠人参"之美誉，始载于《神农本草经》被列为上品，性温味甘，归肾、大肠经，具补肾益精、润肠通便、延缓衰老等功效，用于治疗阳痿、不孕、虚寒泄泻、腰膝冷痛、血枯便秘等症。现代药理学研究证实肉苁蓉具有神经保护、保护脑缺血及脑缺血再灌注损伤、提高学习记忆能力、免疫调节等功效，并有保肝、抗炎、抗疲劳、抗氧化等活性。如肉苁蓉总苷能提高喹啉酸所致 AD 小鼠的学习记忆水平，具有较强的抵抗脑缺血及脑缺血再灌注损伤，其中松果菊苷能够减少海马区凋亡神经细胞表达数量，并能显著减低大鼠纹状体细胞外液中 NA、5-HT、DOPAC、DA、HVA 以及 5- 羟吲哚乙酸（5-HIAA）的含量，进而对抗脑缺血后单胺类递质升高。

肉苁蓉在中医临床中已具备数千年的应用历史，并且已被收入功能食品目录。如肉苁蓉、夏枯草、生地黄等组方对慢性咽炎患者疗效显著。肉苁蓉、淫羊藿、仙茅等组方对乳腺增生患者疗效显著。

此外，众多含有肉苁蓉的中药复方被广泛用于各类疾病的治疗。如肾宝片、复方苁蓉益智胶囊、复方苁蓉补肾合剂、复方苁蓉胶囊等。有学者将肉苁蓉总苷提取物开发成二类新药苁蓉总苷胶囊，并于 2005 年获得新药证书，该药具补肾益髓、健脑益智之功效。可用于髓海不足证的轻中度血管性痴呆。

2. 在保健食品中的应用　肉苁蓉具有补精血、滋肾助阳、润肠通便、抗疲劳等功效，对人体的诸多方面具有积极的治疗和保健作用。目前开发的保健产品有肉苁蓉酒，肉苁蓉保健口服液等，此外，还开发了具有增强免疫力、缓解体力疲劳的肉苁蓉保健食品。

3. 在其他方面的应用　肉苁蓉主要分布在干旱少雨、人烟稀少、交通不便、经济落后的沙漠梭梭林地区，因此在维护沙漠地区的自然生态平衡中起着积极的作用。此外，肉苁蓉的种植及深加工利用，对沙区的经济起着一定的推动作用，是改善沙区人民生活条件、脱贫致富的一个好途径。

地黄

地黄为玄参科植物地黄 *Rehmannia glutinosa* Libosch. 的新鲜或干燥块根，前者习称鲜地黄，后者习称生地黄；生地黄炮制后习称熟地黄。地黄具有清热凉血，养阴生津的功效；熟地黄具有补血滋阴，益精填髓的功效。

【资源类群概述】

地黄为多年生草本植物，块根肉质，呈纺锤形或条状，鲜时表面黄色，断面黄白色；干燥后表面棕黑色或棕灰色，断面棕黑色或乌黑色；炮制后表面乌黑色，断面乌黑色。叶通常在茎基部集成莲座状，密被灰白色多细胞长柔毛和腺毛。叶片卵形至长椭圆形，上面绿色，下面略带紫色或紫红色，长 2～13cm，宽 1～6cm，边缘具不规则圆齿或钝锯齿；基部渐狭成柄，叶脉在上面凹陷，下面隆起。花在茎顶部略排列成总状花序，或全部单生叶腋而分散在茎上；花梗长 0.5～3cm，梗细弱；萼长 1～1.5cm，密被多细胞长柔毛和白色长毛，具 10 条隆起的脉；萼齿 5 枚，矩圆状披针形，偶见 7 枚之多；花冠长 3～4.5cm；外面紫红色，被多细胞长柔毛；花冠裂片，5 枚，先端钝或微凹，内面黄紫色，外面紫红色，两面均被多细胞长柔毛；雄蕊 4 枚；花柱顶部扩大成 2 枚片状柱头。蒴果卵形至长卵形，长 1～1.5cm。花果期 4～7 月。

地黄属植物现知有 6 种，地黄 *R. glutinosa*、茄叶地黄 *R. solanifolia*、天目地黄 *R. chingii*、裂叶

地黄 *R. piasezkii*、高地黄 *R. elata*、湖北地黄 *R. henryi*，除地黄分布可达朝鲜半岛和日本之外，其余种均为中国特有植物。地黄主要分布在辽宁、内蒙古、河北、河南、山东、山西、陕西、甘肃、江苏、湖北等地。同属余种分布于四川东北部、浙江、安徽、陕西、湖北等地。

【资源性化学成分】

地黄主要的化学成分为苷类、糖类及氨基酸，并以苷类为主，在苷类中以环烯醚萜苷为主。

1. 环烯醚萜及其苷类　地黄中含有大量环烯醚萜及其苷类化合物，主要有梓醇，二氢梓醇，地黄苷 A、B、C、D，乙酰梓醇，益母草苷，桃叶珊瑚苷，单蜜力特苷，蜜力特苷，海胆苷，去羟栀子苷，筋骨草苷等，其中梓醇含量最高。不同干燥方式对地黄中，梓醇、毛蕊花糖苷的含量影响较大。

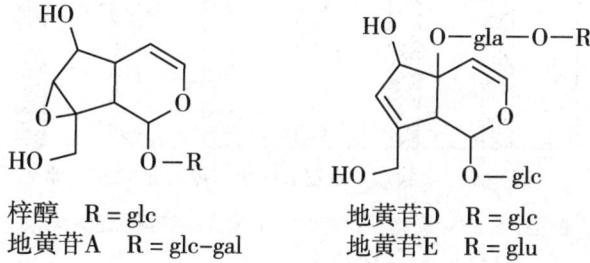

梓醇　　　R = glc
地黄苷A　R = glc-gal

地黄苷D　R = glc
地黄苷E　R = glu

2. 糖类及其苷类　地黄中含有水苏糖、棉子糖、甘露三糖、毛蕊花糖、半乳糖及地黄多糖 a、b 等糖类成分；苷类成分有地黄腺苷、麦角甾苷等。不同的干燥方法对地黄中单糖和低聚糖的含量有显著影响。

3. 氨基酸　地黄中含有丙氨酸、谷氨酸、缬氨酸、精氨酸、天冬氨酸等 20 余种氨基酸，其中丙氨酸、谷氨酸含量最高。

4. 三萜及酚酸类　地黄中含有三萜类成分、酚酸类成分如香草酸、顺式 -1-(4- 羟基 -3- 甲氧基苯基)-1,2,3- 丙三醇、咖啡酸等成分。

【资源化学评价】

1. 环烯醚萜苷类成分的分析评价

（1）地黄块根及叶中梓醇含量的分布：地黄地上部分生长最旺盛时，梓醇含量很高；而块根中梓醇含量随块根不断生长壮大而逐渐提高，收获期达到最高点。比较各生长期相同着生部位的叶片中梓醇和总环烯醚萜苷含量，成熟叶片在 10 月达到最高，幼嫩叶片 7～9 月含量较高；同时期的地黄块根，根直径越大，总环烯醚萜苷含量越高。见图 5-81。

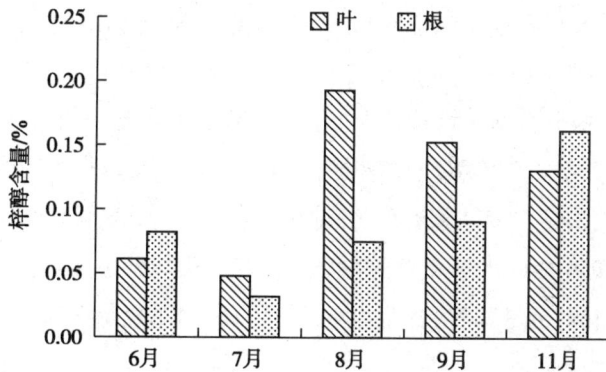

● 图 5-81　相同发育阶段不同营养器官中的梓醇含量

（2）道地产区不同栽培品种地黄中梓醇含量的比较分析：采用反相高效液相色谱法，对河南温县 8 个地黄主要栽培品种中梓醇的含量进行分析。结果表明，不同栽培品种地黄中梓醇含量差异显著，其中新品种 9302 梓醇含量最高（4.3%）。见图 5-82。

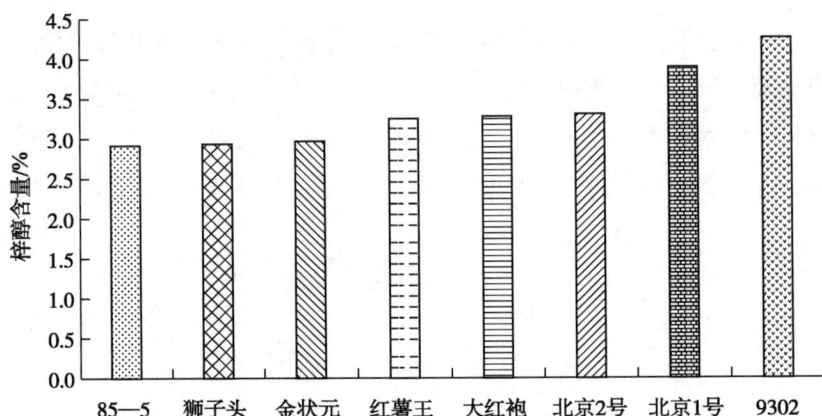

● 图 5-82 道地产区地黄不同品种含梓醇量的比较

（3）不同加工方式对地黄中梓醇、毛蕊花糖苷含量的影响：分别采用烘焙法（农户加工法）、现代热风干燥法、远红外干燥法、烘箱干燥法、微波干燥法、冷冻干燥法模拟产地加工方法加工地黄。考察不同加工方法的地黄药材的性状、梓醇、毛蕊花糖苷的含量，对怀地黄加工过程中环烯醚萜类化学成分的变化规律进行研究。结果表明，传统的烘焙法加工的地黄药材外观性状较好，但梓醇、毛蕊花糖苷的含量差别较大，不同批次样品中梓醇、毛蕊花糖苷的含量分别为 0.47%～3.26%、0.023%～0.050%；5 种现代干燥方法模拟产地加工方法加工的地黄中梓醇的含量依次为 1.77%、2.18%、1.63%、1.13%、1.03%；毛蕊花糖苷的含量依次为 0.043%、0.029%、0.027%、0.031%、0.022%。烘箱干燥法中随着时间的延长，梓醇的含量降低到原来的 60%。与地黄药材外观性状最为接近的现代加工方法分别是远红外干燥法、烘箱干燥法、现代热风干燥法。采用外观性状与指标性成分相结合的方法研究地黄现代加工方法，为实现地黄洁净化、规模化生产提供了依据。

2. 地黄中糖类成分的分析与评价　传统加工方法烘焙法加工的地黄药材中总多糖、葡萄糖、蔗糖和水苏糖含量变化均较大，不同批次地黄中总多糖、葡萄糖、蔗糖、水苏糖的含量分别为 6.99%～21.87%、0.26%～1.88%、4.48%～12.36%、32.22%～52.65%。

3. 地黄中氨基酸成分的分析与评价　传统加工方法烘焙法加工的地黄药材中氨基酸、醇溶性浸出物、水溶性浸出物、果糖、半乳糖和棉籽糖的含量变化较小，不同批次药材中上述指标性成分的含量分别为 2.66%～3.62%、4.21%～6.66%、74.14%～80.83%、2.16%～3.96%、1.08%～1.79%、5.88%～7.53%。

4. 地黄叶主要化学成分分析　地黄叶中主要含有环烯醚萜类、苯乙醇及其苷类，黄酮类、三萜类成分。环烯醚萜类成分主要有梓醇、毛蕊花糖苷、异毛蕊花糖苷、筋骨草醇等，苯乙醇及其苷类成分主要有对羟基苯乙醇、3,4- 二羟基苯乙醇、焦地黄苯乙醇苷等，黄酮类成分主要有：芹菜素、木犀草素、香叶木素、木犀草素 -7-O-β-D- 葡糖醛酸苷等。三萜类成分主要有：齐墩果酸、熊果酸、齐墩果酮酸等。地黄叶中含有对羟基苯甲酸、龙胆酸、原儿茶酸、1,2,4- 苯三酚等有机酸类成分。

【资源利用途径】

1. 在医药领域中的应用　地黄始载于《神农本草经》列为上品，甘寒，无毒，主填骨髓，长肌肉。因炮制方法的不同,有生、熟之分。而生地黄又包括鲜地黄与干地黄两种,其气味同为甘苦而寒,功效同为清热凉血、滋阴生津,均适用于热入营血、血热出血及热邪伤阴诸证。

由于地黄药用价值大,不但广泛用于配方汤药,而且是生产中成药和保健食品不可缺少的原料。其中含有地黄的中成药批文有 2 400 多条,主要有六味地黄丸、知柏地黄丸、杞菊地黄丸等。

2.在健康饮品中的应用 地黄具有降血糖、抗炎、提高机体免疫力等作用,与牛奶的结合,使之成为口味独特、气味芳香,具有保健作用的新型乳制品。近年来地黄趁鲜切片,干燥而成的地黄茶在市场上流通加大。

3.在化妆保健产品中的应用 地黄具有抗菌消炎、抗衰老等作用,常作为女性化妆品、保健护肤品,可广泛用于祛痘、祛斑、肌肤美白等。

4.地黄叶的应用 地黄叶清热、益气活血、滋阴补肾之功,内服能生津止渴、滋阴降火,外用能治疗恶疮、手足癣。从地黄叶中提取总苷类成分作为提取物销售,市场前景广阔。除此之外,地黄叶总苷已经开发为中药二类新药。

金银花

金银花为忍冬科植物忍冬 *Lonicera japonica* Thunb. 的干燥花蕾或带初开的花,具有清热解毒、疏散风热的功效。

【资源类群概述】

忍冬属植物全世界约有 200 种,产自北美洲、欧洲、亚洲和非洲北部的温带和亚热带地区。我国约有 100 种,其中供药用的除忍冬外,各地区用作"金银花"的尚有 20 余种,收入国家和各地方中药材标准的约有 10 种:灰毡毛忍冬 *L. macranthoides*、黄褐毛忍冬 *L. fulvotomentosa*、红腺忍冬 *L. hypoglauca*、华南忍冬 *L. confusa*、细毡毛忍冬 *L. similis*、毛花柱忍冬 *L. dasystyla* 等。目前,《中国药典》已将灰毡毛忍冬、红腺忍冬、华南忍冬或黄褐毛忍冬的干燥花蕾或初开的花作为"山银花"单独列出。

忍冬为多年生半常绿木质藤本。茎中空,幼枝绿色,密被柔毛,老枝棕褐色。叶对生,卵形至长卵形。花成对腋生;苞片叶状,卵形;花萼 5 齿裂;花冠外被柔毛和腺毛;花冠筒细长,上唇 4 浅裂,下唇狭而不裂;雄蕊 5 枚,伸出花冠外。花冠初开时白色,后变黄色。浆果球形,黑色。花期 4~6 月,果期 8~10 月。

我国忍冬植物资源丰富,除新疆东部、青海和西藏大部、内蒙古西部和黑龙江西南部外,广布于全国其余各省区,山坡、丘陵、岗地或平原均有分布。金银花药材主要源于栽培,主产于河南新密等地、山东平邑、费县等地。商品分别称为"密银花""东银花"或"济银花"。此外,河北巨鹿、河南封丘、陕西汉中等地也有大规模引种栽培。

【资源性化学成分】

忍冬植物资源含有挥发油类、有机酸类、黄酮类、环烯醚萜类、三萜皂苷类等化学成分。

1.挥发油类 新鲜忍冬花蕾中挥发油主要化学成分组成:芳樟醇、金合欢醇、大牻牛儿烯 D、α- 法尼烯、苯乙醛、巴豆酸 -3- 己烯醇酯、大牻牛儿烯 B、己烯醇苯甲酸酯、抗坏血酸二棕榈酸酯、棕榈酸甲酯、苯甲酸苄酯、氧化芳樟醇、苯乙酸甲酯、顺式 - 茉莉酮等。

干燥忍冬花蕾(金银花)挥发油主要化学组成:棕榈酸、亚油酸、肉豆蔻酸、苯甲酸苄酯、棕榈酸甲酯、棕榈酸乙酯、亚麻酸甲酯、亚油酸甲酯等。

2．有机酸类　忍冬植物（花蕾、茎叶）含有丰富的有机酸类化合物，主要为咖啡酰奎宁酸类化合物。单咖啡酰奎宁酸类成分主要为：绿原酸及其异构体、绿原酸甲酯、绿原酸乙酯等；双咖啡酰奎宁酸类成分：3,4-O-二咖啡酰奎宁酸、3,5-O-二咖啡酰奎宁酸、4,5-O-二咖啡酰奎宁酸、1,3-O-二咖啡酰奎宁酸等。此外，还含有咖啡酸、咖啡酸甲酯、原儿茶酸、4-羟基桂皮酸、4-羟基桂皮酸甲酯、棕榈酸、豆蔻酸、奎宁酸等。

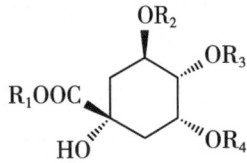

3–O–caffeoyl quinic acid	R_1=H R_2=caffeoyl R_3=R_4=H
4–O–caffeoyl quinic acid	R_1=H R_2=H R_3=caffeoyl R_4=H
5–O–caffeoyl quinic acid	R_1=H R_2=H R_3=H R_4=caffeoyl
methyl 3–O–caffeoylquinate	R_1=CH$_3$ R_2=caffeoyl R_3=R_4=H
ethyl 3–O–caffeoylquinate	R_1=CH$_2$CH$_3$ R_2=caffeoyl R_3=R_4=H
3,4–O–dicaffeoyl quinic acid	R_1=H R_2=R_3=caffeoyl R_4=H
3,5–O–dicaffeoyl quinic acid	R_1=H R_2=R_4=caffeoyl R_3=H
4,5–O–dicaffeoyl quinic acid	R_1=H R_2=H R_3=R_4=caffeoyl

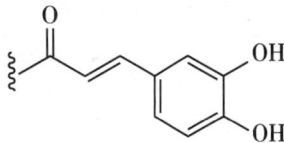

caffeoyl

3．黄酮类　金银花中黄酮类化合物包括：木犀草素、木犀草苷、木犀草素-7-O-β-D-半乳糖苷、忍冬苷、槲皮素、芦丁、槲皮素-3-O-α-L-鼠李糖苷、金丝桃苷、芹菜素、芹菜素-7-O-芸香糖苷、白杨素、白杨素-7-O-β-D-葡萄糖苷、山柰酚-3-O-β-D-葡萄糖苷、山柰酚-3-O-芸香糖苷、大风子素、金圣草黄素、loniflavone、madreselvin A、madreselvin B、芸香苷等。

4．环烯醚萜苷类　忍冬花蕾及茎叶中环烯醚萜苷类成分主要有：马钱子苷、裂环马钱子苷、断氧化马钱子苷、7-表-马钱子苷、裂环氧化马钱子素、裂环马钱子素、6'-O-乙酰基断马钱子苷半缩醛内酯、7-表-断马钱子苷半缩醛内酯、裂环马钱子苷二甲基乙缩醛、四乙酰开联番木鳖苷、次番木鳖苷二丁基乙缩醛、獐牙菜苷等。

5．三萜皂苷类　忍冬植物中所含三萜皂苷类成分是以常春藤皂苷元为配基的三萜皂苷和以齐墩果酸为配基的三萜皂苷，且以前者为主。主要有：忍冬苦苷 A～C（loniceroside A～C）、川续断皂苷乙（dipsacoside B）、灰毡毛忍冬皂苷乙（macranthoidin B）、威岩仙皂苷甲（cauloside A）、威岩仙皂苷丁（cauloside D）等。

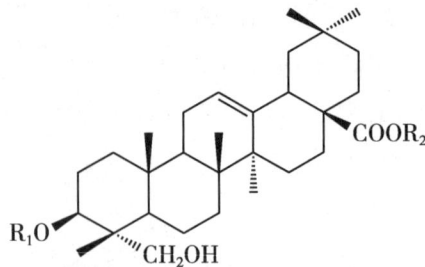

loniceroside A	R_1=ara	R_2=glc $\xrightarrow{}$ ($\xrightarrow{6}$xyl)$\xrightarrow{2}$rha
loniceroside B	R_1=ara $\xrightarrow{2}$rha	R_2=glc $\xrightarrow{}$ ($\xrightarrow{6}$xyl)$\xrightarrow{2}$rha
loniceroside C	R_1=glc	R_2=glc $\xrightarrow{}$ ($\xrightarrow{6}$xyl)$\xrightarrow{2}$rha
dipsacoside B	R_1=ara $\xrightarrow{2}$rha	R_2=glc $\xrightarrow{6}$glc
macranthoidin B	R_1=ara $\xrightarrow{2}$rha $\xrightarrow{3}$glc $\xrightarrow{4}$glc	R_2=glc $\xrightarrow{6}$glc

【资源化学评价】

1. 金银花中有机酸类成分的资源化学评价

（1）不同品种金银花中绿原酸的分析与评价。采用 HPLC 法测定山东产 10 个不同品种金银花中绿原酸含量，结果表明：10 个品种金银花中绿原酸的含量存在差异，在 1.101%～2.136% 之间，其中以细毛针类型含量较高。

（2）不同产地金银花中绿原酸含量分析与评价。采用 HPLC 法，同时对山东、河南等 8 个不同产地金银花中绿原酸含量进行分析，结果显示，山东平邑东阳产金银花中绿原酸含量最高，其次是河南密县和安徽亳州。

（3）金银花不同成熟期的产量与绿原酸含量积累动态。金银花可分为 7 个生长期：幼蕾期、三青期、二白期、大白期、银花期、金花期和凋花期。采用紫外－分光光度方法比较金银花不同生长期绿原酸含量变化，结果表明：绿原酸含量从幼蕾期到大白期逐渐增加，之后开始降低。大白期的含量是幼蕾期的 7.13 倍、银花期的 1.48 倍。而以"千蕾重"为考察指标，金银花不同生长期干物质积累动态为：银花期＞大白期＞金花期＞凋花期＞二白期＞三青期＞幼蕾期。综合绿原酸含量与干物质积累量变化动态，金银花采收的最佳时期应在大白期，但二白期与大白期时间间隔较短，故生产上最佳采收期一般为二白期、大白期至银花期。见图 5-83。

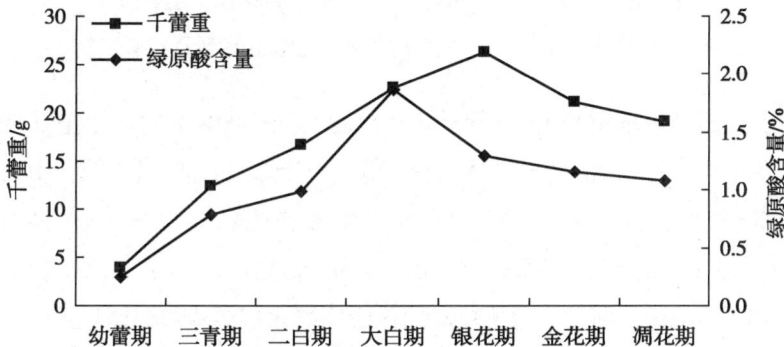

● 图 5-83　金银花不同发育期干蕾重和绿原酸含量比较分析

（4）忍冬植物不同部位绿原酸含量分析与评价。采用 HPLC 法比较忍冬茎、叶、花中绿原酸含量，结果表明：忍冬茎含绿原酸 1.73%，叶含 3.94%，花含 6.51%。忍冬茎、叶均含绿原酸，且茎、叶较花更易获得，资源量也大，可作为提取绿原酸的原料。

2. 金银花中黄酮类成分的资源化学评价

（1）不同种类金银花中黄酮类成分的分析与评价。采用紫外分光光度法，对不同种类金银花中总黄酮含量进行分析评价，结果显示：南江种植的细毡毛忍冬为 5.02%～5.12%，灰毡毛忍冬为 3.03%～4.83%，淡红忍冬为 1.47%～2.82%，峨眉忍冬为 4.37%～4.81%，红腺忍冬为 4.25%。其中，河南密县道地金银花总黄酮含量为 4.05%。

（2）不同产地金银花中黄酮类成分的分析与评价。采用紫外分光光度法，分析了山东、河南、江西及浙江等地金银花中总黄酮的含量，结果显示：金银花中总黄酮含量差异较大，最高达 6.80%，但最低却只有 0.23% 的含量。采用 HPLC 法，分析了河南、山东、甘肃、湖南及安徽产的金银花中木犀草苷的含量，结果显示：含量在 0.050%～0.092% 之间，以河南与山东产的含量较高。

（3）不同生长期金银花中黄酮类成分的积累动态。采用比色法,比较了宁夏引种金银花不同花期(绿蕾、白蕾、银花、金花)总黄酮含量,结果表明:银花期总黄酮含量最高,达到 3.43%;而绿蕾期含量最低,为 2.54%。

3. 金银花中挥发油类成分的资源化学评价

（1）金银花不同成熟期产量与挥发油含量的动态变化。金银花花蕾的干物质含量由高至低依次为:银花期>金花期>大白期>二白期>三青期>幼蕾期;采用水蒸气蒸馏法测定金银花挥发油含量,由高至低依次为:银花期>大白期>金花期>二白期>三青期>幼蕾期。综合干物质积累量与挥发油含量变化动态,花蕾采收的最佳时期应在每茬花的银花期。见图 5-84。

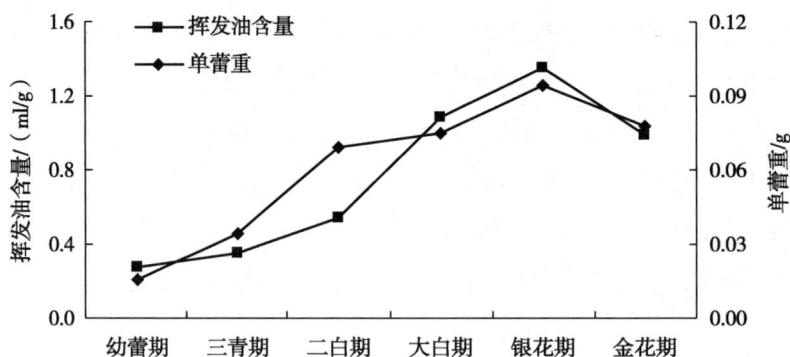

● 图 5-84　金银花不同发育期挥发油含量和单蕾重比较分析

（2）不同种类金银花中挥发油组成分析与评价。采用 GC-MS 法对金银花、山银花(灰毡毛忍冬、红腺忍冬及华南忍冬花蕾)的挥发油成分进行了分析,结果表明:金银花、山银花挥发油的化学组成为烷烃、烯烃、醇醛、酮、酸、酯等;从金银花中鉴定出 15 种成分,从 3 种山银花中分别鉴定出 20 种、21 种、20 种成分。共有成分有 9 种,分别占各自挥发油的 81.92%、59.69%、65.11%、65.72%;金银花和 3 种山银花挥发油含量较高的化合物均为棕榈酸和棕榈酸甲酯。

（3）金银花不同部位挥发油成分分析与评价。用固相微萃取技术提取了阴干金银花花蕾、银花和金花的挥发性成分,采用气相色谱 - 质谱联用结合保留指数法鉴定了其成分。结果发现在金银花花蕾开放的过程中,挥发性成分的转化存在一定规律:①烃类化合物在油中含量逐渐增加(花蕾:12.17%,银花:25.61%;金花:31.63%);②醇酮类化合物在油中含量逐渐增加(花蕾:11.44%;银花:13.88%;金花:20.21%);③酸类化合物在油中含量大幅度降低(花蕾:9.52%;银花:0.82%;金花:0.53%);④酯类化合物在油中含量明显降低(花蕾:17.91%;银花:13.71%;金花:3.95%),这提示酯类化合物随着金银花的开放不断地被体内水解酶水解;⑤萜类化合物在银花和金花油中的含量比花蕾中高许多(银花:23.9%;金花:19.8%;花蕾:6.28%)。

【资源利用途径】

1. 在医药领域中的应用　金银花始载于《神农本草经》,列为上品。临床上常用于治疗呼吸道感染、流行性感冒、扁桃体炎、急性乳腺炎、大叶性肺炎、细菌性疾病、痈疖脓肿、丹毒、外伤感染以及宫颈糜烂等疾病。金银花在清热解毒方剂中出现频率高,常用的有银翘解毒丸、银翘散、银黄片、双黄连口服液等中药制剂。

现代研究表明,金银花具有抗菌、抗病原微生物、解热、抗炎、保肝、抗生育等药理活性。主要效应物质包括绿原酸等有机酸类、黄酮类、环烯醚萜苷类以及三萜皂苷类成分等。

忍冬藤为忍冬的干燥茎枝，其味甘，性寒，具清热解毒、疏风通络的功效，中医临床常用于温病发热、热毒血痢、痈肿疮疡、风湿热痹、关节红肿热痛。

2.在保健食品中的应用　金银花中富含绿原酸、黄酮类以及丰富的氨基酸和可溶性糖，具有良好的保健作用。明代李时珍指出：煮汁酿酒，服之，有轻身长年益寿之效。常见的金银花保健产品有：忍冬酒、银花茶、银麦啤酒、葛根金银花固体饮料、忍冬可乐、金银花汽水等。

忍冬植株花期长，产花量大，气味芬芳，是蜜蜂喜欢采食的蜜源植物，所酿蜂蜜有着较高的营养保健价值。

3.在日用化工领域中的应用　以金银花为主要原料制成的牙膏，具有抗菌消炎作用，可用于防治口腔疾病；金银花痱子水可清热解毒，治疗小儿热痱有较好爽身消痱作用。含有金银花成分的各类化妆品，如金银花香水、金银花沐浴露等。含金银花挥发油及浸膏可作为卷烟添加剂，改善和修饰卷烟香气，具有增加清新香韵、减轻刺激性的作用。金银花干花蕾和鲜花中提取的精油，可用作高级香料。

罗汉果

罗汉果为葫芦科植物罗汉果 *Siraitia grosvenorii*(Swingle)C. Jeffrey ex A. M. Lu et Z. Y. Zhang 的干燥果实，是我国特有的经济、药用植物。又名拉汗果、假苦果（广西），入药始见于《岭南采药录》，具有清热润肺、利咽开音、润肠通便的功效。

【资源类群概述】

罗汉果为多年生草质藤本。根肥大，纺锤形或近球形。茎暗紫色，茎、枝有棱沟，初被黄褐色柔毛和黑色疣状腺鳞。卷须 2 歧。叶片膜质，单叶互生，卵形、长卵形或卵状三角形；先端急尖或渐尖，基部耳状心形，边缘微波状或有小齿，长 12～23cm，宽 5～17cm，叶表面绿色，背面淡绿色，叶柄长 3～10cm。花单生，雌雄异株，雄花数朵排成总状花序，花序轴长 7～13cm；花萼漏斗形，5 裂，裂片先端呈钻状尾尖；花冠橙黄色，5 裂，裂片先端渐尖；雄蕊 5 枚，两两基部靠合，1 枚分离；花药 1 室，药室"S"形折曲；雌花单生或 2～5 朵集生总梗顶端，花萼和花冠比雄花大，子房长圆形，密生黄褐色茸毛。瓠果，圆球形或长圆形，表面棕绿色或黄褐色，有时可见深棕色斑纹和木栓斑点，全体被白色毛茸，果实两端较密，并隐约见 8～10 条纵纹。体轻，长 6～11cm，仅在果梗着生处残留一圈茸毛，果皮较薄，质脆易碎；果瓤干缩，淡黄色至淡棕色，质松如海绵，具焦糖气，味极甜。种子多数，淡黄色，近圆形，基部钝圆，两面中央稍凹入而有放射状沟纹。

罗汉果分布于广西、广东、贵州、福建、江西及湖南南部等地区，常生于海拔 400～1 400m 的山坡林下、河边湿地及灌木丛。喜温暖湿润，怕霜冻，不耐高温，在年降雨量 130～1 900mm，空气相对湿度 75% 以上，气温 23～28℃时生长旺盛。幼苗耐阴，忌强光，在半荫蔽的环境中生长发育良好。成年植株喜向阳，以每天有 7～8 小时光照为宜，强光暴晒易导致叶片灼伤，花粉不育。经济结果年龄有 5～6 年，长达 10 年。

【资源性化学成分】

罗汉果果实中主要资源性化学成分类型包括三萜类、黄酮类、糖类、维生素类、蛋白质及氨基酸类、微量元素与油脂类等。

1. 三萜类　罗汉果中三萜类成分以葫芦烷型三萜类化合物为主,它们有共同的苷元结构,只是糖链中葡萄糖残基的个数不同。罗汉果苷的苷元为三萜烯醇,糖基部分由两条葡萄糖残基短链组成。葡萄糖侧链与苷元的连接键为 β- 糖苷键,侧链葡萄糖残基之间的连接键有 β-(1 → 6)和 β-(1 → 2)糖苷键。除少数特殊成分外,这类物质都是甜味物质或微甜物质,其中罗汉果皂苷 V 是主要的甜味成分,因其无毒、低热量、高甜度、热稳定性好,是作为天然甜味剂开发的物质之一。

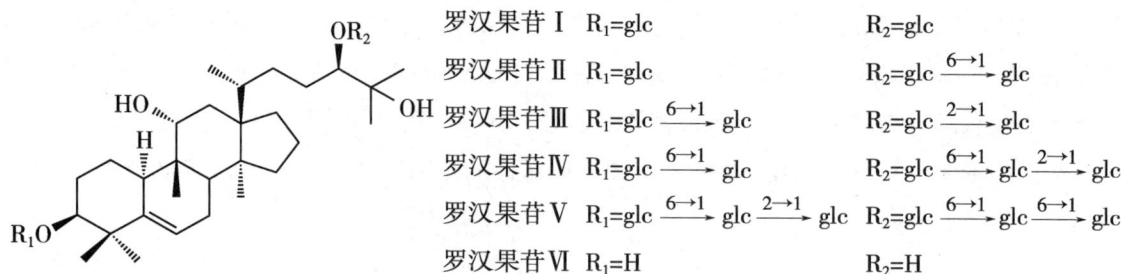

罗汉果苷 I	R_1=glc		R_2=glc	
罗汉果苷 II	R_1=glc		R_2=glc $\xrightarrow{6 \to 1}$ glc	
罗汉果苷 III	R_1=glc $\xrightarrow{6 \to 1}$ glc		R_2=glc $\xrightarrow{2 \to 1}$ glc	
罗汉果苷 IV	R_1=glc $\xrightarrow{6 \to 1}$ glc		R_2=glc $\xrightarrow{6 \to 1}$ glc $\xrightarrow{2 \to 1}$ glc	
罗汉果苷 V	R_1=glc $\xrightarrow{6 \to 1}$ glc $\xrightarrow{2 \to 1}$ glc		R_2=glc $\xrightarrow{6 \to 1}$ glc $\xrightarrow{6 \to 1}$ glc	
罗汉果苷 VI	R_1=H		R_2=H	

2. 黄酮类　鲜罗汉果中黄酮类成分有:山柰酚 -3-O-α-L- 鼠李糖 -7-O-[β-D- 葡萄糖基 -(1-2)-α-L- 鼠李糖苷],命名为罗汉果黄素(grosvenorine),山柰酚 -3,7-α-L- 鼠李糖苷等。该类黄酮类物质具有良好的抗氧化活性。

3. 多糖类　罗汉果多糖的分子量为 2.076 2×10⁴Da,气相色谱分析表明其单糖组成为葡萄糖,具有降血压和降血脂的活性。

4. 维生素类　罗汉果富含维生素 C、维生素 E。在成熟的果实中维生素 C 含量达 33.9～46.1mg/kg,但干果中的维生素 C 含量下降到 2.46～3.88mg/kg。

5. 蛋白质及氨基酸类　罗汉果干果中含蛋白质 7.1%～7.8%。在其水解物中,除色氨酸未被测定外,18 种氨基酸齐全。在测定的氨基酸中,含量较高的有谷氨酸(108.2～113.3mg/kg)、天冬氨酸(93.9～112.5mg/kg)、缬氨酸(52.5～55.5mg/kg)、丙氨酸(49.9～66.8mg/kg)、亮氨酸(48.5～56.7mg/kg)。

6. 微量元素　成熟的罗汉果含有 24 种无机元素,其中人体必需的微量元素和宏量元素有 16 种,罗汉果中硒的含量较高(0.186 4mg/kg),是粮食的 2～4 倍。

7. 脂肪酸类　罗汉果种仁油中含有丰富的不饱和脂肪酸,符合国家食用油的标准。其中游离脂肪酸少、不饱和脂肪酸多、磷脂少。其成分以角鲨烯(三十碳六烯)为主,占种子仁油总量的 51.52%,其次是(Z,Z)-9,12- 亚油酸,含量为 23.89%,第三位是 3- 羟基 -1,6,10,14,18,22- 二十四碳六烯,含量为 9.58%。

【资源化学评价】

1. 三萜苷类成分的资源化学评价

(1)罗汉果不同成熟期中罗汉果苷 II$_E$、III、V 的动态变化:采用 HPLC 法分析,评价同一产地不同生长期罗汉果中罗汉果苷 II$_E$、III、V 的含量动态变化。结果表明:在生长初期罗汉果中主要含具有苦味的罗汉果苷 II 及无味的罗汉果苷 III,随着果实成熟程度的提高,苦味的罗汉果苷 II$_E$、无味的罗汉果苷Ⅲ含量逐渐减少,罗汉果甜苷Ⅴ的积累量不断增加,到果实发育80天后(成熟期)含量达峰值。

(2)罗汉果采收后不同贮藏期内罗汉果甜苷Ⅴ的含量动态变化:利用RP-HPLC法评价罗汉果采收后不同贮藏期内罗汉果甜苷Ⅴ的含量动态变化,结果显示:罗汉果在采后第1天罗汉果甜苷Ⅴ含量为0.323 2%,第7天为0.364 3%,第14天为0.381 8%。由此可见,罗汉果在采后1~14天的贮藏期间罗汉果甜苷Ⅴ含量依然会逐步增加,但前7天增加较快,后7天增加较慢。

2. 维生素C的资源化学评价 对不同品种、类型、产区、不同发育程度的罗汉果果实中维生素C含量进行了比较研究,结果表明:不同品种、类型罗汉果样品间有明显差异,但均比柑橘、苹果、梨、葡萄、柿子高数倍和数十倍;野生罗汉果维生素C含量高于栽培种。在一定范围内,维生素C含量与海拔高度成正相关。不同产地果实中维生素C含量的变化差别显著,永福县龙江所产的罗汉果中维生素C含量较高。

3. 多糖类的资源化学评价 不同罗汉果品种的果实中,各糖类组分的含量有较大差异。如有些品种葡萄糖、果糖含量高,而其他糖类含量低。据文献报道,糖积聚与罗汉果苷积累之间可能存在一定的相关性。

【资源利用途径】

1. 在医药领域中的应用 罗汉果味甘性凉,善清肺热、化痰饮,且可利咽止痛,常用于治痰嗽气喘,可单味煎服或与百部、桑白皮同用;可单用泡茶饮,治咽痛失音;可配蜂蜜泡饮,生津润肠通便,治肠燥便秘。现代研究表明,罗汉果中某些化学成分具有抑菌作用,此作用与消炎和提高免疫力有着重要关联;抗氧化作用与抗疲劳、抗癌作用密不可分;对于糖在机体代谢调节和胰岛细胞保护作用方面,则表现出缓解糖尿病的症状。另外,罗汉果的块根捣烂外敷可治疗风湿性关节炎、疮痂和无名肿毒等。鲜叶对金黄色葡萄球菌、白色葡萄球菌等致病菌有较强的抑制作用,可用于治疗体癣。

2. 在保健食品中的应用 罗汉果具有食用安全、非致糖尿病性、非致龋齿性等多种特点和功效。其营养价值较高,含有丰富的果糖、蛋白质和多种维生素,特别是低热量的甜味成分,受到人们的青睐。罗汉果甜苷是罗汉果中的甜味成分,水溶性好,其甜度为蔗糖的300倍,几乎不含热量,从罗汉果中提取的罗汉果苷可替代蔗糖作为食品的甜味添加剂,成为肥胖症、高脂血症、高血糖等病人的理想型甜味剂。以罗汉果为主要原料开发的罗汉果茅根菊花清凉饮料、保健醋、罗汉果桂花茶等极具保健、美容作用。此外,罗汉果还开发用于烟用香料,罗汉果种仁油脂可作食用油。

菊花

菊花为菊科植物菊 *Dendranthema morifolium* Ramat. 的干燥头状花序,始载于秦汉时期的《神农本草经》,在我国已有3 000年的栽种历史,具有散风清热、平肝明目、清热解毒的功效。在长期的栽培过程中,根据产地和加工方式的不同,逐渐形成菊花道地药材的不同类型。当前,根据产地、采收加工方法和栽培品种的不同可分为亳菊、滁菊、贡菊、杭菊、怀菊、祁菊、川菊和济菊八大品种。其中亳菊、滁菊、贡菊、杭菊、怀菊收载于《中国药典》2020年版一部。

【资源类群概述】

菊科 Compositae 菊属 *Dendranthema* 植物共有 30 余种,主要分布在东亚,我国产 19 种。据近年调查,药用菊共有 11 种,3 变种及 9 栽培变种。包括:菊花 *D. morifolium*、野菊 *D. indicum*、甘菊 *D. lavandulifolium*、毛华菊 *D. vestitum*、紫花野菊 *D. zawadskii*、菊花脑 *D. nankingense*、白花山菊 *D. albiflorum*、蒙菊 *D. mongolicum*、楔叶菊 *D. naktongense*、委陵菊 *D. potentilloides*、小红菊 *D. chanetii* 等。

菊为多年生草本,高 60～150cm。茎直立,分枝或不分枝,被柔毛。叶互生,有短柄;叶片卵形至披针形,羽状浅裂或半裂,基部楔形,下面被白色短柔毛。头状花序直径 2.5～20cm,大小不一,单个或数个集生于茎枝顶端;总苞片多层,外层绿色,条形,边缘膜质,外面被柔毛;舌状花白色、红色、紫色或黄色。瘦果不发育,花期 9～11 月。

菊分布于我国各地,野生或栽培。菊属药用植物生态环境多样,既有分布广、蕴藏量大,作为野菊花药用的野菊和甘菊;又有分布局限,有一定药用价值的种类:毛叶甘菊、神农架香菊等;有仅分布于安徽大别山、河南伏牛山和湖北神农架的毛华菊、紫花野菊;也有分布于高海拔的种类蒙菊、甘菊等。

【资源性化学成分】

菊属植物资源所含的化学成分较为丰富,主要含有挥发油类、有机酸类、黄酮类、三萜类、甾醇类等。

1. 挥发油类　菊花挥发油中主要含有单萜烯类、倍半萜烯类及其含氧衍生物等,如菊油环酮(chrysanthenone)、龙脑、乙酸龙脑酯(bornyl acetate)、桉叶油(eucalyptus oil)、β- 榄香烯、(*R*,*S*)- 樟脑、(*R*,*S*)龙脑、1,8- 桉叶素、菊醇(chrysanthenol)、单龙脑肽酸酯等。我国八大主流菊花挥发油含量由高到低依次为:济菊、祁菊、滁菊、黄菊、杭菊、怀菊、亳菊、贡菊,该类成分具有抑菌、抗炎等活性。

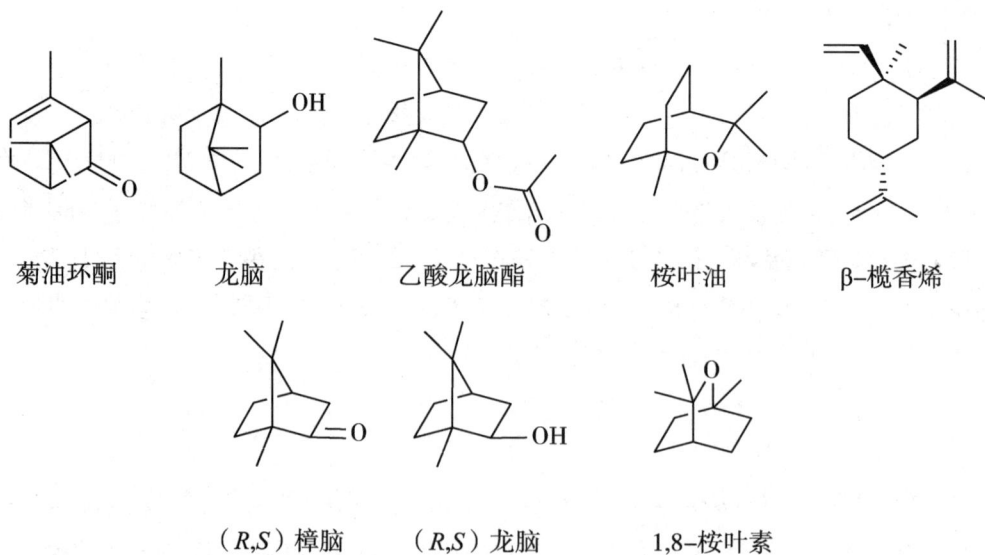

| 菊油环酮 | 龙脑 | 乙酸龙脑酯 | 桉叶油 | β-榄香烯 |

| (*R*,*S*)樟脑 | (*R*,*S*)龙脑 | 1,8-桉叶素 |

2. 有机酸类　菊花中有机酸类成分主要为绿原酸。此外,尚含有 petasiphenol、紫丁香苷、奎宁酸、咖啡酸、3,4- 二 -*O*- 咖啡酰奎宁酸、3,5- 二 -*O*- 咖啡酰基奎宁酸、鞣花酸、4-*O*- 咖啡酰基奎宁酸等。

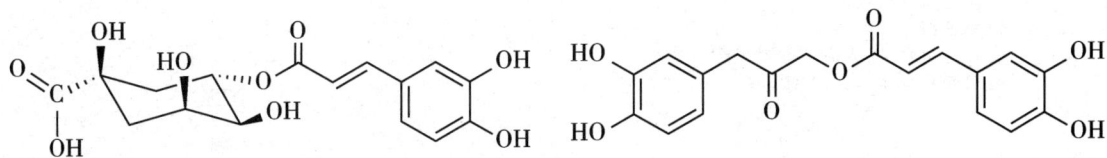

绿原酸   petasiphenol

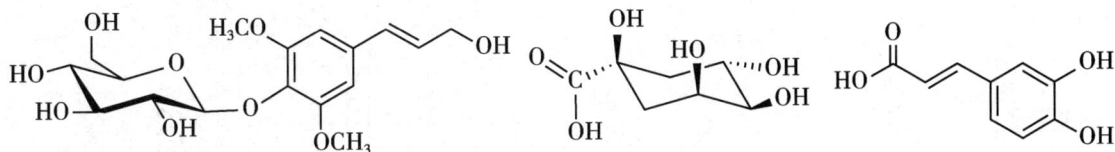

紫丁香苷   奎宁酸   咖啡酸

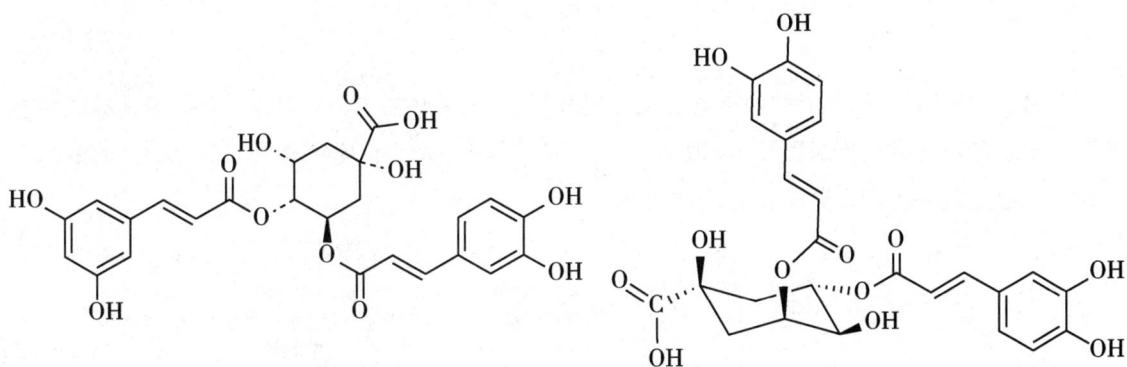

3,4-二-*O*-咖啡酰基奎宁酸   3,5-二-*O*-咖啡酰基奎宁酸

3. 黄酮类   菊属植物资源中黄酮类化合物包括黄酮、黄酮醇及其苷类。主要有山奈酚、槲皮素、芹菜素、木犀草素、香叶木素、金合欢素、异泽兰黄素、chrysosplentin、chrysosplenol、chrysosplenol C、木犀草素 -7-*O*-*β*-D- 葡萄糖苷、木犀草素 -7-*O*-*β*-D- 葡糖醛酸苷、芹菜素 7-*O*-*β*-D- 葡萄糖苷、金合欢素 -7-*O*-*β*-D- 葡萄糖苷、槲皮素 -3-*O*-*β*-D- 葡萄糖苷、蒙花苷、芹菜素 -7-*O*-*β*-D- 新橙皮糖苷等，该类成分具有明显的心脑血管活性。

4. 三萜类   菊花中三萜类成分主要为乌苏烷型、羽扇豆烷型、齐墩果烷型、蒲公英烷型等，如羽扇豆醇、*α*- 香树脂醇等。

5. 植物甾醇类   甾醇类成分主要为胡萝卜苷、*β*- 谷甾醇、蒲公英甾醇、棕榈酸 16*β*,22*α*- 二羟基假蒲公英甾醇酯、棕榈酸 16*β*,28- 二羟基羽扇醇酯、棕榈酸 16*β*- 羟基假蒲公英甾醇酯、假蒲公英甾醇等。

【资源化学评价】

1. 不同品种菊花中资源性成分评价   菊花根据产地与特殊的加工方法，形成了各具特色的八种主流药用菊花品种，不同品种菊花的绿原酸、木犀草素 -7-*O*-*β*-D- 葡萄糖苷、芹菜素 7-*O*-*β*-D- 葡萄糖苷、金合欢苷、3,5-*O*- 二咖啡酰基奎宁酸的含量有一定差异，其中绿原酸含量以祁菊和济菊较高。见图 5-85。

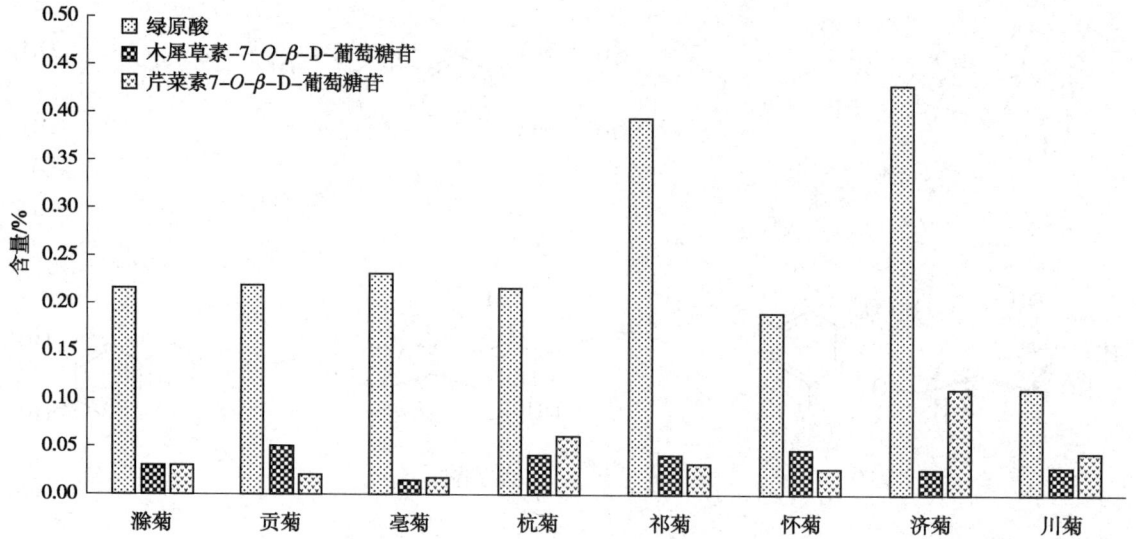

● 图 5-85　不同品种菊花资源性成分比较分析

2. 不同采收期菊花中资源性成分的动态评价　杭白菊 50%、70%、100% 管状花开放时所含的资源性成分及产量分析结果显示，以 70% 开放时总黄酮、挥发油及绿原酸含量为高，质量较好，此时应为最适宜采收期。见图 5-86。

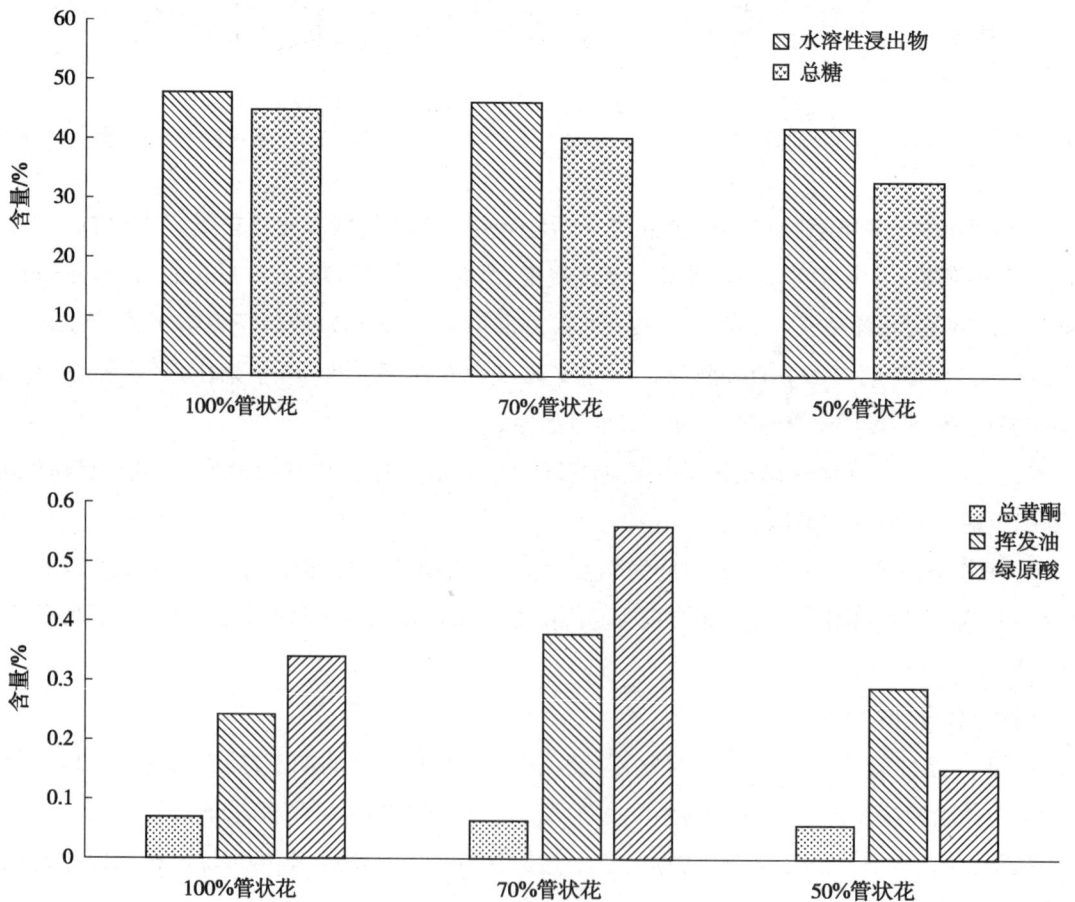

● 图 5-86　不同采收期菊花中资源性成分比较分析

3. 非药用部位中资源性成分的分析评价　对江苏射阳县产大白菊、小白菊、长瓣菊及红心菊4 种不同栽培类型菊茎、叶中不同生长期资源性化学成分进行评价,结果显示:不同栽培类型的菊茎、叶均含有黄酮类成分,如金合欢素 -7-O-[6″-O- 鼠李糖]-β-D- 葡萄糖苷(ARG)、木犀草素 -7-O-β-D- 葡萄糖苷(LG)、木犀草素(L)和金合欢素 -7-O-β-D- 葡萄糖苷(AG);不同栽培类型菊叶在各个生长期总黄酮含量均高于菊茎;各单黄酮类成分变化规律基本相似, ARG 的量远高于其他黄酮, LG 的量随着生长期的延长逐渐增加, L 和 AG 的量在整个生长期中由低变高又变低。各黄酮随着采花期邻近有所下降。见图5-87。

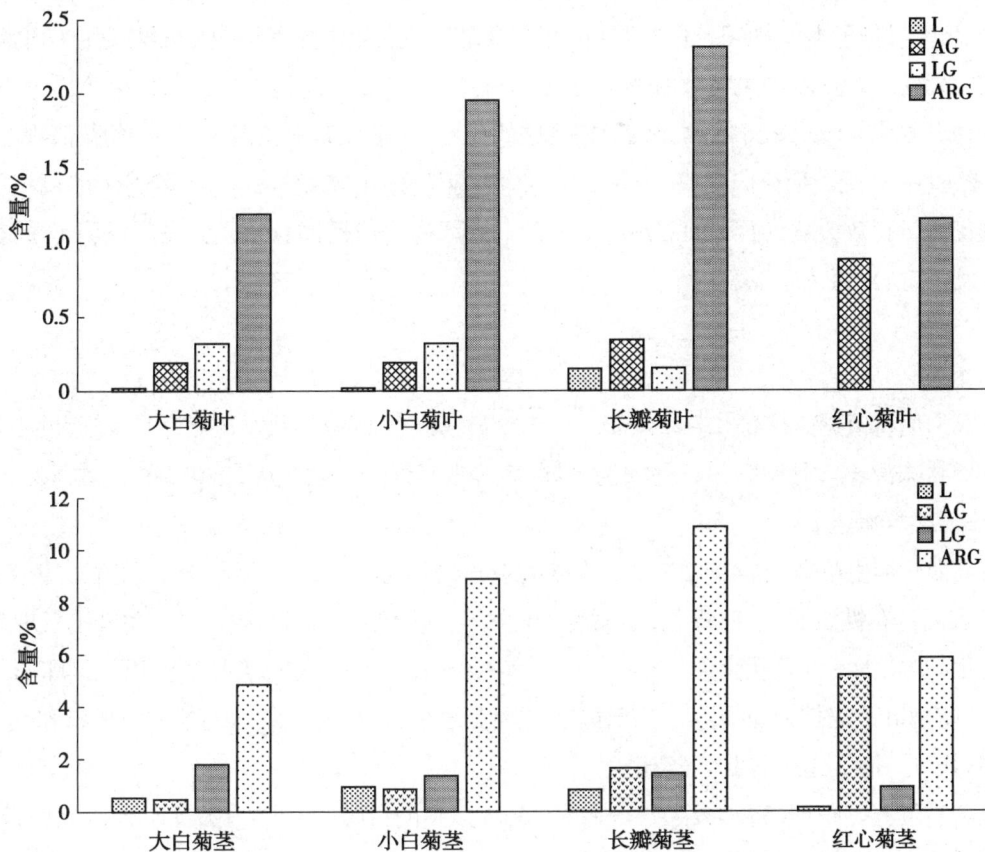

● 图 5-87　同一生长期不同栽培类型菊叶、茎黄酮类成分比较分析

4. 优化提取技术,提升资源利用效率　采用优化超声波 - 酶法提取菊花中总黄酮成分,结果显示:乙醇浓度具有显著性影响,超声波 - 酶法提取杭菊中总黄酮最佳条件为乙醇浓度为 70%,酶添加量为 0.4%,在 55℃下酶解超声 80 分钟,其总黄酮得率为 6.40%;而分别以超声波法或酶法单独提取菊花中的总黄酮,其总黄酮得率为 4.61% 和 5.34%,可见超声波 - 酶法联用技术提取效率最高。

【资源利用途径】

1. 在医药领域中的应用　菊花始载于《神农本草经》列为上品,中医临床常用于风热感冒、头痛眩晕、目赤肿痛、眼目昏花等病症。现代研究表明,菊花具有抗高血压、保护冠状动脉、抑菌、抗肿瘤、免疫调节作用等。含有菊花的经典方剂有桑菊饮、杞菊地黄丸等。现代中药制剂产品有: 杞菊地黄丸、杞菊地黄口服液、桑菊感冒片、桑菊感冒颗粒、桑菊感冒丸等。

2. 在保健食品中的应用　菊花作为药食两用中药,是古今养生延年佳品,具有祛风、祛邪、乌发、悦色等功效。《本草从新》称菊花"点茶、酿酒、作枕俱佳"，陶弘景《名医别录》称白菊"能领头不白"，陈藏器的《本草拾遗》称"染髭法令黑。和巨胜、茯苓蜜丸服之，去风眩，变白不老，益颜色"。晋人傅玄《菊赋》中云菊："服之者长寿，食之者通神。"唐人元结《菊谱记》又道菊花"在药品是良药，为蔬菜是佳蔬。"清代顾仲《养小录》载甘菊苗的烹制法："汤焯、拌食，拖以山药粉油炸，香美"。

菊花泡水代茶，不仅风味俱佳，长期服用对冠心病、胸闷、心悸、气急、头痛、四肢麻木等有较明显的作用。此外，菊花蒸馏可得菊花露，具有清热、消暑、解毒之功，据《纲目拾遗》记载其能解毒消火，以之代茶，尤能散暑。现已开发生产的菊花制品有：菊花酒、菊花饮料、菊花茶等。

3. 在日用品中的应用　菊花作为天然的花卉，香气宜人，可用于开发香氛、空气清新剂、药枕等产品。《日华子本草》称菊"作枕明目，叶亦明目"，我国自古即有将菊花做枕头用于日常保健的历史。菊花富含挥发油类与黄酮类成分等，具有抗老防衰、滋润肌肤的功效，化妆品中添加菊花提取物可强化其防止紫外线辐射和保护皮肤的作用，目前已有菊花清爽面膜、菊花清香泡沫洁面奶、桑菊花护发膜、菊花护发膜、菊花洗发水、菊花润发乳和桑菊花润发乳等含有菊花的洗护产品。菊花尚可有效缓解头面部的湿热内蕴所致口腔溃疡、牙龈肿痛等问题，被广泛用于牙膏及漱口水开发，如清热菊花牙膏等。

青蒿

青蒿为菊科植物黄花蒿 *Artemisia annua* L. 的干燥地上部分。秋季花盛开时采割，除去老茎，阴干。青蒿味苦、辛，性寒。归肝、胆经。具有清虚热，除骨蒸，解暑热，截疟，退黄之功效。

【资源类群概述】

青蒿为一年生草本，高 40～150cm，全株有特异的香气。茎直立，圆柱形，多分枝，直径 0.2～0.6cm，表面具有纵浅槽，幼时绿色，老时变为黄褐色，无毛，下部稍木质化。基生叶铺散地面，茎生叶互生，通常为三回羽状全裂，长 4～7cm，宽 1.5～3cm，裂片和小裂片矩圆形或倒卵形，裂片先端尖，基部叶片略扩大而抱茎，上面绿色，下面黄绿色，两面有极细微的毛或粉末状腺状斑点，茎上部的复叶，向上逐渐缩小，分裂也更细。

青蒿系世界广布种，青蒿多生长于海拔 400m 以下的丘陵、平地，一般在旷野、山坡、路边及河岸等处较为常见。我国在青蒿原材料方面拥有绝对的资源优势，全世界 90% 的青蒿药材产于中国，主要分布在重庆、四川、湖北、广西、云南、内蒙古等地，尤其是重庆酉阳，享有"世界青蒿之乡"的美誉，是世界上最主要的青蒿生产基地。目前，世界上有很多国家引种栽培青蒿，如阿根廷、巴西、美国、保加利亚、罗马尼亚、匈牙利、法国、意大利、西班牙等。

【资源性化学成分】

青蒿中资源性化学成分类型主要包括倍半萜类、挥发油、黄酮类、香豆素等。

1. 倍半萜类　以青蒿素（artemisinin）为代表的倍半萜类化合物是青蒿最具活力的研究领域，迄今从青蒿分离得到的倍半萜类化合物约 60 余种。青蒿素是青蒿抗疟主要活性成分，结构属于含过氧桥的倍半萜内酯，由我国科学家首次发现并报道，屠呦呦也青蒿素的发现获得了2015 年诺贝尔生理学或医学奖。其他倍半萜类化合物还包括脱氢青蒿素（artemisitene）、青蒿素Ⅰ（artemisinin A）、青蒿素Ⅱ（artemisinin B）、青蒿素Ⅲ（deoxyartemisinin）、青蒿素Ⅳ（arteannuin D）、青蒿素Ⅴ（arteannuin E）、青蒿素Ⅵ（arteannuin F 或 artemisilactone）、*epi*-deoxyarteannuin B、

dihydro-epi-deoxyarteannuin B、青蒿酸（artemisinic acid）、二氢青蒿酸（dihydroartemisinic acid）、epoxyarteannuic acid、去氢青蒿酸、青蒿酸甲酯、青蒿醇（artemisinol）、黄花蒿内酯（annulide）等。

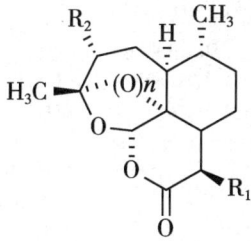

artemisinin	R₁=Me	R₂=H	n=2
artemisitene	R₁= =CH₂	R₂=H	n=2
deoxyartemisinin	R₁= Me	R₂=H	n=1
arteannuin D	R₁= Me	R₂=OH	n=1

artemisinin $\quad$ R$_1$=Me $\quad$ R$_2$=H $\quad$ n=2
artemisitene $\quad$ R$_1$= =CH$_2$ $\quad$ R$_2$=H $\quad$ n=2
deoxyartemisinin $\quad$ R$_1$= Me $\quad$ R$_2$=H $\quad$ n=1
arteannuin D $\quad$ R$_1$= Me $\quad$ R$_2$=OH $\quad$ n=1

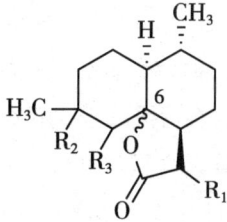

arteannuin B $\quad$ R$_1$= =CH$_2$ $\quad$ R$_2$, R$_3$=α-epoxide $\quad$ 6-O-α
arteannuin C $\quad$ R$_1$= =CH$_2$ $\quad$ R$_2$, R$_3$=β-epoxide $\quad$ 6-O-α
epi-deoxyarteannuin B $\quad$ R$_1$= =CH$_2$ $\quad$ R$_2$, R$_3$=Δ $\quad$ 6-O-β
dihydro-*epi*-deoxyarteannuin B $\quad$ R$_1$=β-Me $\quad$ R$_2$, R$_3$=Δ $\quad$ 6-O-β

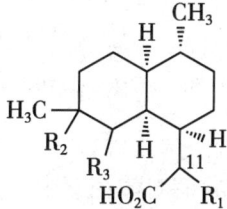

artemisinic acid $\quad$ R$_1$==CH$_2$ $\quad$ R$_2$, R$_3$=Δ
epoxyarteannuic acid $\quad$ R$_1$==CH$_2$ $\quad$ R$_2$, R$_3$=α-epoxy
11,13-Dihydroartemisinic acid $\quad$ R$_1$=β-Me $\quad$ R$_2$, R$_3$=Δ

2. 挥发油　黄花蒿全草含挥发油（0.3%～0.5%），油中主含青蒿酮（artemisia ketone）、异青蒿酮（iso-artemisia ketone）、左旋樟脑（camphor）、β- 丁香烯（β-caryophellene）、β- 蒎烯（β-pinene）、乙酸龙脑酯（bornyl acetate）、1,8- 桉叶素（1,8-cineole）、香芹醇（carveol）等。

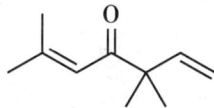 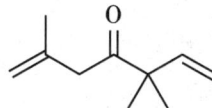

青蒿酮　　　　　　异青蒿酮

3. 黄酮类　主要为中国蓟醇（cirsilineol）、去甲中国蓟醇（cirsiliol）、泽兰黄素（eupatorin）、蒿黄素（artemetin）、鼠李素（rhamnetin）、槲皮素（quercetin）、木犀草素（luteolin）、藤菊黄素（patuletin）、槲皮素 -3- 芸香苷（quercetin-3-rutinoside）、槲皮素 -3-O- 葡萄糖苷（quercetin-3-O-glucoside）、山奈酚 -3-O- 葡萄糖苷（kaempferol-3-O-glucoside）、6- 甲氧基山奈酚 -3-O- 葡萄糖苷（6-methoxykaempferol-3-O-glucoside）、木犀草素 -7-O- 葡萄糖苷（luteolin-7-O-glucoside）等。

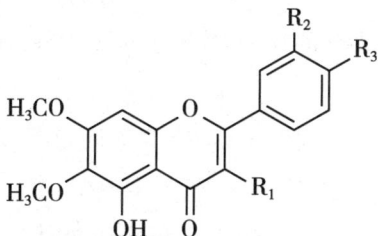

cirsilineol $\quad$ R$_1$=H $\quad$ R$_2$=OMe $\quad$ R$_3$=OH
cirsiliol $\quad$ R$_1$=H $\quad$ R$_2$=OH $\quad$ R$_3$=OH
artemetin $\quad$ R$_1$=OMe $\quad$ R$_2$=OMe $\quad$ R$_3$=OMe

4. 香豆素类 香豆素（coumarin）、6- 甲氧基香豆素（6-methoxycoumarin）、东莨菪亭（scopoletin）、滨蒿内酯（scoparon）、6,8- 二甲基 -7- 羟基香豆素（6,8-dimethyl-7-hydroxyl-coumarin）等。

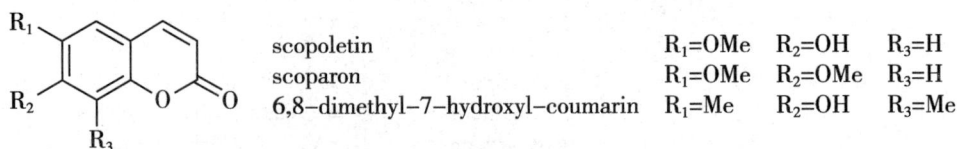

scopoletin	R₁=OMe	R₂=OH	R₃=H
scoparon	R₁=OMe	R₂=OMe	R₃=H
6,8-dimethyl-7-hydroxyl-coumarin	R₁=Me	R₂=OH	R₃=Me

5. 其他 还含青蒿碱、棕榈酸、豆甾醇、β- 谷甾醇等。

【资源化学评价】

1. 倍半萜类成分资源化学评价

（1）不同生态环境黄花蒿中青蒿素的动态变化：我国各地青蒿素含量差异较大，最低为 0.02%，最高可达 1.09%，青蒿素含量与黄花蒿生态环境有密切相关性。青蒿素含量高于 1% 多分布于南部低纬度地区，青蒿素含量低于 0.1% 分布于北部高纬度地区。青蒿素含量与温度、降雨量、相对湿度的年和月均值、最大值、最小值均显著正相关（$P<0.01$），与风速和日照时数的年和月均值、最大值、最小值均显著负相关（$P<0.01$）。说明生长在温度高、降雨量大、相对湿度较高的区域青蒿中青蒿素的含量较高。具体来看，中亚热带常绿阔叶林北部亚地区山峡、武陵山地所属的川东南、鄂西、湘西及黔东北的生态环境有利于青蒿素成分的生物合成与转化，黄花蒿中青蒿素含量普遍较高，平均在 0.48%～0.88% 之间。

（2）黄花蒿不同生长采收期中青蒿素的积累规律：不同生长采收期对黄花蒿中青蒿素的累积影响显著，表现为播种后到 8 月中旬初花期时期，青蒿素含量一直呈增长趋势，且在 7 月初到 8 月中旬增长速率明显提高；8 月中旬后（生长盛期）青蒿素的含量开始下降且下降较快，见图 5-88。

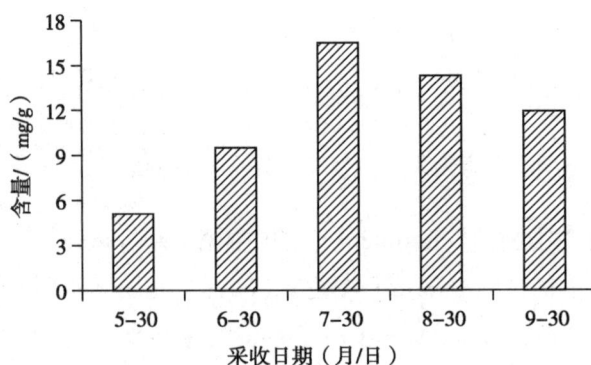

● 图 5-88 不同采收期中青蒿素的积累规律

（3）黄花蒿不同部位青蒿素的分布规律：不同采收部位青蒿素含量差异显著，同一单株叶片、花蕾、嫩枝条和成熟枝条中，以叶片中青蒿素含量最高为 0.57%，成熟枝条的最低为 0.18%，花蕾和嫩枝条的含量介于之间，分别为 0.52%、0.29%。

（4）黄花蒿不同种质资源青蒿素动态变化：黄花蒿不同生育期、不同茎秆颜色对青蒿素的含量均有影响。由表 5-4 可知，生育期<230 天为早熟型，230～255 天为中熟型、晚熟型的生育期>255 天。3 个生育期青蒿素含量由高到低顺序依次为中熟型（0.82%）、晚熟型（0.79%）、早熟型（0.65%）。在同一管理条件下不同茎秆颜色的青蒿素含量变化差异显著，其顺序为白秆型（0.96%）>黄绿秆型（0.91%）>紫秆型（0.87%）>绿秆型（0.82%），以白秆型含量最高，绿秆型含量最低。

表 5-4　不同生育期类型青蒿素含量

类型	生育期 / 天	青蒿素含量 /%
早熟型	≤230	0.65
中熟型	230～255	0.82
晚熟型	≥255	0.79

2. 挥发油成分资源化学评价　挥发油在黄花蒿不同组织中分布差异较大。各组织中挥发油含量排序为花>叶>子>根>茎。以四川省资阳市安岳县产黄花蒿为例，花、叶、子、根、茎中挥发油含量依次为 2.17%、0.73%、0.41%、0.31% 和 0.15%。

3. 香豆素类成分资源化学评价　青蒿药材采收期和贮存时间的不同对香豆素类成分含量影响大，其中东莨菪内酯含量在 0.03%～0.15% 范围变化。张家界、吉首、酉阳、北京等地当年采集的药材，东莨菪内酯含量最高且相近（0.12%～0.15%）；其他市售品药材，因贮存时间长，东莨菪内酯的含量均低于当年采集样品，且各市售药材之间的含量差异也较大。

【资源利用途径】

在医药领域中的应用：青蒿为常用中药，青蒿之名始见于《五十二病方》。《神农本草经》名草蒿，青蒿为其别名，列为下品。东晋葛洪《肘后备急方》始载"青蒿一握，以水二升渍，绞取汁，尽服之"治寒热诸疟，是历史上最早记载青蒿具有抗疟疾功效者。其间各代，如宋代《圣济总录》有"青蒿汤"，元代《丹溪心法》有"截疟青蒿丸"，明代《普济方》有"青蒿散""祛痰神应丸"等，皆以青蒿复方配伍治疗疟疾。《本草纲目》以后，清代《温病条辨》与《本草备要》中也都有青蒿抗疟的记载。

青蒿的抗疟活性成分是青蒿素，青蒿素是继乙氨嘧啶、氯喹、伯喹之后最有效的抗疟特效药，尤其是对于脑型疟疾和抗氯喹疟疾，具有速效和低毒的特点。青蒿素的发现是 20 世纪我国科学家对世界医学作出的一大杰出贡献，在全球抗击疟疾进程中发挥了重要作用，尤其在疟疾重灾区非洲，青蒿素已经拯救了上百万生命。另外，现代研究表明青蒿还有抗菌、抗病毒、解热、抗炎、免疫调节和抗肿瘤等作用。

麦冬

麦冬为百合科植物麦冬 *Ophiopogon japonicus*（L. f）Ker-Gawl. 的干燥块根。具有养阴生津，润肺清心的功效。

【资源类群概述】

百合科 Liliaceae 沿阶草属 *Ophiopogon* 植物全世界约有 50 余种及其若干变种，分布于亚洲东部和南部的亚热带和热带地区。我国有 33 种和变种，分布于华南、西南各省区，只有麦冬一种分布于秦岭南部、四川、浙江、河南、安徽、江苏等省。目前，麦冬药材资源几乎全部来源于栽培生产，主产地为四川绵阳等地。浙江生产的杭麦冬被列为"浙八味"地道药材之一，但随着原产地开发与生态环境的改变其种植面积日益缩小。

麦冬为多年生草本,高15～40cm。地下具细长匍匐枝,节上被膜质苞片,须根常有部分膨大成肉质的块根。叶丛生,窄线形,叶柄鞘状,两侧有薄膜。总状花序顶生;苞片膜质,每苞腋生1～3朵花;花淡紫色,花被6片;雄蕊6枚;子房半下位,3室。浆果球状,成熟时深绿色或黑蓝色。花期7月,果期11月。

麦冬喜温暖湿润,降雨充沛的气候条件,5～30℃能正常生长,最适生长气温15～25℃,低于0℃或高于35℃生长停止,生长过程中需水量大,要求光照充足,尤其是块根膨大期,光照充足才能促进块根的膨大。

山麦冬为百合科植物湖北麦冬 *Liriope spicata* 或短葶山麦冬 *L. muscari* 的干燥块根。其功效与麦冬类同。现以"山麦冬"为名分列入药。

【资源性化学成分】

麦冬块根中主要含有甾体皂苷类、高异黄酮类、多糖类,这些资源性化学物质使麦冬具有多种药理活性,尤其表现在防治心血管疾病、免疫调节和抗肿瘤作用等方面。

1. 甾体皂苷类　麦冬中的甾体皂苷,根据其化学结构可分为螺甾烷醇型和呋甾烷醇型,其中以螺甾烷醇型为主,少数为呋甾烷醇型。螺甾烷醇型化合物中主要以鲁斯可皂苷元(ruscogenin)和薯蓣皂苷元(diosgenin)为主,糖的连接方式以单糖链为主,主要为三糖苷和二糖苷。

以鲁斯可皂苷元为苷元的甾体皂苷主要有麦冬皂苷(ophiopogonin)A、B、C、D;以薯蓣皂苷元为苷元的甾体皂苷主要有麦冬皂苷 B′、C′、D′。其他尚含有薯蓣苷元 -3-*O*-[(2-*O*- 乙酰基)-α-L-吡喃鼠李糖基(1 → 2)][β-D- 吡喃木糖基(1 → 3)]-β-D- 吡喃葡萄糖苷,鲁斯可苷元 -3-*O*-β-D- 吡喃葡萄糖基(1 → 3)-α-L- 吡喃鼠李糖苷、鲁斯可苷元 -3-*O*-α-L- 吡喃鼠李糖苷、(25*S*)- 鲁斯可苷元 -1-*O*-α-L- 吡喃鼠李糖基(1 → 2)-β-D- 吡喃岩藻糖苷、鲁斯可苷元 -3-*O*-β-D- 吡喃木糖基(1 → 3)-α-L- 吡喃鼠李糖苷等。几种主要麦冬皂苷结构如下:

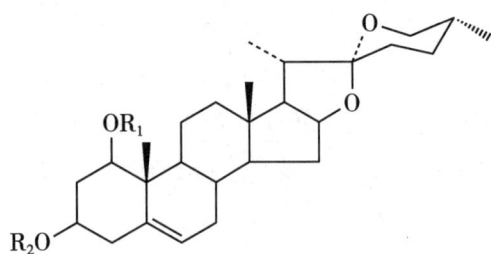

麦冬皂苷A　R_1=[Ac(1→3)rha(1→2)]fuc　R_2=H
麦冬皂苷B　R_1=rha(1→2)fuc　R_2=H
麦冬皂苷C　R_1=[Ac(1→2)rha(1→2)]xyl(1→3)fuc　R_2=H
麦冬皂苷D　R_1= xyl (1→3)rha(1→2)fuc　R_2=H

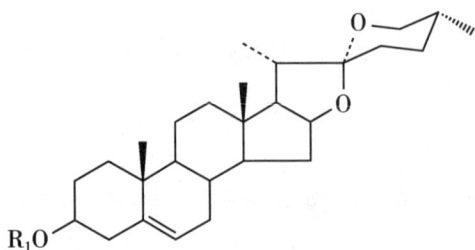

麦冬皂苷B′　R_1=[Ac(1→4)rha(1→2)]xyl(1→3)glc
麦冬皂苷C′　R_1=rha(1→2)glc
麦冬皂苷D′　R_1=xyl (1→3)rha(1→2)glc

2. 黄酮类　麦冬及其变种植物的块根中含有的黄酮类化合物均为高异黄酮类(homoiso-flavonoids),具有 C_6—C_4—C_6 骨架,由一个 CH_2 基团连接 B 环和 C 环,目前已从麦冬中分离出近

40 个。根据 B 环的氧化程度分为高异黄酮和二氢高异黄酮。其中高异黄酮有 17 个,代表性化合物如麦冬高异黄酮 A、B、C、D,甲基麦冬黄酮 A、B。二氢高异黄酮 19 个,代表化合物如甲基麦冬黄烷酮 A、B;麦冬二氢异黄酮 A、C、E、H。几种主要高异黄酮的结构如下:

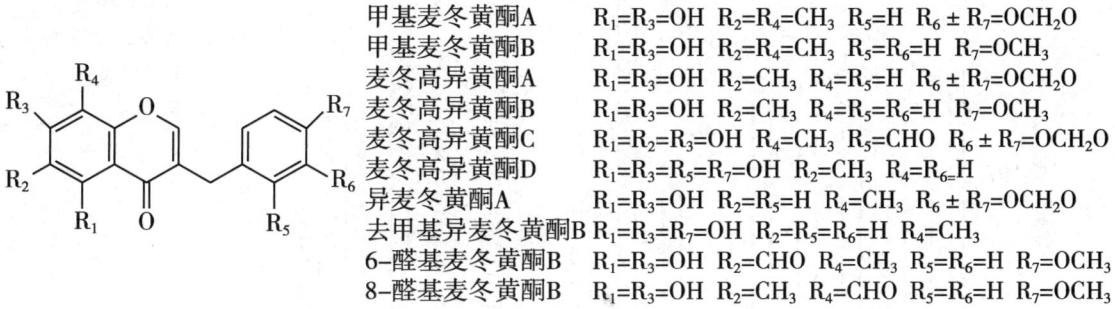

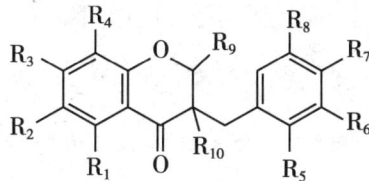

甲基麦冬黄酮A　　　$R_1=R_3=OH$　$R_2=R_4=CH_3$　$R_5=H$　$R_6 \pm R_7=OCH_2O$
甲基麦冬黄酮B　　　$R_1=R_3=OH$　$R_2=R_4=CH_3$　$R_5=R_6=H$　$R_7=OCH_3$
麦冬高异黄酮A　　　$R_1=R_3=OH$　$R_2=CH_3$　$R_4=R_5=H$　$R_6 \pm R_7=OCH_2O$
麦冬高异黄酮B　　　$R_1=R_3=OH$　$R_2=CH_3$　$R_4=R_5=H$　$R_7=OCH_3$
麦冬高异黄酮C　　　$R_1=R_2=R_3=OH$　$R_4=CH_3$　$R_5=CHO$　$R_6 \pm R_7=OCH_2O$
麦冬高异黄酮D　　　$R_1=R_3=R_5=R_7=OH$　$R_2=CH_3$　$R_4=R_6=H$
异麦冬黄酮A　　　　$R_1=R_3=OH$　$R_2=R_5=H$　$R_4=CH_3$　$R_6 \pm R_7=OCH_2O$
去甲基异麦冬黄酮B　$R_1=R_3=R_7=OH$　$R_2=R_5=R_6=H$　$R_4=CH_3$
6-醛基麦冬黄酮B　　$R_1=R_3=OH$　$R_2=CHO$　$R_4=CH_3$　$R_5=R_6=H$　$R_7=OCH_3$
8-醛基麦冬黄酮B　　$R_1=R_3=OH$　$R_2=CH_3$　$R_4=CHO$　$R_5=R_6=H$　$R_7=OCH_3$

甲基麦冬黄烷酮A　　　$R_1=R_3=OH$　$R_2=R_4=CH_3$　$R_5=R_8=R_9=R_{10}=H$　$R_6+R_7=OCH_2O$
甲基麦冬黄烷酮B　　　$R_1=R_3=OH$　$R_2=R_4=CH_3$　$R_5=R_6=R_8=R_9=R_{10}=H$　$R_7=OCH_3$
麦冬二氢高异黄酮A　　$R_1=R_3=OH$　$R_2=CH_3$　$R_4=R_5=R_8=R_9=R_{10}=H$　$R_6+R_7=OCH_2O$
麦冬二氢高异黄酮C　　$R_1=R_3=OH$　$R_2=CH_3$　$R_4=CHO$　$R_5=R_8=R_9=R_{10}=H$　$R_6+R_7=OCH_2O$
麦冬二氢高异黄酮E　　$R_1=R_3=R_5=OH$　$R_2=CH_3$　$R_4=R_7=OCH_3$　$R_6=R_8=R_9=R_{10}=H$
麦冬二氢高异黄酮H　　$R_1=R_3=R_{10}=OH$　$R_2=R_4=CH_3$　$R_5=R_8=R_9=H$　$R_6+R_7=OCH_2O$
8-醛基异黄烷酮B　　　$R_1=R_3=OH$　$R_2=CH_3$　$R_4=CHO$　$R_5=R_6=R_8=R_9=R_{10}=H$　$R_7=OCH_3$

3. 糖类　麦冬块根中含有丰富的多糖,麦冬多糖由单糖和低聚糖类化合物组成。目前已经从麦冬中分离出 10 余种多糖,如 Md-1、Md-2、MDG-1、FOJ-5、Opaw-2、OJP-1、OJP-2、OJP-3、OJP-4、POJ-U1a、OJP1。麦冬多糖 MDG-1 是分子量为 5 000 的 β-D-果聚糖,以 $1 \to 2$ 连接的呋喃型果糖为主。OJP-1 分子量为 11 184,主要由葡萄糖、甘露糖与果糖组成。

4. 其他类成分　麦冬中还含有水杨酸、对羟基苯甲酸、香草酸等有机酸类化合物。还含有麦冬倍半萜苷 A、龙脑葡萄糖苷等糖苷类化合物。

【资源化学评价】

《中国药典》以总皂苷作为麦冬质量评价指标,要求以鲁斯可皂苷元计,不得少于 0.12%。但麦冬除了皂苷类成分,还含有高异黄酮和多糖类,因此仅对皂苷类成分进行控制并不能全面反应药材质量。并且麦冬来源,发育阶段等对皂苷、高异黄酮和多糖的积累和种类均有一定影响。

1. 皂苷类成分的资源化学评价

（1）不同基源和不同产地麦冬中皂苷类成分分析评价:川麦冬（CMD）和浙麦冬（ZMD）的植物基源均为 *Ophiopogon japonicus*（L. f）Ker-Gawl.,但两者在各自的道地产区有着不同的独特生产方式,长期受不同的气候环境和生产方式的影响,形成了基源相同的两个不同栽培品种,导致川麦冬和浙麦冬化学组分种类和含量各不相同。湖北麦冬（HMD）和山东麦冬（SMD）的基源植物均为 *Liriope spicata*（Thunb.）Lour. var. *prolifera* Y. T. Ma 和短葶山麦冬 *Lirlope muscari*（Decne.）Baily,山东麦冬是由湖北引种至山东栽培而形成的,但因引种年限较短,品种变化不大。

研究发现,4 个不同产地麦冬中均含有麦冬皂苷 D,川麦冬中含量较高,而浙麦冬中含量较低。见图 5-89。

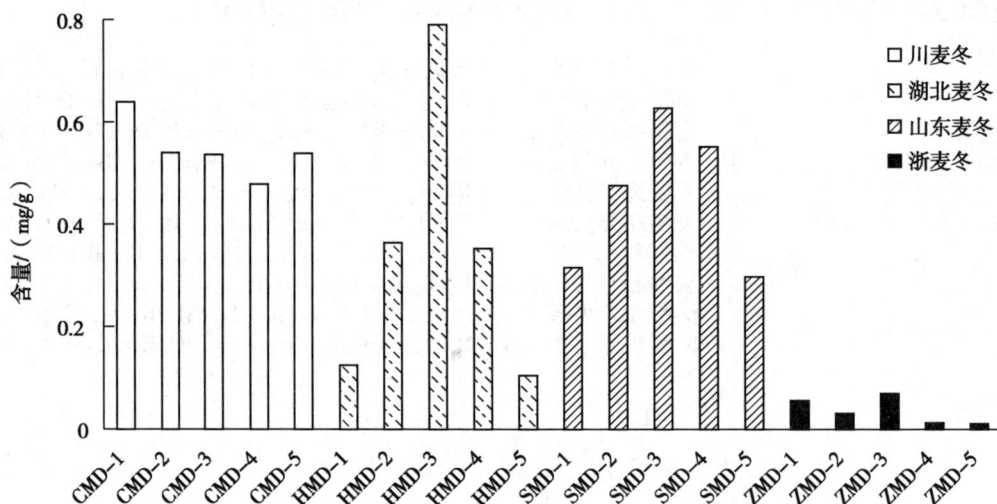

● 图 5-89　不同产地麦冬中麦冬皂苷 D 的分析评价

（2）麦冬不同部位中皂苷类成分积累与分布:采用 HPLC-ELSD 对川麦冬（CMD）和浙麦冬（ZMD）块根和须根中 3 个主要麦冬皂苷 B、D、D′ 进行分析,结果表明,3 种皂苷类成分在麦冬块根和须根中均存在,须根中 3 种皂苷的含量均高于块根中的含量。川麦冬须根中麦冬皂苷 D 的含量比浙麦冬高出近 5 倍。说明须根尤其川麦冬的须根可作为获得甾体皂苷尤其麦冬皂苷 D 的优质资源（见表 5-5）。

表 5-5　川麦冬和杭麦冬块根中 3 种麦冬皂苷含量 /（μg/g）

品种	来源	麦冬皂苷 B		麦冬皂苷 D		麦冬皂苷 D′	
		块根	须根	块根	须根	块根	须根
川麦冬	CMD-1	10.97±2.23	15.42±0.18	75.29±2.95	147.57±0.87	13.89±6.29	26.90±1.23
	CMD-2	21.28±2.72	12.08±1.01	82.87±2.10	172.97±4.10	24.64±9.67	90.01±6.95
	CMD-3	10.67±1.70	14.96±1.61	94.43±2.52	136.78± 2.59	14.25±9.94	30.02±5.79
	CMD-4	8.64±1.82	41.48±5.11	68.51±4.57	144.56±7.11	15.73±9.29	68.05±8.77
	CMD-5	7.10±2.84	11.88±2.12	91.98±2.03	171.69± 4.83	18.56±12.25	28.72±10.98
	CMD-6	13.10±1.13	16.04±1.79	84.61±3.41	146.29±2.85	16.83±4.40	31.65±7.70
	CMD-7	11.14±2.63	31.34±1.34	64.38±2.73	168.27±4.95	18.26±11.99	69.51±3.48
	CMD-8	15.24±3.21	27.28±1.45	36.33±2.58	167.37±4.55	18.59±12.39	30.08±3.63
	CMD-9	27.71±3.72	65.94±4.34	90.03±4.66	208.91±4.82	14.31±8.12	93.80±6.81
浙麦冬	ZMD-1	42.41±3.97	20.99±4.25	59.40±5.08	15.27±1.64	37.23±6.74	23.49±10.82
	ZMD-2	57.03±7.85	21.97±3.08	40.38±0.27	79.71±3.33	23.42±5.97	41.78±8.25
	ZMD-3	26.25±0.74	54.92±2.53	23.66±0.31	21.26±0.55	22.89±1.71	64.12±3.43

2. 黄酮类成分的资源化学评价

（1）不同产地麦冬中黄酮类成分的分析评价:对浙麦冬、川麦冬、山东麦冬和湖北麦冬中麦冬甲基黄烷酮 A 和麦冬甲基黄烷酮 B 进行分析评价,结果表明,4 个不同产地麦冬成分差异显著，麦冬甲基黄烷酮 A 和麦冬甲基黄烷酮 B 仅在川麦冬和浙麦冬中检出，以浙麦冬含量最高。见图 5-90。

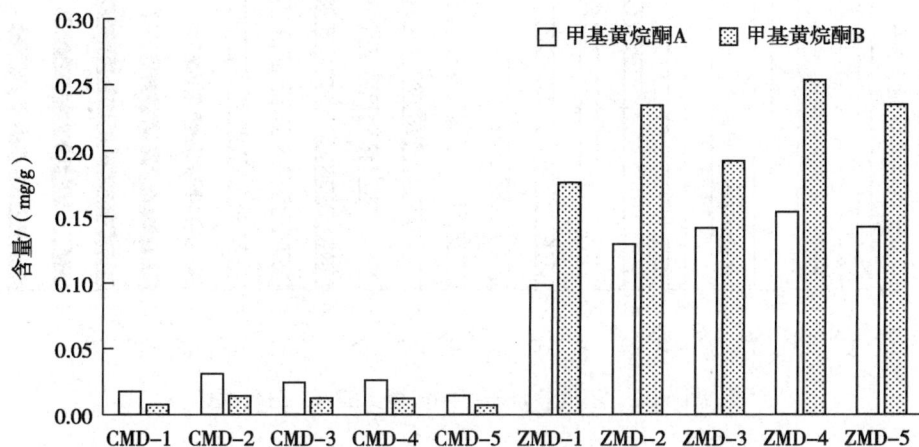

● 图 5-90 不同产地麦冬中黄酮类成分的分析评价

（2）不同品种麦冬中高异黄酮类成分分析与评价：利用 LC/MS-IT-TOF 对川麦冬和浙麦冬的高异黄酮进行分析，鉴别了 39 个高异黄酮类成分。结果表明：浙麦冬中高异黄酮的总含量是川麦冬的 3 倍以上。高异黄酮单体间的含量差异较大，如麦冬二氢高异黄酮 B、D 和甲基麦冬黄烷酮 A，浙麦冬中的含量是川麦冬的 5～50 倍。

（3）麦冬不同部位中黄酮类成分分布与积累：对产自杭州、湖北和四川的麦冬果实、叶片、须根、块根中所含总黄酮进行分析比较。结果显示：黄酮含量由高至低依次为：叶片>须根>果实>块根，见图 5-91。叶片所含的黄酮类成分远高于块根，为麦冬地上废弃组织器官的资源化利用提供了科学依据。

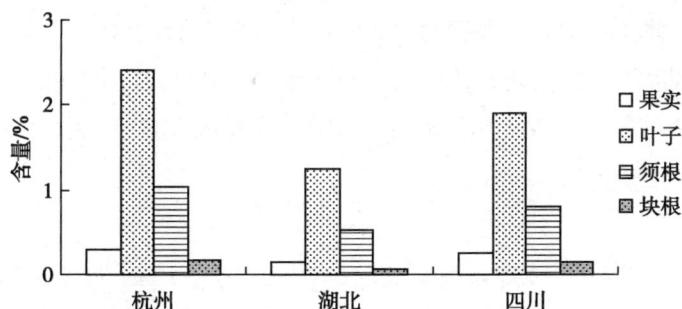

● 图 5-91 麦冬不同部位中总黄酮类成分的分布规律

3. 不同产地麦冬中多糖类成分的资源化学评价　对浙麦冬、川麦冬、山麦冬和湖北麦冬中总多糖进行分析评价，结果表明，4 个不同产地麦冬多糖含量以川麦冬含量最高，均在 50% 以上，以浙麦冬含量最低，湖北麦冬和山东麦冬介于中间，见图 5-92。

4. 不同产地麦冬中氨基酸类成分的分析与评价　对全国 4 大产区 6 个产地的主流麦冬商品药材中游离氨基酸和总氨基酸进行分析评价，结果表明：不同产地的麦冬所含氨基酸种类基本一致，在所含有的 17 种氨基酸中，其中 7 种为人体必需氨基酸。麦冬药材的氨基酸含量与产地具有相关性，其中湖北襄阳与浙江萧山产的麦冬总氨基酸及必需氨基酸含量较高，而浙江慈溪和福建南安的含量较低。

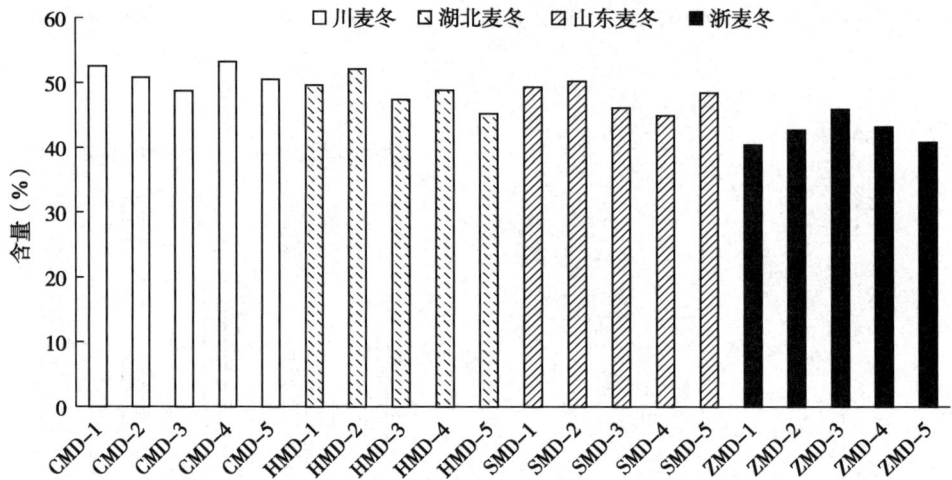

● 图 5-92　不同产地麦冬中多糖类成分的分析评价

5. 麦冬块根发育过程中多类资源性化学成分积累动态　采集 11 月中旬到次年 5 月末不同发育阶段川麦冬块根,采用紫外分光光度法对总多糖、总黄酮、总皂苷含量进行测定,采用 HPLC 法对麦冬甲基黄烷酮 A、麦冬皂苷 C、麦冬皂苷 D、麦冬皂苷 D'、去乙酰基 ophiopojaponin A 和 3-O-$α$-L- 鼠李糖 -(1 → 2)-$β$- 葡萄糖麦冬苷元含量进行测定。结果表明,麦冬块根形成过程中总皂苷、总黄酮和总多糖含量与块根生长时间呈正相关,随着块根生长时间的延长,整体呈上升趋势,但在不同生长期积累速率不一致。从块根膨大始至 12 月底期间 3 类化学成分呈持续升高趋势,积累速率较快;次年 1 月进入深冬季节,麦冬生长减慢,麦冬块根中 3 大类成分含量升高趋势不明显,基本保持动态平衡;从 2 月开始气温回暖,块根进入第二次膨大期,麦冬块根中 3 类成分的含量又呈现较为明显的增长趋势,至 3 月中下旬 3 大类成分的含量基本达到最大值,总皂苷含量为 0.42%,总黄酮为 0.34%,总多糖为 62.56%。从 4 月开始,3 类成分均出现小幅度下降。5 个皂苷成分和 1 个黄酮含量的变化整体呈波动递增趋势,与总皂苷、总黄酮含量的动态变化趋势基本保持一致。麦冬皂苷 D 和麦冬甲基黄烷酮 A 在麦冬块根发育过程中均存在。这种变化规律对麦冬生产中确定采收期提供了指导。

【资源利用途径】

1. 在医药领域中的应用　麦冬始载于《神农本草经》列为上品,为常用滋阴类中药。中医临床用于肺燥干咳,虚痨咳嗽,津伤口渴,心烦失眠,内热消渴,肠燥便秘等病症。现代药理研究表明,麦冬具有抗心肌缺血、抗血栓形成、耐缺氧、抗衰老、降血糖等多种生物活性。以麦冬为主药形成的代表性经典方剂和现代中药制剂有:生脉散、麦门冬汤、麦门冬饮子、降糖饮等,用于治疗心血管系统、呼吸系统疾病及糖尿病等疾病。

麦冬甾体皂苷类成分为麦冬的主要功效物质之一,具有降低血糖、抗心肌缺血、保护脑缺血损伤及抗凝血等作用。麦冬中高异黄酮类化合物具有抗诱变、抗肿瘤、改善血液流变状况、抑制黑色素细胞生长和抗血管生成等作用。麦冬多糖可以促进体液免疫和细胞免疫功能,并诱生多种细胞因子。以其活性成分部位及其组合研究开发有效药物方兴未艾,具有良好的资源化前景。

2. 在保健产品中的应用　麦冬作为药食两用中药品种,已开发出系列健康食品和功能性保健产品。以麦冬、芦根等原料制成保健茶,具有养阴生津、解热止渴等保健功效。麦冬与黄芩、干姜等组方制成具有保健功能的饮料。与人参、枸杞等组方制成能增强免疫力的保健食品。与苦瓜、黄芪、玉竹等组方制成辅助降血糖的保健食品。以麦冬为主的麦冬养生酒,具有滋补养生等保健功能;并开发了以麦冬多糖提取物作为具有减肥功能的食品添加剂、保健食品。

此外,尚有麦冬榛蘑保健锅巴,麦冬保健果脯、蜜饯,以及强化的功能性奶制品等。

3．在畜禽行业的应用　麦冬块根肉质丰厚,富含糖分及丰富的营养物质。在动物饲料中添加麦冬可以快速育肥畜禽,还可以有效防治畜禽哮喘、增强动物机体的免疫力、抵抗流行性疾病的发生。已有发明专利在鸡仔饲料中加入麦冬,有助于调理脾胃,并与饲料中其他协同,促进鸡仔快速生长。

第五章　同步练习

参考文献

[1] 宿树兰,段金廒,欧阳臻,等. 我国桑属(*Morus* L.)药用植物资源化学研究进展[J]. 中国现代中药, 2012,14(7):1-6.

[2] ZHANG L L, BAI Y L, SHU S L, et al. Simultaneous quantitation of nucleosides, nucleobases, amino acids, and alkaloids in mulberry leaf by ultra high performance liquid chromatography with triple quadrupole tandem mass spectrometry[J]. J Sep Sci, 2014, 37: 1265-1275.

[3] 张丽丽,白永亮,宿树兰,等. 不同品种不同生长期桑叶中生物碱类与黄酮类化学成分的积累动态分析评价[J]. 中国中药杂志,2014,39(24):4822-4828.

[4] 葛建华,刘训红,许虎,等. 基于化学分析的不同品种大黄区分研究[J]. 中国中药杂志,2015,40(12): 2309-2313.

[5] 冯素香,王哲,郝蕊,等. HPLC 法同时测定不同产地掌叶大黄中 10 个蒽醌类化合物[J]. 药物分析杂志,2017,37(5):783-788.

[6] 刘杰,刘培,郭盛,等. 掌叶大黄不同组织器官中主要资源性化学成分的分析评价[J]. 中草药,2017,48 (3):567-572.

[7] 袁航,曹树萍,陈抒云,等. 淫羊藿的化学成分及质量控制研究进展[J]. 中草药,2014,45(24):3630-3640.

[8] 于俊林,姜启娟,孙仁爽,等. 朝鲜淫羊藿不同部位不同采收期有效成分的含量测定[J]. 中国实验方剂学杂志,2012,18(7):92-95.

[9] 郭宝林,肖培根. 5 种淫羊藿的不同部位的黄酮类成分分析[J]. 中国中药杂志,1996,21(9):523-525.

[10] 李先宽,王冰,何华,等. 辽宁省五味子木脂素含量动态变化研究[J]. 中国实验方剂学杂志,2012,18 (1):107-112.

[11] 王志明,刘久石,郭耀杰,等. 五味子果实不同部位中木脂素成分的分布规律[J]. 中国实验方剂学杂志, 2015,21(18):35-39.

[12] 于俊林,孙仁爽,胡彦武,等. 五味子藤茎木脂素含量变化规律的研究[J]. 中国中药杂志,2009,34 (24):3239-3241.

[13] 张霁,蔡传涛,蔡志全,等. 不同海拔云南黄连生物量和主要有效成分变化[J]. 应用生态学报,2008,19 (7):1455-1461.

[14] 盛彧欣,张金兰,孙素琴,等.不同栽培条件黄连的质量分析与评价[J].药学学报,2006,41(10):1010-1014.

[15] 胡荣,冉继春,杨荣平,等.不同生长发育期味连次生代谢产物积累变化研究[J].中国现代应用药学,2015,32(6):649-652.

[16] 王秋玲,于福来,彭芳,等.不同加工方法对栽培和野生芍药中7种化学成分的影响研究[J].中国中药杂志,2012,37(7):920-924.

[17] 金传山,蔡一杰,吴德玲.不同采收期亳白芍中芍药苷与白芍总苷的含量变化[J].中药材,2010,33(10):1548-1550.

[18] 冯学锋,胡世林,张永欣,等.多伦野生芍药中芍药苷含量动态变化[J].中国中药杂志,2008,33(3):244-247.

[19] 肖超妮,王培,马翠霞,等.牡丹不同根部位的代谢物分布[J].波谱学杂志,2015,32(4):648-660.

[20] 白志川.不同采收期川丹皮多组分化学成分变化规律研究[J].中国农业科学,2006,39(5):997-1003.

[21] 罗猛,胡娇阳,宋卓悦,等.山里红总黄酮季节动态及其与气候因子相关性分析[J].植物研究,2016,36(3):476-480.

[22] 王肖,杜义龙,赵胜男,等.承德产山楂叶中总黄酮和5种黄酮类成分含量的动态分析[J].中国实验方剂学杂志,2013,19(17):171-175.

[23] 郑云枫,魏娟花,冷康,等.甘草属 Glycyrrhiza L. 植物资源化学及利用研究进展[J].中国现代中药,2015,17(10):1096-1108.

[24] 杨瑞,袁伯川,马永生,等.3种不同基原甘草中4个主要黄酮类化合物的含量分析[J].药物分析杂志,2016,36(10):1729-1736.

[25] 袁茹楠,胡浩斌,韩舜禹,等.响应面法优化超声-微波提取甘草渣总黄酮工艺[J].中成药,2017,39(3):504-508.

[26] 闫晋晋,姚妙,杨薪正,等.HPLC测定不同生长年限蒙古黄芪中黄芪甲苷含量[J].科技创新与应用,2017,(28):85-87.

[27] 任伟超,闫嵩,刘秀波,等.不同产地黄芪黄酮含量比较[J].中医药信息,2015,32(5):7-10.

[28] 吴雪松,叶正良,郭巧生,等.东北不同产地人参及其加工品人参皂苷类成分的比较分析[J].中草药,2013.44(24):3551-3556.

[29] 董万超,孙先,刘春华,等.中国长白山人参种质资源皂苷的比较研究[J].基层中药杂志,2001,15(2):839-839.

[30] 白雪媛,赵雨,刘海龙,等.不同品种和年限人参中糖类含量比较研究[J].安徽农业科学,2012.40(1):152-153.

[31] 杨晶晶,刘英,崔秀明,等.高效液相色谱法测定三七地上部分γ-氨基丁酸的含量[J].中国中药杂志,2014,39(4):606-610.

[32] 杨光,崔秀明,陈敏,等.三七茎叶、三七花新食品原料研究[J].中国药学杂志,2017,52(7):543-545.

[33] 徐春玲.刺五加叶活性成分研究及产品开发[D].长春:吉林农业大学,2012.

[34] 段金廒,严辉,宿树兰,等.药材适宜采收期综合评价模式的建立与实践[J].中草药,2010,41(11):1755-1760.

[35] 葛月兰,钱大玮,段金廒,等.不同产地不同采收期当归挥发性成分动态积累规律与适宜采收期分析[J].药物分析杂志,2009,29(4):517-523.

[36] 段金廒,宿树兰,吕洁丽,等.药材产地加工传统经验与现代科学认识[J].中国中药杂志,2009,34(24):3151-3157.

[37] 周冰,刘培,陈京,等.不同产地白芷药材中香豆素类及多糖类化学成分的分析评价[J].南京中医药大学学报,2015,31(1):68-73.

[38] 郭丁丁, 马逾英, 吕强, 等. 不同产地白芷中欧前胡素含量及 HPLC 指纹图谱的对比研究[J]. 中药材, 2010, 33(1): 22-25.

[39] 刘培, 陈京, 周冰, 等. 不同干燥加工方法及其条件对杭白芷中香豆素及挥发油类化学成分的影响[J]. 中国中药杂志, 2014, 39(14): 2653-2659.

[40] 袁王俊, 张维瑞, 吴宏欣, 等. HPLC 法测定柴胡不同部位 4 种黄酮类成分[J]. 中成药, 2013, 35(4): 797-800.

[41] 林东昊, 茅任刚, 王智华, 等. HPLC 测定不同产地北柴胡中的柴胡皂苷 A、B、D[J]. 中成药, 24(5): 382-384.

[42] 茅任刚, 林东昊, 王智华, 等. HPLC 法测定不同品种柴胡中的柴胡皂苷 A、C、D 的含量[J]. 中草药, 33(5): 412-414.

[43] 刘佳鑫, 齐文, 彭希凤, 等. HPLC 法同时测定水飞蓟果实不同部位及其提取物中水飞蓟亭等 7 种黄酮类成分的含量[J]. 沈阳药科大学学报, 2016, 33(1): 56-62.

[44] 陈蓉, 陈伟, 吴启南. 不同产地芡实药材水溶性蛋白质的含量分析[J]. 中国药房, 2015, 26(24): 3403-3406.

[45] 王娜, 包一枫, 蔡金巧. 芡实的营养价值分析与开发利用现状[J]. 中国食物与营养, 2016, 22(2): 76-78.

[46] 韦树根, 马小军, 付金娥, 等. 不同产地与类型及采收方法对黄花蒿中青蒿素含量的影响[J]. 广西植物, 2009, 29(6): 853-856.

[47] 吴蜀瑶, 李敏, 王佳黎. 黄花蒿植株不同组织中挥发油及青蒿素的含量比较[J]. 中国实验方剂学杂志, 2015, 21(1): 42-44.

[48] 张小波, 郭兰萍, 黄璐琦. 我国黄花蒿中青蒿素含量的气候适宜性等级划分[J]. 药学学报, 2011, 46(4): 472-478.

[49] 高俊丽. 不同生长期穿心莲化学成分及相关酶活性变化规律的研究[D]. 广州: 广州中医药大学, 2016.

[50] 肖增丽, 曾令杰. 穿心莲不同种质材料中总黄酮的含量研究[J]. 中医药导报, 2010, 16(12): 87-88.

[51] 陈丽霞. 穿心莲的化学成分及穿心莲新苷微生物转化研究[D]. 沈阳: 沈阳药科大学, 2006.

[52] 沙秀秀, 宿树兰, 沈飞, 等. 不同生长期丹参茎叶及花序中丹酚酸类化学成分的分布与积累动态分析评价[J]. 中草药, 2015, 46(22): 3414-3419.

[53] 顾俊菲, 宿树兰, 彭珂毓, 等. 丹参地上部分资源价值发现与开发利用策略[J]. 中国现代中药, 2017, 19(12): 1659-1664.

[54] 戴新新, 沈飞, 宿树兰, 等. 酸碱预处理后酶解提升丹参药渣中丹参酮类成分的提取效率研究[J]. 中国中药杂志, 2016, 41(18): 3355-3360.

[55] 张媛, 宋双红, 王喆之. 栽培黄芩中黄酮类成分的动态积累研究[J]. 中草药, 2009, 40(9): 1478-1480.

[56] 张榕, 李焱, 周铜水. 晒干过程中黄芩药材黄酮类成分的动态变化[J]. 复旦学报(自然科学版), 2010, 49(5): 575-581.

[57] 屠鹏飞, 姜勇, 郭玉海, 等. 肉苁蓉研究及其产业发展[J]. 中国药学杂志, 2011, 46(12): 882-887.

[58] 蔡鸿, 鲍忠, 姜勇, 等. 不同产地管花肉苁蓉中有效成分的定量分析[J]. 中草药, 2007, 38(3): 452-455.

[59] 蔡鸿, 鲍忠, 姜勇, 等. 不同影响因素下肉苁蓉中 3 种活性成分的定量分析[J]. 中草药, 2013, 44(22): 3223-3230.

[60] 匡岩巍. 鲜地黄叶中梓醇的积累动态及其抗银屑病作用的研究[D]. 北京: 中国人民解放军军事医学科学院, 2009.

[61] 吉雪琪. 地黄中梓醇含量变化及萜类合成关键酶基因表达的初步研究[D]. 北京: 北京协和医学院, 2014.

[62] 申明金, 陈丽, 曹洪斌. 地黄中微量元素的主成分分析和聚类分析[J]. 安徽农业科学, 2013, 41(16): 7116-7118.

[63] 唐慧勤, 龙颖, 董威, 等. 产地、生长期、商品规格等不同因素对罗汉果止咳作用的影响[J]. 中草药, 2015, 46(20): 3015-3054.

[64] 何保善, 李凯, 范方. 气象灾害对罗汉果生长的影响及防御措施[J]. 现代农业科技, 2018, (4): 199-201.

[65] 吴娇, 尤敏, 王庆, 等. 冬凌草最佳采收期的研究[J]. 武汉植物学研究, 2005, (2): 174-178.

[66] 陈随清, 崔璨, 裴莉昕, 等. 不同产地和来源冬凌草药材的质量评价[J]. 中国实验方剂学杂志, 2011, 17 (17): 122-126.

[67] 李高申, 刘文, 张伟, 等. 济源地区野生品系冬凌草中挥发性成分分析[J]. 中国药房, 2016, 27(12): 1664-1667.

[68] 吴发明, 蔡晓洋, 陈辉, 等. 麦冬块根发育过程中主要化学组分积累动态研究[J]. 中国药学杂志, 2016, 51(7): 533-537.

[69] 吴发明, 杨瑞山, 李敏, 等. 麦冬主流品种药材质量比较研究[J]. 中国药学杂志, 2017, 52(6): 447-451.

[70] ZHAO M, XU W F, SHEN H Y, et al. Comparison of bioactive components and pharmacological activities of *Ophiopogon japonicas* extracts from different geographical origins[J]. J Pharmaceut Biomed Anal, 2017, 138: 134-141.

[71] 李青苗, 杨文钰, 唐雪梅, 等. 姜黄素类化合物在不同品系姜黄根茎内积累规律研究[J]. 中国中药杂志, 2014, 39(11): 2000-2004.

[72] 曹柳, 赵军宁, 王晓宇, 等. 不同加工方法对不同产地姜黄、郁金药材中姜黄素类成分含量的影响[J]. 中国实验方剂学杂志, 2016, 22(4): 50-56.

[73] 羊青, 晏小霞, 王茂媛, 等. 不同产地姜黄挥发油的化学成分及其抗氧化活性[J]. 中成药, 2016, 38(5): 1188-1191.

[74] 刘中博, 王铁杰, 卢忠强, 等. HPLC 法同时测定穿龙薯蓣中薯蓣皂苷和原薯蓣皂苷[J]. 中草药, 2008, 39(5): 774-776.

[75] 赵春颖, 佟继铭, 刘玉翠. 穿山龙根茎叶不同生长期薯蓣皂苷元的含量测定[J]. 承德医学院学报, 2008, 25(2): 127-129.

第六章 动物类中药资源化学

动物类中药是中药体系中独具特色的重要组成部分,是几千年来中医和其他民族医学基于人类生产和生活认识,以及临床应用总结发现的、能够用于养生保健和防治疾病的药用动物的个体、组织器官、分泌物、排泄物、生理产物、病理产物等。据调查统计,我国药用动物资源涵盖 11 门、33 纲、141 目、414 科、898 属、1 574 种及种下等级(不含亚种),其中陆栖动物 329 科、720 属、1 295 种;海洋动物 85 科、141 属、275 种。脊椎动物占较大比例,包含约 62% 的药用动物种类。

第一节 药用动物资源化学研究概论

一、药用动物资源化学成分及分布

药用动物资源化学成分是指来源于药用动物的天然产物或其仿生合成物及其衍生物等。药用动物所含资源性化学成分种类繁多,结构复杂,主要包括蛋白质类、多肽类、氨基酸类、黏多糖类、脂质类、萜类、甾体类、生物碱类、大环内酯类等类型。

(一)蛋白质类

蛋白质是药用动物生命个体的重要组成部分,一些蛋白质类生物大分子化学成分具有重要的生物活性。例如,驴皮经熬制加工而成的中药阿胶具有补血滋阴、润燥、止血等作用,其中的主要功效成分是胶原蛋白;羚羊角中角蛋白及其多肽类物质具清热镇痉、平肝息风、解毒消肿之功效;人血清白蛋白用于失血创伤、烧伤引起的休克、脑水肿及损伤引起的颅压升高、肝硬化及肾病引起的水肿或腹水、低蛋白血症的治疗等。

(二)酶类

动物性中药中的酶类物质具有广泛的生物活性,主要分布于哺乳动物门、环节动物门等。哺乳动物中的尿激酶用于纤溶酶原激活、癌症辅助性治疗;淀粉酶、蛋白酶、脂肪酶等治疗消化不良;溶菌酶、弹性酶用于消炎作用;乳糖酶治疗婴儿乳糖酶缺乏症等。环节动物中的纤溶酶具有溶解血栓的作用;蚓激酶能够激活纤溶酶原。软体动物中的酶类如代表性的蜗牛酶是一混合酶,包含水解纤维素、蛋白质、果胶、几丁质等的功能酶,广泛用于细胞生物学和基因工程学的研究。

（三）肽类

肽类物质在哺乳动物中广泛分布，功能各异。哺乳动物活性多肽既是生命科学中许多基础研究（细胞分化、免疫防御、肿瘤病变、抗衰防老、生殖控制、生物钟节律等）不可或缺的工具，也是医药研究开发的源泉之一。含有抗凝血活性肽类的药用生物是重要的中药资源，水蛭具有抗凝血、抗血栓形成、改善血液流变性、脑保护等作用，其主要药效成分水蛭素是一种含有 65 个氨基酸的单链多肽。

（四）氨基酸类

哺乳动物体内游离氨基酸含量较低，但种类丰富，往往具有显著的生理活性。目前，作为药物的氨基酸有 100 余种，其中包括构成蛋白质的 20 种常见氨基酸。氨基酸作为药品的如甲硫氨酸，可预防脂肪肝和肝硬化；组氨酸可用于治疗消化道溃疡；甘氨酸可中和胃酸；γ- 氨基丁酸具有调节血压的作用；牛磺酸可用于神经保护和促进神经发育；赖氨酸可增强食欲等。

（五）糖类

黏多糖类广泛存在于哺乳动物组织或体液中，常见的有透明质酸、硫酸软骨素、硫酸皮肤素、肝素和硫酸乙酰肝素等。肝素是高度硫酸酯化的黏多糖，分子量约 5 000～15 000，由两种双糖单元 A 和 B 组成。A 为 L- 艾杜糖醛酸通过 $1\alpha \rightarrow 4$ 苷键与葡萄糖胺相连的单元，而 B 是 D- 葡糖醛酸通过 $1\beta \rightarrow 4$ 苷键与葡萄糖胺相连的单元。肝素是柱状细胞分泌并进入血液的一种天然抗凝剂，它能够连接并激活抗凝血酶Ⅲ，从而防止血液凝固。临床用肝素钠盐预防或治疗血栓。软体动物中的多糖类成分具有免疫调节作用，例如，双壳贝类多糖（珠蚌多糖、蛤蜊多糖等）。

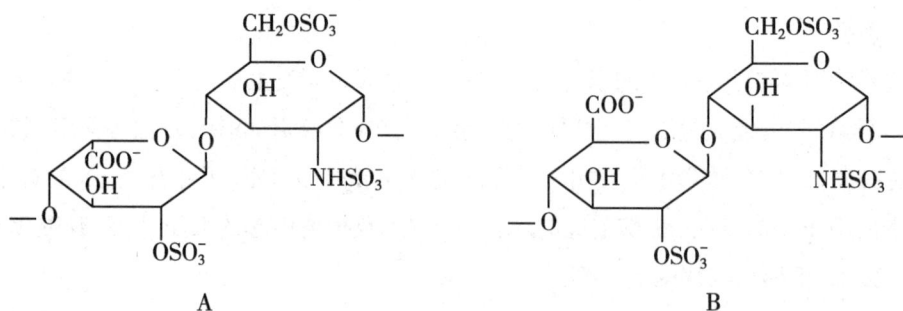

肝素的二糖结构

（六）生物碱类

环节动物中含有较丰富的生物碱类成分，源于蚯蚓全体的蚯蚓退热碱（lumbrofebrine）等含氮有机化合物具有解热活性；水蛭中分得的一系列蝶啶类生物碱成分具有抗血栓活性等。来自于动物资源的生物碱类成分如 lamellarin D 具有抑制 HIV-1 整合酶、抑制拓扑异构酶、抗肿瘤等作用。

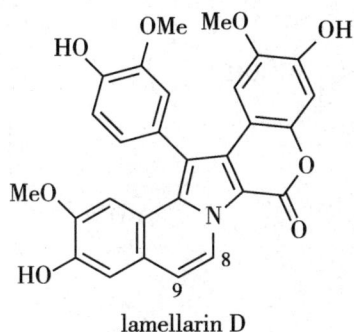

lamellarin D

从矮箭毒蛙属动物皮肤中分离到的哌啶类生物碱 HTX 具有箭毒样麻痹骨肌肉作用, 阻断 K^+ 从细胞内流出, 在神经肌肉接连处抑制 Na^+ 及 K^+ 交换的乙酰胆碱通道, 而 PTX B 于肌小细胞体放出 Ca^{2+}, 使肌肉收缩。

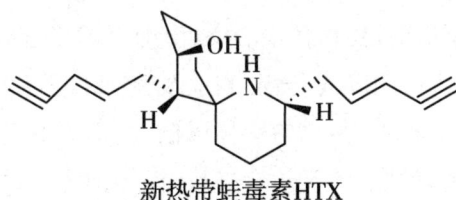

新热带蛙毒素HTX

哺乳动物中几乎所有组织均含有组胺, 常分布于皮肤、肠黏膜和肺组织中。组胺和其他神经递质一样, 首先和靶细胞上特异性受体结合, 从而改变细胞的兴奋性而发挥广泛的生理作用。组胺最显著的作用是扩张毛细血管, 也可引起平滑肌收缩, 腺体分泌亢进, 临床用于胃分泌功能的检查, 以鉴别胃癌和恶性贫血患者是否发生真性胃酸缺乏症。

（七）胆酸类

天然胆汁酸是胆烷酸的衍生物, 在动物胆汁中通常与甘氨酸或牛磺酸的氨基以酰胺键结合成甘氨胆汁酸或牛磺胆汁酸, 并以钠盐形式存在。

胆汁酸分布广泛, 从动物的胆汁中发现的胆汁酸超过 100 种, 在哺乳动物的胆汁中发现的胆汁酸通常是 24 个碳原子的胆烷酸衍生物, 常见的有胆酸、去氧胆酸、鹅去氧胆酸、α-猪去氧胆酸及石胆酸。而在鱼类、两栖类和爬行类动物中的胆汁酸则含有 27 个碳原子或 28 个碳原子, 属于粪甾烷酸的羟基衍生物。动物胆汁酸类成分具有调节血压、强心、解热、镇痉镇咳、利胆、抑菌、抗炎以及免疫调节等多种生理活性。胆汁酸还可作为药物载体。食品工业中胆汁酸盐可用于筛选食品用乳酸菌。

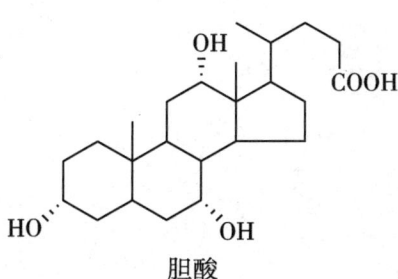

胆酸

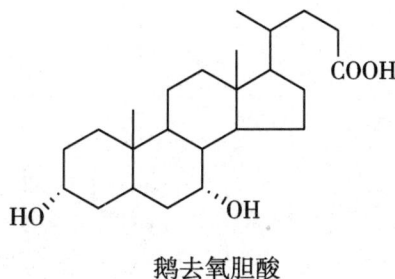

鹅去氧胆酸

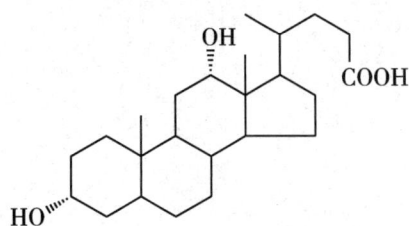

去氧胆酸

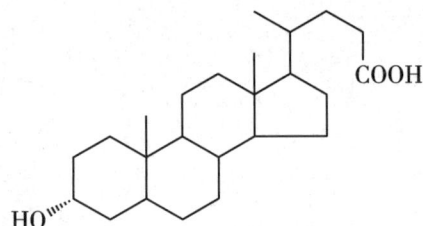

石胆酸

（八）甾体类

甾体类资源性化学成分广泛分布于哺乳动物、节肢动物、两栖动物等类群中。甾醇类激素主要包括肾上腺皮质、性腺及胎盘分泌的激素等。各种甾醇类激素分别是：孕甾烷（肾上腺皮质激素及黄体激素）、雄甾烷（雄激素）、雌甾烷（卵泡激素）。中药麝香、鹿茸、紫河车及海狗肾等药材中含有较为丰富的甾醇类激素。

目前，围绝经期妇女合理使用性激素替代治疗对缓解绝经期症状，减轻骨质疏松及泌尿生殖系统萎缩等症状可起到一定的调节和治疗作用，且能改善绝经期妇女生活质量。

节肢动物中含有的蜕皮激素的结构中有甾体母核，其中 A/B 环为顺式稠合，母核的 6 位有酮基、7 位有双键，并有多羟基取代。该类化合物与甾醇相比在水中的溶解度稍大，且为活性所必需。蜕皮激素在昆虫及甲壳类动物中分布广泛，蜕皮激素能促进核酸及蛋白质的合成，通过 cAMP- 蛋白激酶系统介导影响糖和脂的代谢，从而影响昆虫幼虫变态发生和成虫性成熟等一系列发育过程。蜕皮激素主要用于使家蚕增丝，缩短龄期，节省桑叶，也用于人工高密度养殖环境下虾、蟹蜕壳促生长及害虫的防治。目前临床上已用于肝病、糖尿病、风湿性关节炎的治疗。

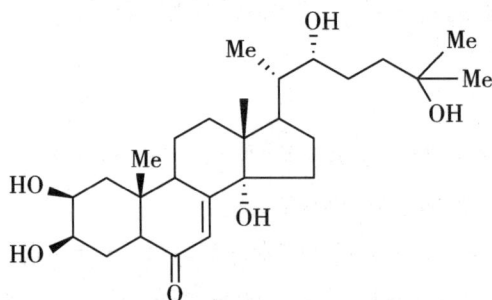

蜕皮酮

两栖纲蟾蜍属 *Bufonidae* 多种蟾蜍皮及耳后腺分泌物（蟾酥）中含有蟾毒配基类（bufogenins）、蟾蜍毒素类（bufotoxins）、蟾毒色胺类（bufotenines）等甾体类化合物，属于乙型强心苷苷元。该类化合物具有强心、升高血压、局部麻醉、Na^+, K^+-ATP 酶抑制作用。

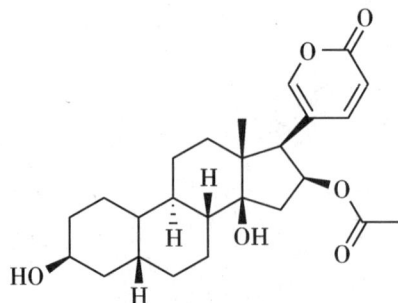

蟾毒它灵

（九）大环类化合物

麝香、灵猫香及麝鼠香均含有大分子环酮。例如，麝香酮（3-甲基环十五烷酮）是麝香的主要香味成分，为油状液体，有特殊香味；具有芳香开窍、通经活络、消肿止痛作用，小剂量对中枢神经有兴奋作用，大剂量则有抑制作用；对离体蛙心脏有兴奋作用，并有雄性激素样作用及抗炎作用。

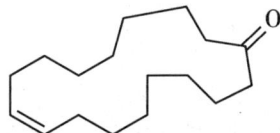

灵猫香酮

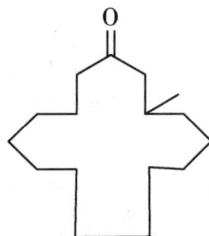

麝香酮

（十）萜类

萜类成分广泛存在于海洋生物中，且类型十分丰富，常具有特殊的生物活性。从产自南太平洋海的海绵 *Luffariella variabilis* 中分离得到的 manoalide 具有显著的抗炎活性，含有 α,β-不饱和内酯环的西松二萜类化合物普遍具有抗癌活性，特别是以 α,β-环外双键为特征的化合物，有的能与胆碱酯酶结合，具有神经生理活性，是一类具有重要生理活性的化合物。从软珊瑚 *Lobophytum* 分离得到的 17-dimethylaminolobohedleolide 具有抑制 HIV 感染活性。

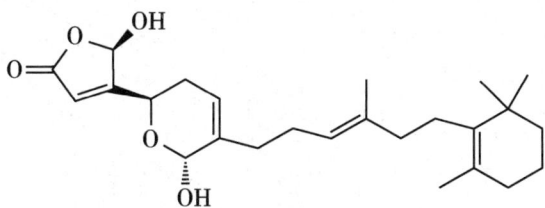

manoalide

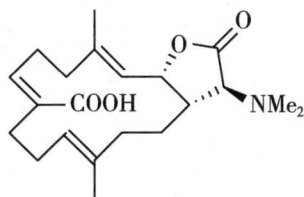

17–dimethylaminolobohedleolide

芫菁科、蜡蝉科以及拟天牛科昆虫分泌的斑蝥素，对哺乳动物皮肤、黏膜有发疱发赤作用，具有抗癌、抗病毒及抗真菌作用。单萜类成分在昆虫界作为昆虫的一类信息素存在，如无环单萜牻牛儿醛、香茅醛为小黄蚁的告警信息素，牻牛儿醛、柠檬醛、牻牛儿醇、香叶醇、牻牛儿酸及橙花酸等是蜜蜂结聚信息素；环状单萜反-马鞭烯醇为小蠹虫含有的信息素类成分。除单萜类成分外，昆虫中倍半萜类化学成分存在也较为普遍。

（十一）大环内酯类

从黑色软海绵 *Halichondria okadai* 中分离得到的大环内酯类化合物 halichondrin B 具有抗肿瘤作用。

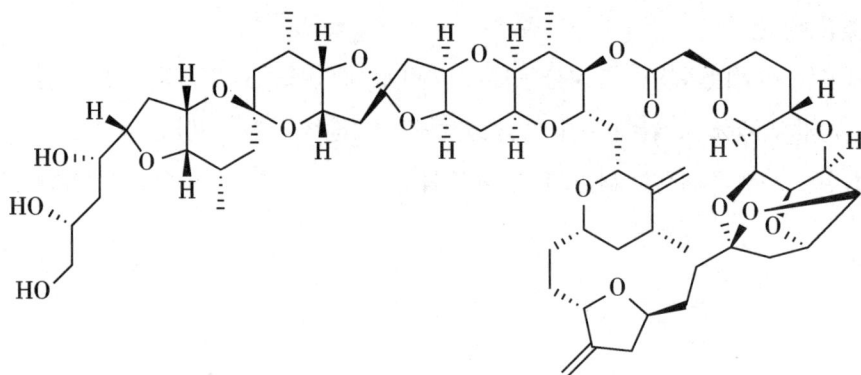

halichondrin B

（十二）毒素类

爬行动物资源性化学成分主要为其毒腺所分泌的毒素。蛇毒是毒蛇分泌出来的一种含有多种酶类的毒性蛋白质、多肽类物质，也是毒蛇咬人后引起中毒反应的物质。蛇毒的特点是成分复杂，不同的蛇种、亚种，甚至同一种蛇不同季节所分泌的毒液，其毒性成分都存在一定的差异。将蛇毒分离提纯，目前已知有神经毒素、心脏毒素、凝血毒素、出血毒素及酶类等主要成分。此外，还含有一些小分子肽、氨基酸、碳水化合物、脂类、核苷、生物胺类及金属离子；其中一些具有生物活性，或与生物活性有一定关系。蛇毒的生物活性表现在抗癌、抗凝、止血、镇痛、美容等方面。

沙群海葵毒素（palytoxin），是已知的毒性最强烈的海洋生物毒素，为酰胺类化合物，具有极强的抗肿瘤活性和冠状动脉收缩作用。

鱼纲的鲀类含有胍类衍生物，代表性的化学成分是河鲀毒素（TTX），为钠通道阻滞剂，其阻断轴突传导作用比古柯碱强 16 万倍。由于其毒性极强，安全域值极低，限制了临床应用，严格控制下可用于镇痛、局部麻醉、解痉，尤其对破伤风痉挛有效。

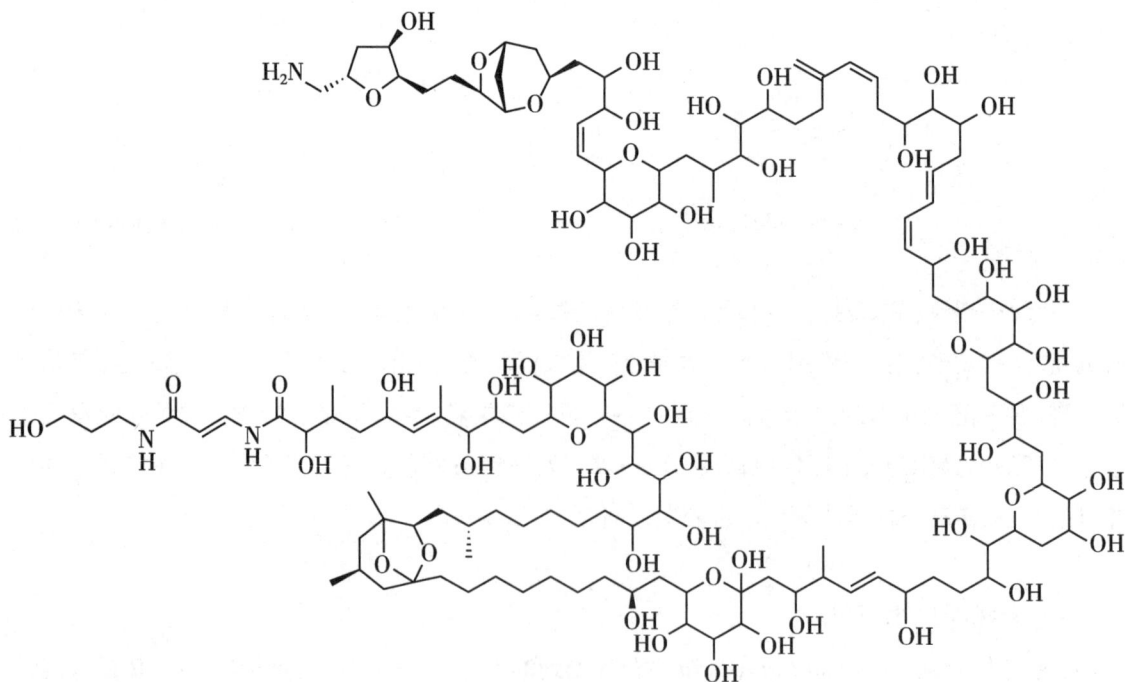

沙群海葵毒素

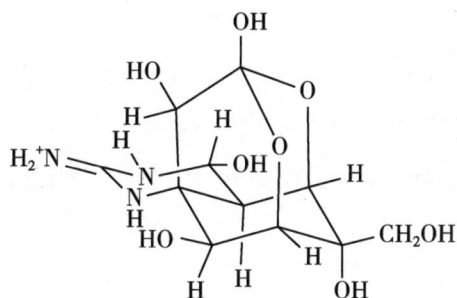

河鲀毒素

（十三）皂苷类

棘皮动物门是除海绵动物外唯一存在皂苷类化合物的动物。海参纲含有的皂苷类资源性成分主要是羊毛甾烷型三萜皂苷，如海参素。海星纲中含有的甾体皂苷类资源性成分有海星环式甾体皂苷。动物皂苷具有抗肿瘤、抗真菌、抗辐射等多种活性。海胆纲一些种类如青蝲等含有抗癌及抑制海胆胚球分裂及精子纤毛运动等活性的成分伯蝲素（bonellinin）。此外，棘皮动物还含有甾醇类、黏多糖类、蒽醌类、生物碱类等成分。

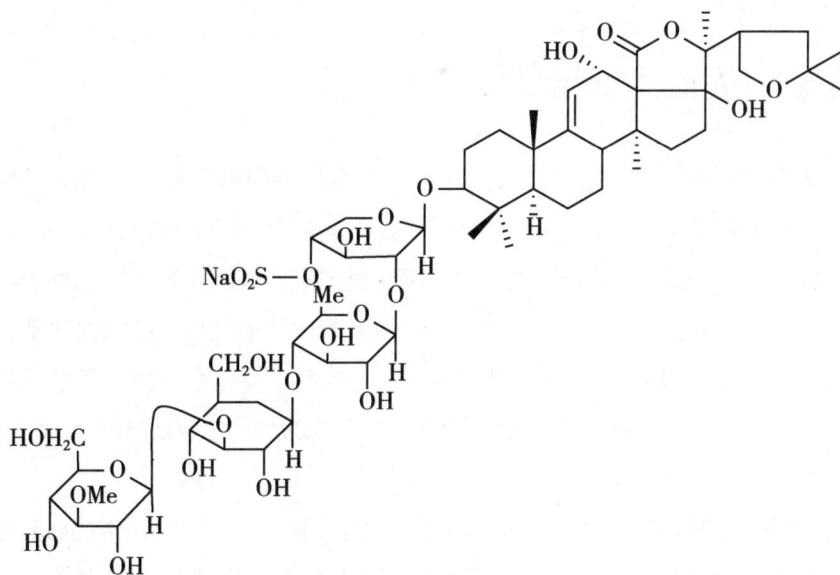

海参素A

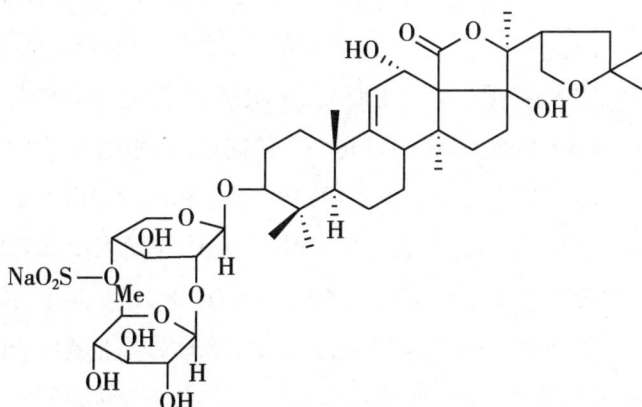

海参素B

（十四）甲壳素类

节肢动物门主要资源性化学成分有：甲壳素（chitin），多存在于节肢动物的表皮，化学命名为[（1,4）-2-乙酰氨基-2-脱氧-β-D-葡萄糖]，或 β（1→4）-2-乙酰氨基-2-脱氧-D-葡萄糖线型生物聚合体，亦称聚-N-乙酰-D-葡糖胺。目前甲壳素可作为药物的良好载体，并有降低胆固醇、降血脂作用。

（十五）脂肪酸类

鱼类的药用资源性成分主要为鱼油。鱼油含有丰富的 ω-3 不饱和脂肪酸，主要有效成分为二十碳五烯酸（EPA）和二十碳六烯酸（DHA）。鱼油有预防和治疗高脂血症、抗血管栓塞和抗心律失常等功效，也具抗炎、抗衰老、免疫调节等作用，现已广泛用于人类健康保健。

（十六）类胡萝卜素类

类胡萝卜素是一类由浅黄色到深红色的脂溶性色素。广泛存在于鸟的羽毛、蛋黄、脊椎动物的黄体、视网膜及脂肪体等处。在脊椎动物体内通常形成酯类或苷，少数以游离形式存在。

二、珍稀动物类中药的替代资源研究

随着药用动物生存环境的恶化以及人类对自然资源的不断索取和过度利用，导致部分物种的资源量锐减甚至濒临灭绝。为了保持珍稀药用资源的可持续利用和保障医疗供给，采用野生驯化、近缘资源替代、仿生合成和化学成分组合等策略，通过规范化、规模化驯化养殖实现珍稀动物资源向经济性动物的转型发展；基于近缘物种具有相似的化学组成和生理活性的基本原理，以生物类群-化学成分-生理活性三者间的有机联系，从自然界寻找和发现替代资源；通过对动物性药材形成机理及其功效物质基础的系统研究和科学揭示，以实现仿生合成和化学成分组合替代性产品的创制。

在遵循功效相似、材料易得、符合环保要求的原则下，基于中药资源化学的研究思路与策略，通过近年来的不断探索实践，部分珍稀濒危动物药资源替代性研究获得良好进展。

1. 牛黄资源的替代性研究　天然牛黄系多种牛的胆囊中形成的病理性（结石）产物，资源稀缺，价格昂贵。自 1972 年起，国家药政部门陆续批准了 3 个牛黄代用品：人工牛黄，培植牛黄，体外培育牛黄。人工牛黄是按照天然牛黄的主要成分（胆红素、胆酸、胆固醇、无机盐等）及其相对配比经人工配制而成的产品，功效类似，但其制作工艺简单，价格约为天然牛黄的 0.5%，可用于中成药制药的原料，在一定程度上缓解了资源短缺的用药需求。培植牛黄是通过一定的外科手术，在牛的胆囊系统内放置特制的异物，并注射特制的菌苗，在异物和菌苗的刺激下形成结石状的培植牛黄。体外培育牛黄是在阐明胆结石形成机理的基础上，以仿生学方法模拟胆红素钙结石在体内形成生物化学过程和条件，应用现代生物工程技术在体外牛胆囊胆汁内成功培育出牛胆红素钙结石。经研究临床 5 个病种、1 852 例病人后证明，以体外培育牛黄制成的安宫牛黄丸与天然牛黄制成的安宫牛黄丸功效一致。

2. 骨类动物药资源替代性研究　虎骨是名贵动物性药材之一,具有固肾益精、强筋健骨、舒筋活血等功效。我国于 1975 年加入《华盛顿公约》,按公约要求,自 1993 年 5 月 29 日起正式禁止一切虎骨贸易,取消虎骨药用标准,禁止虎骨制药。目前,我国已研制出一种人工虎骨粉,找到了一种虎骨替代品。

有研究者应用聚类分析和关联分析方法,对虎骨、熊骨、豹骨、黄牛骨、猪骨、狗骨和猫骨的 15 种微量元素进行分析,结果表明狗骨与虎骨最为接近。对哺乳纲食肉目的 5 种动物骨骼(虎骨、熊骨、豹骨、狗骨、猫骨)与偶蹄目食草类动物黄牛、猪的骨骼经水解后氨基酸组成及含量分析结果表明,虎骨、熊骨、狗骨水解氨基酸总含量较高,猫骨较低;通过聚类和差异显著性检验分析提示,虎骨、狗骨与猪骨的氨基酸组成和含量相似。通过红外光谱分析虎、猫、熊、豹、猪、狗、牛等 7 种动物骨骼粉末中的骨胶蛋白表明,猪骨和虎骨的主要吸收带相近,而狗骨、牛骨、猫骨的吸收带与虎骨有较大差别。

3. 角类动物药资源替代性研究　1993 年《华盛顿公约》中除禁止虎骨入药的同时,同时禁止了犀牛角的贸易和药用。为寻找替代中药犀角药材资源,经对多种动物角类比较研究后证明水牛角的功效与之较为接近,并正式用水牛角或水牛角浓缩粉代替犀角处方应用或中成药制药。

为了寻找更有效的犀角、广角、羚羊角替代资源,采用原子吸收分光光度法、原子荧光法、电感偶合等离子体发射光谱法分别对犀角、广角、羚羊角、藏羚羊角、水牛角、黑牦牛角、花牦牛角、白牦牛角 8 种角中铜、锌、铁等 35 种元素、氨基酸类、水溶性蛋白及肽类的组成和含量进行分析,并采用聚类分析方法分别对结果进行统计,结果表明:藏羚羊角和羚羊角一致;牦牛角最接近犀(广)角;水牛角的水溶性蛋白及肽类组成与犀角、广角相似。

4. 麝香资源的替代性研究　麝香为雄麝的肚脐和生殖器之间的腺囊分泌物,干燥后呈颗粒状或块状,有特殊的香气,有苦味,是高级香料,也是重要的中枢神经兴奋剂和芳香开窍药,外用能镇痛、消肿。

麝自 1988 年被定为二级保护动物后,国家又在 2003 年将麝科的所有种类由国家二级保护调整为一级保护。为解决药用问题,在揭示麝香中各类功效成分群的组成及配比的基础上,开发出替代资源——人工麝香。经现代药理学与安全性及临床研究表明,人工麝香具有与天然麝香近似的开窍醒神、活血通络、消肿止痛的功效。1994 年,原卫生部确认人工麝香属一类新药,国家保密品种,与天然麝香等同配方使用。2004 年,原国家食品药品监督管理局正式批准生产人工麝香。

第二节　动物类中药资源化学研究实例

水蛭

水蛭(Hirudo)为蚂蝗 *Whitmania pigra*、水蛭 *Hirudo nipponica* 或柳叶蚂蝗 *Whitmania acranulata* 的干燥全体。味咸、苦,性平;有小毒。具有破血通经、逐瘀消癥的功效。

【资源类群概述】

水蛭属环节动物门蛭纲动物。药用仅限于吻蛭目的医蛭属和金线蛭属。通常全体具多数环节，略呈圆柱形或扁平纺锤形，体长2～12cm，宽0.2～2cm。背部黑褐色或黑棕色，有5条纵纹，腹面平坦，体前端腹面前后各有一吸盘。

水蛭类动物约有300余种，分布于我国的有70种。作为中药使用的主要有：水蛭 *Hirudo nipponica*、蚂蟥 *Whitmania pigra*、柳叶蚂蟥 *Whitmania acranulata*、丽医蛭 *Hirudo pulchra*、台湾医蛭 *Hirudo taivana*、细齿金线蛭 *Whitmania edentula*、光润金线蛭 *Whitmania laevis*、秀丽金线蛭 *Whitmania gracilis*。资源最为丰富的是水蛭、蚂蟥和柳叶蚂蟥。台湾医蛭仅分布于我国台湾，细齿金线蛭较少见，其余6种分布于我国各地，主产于江苏、浙江、江西、湖北、河北、山东、安徽及东北等地。

【资源性化学成分】

水蛭所含化学成分复杂，主要为蛋白质及多肽类、前列腺素类、氨基酸类、蝶啶衍生物类、脑苷脂类、嘌呤类、甘油醚类等。

1. 酶与多肽类　水蛭的主要活性成分为酶和多肽类物质。代表性活性成分水蛭素由64～69个氨基酸残基组成，多为65个氨基酸残基，分子量约7 000Da。水蛭素随水蛭种类及生态环境不同而有所不同，但都具有相似的三维结构特点：N端的6个半胱氨酸残基分布相似，所形成的3对二硫键使N端呈紧密的结构覆盖于凝血酶的活性位点上，C端的酸性氨基酸则与凝血酶的纤维蛋白原结合位点碱性氨基酸形成相反电荷相互作用。肽链中部还有一个由pro-lys47-pro组成的特殊序列，不被一般蛋白酶所降解。

水蛭素为强的凝血酶特异性抑制剂，其作用机制为：带负电的C端结合在凝血酶的带正电的纤维蛋白原识别位点，最小保持抗凝活性的片段为酸性C端的10～12个肽段，C端12个氨基酸残基的肽段是具有最大活性的最小肽段。N端密集肽链段则同凝血酶催化位点结合，抑制凝血酶的催化作用。

2. 前列腺素类　欧洲医蛭 *Hirudo medicinalis* 中存在前列腺素，具有抗血栓，防止动脉硬化的功能。

3. 蝶啶衍生物类　水蛭蝶啶生物碱（hirudinoidine）A～C为水蛭类动物所特有，且已从蚂蟥全体中分得一系列蝶啶类衍生物（hirudonucleodisulfide A～B）。

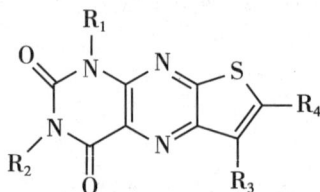

hirudinoidine A	R₁=Me	R₂=Me	R₃=SOCH₃	R₄=H
hirudinoidine B	R₁=Me	R₂=H	R₃=SOCH₃	R₄=H
hirudinoidine C	R₁=H	R₂=H	R₃=SOCH₃	R₄=H
hirudonucleodisulfide A	R₁=H	R₂=H	R₃=SCH₃	R₄=COOH
hirudonucleodisulfide B	R₁=H	R₂=H	R₃=SCH₃	R₄=CHOHCH₂OH

4．其他类　从日本医蛭中分得七种溶血小板活化因子、两种溶血卵磷脂、两种不饱和长链半乳糖脑苷脂、菜油甾醇、十六烷基甘油醚、(2*S*,3*S*,4*E*)-4,5- 二脱氢十八鞘氨醇二十五烷酸脂肪酰胺、1-*O-β*-D- 吡喃葡萄糖基 -2-*N*-(二十二酰基)-*E*-4,5- 二脱氢 -3- 羟基十八脑苷脂、丁二酸、次黄嘌呤、丙氨酸、异亮氨酸。尚从水蛭中分离得到肝素、抗血栓素等。

【资源化学评价】

对宽体金线蛭、尖细金线蛭、光润金线蛭、日本医蛭和菲牛蛭等 5 种水蛭中尿嘧啶、黄嘌呤、次黄嘌呤的组成及含量进行分析比较。结果表明，宽体金线蛭次黄嘌呤及尿嘧啶含量最高，其次为尖细金线蛭、光润金线蛭，而吸血的日本医蛭和菲牛蛭含量较低；黄嘌呤的含量则以菲牛蛭最高。

【资源利用途径】

1．在医药领域中的应用　水蛭全体作为活血破瘀药应用于心脑血管疾病的治疗和制药工业。近年来，水蛭还用于高脂血症、血栓性静脉炎、真性红细胞增多症、肝硬化、肾病、肿瘤、眼科等疾病的治疗。

水蛭中含有的资源性成分水蛭素（包括生物工程生产的重组水蛭素），临床用于急性冠脉综合征及心肌梗死等的治疗，可预防深静脉血栓形成，对抗脑出血损伤，也可用于肿瘤的治疗。此外，水蛭素也是弥散性血管内凝血的有效抗凝剂；可有效减少关节腔内滑液增生，减少关节纤维蛋白沉积；对外伤增生性玻璃体视网膜病变有一定的抑制作用。

2．在化妆品中的应用　水蛭提取物或水蛭素用于化妆品中具有祛斑、祛痘、润肤、嫩肤、美白、预防皮肤衰老、增强皮肤弹性之功效。

斑蝥

斑蝥（Mylabris）为昆虫纲鞘翅目芫菁科昆虫南方大斑蝥（大斑芫菁）*Mylabris phalerata* 或黄黑小斑蝥（眼斑芫菁）*Mylabris cichorii* 的干燥全体。味辛，性热；有大毒。归肝、胃、肾经。具有破血逐瘀，散结消癥，攻毒蚀疮的功效。

【资源类群概述】

据考证，中医药本草典籍记载的"斑蝥""葛上亭长""芫菁"和"地胆"，分别来源于芫菁科斑芫菁属 *Mylabris*、豆芫菁属 *Epicauta*、绿芫菁属 *Lytta* 和短翅芫菁属 *Meloe* 的成虫，是我国药用斑蝥可利用资源动物的依据。《中国药典》（2020 年版）将药用斑蝥确定为南方大斑蝥 *Mylabris phalerata* 或黄黑小斑蝥 *Mylabris cichori* 的干燥体。

南方大斑蝥主要分布于贵州、云南、河南、安徽、江苏、湖北、湖南、江西、广西、广东、台湾等地，其中以安徽、河南、广西等地相对集中。黄黑小斑蝥分布于北京、黑龙江、辽宁、四川、贵州、云南、河北、安徽、江苏、浙江、湖北、福建、海南、广东、台湾等地。

斑蝥多生活在半山区、丘陵及荒漠草甸及各种蝗虫较多的区域。喜群集栖息和取食。复变态，幼虫共 6 龄，成虫 4～5 月开始为害植物的叶、芽及花等器官，7～8 月最烈，南方大斑蝥成虫群集食害花生、大豆、芝麻、瓜类等叶片。黄黑小斑蝥成虫食害瓜类、豆类、苹果的花以及番茄、花生的茎叶。

【资源性化学成分】

1810 年法国药物学家 Robiquit 从西班牙绿芫菁 *Lytta vesicatoria* 中首次提取得到斑蝥素粗提物。1887 年 Piceard 确定了斑蝥素的分子式。1914 年 Gadamer 等证实了斑蝥素(cantharidin)的分子结构。

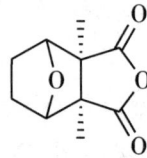

斑蝥素

斑蝥素，亦称斑蝥酸酐(cantharidin，exo 型，1,2- 顺式 - 二甲基 -3,6- 氧桥六氢化邻苯二甲酸酐，$C_{10}H_{12}O_4$)，为一种白色片状结晶单萜类物质。对肝脏和癌细胞有亲和性，其氧桥为活性中心。主要存在于斑蝥的生殖腺、血液、内脏中，少部分以镁盐形式存在于软组织中，由足的关节处分泌。此外，南方大斑蝥还含有微量斑蝥胺(cantharimide)、羟基斑蝥胺(hydroxylcatharamine)、3 种斑蝥胺二聚体(cantharimide dimer)等酸酐类成分。尚含脂肪、甲酸、树脂及色素，以及 Fe、Al、Zn、Mn、P 等微量元素。

【资源化学评价】

1. 斑蝥素在昆虫体内生成与分布　斑蝥素为其昆虫防御物质。幼虫期斑蝥素主要存在于斑蝥的唾液腺和消化道中，如遇惊扰就会从嘴中吐出含斑蝥素的乳白色液体。雌雄成虫在初期都会产生斑蝥素，并随时间的增加而增加，但在隔离饲养到 60～90 天时，只出现雄虫产生斑蝥素，而雌虫不产生斑蝥素的性二型现象(sexual dimorphism)，此段时间雄虫可以产生大约 17mg 的斑蝥素，占其体重的 10%，主要储存在生殖腺和血淋巴内，通过交配雄虫把生殖腺内的斑蝥素转移到雌虫的受精囊中，产卵时斑蝥素又被转移到卵上。有些种类斑蝥的每个卵块上大约含斑蝥素几百毫克，且绝大多数来源于父系。当斑蝥成虫受到攻击时，会从腿节间释放出含有斑蝥素的血淋巴液的黄色黏稠物质。

2. 性别不同对斑蝥素含量的影响　不同种芫菁雄性成虫体内斑蝥素含量均高于雌性，交尾高峰前后雌性成虫体内斑蝥素含量变化较大，交尾高峰后斑蝥素含量均高于交尾高峰前的含量。表明雌性成虫交尾后可以增加斑蝥素含量。

【资源利用途径】

斑蝥及其主要成分斑蝥素主要用于抗肿瘤药物开发。斑蝥的水醇或丙酮提取物体外试验可抑制 HeLa 细胞以及人体食管癌、贲门癌、胃癌、肝癌、肺癌、乳腺癌等细胞的代谢。斑蝥动物资源在医药领域的用途主要体现在两个方面：一是通过斑蝥与其他中药配伍形成合理的处方用于肿瘤的治疗，具有增效减毒的作用；二是通过制备斑蝥素衍生物，提高活性和水溶性，降低其毒副作用。例如，羟基斑蝥胺(*N*-hydroxycantharidimide)、斑蝥酸钠(sodium cantharidinate)等。

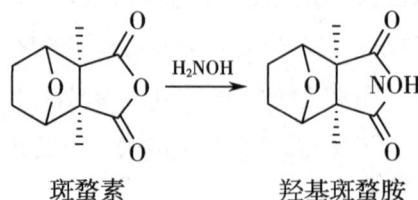

斑蝥素　　　　羟基斑蝥胺

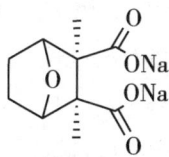
斑蝥酸钠

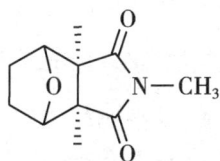
甲基斑蝥胺

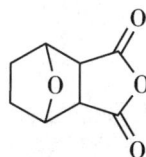
去甲斑蝥素

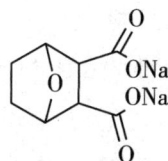
去甲斑蝥酸钠

珍珠

珍珠（Margarita）为贝科动物马氏珍珠贝 *Pteria martensii*、蚌科动物三角帆蚌 *Hyriopsis cumingii* 或褶纹冠蚌 *Cristaria plicata* 等双壳类动物外套膜受刺激后分泌物质将刺激物层层包裹而形成的圆珠形物体。味甘、咸，性寒。归心、肝经。具有安神定惊，明目消翳，解毒生肌，润肤祛斑的功效。

【资源类群概述】

珍珠入药始见于《雷公炮炙论》，原名"真珠"。《本草纲目》收载于介部，曰："今南珠色红，西洋珠色白，北海珠色微青，各随方色也。"珍珠自古以来就有海水、淡水两类，品质以产于广西合浦的海水珍珠为好。《名医别录》记载珍珠："性寒。治目肤翳。"《药性论》记载："治眼中翳障白膜，亦能坠痰。"《开宝本草》记载："主手足皮肤逆胪，镇心，绵裹塞耳主聋，敷面令人润泽好颜色，粉点目中主肤翳障膜。"

我国珍珠贝科 Pteriidae 动物种类有 17 种，分布于热带和亚热带海洋中，利用足丝栖息于浅海岩石或珊瑚礁上。主要品种有：珠母贝 *Pinctada margarifera*，栖息于潮间带低潮线附近，分布于广东、海南、广西及西沙群岛等沿海；马氏珍珠贝 *Pinctada martensii*，又名合浦珠母贝，栖息于风浪较为平静的海湾中，泥沙、岩礁或石砾较多的海底，分布于广东、广西沿海，尤以北部湾较为常见，广西合浦产量最大；大珠母贝 *Pinctada maxima*，又名白蝶贝，多栖息于水深 20m 左右的海区，分布于海南及西沙群岛，为热带亚热带种；长耳珠母贝 *Pinctada chemnitzi*，生境与分布同合浦珠母贝。

我国常见的蚌科 Unionidae 动物有 10 余种，主要有三角帆蚌 *Hyriopsis cumingii*，生活于淡水泥底稍带沙质的河湖中，分布于河北、江苏、安徽、浙江等地；褶纹冠蚌 *Cristaria plicata*，生活于江河、湖泊的泥底，全国各地均见分布；背角无齿蚌 *Anodonta woodiana*，生活于江河、湖泊的泥底，分布于全国各地。

珍珠层是珍珠中重要的结构单元，具有完美有序的有机层与无机层状多级微结构，珍珠层由珍珠质层与棱柱层交互叠置而成，且棱柱层垂直于珍珠质层。珍珠质层并非单纯的有机质，而是由有机质胶结的文石微晶组成的片状晶层与有机质层交替平行叠置构成，文石微晶大量为六边形、不规则多边形和近圆形。棱柱层由文石柱状晶体及有机质构成。有机质的参与使珍珠层形成了独特而优良的多层次精细微结构。此外，珍珠的光泽度与其表面结构关系密切，珍珠表面层状结构越均匀，结构越致密，表面缺陷越少，则珍珠光泽就越好。光泽较好的珍珠文石晶体较小，光泽较差的珍珠则文石晶体较大。

【资源性化学成分】

珍珠中的主要化学成分包括氨基酸类、金属卟啉类、无机元素类等。

1. 氨基酸类　淡水珍珠含有约 10 种以上氨基酸类成分,包含丝氨酸(serine, Ser)、缬氨酸(valine, Val)、蛋氨酸(methionine, Met)、异亮氨酸(isoleucine, Ile)、亮氨酸(leucine, Leu)、酪氨酸(tyrosine, Tyr)、苯丙氨酸(phenylalanine, Phe)等人体必需氨基酸类成分。海水珍珠中的氨基酸种类与含量高于淡水珍珠,例如,合浦珍珠中含有 16 种氨基酸,其中丙氨酸(alanine, Ala)和甘氨酸(glaycine, Gly)含量较高,天冬氨酸(aspartic acid, Asp)、亮氨酸和精氨酸(arginine, Arg)次之。珍珠中还含有牛磺酸(taurine)等非蛋白氨基酸,对大脑发育、神经传导等方面具有特殊的生理功能。此外,珍珠母中含有 17 种常见氨基酸,和牛磺酸、鸟氨酸、丝氨酸磷酸酯三种非蛋白氨基酸。

2. 无机元素类　珍珠含有丰富的无机元素类成分,主要含有 Ca、Na、Al、Cu、Fe、Mg 等,以碳酸钙、碳酸镁、氧化硅、磷酸钙、氧化铝等形式存在于珍珠中。海水珍珠比淡水珍珠富含 Mg、Na、K、Sr、Fe 和 Zn,而淡水珍珠中富含锰和钡。

3. 卟啉及金属卟啉类　珍珠中含有卟啉及金属卟啉类成分,金属卟啉为金属离子与卟啉结合生成的络合物。卟啉及金属卟啉类物质具有良好的抗氧化、抗衰老及抗肿瘤作用。

4. 其他类　珍珠中含有 B 族维生素、核酸等营养类补益成分。

【资源化学评价】

1. 不同基源与产地珍珠中氨基酸和微量元素分析评价　对不同产地的淡水养殖褶纹冠蚌、三角帆蚌珍珠及珍珠层中的氨基酸和微量元素比较分析结果表明:褶纹冠蚌珍珠和三角帆蚌珍珠中,脯氨酸、半胱氨酸、蛋氨酸、酪氨酸及组氨酸的含量较少,微量元素 Co、Ni 的含量较少,Cu、Sr 及 Zn 的含量较高。

珍珠因基源不同其微量元素及氨基酸组成及其含量存在明显差异。对浙江产褶纹冠蚌与三角帆蚌珍珠中的氨基酸和元素组成分析表明:前者含有的氨基酸总量低于后者,且褶纹冠蚌珍珠不含异亮氨酸和苏氨酸;后者珍珠中 Fe、Cu 及 Zn 的含量明显高于前者。基于氨基酸及微量元素评价,三角帆蚌所产珍珠的质量优于褶纹冠蚌产珍珠。

同一基源动物在不同产地所产珍珠质量存在差异。产于浙江的三角帆蚌珍珠含有 12 种氨基酸,总含量平均为 4.12%,而产于江苏的三角帆蚌珍珠则含 10 种氨基酸,总含量平均为 2.80%。

2. 不同育龄淡水珍珠中元素组成与含量的分析评价　对不同育龄的珍珠(3 龄、5 龄、7 龄、9 龄)所含各元素组成与含量分析比较结果表明:不同育龄的三角帆蚌珍珠中均含有 Ba、Be、Ca、Cd、Co、Cr、Cu、Fe、Li、Mg、Mn、Mo、Na、Ni、P、Si、Sr、Ti、V 和 Zn,其中含量较高的是 Ca 和 Na;9 龄三角帆蚌珍珠中 Ba、Ca、Fe、Li、Mg、Mn 和 Sr 的含量均高于 3 龄三角帆蚌珍珠。

3. 海水珍珠母与淡水珍珠母中氨基酸与元素分析评价　对来源于海洋生物马氏珍珠贝与来源于淡水环境的三角帆蚌、褶纹冠蚌贝壳珍珠层中氨基酸与元素组成及含量分析评价表明,海水珍珠与淡水珍珠母中的氨基酸类、碳酸钙及无机元素等的组成与含量存在一定差异。

【资源利用途径】

1. 在医药领域中的应用　珍珠入药始载于《雷公炮炙论》,常用于惊悸失眠、惊风癫痫、目赤翳障、疮疡不敛、皮肤色斑等症的治疗;珍珠还可用于补钙,辅助治疗骨质疏松症;珍珠母可用于头痛眩晕、惊悸失眠、目赤翳障,视物昏花等症的治疗。珍珠自古就作为抗衰老、养颜珍品被人们所喜爱,现今通过微粉化或超微粉化加工制成的粉体等制剂形式更方便应用,且提高了珍珠资源的利用效率。

珍珠母为珍珠基源动物的双壳贝壳,为常用中药,具有平肝潜阳、安神定惊、明目退翳的功效,用于头痛眩晕、惊悸失眠、目赤翳障、视物昏花等症。常用于配方调剂和中药制药原料。

珠蚌采收珍珠后的软体部分简单加工作为动物饲料或肥料初级利用,资源价值较低。近年来研究表明,珠蚌软体肉质部位所含多糖及其糖肽具有调节血糖、增强机体免疫功能等活性,现已开发为药用及功能性系列健康产品。

2. 在保健食品中的应用　蚌科动物的软体部分含有丰富的营养物质,其中蛋白质、多糖、氨基酸类、维生素类、Ca、P、Fe、Mn 及多种有益元素等资源性物质的含量较高,具有良好的食用和保健价值。目前以三角帆蚌软体部分为原料,按照中医理论记载的临床功效和使用方法,开发了具调节免疫、抗疲劳保健作用的珠蚌均质多糖产品。

3. 在其他行业的应用　蚌科动物贝壳中含有钙、磷等无机元素,是优良的钙、磷添加剂。软体中含丰富的蛋白质、脂肪、多糖等多种营养成分,用作饲料蛋白源,可明显提高畜禽产量和蛋白质的质量。珍珠母可开发为生物基质材料,基于其富含微孔的特点,可用于开发除菌、除杂质、除化学试剂的新型吸附剂,亦可用于制作肥料、土壤改良剂或环保涂料等。

蟾酥

蟾酥(Bufonis Venenum)为中华大蟾蜍 *Bufo bufo gargarizans Cantor* 或黑框蟾蜍 *Bufo melanosticus Schneider* 的耳后腺及皮肤腺的干燥分泌物。味辛,性温;有毒。归心经。具有清热解毒,消肿止痛,开窍醒神,强心,止痛的功效。

【资源类群概述】

蟾蜍属动物有 260 余种,我国有 12 种及亚种的蟾蜍属动物。分布于全国大部分地区,主要有中华大蟾蜍 *Bufo bufo gargarizans*、华西大蟾蜍 *Bufo bufo andrewsi*、岷山大蟾蜍 *Bufo minshanicus*、头盔蟾蜍 *Bufo galeatus*、隐耳蟾蜍 *Bufo melanochloris*、黑框蟾蜍 *Bufo melanostictus*、花背蟾蜍 *Bufo radde*、西藏蟾蜍 *Bufo tibetanus*、史氏蟾蜍 *Bufo stejnegeri*、缅甸蟾蜍 *Bufo burmanus*。其中,中华大蟾蜍和黑框蟾蜍是《中国药典》(2020 年版)收录的蟾酥药材的基源动物。

中华大蟾蜍:头部宽大,吻钝圆,吻愣显著,鼻孔近吻端,眼间距大于鼻间距,鼓膜明显,无锄骨齿,上下颌亦无齿。指趾略扁,指侧微有缘膜而无蹼,指长顺序 3、1、4、2;指关节下瘤多成对。后肢胫跗关节前达肩部,左右跟部不相遇,趾侧有缘膜,蹼尚发达,内蹠突形长而大,外蹠突小而圆,皮肤极粗糙,头顶部平滑,两侧有大而长的耳后腺,其余部分布满大小不等圆形瘰疣,腹面有小疣。

黑眶蟾蜍:头部短宽,上下颌均无齿。头部沿吻棱眼眶上缘、鼓膜前缘和上下颌缘有十分明显的黑色骨质棱或黑色线,是区别其他蟾酥的主要标志。上下颌有黑色线。鼓膜大,椭圆形。皮肤粗糙,除头顶无疣粒外,全身布满大小不等的圆形疣粒。

【资源性化学成分】

蟾酥的化学组成复杂,主要的化学类型有蟾蜍毒素类、蟾毒配基类、蟾毒色胺类等。此外,尚含有甾醇类、儿茶酚胺类以及多肽类等。

1. 蟾蜍毒素类　蟾蜍毒素为蟾毒配基的脂肪酸酯、氨基酸酯和硫酸酯等。该类资源性化学成分主要存在于中华大蟾蜍、黑框蟾蜍等蟾蜍属动物耳后腺及皮肤腺的新鲜分泌物中，当采浆后在干燥加工为蟾酥的过程中其3位酯键易水解转化为相应的蟾毒配基。

2. 蟾毒配基类　蟾蜍属动物分泌物中蟾毒配基包括：脂蟾毒配基（resibufogenin）、蟾毒灵（bufalin）、华蟾毒精（cinobufagin）、蟾毒它里宁（bufotalinin）、去乙酰基华蟾毒精（desacetylcinobufagin）、南美蟾毒精（marinobufagin）、华蟾毒它灵（cinobufotalin）、沙蟾毒精（arenobufagin）、蟾毒它灵（bufotalin）、嚏根草配基（hellebrigenin）、日蟾毒它灵（gamabufotalin）、远华蟾毒精（telocinobufagin）等。

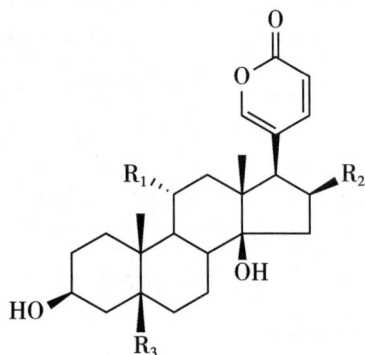

蟾毒灵（bufalin）：R_1=H；R_2=H；R_3=H
蟾毒它灵（bufotalin）：R_1=H；R_2=OAc；R_3=H
日蟾毒它灵（gamabufotalin）：R_1=OH；R_2=H；R_3=H
远华蟾毒精（telocinobufagin）：R_1=H；R_2=H；R_3=OH

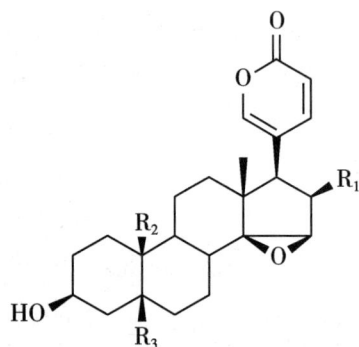

脂蟾毒配基（resibufogenin）：R_1=H；R_2=CH$_3$；R_3=H
华蟾毒精（cinobufagin）：R_1=OAc；R_2=CH$_3$；R_3=H
蟾毒它里宁（bufotalinin）：R_1=H；R_2=CHO；R_3=OH
华蟾蜍它灵（cinobufotalin）：R_1=OAc；R_2=CH$_3$；R_3=OH

3. 蟾毒色胺类　该类化合物为具有一定生物活性的吲哚类生物碱。已分离出5-羟色胺、蟾蜍色胺、蟾蜍季铵等10余种吲哚类衍生物。

【资源化学评价】

1. 不同品种产蟾酥资源性成分的分析评价　不同品种产蟾酥中的蟾毒二烯内酯类成分的组成及含量差别较大。中华大蟾蜍含多种蟾毒配基，含量较高的有脂蟾毒配基、华蟾毒精等成分。岷山大蟾蜍不含有嚏根草配基、远华蟾毒精和华蟾毒它灵，但华蟾毒精的含量较高。华西大蟾蜍中所含蟾毒配基结构类型较少，其中沙蟾毒精含量较高，未见有脂蟾毒配基和华蟾毒精。黑框蟾蜍所含蟾蜍二烯内酯结构类型较少，19-羟基蟾毒灵为其特有成分，占配基总峰的30%～50%，不含华蟾毒精。花背蟾蜍所含结构类型较少，所含配基的极性较大，南美蟾毒精含量较高，不含脂蟾毒配基和华蟾毒精。

2. 不同产地蟾酥药材中的资源性成分的分析评价　通过对不同产地商品蟾酥中脂蟾毒配基和华蟾毒精的分析评价，结果显示：不同产地蟾酥中脂蟾毒配基和华蟾毒精的含量有较大差异，其总量以北京产蟾酥含量较高。见图6-1。

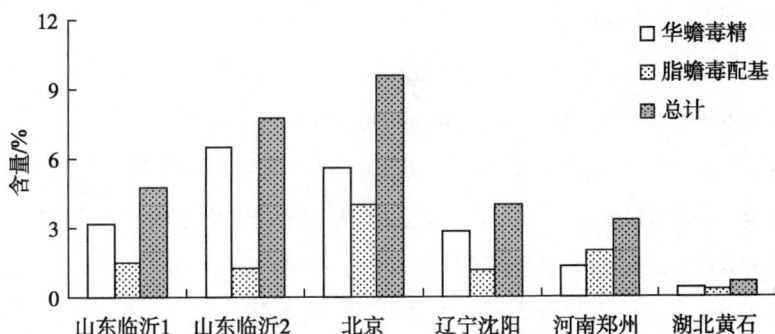

● 图 6-1　不同产地商品蟾酥中脂蟾毒配基和华蟾毒精的含量比较

【资源利用途径】

在《本草衍义》中始有蟾酥一词，其作为药用始载于《药性论》，可用于痈疽疔疮、咽喉肿痛、中暑神昏、痧胀腹痛、吐泻等症的治疗。临床上常配伍应用，如六神丸、复方蟾酥丸等。

蟾酥具有显著的抗炎、镇痛作用，是咽喉用药的主要组成药物之一，在传统医药中广泛用于咽喉疾患的治疗。

蟾酥具有抗肿瘤的作用，可诱导肿瘤细胞分化和凋亡，对人源性宫颈癌、胃癌、肝癌以及白血病细胞增殖具有显著抑制效果。以蟾酥或蟾皮为原料研发创制的蟾酥注射液和华蟾素注射液等现代中药制剂已用于肿瘤疾病的治疗。

鹿茸

鹿茸（Cervi Cornu Pantotrichum）为梅花鹿 Cervus nippon Temminck 或马鹿 Cervus elaphus Linnaeus 的雄鹿未骨化密生茸毛的幼角。前者习称"花鹿茸"，后者习称"马鹿茸"。味甘、咸，性温。归肾、肝经。具有壮肾阳、益精血、强筋骨、调冲任、托疮毒的功效。

鹿角（Cornu Cervi）为梅花鹿或马鹿的雄鹿已骨化的角或锯茸后翌年春季脱落的角基，分别习称"梅花鹿角""马鹿角""鹿角脱盘"。味咸，性温。归肾、肝经。具有温肾阳、强筋骨、行血消肿的功效。

鹿角经水煎煮、浓缩制成的固体胶为鹿角胶（Colia Cervi Cornus），具有温补肝肾、益精养血的功效。去胶质的角块称鹿角霜（Cornu Cervi Degelatinatum），具温肾助阳、收敛止血的功效。

【资源类群概述】

我国境内分布的鹿科动物分属于 10 属 17 种。主要有梅花鹿 Cervus nippon、马鹿 Cervus elaphus、白臀鹿 Cervus macneilli、白唇鹿 Cervus albirostris、水鹿 Cervus unicolor、海南坡鹿 Cervus hainanus、驯鹿 Rangifer tarandus、麋鹿 Elaphurusdavidianus、狍 Capreoluscapreolus 等。鹿全身是宝，茸（幼角）、角（骨化角）、鞭（雄性生殖器）、筋、骨、尾、胎（胎鹿及胎盘）、血均可入药。我国有规模驯化养殖的经济型鹿的品种以梅花鹿和马鹿为主。

梅花鹿体长 1.5m 左右，体重 100kg 左右，肩高 1m。眶下腺明显，耳大直立，颈细长。四肢细长，后肢外侧踝关节下有褐色腺。主蹄狭尖，侧蹄小，臀部有明显的白色臀斑。尾短。雌鹿无角，雄鹿角长全时有 4～5 叉，眉叉斜向前伸，第二枝距眉叉较远，主干（大挺）末端再分二小枝，角基有一圈瘤状突起称"珍珠盘"。冬毛栗褐色，白斑不显，毛尖沙黄色。夏毛薄，红棕色，白斑显著。

在脊背两侧排列成纵行，腹面白色。

梅花鹿在我国分为5个亚种，包括：东北亚种（东北梅花鹿 *Cervus nipponhortulorum*，分布于东北地区）；南方亚种（江南梅花鹿 *Cervus nipponkopschi*），分布于江苏、安徽南部到广东北部；山西亚种（山西梅花鹿 *Cervu snippongrassianus*）原分布于山西，现在濒临灭绝；台湾亚种（台湾梅花鹿 *Cervus nippontaiwanus*）仅见于台湾。现在我国各地饲养及动物园圈养的多半是东北亚种，较少有野生。马鹿体型较大，身长近2m，体重230～300kg左右，肩高1.3～1.4m。有眶下腺，腺孔呈裂缝状。耳大成圆锥形。颈长约占体长1/3，颈下被毛较长，能触及地面。尾短。雌鹿无角，雄鹿角5叉以上，眉叉斜向前伸，与主干几呈直角。第二枝起点靠近眉叉，二叉与三叉距离较远。角面除尖端较光滑外其余部位角面粗糙，角基有一圈瘤状突起称"珍珠盘"。冬毛灰褐色，体腹侧毛呈灰棕色，四肢外侧棕色。夏毛较短，赤褐色。

马鹿在我国主要分为四个亚种，包括：东北马鹿 *Cervus elaphusxanthopygus*、甘肃马鹿 *Cervus elaphuskansuensis*、藏南马鹿 *Cervus elaphuswallichi*、天山马鹿 *Cervus elaphussongaricus* 等。主要分布于东北、西北地区，现各地饲养的马鹿主要有东北马鹿、甘肃马鹿、天山马鹿等，还有一定数量的野生分布。

【资源性化学成分】

鹿茸的化学成分组成复杂，主要含有蛋白质类、多肽类及氨基酸类、复合脂类、胆固醇及脂肪酸类、激素类等。尚含有核苷类、前列腺素类、多胺类、维生素类、糖类、无机元素等资源性化学成分。

1. 氨基酸类　鹿茸含有丰富的氨基酸类成分。主要包括：蛋氨酸、天冬氨酸、异亮氨酸等非蛋白氨基酸。其中甘氨酸、谷氨酸和脯氨酸含量较高，赖氨酸、精氨酸、亮氨酸、苯丙氨酸和天冬氨酸次之，胱氨酸、蛋氨酸较低。

2. 蛋白质及多肽类　鹿茸中的活性蛋白包括有胰岛素样生长因子、成纤维生长因子、促生长释放因子、神经生长因子、神经营养因子、表皮生长因子、转化生长因子、骨形态发生蛋白生长分化因子等，以及抗炎因子、抗肿瘤因子。还从鹿茸中分离到多种鹿茸多肽，具有促进组织创伤愈合及神经损伤修复和再生、免疫促进、抗炎、抗氧化、抗骨质疏松、促进性功能等活性。

3. 脂质类　鹿茸中含有丰富的脂质类成分，包括复合脂类、胆固醇及脂肪酸等。

复合脂类有甘油磷脂如磷脂酰胆碱（卵磷脂）、溶血磷脂酰胆碱（溶血卵磷脂）、磷脂酰乙醇胺（脑磷脂）等。

胆固醇等甾体类成分有：胆固醇、胆固醇肉豆蔻酸酯、胆固醇棕榈酸酯等。

脂肪酸类成分主要有：*n*-十四酸（肉豆蔻酸）、*n*-十六酸（棕榈酸）、十六-顺-9-烯酸（棕榈烯酸）组成。脂肪酸类成分组成特点是：棕榈酸的含量较高；饱和脂肪酸与不饱和脂肪酸的比例接近1:1。

4. 其他类　鹿茸中尚含有尿嘧啶、次黄嘌呤、肌酐、尿苷等核苷类成分；维生素 A、B_1、B_2 等维生素类成分；腐胺、精胺、精脒等多胺类成分；前列腺素 A、E 和 F，其中主要为 PGF1α 和 PGF2α；雌二醇、雌三醇等激素及类雌激素成分；硫酸软骨素类、硫酸角质素类、硫酸皮肤素类、透明质酸类等糖胺聚糖成分。

【资源化学评价】

1. 不同品种鹿茸中资源性成分的分析评价　对梅花鹿茸、马鹿茸、花马杂交鹿茸、麋鹿茸及驯鹿茸等 5 种鹿茸的粗蛋白、粗脂肪、水浸出物、醇浸出物、醚浸出物、无机元素和氨基酸的组成及其含量进行分析,并结合主成分分析法探讨了不同品种鹿茸的差异及特征性成分。结果表明:粗蛋白、Ca、P、Na、Fe、Ba、Sr、谷氨酸及甘氨酸是鹿茸的特征性成分,与鹿茸品质特征密切相关;根据无机元素含量的主成分分析结果可将梅花鹿茸、麋鹿茸与其他 3 种鹿茸区分,而常规成分和氨基酸的主成分不能明显表征 5 种鹿茸的差异。主成分分析揭示了不同鹿茸在营养成分上的相似性和差异性,为评价鹿茸的品质特征研究提供了理论依据。

对麋鹿茸、马鹿茸、梅花鹿茸 3 种不同品种鹿茸中的水分、粗蛋白、粗脂肪、膳食纤维、水溶性和脂溶性维生素、氨基酸和无机宏量及微量元素等进行了测定。结果表明,麋鹿茸与马鹿茸和梅花鹿茸的化学成分基本一致,且其含量相近,麋鹿茸中膳食纤维和必需无机元素含量高于其他两种鹿茸。另外对麋鹿、梅花鹿和驼鹿 3 种鹿茸中的雌二醇含量测定结果表明,麋鹿茸显著高于另外 2 种鹿茸。

2. 不同生长期鹿茸中氨基酸、总磷脂、无机元素的积累动态　梅花鹿茸在其生长周期的不同阶段含有的资源性化学成分组成与含量有所不同。随着生长周期的延长,鹿茸的产量增加,而蛋白质、总氨基酸、糖胺聚糖、糖醛酸和唾液酸的含量则表现为下降的趋势,灰分和胶原蛋白的含量则相应增加,鹿茸生长周期的延长会对鹿茸的质量产生影响。

根据鹿茸在不同生长发育阶段的外部形态的不同,鹿茸可分为二杠、三岔、四岔、五岔等。对采自 8 个鹿场的 8 对共 16 个梅花鹿二杠茸、三岔茸样本进行了氨基酸、总磷脂、无机元素的测定。分析结果表明,三岔茸中氨基酸的总量均高于二杠茸,其中 6 对三岔茸中必需氨基酸的总量高于二杠茸;二杠茸的总磷脂和牛磺酸含量均略高于三岔茸,但差异不显著;三岔鹿茸中的钙、铁、铜含量均高于二杠茸,而镁、锌含量均低于二杠茸。

3. 鹿茸不同部位中资源性化学成分的分布规律　从鹿茸角尖部到角的基部,依次切片分级分类,可分为蜡片、粉片、纱片、血片、骨片等不同的商品规格。对不同鹿场的 10 支东北梅花鹿三岔茸的不同部位进行了水解及游离氨基酸、多糖、无机元素的分析结果表明:10 支鹿茸的不同部位蜡片、粉片、血片和骨片所含水解及游离氨基酸种类均相同,但总量差异明显,呈现从基部到顶部递增的变化规律;鹿茸多糖的含量也服从此分布规律;鹿茸不同部位中无机元素种类组成相同,但总矿物质含量从顶部到基部逐渐降低;对鹿茸中腐胺、精胺、精脒含量分析结果是鹿茸尖部三种多胺含量均较高,中部次之,基部最少。

对 10 批不同产地不同商品规格的鹿茸中次黄嘌呤含量分析表明,以粉片中含量为最高,白纱片和红纱片次之,这与传统评价蜡片、粉片质优,纱片、骨片依次渐次的质量经验相符。其中新疆产鹿茸片一级含量高于二级,其含量与吉林、辽宁产的纱片相近。

对二杠茸、三岔茸、鹿茸片、鹿茸血、鹿角、鹿角盘等梅花鹿鹿茸不同产品中的氨基酸含量进行分析结果表明,鹿茸血中含量最高,鹿茸片次之,三岔茸高于二杠茸,鹿花盘高于鹿角。

【资源利用途径】

1. 在医药领域中的应用　鹿茸为我国传统名贵中药,在中医临床内科、外科、妇科、儿科等均有应用。在内科多用于久病体虚,再生障碍性贫血,神经症,男性性功能障碍及不育等症的治疗;妇科用于治疗更年期及内分泌失调,妇女不孕症等症;儿科用于治疗小儿发育不良,筋骨痿软,行迟、语迟,囟门不合等。鹿茸及鹿的系列产品不仅在我国广泛用于健康养生和作为治疗药物,而且在新西兰、俄罗斯、日本、朝鲜、韩国等国家的民间医学中也多见应用。

2. 在其他领域中的应用　鹿源系列生物资源的多途径多层次开发利用较为系统和深入,形成了系列经济产业链。利用鹿茸、鹿鞭、鹿血等制成酒类保健产品;利用鹿胎制成鹿胎素化妆品;鹿肉可加工成保健食品;鹿角用作雕刻材料制作高档工艺品等。

牛黄

牛黄(Bovis Calculus)为牛科动物牛 *Bos taurus domesticus* Gmelin 的干燥胆结石。味甘,性凉。归心、肝经。具有清心、豁痰、开窍、凉肝、息风、解毒的功效。

【资源类群概述】

牛黄药用始载于《神农本草经》,列为上品。《本草纲目》列于兽部第五十卷。李时珍曰:"牛之黄,牛之病也。其病在心及肝胆之间,凝结成黄"。除黄牛外,水牛 *Bubalus bubalis*、牦牛 *Bos grunniens* 及野牛 *Bos gaurus* 等的胆结石也可作为牛黄入药。

牛类可分成5个属:其中2属牛角为扁平状,即亚洲水牛 *Bubalus* 和非洲水牛 *Syncerus*;另3属牛角呈卵圆形,包括牛属 *Bos*、野牛属 *Bison* 和准野牛属 *Bibos*。目前,中国家养的牛主要有黄牛、水牛和牦牛等品种。

天然牛黄因来自个别病牛体,靠宰杀黄牛获取牛黄的概率极低,产量稀少,供不应求。为了满足医药工业生产和临床医疗的用药需求,我国采用人工技术和干预手段寻求牛黄的代用品,或提高天然牛黄的产量,以缓解资源短缺的局面。

人工牛黄(Bovis Calculus Artifactus):主要以牛胆汁酸、胆红素、胆固醇与无机盐(硫酸镁、硫酸亚铁和磷酸三钙)为原料,与淀粉混合而成,临床疗效与天然品大体相似。

培植牛黄(Cultural Bovis Calculus)(也称人工培植牛黄、体内培植牛黄):利用活牛体,以外科手术的方法在牛的胆囊内插入致黄因子,使之生成牛黄。其形态取决于牛黄床的构形,并因培育期的长短不一而形成不同厚度的牛黄层。由于人工培植牛黄是在与天然牛黄相同的特定生态因素条件下形成的,经实验证明,优质的培植牛黄在成分、质量、药理作用等方面均与天然牛黄无明显差异。

体外培育牛黄(Bovis Calculus Sativus):以牛科动物牛的新鲜胆汁作母液,加入去氧胆酸、胆酸、复合胆红素钙等制成。经检测体外培育牛黄的性状、结构、成分和主要成分含量均与天然牛黄相似。

【资源性化学成分】

天然牛黄中主要含有胆汁酸类、胆红素类、蛋白质及肽类、氨基酸类、无机元素类等。尚含有甾醇和脂类成分。

1. 胆汁酸类　牛黄中含有的胆汁酸类成分可分为游离胆汁酸和结合胆汁酸。游离胆汁酸中主要成分为胆酸(cholic acid,6%～11%)和去氧胆酸(deoxycholic acid,3.3%～4.3%),以及少量的鹅去氧胆酸(chenodeoxycholic acid)和熊去氧胆酸(ursodeoxycholic acid)等;结合胆汁酸中主要成分为牛磺胆酸(taurocholic acid)、甘氨胆酸(glycocholic acid)及少量的牛磺去氧胆酸、牛磺鹅去氧胆酸、甘氨去氧胆酸、甘氨鹅去氧胆酸。

2. 胆色素类　牛黄中含有的胆色素类成分主要为胆红素(bilirubin)和胆绿素(biliverdin)。其中,胆红素含量较高,可达72%～76%(其中胆红素及其钙盐占胆红素含量的25%～70%),主要包括游离胆红素、胆红素钙、胆红素酯等。

3. 氨基酸类　牛黄中氨基酸类成分丰富，其中牛磺酸占总游离氨基酸的 15.86%，甘氨酸占 34.61%，谷氨酸占 7.98%，而苏氨酸、缬氨酸、亮氨酸、异亮氨酸、赖氨酸、苯丙氨酸及甲硫氨酸占总量的 20.25%；此外，尚有蛋氨酸、天冬氨酸、精氨酸、组氨酸、酪氨酸、胱氨酸、丙氨酸、脯氨酸及丝氨酸等。

4. 其他类　牛黄中尚含有黏蛋白（mucin）、酸性肽类成分（即平滑肌收缩物质 SMC-S$_2$ 和 SMC-F）、胆固醇（cholesterol）、脂肪酸、卵磷脂、维生素 D、胡萝卜素类等成分。

人工牛黄是参照天然牛黄中所含胆红素、胆酸、无机盐等有效成分组合而成，各成分配比为胆红素 0.7%、胆固醇 2%、牛羊胆酸 12.5%、猪胆酸 15%、无机盐 5%（硫酸镁 1.5%、硫酸亚铁 0.5%、磷酸三钙 3%），其余为淀粉。其各化学成分含量与天然牛黄有较大差别，特别是评价牛黄品质优劣的指标成分之一的胆红素含量较低。

培植牛黄与天然牛黄相比，胆红素类的含量较低，而且个体间差异较大；胆固醇含量总体上基本接近；氨基酸种类相同，但总氨基酸含量较高；无机成分相似，但钙、锌元素的含量高低与胆红素含量有平行的趋势。见表 6-1。

表6-1　胆红素、胆酸、去氧胆酸在四种牛黄中的分布比较

品种	天然牛黄	体外培育牛黄	人工牛黄	培植牛黄
胆红素	72%～76%	35%～38%	0.7%	20%～28%
胆酸	7%～20%	12%～17%	12.5%	—
去氧胆酸	4%～10%	5%～7%	15%	—

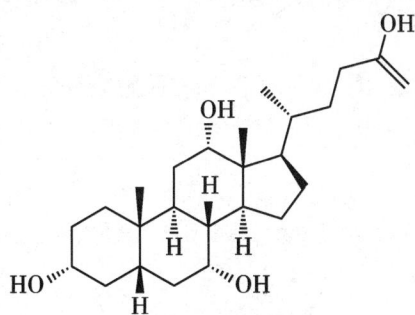

胆酸（cholic acid）　　　2-去氧胆酸（deoxycholic acid）

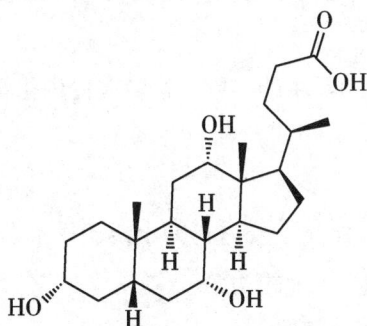

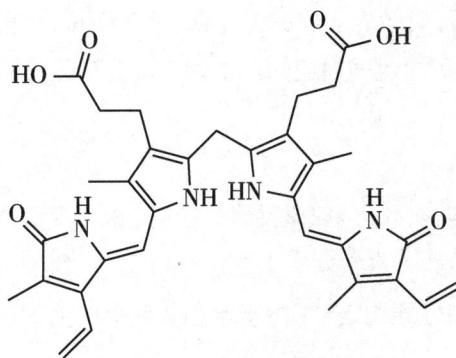

胆红素（bilirubin）

【资源化学评价】

1. 天然牛黄和体外培育牛黄中胆酸类成分分析评价　对天然牛黄和体外培育牛黄（根据天然牛黄形成原理，以新鲜牛胆汁为原料，采用酶法制备的牛黄替代品）中的6种胆酸类成分含量进行比较。结果显示，天然牛黄中可检测到胆酸、鹅去氧胆酸和去氧胆酸3种胆酸类成分；体外培育牛黄中可检测到猪去氧胆酸、鹅去氧胆酸和胆酸3种胆酸类成分，即有两种胆酸类成分相同，一种不同，且含量存在差异。

2. 天然牛黄、体外培育牛黄和人工牛黄中胆红素分析评价　3种牛黄中胆红素的含量有较大差异，天然牛黄胆红素含量最高，酶促牛黄次之，人工牛黄其含量最低。

【资源利用途径】

1. 在医药领域中的应用　牛黄可用于热病神昏，中风痰迷，惊痫抽搐，癫痫发狂，咽喉肿痛，口舌生疮，痈肿疔疮等症的治疗。现代药理研究表明，牛黄具有良好的抗惊厥、镇静、解热、降血压、抗衰老、抗菌及抗炎作用。常用于颅内感染所致昏迷以及肝性脑病、肺性脑病等，尤其在流行性急性脑炎治疗中应用最广。牛黄具有良好的调节血压的作用，对原发性高血压病的疗效确切。由于牛黄还有解痉、镇咳、祛痰、抗炎作用，也可用于急性肺炎、支气管炎、流感、伤风感冒等伴感染性发热及局部炎症疾病的治疗。此外，牛黄尚可用于治疗疮疖等皮肤、黏膜感染等症。

人工牛黄所含猪去氧胆酸与牛黄中的去氧胆酸有较大区别，并且胆红素和牛磺酸的含量远低于天然牛黄，其功效主要是抗炎，而对中枢系统无作用。因此，人工牛黄入药只能部分替代天然牛黄的功效。

体外培育牛黄与天然牛黄具有同等的药用价值，体外培育牛黄的研发成功和生产，为缓解传统名贵中药牛黄资源长期紧缺的局面，以及保障中医临床和名贵中成药的原料供给作出了重要贡献。

2. 在化妆品中的应用　牛黄在日用化学品中也有应用，常用于防治皮肤感染等。

水牛角

水牛角（Bubali Cornu）为牛科动物水牛 *Bubalus bubalis* Linnacus 的角。其味苦，性寒。具清热凉血，解毒，定惊的功效。

【资源类群概述】

水牛为哺乳纲牛科 Bovidae 水牛属动物。为一种草食反刍家畜。体长达2.5m以上。角型扁而宽大。腰腹隆凸。四肢较短，蹄较大。皮厚无汗腺，毛粗而短，体前部较密，后背及胸腹各部较疏。体色大多灰黑色，但亦有黄褐色或白色的。全国大部分地区均饲养，以南方水域中药丰富地区适宜发展养殖。

【资源性化学成分】

水牛角主要含有蛋白质类、多肽类、氨基酸类、无机元素类等资源性化学成分。

1. 蛋白质、多肽和氨基酸类　水牛角中主要含有角蛋白，角蛋白来源于外胚层细胞，可分为 α- 角蛋白和 β- 角蛋白，角蛋白性质稳定，不溶于水和其他有机溶剂。此外，水牛角中还含有游离多肽类成分。

水牛角含有18种氨基酸，包括天冬氨酸、苏氨酸、丝氨酸、谷氨酸、脯氨酸、甘氨酸、丙氨酸、半胱氨酸、缬氨酸、蛋氨酸、异亮氨酸、亮氨酸、酪氨酸、苯丙氨酸、赖氨酸、组氨酸、色氨酸、精氨酸。

2. 无机元素类　水牛角含有钙、钾、镁、铝、钠、铁、锌、硫、磷等宏量无机元素，还含有硒、锡、钡、锂、锰、铬等微量无机元素。

3. 其他类　水牛角中尚含有牛磺酸、胆固醇、氨基己糖等化学成分。

【资源化学评价】

水牛角不同部位水解氨基酸含量分析结果发现，不同部位的水牛角中氨基酸含量存在一定的差异，角尖的氨基酸含量较高，而角基部的氨基酸含量较低。

【资源利用途径】

1. 在医药领域中的应用　水牛角为传统动物药，在中医临床已有上千年应用历史，药用水牛角首载于《名医别录》列入中品，曰："疗时气寒热头痛"。多用于温病高热，神昏谵语，发斑发疹，吐血衄血，惊风，癫狂等症。目前，临床上主要以含有水牛角的方药或中成药来治疗或辅助治疗发热、炎症、出血、惊厥、紫癜、银屑病等症。用水牛角及其制品替代犀角、广角用作医药工业和中医临床调剂。

通过丝氨酸蛋白酶与 Na_2S 处理水牛角和水牛蹄制得两种形式的角蛋白片段，可用于制作可生物降解的新型靶向药物载体。

2. 在其他领域中的应用　水牛角角质细腻，易于雕刻和造型，常用做角质梳篦、刮痧、保健等器具的制作材料。又可因其具有良好弹性而用作弓箭等的衬材等。

阿胶

阿胶(Asini Corii Colla)为马科动物驴 *Equus asinus* L. 的干燥皮或鲜皮经煎煮、浓缩制成的固体胶。味甘，性平。归肺、肝、肾经。具有补血滋阴，润燥，止血的功效。用于血虚萎黄，眩晕心悸，肌痿无力，心烦不眠，虚风内动，肺燥咳嗽，劳嗽咯血，吐血尿血，便血崩漏，妊娠胎漏。

【资源类群概述】

驴体形似马而较小，成年体重一般约 200kg。头大、眼圆、耳长、颈部长而宽，颈背鬃毛短而稀少。躯体对称，四肢粗短，蹄质坚硬。尾尖端处生有长毛。体毛厚而短，毛色主要以黑色、栗色、灰色 3 种为主。颈背部有 1 条短的深色横纹，嘴部有明显的白色嘴圈。耳郭内面色较浅，尖端几乎黑色。腹部及四肢内侧均为白色。

【资源性化学成分】

阿胶中主要含有蛋白质类及其水解产物、氨基酸类、多糖类、微量元素等。此外，尚含有硫酸皮肤素(dermatan sulfate)和透明质酸等糖胺多糖类等。

1. 蛋白质类及其水解产物　阿胶中的主要化学成分为胶原蛋白及其水解产物明胶，蛋白含量约为 60%～80%。主要蛋白质有 3 种类型：驴血清白蛋白、驴胶原蛋白 α_1 型和驴胶原蛋白 α_2 型，其中血清白蛋白的含量最高；血清白蛋白和胶原蛋白大量以结合状态存在于阿胶中。蛋白质等电点多集中于 4.6～4.8，分子量在 20 000～240 000。多肽的相对分子质量集中在 6 000～200 000。

2. 氨基酸类　阿胶中的氨基酸来自于胶原蛋白的水解产物，有 18 种分别为赖氨酸、组氨酸、精氨酸、苏氨酸、丝氨酸、谷氨酸、脯氨酸、甘氨酸、丙氨酸、缬氨酸、蛋氨酸、亮氨酸、异亮氨酸、酪氨酸、苯丙氨酸等。其中人体必需氨基酸七种，以甘氨酸、脯氨酸、丙氨酸、谷氨酸和精氨酸为高含量氨基酸，均占总氨基酸含量的 7.0% 以上。

3．多糖类　阿胶中硫酸皮肤素是一类结构复杂、硫酸化的糖胺聚糖，除了具有抗血栓作用外，还具有抗炎、抗肿瘤、抗感染和损伤修复等作用。

4．微量元素　阿胶中含有 27 种微量元素，其中必需微量元素包括铁、铜、锌、锰等 9 种。铁元素含量最为丰富，与其补血功效相关。

【资源化学评价】

通过对不同产地生产的阿胶分析评价结果表明：基于氨基酸的总量分析，以山东产者较高，张家口、北京等地产者次之。基于微量元素含量分析，以张家口阿胶含铁量最高，但铜、钴、镍、锰含量相对较低；山东阿胶含钴、锌、铜量较高，而铁、锰含量相对较低；北京、宁夏阿胶中含锰量较高，但北京阿胶中含锌量最低。影响造血功能的微量元素除铁以外，铜、钴、镍、锌、锰可作用于造血及酶合成的不同环节，并相互促进与相互制约。

阿胶炮制成阿胶珠后总氨基酸含量有所降低。

【资源利用途径】

1．在医药领域中的应用　阿胶，始载于《神农本草经》，列为上品。《名医别录》谓："阿胶出东平郡东阿县，煮牛皮作之"，"出东阿，故名阿胶"。苏颂谓："其胶以乌驴皮得阿井水煎成乃佳尔，今时方家用黄明胶，多是牛皮，本经阿胶，亦用牛皮，是二皮可通用，但今牛皮胶制作不甚精，止可胶物，故不堪入药也。"《本草纲目》谓："大抵古方所用，多是牛皮，后世乃贵驴皮……真者不作皮臭，夏月亦不湿软。"说明阿胶的传统制作原料有所不同。《中国药典》（2020 年版）规定阿胶的来源为驴皮制成的胶。

阿胶传统多用于血虚萎黄，眩晕心悸，肌痿无力，心烦不眠，虚风内动，肺燥咳嗽，劳嗽咯血，吐血尿血，便血崩漏，妊娠胎漏等症。临床应用阿胶治疗肺结核咯血、血尿、功能性子宫出血等多种出血性疾病，白细胞减少，晚期肿瘤化疗后血小板减少，缺铁性贫血，产后失眠，慢性溃疡性结肠炎，坐骨结节滑囊炎，更年期综合征等症。

2．在保健食品中的应用　阿胶营养丰富，作为健康产品开发利用价值较高。已开发应用的相关产品有山东阿胶浆、阿胶妇康膏、阿胶蜂蜜、阿胶枣等保健食品。

06章 同步练习

第六章　同步练习

第七章课件

矿物类中药是指在中医药理论指导下,可供药用的原矿物、矿物原料的加工品、动物骨骼以及植物树脂的化石等,其与植物类中药和动物类中药共同构成了一个内涵丰富的中药体系。我国对矿物类中药的应用最早可以上溯至距今约 3 000 年的远古时代,我国安阳出土商代甲骨文就出现了关于朱砂的记载。春秋时期的著作《山海经》中记述将雄黄、朱砂等 4 种矿物作为药物使用。秦汉时期的《神农本草经》载有玉石类药物 46 种。唐代的《新修本草》记载矿物药 55 种。《本草纲目》是明代医家李时珍所著,其收载矿物药多达 222 种,该书详细论述了每一种矿物药的来源、产地、功效、形态等。《中国药典》(2020 年版)一部收载矿物药共计16 种。

矿物作为中医药用,凝聚着华夏民族智慧的结晶。历来方书中以矿物药组成的方剂,大都用来治恶症沉疴,使矿物药资源在促进人们身体健康中发挥了重要作用,也成为我国中医药的一大特色。

第一节　矿物类中药资源化学概论

矿物资源主要是地壳及地幔中的无机化学元素在多种地质变化的综合作用下形成的在特定条件下相对稳定的产物,绝大部分是结晶质的单质或化合物,晶体结构和化学成分、内部质点排列规律比较固定,因此它们的几何形状以及物理、化学性质等具有一定的特点,而它们中间的另外部分则以液态(水银、石油等)、或气态(碳酸气、硫化氢气等)或肢体状态存在,因而在几何形状、物理、化学性质与其成分、结构之间不具有结晶质矿物那样的依赖关系。

一、药用矿物资源化学类型

药用矿物资源的分类,随着我国药物分类的发展而有所不同。《神农本草经》用三品分类法将药物分为上、中、下三品,其将矿物药也分为三品,位列各品之首。矿物药在《本草经集注》中被单列为"玉石部"。明代李时珍将矿物药记述在《本草纲目》的土部、金石部中,又将金石部分为"金、玉、石、卤"四类。现在,多数药学专著以八法或者 24 剂将矿物药进行分类归纳,根据其不同的性能功效分列于各部分中。

学者通过对矿物药的化学组成与生理活性间的深入研究,发现矿物药因其主含化学元素不同而功效各异,如主含铜、铁、钙、磷、锰等元素的矿物药大多具有补益滋养类功效;主含铝、铅、锌等成分的矿物药具有收敛功效;主含镁、钾、钠等元素的矿物药常用作泻下利尿剂;而起治疗疥癣、梅毒和杀虫作用的则多用含硫、砷、汞等化学组成的矿物药。

在药用矿物中由于研究方向、应用目的有所不同,矿物学中的矿物分类明显不能满足矿物中药的研究和用药需求。矿物药相对于其他植物药材,化学成分要简单的多,因而对大多数的矿物药的化学组成已十分清楚,不同于矿物学上以主要成分或含量最多的阴离子的种类进行分类,在药学上则根据占主要成分或含量较高的阳离子的种类进行分类。本教材依据矿物药中所含主要化学成分,结合矿物药基源,将其分为以下几类。

（1）钙类矿物药:石膏、寒水石、龙骨、钟乳石、花蕊石等。

（2）铁类矿物药:代赭石、禹余粮、自然铜等。

（3）铅类矿物药:铅丹、密陀僧等。

（4）汞类矿物药:朱砂、轻粉、红粉、水银等。

（5）铜类矿物药:胆矾、空青、铜绿等。

（6）砷类矿物药:砒霜、雄黄、雌黄等。

（7）锰类矿物药:无名异等。

（8）硅类矿物药:麦饭石、浮石等。

（9）钠类矿物药:朴硝、玄明粉、硼砂、火硝等。

（10）镁类矿物药:滑石、青礞石、阳起石、不灰木等。

（11）铝类矿物药:明矾、赤石脂、白石脂等。

（12）其他类矿物药:硫黄、琥珀、寒水石、石脑油、炉甘石等。

二、药用矿物资源的分布特点

我国幅员辽阔,受各地区自然地理条件的限制,矿产资源的分布总体上呈现资源分布不均匀性和区带性的特点,因此矿物药的分布也呈明显的地域性,以下是一些常见矿物药在我国的分布。

大青盐:分布于山西、青海、内蒙古等地。

石膏:分布于湖北、山东、山西、四川、贵州、甘肃等地。

禹粮石:分布于河南、江苏、浙江、四川、湖北、甘肃、山西等地。

自然铜:分布于安徽、湖北、甘肃、四川、广东、湖南、河北、辽宁、山西等地。

阳起石:分布于河北、山西、四川、湖北、山东、河南、北京等地。

龙骨:分布于山西、内蒙古、陕西、甘肃、河北、河南、山东、四川、贵州、云南、青海、新疆、江苏、安徽等地。

滑石:分布于山东、江苏、陕西、辽宁、山西等地。

紫石英:在我国分布较广,如浙江、内蒙古、山西等地均有分布。

磁石:分布于河北、河南、山东、广东、辽宁、黑龙江、内蒙古、湖北、甘肃、云南、四川、江苏、山西等地。

赤石脂：分布于山西、河南、河北、辽宁、江苏等地。

雄黄：分布于湖南、贵州、云南等地。

硫黄：分布于河南、山东、湖北、江苏、四川、广东、山西等地。

花蕊石：分布于山西、陕西、河南、辽宁等地。

钟乳石：分布于广西、湖北、四川等地。

炉甘石：分布于广西、四川、湖南等地。

胆矾：分布于湖北、甘肃、内蒙古、辽宁等地。

朱砂：分布于湖南、贵州、四川、广西、云南等地。

礞石：分布于湖南、湖北等地。

三、药用矿物资源的开发与利用

矿物药资源属于不可再生资源，像煤炭、石油等矿产资源一样，只能一次性使用，不可再生。随着社会需求的逐渐增多，特别是古生物化石、矿物晶体等稀缺品种资源开发利用过度，一些疗效确切、特色突出的矿物药已名存实亡。现已明令禁止了对诸如龙骨、龙齿等化石类药材采挖和使用。

药用矿物的采集加工不同于动植物药材，其不受季节性限制，全年均可开采。从开采出的矿石中挑选符合药材要求的矿物，除去泥土杂质即可得到。

药用矿物资源在药品生产中主要发挥两大作用。其一，作为药品的活性物质，参与疾病的治疗。其二，充当赋形剂，在药品和相关医药制品的生产过程中发挥作用。

矿物药的研究同中华中医药文化瑰宝一样，也有继承和发展的问题，目前，人类已认识的矿物药达 3 000 余种，但对其药用价值和保健功用鲜有研究，另外，需要通过开展更广泛的矿物药资源普查和科学研究以发现更多的矿物药新品种以丰富我国药用矿物资源。同时，应注意加强药用矿物的基础研究以发现其潜在的资源利用价值，合理开发利用紧缺濒危药用矿物，节约资源，提高资源利用率，让这一不可再生资源得到永续利用，造福子孙万代。

第二节　矿物类中药资源化学研究实例

石膏

石膏（Gypsum Fibrosum）为硫酸盐类矿物硬石膏族石膏的原矿物。味甘、辛，性大寒。生用具有清热泻火、生津除烦的功效；煅石膏具有敛疮生肌、收湿、止血的功效。

【资源类群概述】

原矿物为石膏，单斜晶系。为纤维状的集合体，常呈板状、纤维状、叶片状或不规则块状。颜色多为类白色、灰白色或淡黄色，透明至半透明，条痕白色，常有夹层，内藏青灰色或灰黄色片状杂质。解理面呈玻璃光泽或珍珠光泽，纵断面纤维状并呈丝绢光泽。解理薄片具挠性。气微，味淡。硬度1.5～2.0,用指甲能划刻。相对密度2.30～2.37。微溶于水,易溶于盐酸及硝酸。加热至107℃时变为熟石膏。

石膏主要是由化学沉积作用形成,常产在海湾盐湖和内陆湖泊中形成的岩积层中,由于水分的大量蒸发,卤水浓度逐渐升高,最先从溶液中析出硬石膏随着卤水浓度继续升高(或超过42℃),石膏析出,最后沉淀岩盐等;也产于金属矿床的氧化带,常与石灰岩、黏土共生。此外,石膏也可以由硬石膏水化而来,硬石膏在外部压力降低的情况下,受地面水作用而形成。

石膏在全国多数地区都有分布,湖北、安徽、甘肃、四川等地有大的石膏矿床。山东、河南、山西、云南、贵州等省区亦产,其中以湖北应城、河南新安、安徽凤阳产最为出名。

【资源性化学成分】

主要成分为含水硫酸钙($CaSO_4 \cdot 2H_2O$),含量不少于95.0%,其中夹有黏土、砂石、有机物、硫化物等杂质;煅石膏为脱水硫酸钙($CaSO_4$)。另外还含有0.01%～1%的铜、铁、铝、镁、硅、钛、锰、银、钠、锶、铅及硫等13种元素。

【资源利用途径】

1. 在医药领域中的应用 石膏功能解热,消炎退火,临床多用于治疗各类发热性疾病。《本草经疏》记载:"石膏辛能解肌,甘能缓热,大寒而兼辛甘,则能除大热。"在临床上凡见高热,伴有汗多、口渴二症者,其中以高热和汗出的程度为主要指标,每每配伍应用石膏,并使用剂量较大。

现代研究表明石膏具有多种药理作用。石膏主成分硫酸钙微溶于水,内服在胃酸作用下,一部分转变成可溶性氯化钙,经肠吸收进入血液能增加血清内钙离子浓度,削弱骨骼肌的兴奋性,缓解肌肉痉挛,又能减少血管渗透性,故有解热、镇痉、消炎、抗过敏、抗浮肿作用。感染高热时应用石膏可加快铁、锌流入肝细胞内和导致铜蓝蛋白复合物及急性期反应蛋白合成加速,增强杀伤微生物和机体防御能力,有助于控制感染。煅石膏外用能收敛黏膜、减少分泌,可用于皮炎湿疹等多种疾病治疗。

2. 在保健产品中的应用 石膏及其制品是医药健康产品中常用的赋形剂或添加剂。采用石膏矿石中的纤维石膏为原料,可制成具有祛瘟解热功效的药枕(石膏枕)等。

3. 在工业制品中的应用 石膏是生产石膏胶凝材料和石膏建筑装饰制品的主要原料,也是硅酸盐水泥的缓凝剂。石膏经600～800℃煅烧后,加入少量石灰等催化剂共同磨细,可以得到硬石膏胶结料,具有强度高、隔热性好等特点;经900～1 000℃煅烧并磨细,可以得到高温煅烧石膏,具有较好的耐磨性和抗水性。

自然铜

自然铜(Pyritum)为硫化物类矿物黄铁矿族黄铁矿。味辛,性平。具有散瘀止痛,续筋接骨的功效。用于治疗跌打损伤,筋骨折伤,瘀肿疼痛。

【资源类群概述】

自然铜晶形多为方块形(正方晶系),直径0.2～2.5cm,集合体呈致密块状。表面亮淡黄色,有金属光泽,形似黄铜体;有的表面呈黄棕色或棕褐色,无金属光泽,具棕黑色或墨绿色细条纹及砂眼。具条纹,相邻晶面上条纹相互垂直,条痕绿黑色或棕红色。体重,质坚硬或稍脆,易砸碎,断面黄白色,有金属光泽;或断面棕褐色,可见银白色亮星。硬度6~6.5。相对密度4.9~5.2。以块整齐、色亮黄、质重、表面光滑、断面有金属光泽、无杂石者为佳。无臭无味。

黄铁矿是地壳分布最广的硫化物,形成于多种不同的地质条件中,常见以下几种岩石和矿石中:①在岩浆岩中,黄铁矿因岩浆期后溶液活动而呈细小浸染状;②在各种接触交代矿床中,黄铁矿形成于后期热液阶段,常与其他硫化物共生;③在热液矿床中,黄铁矿与各种硫化物、氧化物、自然元素矿物共生,有时可形成黄铁矿的巨大堆积。此时,黄铁矿成致密块状,与黄铜矿等硫化物和石英共生;④沉积岩中,黄铁矿呈团块,结核或透镜体存在于煤系及其他沉积矿床中,它与有机物在还原条件下分解作用有关;⑤在变质岩中黄铁矿是由于变质作用而产生的新形成物;⑥黄铁矿由于氧化作用而不稳定,易分解为褐铁矿等,形成铁帽。主产于江苏、安徽、四川、云南、湖南、广东、河北及辽宁等地。

【资源性化学成分】

自然铜含二硫化铁(FeS_2),含铁应为40.0%~55.0%。有的还含铜、镍、砷、锑等杂质。

【资源利用途径】

在医药领域中的应用　中药自然铜历来为中医伤科接骨之要药。研究发现,中药自然铜能促进骨髓本身及其周围血液中网状红细胞和血色素的增生。可用于治疗骨折、骨折迟缓愈合、骨折后遗症、骨软骨炎、股骨头缺血性坏死症、老年性骨质疏松症、氟骨症、神经根性颈椎病、软组织损伤等病症。

自然铜还具有抗真菌作用。在试管内,自然铜对供试的多种病原性真菌均有不同程度的抗真菌作用,尤其对石膏样毛藓菌、土曲霉菌等丝状真菌作用较强。

自然铜能缩小裸鼠骨转移肿瘤体积,加快肿瘤细胞凋亡,抑制转移肿瘤的生长,且副作用较小。

芒硝

芒硝(Natrii Sulfas)为硫酸盐类矿物芒硝族芒硝,经加工精制而成的结晶体。味咸、苦,性寒。具有润燥软坚,泻热通便的功效。

【资源类群概述】

芒硝为致密状集合体,呈棱柱状、长方形或不规则块状及颗粒状。两端不齐,大小不一,无色透明或类白色半透明。表面有直棱。质脆,易碎,断面呈玻璃样光泽。破碎后断面偏斜或成方形,有的呈颗粒性晶体粉末,条痕白色。无臭,味咸。硬度1.5~2.0,相对密度1.48。以无色、透明块状结晶、清洁、无杂质者为佳。芒硝易被风化失去结晶水而成白色粉末称玄明粉(元明粉)。

芒硝在我国大部分的地方均有生产。多形成于含有钠离子和硫酸根离子的饱和溶液干涸的盐湖中。常与石盐、泥土等混合而生,也见于热泉中。产于沿海各地盐区及四川、山西、内蒙古、新疆等内陆盐湖等。我国的芒硝矿资源(不包括各种副产芒硝)主要可分为两类:盐湖芒硝和钙芒硝,其在全国芒硝总储量中各占近半,盐湖芒硝主要集中于青海、内蒙古、西藏和新疆,钙芒硝主要集中于四川、青海、湖南、云南、湖北、江苏等省区。全国探明的Na_2SO_4储量约200亿吨,预计总储量 300 亿吨,居世界首位。全国已探明 4 个 10 亿吨以上的超大型矿床,分别是位于四川新津县的金华矿区普查区,位于青海互助县的硝沟钙芒硝矿,位于青海茫崖镇的汗斯拉图芒硝矿,位于青海茫崖镇的大浪滩矿田梁中矿。

【资源性化学成分】

芒硝主要成分为含水硫酸钠($Na_2SO_4 \cdot 10H_2O$),此外尚含有氯化钠($NaCl$)、硫酸钙($CaSO_4$)、硫酸镁($MgSO_4$),以及锶、铁、铝、钛、硅等元素。

【资源利用途径】

1. 在医药领域中的应用 芒硝内服可泻下攻积,且性寒能清热,味咸润燥软坚,对实热积滞、大便燥结者尤为适宜。常与大黄相须使用,以增强泻下通便作用。近年来亦常用于胆石症腹痛便秘者。外用有清热消肿的作用,可治疗咽喉痛、口舌生疮、目赤肿痛、痈疮肿痛;临床外用也可用于阑尾炎性包块、胆囊炎胆石症、术后化瘀消肿、痔疮等的治疗。此外,芒硝还能刺激网状内皮系统增强吞噬能力,减少局部白细胞浸润,减轻炎症反应,提高人体内在抗病能力;可以加快淋巴生成,有消肿和止痛作用。

芒硝具有吸湿性及蓄冷作用,外敷时能吸收大量的热能,吸收空气中的水分,降低局部皮肤的温度。临床上常用于物理性降温。

2. 在工业领域中的应用 工业上的多种含钠化学品均是以芒硝为原料。如用芒硝与含钙的硼矿石反应可制硼砂。此外,有研究以芒硝制硝酸钠、亚硫酸钠、柠檬酸钠等,以及将 Na_2SO_4 和 H_2O_2 做成复合材料,替代过碳酸钠、过硼酸钠等作为漂白剂或灭菌剂等。

炉甘石

炉甘石(Calamina)为碳酸盐类矿物方解石族菱锌矿石。味甘,性平。具有解毒敛疮,明目退翳,收湿敛疮之功效。

【资源类群概述】

菱锌矿晶体结构属三方晶系。单个晶体呈菱面体或复三方偏三角面体,但极少见。常呈圆形或扁平形不规则的块状集合体。炉甘石以白色为纯,药材常见灰白、淡黄、浅绿或浅褐色。透明至半透明,玻璃光泽或暗淡土状光泽,晶面上偶呈珍珠光泽,表面粉性,无光泽,有吸湿性,无臭,味微涩。硬度 4.5～5,性脆,断口参差状。相对密度 4～4.5。以体轻、质松、色白者为佳。

药用菱锌矿是由锌矿物经过风化作用而形成的次生矿物,热液矿床中呈晶体产出的菱锌矿不作药用,常见于铅锌矿的氧化带中。主产于广西融水苗族自治县的四项、融安县的长安圩、桂林葛家塘。四川、湖南、辽宁、云南等地亦产。

【资源性化学成分】

炉甘石主要含有碳酸锌($ZnCO_3$),同时含有少量氧化钙 0.27%,氧化镁 0.45%,氧化铁 0.58%,氧化锰 0.01%。还含有铁、钴、锰等碳酸盐以及微量的镉、铟等元素。煅炉甘石主要含氧化锌(ZnO),含量不得低于 40%。

【资源利用途径】

在医药领域中的应用 炉甘石甘平无毒,具有解毒明目退翳、收湿止痒的功效。现在为眼科常用的外用药物。现代医学研究表明锌缺乏可能是引起许多严重眼病的原因,如夜盲、中毒性视神经炎、慢性球后视神经炎,以及不明原因的视神经和视网膜病变所导致的视力障碍和色觉异常,故锌含量较高的炉甘石通过一定的给药途径,可治疗眼部各种疾病。

研究表明,炉甘石所含的碳酸锌与水不相溶,外用能吸收创面的部分分泌液,碳酸锌煅烧分解得到的氧化锌有防腐、收敛、消炎、止痒及保护创面的作用,并能抑制局部葡萄球菌繁殖和生长,而且纳米炉甘石的抑菌作用更为显著。故其在皮肤病治疗方面应用较多,为皮肤科常用药品之一,如炉甘石洗剂用于急性瘙痒性皮肤病或许多原因不明的顽固性皮肤瘙痒症,如皮炎湿疹、荨麻疹、痱子等。此外,炉甘石也可用于小儿科多种易发病,如新生儿脐炎。

滑石

滑石(Talcum)为硅酸盐类矿物滑石族滑石。别名硬滑石、液石、冷石、夕冷、画石等。味甘、淡,性寒。具有利尿通淋,清热解暑,祛湿敛疮之功效。

【资源类群概述】

滑石多为不规则的块状集合体。晶体为六方或菱形,晶面有玻璃样光泽。白色、黄白色或淡蓝灰色,有蜡样光泽。质软细腻,手摸有滑润感,无吸湿性,置水中不崩散,条痕白色,用指甲可刮下白粉。气微,味淡。半透明。莫氏硬度1,比重2.6~2.8。导热和导电性差。以色白、整洁、细腻润滑、无杂质者为佳。

滑石是岩石经过热液蚀变的产物,这些岩石包括富含镁的基性或超基性岩石和少量白云岩。主产于山东莱阳、莱州,江西鹰潭等地。江苏、浙江、山西、陕西、辽宁、广西等地也有产。

【资源性化学成分】

滑石主要成分为含水硅酸镁[$Mg_3(Si_4O_{10})(OH)_2$],其中二氧化硅63.5%、氧化镁31.7%、水分4.8%。通常一部分氧化镁被氧化亚铁替代。此外,尚含有三氧化二铝、氧化钙、钾、钠等成分。

【资源利用途径】

1. 在医药领域中的应用 滑石可吸附和收敛,使用时散布创面形成被膜,不仅可以保护创面,吸收分泌物,还有促进结痂的作用,内服可保护肠壁,具有消炎、止泻的作用。体外研究表明,10%滑石粉对伤寒杆菌、甲型副伤寒杆菌有抑制作用,外用具有清热、收湿、敛疮的功效,可用于治疗湿疹、湿疮、痱子等疾病,如痱子粉等。

2. 在工业领域中的应用 滑石电绝缘性和绝热性好、熔点高以及对油类有较强的吸附性,因此在工业上有广泛的用途。自20世纪初,滑石粉一直为主要的造纸填料。

滑石尚可用作耐火材料、橡胶的填料、绝缘材料、润滑剂、农药吸收剂、皮革涂料、化妆材料及雕刻用料等。另外,滑石还可用于陶瓷坯料和釉料中。滑石作为化工料引入釉中,起降温,改善釉面粗糙度的作用。滑石对油类有强烈的吸附作用,可用于含油废水的处理。

白矾

白矾(Alumen)为矿物明矾石经加工提炼制成的硫酸盐类结晶,全年均可采挖。将采挖得到的明矾石用水溶解,经过滤,加热浓缩,冷却结晶等操作,所得结晶即为白矾。既可以生用,也能煅用,煅后称为枯矾。味酸、涩,性寒,有毒。外用杀虫、解毒,燥湿、止痒;内服止血、止泻,祛风除痰;也具有收敛的作用。

【资源类群概述】

白矾多呈不规则的块状或颗粒状。无色或淡黄白色,透明或半透明。表面呈凹凸不平或略光滑状态,具细密纵棱,或有玻璃样光泽。质硬且脆。天然明矾石主要产于火山岩中,为含硫酸的溶液或蒸气与含钾和铝的岩石(尤其是酸性火山岩)相互作用而形成的。主产于甘肃、山西、湖北、浙江、安徽、福建、河北等地。

【资源性化学成分】

白矾成分主要为含水硫酸铝钾[$KAl(SO_4)_2 \cdot 12H_2O$],枯矾为脱水硫酸铝钾。白矾含有少量钙、镁铁、等元素和一些微量元素。

【资源利用途径】

1．在医药领域中的应用 白矾有很强的凝固蛋白质的作用,临床用于消炎、止血、止汗、止泻和硬化剂。白矾对多种革兰氏阳性球菌和隐性杆菌、一些厌氧菌、皮肤癣菌有不同程度的抑制作用,对铜绿假单胞菌、大肠埃希菌抑制作用明显;体外有明显的抗阴道滴虫作用。采用尿道灌注的方式,白矾有止血作用;此外,白矾还有促进溃疡愈合的作用;也可净化浑浊生水。白矾也可用于治疗痔疮、脱肛、子宫脱垂等疾病。

2．在食品工业中的应用 白矾为传统的食品改良剂和膨松剂,常用作油条、粉丝、米粉等食品添加剂。

3．在轻工制造中的应用 白矾是传统的净水剂。白矾也可用于制备铝盐、油漆、鞣料、媒染剂、造纸、防水剂等。

朱砂

朱砂(Cinnabaris)为硫化物类矿物辰砂族辰砂。采挖获得后,用磁铁吸净含铁的杂质,用水洗去泥沙和其他杂质。味甘,性微寒,有毒,具清心镇惊、安神解毒之功效。

【资源类群概述】

朱砂呈不规则的块片状、粒状或粉末状。本体为鲜红色或暗红色,条痕色为红色至褐红色,有光泽。有平行的完全解理。断面参差不齐或半贝壳状。硬度为2～2.5。比重8.09～8.2。体重,质脆,片状者易破碎,粉末状者有闪烁的光泽,气微、味淡。以色红、鲜艳,有光泽,透明,无细粉,不沾手,质脆,体重,无杂质者为佳。

主产于湖南、贵州、四川、广西、云南等省区。以湖南新晃、沅陵的辰砂最为有名。以湖南辰州(今沅陵)产的为好,故有"辰砂"之名。

【资源性化学成分】

朱砂主要含有硫化汞(HgS),还含有铜、锌、硒、碲、铁等微量元素。药材元素组成和含量决定其外观性状和质量等级,是评价其品质的重要依据。另外,朱砂中常夹杂雄黄、磷石灰、沥青质、氧化铁等杂质。

【资源利用途径】

1．在医药领域中的应用 朱砂具有镇静、催眠、抗惊厥、抗心律失常作用,内服可以降低大脑中枢神经兴奋性,用于治疗失眠、癫痫、心律失常等症;外用可抑杀皮肤真菌,可治疗口腔溃疡、皮肤感染等疾病。其所含的硫元素是体内蛋白质及一些酶的组成部分；微量元素硒和锌能提高人体的免疫功能，有抗衰老和抗慢性病作用。

朱砂或含朱砂中成药均不可过量或长时间服用，应合理应用。

2. 在其他方面的应用　朱砂为红色粉末，经久不退，作为矿质颜料在我国有悠久的应用历史。有文献记载，在距今约 7 000 年前的河姆渡文化时期就已用天然朱砂作彩绘颜料。

雄黄

雄黄（Realgar），为硫化物类矿物雄黄族雄黄。味辛，性温，有剧毒。具有燥湿祛痰，杀虫解毒，截疟的功效。用于治疗痈肿疔疮，虫积腹痛，蛇虫咬伤，疟疾，惊痫。

【资源类群概述】

雄黄为不规则块状或粒状。橙红色或深红色，表面具淡橘红色条痕，晶面常具有金刚石样光泽。质松脆，易碎，断面具树脂样光泽。硬度 1.5～2.0，相对密度 3.4～3.6。味淡，微有特异的臭气。精矿粉为粉末状或呈粉末集合体，质松脆，轻捏即成粉，橙黄色，无光泽。以块大、色红、质松脆，有光泽者为佳。

我国的雄黄矿产资源丰富，广泛分布于我国的南部和西南部，如湖南、广西、云南、四川等省区，成矿物质主要来自地壳深部和底层。其矿床属低温热液型，多数以充填的方式存在于石灰岩、砂岩和页岩的裂隙中，以囊状或脉状的形式分布。雄黄常见的共生矿物有雌黄、辰砂等，脉石矿物有石英、方解石等。湖南石门县，作为雄黄的道地产区，是我国经过审核批准的唯一的药用雄黄产地，也是目前世界上排名第一的雄黄矿。

【资源性化学成分】

雄黄主要成分为二硫化二砷（As_2S_2），常含有雌黄、石英和镁方解石等杂质。

【资源利用途径】

在医药领域中的应用　雄黄单用或与其他药物合用能有效抑制或杀灭皮肤表面的真菌或细菌，临床常应用雄黄及其复方来治疗带状疱疹等病毒性皮肤感染疾病。雄黄具有广泛的抗菌谱，对多种细菌，如：金黄色葡萄球菌、结核杆菌、链球菌、痢疾杆菌等均具有较显著的抗菌作用。

雄黄能在不影响白细胞总数和变异的前提下增强网状内皮系统（reticulo-endothelial system，RES）的吞噬能力，从而提高机体的非特异性免疫功能。

雄黄具有促使血细胞、肿瘤细胞、白血病细胞等细胞凋亡的作用，临床上用于治疗急性早幼粒细胞白血病（acute promyelocytic leukemia，APL）。

砒霜

砒霜（Arsenicum）为砒石经升华而得的精制品。别名信石。性热，味辛、酸，有毒。具有祛痰截疟，攻毒杀虫，蚀疮去腐之功效。

【资源类群概述】

砒霜，即三氧化二砷，为八面体状结晶性粉末，为砒石升华精制而得。除白色外，纯度不高的砒霜往往带有红色或红黄色的块状结晶或颗粒，其中含有少量的硫化砷，俗称红砒。无臭，无味。

以色白者为佳。

砒霜来源于砒石,砒石包括砷华、毒砂、雄黄、雌黄等含氧化砷类化合物的矿石。砷华主产于江西、湖南、广东、贵州等地;毒砂产出于硫化物矿脉中,粒状分散于矿脉及围蚀变带中,多与白色绢云母、铜黄色"金星状"黄铁矿共存,除古产地陕西、湖北、河南、四川、甘肃、辽宁、山西等地仍有产出外,山东、江西、广东、广西、湖南、吉林、青海、西藏、内蒙古、新疆等地亦有产出。

【资源性化学成分】

砒霜主要成分是三氧化二砷(As_2O_3),别名亚砷酐。

【资源利用途径】

1.在医药领域中的应用 现代临床研究表明,砒霜具有显著的抗肿瘤作用。砒霜衍生的亚砷酸注射液用于治疗常规化疗或维甲酸治疗后复发的急性早幼粒细胞白血病(APL)获得了显著疗效,并先后通过了中国国家药品监督管理局及美国的审批作为治疗 APL 的新药。As_2O_3 对包括乳腺癌、肾细胞癌、前列腺癌、肝癌等在内的多种实体瘤亦具有治疗作用。砒霜具有祛痰截疟,攻毒杀虫,蚀疮去腐的功效,可用于治疗结核病,慢性支气管炎和花斑癣,而由于砒霜的强毒性,现这方面应用较少。

2.在工业领域中的应用 化学工业中砒霜用于提炼元素砷,也是冶炼砷合金和制造半导体的原料。玻璃工业中砒霜用作澄清剂和脱色剂,以增强玻璃制品透光性。皮革工业中砒霜用以制亚砷酸钠作皮革保藏剂。农业上砒霜用作防治病虫害的消毒剂和除锈剂,也用作其他含砷杀虫农药的原料。

龙骨

龙骨(Os Draconis)为古代犀类、三趾马类、鹿类、牛类等哺乳动物的骨骼或象类门齿的化石。挖出后,除去泥土和杂质,性平,味甘、涩,内服可以镇惊安神、收敛涩精,外用生肌敛疮,主治惊痫癫狂、怔忡健忘、失眠多梦、自汗盗汗、遗精淋浊、崩漏带下、溃疡久不收口等。现代药理研究表明,龙骨具有镇静、催眠、抗惊厥的作用。

【资源类群概述】

龙骨呈不均一的块片状或骨骼状,表面白色、类白色或灰白色,多数比较光滑,有的具有纵断裂纹,棕色斑点或条纹。质地坚硬,不易破碎,断面凹凸不平,有的中空,且具有强吸湿性,舐之黏舌,无味。以质坚、色青白、易吸湿者为佳。主产于山西、内蒙古、陕西等地。

【资源性化学成分】

含有碳酸钙($CaCO_3$)、磷酸钙[$Ca_3(PO_4)_2$],且含有少量的铁、钠、钾等元素。

【资源利用途径】

我国现已明令禁止对龙骨、龙齿等化石类药材采挖和使用,因此这类药物实际上已经名存实亡,在历史发展的长河中,这也鼓励着我们开发出更多更好的替代药物,从而丰富药物资源。

第七章 同步练习

参考文献

[1] 国家药典委员会. 中华人民共和国药典: 2020 年版. 一部. 北京: 中国医药科技出版社. 2020
[2] 国家药典委员会. 中华人民共和国药典: 2020 年版. 四部. 北京: 中国医药科技出版社. 2020